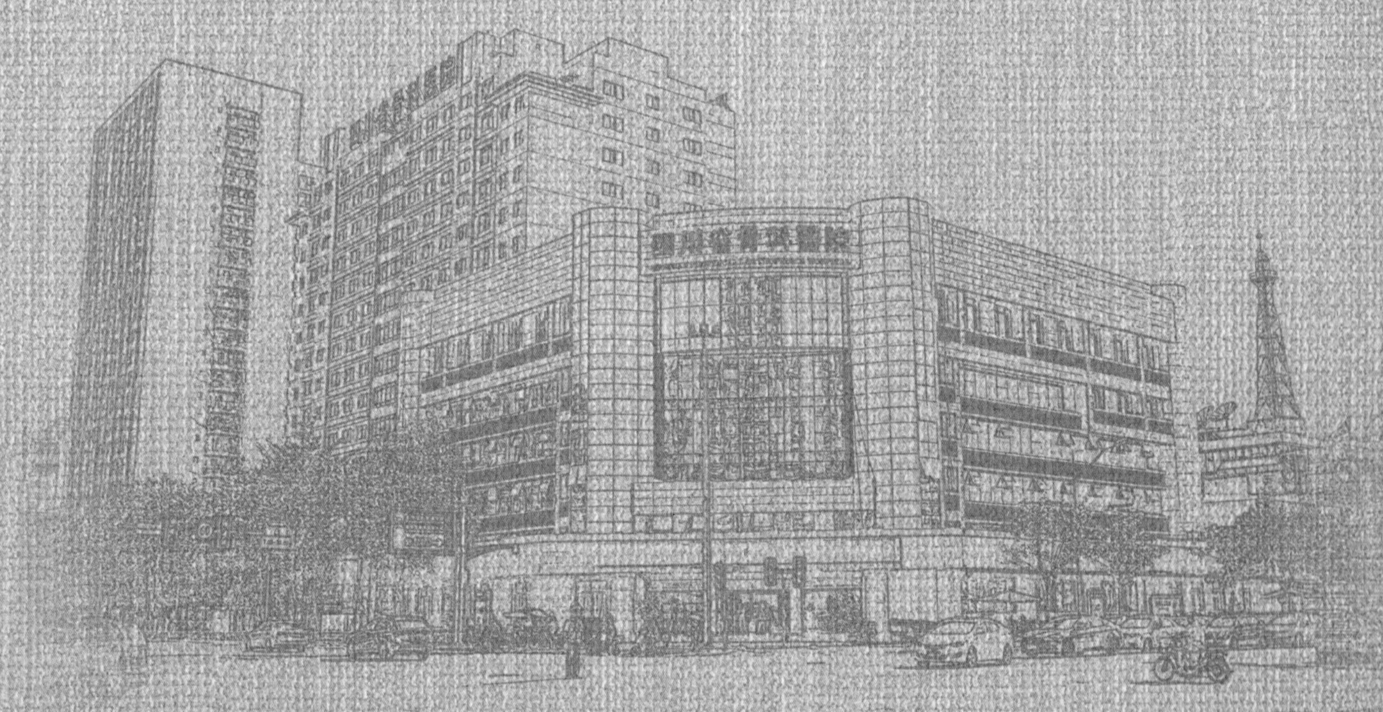

U0334635

四川省骨科医院
骨科技术教程

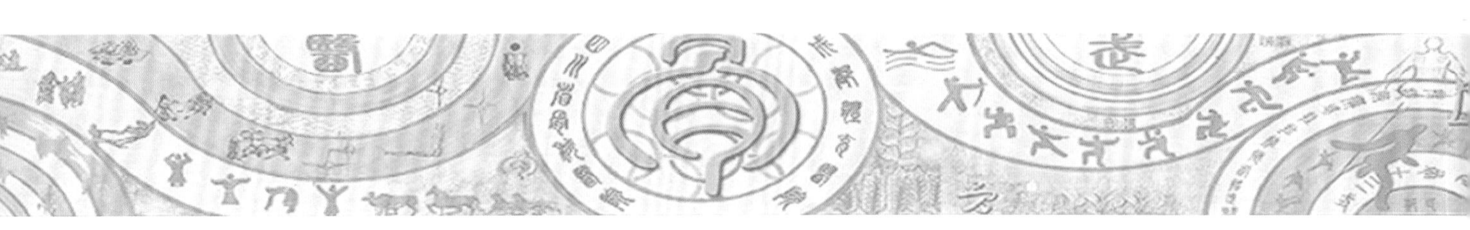

四川省骨科医院　编著

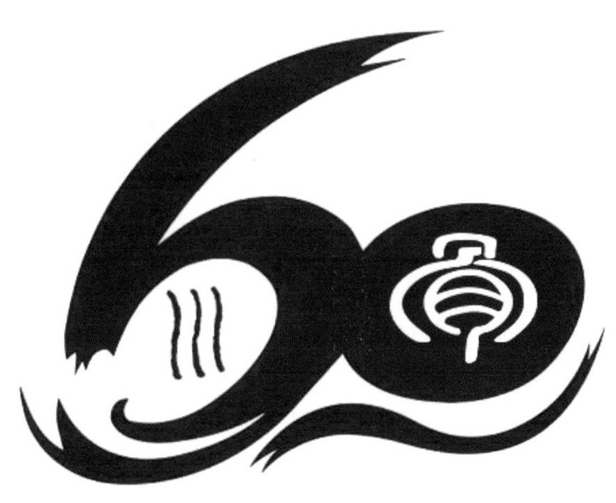

中国中医药出版社
·北　京·

图书在版编目（CIP）数据

四川省骨科医院骨科技术教程 / 四川省骨科医院编著．— 北京：中国中医药出版社，2018.8

ISBN 978－7－5132－5117－4

Ⅰ．①四…　Ⅱ．①四…　Ⅲ．①骨损伤—教材　Ⅳ．① R683

中国版本图书馆 CIP 数据核字（2018）第 158479 号

中国中医药出版社出版

北京市朝阳区北三环东路 28 号易亨大厦 16 层

邮政编码　100013

传真　010-64405750

山东临沂新华印刷物流集团有限责任公司印刷

各地新华书店经销

开本 880×1230　1/16　印张 48　彩插 1　字数 1287 千字

2018 年 8 月第 1 版　2018 年 8 月第 1 次印刷

书号　ISBN 978－7－5132－5117－4

定价　289.00 元

网址　www.cptcm.com

社 长 热 线　010-64405720

购 书 热 线　010-89535836

维 权 打 假　010-64405753

微信服务号　zgzyycbs

微商城网址　https://kdt.im/LIdUGr

官 方 微 博　http://e.weibo.com/cptcm

天猫旗舰店网址　https://zgzyycbs.tmall.com

如有印装质量问题请与本社出版部联系（010-64405510）

《四川省骨科医院骨科技术教程》
编委会

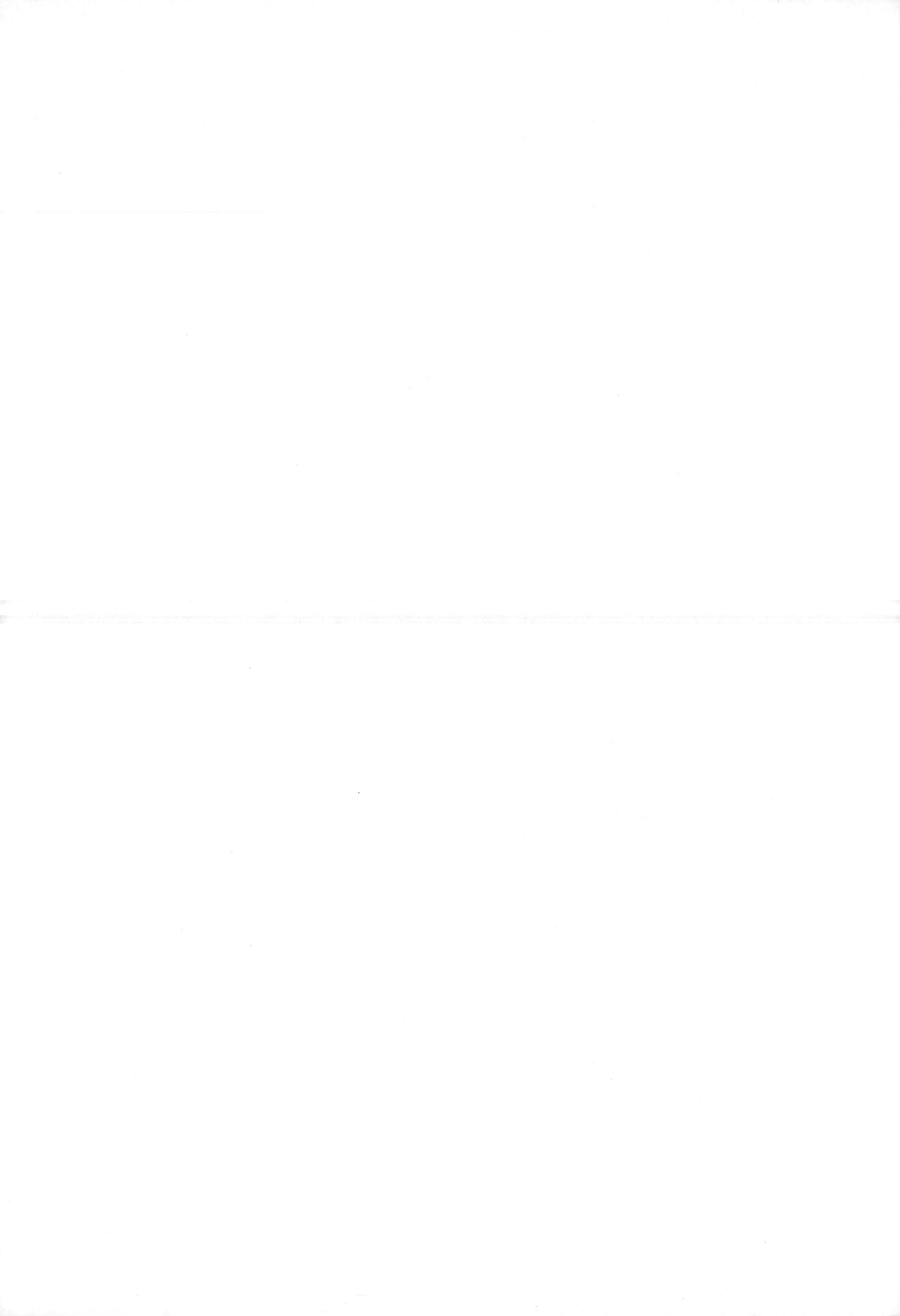

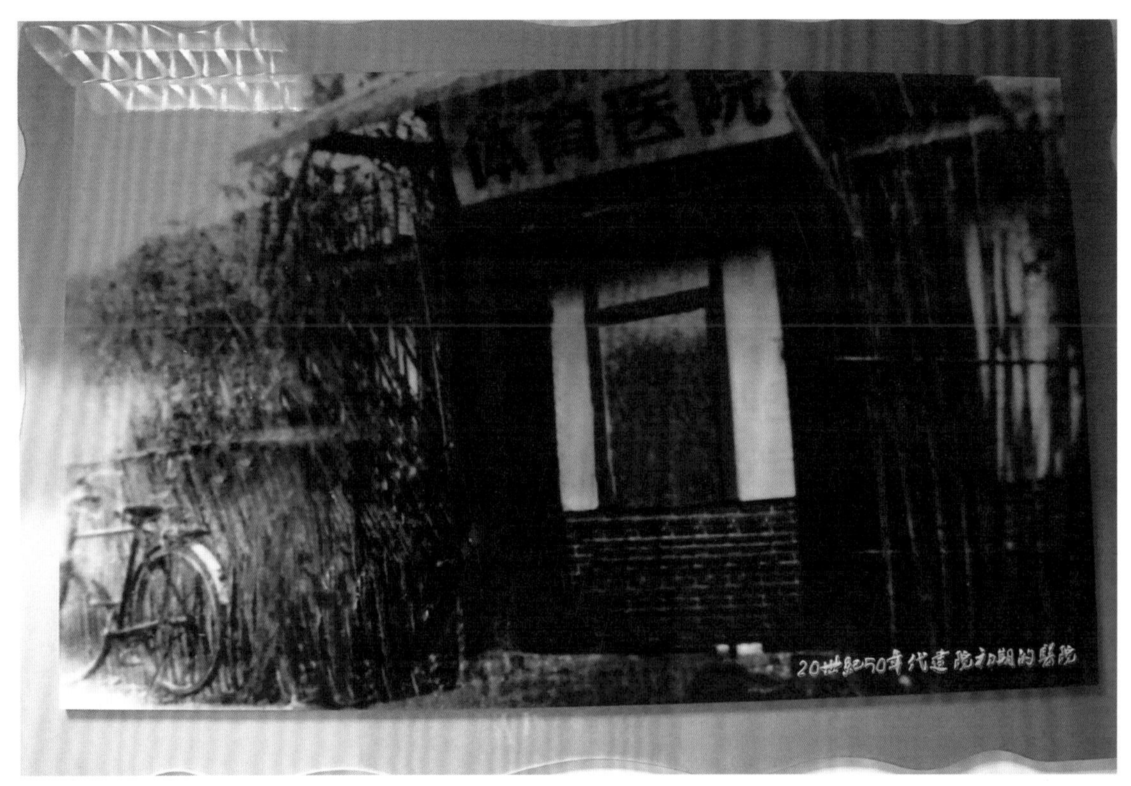

20 世纪 50 年代建院初期的医院

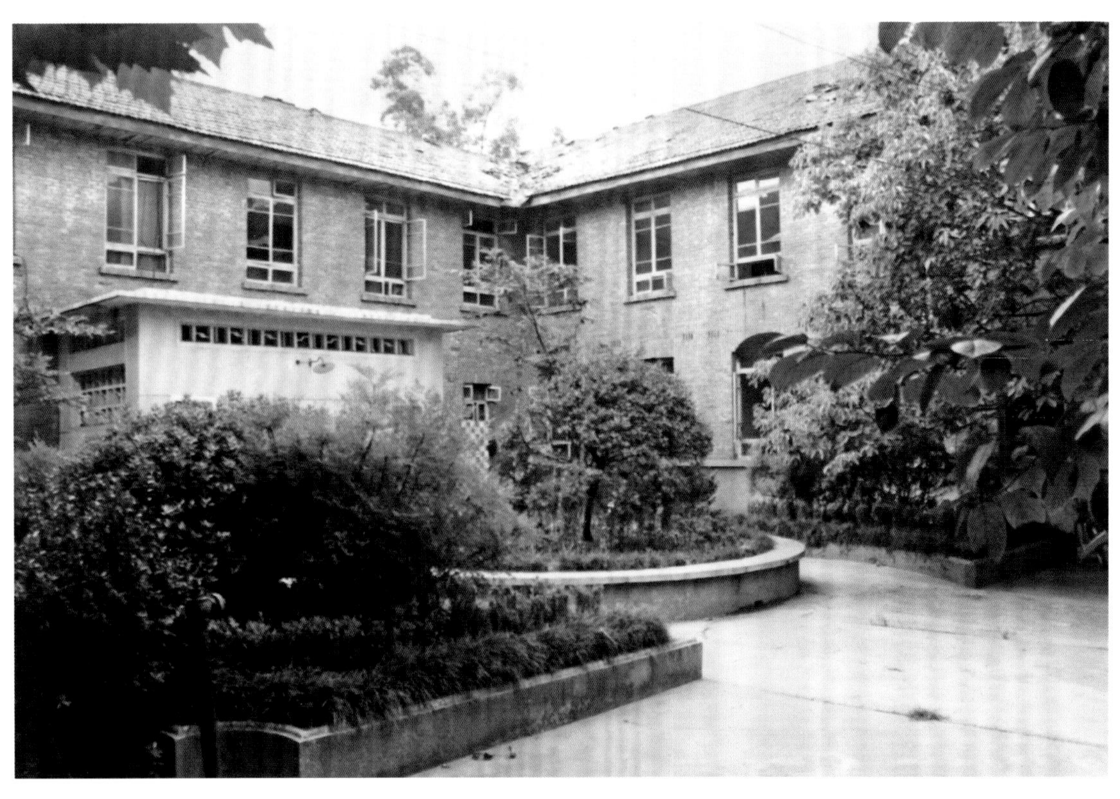

20 世纪 60 年代的医院

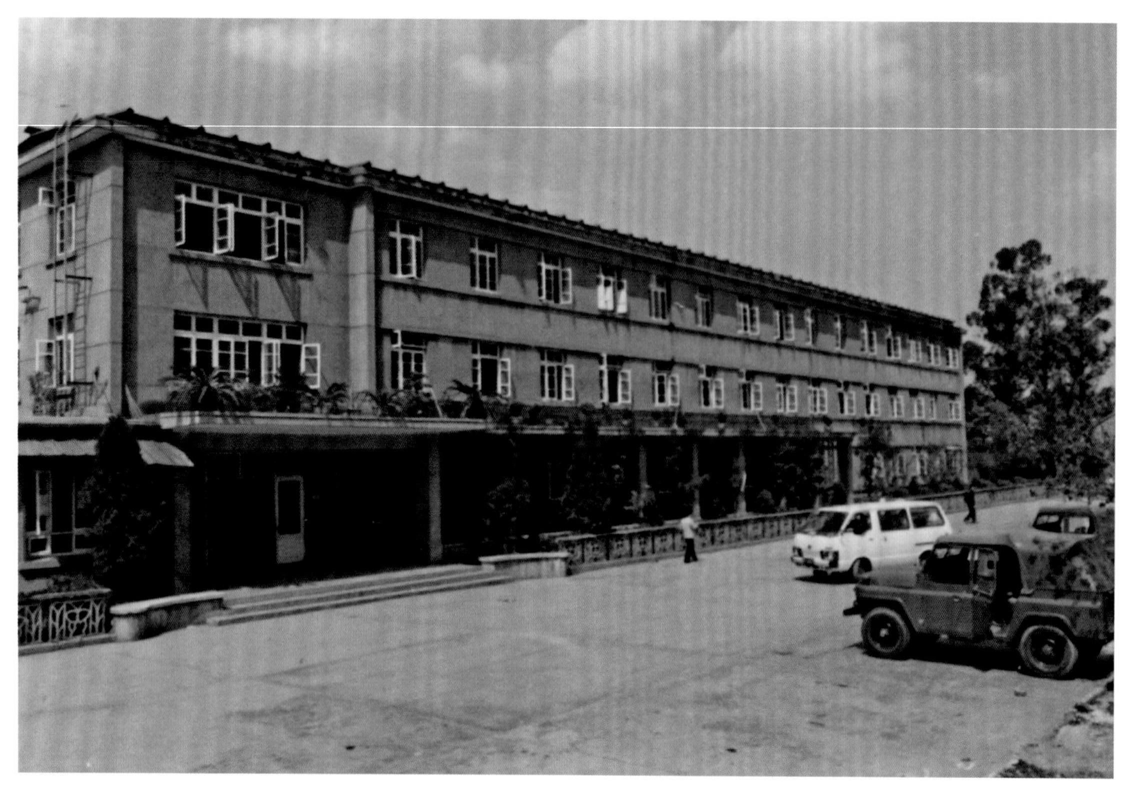

20 世纪 70 年代的医院

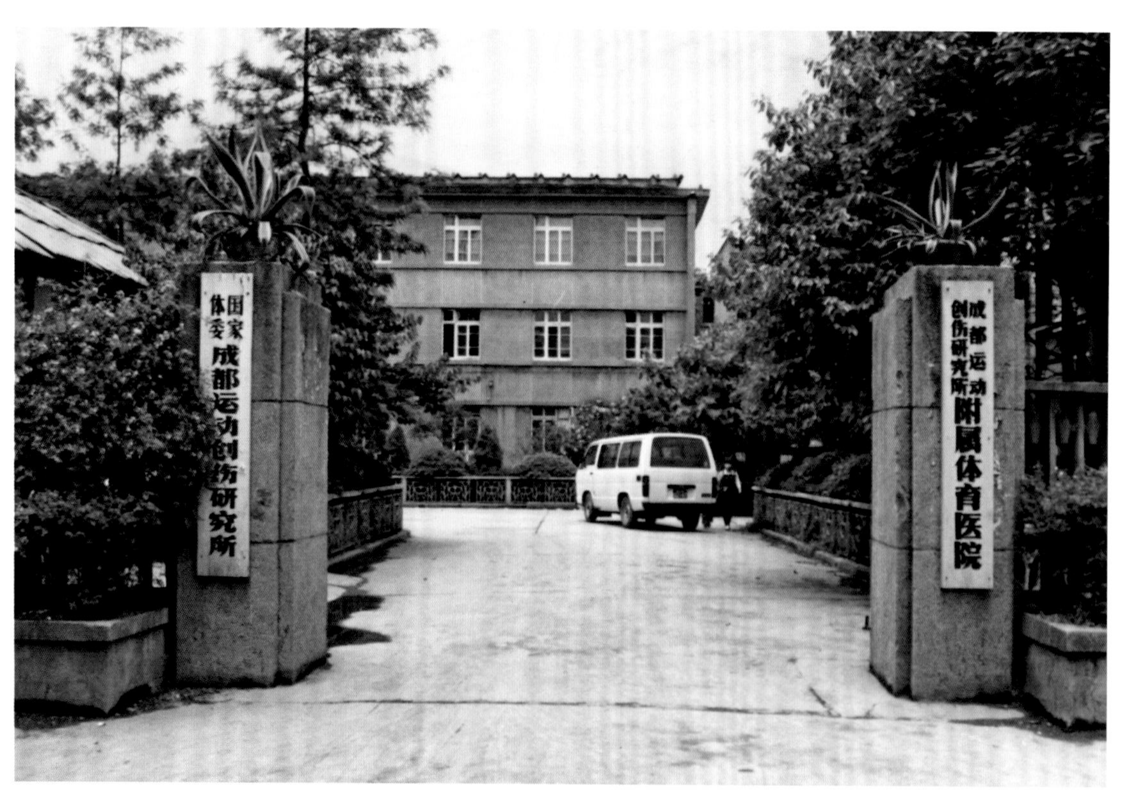

20 世纪 80 年代的医院

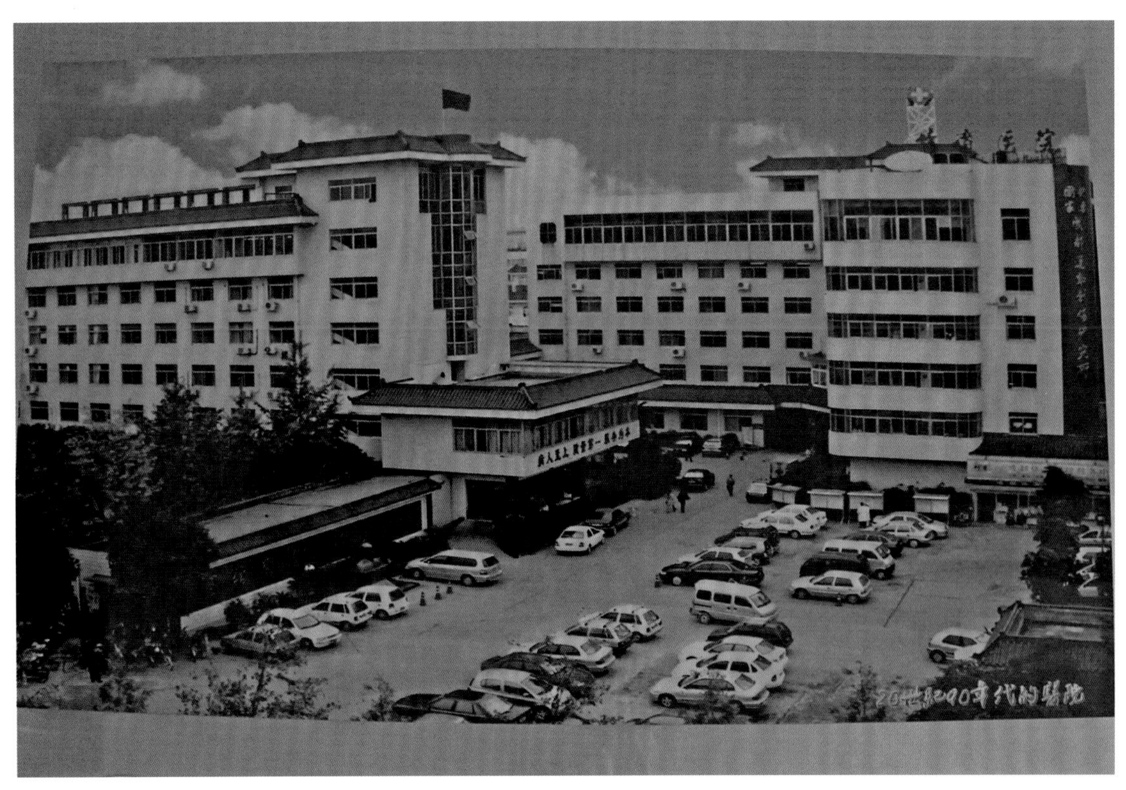

20 世纪 90 年代的医院

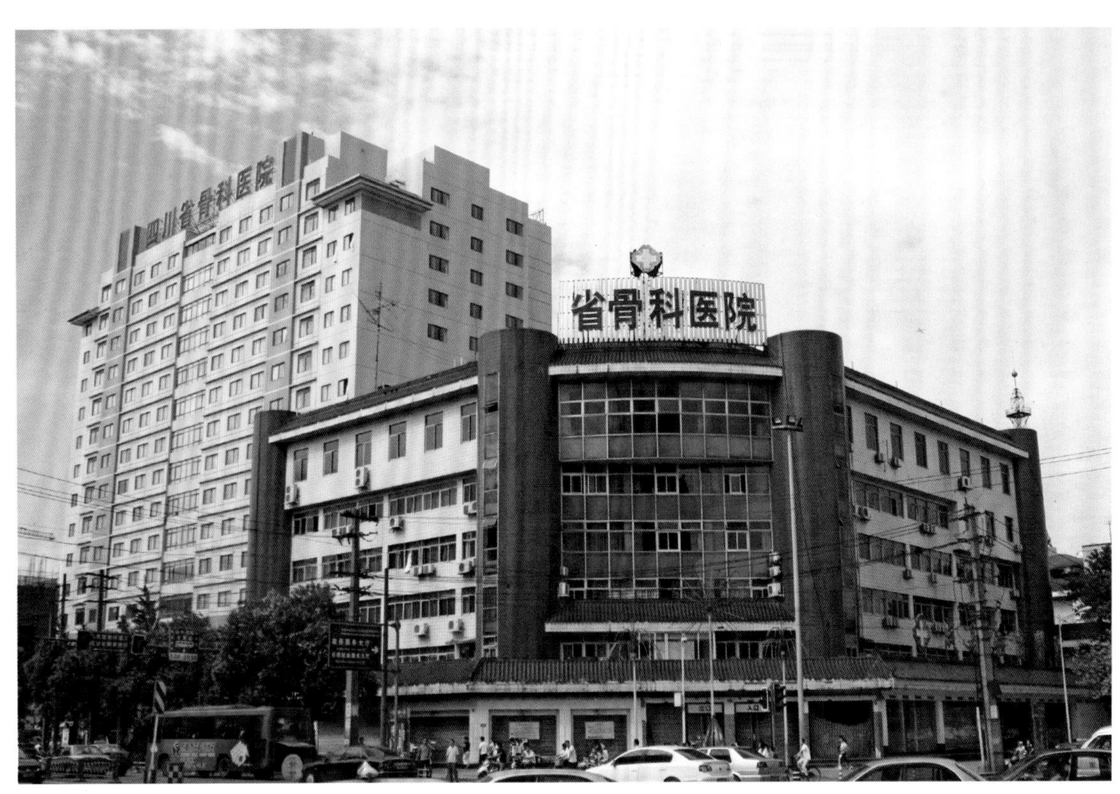

21 世纪 00 年代的医院

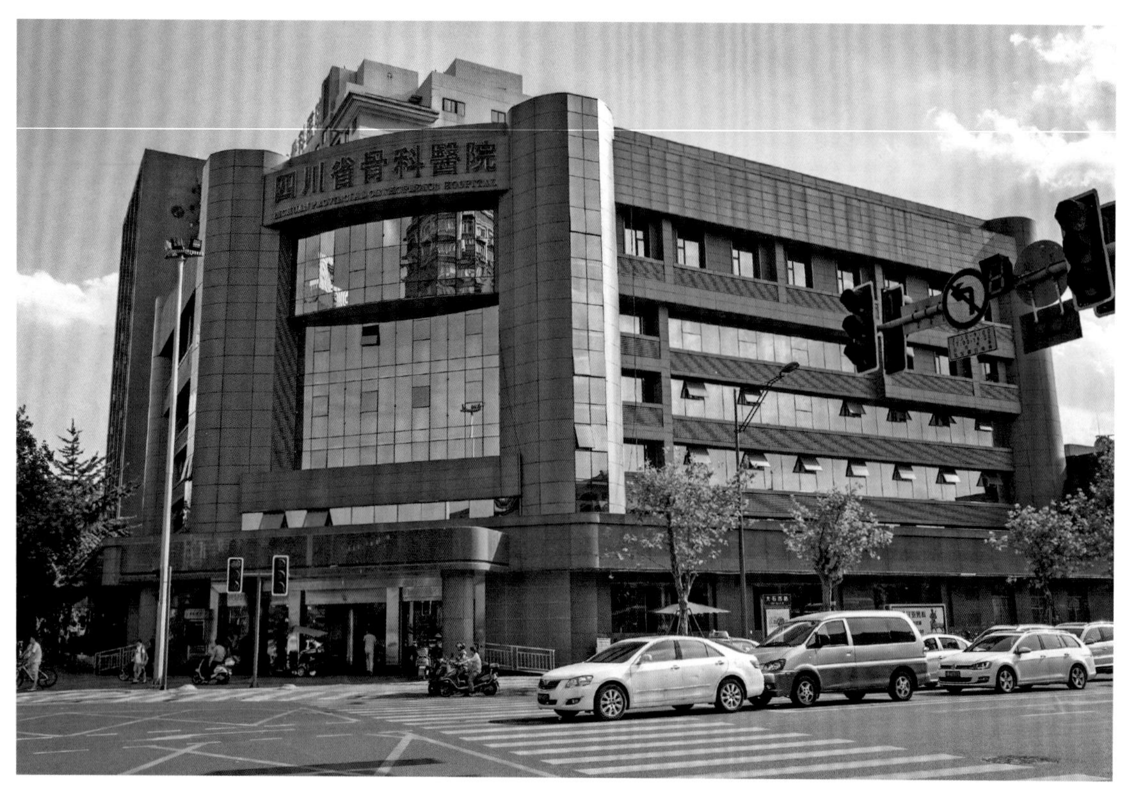

2015 年的医院

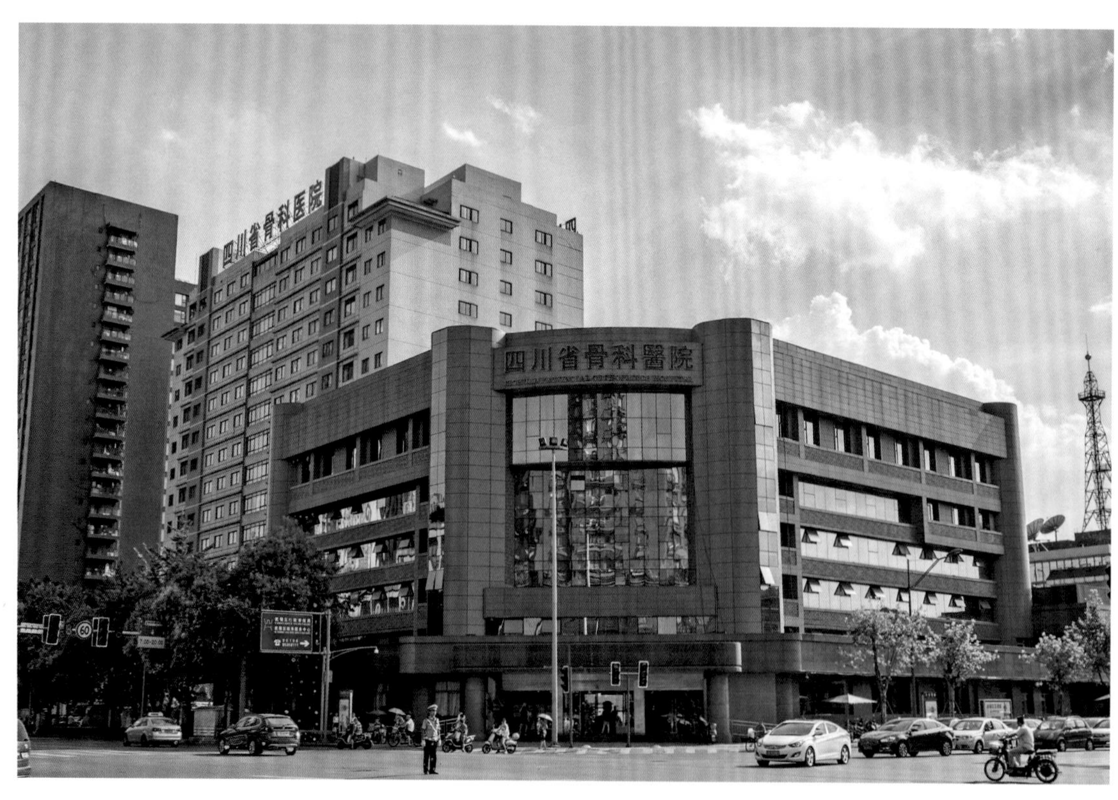

现医院外景

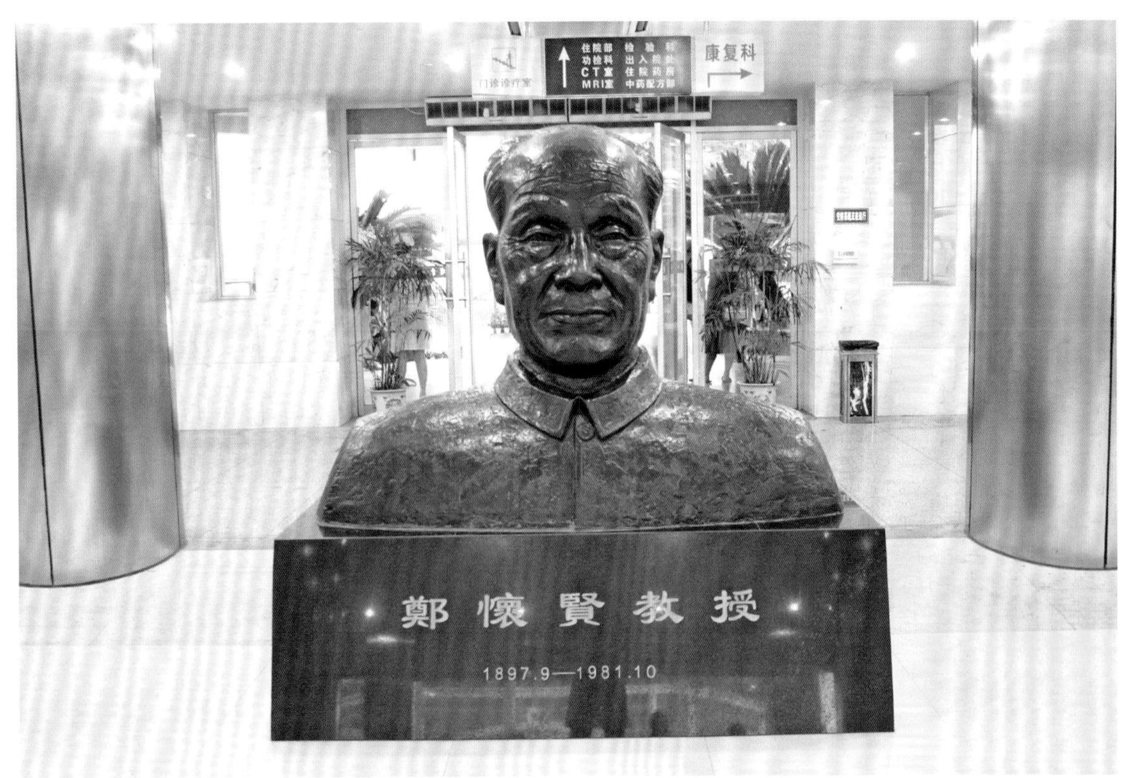

创始人郑怀贤教授铜像

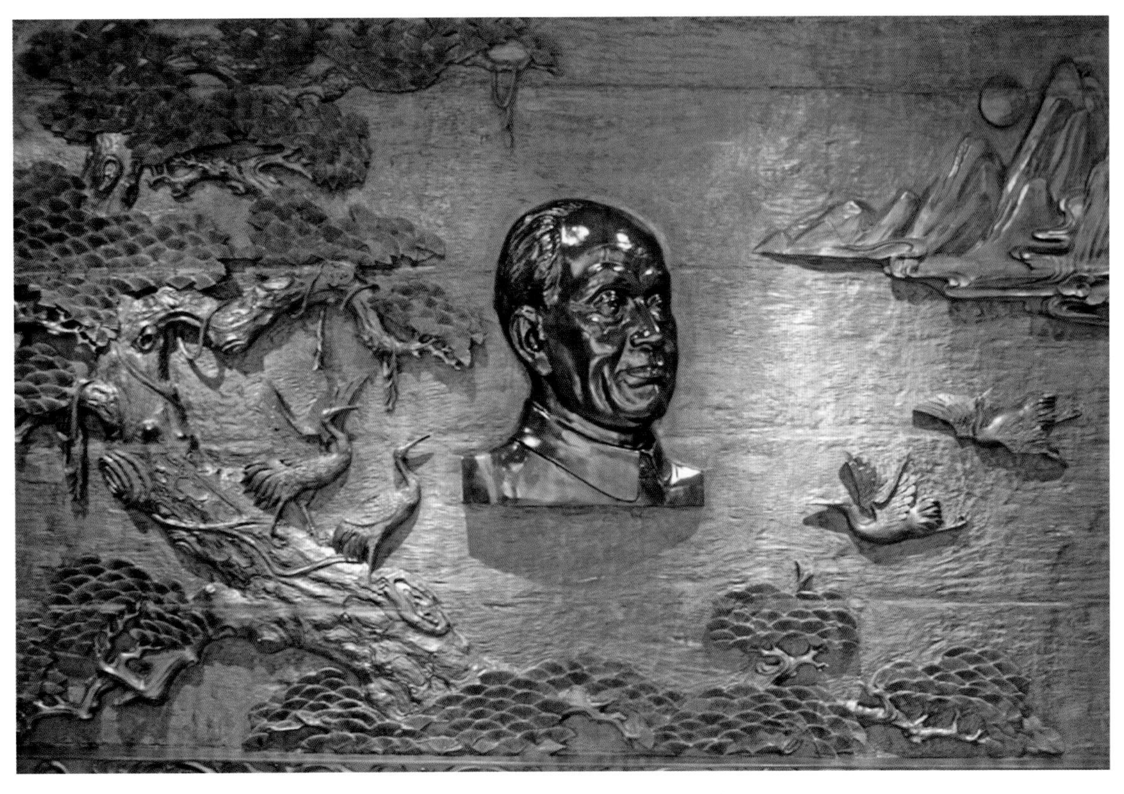

郑怀贤教授乌木雕像

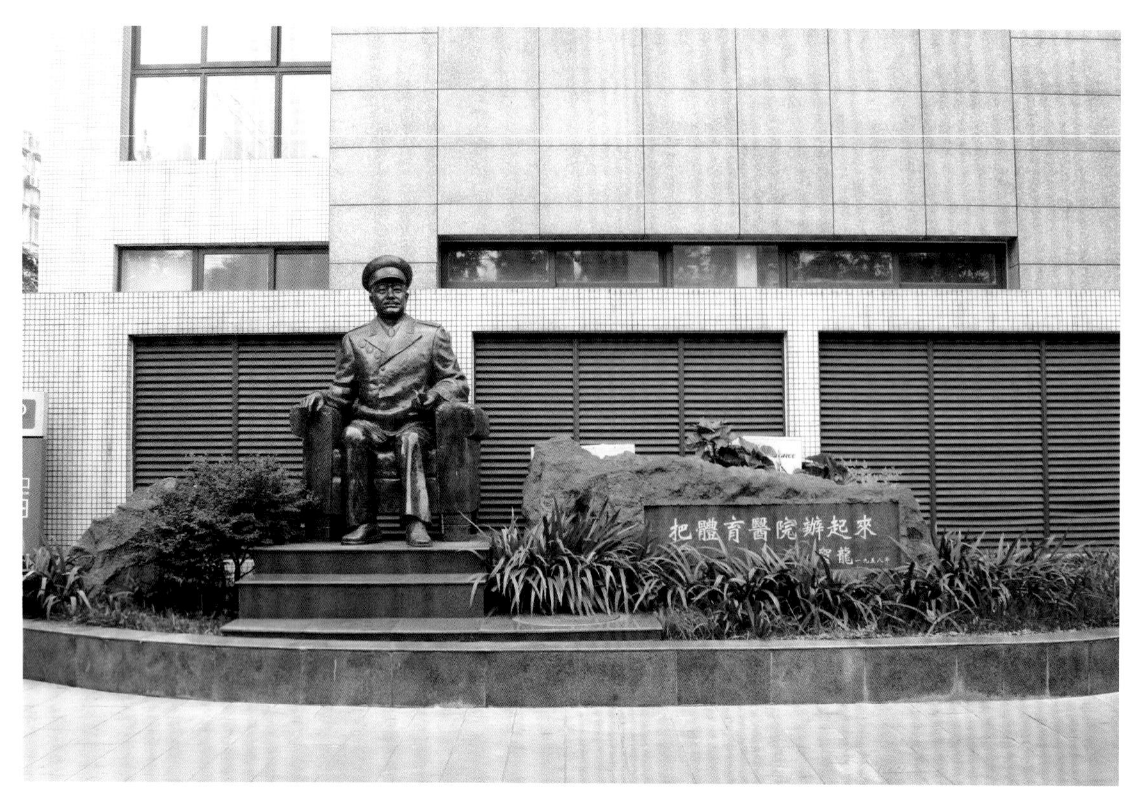

贺龙元帅：把体育医院办起来

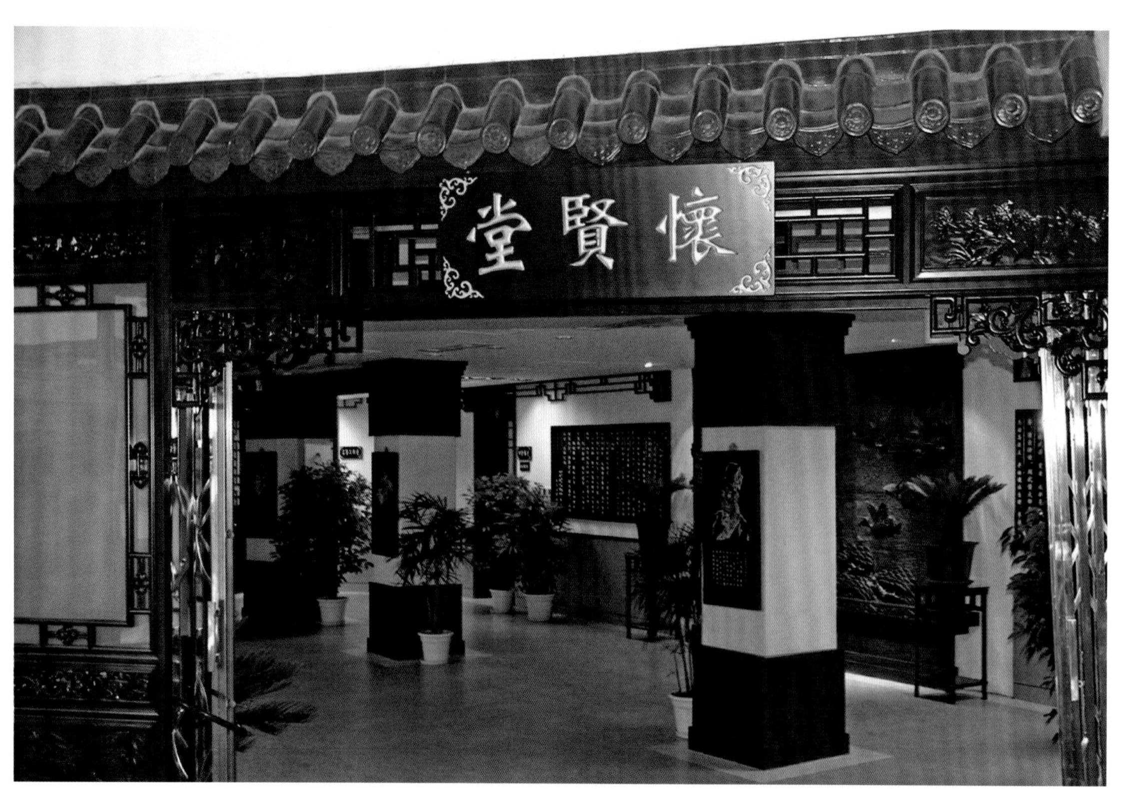

名医馆怀贤堂

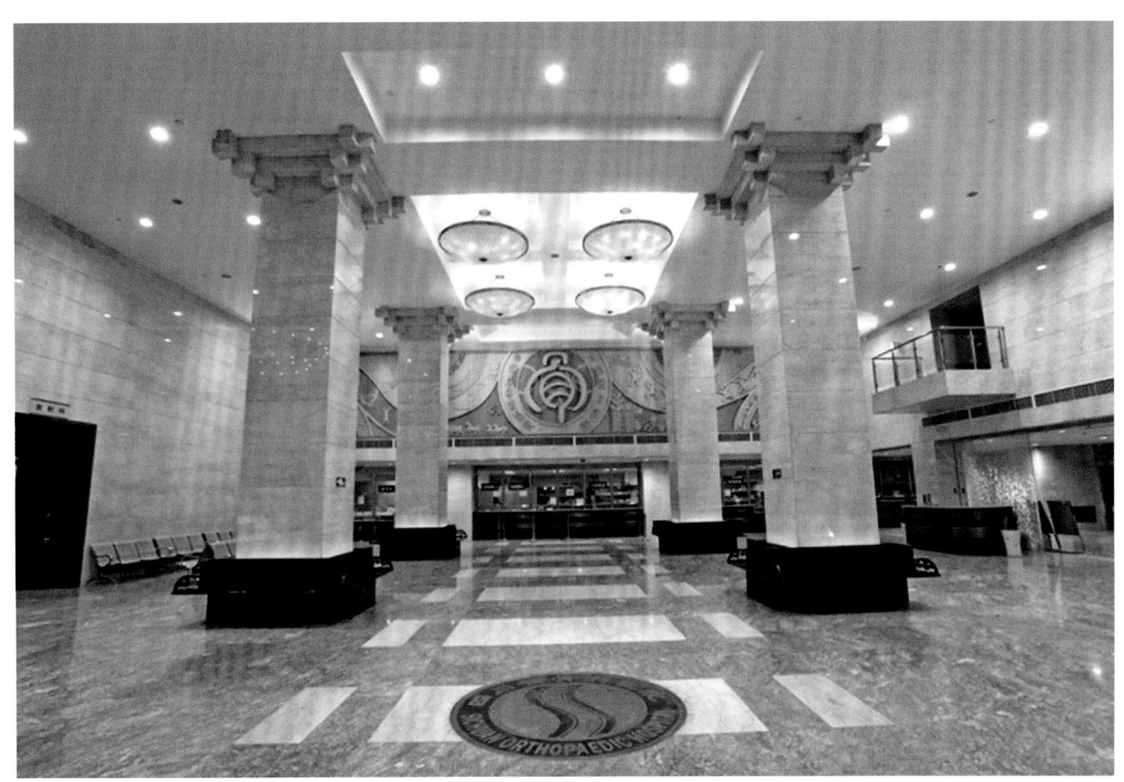

第一住院楼大厅

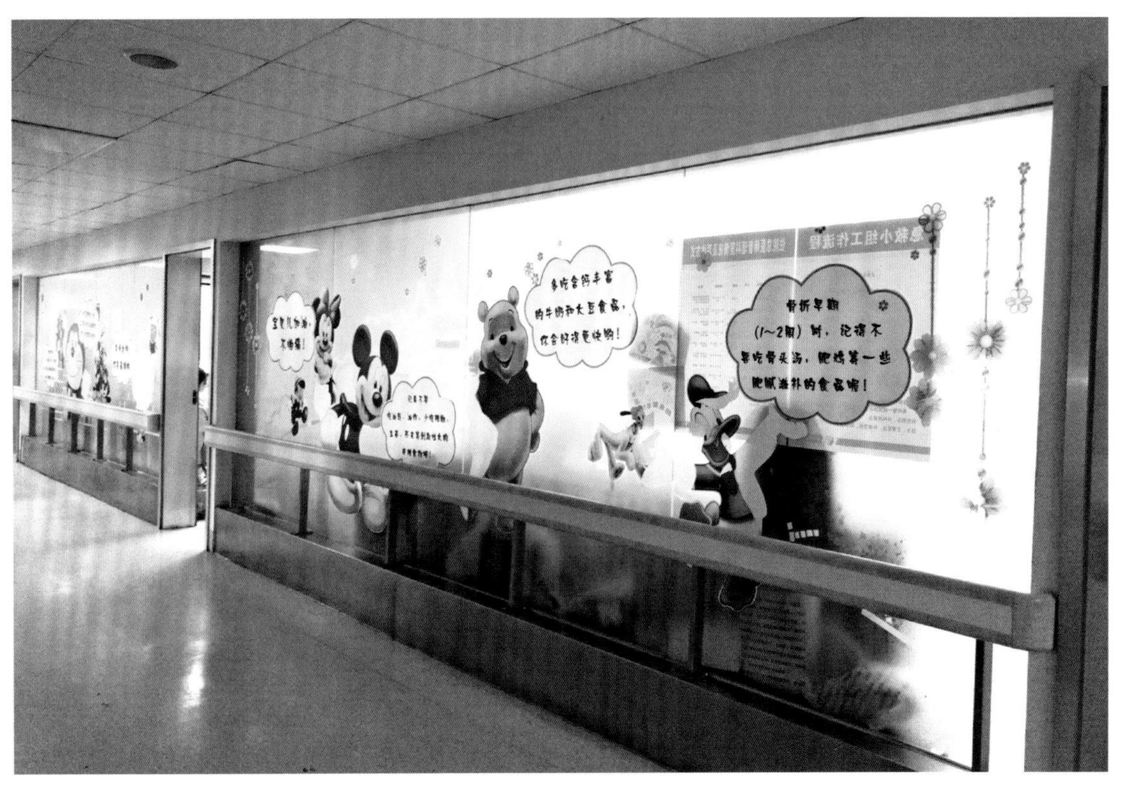

住院部环境

室外病员休息区

中国非物质文化遗产
CHINA INTANGIBLECULTURAL HERITAGE
四川省非物质文化遗产
中医正骨疗法
（郑氏骨科）
四川省人民政府公布
四川省文化厅颁发
2009年7月

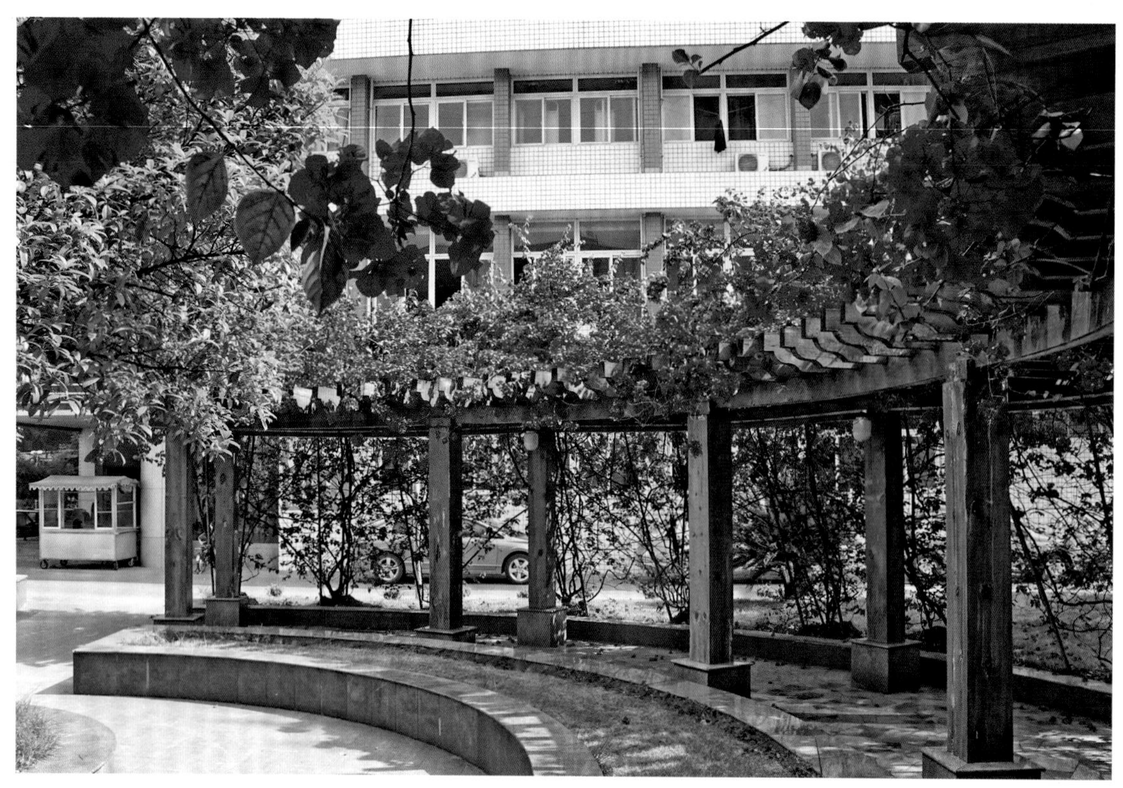

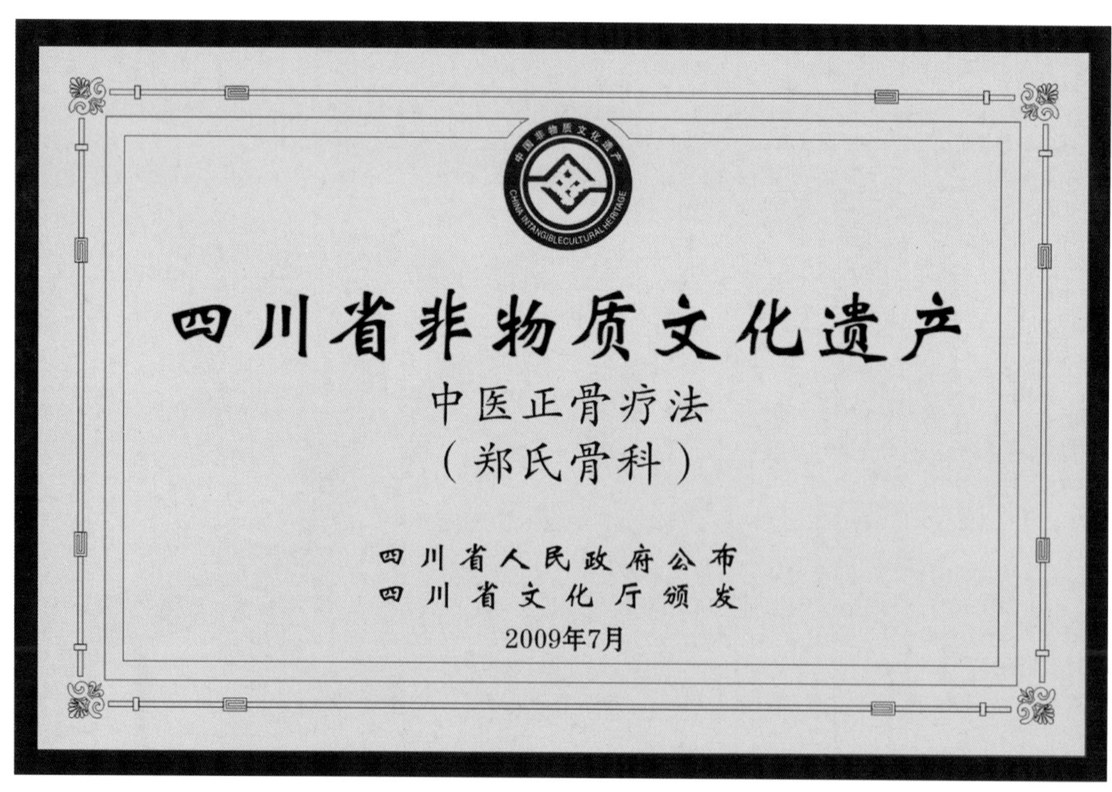

四川省骨科医院是四川省非物质文化遗产郑氏骨科唯一保护单位

医院文化体系

核心价值——大医精诚

医院精神——艰苦创业　团结奋进

院　　训——怀贤　敬业　求实　图强

办院宗旨——以人为本　为民健康

服务理念——病员至上　质量第一　服务为本

办院方向——中医为主　中西医结合

质量方针——就医环境优美　医疗秩序优良　医疗服务优质

医院愿景——病员满意　职工幸福

发展目标——中西医结合骨科西部一流　中西医结合运动创伤全国一流　中西医结合骨科康复全国一流

医院文化内涵——勇拼搏　讲规则

院徽

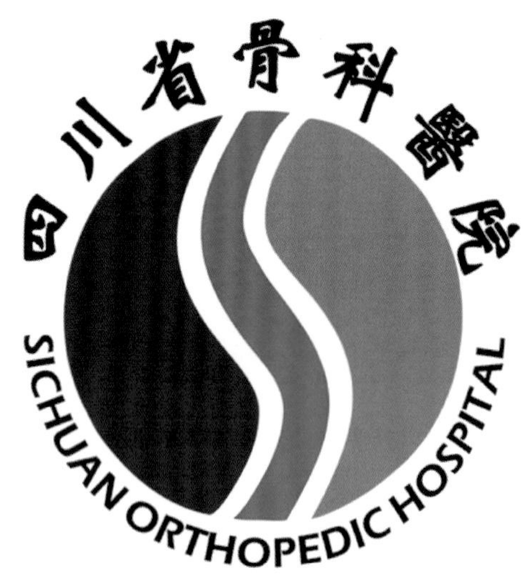

释义：主体为变化的太极图，又如骨关节面，蕴含医院为中医骨科医院之意。标准色彩为历史金、中药红、生命绿。院徽左边为中药红的鱼，右边为历史金的鱼，中间部分于白色之中含生命之绿，如“川”。全图具有圆润、平衡、和谐、凝聚、勃发之感，寓意中医源远流长、全院职工热爱中医、和谐团结、拼搏奋进。

骨雕

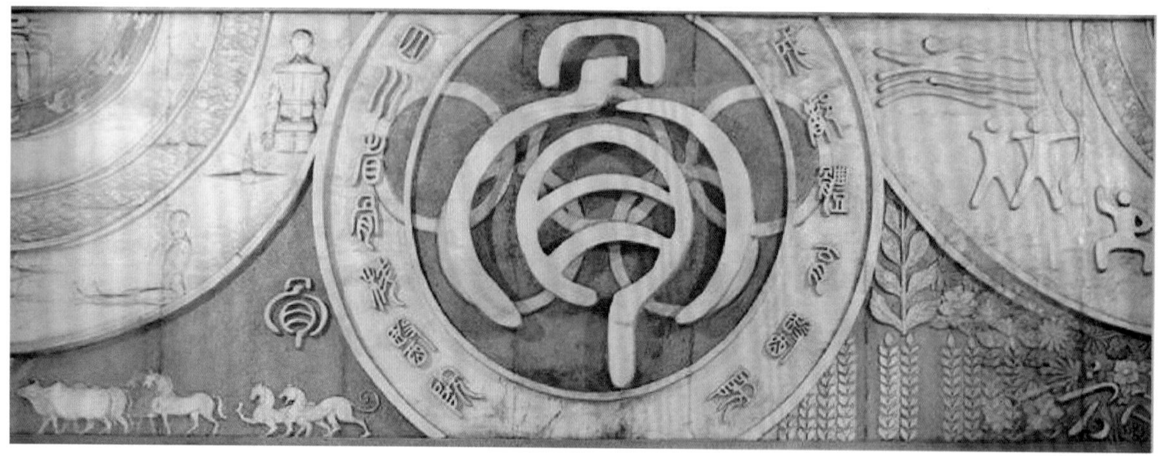

释义：医院住院大楼大厅墙上的石刻浮雕，以神秘的甲骨文“骨”字为雕塑主题图案，将几千年华夏传统医学“骨”文化与象征现代体育运动精神的“五环”结合在一起。骨雕从左至右表现医院文化从历史到现代的演变历程。左侧以代表远古、农耕的文化符号和中医骨科手法、诊疗场景图案作为构图元素，右侧以现代体育运动的标志性符号作为构图元素，并将医院独有的武医结合代表——郑氏十三正骨手法融入其中，突出医院文化的历史渊源。雕塑描述了医院以中医骨科、中医运动创伤为办院特色和由此沉淀下来的医院文化特质。

骨魂赋

释义:《骨魂赋》以文学和书法雕塑的表现形式展现，与大厅骨雕呼应，是大厅骨雕的文字表达，将生理的“骨”、医学的“骨”、运动的“骨”演绎出我院不懈追求中医骨科、中医运动创伤颠峰的骨魂精神，演绎出四川骨科人为人做事的“骨气”与“骨品”，彰显着我院独特的文化内涵。

策　划: 虞亚明　马　建

执　行: 刘　慧

撰　稿: 何开四

顾　问: 张世明　李本玉

校　核: 刘　慧

骨魂赋

郁郁锦里风华，耿耿骨科医院。毗邻武侯古祠，依稀青山埋忠骨；襟带杜甫草堂，何处劲骨化诗魂。怀贤于斯，得其所哉乎!

夫骨者，肾为主、肉之覈、躯之干、髓之府也。骨瘦则形销，骨健则力劲；五脏六腑赖之以护，大千世界因之以行。此骨之立身也。然医文同道，医道同宗，骨之为德，载道立人。人之正直曰骨气，人之气度曰骨品，人之气节曰风骨，人之刚强曰骨鲠。是以骨之坚则傲，软则媚，清则仙，贱则佞。骨之大义亦大医习业，大医精诚之谓也。故俞跗博赡精核，名重远古；华佗刮骨疗毒，发唱惊梃；葛洪折伤新治，允称美谈；蔺道人悬壶济世，集大于成。此皆大医为天地立命、风骨嶙峥者也。

忽忽沧海桑田，悠悠岁月流金。犹忆贺帅号令，雷厉风行，体育医院发其轫；武医结合，戛戛独创，一代宗师立其诚。平房陋室，氤氲世纪风华；石磨铁碾，见证创业艰辛。中医骨科，含弘张光，合璧运动创伤；郑氏流派，自成机杼，卓然华夏杏林。五环溢彩，不辞劬劳，分享奥运荣光；全民健身，共襄盛举，恒思百年之功。吁兮，运动医学共岐黄，四海回眸是蓉城！

和声鸣盛世，昊天兴国粹。上下同欲，砥砺精进，磬心自强不息；高瞻周览，求真务实，践行科学发展。名医荟萃，后学英俊，不忘苍生疾苦；术精器利，患者景从，长承先贤懿范。嗟乎！骨魂塑医德，大爱铸仁心。

盛焉，一夜春风起，高楼薄青云。骨魂千秋壮，征程万里长。怀贤高山仰止，心系人民健康。吁嗟乎，体育医院，立身立人立辉煌；骨科医院，日新月新岁岁新！

何开四撰于己丑年春

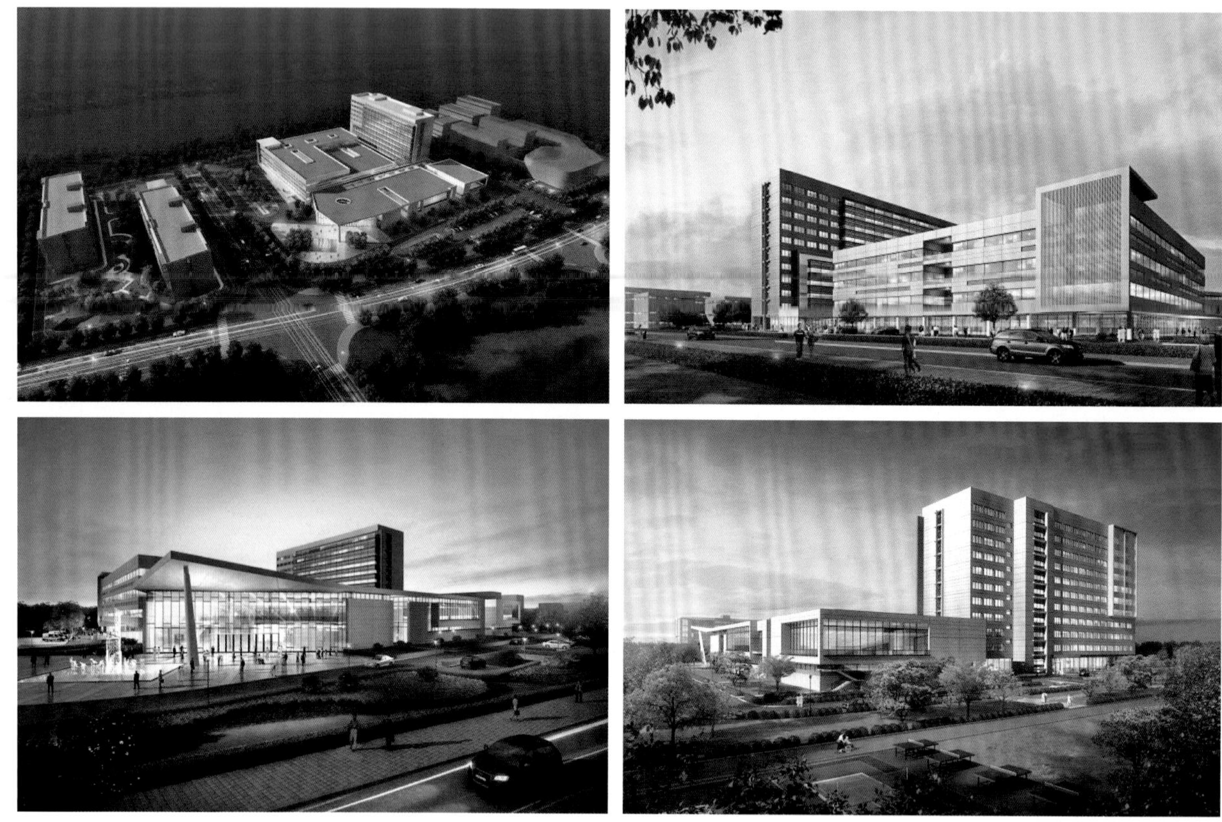

四川省骨科医院天府新区医院效果图

“十三五”末，四川省骨科医院将形成集医疗、教学、科研、康复、急救、治未病、健康保健、康养于一体的“一院两区”新格局。

序

自古言巴蜀胜地、天府之国，善吐故纳新，恢宏辈出。中医中药尤显突出，谓中医之乡、中药之库。四川省骨科医院借此沃土，傲娇而生，其中医骨科兼收并蓄，自成一门，中医运动创伤，全国首发特色凸显。

四川省骨科医院创始人郑怀贤教授，少年习武学医，继而入蜀精研武医。曾为黄埔军校教官，传统武术精湛绝伦；参加1936年柏林奥运会，技震欧洲。战火纷飞年代，自沪迁蓉，仍坚持武医，广施于民。中华人民共和国成立后，受任成都体育学院武术教授，兼中医骨科和运动创伤教学。郑老意武术之奥秘，析传统之医道，创骨科之学派，融武医为一体，中医骨科与中医运动创伤卓然。

1958年，得贺龙元帅号令，创建成都体育学院附属体育医院，为四川省骨科医院前身。60年来，医院薪火相传，推陈出新，职工由建院初期的十余名，发展至近千名，服务规模由几间茅草房发展为占地25亩、建筑面积5万平方米、床位800张，集医、教、研为一体的中国首家三级甲等中医骨科专科医院。随着现代科技日新月异的发展，四川省骨科医院在继承郑氏中医骨科的基础上，注重突出特色、博采众长，坚持中医为主、中西医结合的发展之路，通过传承发展、弘扬创新，形成了传统文化特色鲜明、中医药临证优势明显，现代医学融会贯通的中医骨科学术流派，中医运动创伤学、中西医结合骨科学、中西医结合骨科康复学，自成体系，誉传海内外。

初，郑怀贤教授秉教书育人、技艺流传之本心，自编教材，教习中医骨科与运动创伤，于20世纪60年代始，开全国骨训班，建运动保健系，广育专门人才。至当下，四川省骨科医院广开教学资源，与上海理工大学、电子科技大学、成都中医药大学、成都体育学院等高校联合招生、共育学子。且，医院坚决响应“国家分级诊疗和优质资源下沉”的号召，为基层医院和各级运动队积极培养骨科和运动医学专业人才。

一个甲子，郑氏首创之武医结合与运动创伤，坚持服务奥运会、亚运会、全运会及群众性体育活动，为奥运争光和国民健康服务，做出了重要贡献。

一个甲子，郑氏中医骨科在巴蜀大地积累沉淀，成为一大学派，武医结合、医药相宜，为民健康、怀贤敬业，四川省骨科医院，传扬其精气神和独特医术，成功申报四川省非物质文化遗产，成为唯一保护单位。

一个甲子，四川省骨科医院随社会发展和科技水平的提升，不断创新发展，中医骨科亚专业细分成型、业界闻声，中医运动创伤已然深邃、全国领先。今值建院60周年喜庆之时，机缘已到，力全面梳理学派现状，特总结编辑此教程，以飨后学，供同仁参阅。

国务院政府特殊津贴专家

中国奥委会备战奥运会运动医学专家

四川省首届十大名中医

四川省学术技术带头人

四川省首批有突出贡献卫生人才

“郭春园”式好医生、二级教授

博士后导师

张世明

2018年8月

前　言

郑氏中医骨科，由一代武医宗师、原国家武术协会主席郑怀贤教授创立，得中华武术之精髓，采中医骨科之众长。在党和国家关心下，于1958年建成都体育学院附属体育医院。1985年转由国家体委直属，更名为“国家体委成都运动创伤研究所”“国家体委成都体育医院”。2003年末，顺应中央科研院所改革精神，划至四川省，更名为“四川省骨科医院”。

四川省骨科医院，传承弘扬郑氏中医骨科60年。为使学派传人及至莅院医者、社会各界更多地明了骨科学和运动医学的魅力，激发为医和推进大健康之道，在建院60周年之际，四川省骨科医院全面系统地整理总结了医院在骨科学、运动创伤以及相关领域的成绩，较为完整地反映四川省骨科医院在骨科学和运动创伤学科的学术思想和现实水平，以促进医院临床医生和师生更深入广泛地研习。同时，也让广大骨科与运动医学从业者、运动爱好者，能够更多地了解骨科与运动医学，从而探究之。

本书共13章49节，以按学科概述、主要伤病诊疗技术、学科展望为体例，内容包括老年骨科，儿童骨科，运动创伤，创伤骨科，骨与关节损伤，骨病、骨感染及相关血管疾病，骨科康复，关节镜技术，运动与健康促进，麻醉、疼痛与急救，骨科护理技术，骨科相关检测技术，郑氏伤科中药制剂。尤其是加入具有骨伤科特征的临床检验检查技术、护理技术，以及运动创伤的预防和干预，比较全面地展示了医院在骨伤与运动创伤疾病防治方面的技术，不仅保持了郑氏中医骨科的传统特色，而且体现了创新研究、高新技术引入等方面的成果，形成了独具一格的中医、中西医骨科与运动创伤学科融溶特色。

本书在编辑过程中，得到了全院职工和业界同仁的大力支持，但由于中医骨科、现代骨科和中医运动医学博大精深，且编委水平有限，时间仓促，不当和错漏之处在所难免，望骨伤和运动医学科同道提出宝贵意见，以便进一步修订完善。

编委会

2018 年 8 月

目　录

第一章　老年骨科

第一节　学科概述

老年人骨质疏松、质脆、关节软骨弹性减弱，骨质出现退行性病变，加之老年人运动等系统功能下降，易失去自身平衡而跌倒，引发骨折疾患。老年骨折以 70 ～ 79 岁为高发年龄，其次是 60 ～ 69 岁年龄段，而 80 ～ 89 岁年龄段发病率反而最低。老年骨折好发于近关节部位，其中以髋部、胸腰椎、桡骨远端骨折最为常见。

老年骨折的治疗有许多难点。

一般难点有五个方面：不易问清病史、常多病共存、表现常不典型、容易发生意识障碍和水、电解质紊乱。由于老年人记忆力衰退，常难以准确描述跌倒或骨折发生时的具体情况，甚至发生了严重的骨折也毫无感觉。此外，老年人由于经常担心健康变坏或家庭不能满足其要求而提出各种类似神经官能症的主诉，使医生难以掌握真实病情。进入老年期后，各脏器系统相继发生病变，常常在发生骨折之前已有其他系统疾病，因此临床表现复杂，既可以一病多症，也可以一症多病，并随年龄增加而增加。住院老年患者同时患有心脑血管病、糖尿病、神经系统疾病、呼吸功能及肾功能障碍等疾病者占 50% 以上，增加了治疗难度和并发症的发生。半年之内发生脑血管病者为手术禁忌，半年至一年者为手术相对禁忌，一年以上者的手术危险性才会大大降低；糖尿病将增加术后感染的机会，术前、术后必须严格控制血糖和尿糖；有呼吸系统疾病者，应采取相应措施，防止肺部感染；其他系统疾病也应采取相应治疗措施。高龄患者如合并多系统疾病，其病死率将显著增加。老年人患病与青壮年比较，骨折后症状和体征常不典型，往往自觉症状轻而实际病情重。这与老年人衰老而感受性降低、反应迟钝、免疫功能低下等有关。老年人骨折后由于创伤、感染、出血等现象，以及合并糖尿病、电解质紊乱、脱水等情况均能引起意识障碍。对青年人不成问题的发烧、腹泻等也会引起老年人意识障碍。有时坏死组织，如大面积的压疮、血肿等吸收也成为老年人意识障碍的原因。老年人脏器萎缩、代谢降低，轻微的原因即会引起水和电解质紊乱，发生低钠血症和低钾血症，由于脱水原因不同，偶有高血钾或高血钙等症。水和电解质紊乱发生的同时，常有酸碱平衡失调，其发生率高于青年人且发展迅速，往往难于治疗。此外老年人往往有慢性肺部疾患，故易发生呼吸功能衰竭。如此时吸入高浓度氧、服入镇静和镇痛等中枢抑制药，或全身麻醉及手术的创伤等，易引起嗜睡、谵妄、昏迷、扑翼样震颤和肌阵挛等不随意运动。

老年骨折治疗难点有三方面：首先是复位的难点：一般来说，老年骨折以粉碎性多见，常常会发生骨折后小骨片的缺损，这样容易导致复位后骨折的再次移位；其次是手术的难点：老年骨折大多数为骨质疏松性骨折，使手术内植物的固定强度比较弱，固定骨折时易发生爆裂骨折，骨折固定后负重时易发生微骨折或再骨折，人工假体的植入也因易发生松动而导致失败；最后是并发症的难点：老年人手术创伤后机体代偿功能和免疫功能低下，易发生各种并发症，尤其是在术后三周内的感染性并发症十分常见，例如早期有脂肪栓塞综合征、肺炎、尿路感染，后期还有压疮、静脉血栓形成等，术后并发症是老年骨折高死亡率的主要原因之一。

我院老年骨科运用中医、中西医结合方法治疗老年髋部骨折、股骨头坏死、髋膝关节骨关节炎、胸腰椎压缩性骨折、桡骨远端骨折等，成效显著。以股骨颈骨折、股骨粗隆间骨折、股骨头坏死为重点病种，率先建立起重点病种的诊疗规范，制定标准化的诊疗规程，并对重点病种进行了理论和技术创新。如对股骨颈骨折容易出现的骨折不愈合和股骨头缺血性坏死，改进手术方式，准确把握手术时机，提高骨折愈合率，降低股骨头坏死概率；针对老年患者创伤后围手术期风险较高的问题，率先建立老年身体状况综合评分，根据综合评分确定治疗方案，做好风险预警；开展髋关节镜手术，提高了髋部疾患微创治疗水平；对早期股骨头缺血性坏死采取钻孔减压自体加异体骨植骨术，提高了早期股骨头坏死的治愈率；桡骨远端骨折的治疗，则继承郑氏传统的骨折复位和小夹板固定方法，取得良好疗效；胸腰椎压缩性骨折，采用中西医结合以及微创手术也有良好疗效。在骨折治疗同时，针对老年患者特点，根据患者基础疾患辨证和骨折的分期相结合原则，研制出适用于老年骨科患者的院内制剂和协定处方，并根据骨折分期制定中医外用药的配方，同时根据不同病种的特点及骨折不同的时期，制定有利于患者康复的功能锻炼方法。

（陈经勇）

第二节　学科主要伤病诊疗技术

◆ 肱骨近端骨折 ◆

一、诊断

（一）病名

1. 中医诊断　骨折病（TCD：BGG000）。

2. 西医诊断　肱骨近端骨折（ICD–10：S42.200）。

（二）疾病诊断

1. 有肩部直接或间接外伤史。

2. 局部疼痛、肿胀，腋前皱襞处有瘀斑。

3. 伤肢紧贴胸壁，健手托住伤肢肘部。

4. 折端与皮肤无贯穿伤口。

5. 摄正侧位 X 线片，明确诊断及分型。必要时做 CT 扫描与骨三维重建，肌电图在必要时可了解

有无神经损伤及其程度；彩超可作为血管损伤的诊断依据；发生创伤反应时，血细胞总数和中性粒细胞比例可上升；开放性骨折，白细胞总数和中性粒细胞比例均明显上升。

（三）分型

1. 基本分型

（1）裂缝骨折：骨裂多为骨膜下，骨膜增粗，肩部轻度肿胀、压痛。

（2）嵌插骨折：骨折端相互嵌插，伤肩肿胀、压痛，纵轴叩击痛，无明显骨擦音。

（3）外展型骨折：伤肩疼痛，压痛，中度肿胀，内侧有瘀斑；断端外侧嵌插，内侧分离，向前内侧突起成角畸形，或远端完全向内侧移位，可有骨擦音，肩关节功能受限。

（4）内收型骨折：伤肩肿胀、疼痛、压痛，纵轴叩击痛，可触及骨擦音；断端外侧分离，内侧嵌插，向外侧突起成角，肩关节功能受限。

（5）骨折合并关节脱位：方肩畸形，肩峰下空虚，喙突下或腋窝部常可触及脱位的肱骨头，无固定的外展畸形。

（6）后伸型骨折：伤肩肿胀、疼痛、压痛，纵轴叩击痛，可触及骨擦音；断端外侧分离，内侧嵌插，向前侧突起成角，肩关节功能受限。本型为患者跌倒时，患肢后伸，暴力从肱骨干传导至肱骨近端，造成向前成角的剪切应力，而至肱骨近端向前成角移位的骨折。本型骨折除单独出现外，常合并外展型或内收型。

2. Neer 分型　根据骨折移位的数目及部位，提出四部分骨折的概念及四型分类法。四部分的重要解剖结构是肱骨解剖颈、外科颈、大结节与小结节，其中任何一部分相对于其余三部分移位＞ 1cm 或成角＞ 45°，则为二部分骨折；二部分骨折移位＞ 1cm 或成角＞ 45°时，则为三部分骨折；如移位的外科颈合并大结节或小结节的骨折则为四部分骨折。

同时，Neer 分型将骨折分四型：Ⅰ型为所有移位＜ 1cm，旋转＜ 45°的骨折，Ⅱ型为二部分骨折，Ⅲ型为三部分骨折，Ⅳ型即四部分骨折。

（四）鉴别诊断

1. 肩关节软组织损伤　患者仅有局部疼痛肿胀，没有环形压痛和纵向叩击痛，肩关节活动轻度受限，可通过 X 线片相鉴别。

2. 肩关节脱位　可见肩胛盂空虚，方肩畸形，在腋下可摸到肱骨头，弹性固定体征，搭肩试验阳性，可通过 X 线片进行鉴别。

3. 肱骨头骨折　患者肱骨头局部压痛，肩关节活动受限，无明显肩部畸形，可通过 X 线片进行鉴别。

二、治疗方案

（一）非手术治疗——手法复位小夹板外固定

1. 麻醉　臂丛神经阻滞麻醉。

2. 体位　患者坐位或者仰卧位。

3. 拔伸牵引　一助手经伤侧腋窝用布带，另一助手握患肘及腕，沿肱骨纵轴做顺势拔伸牵引。外展型者，可将患肘屈曲 90°，由前臂中立位渐移至前臂外展 45°位。内收型者，可将患肘屈曲 90°，由前臂中立位渐移至前臂外展 70°位。

4. 矫正内外移位手法　两助手进行拔伸牵引，以矫正短缩旋转移位。术者在折端用推拉、提按手法的同时，远端助手采用内收或外展方法，先矫正内外移位。

（1）外展型：术者用双手拇指按于骨折近端外侧，其余各指抱骨折远端内侧，在采用推拉、提按手法的同时，远端助手内收上臂至胸前以矫正向内成角移位或向内侧方移位。

（2）内收型：术者拇指按骨折顶端向内推，其余四指拉骨折远端外展，同时助手外展上臂以矫正向外侧成角移位或向外侧方移位。

5. 矫正成角畸形手法

（1）向前成角：术者改下蹲位，双手紧扣骨折端，在向后推挤的同时，远端助手在牵引下采用郑氏前屈过顶法，将患肢上臂前屈上举过肩或过顶以矫正向前成角。

（2）向后成角：术者双手紧扣骨折端，在向前推挤的同时，远端助手在牵引下后伸上臂以纠正向后成角。

6. 加强骨折断端稳定手法　复位后，术者在一助手患肢牵引下双手握持断端，另一助手将上臂缓缓放至胸前或外展位，再叩击尺骨鹰嘴处，使两折端互相嵌插，加强骨折整复后的稳定性。

7. 放置棉垫、压垫　以患肢上臂围 1.3 倍宽度、以能包肩肘关节长度制作棉垫。在棉垫上半部中央剪开，并张开卡放在腋部以上，将两边合拢，正好包住整个肩部。对于外展型骨折，内侧板的蘑菇垫（夹板的一端用棉垫包住，呈大头型，称为“蘑菇头”）放在上方。必要时，在骨折远端外侧加放 1 块平垫。对于内收型骨折，内侧板的蘑菇垫放在下方，必要时在骨折近端外侧加放 1 块平垫。向前（后）成角者，在前（后）侧骨折处加放 1 块平垫，并在其对侧远、近端分别放置压垫，做三点挤压以进一步纠正成角畸形。

8. 小夹板固定　超肩小夹板共 4 块。夹板的长度：前侧夹板自肩上 3cm 至肘窝，外侧夹板自肩上 3cm 至肱骨外上髁处，后侧夹板自肩上 3cm 至尺骨鹰嘴上方 1cm，内侧夹板自腋窝至肱骨内上髁。四块夹板顶端均有环孔。先用 4 条扎带将腋部的下部分夹板绑住，另用 1 条扎带穿过夹板上端的环孔，绕过对侧腋下返回扎紧，在对侧腋下放 1 块棉垫以保护腋部皮肤。必要时，夹板上端加胶布粘贴固定。调整扎带松紧度，以能上下活动 1cm 为宜。然后，用钢丝托板固定患肢于屈肘 90°、前臂中立或旋后位。三角巾悬吊制动休息。对于内收型骨折，在肘关节内侧放置一鼓状物，直径 15 ～ 20cm，用吊带在对侧肩上背挂维持住。

9. 其他疗法　辅以局部红外线、离子导入、消瘀通络熏条、骨折治疗仪物理因子治疗等，促进深部瘀血吸收，使局部肿胀早日消退，为日后关节功能恢复创造条件，并大大减少日后关节的残留隐痛。

（二）手术治疗

1. 骨折内固定术　对 Neer Ⅱ、Ⅲ型骨折，采用非手术治疗失败，骨折块难以复位和有效固定，严重影响肩关节功能，且骨质条件较好者，可采用切开复位内固定术治疗。手术采用肩部前外侧切口，切开皮肤、筋膜，探查并保护头静脉后，沿肌肉间隙分离，暴露骨折部，在直视下复位，克氏针临时固定，待骨折复位满意后，锁定钢板。注意探查螺钉固定是否有效，且锁定螺钉，然后修补肩袖组织，切忌打入肩关节间隙内；最后冲洗、缝合伤口，置引流管。

2. 肩关节置换术　对 Neer Ⅲ型骨折，因采用非手术治疗失败，骨折块难以复位和有效固定，后期严重影响肩关节功能，严重骨质疏松者，或出现肱骨头坏死者，则可采用肩关节置换术。对 Neer Ⅳ型骨折，可采用肩关节置换术。详见肩关节置换术部分。

（三）康复治疗

1. 功能锻炼　功能锻炼要注意“动静结合”：早、中期夹板固定之“静”和远端手、腕、肘等关节

活动之"动"相结合；中、后期肌肉等长收缩之"静"和等张收缩之"动"相结合；在功法锻炼时，要注意"心静意动""形意结合"，即不急不躁，呼吸平稳，注意力集中，肢体随意念而动。

（1）骨折早期（骨折复位后2周以内）

方法：在复位固定后当天，患者就应该开始做未固定关节的活动，包括腕关节、掌指关节的主动屈伸练习。

（2）骨折中期（骨折复位后2～4周）

方法：继续坚持腕关节、掌指关节的主动屈伸练习；可增加耸肩练习及肘关节活动。

（3）骨折后期（骨折复位后4周以后）

方法：骨折后期骨痂生长，可逐渐增加肩部活动幅度，逐渐练习上举活动。

①纯向前成角者，无明显外展内收的肱骨外科颈后伸型骨折患者，手臂应屈肘位固定，做向前平举锻炼。

②有外展倾向的向前成角者，手臂应略向内收，做屈肘位的前平举锻炼。

③有内收倾向的向前成角畸形者，手臂应略向外展15°～25°，做屈肘位向前平举锻炼，内收型骨折禁止内收活动。

以上锻炼每日30分钟至1小时，手臂与身体的夹角从30°开始，逐步加大至60°～70°。5周后前屈上举90°，外旋20°，开始内旋练习。6周后被动前屈上举160°～180°，外旋45°～60°。7周后加大各方向锻炼，加强肌肉力量练习。

2. 作业疗法　有目的地进行职业训练，目的是增强肌力、耐力及整体协调能力。

肱骨近端三部分骨折后，很可能引起日后的功能障碍。若未及时进行康复治疗，还会有肩、肘、腕和掌指关节及前臂的活动障碍。因此，要及时指导患者进行正确的功能锻炼。骨折复位固定后，即应鼓励患者积极进行指间关节、指掌关节屈伸锻炼及腕关节活动。当骨折基本愈合，即进入恢复期康复训练，开始进行肩、肘关节屈、伸主动练习。

三、疗效评定

1. 中华人民共和国中医药行业标准《中医病证诊断疗效标准》

治愈：骨折愈合，对线对位满意、功能及外形完全或基本恢复。

好转：骨折愈合对位尚满意；或骨折复位欠佳，功能恢复尚可。

未愈：骨折不愈合或畸形愈合，局部疼痛，功能障碍。

2. 肱骨近端骨折的功能评定Neer评分。

Neer评分系统的总分为100分，包括疼痛35分、功能使用情况30分、活动范围25分和解剖10分。总分＞89分为优，＞80分为满意，＞70分为不满意，＜70分为失败。

四、难点分析与对策

1. 患者不易配合治疗　肱骨近端骨折的患者多为老年患者，其自主意识强，且伤后易悲观，甚至部分患者为老年痴呆患者。我们采用的方法是多和患者交流，并且在治疗中多告诉患者怎样减轻痛苦，如平时体位的摆放、睡觉时体位的摆放，以减轻患者痛苦。

2. 固定不稳　肱骨三部分骨折属不稳定骨折，要求固定时严格按照要求固定，尽量避免压迫腋下神经、血管。复查时，仔细检查夹板松紧度，并根据患者病情及个体差异及时调整。

3. 肱骨头缺血性坏死的预防 肱骨头的血供主要来自于旋肱前动脉分出的弓形支及进入肱骨近端内侧支以滋养肱骨头，故肱骨近端三、四部分的骨折，一定要注意复位后骨折内侧尽量不要出现分离移位。复位后早期，要超肩、超肘固定，并积极配合活血化瘀消肿治疗，消除局部血肿，改善局部血循环；治疗中期，局部血肿已消，治疗肌肉痉挛时，要在保护下配合理筋手法，梳理局部气血，改善血供。要求患者复位后即刻进行手指的功能锻炼，之后逐渐增加锻炼的项目及锻炼的量，促进肱骨头的血供，同时压垫和夹板的放置应尽量避免压迫腋部神经、血管。嘱咐患者，一旦患肢出现麻木、发凉等情况时，应及时到医院调整夹板，从而有效预防肱骨头缺血性坏死的发生。

4. 并发症的防治

（1）压迫性溃疡：多由于夹板位置移动未及时调整，使用扎带过紧，或者加压垫放置位置不正确造成。骨折早期肿胀未达到顶峰，骨突处压迫不明显，肿胀加剧时骨突处压迫明显，要求衬垫质地柔软、吸水、散热，厚度适中，过厚影响固定，过薄压迫骨突部，尤其对皮肤已有挫伤、青紫、血供不好时，更应注意。

（2）关节僵硬：患者惧怕疼痛，骨折固定后很少锻炼手指、腕关节及整个患肢肩关节及肘关节。为防止关节僵硬，早期可配合清除水肿、活血化瘀的中西药物加以预防。后期配合物理因子治疗，并不断练习患肢，可逐渐恢复。

（3）骨质疏松：骨折后不仅局部需要锻炼，更应加强全身锻炼，使气血运行，消散局部瘀血，消肿定痛，促进骨折愈合和骨骼坚硬。

（4）创伤性关节炎：各种原因造成复位不良或复位后再移位未能及时纠正，后期常常出现肩关节创伤性关节炎。

（5）肩关节功能障碍：老年肱骨近端骨折都会不同程度地遗留肩关节功能障碍，我们应分析其功能障碍是因骨位不佳造成的，还是局部软组织粘连，患者肌力不够造成的。对于肱骨近端三、四部分骨折，手法复位难以达到良好骨位，但我们在临床中发现，只要不发生肱骨头坏死，其肩关节活动度一般都能达到前伸 90°，外展 70°以上，这基本能保证患者穿衣、吃饭等生活需要。同时也说明在肱骨近端骨折的治疗中，“筋骨并重”的重要性，故在治疗的早、中期，以“治未病”思想，积极保护和维持肩部正常组织的功能是我们后期减轻功能障碍，加速患者康复的重要保障。

（赵纯）

◆ 肱骨髁间骨折 ◆

一、诊断

（一）病名

1. 中医病名 骨折病（TCD：BGG000）。

2. 西医病名 肱骨髁间骨折（ICD–10：S42.403）。

（二）疾病诊断

1. 病史 有明确外伤史。肱骨髁间骨折多由间接暴力所致，直接暴力作用肘部亦可造成。

2. 症状及体征

（1）伤后肘部疼痛、肿胀严重，有大片皮下瘀斑，有移位骨折，肘后三点关系改变，肘部横径明

显增宽，鹰嘴部向后突出，肘关节呈半伸直位。

（2）内外髁部及髁上均有压痛，纵轴叩击痛（+），触之有骨擦音及异常活动。

（3）肘关节功能障碍。合并血管神经损伤时，有相应症状出现。

3. 辅助检查　正侧位 X 线片可明确骨折诊断和骨折类型。

（三）鉴别诊断

1. 与肱骨髁上骨折鉴别　伤后两者均有肘部肿胀、瘀斑、畸形、压痛，移位骨折有骨擦音及异常活动。但肱骨髁间骨折有肘后三角关系改变，压痛范围更加广泛；肱骨髁上骨折，肘后三角关系正常。影像检查：肱骨髁间骨折波及关节面，而肱骨髁上骨折未波及关节面。

2. 与肘关节脱位鉴别　伤后两者均有肘部肿胀、瘀斑，肘后三角关系改变。肱骨髁间骨折有骨擦音及异常活动，而肘关节脱位呈弹性固定。影像上可做出明确诊断。

（四）疾病分型

1. AO 分型　肱骨髁间骨折属于完全关节内骨折，分型为 C 型。根据骨折累及肱骨远端关节面及肱骨干骺端的复杂程度，进一步将其分为：

（1）C1 型：关节内简单骨折，干骺端简单骨折。

（2）C2 型：关节内简单骨折，干骺端复杂骨折。

（3）C3 型：关节内复杂骨折，干骺端可简单、可复杂。

这种分型简单、便于记录及交流，可以指导手术及评价愈后，是临床上最为常用的分型。不足之处是不能反映骨折块大小、形状及骨折线的走向，在评估手术难度时有一定局限。

2. Riseborough 和 Radin 分型　Riseborough 和 Radin（1969）根据骨折的 X 线表现，提出了一种比较简单、实用的分型，某种程度上可指导治疗和判断预后。

（1）Ⅰ型：骨折发生在肱骨小头和滑车之间，无移位。

（2）Ⅱ型：肱骨小头与滑车分开，但骨折在冠状面上无明显旋转。

（3）Ⅲ型：骨折块之间发生明显分离和旋转。

（4）Ⅳ型：关节面严重粉碎，肱骨髁间明显变宽、分离。

二、治疗方案

（一）非手术治疗

1. 指征　主要适用于 C1 型骨折，患者功能要求较低或有手术禁忌证时。应告之患者此种骨折有可能复位不成功或发生再移位，一旦发生移位应切开复位内固定。

2. 手法复位　手法前给予臂丛神经阻滞麻醉。

第一步：两助手对抗牵引。

第二步：纠正髁间分离，两手掌在肘两侧相对环抱于髁，自肱骨髁骨折片内外两侧施加挤压力，以掌、指的压力徐徐推挤分离、旋转的肱骨小头、滑车之骨块，使之合拢复位。

第三步：纠正侧偏移位。一手扣紧固定内外髁，一手握患肢骨折远端，按有无尺偏、桡偏移位，而向其反向推移骨折远端髁部，纠正骨折尺偏或桡偏移位。

第四步：纠正前后移位。屈曲型，术者两手四指环抱肱骨髁，拇指于肘窝处推压远端骨折向肘后。伸直型，两手四指环肱骨髁，两拇指于肘后尺骨鹰嘴缘推骨折远端向前。视其复位情况，必要时重复 1 次上述手法，力争复位成功。

3. 小夹板外固定 采用我院肱骨髁上夹板外固定，屈肘 90°固定，直至肿胀消退。

4. 中药治疗 按骨折三期论治。早期活血化瘀、消肿止痛原则：桃红四物汤加减、玄胡伤痛宁片、创伤消肿片、七味三七口服液等，外用新伤药、二黄新伤止痛软膏等，必要时可用丹参冻干、甘露醇等静脉给药。在骨折治疗中期，按接骨续筋原则用药，如归香正骨丸等。到骨折后期，则按滋补肝肾、强筋壮骨原则用药，如牛杞地黄丸等。

（二）手术治疗

老年患者肱骨远端骨折要综合评估肌肉骨骼系统的损伤情况，包括软组织的评估（特别是开放性骨折时）、上肢血管神经状态、伴发损伤的诊断以及充分的影像学检查。

1. 适应证 大多数Ⅱ型或Ⅲ型不稳定骨折，内固定手术仍是治疗肱骨髁间骨折的主要方法，髁间骨折更加强调解剖复位、牢固的支撑固定和术后早期辅助下的功能锻炼。

2. 手术方法 有尺骨鹰嘴截骨入路、肱三头肌腱劈开入路、肱三头肌腱舌形瓣入路、肱三头肌－肘肌翻转式切开等多种。现在最为流行的截骨方法是 AO 组织推荐的“锯齿花”形或“V”形截骨，它能直接显露骨性愈合，而不是肌腱与肌腱的愈合。只有对截骨端稳定固定，才能允许术后进行早期主动活动。其缺点是“制造”了另一处“骨折”，有发生截骨端内固定物失效或不愈合的危险，但其发生率低于 5%。术中游离和保护尺神经非常重要，若骨折线较长而靠近近端时，还需显露和保护桡神经。其他入路的优点，在于保留了完整的鹰嘴滑车切迹。当然，如术前考虑患者固定困难、需要根据术中情况改行肘关节置换时，则禁行尺骨鹰嘴截骨入路，应选择其他入路。显露过程中，必须保护好尺神经。关于前移与否，虽有争议，但绝大多数学者都能接受前移。将 1 块接骨板置于外侧柱的后面，1 块接骨板置于内侧柱的内侧面的成角度双板固定技术已经从生物力学角度和临床实践方面得到全面认可。如为 AO 分型 C2 或 C3 型骨折，可以在外侧柱的后内侧再附加第 3 块接骨板，但应注意其所有内置物均不能累及冠状突窝或鹰嘴窝。

（三）康复治疗

1. 非手术治疗后功能锻炼 在不影响骨折愈合的情况下，夹板固定时间尽可能短，2 ～ 3 周开始主动活动；拆除夹板，应尽早在保护下开始康复锻炼。

2. 手术治疗后功能锻炼 术后理想状态下，内固定应足够坚强，以进行早期无保护的肘关节康复训练。若软组织条件允许，可开始进行持续被动活动，或者采用主动结合被动的全范围肘关节活动。有一定程度僵硬的患者，可采用静态渐进型夹板进行辅助训练。

三、疗效评定

评定标准：采用肘关节功能评价法（JOA）。

四、难点分析与对策

（一）难点提出

老年肱骨髁间骨折不同于其他年龄段肱骨髁间骨折，常为低能量损伤所致。由于骨质疏松，则骨折更为严重。临床上 C2、C3 骨折常见，多有冠状面上骨折，治疗时要做到骨折端对位相对坚强固定，一月内开始早期功能锻炼往往具有挑战性。

（二）解决对策

1. 采用微型螺钉固定 冠状面上骨折块＋锁定钢板支撑固定可以提供更好的固定效果，其锁定螺钉的置入方向是严格定向的，稍有偏差就会使锁定失效，并且不能根据骨折情况调整螺钉的方向，限制了它在一些复杂骨折中的使用。多轴锁定解剖型钢板系统是一项专门用于治疗关节周围区域严重粉碎性骨折或伴有骨质疏松性骨折的内固定系统，它不仅提供一个内支架的稳定系统，还可以根据骨折情况调整锁定螺钉的方向和位置，或许可以解决这个问题。

2. 全肘关节置换 适应证包括高龄、骨质疏松严重的老年患者，难以获得牢固固定；粉碎性骨折C2、C3型，难以达到解剖复位；既往有类风湿关节炎、创伤性关节炎、血友病关节炎，存在关节毁损；初次内固定失效无法再固定患者。

（李越）

◆ 桡骨远端骨折 ◆

一、诊断

（一）病名

1. 中医病名 骨折病（TCD：BGG000）。

2. 西医病名 桡骨远端骨折（ICD–10：S52.500）。

（二）疾病诊断

1. 有外伤史，多为间接暴力所致。

2. 伤后腕关节周围肿胀、疼痛，压痛明显；前臂远端畸形，移位明显时可出现相应的明显“锤状”畸形或“餐叉”畸形，腕关节活动障碍。

3. X 线摄片检查，可明确诊断。

（三）鉴别诊断

腕部软组织扭伤：患者仅有局部疼痛、肿胀，没有环形压痛和纵向叩击痛，腕关节活动轻度受限，可通过 X 线检查鉴别。

（四）疾病分型

1. 无移位型 骨折无移位，或轻度嵌插。

2. 伸直型（Colles 骨折） 由于跌倒时患者手掌先着地，腕关节处于背伸位跌倒，骨折多为横断、粉碎。老年人往往有纵形骨折线进入关节内。暴力小时，骨折多呈嵌插且无移位；暴力大时，则造成骨折远端向背侧及桡侧移位，桡骨下端关节面向背侧倾斜，掌倾角或尺倾角变小或成负值。严重者，可合并尺骨茎突骨折或下尺桡关节脱位。

3. 屈曲型（Smith 骨折） 较少见，发生的原因及骨折移位与伸直型相反，又称“反 Colles 骨折”。由于患者跌倒时手背着地，腕关节急骤掌屈所致，骨折远端向桡掌侧移位。

4. 半脱位型（Barton 骨折） 可发生于伸直或屈曲致伤，桡骨远端背侧缘或掌侧缘骨折，桡腕关节向背侧或掌侧呈半脱位。

二、治疗方案

（一）非手术治疗

1. 手法整复外固定技术 对于简单干骺端骨折，骨质较好，手法复位可以达到结构整复者，应首选手法整复外固定技术，但应严格按照骨折的力学矫正原则，操作固定肢位。

手法整复应根据骨折复位“欲合先离，离而复合”的道理，要先使骨折断端充分分离，充分拔伸·牵引，解除短缩畸形，恢复骨端长度。再行端提按压手法整复成角或侧方移位。折顶时，应根据骨折端移位及成角的大小，适度灵活运用。

（1）无移位型桡骨远端骨折：无需手法复位，只需将腕进行小夹板、中立板外固定，患肢屈肘90°前臂中立位，固定时间4～6周。

（2）伸直型桡骨远端骨折

①整复方法：在臂丛神经阻滞麻醉下，患者坐位或仰卧位，肩外展、肘屈曲、前臂旋前位，两助手分别握持前臂上段及手腕部做对抗牵引3～5分钟，以矫正折断重叠，解除嵌插。术者分别于远折端桡侧及近端尺侧做对向推挤，同时远端助手牵拉手腕尺偏，以纠正远端桡移及恢复腕部尺倾角。接着两拇指按住远折端背侧，余四指环抱近折端掌侧，用提按手法按远折端向掌侧提近折端向背侧，远端助手同时在牵引下屈腕，矫正远折端的背侧移位及掌侧成角，并恢复其正常的掌倾角，两掌根部合抱桡尺远侧关节，以恢复其正常。在维持骨位下，牵拉各手指并适当伸屈腕关节，使腕、手部伸屈肌腱及血管神经归位。

②固定：使用缓冲包裹垫齐腕包裹，使其近远端各预留1～1.5cm；在远折端桡背侧放置一斜口垫，避免压着尺骨茎突，近折端掌侧放置一平垫，再以桡远夹板、中立板固定，屈肘90°胸前悬挂，固定时间4～6周。固定期间分别于首诊后第3日、10日、17日、24日、35日、49日复诊，每次复查根据放射照片结果做骨位调整、皮肤清理、张力性水疱处置、更换缓冲垫与骨位垫片。断端有少至中量骨痂者，可解除夹板。

（3）屈曲型桡骨远端骨折

①整复方法：与伸直型桡骨远端骨折整复手法相反。

②固定：使用缓冲包裹垫齐腕包裹，使其近远端各预留1～1.5cm；在远折端桡掌侧放置一平垫，近折端背侧放置一平垫，再以桡远夹板、中立板固定，屈肘90°胸前悬挂，固定时间4～6周。固定期间分别于首诊后第3日、10日、17日、24日、35日、49日复诊，每次复查根据放射照片结果做骨位调整、皮肤清理、张力性水疱处置、更换缓冲垫与骨位垫片。断端有骨痂者，可解除夹板。

（4）半脱位型桡骨远端骨折

①整复方法：在臂丛神经阻滞麻醉下，患者坐位或仰卧位，肩外展、肘屈曲、前臂旋前位，两助手分别握持前臂上段及手腕部做对抗牵引3～5分钟，术者两手于折断侧方作对向推挤，矫正骨块的侧方移位；然后双拇指按住向掌侧或背侧移位的骨块，余四指环抱骨干做对向推压，助手配合做腕背伸或掌屈，使骨折块复位。

②固定：使用缓冲包裹垫齐腕包裹，使其近远端各预留1～1.5cm；根据骨折移位方向放置平垫，再以桡远夹板、中立板固定，屈肘90°胸前悬挂，固定时间4～6周。固定期间分别于首诊后第3日、10日、17日、24日、35日、49日进行复诊，每次复查根据放射照片结果做骨位调整、皮肤清理、张力性水疱处置、更换缓冲垫与骨位垫片。断端有骨痂者，可解除夹板。

2. 药物治疗

（1）早期：活血化瘀，消肿止痛治疗（2周以内），口服玄胡伤痛宁片、创伤消肿片。

（2）中期：和营生新，接骨续筋治疗（2周至1个月），口服归香正骨丸或双龙接骨丸。

（3）后期：强壮筋骨、补益肝肾治疗（1个月以后），口服牛杞地黄丸，外用郑氏舒活酊（解除夹

 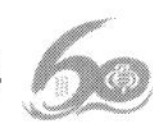

板后)、活血散瘀洗药、软筋化坚洗药。

(二)手术治疗

桡骨远端关节面碎裂、塌陷，或整复后骨折复位不良；陈旧性骨折前臂旋转功能明显受限，可考虑手术治疗。

1. 适应证　掌倾角小于 0°；尺偏角小于 15°；桡骨短缩大于 5mm；关节内骨折关节面塌陷大于 2mm；手法复位后骨折再移位。

对于经关节面骨折，且有明显关节面移位，手法复位不能达到复位的病例，从局部修复角度说，是手术的绝对适应证。

2. 手术方法

(1)外固定架固定技术：桡骨远端骨折后桡骨背侧皮质粉碎，骨折端成角，重叠移位以及嵌插，均使闭合复位存在一定的困难或者复位处难以维持复位，尤其是桡骨长度难以维持，外固定架以持续维持轴向的牵引，克服桡骨背侧皮质粉碎骨折端重叠移位甚至嵌插以及桡骨短缩等不利于稳定的因素而维持复位。严重粉碎骨折，桡骨短缩明显，外固定架固定是首选方法。外固定架超关节型为最常用，固定可靠，病例选择面宽，但外固定架固定将相对延迟 2 ～ 4 周腕关节的功能锻炼，易出现腕关节僵硬，早期功能差等缺点。

单纯外固定架固定，结合经皮穿针、钢板、骨移植的固定，术中牵引等。方法是：外固定架平面与手背冠状面和矢状面成 45°角，远端两针放在第二掌骨中部及基底部，经过 2 ～ 5mm 的切口进入，远端两针放在距骨折线 8 ～ 10cm 的桡骨干上，经肱桡肌与桡侧腕长伸肌之间进入。一般要求两针尾相向钻入，可增加其固定强度。

(2)经皮穿针内固定术：闭合复位经皮穿针固定适应证：年龄＜ 65 岁的关节外骨折，伴有干骺端轻微粉碎的骨折或无移位的关节内骨折。禁忌证：骨质疏松，严重移位粉碎的关节内骨折。

闭合复位经皮穿针固定的第一种方法是将克氏针从桡骨茎突或远端骨块的尺背侧弯曲处打入桡骨干近端髓腔，类似于髓内固定。克氏针在髓腔内紧贴一侧桡骨皮质而产生弯曲，弯曲的克氏针产生一定的张力，可以对桡骨折端的移位或成角维持复位。第二种方法是桡骨远端骨折经牵引复位后，将克氏针通过桡骨茎突穿入直到桡骨干未损伤的皮质处；也可以将克氏针先从尺骨穿入，贯通尺骨直至克氏针达到桡骨茎突皮质内侧或者完全通过桡骨。如果克氏针贯穿尺桡骨，则肘腕关节必须用石膏固定，以免因前臂旋转而造成克氏针弯曲折断。

所有的手术操作过程，应该与其他无菌手术要求一样。克氏针插入后，都应经 X 线拍片或 C 形臂透视证实骨折复位的情况和克氏针插入的位置，以便及时调整。完成固定后，露于皮外的针尾应剪短，尾部弯钩，用无菌纱布覆盖。前臂石膏托固定 3 ～ 6 周(视骨折粉碎的程度)，去除石膏后，开始腕关节功能训练。需注意防止发生针道感染、固定针松动、折断以及随之发生的骨折再移位。术后患者需要仔细随访，有异常情况及时处理。术后 3 ～ 4 日，患者应开始进行手指活动锻炼。钢针将在 6 周后才拔除，需要仔细进行皮肤护理，防止针道感染。所有钢针取出后，再逐步开始腕关节活动，因为穿针技术不能保证坚强固定，因此腕关节不能进行早期活动。

(3)切开复位内固定术：常用的手术切口有三：第一，掌侧切口：对于不太复杂的骨折，可采用经桡侧腕屈肌腱鞘进入，将桡侧腕屈肌腱牵向尺侧，暴露其下的旋前方肌，将旋前方肌自桡侧向尺侧剥离，即可暴露骨折和部分下尺桡关节；若骨折复杂，可采用尺侧神经血管束与指深屈肌之间的切口。第二，背侧切口：常取第二、三肌腱室之间切开，可以避开桡神经浅支。若用钢板固定，可将 Lister 结节切除，从背侧可探查桡腕关节及下尺桡关节。第三，桡骨茎突切口：从第一、二肌腱室之间进入，注意保护桡神经浅支。

切开复位掌侧钢板内固定的优点是患者可早期进行功能活动，并且没有针道感染的危险。其缺点是软组织损伤大。关节面移位大于2mm或伴有关节面压缩塌陷，手法复位不能奏效或复位后稳定性极差时，可考虑切开复位内固定。手术切口和固定方法的选择取决于骨折的类型。掌侧切口是较常用的，因为掌侧入路显露骨折相对容易，而且旋前方肌可将接骨板与浅层的屈肌腱分隔开，掌侧锁定接骨板的设计可提供远端骨折块足够的稳定性，允许早期进行活动度的锻炼。掌侧接骨板的强度特别适用于骨质疏松性骨折，这类骨折更容易发生移位和塌陷；如果原始移位和粉碎部分在背侧，掌侧复位操作有困难者，可考虑采用背侧切口，偶尔也用联合切口。

对复位后桡骨远端骨块可打入松质骨螺钉并维持骨质完整性的，尽量采用T形钛金属板钉固定。相比外固定架固定而言，T形板钉内固定更为可靠，目的是在稳定的内固定基础上，达到早期的功能锻炼。

（4）腕关节镜下探查内固定：桡骨远端关节面的双凹构型，使手术直视非常困难。通过腕关节镜，可允许在一个明亮、放大的条件下进行关节面的重建、关节清洗和腕内韧带损伤的诊断和处理。腕关节镜下复位固定，适用于关节内骨折、关节面塌陷骨折。利用腕关节镜下骨折撬拨复位，在直视下观察关节面复位情况；复位后，利用克氏针后空心螺钉固定骨折端，同时探查腕骨间韧带及三角纤维软骨损伤情况；可在固定骨折的同时，修复三角纤维软骨，实现镜下微创操作。如合并三角纤维软骨损伤，术后屈肘90°，腕关节旋后45°～60°位固定4～6周。术后掌指关节及指间关节屈伸功能锻炼；去除固定后腕关节屈伸、旋转功能锻炼。

（三）康复治疗

1. 功能锻炼

（1）骨折早期：在复位固定后当天，患者应该开始做肱二头肌、肱三头肌等张收缩练习，防止肌腱粘连和肌萎缩；患肢未固定关节的活动，包括肩部悬挂位摆动练习，肘关节、指间关节及掌指关节的主动屈伸活动，并逐渐增加运动幅度及用力程度，如八段锦中左右开弓似射雕、攒拳怒目增气力等部分动作。

（2）骨折中期：继续坚持手指抓握及手指的灵活性锻炼。肩、肘关节伸屈运动，如太极中的大云手、推磨（正向、反向）等运动。

（3）骨折后期：加强手指抓握锻炼及手指的灵活性锻炼，增加腕关节屈伸及前臂旋转功能活动，如太极中的小云手。

2. 物理因子治疗　去除夹板外固定后，给予骨折治疗仪、中频治疗仪及红外线等治疗。

三、疗效评定

（一）中华人民共和国中医药行业标准《中医病证诊断疗效标准》

1. 治愈　骨折对位满意，有连续性骨痂形成，局部无明显畸形，无疼痛肿胀，功能完全或基本恢复，或腕掌屈、背伸及前臂旋转受限在15°以内。

2. 好转　骨折对位欠佳，局部轻度疼痛，轻度畸形，腕背伸、掌屈及前臂旋转受限在45°以内。

3. 未愈　骨折不愈合或畸形愈合，压痛、叩击痛存在，功能障碍。

（二）Gartland和Werley评分标准

根据残余畸形、主观评价、客观评价、并发症评分。0～2分为优，3～8分为良，9～20分为可，

21分及以上为差。

四、难点分析与对策

（一）难点提出

1. 移位大的骨折，手法复位常有难度。

2. 桡骨远端粉碎性骨折经手法复位后，骨位较好。但3日后来院复查时，可见骨折移位，影响骨折复位效果。

3. 行小夹板、中立板外固定后，束带的松紧度合适，但随着肿胀加重，束带也就显得太紧。有些患者会出现张力性水疱，严重时会出现缺血性肌挛缩。

4. 行小夹板、中立板固定后，患者有时会出现皮肤瘙痒，不能耐受的患者会自行去除外固定，从而引起骨折移位。

5. 当骨折稳定后，去除小夹板、中立板外固定，发现患者患侧腕、肘、肩关节功能较差。

6. 并发症主要包括压迫性溃疡、腕管综合征、腕关节僵硬、骨质疏松、创伤性关节炎、Sudeck骨萎缩。

（二）解决对策

1. 完全移位的远端骨折，因其背侧的骨膜完整，骨端不易牵开，故单纯牵引及提按手法较难使骨折复位，甚至越牵引，其复位越困难。我们使用的是回旋和折顶手法，配合适时的牵引应用在复位过程中，反方向地还原了受伤过程，符合“逆创伤机制复位”原理，是整复本型骨折的有效方法。其要点：一是整复时手指定位要准，要在骨折端松弛状态下，将远端作轻轻回旋。二是要“压”“端”在骨折断端处，只有定位准，力方能用得出。三是术者、助手协调要好。术者刚开始整复时，两助手要放松，在进行反折时，两助手发力牵引，维持至夹板固定完毕，千方不要时松时紧。单凭助手的牵引是无法纠正重叠移位的。回旋手法则纠正了因旋肌群造成的旋转移位，夹挤分骨可纠正骨间膜挛缩引起的尺桡骨靠拢，避免畸形愈合影响旋转功能。此外，患肘屈曲90°是为了放松肌肉，有利于复位。整复的重点除骨折对位外，更要重视尺倾角、掌倾角的恢复。

2. 夹板松紧度要适宜。由于骨折复位后肢体肿胀，小夹板显得过紧而致血液循环障碍，消肿后又过松而起不到固定作用。因此，要观察夹板松紧度，并进行调整。松紧度一般以两手指提起绷带能在夹板上下移动1cm为标准。这样既能达到固定骨折，又不造成血液循环障碍。

3. 要定时检查夹板松紧及衬垫的位置，有无移动脱落，防止夹板压迫皮肤，引起坏死。

4. 要密切观察患肢末梢循环，如出现肿胀加剧、动脉搏动减弱或消失、疼痛加剧、感觉异常、出现皮肤苍白或青紫、肢端功能障碍、手足温度比健侧低或冰凉等症状，说明肢体有严重的循环障碍，应马上调节小夹板的松紧。如仍不缓解，就必须全部解开小夹板，并进一步检查处理。

5. 对复位后易重新移位问题，伸直型小夹板固定应保持腕略掌屈、尺偏位；而屈曲型同伸直型相反，保持腕略背伸、尺偏位小夹板固定；在半脱位型掌侧缘骨折放置夹板时，掌侧板应超出桡腕关节1cm，以防止腕掌屈。背侧缘骨折桡远端夹板应超出桡腕关节，防止腕背伸。同时复诊是随时调整夹板，确保夹板固定稳定、肢端血循环良好。

6. 并发症的防治：

（1）压迫性溃疡：多由于夹板位置移动未及时调整，使用扎带过紧，或者加压垫放置位置不正确造成。骨折早期肿胀未达到顶峰，骨突处压迫不明显，肿胀加剧时骨突处压迫明显，要求衬垫质地柔软、吸水、散热，厚度适中。过厚影响固定，过薄压迫骨突部，尤其对皮肤已有挫伤、青紫、血供不好时，更应注意。

（2）腕管综合征：主要是由于骨折复位不良，正中神经受压引起；皮肤压迫性溃疡，主要是骨折端手法复位后，折端出血进一步增加，加剧了局部软组织的肿胀，且由于受夹板内容量限制，未给予及时松解，而致局部皮肤及骨突处出现压疮，一般经过及时更换敷料及预防性抗生素的使用，不会出现严重后遗症。

（3）腕关节僵硬：患者惧怕疼痛，骨折固定后很少锻炼手指、腕关节及整个患肢肩关节及肘关节。为防止关节僵硬，早期可配合清除水肿、活血化瘀的中西药物加以预防。后期配合物理因子治疗，并不断练习患肢可逐渐恢复。

（4）骨质疏松：骨折后，不仅局部需要锻炼，更应加强全身锻炼，使气血运行，消散局部瘀血，消肿定痛，促进骨折愈合和骨骼坚硬。

（5）创伤性关节炎：各种原因造成复位不良或复位后再移位而未能及时纠正，可导致桡骨短缩3.0mm以上，桡骨远端关节面不平整有1.0mm以上者，后期常常出现腕关节创伤性关节炎。

（6）Sudeck骨萎缩：为反射性交感神经营养障碍、急性创伤后骨萎缩，其特点是肿痛、皮肤萎缩、骨质普遍疏松、脱钙，手部活动受限可达数月之久，常常是骨折后患者未能积极主动活动所致。应加强早期功能锻炼。

（乐劲涛）

◆ 股骨颈骨折 ◆

一、诊断

（一）病名

1. 中医病名 骨折病（TCD：BGG000）。

2. 西医病名 股骨颈骨折（ICD–10：S72.000）。

（二）疾病诊断

1. 病史 明确的髋部受伤史。

2. 临床症状、体征 腹股沟中点压痛，纵轴叩击时患髋疼痛；患肢不同程度短缩和外旋畸形，患肢不同程度功能丧失。

3. X 线检查 股骨颈处骨小梁断裂，骨皮质中断。

（三）鉴别诊断

与股骨粗隆间骨折鉴别：股骨粗隆间骨折和股骨颈骨折的受伤姿势，临床表现大致相同，两者容易混淆，应注意鉴别诊断。一般说来，粗隆间骨折因局部血运丰富，其肿胀、瘀斑明显，疼痛亦较剧烈，都比股骨颈骨折严重。前者的压痛点多在大粗隆部，后者的压痛点多在腹股沟韧带中点的外下方。X线片可帮助鉴别：股骨颈骨折线位于股骨大、小粗隆之上，未波及大小粗隆。而粗隆间骨折线则波及大小转子。

（四）证候分类

1. 肝肾亏虚，气血虚弱，骨断筋伤：患者高龄，致伤外力轻，髋部无明显肿胀、青紫，伤前有腰

酸腿软，发脱齿摇，耳鸣，小便清长，或淋漓不尽史。形瘦神疲，面色苍白，舌淡，苔薄白，脉沉迟或沉细。

2. 血瘀气滞，骨断筋伤：患者年龄偏低，或高龄，但平素体健。强大外力致伤髋部，髋部有明显肿胀，舌暗红，苔薄白，脉涩或弦。

（五）疾病分型

1. 按骨折移位程度与骨折发生的解剖位相结合分型

（1）头下型

头下Ⅰ型：骨折线位于股骨头下方，但未完全贯通股骨颈。

头下Ⅱ型：骨折发生在股骨头下方，骨折线贯通整个股骨颈，但无移位。

头下Ⅲ型：骨折线位于股骨头下方并有移位，但远折端上移或前后移位不超过骨折线宽度的 1/2。

头下Ⅳ型：骨折线位于头下方，远折端上移、外移或前后移位超过骨折线宽度 1/2 以上。

（2）头颈型

头颈Ⅰ型：骨折线从股骨头下外上方斜向股骨颈中部内下方，未贯通股骨颈。

头颈Ⅱ型：骨折线同上，贯通整个股骨颈，但无移位。

头颈Ⅲ型：骨折线同上，但正侧位 X 线片均有移位，移位程度在骨折线宽度 1/2 以内。

头颈Ⅳ型：骨折线同上，但骨折移位明显，远折端上移、内收、后移位超过折线 1/2 以上。

（3）颈中型

颈中Ⅰ型：骨折线位于股骨颈中部，未贯通股骨颈。

颈中Ⅱ型：骨折线同上，但贯通整个股骨颈横断面，无移位。

颈中Ⅲ型：骨折线同上，颈干角变小，骨折移位不超过骨折线长度 1/2。

颈中Ⅳ型：骨折线同上，远折端向上、向前或后移位超过骨折线长度 1/2 以上，骨干内收、干颈角变小。

（4）基底型

基底外展型：骨折线发生在股骨颈基底部，骨折远端外展，外上方嵌插，股骨颈颈干角无变化，或略加大。

基底内收型：骨折线位于股骨颈基底部，骨折远端内收、外旋，股骨颈内下方嵌插，股骨颈、颈干角变小。

2. Garden 分型

Ⅰ型：骨折线位于股骨颈，未贯通股骨颈。

Ⅱ型：骨折线同上，但贯通整个股骨颈横断面，无移位。

Ⅲ型：骨折线同上，颈干角变小，骨折移位不超过骨折线长度的 1/2。

Ⅳ型：骨折线同上，远折端向上、向前或后移位超过骨折线长度的 1/2 以上，骨干内收、颈干角变小。

两种分型中的Ⅰ型骨折，成人很少出现，主要见于青少年的青枝骨折。

二、治疗方案

（一）非手术治疗

1. 无移位或外展嵌插骨折（Ⅰ型、Ⅱ型或基底外展型）的患者，根据下肢肌力强弱选用下肢泡沫带或胫骨结节轻度外展位牵引治疗。6 周后摄片，视骨折愈合情况而取消牵引，并逐步扶拐下地行走。

2. 高龄且全身情况差，合并心、肺、肝及肾功能障碍不能耐受手术的患者。仅行简单制动，对症治疗，防止并发症，以尽量延长生命，提高生活质量。

3. 药物治疗：

（1）中药治疗：根据辨证施治和骨折分期用药相结合原则。

①初期（15 日以内）：静脉滴注具有益气扶正、活血化瘀功效的中药制剂，并辨证施以口服中药。

肝肾亏虚，气血虚弱，骨断筋伤：补益肝肾，益气养血。自拟内服股骨颈一号方，每日 1 剂，连服 15 日。

血瘀气滞，骨断筋伤：活血化瘀，行气消肿。内服七味三七口服液，每日 3 次，每次 10mL。

②中期（16 ～ 80 日）：接骨续筋，舒筋活络。内服接骨丸，每日 3 次，每次 6g；外敷接骨膏。

③后期（81 日以后）：补肝肾，强筋骨，续骨损。肾阴虚者，服六味地黄丸，每日 3 次，每次 6g；肾阳虚者，服金匮肾气丸，每日 3 次，每次 6g；外敷活血膏。

（2）西药治疗

①抗生素：内固定术后，必要时可使用抗生素 2 日，预防感染；对于年轻、手术时间短、创伤小、失血少或不伴有糖尿病等易感因素的内固定手术患者，不建议预防性使用抗生素；人工关节置换者，可用至术后 3 日；身体虚弱、抵抗力差或伴有内科疾患者，可适当延长使用时间。

②抗骨质疏松药物：抗骨质疏松胶囊，每次 4 粒，每日 3 次；口服钙尔奇 D，每次 1 片，每日 1 次；阿法骨化醇片，每次 1 片，每日 1 次。鲑鱼降钙素注射液，50 ～ 100U，皮下或肌内注射，隔日 1 次，建议使用 14 日；或者依降钙素注射液，10U，皮下或肌内注射，每周 2 次，建议使用 2 个月；或阿仑磷酸钠片，每周 1 次，每次 70mg。

③下肢深静脉血栓的预防：术后 8 小时开始使用低分子肝素钠 5000U，皮下注射，每日 1 次，术后持续用药时间不少于 7 ～ 10 日，建议使用 14 日，也可使用利伐沙班，10mg，口服，每日 1 次，建议使用 35 日。

（二）手术治疗

手术治疗适用于移位骨折（Ⅲ型或基底内收型）及长期卧床易发生致命并发症的患者。

1. 内固定术　适用于年龄较大、不能耐受卧床、骨折移位较小的老年患者，或骨折有移位的年轻患者。内固定手术主要采取闭合复位方法，复位后经皮行空心钉固定骨折端。良好的复位是行内固定的前提，也是手术成功的关键。

（1）骨折复位

①手法复位：麻醉状态下进行。

方法一：患者仰卧，一助手固定骨盆，术者一手握伤者小腿下段，另一助手前臂套住伤者膝关节，在向上牵引用力的同时屈髋、屈膝至 90°后逐渐外展，内旋伸直伤肢。

方法二：如果骨折向前或向后移位明显，或前、后成角，行提按手法。近端助手固定骨盆，远端助手在牵引下屈髋、屈膝，术者双手拇指放腹股沟中点后方，其余四指放前方，视移位情况，向前或向后方用力，提、按骨折远折端。

②骨牵引逐步复位：适用于因各种原因不能及时进行手术治疗者。牵引点选胫骨结节，先中立位或略内收位牵引 2 日，然后再置患肢屈髋 60°、外展 30°位牵引 2 日，摄床边 X 线片。牵引重量为体重的 1/10 ～ 1/13。

③下肢骨折牵引架牵引复位：复位在手术室麻醉生效后进行。置患者双下肢固定于手术床所附设的下肢牵引架上，伤肢中立位或轻度外展位，健肢外展。拧动牵引手柄对双下肢施行牵引，然后内旋伤肢，透视正侧位，骨位良好后方进行下一步治疗。

④C形臂下经皮撬拨复位：牵引或手法复位后股骨头仍有倾倒，或向前移位成角时，在持续牵引状态下消毒铺巾，从腹股沟动脉搏点外下方1cm处，用4mm斯氏针从前向后垂直刺入，抵住骨折近端及股骨颈交界处，将该针轻轻击入骨皮质，向下按压，并向外或内用力拨动股骨头，纠正股骨头旋转倾倒。外侧嵌入型，从外侧大粗隆顶点，由外向内刺入4mm斯氏针，抵至股骨头外侧，轻轻敲击斯氏针，将股骨头向内侧敲击，解锁嵌入同时复位。

（2）内固定

①时间：对于年轻股骨颈骨折患者，若无绝对手术禁忌证，应力争6～8小时急诊手术。

②方法

加压空心钉：适用于骨折线位于头下、头颈、颈中部的患者。在骨折复位达到Garden对位指数，正位在150°～160°，侧位在170°～180°，进行固定。从患侧股骨大粗隆下缘外侧以与颈干角相一致的角度，经皮钻入三枚导引针，X线透视确定导引针均位于头颈内，三针平行或呈品字形分布后，用手术刀沿导引针刺入皮肤至骨，测深尺确定所需加压螺钉长度，将该钉套在导引针上，拧入股骨头关节面下5mm处。拔除导引针，缝合钉孔一针。

动力髋螺钉或加压空心钉联合固定：适用于基底内收型股骨颈骨折。

2. 人工髋关节置换术

（1）适应证：55岁以上、80岁以下、Garden Ⅳ型患者，首选全髋关节置换术。80岁以上、Garden Ⅳ型患者，首选人工双极股骨头置换；身体状况好者，可考虑全髋关节置换。若身体状态差，预期寿命较短，虽年龄低于80岁，仍可考虑行人工双极股骨头置换术。

（2）禁忌证：老年人头下型骨折、陈旧性骨折、病理性骨折、骨折不愈合及预期寿命不长或骨质疏松的骨折忌用。

（3）技术关键点：人工髋关节置换术，可采用前方入路、侧方入路、后方入路等。常用的是后外侧入路，具体手术步骤：患者侧卧位。以股骨大转子为中心做已略呈弧形的切口，长约12cm。脱位髋关节，在股骨小转子上1～1.5cm处截断股骨颈，切断股圆韧带和周围关节囊，取出股骨头；通过保留、反复磨锉等步骤，在合适的位置植入髋臼假体，装入内衬，植入股骨假体。通过暴露、修整髓腔、试复位等步骤后，植入股骨假体。复位后，关闭伤口。

三、疗效评定

（一）中医疗效评定

1. 治愈 对位满意，局部无疼痛，无跛行，伸屈髋正常，X线片示骨折线消失；或者人工关节置换者，内置物吻合良好。

2. 好转 对位良好，轻度疼痛，微跛行，可半蹲，生活可自理。X线片示骨折线消失。

3. 未愈 伤肢不能行走，骨折不愈合，或股骨头坏死，或者置换物与自身骨有磨损或下沉。

（二）西医疗效评定

骨折3个月后的功能评价，采用Harris髋关节评分表进行综合评分。

优：90～100分；良：80～89分；可：70～79分；差：70分以下。

四、难点分析与对策

1. 骨折不愈合和股骨头缺血性坏死 股骨头血供的解剖特点及骨折后股骨头血供阻断导致股骨头缺血坏死和骨折不愈合的概率较高，其发生除主要与骨折移位程度和类型有关外，还与复位质量、手术时间、内固定方法、开始负重的时间等因素有关。因此，在治疗上应力求早期获得良好的复位，内固定方式选用空心加压螺钉，以最小的创伤使患者最大获益。对于高能量损伤的患者，及时行髋关节腔穿刺，抽吸关节腔积血。治疗中可考虑早期配合口服行气活血中药或术中使用中药提高局部血药浓度以达到改善血供，降低股骨头坏死的目的。

2. 评估老年患者全身状况及预防并发症 股骨颈骨折好发于老年人，临床收治的该病患者，绝大多数是60岁以上的老年人。老年患者就诊时多伴有一种或多种基础疾病。除骨折本身的治疗，还要进行全身内科疾病的诊治，甚至骨折后内科疾病加重或无法对骨折进行治疗。这类患者在临床上处理较为复杂。牵引治疗因需长期卧床容易导致发生危及生命的坠积性肺炎、泌尿系统感染及褥疮等严重并发症。采取手术治疗者，术前需谨慎评估，若内科疾患较多或较为严重，则手术风险极高。因此，入院后积极了解既往病史、系统身体检查、全面评估就非常重要，这些评估包括心血管系统、呼吸系统、内分泌系统、消化系统、神经精神系统、血液系统等。必要时进行表格式量化，对患者身体状况进行评分。治疗中应积极发挥中医药优势，中药、推拿、针灸结合，在调整全身状况及伤肢功能恢复中，采用益气扶正、扶正祛邪、活血化瘀、舒筋通络等治法调整患者整体身体状况，帮助患者平稳度过非手术治疗期或围手术期，获得良好的功能恢复。

（张鹏）

◆ 股骨转子间骨折 ◆

一、诊断

（一）病名

1. 中医病名 骨折病（TCD：BGG000）。

2. 西医病名 股骨转子间骨折（ICD-10：S72.101）。

（二）疾病诊断

1. 病史 明确的外伤史。

2. 体格检查 髋及大腿上段疼痛、肿胀，股骨大粗隆部有青紫瘀斑，大粗隆部叩击痛阳性，患肢纵向叩击痛阳性，髋关节功能丧失，患肢短缩、外旋畸形。

3. X 线检查 股骨粗隆处骨小梁断裂，骨皮质中断。

（三）鉴别诊断

与股骨颈骨折鉴别：股骨粗隆间骨折和股骨颈骨折的受伤姿势、临床表现大致相同，两者容易混淆，应注意鉴别诊断。一般说来，粗隆间骨折因局部血运丰富、肿胀、瘀斑明显，疼痛亦较剧烈，都比股骨颈骨折严重；前者的压痛点多在大粗隆部，后者的压痛点多在腹股沟韧带中点的外下方。X线片可帮助鉴别：股骨颈骨折线位于股骨大、小粗隆之上，未波及大、小粗隆；而粗隆间骨折线则波及大、小转子。

（四）证候分类

1. 肝肾亏虚，气血虚弱，骨断筋伤　患者年老，致伤外力轻，髋部无明显肿胀、青紫。伤前有腰酸腿软，发脱齿摇，耳鸣，小便清长，或淋漓不尽史。形瘦神疲，面色苍白，舌淡，脉沉迟或沉细。

2. 骨断筋伤，血瘀气滞　患者年轻，或虽年老，但平素体健。强大外力致伤髋部，髋部有较明显肿胀，脉涩或弦，舌暗红，苔薄白。

（五）疾病分型

1. 按照 X 线片上骨折发生的解剖位分型

（1）顺粗隆间型：骨折线自大粗隆顶点斜向内下方小粗隆，伤肢短缩、内收、外旋畸形。

（2）反粗隆间型：骨折线自粗隆下斜向内上方达小粗隆上方，伤肢短缩、内收外旋畸形。

（3）粗隆下型：骨折线在大小粗隆下方 5cm 以内。

2. Evans–Jensen 分型　该分类系统将股骨转子间区分为骨折近侧端、远侧端、小转子区和大转子区 4 个部位，将股骨转子间骨折分为三类。

Ⅰ型：单纯近侧端和远侧端分离的骨折。

ⅠA 型：无移位的两部位骨折。

ⅠB 型：有移位的两部位骨折。

Ⅱ型：三部位骨折。

Ⅱ A：股骨转子间骨折合并大转子区骨折。

Ⅱ B：股骨转子间骨折合并小转子区骨折。

Ⅲ型：粉碎性四部位骨折，常合并大转子和小转子骨折。

Ⅳ型：逆转子间骨折为特殊类型骨折。

二、治疗方案

（一）非手术治疗

1. 牵引治疗　适用于骨折无移位，移位程度小，属稳定性骨折的患者；脓毒症患者、手术切口周围皮肤破损的患者，处于疾病晚期的患者、疾病条件下不允许手术的患者、陈旧的无症状骨折患者也适用于非手术治疗，以及不能耐受手术的患者。

先行手法牵引大体纠正下肢外旋，而后行股骨髁上或胫骨结牵引，牵引重量为体重的 1/8 ～ 1/7，患肢平衡牵引且有轻度外展，牵引可以维持力线，避免内翻或短缩畸形。48 小时后摄床边 X 线片，根据骨折的复位情况调整牵引重量、牵引力线及伤肢体位，需多次拍摄 X 线片以了解骨折位置，个别患者不能达到复位应再行手法复位。牵引维持 8 ～ 10 周后摄床边 X 线片，视骨折愈合情况取骨牵引后改用泡沫带牵引或逐步下床扶双拐伤肢允许部分负重行走。高龄、肌力差者，行下肢泡沫带牵引或穿防旋鞋制动。

2. 药物治疗

（1）中药治疗：根据辨证施治和骨折分期用药相结合原则应用中药。

①初期（15 日以内）：益气活血或活血化瘀。

A. 肝肾亏虚，气血虚弱，骨断筋伤：内服七味三七口服液，每日 3 次，每次 10mL；益尔力口服液，每日 2 次，每次 10mL。

B. 骨断筋伤，血瘀气滞：活血化瘀，行气消肿。内服七味三七口服液，每日 3 次，每次 10mL。创伤宁，每日 3 次，每次 4 片；活血消肿片，每日 3 次，每次 4 片。

②中期（16 ～ 80 日）：接骨续筋，舒筋活络。内服接骨丸，每日 3 次，每次 6g。

③后期（81 日以后）：补肝肾，强筋骨，续骨损。肾阴虚者，服六味地黄丸，每日 3 次，每次 6g；肾阳虚者，服金匮肾气丸，每日 3 次，每次 6g。

（2）西药治疗

①抗生素的使用：内固定术后有慢支炎等病史者，使用抗生素 2 日以预防感染；人工关节置换者，可延至术后 3 天；原有内科疾患者，可适当延长使用时间。对于年轻、手术时间短、创伤小、失血少或不伴有糖尿病等易感因素的内固定手术患者，不建议预防性使用抗生素。

②抗骨质疏松药物使用：抗骨质疏松胶囊，每次 4 粒，每日 3 次；口服钙尔奇 D，每次 1 片，每日 1 次；阿法骨化醇片，每次 1 片，每日 1 次。鲑鱼降钙素注射液，50 ～ 100U，皮下或肌内注射，隔日 1 次，建议使用 14 日。或者依降钙素注射液，10U，皮下或肌内注射，每周 2 次，建议使用 2 个月；或阿仑磷酸钠片，每周 1 次，每次 70mg。

③下肢深静脉血栓的预防：低分子肝素钠 5000U，术后 8 小时开始使用，皮下注射，每日 1 次，术后持续用药时间不少于 7 ～ 10 日，建议使用 14 日；也可使用利伐沙班，10mg，口服，每日 1 次，建议使用 35 日。

（二）手术治疗

适合骨折移位明显，稳定性差，能承受手术的患者。术前必要时行胫骨结节骨牵引，促进复位，稳定骨折端，防止病情加重，而皮肤牵引对减少疼痛或并发症没有影响。伤后 12 ～ 24 小时对患者进行术前评估，若无绝对手术禁忌证，手术应该在伤后 48 小时内完成。

1. 内固定术　应视骨折线走行和骨折粉碎程度及 singh 指数，选用髓内或髓外固定系统进行手术内固定。

股骨粗隆间骨折内固定手术，主要方式为髓内固定和髓外固定。髓内固定器材为股骨近端髓内钉，包括 PFN、PFNA、ITST 等；髓外固定器材包括 DHS、DCS、股骨远端锁定钢板、股骨近端锁定钢板等。大部分股骨粗隆间骨折可以采用髓内固定，少部分特殊类型的骨折采用髓外固定。

一般来说，EVANS Ⅰ～Ⅲ型骨折可采用髓内固定，前提是骨折可闭合复位或小切口切开复位。如需完全切开复位，则失去髓内固定的优势（即骨折端血供破坏小），髓外固定则为最佳选择。反粗隆骨折或粗隆下骨折也应视骨折复位情况选择髓内、髓外固定。

髓外固定也可应用于所有股骨粗隆间骨折。但因切口较大，创伤较髓固定大而处于次选地位，但部分骨折只能选择髓外固定，如所有髓腔狭窄不能进行髓内固定的骨折、内旋不稳定的顺粗隆骨折（切开复位 DHS 内固定）及闭合复位不成功的反粗隆、粗隆下骨折（DCS 固定）。

（1）闭合复位，小切口动力髋螺钉固定：麻醉生效后，将患者置于带有下肢骨折牵引复位架的手术床上，双下肢置于牵引架上，以中立位拧动牵引手柄，尔后将患肢外展 35°、内旋 20°，透视正侧位。X 线透视骨折对位良好后，常规消毒铺巾，以大粗隆下缘为起点向下做一长约 8cm 的外侧切口，切开深筋膜，将股外侧肌拉向前方，暴露大粗隆下方骨皮质，在大粗隆下缘 2cm 处放置 135°导向器，从导向器孔中钻入导引针。X 线透视，该针应位于股骨颈中位偏内，针尖位于股骨头关节面下 1cm，再在该针上缘 3cm 处与该针平行钻入一克氏针，深至髋臼 1cm，达到在拧入动力髋螺钉时防止骨折近

端旋转作用。用专用的空心钻套入导引针，扩孔，再进行攻丝，并拧入髋关节加压螺钉，将套筒钉板套入髋关节螺钉钉尾，将钢板贴紧股骨干，依次拧入四个固定螺钉，使钢板与股骨干紧密相连，拔除防旋克氏针后，冲洗缝合。

（2）闭合复位股骨近端髓钉（PFNA 或 PFN、ITST 等）固定：术前摄双侧髋关节至股骨干下段 X 线片，以估计术中所需髓内钉长度、髓内钉直径和是否需要扩髓，复位方法同动力髋。在大转子顶端以上 0 ～ 5cm 作一长 3 ～ 5cm 长切口，切口大小应视患者胖瘦决定，切口位置的决定视所选器材不同而定，ZM 公司 ITST 系统及 AO 系改进型 PFNA 系统均为微创设计，切口可高于大转子上顶点 3cm，国产 PFNA 为非微创设计，且切口位置平大转子上顶点。平行切开筋膜，钝性沿肌纤维方向分离臀中肌，暴露大转子顶点。在大粗隆顶点或稍外侧插入导引针，进行 X 线透视，确定导引针位于股骨髓腔中央后，沿导引针通过保护套筒插入空心钻，使用带 T 形手柄的通用接口，钻至保护套筒上的限深处，移除保护套筒及导引针。现在使用微创方法，即先不作切口，以导针经皮刺入，透视见导针位置正确后再切口，开放髓腔。将术前已选好的髓针与插入手柄相连接，如果插入困难，可更换型号，或进行扩髓后插入，严禁通过敲打插入，以免已复位的骨折移位或造成股骨干爆裂骨折。如出现股骨干骨折，可通过更换加长髓内钉固定。安装 130°瞄准臂，将其和插入手柄牢固连接，把 PFNA 的套筒按瞄准手臂上的标记插入至外侧骨皮质，经钻头套筒插入导引针，X 线透视，导引针正位应位于股骨颈的中位偏下，侧位应位于股骨颈正中，针尖距股骨头关节面下至少 5mm。测量导引针在骨内长度，将空心钻套在牵引针上，打开外侧骨皮质，再用空心扩髓器扩髓，插入 PFNA 螺旋刀片后移除保护套筒。经瞄准器插入远端锁定器套筒，通过瞄准器上的孔用钻头钻穿股骨两侧皮质，测深后用六角改刀拧入交锁钉。移除保护套筒及瞄准臂，将空心尾帽安放在主钉尾端。

（3）DCS 的操作方法：骨科牵引床是必需的，适当牵引恢复下肢的长度，骨折远端轻度外旋以尽可能对合骨折端，远端的内收有利于钢板的插入。切口的位置位于股骨大粗隆外侧顶点至上顶点位置，体胖者适当延长切口。小切口不能安装导向器，故导引针为徒手打入，需有经验的医师进行操作，进针点为切口位，注意前后位的确定，针尖位于股骨头内下方，距关节面 0.5cm。安放 DCS 螺钉，螺钉的走形类似股骨颈对角线。螺钉长度应较所测数据长 0.5 ～ 1cm，以利于钢板的放置。插入钢板，与大粗隆外侧顶点下方钝分股外侧肌，骨膜起子贴骨剥离开路，插入 DCS 板至钢板螺钉接口相对。钢板与螺钉的连接相对较困难，必须解决钢板套筒与螺钉因插入后产生的夹角不能套入的问题。我们的方法是于钢板远端切开 6cm 切口，钝性进入，甲状腺拉钩向外拉起钢板远端，使钉板平行，纠正夹角，套入 DCS 螺钉，前面所提到的加长的 DCS 螺钉尾部则有利于钢板套入。桥接固定，近端两枚松质骨螺钉，一枚位于 DCS 螺钉下方股骨头内，一枚位于小转子平面，远端 4 枚皮质骨螺钉经远端切口拧入。如骨折存在向外成角，可通过远端皮质螺钉的逐步加压以纠正。如需固定小转子骨块，近端可加用一枚皮质钉。

2. 人工关节置换　对于严重骨质疏松创伤外科无法解决、原有髋关节骨性关节炎或陈旧粗隆间骨折不愈合的高龄患者，可考虑行人工关节置换术。

三、疗效评定

（一）中医疗效评定

1. 治愈　对位满意，局部无疼痛，无跛行，伸屈髋正常，X 线片示骨折线消失。

2. 好转　对位良好，可扶拐行走；手术治疗者，内固定物无松动；非手术治疗者，X 线片示骨折线模糊。

3. 未愈　伤肢不能行走，骨折不愈合，或者置入物失效。

（二）西医疗效评定

骨折 3 个月后的功能评价，采用 Harris 髋关节评分表进行综合评分。

优：90 ～ 100 分；良：80 ～ 89 分；可：70 ～ 79 分；差：70 分以下。

四、难点分析与对策

1. 髋内翻和畸形愈合　股骨粗隆间骨折常导致髋内翻、肢体短缩、髋部疼痛等并发症，严重影响患者生活质量。粗隆间骨折大多股骨距受到破坏，内侧支撑力差；或者出现不稳定型骨折，后期再移位，这些都容易导致骨折畸形愈合和髋内翻畸形的发生。牵引治疗的患者较多见，手术治疗者若有严重骨折性骨质疏松、内固定松动、固定失败者也容易导致髋内翻。治疗过程中，应严格分析骨折类型及其稳定性，选择合适的治疗方案。采取牵引治疗者，应注意：①牵引时间：时间过长并发症发生概率升高，伤肢膝关节功能、髋关节功能将受影响，康复过程延长。②牵引力线：根据骨折分型及牵引后复位情况调整牵引力。③牵引过程中伤肢位置：伤肢置于梯形泡沫垫上，外展中立位。手术治疗者根据骨折类型和骨质选择合适的内固定系统：明显骨质疏松的患者、身体状况差的患者，可考虑髓内固定；骨质疏松程度较轻者，可考虑行髓外固定。

2. 老年患者全身状况评估及预防并发症　同股骨颈骨折。

（张鹏）

◆ 股骨头坏死 ◆

一、诊断

（一）病名

1. 中医病名　股骨头骨蚀（TCD：BNV090）。

2. 西医病名　股骨头坏死（ICD–10：M87.000）。

（二）疾病诊断

1. 诊断依据

（1）病史：有明显髋部外伤史或长期服用激素、过量饮酒史。

（2）症状与体征：髋关节及同侧膝关节内侧疼痛。跛行、疼痛和双下肢不等长。骨性关节炎形成或疼痛造成不同程度的关节活动受限。托马征、“4”字征、艾利征阳性或阴性。

（3）影像学检查：X 线检查不能诊断早期股骨头坏死，但仍是临床最常用的诊断手段之一。X 线检查早期多无异常，有时可见股骨头密度不均，有边界不清晰的囊性区多个。如见新月征出现，则可以明确股骨头坏死诊断，后期可见股骨头塌陷、变形，关节面凹凸不平，股骨头或呈蘑菇样变。MRI 检查有助于早期诊断和分型。在 T1 加权上为界限清晰的低信号带包绕各种信号改变区，骨坏死的诊断可确立。此低信号带即代表硬化边缘，修复过程继续进行，在硬化边缘的内侧形成纤维肉芽组织带，在 T2 加权相上表现为高信号，此“双线征”为 MRI 骨坏死的特征性表现。CT 扫描比 X 线能较早发现股骨头坏死，对于中后期股骨头坏死可以确定其坏死面积。

（三）鉴别诊断

1. 髋关节骨性关节炎 髋部疼痛、跛行症状相同，体检情况类似，X 线片有一定的相似形，容易误诊。单纯的髋关节骨性关节炎发病年龄多在 40 岁以上，而股骨头坏死青壮年多发，全年龄段均有病例。X 线表现早期病例不易区分，中晚期病例则可以鉴别，MRI 可明确之。

2. 强直性脊柱炎累及双髋 好发年龄段为 20 ～ 30 岁，男性多于女性，首发部位多为骶髂关节，波及脊柱后最终造成关节强直。部分病例波及双髋，造成双髋疼痛，功能受限，最终关节破坏，纤维或骨性强直。X 线检查可鉴别，HLA–B27 指标阳性率在 90%以上。

3. 髋关节结核 患者多为儿童和青壮年，髋关节结核中，单纯滑膜结核和单纯骨结核都较少，患者就诊时大部分表现为全关节结核。发病部位以髋臼最好发，股骨颈次之，股骨头最少。患者有消瘦、低热、盗汗、血沉加快。起病缓慢，症状是髋部疼痛，夜间可出现静息痛。晚期患者，可见髋关节处窦道形成。股骨头坏死患者，实验室检查多为阴性；关节结核的患者，实验室检查多见阳性。此外，髋关节穿刺液做涂片检查和化脓菌及结核菌素培养，更容易对二者进行鉴别。

4. 髋关节发育不良 是一种常见的髋关节疾患。女性多见，多在 20 ～ 40 岁发病，双侧病变多见。起病隐袭，表现为髋关节酸胀、隐痛，长距离行走后或劳累后症状明显，休息后缓解。小部分患者有时会出现髋关节交锁症状。早期骨科检查，可见髋关节活动度较正常明显增大。X 线片表现为髋臼覆盖差，CE 角＜ 20°，臼顶倾斜角＞ 10°，股骨头及髋臼可出现大小不等的囊性变；晚期关节间隙狭窄，关节周围骨赘增生，股骨头形态无明显改变。

5. 髋关节恶性肿瘤 本病常见于 10 ～ 20 岁的青少年，男性多，以疼痛为主要症状，活动后疼痛加剧。髋部病变位于股骨头骨骺中，可引起髋关节功能障碍。本病进展缓慢，可多年无明显进展，疼痛轻微。X 线片可见股骨头骨骺部或近骨骺端有一圆形或椭圆形的透亮区，为中心或偏心性生长，边缘清晰，可有硬化壁，很少有骨膜反应；肿瘤内可有斑点状或斑片状钙化阴影。

（四）证候分类

1. 气滞血瘀 髋部疼痛，入夜加重，刺痛不移，关节屈伸不利。舌质淡或舌下瘀斑，脉弦或沉涩。

2. 痰热阻络 髋膝钝痛无力，关节屈伸不利，午后加重，有热胀感，形体肥胖，面色红赤。舌质红，苔白腻或黄腻，脉弦滑。

3. 肝肾亏虚 形体消瘦，久病不愈，髋部持续疼痛，关节屈伸不利，肌肉拘挛萎缩，腰痛膝软。舌体细小，苔少或无苔，脉沉细。

4. 寒湿阻络 四肢沉重疼痛，髋部明显，遇寒加重，得温则舒，腰膝酸软，小便清长。舌质淡，苔薄白，脉沉。

（五）疾病分型

国际骨循环研究会（ARCO）综合 Ficat 法和 Steinberg 分级法而确立新的分级法，该法可使疗效评定更具科学性和可比性。

0 期：除病理显示骨坏死外，余均正常。

Ⅰ期：核素或（和）MRI（+）；根据 MRI 显示股骨头受累程度分类：ⅠA＜ 15%，ⅠB 为 15% ～ 30%，ⅠC＞ 30%。

Ⅱ期：X 线片骨密度改变，但无塌陷，核素及 MRI（+）；根据 MRI 受累程度分类：ⅡA＜ 15%，ⅡB 为 15% ～ 30%，ⅡC＞ 30%。

Ⅲ期：软骨下骨折即新月征伴股骨头塌陷。根据新月征范围及塌陷程度分类：ⅢA＜15%，＜2mm；ⅢB为15%～30%，2～4mm；ⅢC＞30%，＞4mm。

Ⅳ期：股骨头明显塌陷，关节间隙狭窄，髋臼硬化、囊变及骨赘。

二、治疗方案

（一）非手术治疗

1. 中药治疗

（1）气滞血瘀：活血行气，舒筋通络。内服桃红四物汤加牛膝、陈皮、延胡索、香附、鸡血藤、甘草，或口服三七口服液、玄胡伤痛宁片、丹参片等；外用活血膏。

（2）痰热阻络：清热利湿，化痰通络。内服二陈汤加味，外用活血膏。

（3）肝肾亏虚：补益肝肾，养血通络。内服加味地黄丸、鸡血藤胶囊。

（4）寒湿阻络：祛风散寒，除湿通痹。内服蠲痹汤加减。寒重加细辛、麻黄，湿重加黄柏、萆薢。

2. 手法治疗 该法不能作为治疗股骨头坏死的单独治疗方法，一般是辅助其他治疗方法，可改善关节周围的血液循环，解除肌肉痉挛，防止肌肉萎缩，改善关节功能。对患髋、臀部进行抚摸、揉捏、提弹、推压、揉拨等手法治疗；指针髀关、环跳、秩边、承山、足三里、昆仑等穴。

3. 针灸治疗 以上诸穴均可为电针穴位，连续波，强度适中，每次15～20分钟。

4. 减轻负重 患肢少负重或不负重，股骨头坏死后，过量负重会增加骨内压，引起坏死进展加快。

（二）手术治疗

1. 髓芯减压术 适用于Ⅰ、Ⅱ期患者。

手术方法：在X线透视下，在股骨干上端大粗隆顶远侧2cm处沿股骨颈向股骨头主要的坏死区域钻入3枚克氏针，针尖止于离股骨头软骨下骨3～4mm处，然后顺克氏针方向套入一枚环钻，扩大针孔，经过减压，封闭的骨髓腔被打开，骨内压因缺血造成的高压随即缓解，刺激了毛细血管的再生及骨小梁的形成，骨内静脉回流改善，增加血供，股骨头再生的过程也开始，骨内循环得以重建。

2. 自体髂骨、同种异体腓骨植骨支撑术 适用于Ⅱ、Ⅲ期患者，髋外侧纵向切口，经股外侧肌后方进入，向前牵开该肌，显露股骨外侧，向股骨头钻入导引针一枚，透视见针尖位于股骨头负重面下方0.5cm，测量隧道长度，三联导钻沿导引针钻开隧道至该深度，攻丝并破坏螺纹，完成隧道；刮匙刮出股骨头内坏死骨组织，将同种异体松质骨条剪成骨小块植入股骨头中，并打压植骨至紧密，植入同种异体腓骨条至股骨头植骨区下方并打压紧密。

3. 血管束植入 适用于Ⅲ期股骨头坏死，股骨头塌陷小于4mm，取旋股外动脉横、升支植入股骨头，使股骨头血管再生，重建股骨头血供，可同时取缝匠肌骨瓣植骨。

以上三种方式均为保留股骨头的手术方式，手术后仍有部分股骨头坏死不能治愈，坏死继续加重。

4. 人工全髋关节置换术 适用于年龄大于55周岁的Ⅲ、Ⅳ期股骨头坏死患者。年轻股骨头坏死严重塌陷，疼痛剧烈，关节功能严重受限者也可行关节置换术。

三、疗效评定

1. 优 股骨头坏死明显修复，股骨头塌陷无加重，髋关节功能基本恢复正常。人工关节置换术者假体吻合良好，无髋部疼痛，可自如行走1000m以上。

2. 良 股骨头坏死有修复，股骨头轻度塌陷，髋关节疼痛明显减轻，髋关节功能部分受限（较正

常角度减少 30%）。人工关节置换术者，假体吻合良好，偶有髋部疼痛，可行走 500 ～ 1000m。

3. 差　股骨头坏死无修复，股骨头塌陷加重，髋关节疼痛无减轻，髋关节功能严重受限。人工关节置换术者，假体吻合欠佳或出现脱位，持续髋部疼痛，行走困难。

四、难点分析与对策

股骨头坏死，起病缓慢、隐袭，临床常与骨关节炎等疾病混淆。疾病早期阶段难以发现，待发展至疾病的中晚期，患者已失去保头治疗的最佳时机，即使勉强进行保头治疗，效果也较差。最终只能进行关节置换。因此，在疾病的早期阶段，我们强调早发现、早治疗，尽量延缓甚至中断病情的进展。股骨颈骨折、酒精、激素是导致股骨头坏死的高危因素，对此类患者应常规行双髋 MRI 以早期确诊股骨头坏死。在股骨头坏死的Ⅰ、Ⅱ期，治疗旨在重建股骨头血供，诱导新骨生成，防止股骨头塌陷。但坏死面积较大的患者，疗效依然较差。对此类患者，如何重建股骨头血供，加强对股骨头的支撑力度，仍是治疗的重点，也是提高股骨头坏死疗效的关键环节。中医药在此方面有较大的优势，临床应辨证使用，更好地服务于患者。

（张鹏）

◆ 胸腰椎压缩性骨折 ◆

一、诊断

（一）病名

1. 中医病名　骨折病（TCD：BGG000）。

2. 西医病名　胸腰椎压缩性骨折（ICD–10：S22.001）。

（二）疾病诊断

1. 诊断依据

（1）明确外伤史（高处坠落、滑倒跌伤，重物落下打击、车祸撞击等），部分患者仅有咳嗽、翻身等轻微外伤史。

（2）受伤部位肿胀、畸形、压叩痛、功能活动受限，严重者可合并脊髓神经损伤、大小便功能障碍。

（3）影像学检查：X 线片（正、侧）、CT、MRI 检查可显示骨折部位、性质、类型和椎体压缩情况、椎管受压情况。

2. 辅助检查

（1）实验室检查：血常规、降钙素原（PCT）、尿常规、血糖、肾功能、电解质、肝功能、血脂、血凝试验、肿瘤标记抗原检查，尿本 – 周蛋白。

（2）功能及影像学检查：骨密度测定、胸部 X 线、心电图、腹部 B 超、PECT 具有更高的鉴别诊断价值。

（3）多发胸、腰椎压缩性骨折。伴血常规三系降低者，建议行骨髓穿刺做骨髓涂片检查，排除多发性骨髓瘤病。

（三）鉴别诊断

1. 老年胸腰椎压缩性骨折最常见的类型是骨质疏松性腰椎压缩性骨折，但从病因学分析需与骨肿瘤源性骨折（脊柱转移性骨肿瘤）、浆细胞骨髓瘤、椎体结核引起的病理性骨折相鉴别。脊柱转移性肿瘤可发现原发病灶，夜间痛甚，实验室及影像学有相关表现；浆细胞骨髓瘤通过骨髓涂片、血清和尿本－周蛋白检出可以明确诊断；脊柱结核多有潮热、盗汗、倦怠、乏力等症状，实验室检查有血沉可明显升高等特点。

2. 从骨折暴力机制分析，需与胸腰椎爆裂骨折鉴别。两者发病机制相似，主要鉴别点在于爆裂骨折多为垂直压缩暴力所致，且骨折波及中柱，X 线片和 CT 矢状面重建可发现脊柱中柱高度降低，椎体后缘破裂凸向椎管形成骨性占位，可能伴有神经损伤症状。

（四）疾病分型

1. 一般分型

（1）轻度压缩性骨折，椎体压缩高度小于 25%。

（2）中度压缩性骨折，椎体压缩高度 26% ～ 50%。

（3）重度压缩性骨折，椎体压缩高度 51% ～ 75%。

（4）极重度压缩性骨折，椎体压缩高度超过 75%。

2. Denis 分型

A 型：骨折累及上下终板。

B 型：骨折仅累及上终板。

C 型：骨折累及下终板。

D 型：椎体前侧皱褶、终板未受损。

（五）证候分类

参照中华人民共和国中医药行业标准《中医病证诊断疗效标准》。

1. 肝肾亏虚，骨断筋伤 多见骨质疏松性椎体压缩性骨折。症见舌质淡，苔薄白或黄，脉弦细。

2. 骨断筋伤，血瘀气滞 症见舌质暗，舌底脉络瘀紫，苔黄腻，脉弦。

3. 骨断筋伤，血瘀气滞，督脉受损 多伴有肢体萎软、麻木、二便失禁。舌质暗紫，苔薄黄，脉弦，日久可见脉细弱。

二、治疗方案

（一）非手术治疗

适应证：轻中度稳定性压缩性骨折，TILCS 评分低于 4 分；椎体高度丢失小于 50%，不伴有椎管受压和后韧带复合体损伤的病例；患者能耐受长期卧床，或不能承受手术治疗。

1. 复位固定 可采用牵引按压椎体，使其恢复椎体高度矫正后凸成角畸形，然后平卧硬板床，在腰背部骨折处垫枕，高 5 ～ 10cm，利用躯干重力和杠杆原理维持复位，患者需卧床 6 ～ 8 周后佩戴胸腰支具下床活动。复位过程中，按压动作应轻缓，切忌暴力以避免造成新的损伤如肋骨骨折。

2. 针灸治疗 针灸（电针）可取穴肾俞、腰眼、环跳、腰夹脊、委中等穴，也可循经取穴或阿是穴，每次 15 ～ 20 分钟。

3. 药物治疗 骨折早期用药以活血化瘀、行气止痛为法，常用桃红四物汤；中后期（2 ～ 8 周）用药以当祛瘀生新、接骨续筋、补肝益肾为法，常用双龙接骨丸、六味地黄丸等；同时进行规范抗

 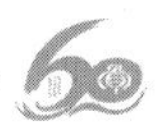

骨质疏松治疗，服用钙剂、骨化醇、二磷酸盐类药物，也可注射降钙素，静脉滴注唑来磷酸钠（密固达）。

（二）手术治疗

适应证：不稳定型胸腰椎压缩性骨折或伴有神经损伤等症状，以及不能坚持长期卧床的骨质疏松患者。

1. 开放手术指征

（1）不稳定性骨折如椎体高度压缩超过 50%、上下终板破裂或脊柱后凸 Cobb's 角大于 20°。

（2）伴有神经损伤症状。

（3）潜在神经受压、椎体不稳。如屈曲牵张性压缩性骨折，TLICS 评分＞ 4 分者。

2. 微创手术（PKP 或 PVP）指征

（1）骨质疏松性椎体压缩性骨折。

（2）无出凝血障碍。

（3）无严重心肺系统疾患，能耐受手术。

（4）MRI 显示椎体 T1 相为低信号，T2 相为高信号，提示该椎为责任椎体。

3. 手术时机

（1）开放手术：伤后 4 ～ 7 日。

（2）微创手术可以在伤后早期实施，但如系骨质疏松性骨折不愈合（Kummel 病），也可以在伤后数月实施。

4. 手术方式

（1）后路切开复位（减压）植骨融合椎弓根螺钉内固定术。具体方法如下：采用全身麻醉，沿棘突行后正中切口，切开皮肤、皮下筋膜，在骨膜下剥离椎旁肌，显露椎板、关节突关节及椎弓根入口（人字脊）；行伤椎上、下椎体置入椎弓根螺钉，并根据伤椎椎弓根情况置入 1 或 2 枚椎弓根螺钉以增强内固定系统稳定性；准备植骨床后置入同种异体骨条或自体髂骨颗粒。

（2）经皮椎体成形术（PVP）或经皮球囊后凸成形（PKP）、囊袋成形术。具体方法：患者俯卧位，采用全身麻醉或局部麻醉，C 形臂透视精确定位后，于病椎棘突旁开 3 ～ 4.5cm 行经皮穿刺，根据不同部位采用经椎弓根、椎弓根基底部、肋椎关节等途径，穿刺进入椎体后部；并经 C 形臂透视监测无误后，依次放入扩孔器、球囊并行球囊扩张以恢复压缩椎体高度；取出球囊，调制骨水泥待其呈拔丝期时，缓缓向椎体内灌注；待骨水泥干结后，方可拔出导管。

（3）后路复位（减压）植骨椎弓根螺钉内固定术 + 伤椎成形技术。适用于 3 期 Kummel 病，其基本步骤同后路切开复位（减压）植骨融合椎弓根螺钉内固定术，不同的是多了伤椎椎体成形术环节。

治疗过程中需采用中西医结合方法，采用手术治疗同时，始终贯穿中医三期辨证论治，内外用药、主动功能锻炼的原则。开放手术根据采用内固定的方式或材料于术后 3 ～ 8 周，在支具保护下锻炼，微创手术可于术后 1 ～ 3 日在腰围保护下进行下地训练。

（三）康复治疗

1. 功能锻炼　急性疼痛症状缓解后即可开始功能锻炼，并应该长期坚持。第一步做抬头挺胸锻炼，上肢和胸部离床；第二步做五点支撑拱桥锻炼；第三步做三点支持拱桥锻炼；第四步做俯卧飞燕点水锻炼，上体和四肢尽量向后抬举，仅腹部着床。每日锻炼 2 ～ 3 次，每次练习 10 ～ 30 个。同时做深呼吸练习吐纳，并做双上肢扩胸上举，预防肺部并发症及下肢深静脉血栓。

2. 物理因子治疗 受伤椎体节段可采用中药（新伤消肿散、郑氏舒和酊）敷贴、中频脉冲、TDP照射、中药离子透入等。对卧床或高龄患者，应使用下肢空气动力泵，预防下肢深静脉血栓形成。

三、疗效评估

参照中华人民共和国中医药行业标准《中医病证诊断疗效标准》。

1. 治愈 矢状面上椎体高度大部分恢复（恢复3/4以上），后凸畸形完全纠正或Cobb's角＜5°，无侧弯畸形，骨折愈合，胸腰部无不适，截瘫恢复，功能完全或基本恢复。

2. 好转 椎体高度部分恢复（2/3＜椎体高度恢复≤3/4），后凸成畸形部分纠正或Cobb's角＜15°，骨折愈合，胸腰部疼痛基本消失，胸腰段外观较治疗前有所改善，截瘫好转。

3. 未愈 椎体高度恢复≤2/3，后凸畸形无纠正或Cobb's角≥15°，局部仍疼痛，畸形无改善，截瘫无好转，功能活动障碍。

四、难点分析与对策

1. 精准诊断 部分胸腰椎压缩性骨折的患者，临床症状和体征与骨折部位并不完全吻合，如胸12、腰1骨折表现为骶尾部疼痛、压痛，易导致临床医生忽视、漏诊。因此，对胸腰椎疼痛的老年患者，尽管没有典型的局部压痛、叩痛，行胸腰椎的X线、MRI检查很有必要。对多发伴陈旧性胸腰椎压缩性骨折患者，X线片、CT扫描尚不能明确骨折性质，即是否是责任椎体，常需借助MRI检查来判断。部分患者因体内置入金属无法完成MRI检查时，常需借助ECT（核素扫描）以判断责任椎体。

2. 手法复位安全性控制 对稳定性压缩性骨折，手法复位能改善脊柱的序列和部分恢复椎体高度，复位过程中应循序渐进、适度用力，切忌暴力手法。需要施术者手下敏锐感知棘突的变化，避免造成肋骨骨折或肋软骨损伤。如患者全身情况不佳，难以实施俯卧位牵引按压过伸复位，可改为仰卧位过伸复位，即采用布带兜住伤椎部位，术者和助手向前提拉，使患者腰背部抬离床面，靠患者自身体重整复压缩性骨折，从而减少复位对患者造成损伤。

3. 围手术期管理 老年性胸腰椎压缩性骨折，多伴有骨质疏松症并常合并内科基础疾病，故围手术期风险较高，需注意呼吸及泌尿系统感染、术后谵妄、心脑血管意外等并发症的发生。便秘也是最常见的并发症之一，可根据辨证，采用补益气血、润肠通便、行气导滞方法，方以增液承气汤、润肠通便方。老年患者多伴有骨质疏松症，外科医生常强调椎体骨折的手术治疗，而忽视骨质疏松症本身的治疗。因此，在强调骨折局部治疗的同时，一定要重视骨质疏松症的规范治疗、患者全身情况的调养。

4. 陈旧性胸腰椎压缩性骨折伴后凸畸形的治疗方式选择 陈旧性胸腰椎压缩性骨折伴后凸畸形，伴冠状面及矢状面失平衡的患者，一直是困扰脊柱科医生的难题。该类患者因脊柱畸形常导致严重慢性腰疼不适，腰功能活动受限，部分患者伴有继发性腰椎管狭窄神经受压症状，生活质量低下等问题。如后凸角度不大，全脊柱冠状面及矢状面失平衡不严重，可行物理因子治疗，加强腰背肌力量训练，服用强腰壮骨类中药，症状可获得一定缓解。但对于非手术治疗效果不佳，后凸畸形进行性加重的患者，尤其伴冠状面严重失衡的患者，在全身情况允许的基础上，可行各级截骨矫形手术（如经后路SPO、PSO截骨手术），以矫正后凸畸形，恢复脊柱冠状面及矢状面的平衡。但手术创伤大，固定节段长，手术时间长，风险较高，需要有熟练的手术团队及麻醉、ICU团队支撑。

5. 正确使用椎体成形技术 椎体成形技术包括PVP、PKP，以及囊袋成形技术。因其微创、安全、疗效确切，可使患者早期下地，正成为治疗老年性腰椎压缩性骨折的标准治疗方案。但因穿刺损伤、骨水泥渗漏、骨水泥肺栓塞所带来的严重并发症，应严格掌握适应证，熟练掌握各种穿刺技术及骨水泥调制和灌注技术，多模式经电生理监测可提高手术安全性。多数文献资料都认为，骨水泥灌注量与术后疗效并不成正比，单个胸椎灌注 3 ～ 4mL、腰椎 4 ～ 5mL，即可达到满意效果，一期手术不超过 6 个椎体。

（万趸）

◆ 原发性骨质疏松症 ◆

一、诊断

（一）病名

1. 中医病名 骨痿（TCD：BNV030）。

2. 西医病名 骨质疏松症（ICD–10：M81.900）。

（二）疾病诊断

1. 诊断依据

（1）脆性骨折：指非外伤或轻微外伤发生的骨折，这是骨强度下降的明确体现，也是骨质疏松症的最终结果和合并症。一旦发生了脆性骨折，临床上即可诊断骨质疏松症。

（2）基于 DXA 测定：骨密度值低于同性别、同种族正常成年人骨峰值不足 1 个标准差，属正常；降低 1 ～ 2.5 个标准差，为骨量低下（骨量减少）；降低程度大于 2.5 个标准差，为骨质疏松。

（3）符合骨质疏松诊断标准同时伴有一处或多处骨折时，为严重骨质疏松。

2. 辅助检查

（1）双能 X 线骨密度仪：根据其检测结果，再结合诊断依据，可以判断是否有骨质疏松及严重程度。因双能 X 线吸收仪（DEXA）较为精准，故在条件允许的情况下，应争取使用。条件不够，单光子（SPA）和单能 X 线（SXA）骨密度仪因设备简单、费用低，作为次选。在以上条件均不具备的地方，仍可以应用 X 线检查。但因 X 线分辨率较低，故不能做出早期诊断。

（2）生化检查：实验室生物化学指标可以反映人体骨形成和骨吸收情况，有助于骨质疏松症的诊断分型及鉴别诊断，以及早期评价对骨质疏松治疗的反应。

（三）鉴别诊断

1. 继发性与原发性骨质疏松症鉴别 继发性骨质疏松症除了有骨质疏松症的表现外，往往有原发病的临床表现和实验室检查异常；继发性骨质疏松症可以发生于各年龄段，不一定只发生于绝经后妇女和老年患者；继发性骨质疏松症的病情轻重，往往与原发病的病情相关；当原发病缓解或治愈后，骨质疏松通常会好转。

2. 与其他骨骼疾病鉴别

（1）骨髓瘤：典型患者的骨骼 X 线片常有边缘清晰的脱钙，但血碱性磷酸酶正常，血浆球蛋白（免疫球蛋白 M）增高，尿中出现本 – 周蛋白。骨穿刺见骨髓中浆细胞异常增殖。

（2）恶性肿瘤骨转移：可表现为原发性癌症的症状，骨转移好发于躯干骨，其次是股骨和肱骨近端。除局部疼痛外，可见局部肿块，边界不清，质地坚硬，不可推动。如位于脊柱，可出现神经症状。

实验室检查血沉增快、贫血，血浆白蛋白降低，A/G 比值倒置，广泛骨破坏时碱性磷酸酶增高，血钙、尿钙增高。而原发性骨质疏松症血钙、磷和碱性磷酸酶在正常范围。

（3）骨软化症：骨软化症主要是新形成的骨基质（类骨质）不能正常矿化。骨软化症易发生在成年女性，血钙和血磷值正常或降低，血碱性磷酸酶和甲状旁腺素水平常增高，尿钙和磷排量减少。骨 X 线显示骨密度低，骨小梁纹理模糊，有毛玻璃样改变，椎体双凹变形，骨盆呈三叶草变形，有假骨折（Looser 线），多见于耻骨上支或耻骨下支、股骨干上 1/3 和胫腓骨上段等处。

（4）皮质类固醇性骨质疏松：临床上分为内源性（库欣综合征）和外源性（长期皮质激素治疗）两种，均可引起明显的骨量丢失，常伴有骨质疏松和骨折，部分患者可发生股骨头无菌性坏死。类固醇性骨质疏松症，血钙、磷值基本正常，血碱性磷酸酶和甲状旁腺激素水平正常或轻度升高，尿钙排量正常或增多，泌尿系结石的发生率高于普通人群。内源性皮质醇增多症有血、尿皮质醇增多，蛋白质分解代谢增加（皮肤变薄、紫纹、低蛋白血症），糖代谢紊乱（继发性糖尿病或糖耐量低减），脂肪代谢紊乱（脂肪重分布，出现向心性肥胖，水牛背、满月脸和锁骨上脂肪垫），以及水盐代谢紊乱（低钾血症、高血压等），生育年龄妇女有月经稀少或闭经，男性有性功能减退。

（5）性腺功能减退症：各种性腺功能减退症均可引起骨质疏松。临床表现常有原发性疾病、性腺功能减退和骨质疏松三组征象，幼年和老年期发病者更为显著。

（6）垂体泌乳素瘤：泌乳素瘤和高泌乳素血症时伴有骨量减少，骨质疏松，严重者发生椎体压缩性骨折。骨量丢失在椎体骨比皮质骨为主的肢体骨更明显。

（7）甲状旁腺功能亢进症：临床常有高钙血症的相应症状（如多饮、多尿、便秘、恶心、呕吐，严重时有精神症状等），以及肾脏受累的表现（如血尿、肾绞痛、反复多发性肾结石等）。血磷值降低，血骨钙素和碱性磷酸酶水平都增高。而原发性骨质疏松症患者血钙、磷值正常，血碱性磷酸酶和甲状旁腺激素（PTH）一般都正常，有时轻度升高，如果绝经后妇女或老年男性患者有骨质疏松伴有血钙值增高，应警惕骨质疏松合并甲状旁腺功能亢进两个疾病同时存在的可能。甲状旁腺功能亢进患者的骨骼改变以骨吸收的溶骨表现为主，多数合并骨质疏松症，并有骨软化。甲状旁腺功能亢进患者骨质疏松往往骨皮质和骨松质都累及，前者更为明显，X 线检查可见骨吸收表现，如指骨骨膜下骨吸收、软骨下吸收、纤维性囊性骨炎；头颅相显示沙砾样变和牙硬板有吸收等。

（8）胃肠吸收功能障碍

①胃切除术后维生素 D 和（或）钙的吸收不良，久之出现骨质疏松。可见血钙、磷值降低，尿钙排量降低，碱性磷酸酶水平轻度升高，25（OH）-D_3 水平有所降低，1，25（OH）$_2$-D_3 水平正常或轻度升高，多数患者甲状旁腺激素水平正常。骨 X 线表现主要为骨密度降低，横形骨小梁减少或消失，纵形骨小梁稀疏，骨骼变形。

②脂肪泻是小肠对脂肪的吸收减少，此类患者血钙水平及尿钙排量常降低，血清碱性磷酸酶（ALP）水平及尿羟脯氨酸排量有增加，血 25（OH）-D_3 水平明显降低。常见骨量减少，亦可见腰椎及肋骨骨折。骨组织形态学研究发现存在骨质软化和骨质疏松。

（9）慢性肝病与骨质疏松：二者之间有很密切的联系。其中以原发性胆汁淤积性肝硬化、慢性活动性肝炎和酒精性肝硬化这三种肝病较常见。其血钙水平及尿钙排量正常或轻度降低；血磷水平降低；血 ALP 活性增加；血 25（OH）-D_3 水平在轻症时可正常，重症患者见降低。血 1，25（OH）$_2$-D_3 水平正常。有慢性肝病的临床表现，不难与原发性骨质疏松症相鉴别。

（10）慢性肾脏疾病

①肾性骨营养不良：当肾功能进行性减退，肾小球滤过率＜ 60 mL/min（肾病 3 期）时，会引高

磷血症和低钙血症，甲状旁腺增生、PTH 继发性增多，活性维生素 D 减少，产生骨软化症、纤维囊性骨炎、骨质疏松和骨硬化四种病变，可单独出现，也可呈混合型。结合有慢性肾病史、肾功能损害，甚至酸中毒和软组织转移性钙化等特点，临床上与原发性骨质疏松症不难鉴别。

②肾小管性酸中毒：Ⅰ型（病变累及远端肾小管）和Ⅲ型（近端和远端肾小管均受累）肾小管性酸中毒患者，呈现高氯性酸中毒。患者常有食欲不振、恶心、呕吐、乏力和消瘦等症状，日久儿童发生佝偻病、成人发生骨和身高缩短等。血 pH、碳酸氢根和储备碱浓度都降低，尿呈中性或碱性，pH ≥ 5.5。血钙水平多数正常，血磷值正常或降低，血 ALP 水平有不同程度升高。大部分患者有低钾血症，半数有肾结石或肾钙化以及骨骼改变。X 线相显示骨密度降低、骨盆变形、假骨折和椎体双凹变形等改变。相当数量的患者为继发性肾小管性酸中毒，常继发于干燥综合征、慢性肾盂肾炎、慢性活动性肝炎、药物和重金属中毒等。因为这类患者存在原发病的临床表现。一般不难与原发性骨质疏松症患者相鉴别。

（11）类风湿关节炎：类风湿关节炎的骨质疏松可分为局部和全身的。局部的骨质疏松是由于患病关节疼痛，关节功能受限引起的废用性萎缩，以及关节周围血运障碍造成的。抗核周因子（AFP）、抗角蛋白抗体（AKA）、抗 R33、抗 Sa 抗体对早期诊断类风湿因子有一定的特异性及敏感性。

（四）证候分类

1. 肾虚　腰酸腿软，足膝无力，劳累加重。肾阳虚者面色㿠白，手足不温，少气懒言，腰腿发凉，舌质淡，脉沉细；肾阴虚者心烦失眠，咽干口渴，面色潮红，倦怠乏力，舌红少苔，脉弦细数。

2. 气滞血瘀　偶有腰部扭闪疼痛如刺，俯仰屈伸转侧困难，舌质紫暗，脉弦。

3. 风寒湿痹　腰背板滞，伴恶寒怕冷，转侧不利，受风寒及阴雨天加重，肢体发凉，舌淡苔白，脉弦紧。

二、治疗方案

（一）中医治疗

1. 肾阴虚证

治法：滋阴补肾，填精益髓。

方药：左归丸、虎潜丸加减。怀山药、熟地黄、山茱萸、枸杞子、川牛膝、鹿角胶、龟甲胶、菟丝子等。

2. 肾阳虚证

治法：温补肾阳，填精益髓。

方药：右归丸加减。熟地黄、怀山药、山茱萸、菟丝子、鹿角胶、杜仲、肉桂、当归、制附子等。

3. 气滞血瘀证

治法：活血化瘀，通络止痛。

方药：四物汤加减。熟地黄、当归、川芎、白芍、川红花、桃仁、延胡索、牛膝、地龙等。

4. 风寒湿痹证

治法：祛风散寒，除湿通络。

方药：独活寄生汤加减。独活、桑寄生、鹿角胶、防风、细辛、当归、川芎、熟地黄、白芍、桂枝、茯苓、杜仲、川牛膝、人参、甘草等。

5. 中成药（院内制剂）　抗骨质疏松胶囊、消增强骨丸（片）、益尔力口服液、七味三七口服液、壮骨腰痛丸、抗骨质疏松膏方。

（二）西医治疗

1. 基础措施

（1）调整生活方式：平时注意摄取钙、磷含量高的饮食，食物中必须含有足量的维生素 D_3，进行合理配餐，适量的日照，以减少钙的丢失，从而防止或减少骨质疏松症的发生。

（2）坚持适当的体育锻炼：每日 2 次预防骨质疏松症运动（Goodman 练习）。

（3）对症治疗：有疼痛者可给予适量非甾体类镇痛剂，骨折则应根据具体情况，给予牵引、固定、复位或手术治疗。

2. 药物选择

（1）促进骨矿化药物（长期服用）

①钙剂：平均每日钙补充量为 800 ～ 1000mg。

②维生素 D：维生素 D_2，每次 10mg；或者维生素 D_3，每次 7.5mg。肌内注射，每 4 周 1 次。老年人或肝肾功能障碍者，推荐活性维生素 D（阿法骨化醇、骨化三醇）。

（2）抑制骨吸收药物

①双膦酸盐类：主要用于骨吸收明显增强的代谢性骨病，亦可用于治疗原发性和继发性骨质疏松，尤其适用于高转化型绝经后骨质疏松又不宜用雌激素治疗者，对类固醇性骨质疏松也有良好效果。阿仑膦酸钠每周 70mg 或利塞膦酸钠 每天 5mg；或唑来膦酸注射液，5mg 静脉滴注，每年 1 次，连续 3 年。

②降钙素类：适用于高转化型骨质疏松患者；骨质疏松伴或不伴骨折者，其止痛效果好；变形性骨炎者；急性高钙血症或高钙血症危象者。鲑鱼降钙素，每天 100IU；或依降钙素每次 10IU，每周 2 次，皮下或肌内注射。使用前，宜做皮肤敏感试验（10U/mL 降钙素稀释液）。

（3）促进骨形成药物：甲状旁腺激素：PTH 非常适合治疗男性原发性骨质疏松，可单用 400 ～ 800U/d，疗程 6 ～ 18 个月。

3. 物理因子治疗　若腰背部疼痛明显，可选用物理因子治疗，如磁疗以缓解疼痛。

三、疗效评定

1. 痊愈　腰背酸痛、双膝行走无力等主要症状、体征消失，能正常工作，X 线（并有骨折患者）检查可见骨折愈合。

2. 好转　腰背酸痛、行走无力等主要症状、体征均有改善，但疼痛仍存在。

3. 未愈　腰背酸痛、双膝行走无力等主要症状、体征无改善，甚至加重。X 线见骨折未愈合。

四、难点分析与对策

（一）难点问题

1. 我国是一个发展中国家，对于骨质疏松症这种早期“静悄悄”的疾病缺乏预防意识，一旦骨量减少，要使其恢复到原来的水平是非常困难的。患者往往在骨量已明显丢失，甚至发生脆性骨折后，才意识到预防和治疗的必要性，造成较大的经济损失，而疗效也不尽如人意。

2. 我国骨质疏松症的诊断标准主要参照 WHO 的执行标准，但由于种族、地域、生活习惯等不同，其标准并不绝对适用于中国人，使得骨质疏松症的诊断存在一定程度的不确定性，同时导致在骨质疏松症的研究领域缺乏适用于中国人的、全国性的、统一的、有指导意义的诊断标准。

3. 我国现在还是一个发展中国家，医疗经费缺乏，在全国普遍推广性能先进、价格昂贵的双能 X 线骨密度仪目前还做不到，因此早期准确诊断骨质疏松症的能力欠缺。

4. 骨质疏松症的发病机制复杂，其治疗方法虽多，但在临床应用时，尤其是对于基层医院，由于对骨质疏松症的认识仅停留在表面，因此缺乏统一的、规范化、系统化的治疗体系。医生往往采用“大包围式”或“习惯性用药”方法，虽然采取了治疗措施，但却没有去除病因，阻断发病途径，其预防和治疗效果差。

5. 脆性骨折由于骨质疏松严重，内固定把持力明显下降，内固定失败率高。对于老年患者来说，尤其是髋部骨折的患者，内固定失败往往是灾难性的，部分患者不得不选择关节置换，增加患者的痛苦，甚至导致死亡率增加。

（二）解决思路和措施

1. 向广大人民群众加强骨质疏松症的科普宣传，强调预防的重要性，尤其是一些简单易行的方法，例如合理的饮食习惯、便于推广的运动方式、充足的日光照射、摄入足量的钙及维生素 D 等，以达到较高的峰值骨量。即使将来骨量丢失，也是在一个较高的骨量储备水平上丢失，达到降低骨质疏松程度的目的。

2. 对于骨质疏松症的诊断遵循综合分析的原则，重视骨生化检查，进行更大范围和更长时间的研究，在积累的大量骨密度值数据基础上，可综合分析全国不同地域、不同种族中国人全身不同部位骨骼随年龄增加，其骨矿含量的变化，找出最有代表性的、用较简便方法就能检测的、较为可靠的骨密度值，作为全国统一的诊断参考标准。

3. 单光子骨密度仪，价格便宜，而且基本能满足诊断骨质疏松的要求。这对我国众多中小医院来说，既有能力进行装备，也能满足广大中老年人诊断骨质疏松的要求。同时研制自己的双能 X 线骨密度仪及适合我国国情的软件及专家系统装备更多的医院，推动我国骨质疏松医学事业的进一步发展。

4. 骨质疏松症重在预防。在治疗上，应结合患者的年龄、性别、生活习惯、双能 X 线骨密度仪结果，必要的骨生化检查，综合分析，明确骨质疏松的分型，明确其主要的发病机制，制定个性化的治疗方案，提高患者依从性，切实执行，规律治疗，提高疗效。

5. 骨科医生必须清楚了解骨质疏松对于内固定手术的影响，一定程度上甚至是决定整个手术成败的关键。术前做好充分的手术计划和准备，严重疏松的骨质难以承受反复的复位和多次内固定的调整，因此在复位和固定时务必争取一次性成功，最大限度地保留骨质对内固定物的把持力。除此以外，选择正确的内固定物也非常重要。

（毕梦娜）

第三节　围手术期处理

一、排便问题

（一）老年骨折患者引起便秘的原因

1. 随着增龄，肠道功能发生变化，如唾液、胃肠和胰的消化酶随年龄增加而分泌减少，消化功能降低。

2. 老年人牙齿不健全，饮食过于精细，同时缺乏水分、麸糠及粗纤维食物，如蔬菜及瓜果等，加上老年人食谱单调，形成的粪块不足以使直肠黏膜产生足够的机械刺激，而不产生排便反应。

3. 老年人体力活动减少，或长期卧床，肠蠕动缓慢，使直肠肌、上腹部肌肉萎缩，以至排便无力，大便在肠腔中停留时间过长，所含水分大部分被肠黏膜重吸收，致使大便干燥、坚硬，难以排出。

4. 因心理精神因素或脑供血不足，中枢神经功能不全或精神抑郁，环境或生活规律等改变，均能抑制排便反射。

5. 药物作用，许多药物可以导致便秘，包括作用于中枢神经系统或肠神经的药物（如阿片类）、直接作用于平滑肌的药物（如钙拮抗剂）、止痛药等。

6. 消化道疾病，很多消化道疾病可以引起便秘，如肠道肿瘤、肠道炎症、肠憩室、肠扭转、肠套叠、系统性巨结肠、便秘型肠易激综合征、肠管平滑肌或神经源性病变、直肠脱垂、直肠膨出、痔、肛裂等。

7. 非消化道疾病，如多发性硬化、骶副交感神经损伤、脊髓损伤、帕金森病、脑卒中、周围神经病变等。

8. 内分泌和代谢性疾病，如糖尿病、甲状腺功能低下、甲状旁腺功能亢进、电解质紊乱等。

（二）中医病因病机

1. 气血不足 因年老体虚，脾胃功能不足，气血生化无源，气虚则大肠传导无力，血虚则津液枯竭，大肠失去濡润，而形成便秘。

2. 阳虚寒凝 年高体弱，阳气不足，则阴寒内生，凝滞肠胃，致阳气不运，津液不行，肠道传导无力，形成便秘。

3. 阴液不足 老年体弱或久病，或服用泻下药物过多，导致津液大伤，肠道干枯，大便燥结难下。

4. 气机郁滞 老年之人，多忧善虑或久坐少动，致气机郁滞，腑气不通，糟粕内停而致便秘。

5. 肠胃积热 素体阳盛，或饮酒过度，或过食辛辣厚味，致肠胃积热，或热病之后，余热未尽，耗伤津液，使肠道失于濡润而致便秘。

（三）便秘产生的危害

1. 容易引起心脑血管的病变。老年人群中高血压、冠心病患者不在少数，由于便秘时排便用力，使得血压升高，机体耗氧增加，容易诱发脑溢血、心绞痛或者是心肌梗死等疾病。

2. 容易引起肛门疾病，由于排便困难，许多老年患者对排便产生了恐惧，于是会刻意减少排便次数，使粪便在肠道内停留时间过久，粪便中的水分被过多吸收，粪便变得干硬，干硬的粪便在排出时很容易损伤肛门，诱发一些肛门疾病。

3. 容易诱发老年痴呆症，长期便秘的老年患者，由于粪便长期不能正常或及时排出体外，所以体内的有毒物质就会不断堆积，当人体内的毒素超出肝脏解毒能力时，这些毒素就会随血液循环进入大脑，损害中枢神经，导致老年人智力下降，最终诱发老年痴呆症。

（四）治疗措施

1. 减除老人思想顾虑及心理负担，保持心情舒畅。避免使用引起便秘的药品。同时调整饮食结构，多吃水果、蔬菜等富含纤维素饮食，多喝水，起床前可喝些蜂蜜水（糖尿病患者禁用），每天至少饮水1500mL。早晚空腹吃苹果一个，或每餐前吃香蕉 1 ～ 3 个。

2. 指导患者每日早晨和睡前做腹部顺时针按摩 15 分钟及提肛运动。住院期间每天固定时间关门窗，拉床帘，营造私密空间，指导患者自我暗示：我很放松，就像在自己家卫生间一样，我一定可以做到。鼓励患者早餐后解便，即使无便意，亦可稍等，以形成条件反射，如仍不排便，还可鼓励患者

 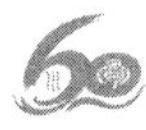

晚餐后再次排便，排便时要注意力集中，不看报纸或者听音乐，使患者渐渐恢复正常排便习惯。在患者允许的情况下，抬高床头，协助患者坐在便器上，排便时嘱患者双腿屈膝协助用力，病情较重者勿用力排便，在排便时深呼吸，以防病情突变。教会患者使用大小便器，演示放置和取出的方法。

3. 中医针灸疗法：针刺大肠俞、天枢、支沟、上巨虚。热结加合谷、曲池；气滞加中脘、行间；气血虚弱加脾俞、胃俞。实秘针用泻法，虚秘针用补法，寒秘灸神阙、气海。

4. 中药汤剂：根据中医辨证使用。

5. 必要时应用大便软化剂。

二、排尿问题

（一）尿潴留产生的危害

老年患者长期卧床，年老体弱，抵抗力低，因肾血管硬化，肾血流量减少，而致肾功能减退、前列腺肥大等而发生尿潴留，使膀胱残余尿量增多，易发生泌尿系感染，特别是留置导尿管者。容易引起心脑血管的病变，老年人群中高血压、冠心病患者不在少数，由于尿潴留，使得血压升高，机体耗氧增加，容易诱发脑溢血、心绞痛或者是心肌梗死等疾病。

（二）需要进行的检查

1. 排尿记录　一般需要记录 2 ～ 3 日的排尿情况，包括排尿时间、排尿前的感觉、是否伴有其他症状、是否有诱因以及每次排尿量等。

2. 体格检查　了解伤肢情况，有无认知功能障碍及情绪性格改变，神经系统体征，水肿情况，直肠指检，女性外生殖器检查；压力检查；尿常规、尿培养、血糖、肾功能、电解质、超声波等。

（三）治疗措施

1. 饮水与排尿　鼓励患者每日多饮水，每天至少饮水 1500mL。鼓励并指导患者在床上使用小便器，尽量取斜坡卧位排尿，减少尿潴留。消除焦虑和紧张情绪，提供私密的排尿空间。

2. 指导患者进行床上排尿训练

（1）训练患者行肛提肌舒缩运动：全身放松，将臀部和大腿夹紧，做深呼吸，吸气提收肛门，呼气时放松，一提一松为 1 次，可做 20 ～ 30 次，每日做 3 ～ 8 次。可慢慢增加锻炼时间和次数。需要提醒的是锻炼时不要紧绷腹、臀及腿部肌肉。

（2）对尿潴留者，用温开水洗外阴部或热水熏外阴部以解除尿道括约肌痉挛，诱导排尿反射。也可用持续的流水声诱导排尿。在耻骨联合上方的膀胱部位，用热水袋外敷，以改善膀胱的血液循环。在排尿时按摩小腹部，并逐渐加压，可促进排尿。

（3）膀胱行为治疗：训练定时排尿，根据患者排尿记录。若憋尿超过 3 小时出现尿失禁，则指导患者 2 小时排尿 1 次；若患者在 2 小时内能保持控尿，则逐步延长排尿间隔，直至达到满意的储尿时间及控尿状态。

3. 中医针灸疗法　针刺中极、关元、足三里、三阴交等穴位。

4. 药物治疗　内服坦索罗辛、非那雄胺等。

三、呼吸训练问题

（一）概念

呼吸训练是通过对呼吸运动的控制和调节，改善呼吸困难症状，减少耗氧和耗能，提高呼吸效率。

其对改善早期卧床患者的呼吸功能，预防肺部感染的发生具有重要意义。

（二）呼吸训练适应证与禁忌证

1. 适应证 慢性阻塞性肺疾病、慢性限制性肺疾病、慢性实质疾病、哮喘及其他慢性呼吸系统疾病伴呼吸功能障碍、因手术/外伤所造成的胸部或肺部疼痛、支气管痉挛或分泌物滞留造成的继发性气道阻塞、中枢神经系统损伤后肌无力、严重骨骼畸形（如脊柱侧弯）等。

2. 禁忌证

（1）临床病情不稳、感染未控制。

（2）合并严重肺动脉高压或充血性心力衰竭，呼吸衰竭。

（3）训练时可导致病情恶化的其他临床情况，如不稳定心绞痛及近期心肌梗死、认知功能障碍、明显肝功能异常、癌转移及近期脊柱损伤、肋骨骨折、咯血等。

（三）呼吸训练的目标

改善通气，增加咳嗽机制的效率，改善呼吸肌的肌力、耐力及协调性，保持或改善胸廓的活动度，建立有效呼吸方式，教育患者处理呼吸急促，增强患者整体的功能等。

（四）呼吸训练方法

1. 缩唇呼吸 缩唇呼吸法就是以鼻吸气、缩唇呼气，即在呼气时，收腹、胸部前倾，口唇缩成吹口哨状，使气体通过缩窄的口型缓缓呼出。吸气与呼气时间比为 1：2 或 1：3。要尽量做到深吸慢呼，缩唇程度以不感到费力为适度，每分钟 7 ～ 8 次，每天锻炼两次，每次 10 ～ 20 分钟。这个方法可在气管－支气管内产生压力夹，防止细支气管由于失去放射牵引和胸内高压引起的塌陷，将原来那种浅而快的效率较低的呼吸方式转变为深而慢的效率较高的呼吸方式，这样不仅可以减少呼吸作功，还可改善肺内气体交换，有利于肺泡排出更多的二氧化碳。

2. 腹式呼吸 指吸气时让腹部凸起，吐气时腹部凹入的呼吸法。选用何种体位进行练习，应请医生根据所患疾病选择立位、坐位或平卧位。初学者以半卧位最适合，两膝半屈（或在膝下垫一个小枕头），使腹肌放松，两手分别放在前胸和上腹部，用鼻子缓慢吸气时，膈肌松弛，腹部的手有向上抬起的感觉，而胸部的手原位不动；呼气时，腹肌收缩，腹部的手有下降感。患者可每天进行练习，逐渐养成平稳而缓慢的腹式呼吸习惯。需要注意的是，呼吸要深长而缓慢，尽量用鼻而不用口。训练腹式呼吸有助于增加通气量，降低呼吸频率，还可增加咳嗽、咳痰能力，缓解呼吸困难症状。通过腹式呼吸训练，第一可以扩大肺活量，改善心肺功能。能使胸廓得到最大限度的扩张，使肺下部的肺泡得以伸缩，让更多氧气进入肺部，改善心肺功能。第二，减少肺部感染，尤其是少患肺炎。第三，可以改善腹部脏器的功能。它能改善脾胃功能，有利于疏肝利胆，促进胆汁分泌。腹式呼吸可以通过降腹压而降血压，对高血压患者很有好处。第四，对安神益智有好处。

3. 吹蜡烛法 将点燃的蜡烛放在口前 10cm 处，吸气后用力吹蜡烛，使蜡烛火焰飘动。

4. 吹瓶法 手持空瓶，用力吹气。

5. 深呼吸时增加呼气练习 患者屈膝仰卧位姿势下呼吸。呼气时，将双膝屈曲靠近胸部（一次屈曲单侧膝关节以保护下背），该动作将腹部脏器推向横膈以协助呼气。

6. 人工阻力 选合适的气球，容量 800 ～ 1000mL。先深吸气，然后含住气球，尽力把肺内气体吹进气球内，直到吹不出气体为止，每次练习 3 ～ 5 分钟，每天 3 ～ 4 次。可使支气管内压增加，防止由于呼气阻力减小使气道塌陷，呼吸功能降低。

7. 有效的咳嗽训练

（1）患者处于放松舒适姿势，坐位或身体前倾，颈部稍微屈曲，以膈肌呼吸，强调深吸气。治疗师示范咳嗽及腹肌收缩。

（2）患者双手置于腹部且在呼气时做 3 次哈气以感觉腹肌的收缩，练习发“K”的声音以感觉声带绷紧、声门关闭及腹肌收缩。

（3）当患者将这些动作结合时，指导患者做深而放松的吸气，接着做急剧的双重咳嗽。

8. 诱发咳嗽训练

（1）手法协助咳嗽：患者仰卧位，治疗师一手掌部置于患者剑突远端的上腹区，另一手压在前一手上，手指张开或交叉；患者尽可能深吸气后，治疗师在患者要咳嗽时给予手法帮助，向内、向上压迫腹部，将横膈往上推。或者患者坐在椅子上，治疗师站在患者身后，在患者呼气时给予手法压迫。

（2）伤口固定法：咳嗽时，嘱患者双手紧紧地压住伤口，以固定疼痛部位。如果患者不能触及伤口，则治疗师给予协助。

（3）气雾剂吸入方法：适用于分泌物浓稠者。可用超声雾化器，产生的微粒，大的沉着于喉及上呼吸道，小的沉着于远端呼吸性支气管肺泡。气雾剂吸入后鼓励患者咳嗽。

四、术前、术后功能训练

（一）术前功能训练

1. 引体向上 该运动练习 3 ～ 4 次 / 小时。

2. 下肢肌肉锻炼 股四头肌等长收缩练习，8 ～ 10 次 / 小时。

3. 踝泵运动 踝泵运动练习看似简单，但对预防、帮助消退下肢伤病、术后肿胀作用非常大。刚开始练习时，用较小的力量，逐渐适应后再增加强度。练习中如感觉疼痛明显，可减少练习的时间、次数。

4. 关节活动练习 健肢、患肢的足趾及关节充分活动，患肢屈膝屈髋时，髋关节屈曲度＜ 45°，并避免患髋内收、内旋。

（二）术后功能训练

1. 术后患者麻醉恢复后即开始踝泵运动及股四头肌静止收缩练习，踝关节术后、足部有石膏固定除外。白天频率不低于每小时 10 次。

2. 术后 24 小时可做股四头肌等长收缩练习及臀部肌肉收缩练习每小时 10 次，引体向上运动每小时 1 ～ 2 次。

3. 术后 2 ～ 3 日拔除引流管后，做髋、膝关节被动屈伸练习，髋关节活动度为 25°，膝关节活动度为 40°。

4. 术后 3 日开始持续被动活动（CPM），活动度从 30° ～ 40°开始，以后逐渐增加，每天增加 5°～ 10°，每日 2 次。

5. 术后 3 ～ 7 日根据手术方式及患者体力恢复情况下地活动或者使用助行器进行步行练习。

6. 术后 1 周，患者坐位练习伸髋、屈髋、屈髋位旋转，并可立为练习髋关节伸展、骨盆左右摇摆、屈髋、旋转。

（三）出院后功能训练

1. 术后 6 ～ 8 周屈髋不应超过 90°，且以躺、站或行走为主，坐的时间尽量缩短，每日 4 ～ 5 次，每次 30 分钟，术后 6 ～ 8 周可进行直腿抬高、髋关节伸展及外展练习、单腿平衡站立练习，每日 10 ～ 15 次，每次 1 ～ 2 分钟，直至术侧下肢能单腿站立。

2. 术后患者使用助行器 6 周再改为单拐或单手杖 4 周，如无疼痛及跛行便可弃拐。

3. 术后 3 ～ 6 个月可弃拐行走。

（四）功能锻炼方法

1. 踝泵运动 踝泵运动分为屈伸和绕环两组动作。

屈伸动作：患者躺或坐在床上，下肢伸展，大腿放松，缓缓勾起脚尖，尽力使脚尖朝向自己，至最大位置时保持 10 秒，然后脚尖缓缓朝下，至最大位置时保持 10 秒，然后放松，这样一组动作完成。稍休息后可再次进行下一组动作。反复地屈伸踝关节，最好每个小时练习 5 分钟，每日练 5 ～ 8 次。

绕环动作：患者躺或坐在床上，下肢伸展，大腿放松，以踝关节为中心，做 360°绕环，尽力保持动作幅度最大，可以使更多的肌肉得到运动。练习时，绕环动作有可能影响屈伸动作的幅度或增加疼痛感。如体力不够或疼痛感剧烈，只做屈伸动作也可以达到效果。

2. 股四头肌训练 患者把大腿肌肉收紧，膝部下压，膝关节保持伸直 5 秒，再放松 5 秒。

3. 腓肠肌训练 患者把脚趾向前伸直，脚跟向后拉，然后把脚趾向后拉，把脚跟向前推，注意保持膝关节伸直。

4. 臀大肌训练 臀部收紧 5 秒，放松 5 秒。

5. 膝关节训练 患肢脚沿床面向上移动，使患肢髋、膝关节屈伸，但应保证髋关节屈伸不超过 90°。

6. 引体向上运动 平卧或半卧，患肢外展中立，健侧下肢屈膝支撑于床面，双手吊住拉环，使身体整个抬高，臀部离床，停顿 5 ～ 10 秒后放下。

7. 下肢肌肉锻炼方法

等长收缩练习：踝关节背屈，绷紧腿部肌肉 10 秒后放松，在绷紧、放松，依次循环。

等张收缩练习：做直腿抬高、小范围的屈膝屈髋活动，小腿下垂床边的踢腿练习，直腿抬高时要求足跟离床 20cm、空中停顿 5 ～ 10 秒，放松。

8. 股外展肌训练 患者足伸直，患肢由中立位向外展伸展，再回到身体的中立位。患肢应保持足伸直，膝关节及足趾向外。

9. 髋关节屈曲训练 膝关节屈曲抬高患肢。注意不能比臀部高，并保持膝关节向前，小腿与地面垂直，身体不要向前弯。

10. 髋关节后伸训练 患者双手扶椅子靠背，后伸患肢，拉伸髋关节前关节囊和挛缩的屈髋肌群。

11. 髋膝关节屈曲活动 仰卧位，双足平放于床面，然后提起后跟，并将双足沿床面向头侧滑动，至膝关节不能再屈曲时保持 5 秒后放下双足跟并滑回原位。

12. 骨盆左右摇摆练习 伸直双下肢，左右摇摆骨盆，使双侧髋关节交替外展、内收。

13. 步行训练 助行器辅助步行，让患者扶助行器练习行走，患肢基本不负重，患脚先开步，重心前移，人的重量分布在助行器和健腿，然后健腿跟上。

14. 上下楼梯训练 部分身体状况较好者可进行上下台阶训练，上楼梯时先将健肢迈上台阶，再将患肢迈上台阶，下楼梯时先将双拐一道下一台阶，再将患肢迈下台阶，最后将健肢迈下台阶。

15. 患者单腿站立练习 健侧上肢支撑桌面，使身体平衡。逐渐减少手指用力，最终完全离开桌面。直到患肢能单腿站立，而且 Trendelenburg 征持续阴性达 1 分钟。

16. 旋转练习　患肢站立固定，通过健侧下肢前后移动，练习患侧髋关节的内、外旋。

（五）功能锻炼注意事项

1. 由仰卧位至坐位　在护理人员或家属的协助下，患者利用上肢和健侧下肢将患肢移近床边，先将患肢放下，再配合坐起，这样可尽量减小髋关节屈曲的角度。坐位时髋关节屈曲 45°～ 60°。

2. 由坐位至站立　让患者健侧肢体先着地，然后双手撑住助行器，同时患侧下肢着地，将身体重心移至健侧肢体上，保持身体平衡。患侧下肢的站立期，只能是“点地式”，不负重。

3. 由站立至步行　患者适用站立以后，即可使用助行器进行步行训练，负重要循序渐进，健肢先着地，患肢用脚尖着地，逐渐用足前掌着地，再过渡到全足掌着地。

4. 日常生活活动　主要是教会患者如何在日常生活中避免髋关节屈曲超过 90°、内收过中线。穿脱腰以下裤子或鞋袜时应用助行器，侧卧位时双膝关节间置一个枕头，以防止患侧肢体向关节下方滑下从而导致患肢内收过中线，避免向患侧侧卧位。

（岳建彪）

第四节　主要并发症及伴发症处理

◆ 冠状动脉粥样硬化性心脏病

一、诊断

（一）病名

1. 中医病名　胸痹心痛病、真心痛（TCD：BNX020）。

2. 西医病名　稳定型心绞痛（ICD–10：I20.801）。

不稳定型心绞痛（ICD–10：I20.000）。

非 ST 段抬高型心肌梗死（ICD–10：I21.401）。

ST 段抬高型心肌梗死（ICD–10：I21.900）。

非 ST 段抬高型急性冠脉综合征（不稳定型心绞痛、非 ST 段抬高型心肌梗死）及 ST 段抬高型心肌梗死因病情危重，需遵循内科监护处理，故本节不阐述。

（二）疾病诊断

1. 诊断依据

（1）症状：体力劳动或情绪激动时（饱食、寒冷、吸烟、心动过速、休克亦可诱发），患者出现胸骨体上端或中段后，波及心前区的压迫、发闷、紧迫感，常放射至左肩、左臂内侧达无名指和小指，或至颈、咽或下颌部，使患者被迫停止原来的活动，直至症状缓解。疼痛出现后逐步加重，停止活动或舌下含服硝酸甘油 3 ～ 5 分钟，症状逐渐缓解消失。

（2）体征：心绞痛发作时可出现心率增快、血压增高、表情焦虑、皮肤冷或出汗，有时出现第四或第三心音奔马律，发作间隙可无特殊异常表现。

2. 辅助检查

（1）心电图：发作时常见 ST 段压低 0.1mV 以上，有时出现 T 波倒置，症状缓解后恢复正常，动态变化的 ST–T 对诊断心绞痛的参考价值较大。

（2）超声心动图、心脏 X 线检查、冠状动脉 CT、放射性核素检查等。

（3）左心导管检查：属有创检查，主要包括冠状动脉造影术和左心室造影术，选择性冠状动脉造影术目前仍是诊断冠状动脉病变并指导治疗方案选择，制定血运重建方案的重要依据。

（三）鉴别诊断

慢性疼痛患者、更年期女性自诉胸痛，疼痛部位不固定，服用硝酸甘油或休息后缓解效果不明显或 10 多分钟后才“见效”者应当与心脏神经症鉴别；急性创伤性骨折患者，尤其合并肋骨骨折、上肢骨折、上位椎体骨折、碾压伤患者，出现心前区、胸骨中上段疼痛，应当仔细查体并询问疼痛性质，但注意不要过度刺激诱发心绞痛。老年患者还需与胃 – 食管反流、胃动力障碍、食管裂孔疝、消化性溃疡等消化系统疾病相鉴别。

（四）证候分类

参照中华人民共和国中医药行业标准《中医病证诊断疗效标准》。

1. 心血瘀阻 心胸阵痛，如刺如绞，固定不移，入夜为甚，伴有胸闷心悸，面色晦暗。舌质紫暗，或有瘀斑，舌下络脉青紫，脉沉涩或结代。

2. 寒凝心脉 心胸痛如缩窄，遇寒而作，形寒肢冷，胸闷心悸，甚则喘息不得卧。舌质淡，苔白滑，脉沉细或弦紧。

3. 痰浊内阻 心胸窒闷或如物压，气短喘促，多形体肥胖，肢体沉重，脘痞，痰多口黏，舌苔浊腻，脉滑。痰浊化热则心痛如灼，心烦口干，痰多黄稠，大便秘结，舌红，苔黄腻，脉滑数。

4. 心气虚弱 心胸隐痛，反复发作，胸闷气短，动则喘息，心悸易汗，倦怠懒言，面色㿠白。舌淡暗或有齿痕，苔薄白，脉弱或结代。

5. 心肾阴虚 心胸隐痛，久发不愈，心悸盗汗，心烦少寐，腰酸膝软，耳鸣头晕，气短乏力。舌红，苔少，脉细数。

6. 心肾阳虚 胸闷气短，遇寒则痛，心痛彻背，形寒肢冷，动则气喘，心悸汗出，不能平卧，腰酸乏力，面浮足肿。舌淡胖，苔白，脉沉细或脉微欲绝。

二、治疗方案

（一）中医治疗

1. 心血瘀阻

治法：活血化瘀，行气通络。

方药：血府逐瘀汤。桃仁、红花、当归、地黄、川芎、赤芍、川牛膝、柴胡、枳壳、炙甘草、桔梗等。

2. 寒凝心脉

治法：辛温通阳，开痹散寒。

方药：瓜蒌薤白白酒汤加枳实、桂枝、附子、丹参、檀香。

3. 痰浊内阻

治法：通阳泄浊，豁痰开结。

方药：瓜蒌薤白半夏汤加味。全瓜蒌、薤白、半夏、厚朴、枳实、桂枝、茯苓、炙甘草、干姜、细辛等。

4. 心气虚弱

治法：补气益血，养血安神。

方药：归脾汤加减。白术、人参、黄芪、当归、甘草、茯苓、远志、酸枣仁、木香、龙眼肉、生姜、大枣等。

5. 心肾阴虚

治法：滋阴益肾，养心活血。

方药：左归丸加减。熟地黄、菟丝子、牛膝、龟甲胶、鹿角胶、山药、山茱萸、枸杞子、人参、麦冬、五味子、枣仁、当归、丹参、川芎等。

6. 心肾阳虚

治法：益气温阳，活血通络。

方药：参附汤合右归丸加减。人参、熟地黄、炮附子、肉桂、山药、酒炙山茱萸、菟丝子、鹿角胶、枸杞子、当归、杜仲等。

注：上述证型均可使用中成药，复方丹参滴丸或速效救心丸 6 ～ 10 粒，口服，每日 3 次；参附注射液 40 ～ 100mL 加入 0.9%生理盐水 250mL 或 5%葡萄糖注射液中静脉滴注，每日 1 次。

（二）西医治疗

1. 发作时

（1）休息：立即停止活动，去除诱因。

（2）药物治疗：应用抗心绞痛和抗缺血药物，主要是硝酸酯类药物。

2. 缓解期

（1）戒烟，谨慎安排适量运动锻炼，控制体重，控制基础疾病。

（2）药物治疗：口服硝酸酯制剂、β 受体阻滞剂、钙通道阻滞剂、代谢类药物如曲美他嗪等。

3. 预防心肌梗死与死亡

（1）抗血小板治疗：阿司匹林、氯吡格雷。

（2）降脂治疗：他汀类药物如辛伐他汀、阿托伐他汀及贝特类如非诺贝特等。

（3）血管紧张素转化酶抑制剂（ACEI）：常用的有依那普利、卡托普利等。

（4）手术治疗。

三、疗效评定

参照中华人民共和国中医药行业标准《中医病证诊断疗效标准》。

治愈：症状消失，心电图及有关实验室检查恢复正常。

好转：症状减轻，发作次数减少，间歇期延长，实验室检查有改善。

未愈：主要症状及心电图无改变。

四、难点分析与对策

1. 稳定型心绞痛患者的治疗首先考虑预防心肌梗死和死亡，其次才是减少缺血、缓解症状和改善生活质量，所以对于此类患者，抗血小板治疗非常重要。稳定型心绞痛患者至少需要服用一种抗血小板药物，所有急性或慢性心肌缺血心脏病患者，无论是否有症状，只要没有禁忌，就应该每日常规服用阿司匹林 75 ～ 100mg，不耐受阿司匹林者应使用氯吡格雷代替；但接受择期手术的骨折患者应在术前停药 5 日以上，以保证其凝血机制完全恢复正常。

2. 择期手术的主要禁忌是不稳定型心绞痛、急性心肌梗死。稳定型心绞痛的患者，术前应衡量患者诱发心绞痛的负荷水平，术前、术中尽量控制在此水平以下。择期手术患者还可以根据情况考虑行 PCI 后再行外科手术，可以减少术后心肌梗死的发生率和死亡率。

3. 心肌梗死后的择期手术尽可能延迟至梗死后 6 个月进行；对于急诊手术，如果病情危及生命，则当尽早进行，但必须做到全面的血流动力学监测。

（易松）

◆ 心力衰竭 ◆

一、诊断

（一）病名

1. 中医病名 心衰病（TCD：BNX030）。

2. 西医病名 心力衰竭（ICD-10：I50.904）。

（二）疾病诊断

1. 诊断依据 Framingham 心衰诊断标准。

（1）主要标准：①阵发性夜间呼吸困难或端坐呼吸；②颈静脉怒张；③肺部啰音；④心脏扩大；⑤急性肺水肿；⑥第三心音奔马律；⑦静脉压增高＞ 1.57kPa（16cmH_2O）；⑧循环时间＞ 25 秒；⑨肝颈静脉反流征阳性。

（2）次要标准：①踝部水肿；②夜间咳嗽；③活动后呼吸困难；④肝肿大；⑤胸腔积液；⑥肺活量降低到最大肺活量的 1/3；⑦心动过速；⑧治疗后 5 日内体重减轻＞ 4.5kg。

同时存在 2 个主项或 1 个主项加 2 个次项，即可诊断为心力衰竭（除外明确肺源性或其他原因所致的右心衰，或急性心梗后心衰）。

2. 实验室和辅助性检查

（1）超声心动图指标

收缩功能：射血分数（EF 值），正常＞ 50%，运动时至少增加 5%。

舒张功能：心动周期中舒张早期心室充盈速度最大值为 E 峰，舒张晚期心室充盈最大值为 A 峰，正常人 E/A 值不应小于 1.2；舒张功能不全时，E/A 比值减低。

（2）心电图、脑钠肽（BNP）。

（3）胸部 X 线、动脉血气分析、常规实验室检查项目（如血常规、血生化等）。

（三）心力衰竭严重程度分级标准

美国纽约心脏病学会（NYHA）的分级方案，主要是根据自觉活动能力划分为心功能四级，心力衰竭三度。

Ⅰ级（心功能代偿期）：患者患有心脏病，但活动量不受限，平时一般活动不引起疲乏、心悸、呼吸困难或心绞痛。

Ⅱ级（Ⅰ度心衰）：心脏病患者的体力活动受到轻度限制，休息时无自觉症状，但平时一般活动下可出现乏力、心悸、呼吸困难或心绞痛。

Ⅲ级（Ⅱ度心衰）：心脏病患者体力活动明显受限。小于平时一般活动即引起上述症状。

Ⅳ级（Ⅲ度心衰）：心脏病患者不能从事任何体力活动。休息状态下也可出现心衰症状，体力活动后加重。

（四）鉴别诊断

1. 支气管哮喘　多见于有过敏史的青少年；发作时双肺可闻及典型哮鸣音，咳出白色黏痰后呼吸困难常可缓解。测定血浆 BNP 水平对鉴别心源性和支气管性哮喘有较重要的参考价值。

2. 心包积液、缩窄性心包炎　由于腔静脉回流受阻同样可以引起颈静脉怒张、肝大、下肢水肿等表现，应根据病史、心脏及周围血管体征进行鉴别，超声心动图检查可得以确诊。

3. 肝硬化腹水伴下肢水肿　应与慢性右心衰竭鉴别，除基础心脏病体征有助于鉴别外，非心源性肝硬化不会出现颈静脉怒张等上腔静脉回流受阻的体征。

（五）证候分类

参照中华人民共和国中医药行业标准《中医病证诊断疗效标准》。

1. 慢性稳定期

（1）心肺气虚，血瘀饮停：胸闷气喘，心悸，活动后诱发或加重，神疲乏力，咳嗽，咯白痰，面色苍白，或有紫绀。舌质淡或边有齿痕，或紫暗，有瘀点、瘀斑，脉沉细、虚数或涩、结代。

（2）气阴两虚，心血瘀阻：胸闷气喘、心悸，动则加重，乏力自汗，两颧泛红，口燥咽干，五心烦热，失眠多梦，或有紫绀。舌红少苔，或紫暗，有瘀点、瘀斑，脉沉细、虚数或涩、结代。

（3）阳气亏虚、血瘀水停：胸闷气喘、心悸、咳嗽、咯稀白痰，肢冷、畏寒，尿少浮肿，自汗，汗出湿冷。舌质暗淡或绛紫，苔白腻，脉沉细或涩、结代。

（4）肾精亏虚、阴阳两虚：心悸，动辄气喘，时尿少肢肿，或夜卧高，腰膝酸软，头晕耳鸣，四肢不温，步履无力，或口干咽燥。舌淡红质胖，苔少，或舌红胖，苔薄白，乏精，脉沉细无力，或数，或结代。

2. 急性加重期

（1）阳虚水泛：喘促气急，痰涎上涌，咳嗽，吐粉红色泡沫样痰，口唇青紫，汗出肢冷，烦躁不安。舌质暗红，苔白腻，脉细促。

（2）阳虚喘脱：面色晦暗，喘悸不休，烦躁不安，或额汗如油，四肢厥冷，尿少，肢肿，面色苍白。舌淡苔白，脉微细欲绝，或疾数无力。

（3）痰瘀痹阻：心悸气短，动则尤甚，肢体浮肿，按之没指，双下肢为甚，面色晦暗，口唇、爪甲青紫，胁下癥块，咳嗽痰多，甚则咯血，颈脉怒张。舌紫黯，体大有齿痕，苔腻，脉沉涩或结代。

二、治疗方案

（一）中医治疗

1. 慢性稳定期

（1）心肺气虚，血瘀饮停

治法：补益心肺，活血化瘀。

方药：保元汤合桃红四物汤、葶苈大枣泻肺汤加减。人参、黄芪、茯苓、白术、桂枝、桃仁、红花、当归、川芎、赤芍、葶苈子、甘草、大枣等。

中成药：芪苈强心胶囊 4 粒，口服，日 3 次，丹红注射液 20 ～ 40mL 加入 5% 葡萄糖注射液

250mL，静滴，日 1 次。

（2）气阴两虚，心血瘀阻

治法：益气养阴，活血化瘀。

方药：生脉散合血府逐瘀汤加减。人参、麦冬、五味子、生地黄、黄精、玉竹、桃仁、柴胡、红花、当归、川芎、赤芍、车前子、冬瓜皮等。

中成药：参麦注射液 40 ～ 60mL，加入 100mL 液体中静脉滴注。

（3）阳气亏虚，血瘀水停

治法：益气温阳，化瘀利水。

方药：参附汤合丹参饮、苓桂术甘汤加减。红参、制附子、茯苓、白术、桂枝、丹参、檀香、赤芍、益母草、炒葶苈子、砂仁、大腹皮、大枣、车前子、泽泻、猪苓等。

中成药：芪苈强心胶囊 4 粒，口服，日 3 次，参附注射液 40 ～ 100mL，加入 100mL 生理盐水或葡萄糖注射液中静脉滴注。

（4）肾精亏损，阴阳两虚

治法：填精化气，益阴通阳。

方药：左归丸、右归丸合生脉散加减。阳虚较甚，选右归丸合生脉散（熟地黄、山药、山茱萸、枸杞子、菟丝子、鹿角片、制附子、肉桂、红参、麦冬、五味子）；阴虚较甚，选左归丸合生脉散（生地黄、熟地黄、山茱萸、枸杞子、菟丝子、鹿角片、山药、猪苓、茯苓、泽泻、生晒参、麦冬、五味子）。

中成药：芪苈强心胶囊 4 粒，口服，日 3 次。

2. 急性加重期

（1）阳虚水泛

治法：温阳利水，泻肺平喘。

方药：真武汤合葶苈大枣泻肺汤加减。熟附子、白术、白芍、猪苓、茯苓、车前子、泽泻、葶苈子、炙甘草、地龙、桃仁、煅龙骨、煅牡蛎等。

中成药：七味三七口服液 10mL，口服，日 3 次；速效救心丸 4 ～ 6 粒，立即舌下含服；芪苈强心胶囊 4 粒，口服，日 3 次，参附注射液 40 ～ 100mL，加入 100mL 注射液中静脉滴注。

（2）阳虚喘脱

治法：回阳固脱。

方药：参附龙牡汤加味。人参、炮附子、煅龙骨、煅牡蛎、干姜、桃仁、红花、紫石英、炙甘草等。

中成药：七味三七口服液 10mL，口服，日 3 次；速效救心丸 4 ～ 6 粒，立即舌下含服；芪苈强心胶囊 4 粒，口服，日 1 次，参附注射液 40 ～ 100mL，加入 100mL 注射液中静脉滴注。

（3）痰瘀痹阻

治法：宣肺化痰，化瘀利水。

方药：血府逐瘀汤合苓桂术甘汤。当归、生地黄、桃仁、红花、炙甘草、桔梗、枳壳、川芎、赤芍、柴胡、牛膝、桂枝、茯苓、白术。

中成药：七味三七口服液 10mL，口服，日 1 次；速效救心丸 4 ～ 6 粒，立即舌下含服；芪苈强心胶囊 4 粒，口服，日 1 次。

（二）西医治疗

1. 病因治疗

（1）去除基本病因。

（2）去除诱发因素。

（3）改善生活方式。

2. 减轻心脏负荷

（1）休息和适当应用镇静剂。

（2）控制盐摄入：Ⅰ度心衰，每日钠摄入 2g 左右（相当于氯化钠 5g）；Ⅱ度心衰，每日钠摄入 1g（相当于氯化钠 2.5g）；Ⅲ度心衰，每日钠摄入 0.4g（相当于氯化钠 1g），同时避免发生低血钠。

（3）水分摄入：液体摄入量，每日 1.5 ～ 2.0L。

（4）应用利尿剂：血管紧张素转化酶抑制剂（ACEI）、β 受体阻滞剂、醛固酮拮抗剂、血管紧张素受体拮抗剂（ARB）、血管扩张剂。

3. 强心剂 适合于收缩功能不全。

（三）康复训练

1. 活动时应强调循序渐进、动静结合、量力而行，不可引起不适或症状加重，禁忌剧烈运动，并要有恰当的准备和结束活动。

2. 治疗时应有恰当的医学监护，出现疲劳、心悸、呼吸困难及其他症状应暂停活动，查明原因。严格掌握运动治疗的适应证，特别注意排除不稳定的心脏患者。

3. 心功能Ⅳ级者，体力活动应予限制，过多的体力活动会加重心脏负担，加剧病情。此期以静为主，以动为辅。病情稳定后立即开始被动活动，首先从肩、肘、膝关节活动开始，每次 5 ～ 10 分钟，每日 1 ～ 2 次，不应有疲劳感。活动必须循序渐进，开始可以在床上伸展四肢，再缓慢下床，在床边、室内漫步；经过一段时间后再逐渐缓慢增加活动量；病情好转后，可到室外活动。如活动不引起胸闷、气喘，则表明活动的适度。要以轻体力、小活动量、长期坚持为原则。

（四）护理

1. 起居 居室环境温湿度适宜，注意防寒保暖。气候转冷时注意加强室内保暖，防止上呼吸道感染诱发心衰。保证患者夜间睡眠充足，避免过度劳累，如果患者心衰较重，高枕或半卧位姿势睡眠。病情缓解且医生允许后，患者可在陪同下进行适度下床活动，如小范围散步，以促进身心健康；康复活动宜适量、适度。

2. 饮食 注意营养，对水肿者，应限制水和钠盐的摄入，每日食盐摄入量少于 5g，注意日常饮食以低热量、清淡易消化为主，并摄入充足维生素和碳水化合物，少食多餐。虚者可进食大枣、莲子、百合等补益之品。饮食有节制，宜清淡可口，忌食辛辣、醇酒、咖啡之品。

3. 情志 平时多向患者讲解医学知识，避免紧张、恐惧、激动、过度思虑等。保持平和心态。

三、疗效评定

（一）疗效标准

临床近期治愈：心功能纠正至Ⅰ级、症状、体征基本消失，各项检查基本恢复正常。

显效：心功能改善 2 级以上，症状体征及心电图、EF、6 分钟步行试验等指标明显改善。

有效：心功能改善 1 级，症状体征及心电图、EF、6 分钟步行试验等指标有所改善。

无效：心功能无明显变化，或加重，或死亡。

（二）评定方法

根据患者入院和出院当天病情，按照疗效标准进行心衰疗效评定。心功能评价依据为美国纽约心脏病协会（NYHA）心功能分级方案。

四、难点分析与对策

心衰常危及生命，必须紧急施救和治疗。在骨折合并心衰患者，两种疾病相互影响，治疗矛盾多，因此治疗相当棘手。在治疗过程中单纯西医治疗对骨折后预防心衰的发生及加重效果不佳，针对此问题，我们采取中西医结合方法，重点在预防，严格计算出入量，防止入量过多而加重心衰。

（易松）

◆ 心律失常 ◆

一、诊断

（一）病名

1. 中医病名 心悸（TCD：BNX010）。

2. 西医病名 心律失常（ICD-10：I49.900）。

（二）疾病诊断

心律失常是由于窦房结激动异常或激动产生于窦房结以外，激动的传导缓慢、阻滞或经异常通道传导，即心脏活动的起源和（或）传导障碍导致心脏搏动的频率和（或）节律异常。按其发生原理，分为冲动形成异常和冲动传导异常两大类。

1. 冲动形成异常

（1）窦性心律失常：窦性心动过速、窦性心动过缓、窦性心律不齐、窦性停搏。

（2）异位心律

被动性异位心律：窦性逸搏（房性、房室交界区性、室性），逸搏心律（房性、房室交界区性、室性）。

主动性异位心律：期前收缩（房性、房室交界区性、室性），阵发性心动过速（房性、房室交界区性、房室折返性、室性），房扑、房颤，室扑、室颤。

2. 冲动传导异常

（1）生理性：干扰及房室分离。

（2）病理性：窦房传导阻滞，房内传导阻滞，房室传导阻滞，束支及分支阻滞（左、右束支及左束支分支传导阻滞）或室内阻滞。

（3）房室间传导途径异常：预激综合征。

心律失常的诊断主要根据心电图或动态心电图。部分患者可根据病史和体征做出初步诊断。详细追问发作时心率、节律（规则与否、漏搏感等），发作起止与持续时间。发作时有无低血压、昏厥或近乎昏厥、抽搐、心绞痛或心力衰竭等表现，以及既往发作的诱因、频率和治疗经过，有助于判断心律失常的性质。心电图诊断参照中华医学会心血管病学会制定的《2013心律失常紧急处理专家共识》。

（三）证候分类

参照中华人民共和国中医药行业标准《中医病证诊断疗效标准》。

1. 心虚胆怯　心悸因惊恐而发，悸动不安，气短自汗，神倦乏力，少寐多梦。舌淡，苔薄白，脉细弦。

2. 心脾两虚　心悸不安，失眠健忘，面色㿠白，头晕乏力，气短易汗，纳少胸闷。舌淡红，苔薄白，脉弱。

3. 阴虚火旺　心悸不宁，思虑劳心尤甚，心中烦热，少寐多梦，头晕目眩，耳鸣，口干，面颊烘热。舌质红，苔薄黄，脉细弦数。

4. 心血瘀阻　心悸怔忡，胸闷心痛阵发，或面唇紫暗。舌质紫或有瘀斑，脉细涩或结代。

5. 水气凌心　心悸怔忡不已，胸闷气喘，咳吐大量泡沫痰涎，面浮足肿，不能平卧，目眩，尿少。苔白腻或白滑，脉弦滑数疾。

6. 心阳虚弱　心悸动则为甚，胸闷气短，畏寒肢冷，头晕，面色苍白。舌淡胖，苔白，脉沉细迟或结代。

7、痰火扰心　心悸时作时止，受惊易作，烦躁不安，失眠多梦，痰多、胸闷、食少、泛恶，口干口苦，大便秘结，小便短赤。舌红，苔黄腻，脉弦滑。

二、治疗方案

（一）中医治疗

1. 心虚胆怯

治法：镇惊定志，养心安神。

方药：安神定志丸。党参、茯苓、炙远志、石菖蒲、茯神、龙骨、牡蛎、黄芪、陈皮、酸枣仁、夜交藤、莲子等。

2. 心脾两虚

治法：补血养心，益气安神。

方药：归脾汤。黄芪、党参、白术、当归、茯神、酸枣仁、木香、龙眼肉、大枣、陈皮、怀山药、甘草、夜交藤、莲子、龙骨等。

3. 阴虚火旺

治法：滋阴清火，养心安神。

方药：天王补心丹加减。生地、玄参、天冬、麦冬、当归、牡丹皮、党参、茯苓、柏子仁、炒枣仁、远志、五味子、丹参、桔梗、夜交藤、莲子、龙骨等。

4. 心血瘀阻

治法：活血化瘀，理气通络。

方药：桃仁红花煎加减。桃仁、红花、赤芍、生地黄、香附、丹参、当归、延胡索、青皮、甘草等。

中成药：参松养心胶囊 2 ～ 3 粒，口服，日 3 次。丹红注射液 20 ～ 40mL，加入 0.9%的生理盐水 250mL 或 5%葡萄糖注射液中静脉滴注，每日 1 次。

5. 水气凌心

治法：振奋心阳，化气利水。

方药：苓桂术甘汤加味。茯苓、桂枝、白术、甘草、半夏、陈皮、生姜等。

6. 心阳虚弱

治法：温补心阳，安神定惊。

方药：桂枝甘草龙骨牡蛎汤加减。人参、熟附子、干姜、淫羊藿、桂枝、龙骨、牡蛎、甘松、炙甘草等。

中成药：参附注射液 40 ～ 100mL 加入 0.9%的生理盐水 250mL 或 5%葡萄糖注射液中静脉滴注，每日 1 次。

7. 痰火扰心

治法：清热化痰，宁心安神。

方药：黄连温胆汤加减。黄连、栀子、半夏、橘皮、生姜、竹茹等。

（二）西医治疗

参照中华医学会心血管病学会制定的《2013 心律失常紧急处理专家共识》。

应根据心律失常患者的症状、心律失常的类型及其对血流动力学的影响来判断是否需要治疗。通常包括发作时心律失常的控制、去除病因病灶、预防复发等几个方面。

1. 窦性心动过速

（1）病因治疗是根本措施。

（2）可使用兼顾基础疾病治疗并可减慢窦性心率的药物，如心肌缺血时使用 β 受体阻滞剂。

2. 室上性心动过速

（1）一般发作期的处理：压迫眼球、按摩颈动脉窦、捏鼻用力呼气和屏气等反射性兴奋迷走神经的方法。

（2）药物治疗：首选维拉帕米和普罗帕酮缓慢静注，一旦终止后即刻停止注射。

（3）伴明显低血压和严重心功能不全者，应使用电复律终止发作。

3. 房性心动过速

（1）短阵房性心动过速如无明显血流动力学影响，可观察。纠正引起房性心动过速的病因和诱因。

（2）持续房性心动过速可选择药物治疗。药物可用普罗帕酮、胺碘酮。当无法终止或有药物禁忌时，可考虑控制心室率，使用洋地黄类药物、β 受体阻滞剂、非二氢吡啶类钙拮抗剂（维拉帕米 / 地尔硫䓬）。

4. 心房颤动和心房扑动

（1）若不伴血流动力学障碍及相应症状，24 小时总体心率不十分缓慢，可观察，不做特殊处理，也不应停止患者一直使用的药物。但如心房颤动总体心率缓慢，或出现规整的长 RR 间期，或出现长达 5 秒以上停搏，或伴有头晕、黑蒙或晕厥等症状，在除外药物及其他因素影响后应考虑起搏治疗。

（2）心房颤动急性发作期，心室率控制的目标为 80～100 次 / 分。药物可选择 β 受体阻滞剂（美托洛尔、艾司洛尔），也可选非二氢吡啶类钙离子拮抗剂（地尔硫䓬或维拉帕米）控制心室率；合并心功能不全、低血压者应给予胺碘酮或洋地黄类药物。

（3）预防血栓栓塞是心房颤动急性发作期治疗的首要措施。若患者已口服华法林，且 INR 2 ～ 3，可继续华法林治疗，术前至少停用 3 日。若患者未使用口服抗凝药，应在急性期用低分子肝素钙抗凝。

5. 室性期前收缩

（1）首先应治疗基础疾病，纠正内环境紊乱等诱因，尤其是低血钾。

（2）室性期前收缩可诱发室性心动过速或心室颤动，可按照室性心动过速、心室颤动处理。

（3）合并器质性心脏病：在处理基础疾病和诱因的前提下可考虑口服 β 受体阻滞剂、血管紧张素转换酶抑制剂等。

（4）不伴有器质性心脏病的室性期前收缩，不建议常规抗心律失常药物治疗。

6. 持续性单形性室性心动过速

（1）治疗基础心脏病，纠正诱发因素。

（2）有血流动力学障碍者立即同步直流电复律。

（3）血流动力学稳定可首先使用抗心律失常药如胺碘酮，也可电复律。

7. 尖端扭转性室性心动过速

（1）硫酸镁缓慢静脉注射直至发作次数减少和 QT 间期缩短至 500 毫秒以内。

（2）积极静脉及口服补钾。

（3）临时起搏适用于并发心动过缓或有长间歇者。

8. 心室颤动 / 无脉性室性心动过速

（1）尽早进行规范的心肺复苏（CPR）。

（2）尽早电复律。CPR 和电复律是首要任务，第二位才是用药。

9. 缓慢性心律失常

（1）积极寻找并治疗可逆性诱因。

（2）轻度的心动过缓（如心率 50 ～ 60 次 / 分）若无症状，或仅有轻微症状，可观察，不需紧急处理。

（3）症状性心动过缓的药物治疗：①阿托品可用于窦性心动过缓、窦性停搏、二度Ⅰ型房室传导阻滞。②多巴胺、肾上腺素、异丙肾上腺素可用于阿托品无效或不适用的症状性心动过缓患者，也可用于起搏治疗前的过渡。③对症状性心动过缓，应尽早实行起搏治疗。

三、疗效评定

（一）评定标准

参照中华人民共和国中医药行业标准《中医病证诊断疗效标准》。

治愈：症状及心律失常消失，心电图等实验室检查恢复正常。

好转：症状减轻或发作间歇时间延长，实验室检查有改善。

未愈：症状及心律失常无变化。

（二）评定方法

心律失常的诊断首先要进行详尽的病史采集及体格检查，通过患者的症状、心脏体征，对部分心律失常做出初步诊断，但要做出准确的诊断，仍需依靠心电图检查。

四、难点分析与对策

1. 出现心律失常的患者必须筛查可纠正的原因，如纠正缺血、低钾、低血容量等比单纯使用抗心律失常药物疗效好，收益大。此外，电解质紊乱时使用电复律极易诱发室颤，维持手术患者、危重患者电解质在正常范围有重要意义。

2. 由于体表心电图对某些缓慢型心律失常诊断的限制（如一、三度窦房阻滞），可行阿托品试验保证骨科手术安全。缓慢型心律失常患者伴有明显症状（如一过性头晕、黑蒙、严重者发生晕厥和抽搐，出现阿－斯综合征）者，一般需要考虑植入起搏器治疗。

3. 抗心律失常药物本身有致心律失常作用及负性肌力作用，因此，抗心律失常药物的选择必须谨慎；抗心律失常药物在有效治疗的同时却明显增加死亡率。对症状不明显或血流动力学影响不大的心律失常主张不做积极的药物治疗，尤其要避免选择Ⅰ类抗心律失常药物。

4. 自律性异常多为功能性改变，常属于可逆病变，治疗后可好转；而传导异常的患者病理性、退行性损伤多数为固定而不可逆，对其再做进一步治疗已无更多意义，例如房内阻滞、房间阻滞、左右束支阻滞，一度房室阻滞等。为了保证手术安全，建议双支阻滞、二度Ⅱ型房室阻滞、高度房室阻滞、几乎完全性房室阻滞时需要安置起搏器。

（易松）

◆ 高血压 ◆

一、诊断

（一）病名

1. 中医病名 风眩（TCD–10：BNG070）。

2. 西医病名 高血压（ICD–10：I10.X05）。

（二）疾病诊断

1. 诊断依据 对于18岁以上成年人。

（1）在未服用高血压药物情况下收缩压≥140mmHg和（或）舒张压≥90mmHg。

（2）患者既往有高血压史，目前正服用抗高血压药物，即使血压已低于140/90mmHg，仍应诊断为高血压。

2. 辅助检查

（1）基本项目：血生化（钾、空腹血糖、血清总胆固醇、甘油三酯、高密度脂蛋白胆固醇、低密度脂蛋白胆固醇和尿酸、肌酐），全血细胞计数、血红蛋白和血细胞比容，尿液分析（尿蛋白、糖和尿沉渣镜检），心电图。

（2）推荐项目：24小时动态血压监测（ABPM）、超声心动图、颈动脉超声、餐后血糖（当空腹血糖≥6.1mmol时测定）

（三）鉴别诊断

由于骨折创伤疼痛、情绪改变（如对手术、对监护室陌生环境的恐惧等）而诱发阵发性高血压，持续时间从十多分钟至数天，间歇期亦长短不等，发作时除血压骤然升高外，还伴头痛、心悸、恶心、多汗、四肢冰冷和麻木感、视力减退、上腹或胸骨后疼痛等症状时，应警惕嗜铬细胞瘤。检测血浆中游离间变肾上腺素和去甲肾上腺素，阴性者可排除此病，肾上腺CT和MRI可用作解剖学定位检查。

骨伤科常用药物非甾体类抗炎药（如吲哚美辛、布洛芬、对乙酰氨基酚等）、肾上腺皮质激素（常用泼尼松等）也可以造成一部分患者血压升高，可考虑停药或使用其他替代药物治疗。

（四）证候分类

参照中华人民共和国中医药行业标准《中医病证诊断疗效标准》。

1. 风阳上扰　眩晕耳鸣，头痛且胀，易怒，失眠多梦，或面红目赤，口苦。舌红，苔黄，脉弦滑。

2. 痰浊上蒙　头重如裹，视物旋转，胸闷作恶，呕吐痰涎。苔白腻，脉弦滑。

3. 气血亏虚　头晕目眩，面色㿠白，神倦乏力，心悸少寐。舌淡，苔薄白，脉弱。

4. 肝肾阴虚　眩晕久发不已，视力减退，少寐健忘，心烦口干，耳鸣，神倦乏力，腰酸膝软。舌红，苔薄，脉弦细。

二、治疗方案

（一）中医治疗

1. 风阳上扰

治法：平肝潜阳。

方药：天麻钩藤饮加减。石决明、钩藤、杜仲、天麻、黄芩、牛膝、栀子、益母草、夜交藤、茯神等。

2. 痰浊上蒙

治法：燥湿祛痰，健脾和胃。

方药：半夏白术天麻汤加减。制半夏、白术、天麻、陈皮、茯苓、甘草、生姜、大枣等。

3. 气血亏虚

治法：补养气血。

方药：归脾汤加减。白术、人参、黄芪、当归、甘草、茯苓、远志、酸枣仁、木香、龙眼肉、生姜、大枣等。

4. 肝肾阴虚

治法：滋补肝肾。

方药：一贯煎加减。沙参、麦冬、当归、生地、枸杞、川楝子等。

中成药：杞菊地黄丸。

（二）西医治疗

1. 非药物治疗　包括戒烟，限酒，减轻和控制体重，合理膳食，适当增加体力活动，减轻精神压力，保持心理平衡。

2. 高血压患者的降压目标　一般高血压患者，应将血压（收缩压 / 舒张压）降至 140/90mmHg 以下；65 岁及以上的老年人的收缩压应控制在 150mmHg 以下，如能耐受还可进一步降低；伴有慢性肾脏疾病、糖尿病，或病情稳定的冠心病或脑血管病的高血压患者治疗更宜个体化，一般可以将血压降至 130/80mmHg 以下。伴有严重肾脏疾病或糖尿病，或处于急性期的冠心病或脑血管病患者，应按照相关指南进行血压管理。舒张压低于 60mmHg 的冠心病患者，应在密切监测血压的情况下逐渐实现降压达标。

3. 降压药物的选择

（1）既往无高血压病因骨折创伤疼痛、情绪改变（如对手术、对监护室陌生环境的恐惧等）而诱发高血压者，首先缓解疼痛、减轻精神压力、保持心理平衡，必要时口服或舌下含服卡托普利 25mg，不能使用卡托普利者使用钙通道阻滞剂如硝苯地平，半小时后复查血压，紧张恐惧明显者予地西泮口服或肌内注射。

（2）既往有高血压病，血压控制理想者继续原方案治疗，如果控制不好再联合加用降压药物如钙通道阻滞剂（CCB）、血管紧张素转换酶抑制剂（ACEI）、血管紧张素受体阻滞剂（ARB）、利尿剂和β受体阻滞剂。紧张恐惧明显者予地西泮口服或肌内注射。

（3）我国临床主要推荐应用的优化联合治疗方案：二氢吡啶类钙通道阻滞剂（D–CCB）加 ARB，D–CCB 加 ACEI，ARB 加噻嗪类利尿剂，ACEI 加噻嗪类利尿剂，D–CCB 噻嗪类利尿剂，D–CCB 加β受体阻滞剂。（表 1–1）

表 1–1　高血压的优化联合治疗方案

优先推荐	一般推荐	不常规推荐
D–CCB+ARB	利尿剂＋β 阻滞剂	ACEI+β 阻滞剂
D–CCB+ACEI	α 阻滞剂＋β 阻滞剂	ARB+β 阻滞剂
ARB+ 噻嗪类利尿剂	D–CCB+ 保钾利尿剂	ACEI+ARB
ACEI+ 噻嗪类利尿剂	噻嗪类利尿剂＋保钾利尿剂	中枢作用药＋β 阻滞剂
D–CCB+ 噻嗪类利尿剂		
D–CCB+β 阻滞剂		

（4）如果口服药物控制不理想，合并有冠心病、心衰者可短期使用硝酸甘油注射液，用 5% 葡萄糖注射液或 0.9% 氯化钠注射液稀释后静脉滴注，开始剂量为 5 μg/min，最好用输液泵恒速输入。可每 3 ～ 5 分钟增加 5μg/min，如在 20 μg/min 时无效可以 10μg/min 递增。患者对本药的个体差异很大，静脉滴注无固定适合剂量，应根据个体的血压、心率和其他血流动力学参数来调整用量。使用时注意：小剂量可能发生严重低血压，尤其在直立位时；应慎用于血容量不足或收缩压低的患者；发生低血压时可合并心动过缓，加重心绞痛；加重肥厚梗阻型心肌病引起的心绞痛；如果出现视力模糊或口干，应停药；剂量过大可引起剧烈头痛；静脉滴注本品时，由于许多塑料输液器可吸附硝酸甘油，因此应采用不吸附本品的输液装置，如玻璃输液瓶等；静脉使用本品时须采用避光措施。

三、疗效评定

（一）评定标准

证候疗效判定参照《中药新药临床研究指导原则（试行）2002》中证候疗效判定标准制定。

显效：临床症状、体征明显改善，证候积分减少≥ 70%。

有效：临床症状、体征均有好转，证候积分减少≥ 30%。

无效：临床症状、体征无明显改善，甚或加重，证候积分减少不足 30%。

（二）降压目标

高血压患者的降压目标为＜ 140/90mmHg；对于合并心力衰竭、冠心病、糖尿病、肾功能不全的患者，血压水平控制在≤ 130/80mmHg；对于老年高血压患者，降压目标水平为≤ 150/90mmHg；高龄老年患者（≥ 75 岁）降压目标水平可以是≤ 160/90mmHg。如果高血压危象使血压迅速下降到安全水平，一般数小时内降低平均动脉压 20% ～ 25%，应预防进行性或不可逆性靶器官损害，需避免血压下降过快或过度引起的局部或全身血流灌注不足。

四、难点分析与对策

1. 围手术期高血压是指手术前、手术中、手术后所出现的高血压。可见于术前无高血压病者，或高血压患者血压已控制及未控制者。高血压患者平时血压未控制者围手术期血压可更高。骨折后、手术中、手术后的疼痛刺激，手术前紧张、焦虑、失眠、停用口服降压药，麻醉诱导，不恰当的补液等均可导致血压波动较大。对于患者情绪及病情稳定，但血压仍高于正常，符合高血压诊断标准的患者，术前应给予适当的药物降压处理，对预防手术过程中的血压剧烈波动及心血管意外十分重要。降压目标为降至正常或理想水平，对≥ 60 岁的老年拟行手术治疗的骨折患者，应降压至 140/90mmHg 以下，治疗应坚持到术前的最后一刻。即使术前禁食的患者，也可用少量的水服用抗高血压药物。术前患者易紧张和激动，导致血压波动，对此类患者应加强探视，解除其思想顾虑，并适当予以镇静。使用 ACEI 或 ARB 患者更容易出现低血压，可能与血容量下降有关，建议手术当天早上应停用 ACEI 和 ARB。对于手术过程中刺激性强的操作引起的血压升高，首先应适当加深麻醉，必要时增加异丙芬、芬太尼用量。若仍未能有效控制，可选用静脉注射及静脉滴注的降压药。总之，围术期降压治疗目标是保护脏器功能，减少并发症，改善预后。进行降压治疗时，必须严密监测血压、心律，防止医源性器官血液灌注不足。理想的围术期降压药物是起效快、持续时间短、容易监测血药浓度，且已证明在围术期对高血压的治疗是有效和安全的。硝普钠仅在没有其他药物使用的情况下使用。依那普利拉和硝酸甘油推荐联合使用。

2. 高血压危象是指短期血压急剧升高，舒张压超过 120mmHg 或 130mmHg 并伴有一系列严重症状，甚至危及生命的临床现象。骨科围手术期高血压危象患者应仔细评估和监测高血压导致的心肾损伤，确定高血压的可能原因，更加谨慎地评估手术风险，尽量选择非手术治疗或调整手术方案，减少术中及术后不良事件的发生。并在数小时至 24 小时内使血压降至目标水平（150 ～ 170）/（100 ～ 110）mmHg，或平均动脉压降低 20% ～ 25%。

（易松）

◆ 脑梗死

一、诊断

（一）病名

1. 中医病名　中风病（TCD：BNG080）。

2. 西医病名　脑梗死（ICD–10：I63.900）。

（二）疾病诊断

1. 诊断依据　参照 2014 年中华医学会神经病学分会脑血管病学组制定的《中国急性缺血性脑卒中诊治指南》。

（1）急性起病。

（2）局灶神经功能缺损（一侧面部或肢体无力或麻木，语言障碍等），少数为全面神经功能缺损。

（3）症状或体征持续时间不限（当影像学显示有责任缺血性病灶时），或持续 24 小时以上（当缺乏影像学责任病灶时）。

（4）排除非血管性病因。

（5）脑 CT/MRI 排除脑出血。

2. 辅助检查

（1）平扫脑 CT、MRI、心电图。

（2）若怀疑痫性发作者，可做脑电图；若 CT、MRI 均未提示病灶时可考虑行腰穿；胸部 X 线和 CT 有助于查明栓子来源。

（三）鉴别诊断

老年患者发生摔倒伴意识不清，且无第一现场目击者，在生命体征平稳的情况下应仔细查体，尽快行头颅 CT 检查，可以准确识别绝大多数颅内出血，并帮助鉴别非血管性病变（如脑肿瘤、脑外伤）。尽快完善相关辅助检查，排除中毒、癫痫后状态、高血压脑病、糖尿病酮症及非酮症酸中毒、脑炎及躯体其他重要脏器功能严重障碍引起的脑部病变。

（四）证候分类

参照中华人民共和国中医药行业标准《中医病证诊断疗效标准》。

1. 中经络

（1）肝阳暴亢：半身不遂。舌强语謇，口舌歪斜，眩晕头痛，面红目赤，心烦易怒，口苦咽干，便秘尿黄。舌红或绛，苔黄或燥，脉弦有力。

（2）风痰阻络：半身不遂，口舌歪斜。舌强言謇，肢体麻木或手足拘急，头晕目眩。舌苔白腻或黄腻，脉弦滑。

（3）痰热腑实：半身不遂。舌强不语，口舌歪斜，口黏痰多，腹胀便秘，午后面红烦热。舌红，苔黄腻或灰黑，脉弦滑大。

（4）气虚血瘀：半身不遂，肢体软弱，偏身麻木。舌歪语謇，手足肿胀，面色淡白，气短乏力，心悸自汗。舌质暗淡，苔薄白或白腻，脉细缓或细涩。

（5）阴虚风动：半身不遂，肢体麻木。舌强语謇，心烦失眠，眩晕耳鸣，手足拘挛或蠕动。舌红或暗淡，苔少或光剥，脉细弦或数。

2. 中脏腑

（1）阳闭证（痰热内闭）：突然昏倒，不省人事，牙关紧闭，口噤不开，两手固握，大小便闭，肢体强痉。同时还伴有面赤身热，气粗口臭，躁扰不宁，苔黄腻，脉弦滑而数。

（2）阴闭证（痰蒙清窍）：突然昏倒，不省人事，牙关紧闭，口噤不开，两手固握，大小便闭，肢体强痉。同时还伴有面白唇暗，静卧不烦，四肢不温，痰涎壅盛，苔白腻，脉沉滑缓。

（3）脱证（元气衰败）：神昏，面色苍白，瞳孔散大，手撒肢逆，二便失禁，气息短促，多汗肤凉。舌淡紫或萎缩。舌苔白腻，脉散或脉微欲绝。

二、治疗方案

（一）中医治疗

1. 中经络

（1）肝阳暴亢

治法：平肝潜阳，通经活络。

方药：天麻钩藤饮加减。天麻、钩藤（后下）、石决明、山栀子、黄芩、川牛膝、杜仲、益母草、桑寄生、夜交藤、茯神等。

（2）风痰阻络

治法：息风化痰，通经活络。

方药：半夏白术天麻汤加减。半夏、天麻、白术、茯苓、橘红、甘草、大枣、生姜等。

（3）痰热腑实

治法：泻热通腑，化痰通络。

方药：《验方》星蒌承气汤加减。胆南星、全瓜蒌、生大黄、芒硝等。

（4）气虚血瘀

治法：益气活血，通经活络。

方药：补阳还五汤加减。炙黄芪、当归、赤芍、地龙、红花、桃仁、川芎等。

（5）阴虚风动

治法：滋阴潜阳，息风通络。

方药：镇肝熄风汤加减。怀牛膝、代赭石、生龙骨、生牡蛎、生龟甲、生杭芍、玄参、天冬、川楝子、生麦芽、茵陈、甘草、熟地黄、山茱萸等。

2. 中脏腑

（1）阳闭证（痰热内闭）

治法：化痰清热，辛凉开窍。

方药：安宫牛黄丸鼻饲，或加用羚羊角汤加减。羚羊角粉、菊花、夏枯草、蝉蜕、龟甲、白芍、石决明、丹皮、石菖蒲、远志等。

（2）阴闭证（痰蒙清窍）

治法：豁痰息风，辛温开窍。

方药：苏合香丸鼻饲，或合并涤痰汤加减。陈皮、半夏、茯苓、甘草、生姜、枳实、竹茹、石菖蒲、胆南星、丹参等。

（3）脱证（元气衰败）

治法：益气固脱，回阳救逆。

方药：参附汤。生晒参、附子。

中成药：参附注射液 20 ～ 60mL 加入生理盐水 250mL 中静脉滴注，或参脉注射液 60 ～ 100mL 加入生理盐水 250mL 中静脉滴注。

3. 针灸治疗 主穴选取曲池、手三里、合谷等穴位；肝阳暴亢证加用风池、太冲等平肝潜阳；风痰阻络证加用风池、丰隆等祛风除痰；痰热腑实证加用支沟、阳陵泉等清热通腑；气虚血瘀证加用足三里、气海益气化瘀；阴虚风动证加用三阴交、肝俞滋阴息风。中脏腑神志不清患者根据病情予以醒脑开窍针刺法治疗。

（二）西医治疗

1. 一般治疗 监护生命体征和神经系统体征；保持呼吸道通畅；控制血压，如血压＞200/120mmHg 给予温和降压；血糖＞ 10mmol/L 给予胰岛素治疗；大面积脑梗死患者可酌情使用 20% 甘露醇、呋塞米或白蛋白，并注意维持水电解质的平衡，预防各种类型的感染，处理并发症。

2. 溶栓治疗 选用尿激酶和重组组织型纤溶酶原激活剂（rt–PA）。

3. 抗血小板治疗 发病后尽早给予口服阿司匹林 150 ～ 300mg/d，急性期后可改为预防剂量（50 ～ 325mg/d）。溶栓治疗者，抗血小板药物应在溶栓后 24 小时候开始使用，不能耐受阿司匹林者，可用氯吡格雷。

4. 营养支持 针对不能正常经口进食者给予鼻饲者或静脉营养支持。

5. 神经保护剂 依达拉奉、胞二磷胆碱等，目前认为他汀类药物除具有调脂作用外，还有神经保护作用，故缺血性卒中前已服用他汀的患者，可继续使用。

6. 减轻脑缺血损伤治疗 亚低温（32 ～ 35℃）对脑缺血有保护作用。

三、疗效评定

参照中华人民共和国中医药行业标准《中医病证诊断疗效标准》。

治愈：症状及体征消失，基本能独立生活。

好转：症状及体征好转，能扶杖行动，或基本生活能自理。

未愈：症状及体征无变化。

四、难点分析与对策

1.70% 缺血性卒中患者急性期血压升高，多数患者在卒中后 24 小时内血压自发性降低。目前关于卒中后早期是否应该降压、降压目标值、卒中后何时开始恢复原来使用的降压药物及药物选择问题尚缺乏充分可靠的研究证据。但目前普遍认为，脑卒中后 24 小时内血压升高的患者应谨慎处理，应先处理紧张焦虑、疼痛、恶心呕吐、颅内压增高等情况；避免使用引起血压急剧下降的药物。卒中后若病情稳定，血压持续＞ 140/90mmHg，无禁忌证，可于起病数天后恢复发病前服用的降压药物或开始启动降压治疗。

2. 对于近期（最新研究认为卒中发生 9 个月以内风险高，3 个月以内极高）卒中患者的手术原则上不应该行骨科手术治疗，以保守治疗、姑息治疗为主，尽可能预防肺部感染、深静脉栓塞等并发症，早期进行康复训练，可能延长患者的生存期，出院后必须进行长期的二级预防，防止复发。

3. 骨折患者合并脑梗死特别是瘫痪肢体发生骨折，很容易漏诊，因此询问病史及体格检查时必须仔细。

（易松）

◆ 老年谵妄 ◆

一、诊断

（一）病名

1. 中医病名 癫狂病（TCD：BNX070）。

2. 西医病名 老年谵妄（ICD–10：I05.900）。

（二）疾病诊断

1. 概念

（1）谵妄是表现为意识、注意力、感知觉、思维、记忆、行为、情绪障碍和睡眠 – 觉醒周期功能紊乱的一组病因非特异性的综合征。可以发生于任何年龄，但以老年人多见。谵妄一般起病急、病程短、病情发展迅速，故又称为急性脑病综合征。

（2）术后谵妄是指患者在经历外科手术后出现的谵妄，其发生具有明显的时间特点，主要发生在术后 24 ～ 72 小时。

2. 诊断依据

（1）根据《成人术后谵妄防治的专家共识（2014）》（中华医学会麻醉学分会）、护理谵妄筛选评分（Nu–DESC）用于围手术期谵妄筛选。Nu–DESC 根据定向障碍、行为异常、交流障碍、幻觉或错觉和精神运动迟缓 5 个症状来评分，每个症状依据其严重程度记为 0 ～ 2 分，最高分 10 分，总评分≥ 2 分即可诊断为谵妄。

（2）ICU 患者常用 ICU 意识错乱评估方法（CAM–ICU），根据患者精神状态突然改变或波动、注意力不集中、意识水平的改变和思维无序 4 个表现来评分，前面 2 个表现，加上第 3 或第 4 表现阳性即为 CAM–ICU 阳性，患者存在谵妄。

3. 辅助检查

（1）实验室检查：血常规、血糖、肾功能、电解质、肝功能、血脂、血凝试验、血气分析等。

（2）功能检查：头颅 CT、胸片、心电图、B 超等。

4. 其他 在老年骨折患者中，下肢骨折卧床者及手术后发生谵妄的概率较高。

（三）鉴别诊断

该病要与苏醒期躁动鉴别：麻醉手术后躁动发生于麻醉手术后苏醒时，患者因麻醉未完全清醒，疼痛或其他不适（如导尿管或气管导管等刺激）而出现的运动、言语不配合，给予有效镇痛治疗，待全身麻醉苏醒后症状多可缓解。而术后谵妄多发生于术后 24 ～ 72 小时内，症状可出现反复波动。术后谵妄还需要与其他一些中枢器质性疾病相区别，如韦尼克脑病、脑卒中、恶性肿瘤脑转移等。兴奋、激越性的谵妄需与精神分裂症和躁狂症相鉴别。

（四）证候分类

1. 肝郁化火 头晕头痛，心烦烦躁，易怒，面红目赤，口苦咽干，胸肋胀痛，肢体麻木，震颤，失眠多梦，便秘。舌红苔黄，脉弦数。

2. 肝郁脾虚 情绪抑郁，胸胁满闷，腹胀纳差，大便溏薄，少气乏力。舌淡苔薄，脉细弦。

3. 心脾两虚 精神不振，心情烦躁，精神焦虑，头昏头痛，心悸怔忡，惊恐胆怯，失眠健忘，纳差便溏。舌质淡苔薄，脉细弱。

4. 肝肾阴虚 情绪不稳，焦虑不安，心情烦躁，口渴惊悸，易怒，头晕目眩，耳鸣，五心烦热，盗汗，腰膝酸软，遗精。舌红少苔，脉弦细或细数。

5. 脾肾阳虚 精神萎靡，倦怠少动，多卧少眠，胆怯惊恐，身寒肢冷，头晕目眩，面色淡白，纳差便溏。舌质淡。舌体胖大，苔滑润，脉细无力。

二、治疗方案

（一）中医治疗

1. 肝郁化火

治法：疏肝解郁，泻火安神。

方药：丹栀逍遥散。炙甘草、当归、芍药、茯苓、炒白术、柴胡、炒栀子、丹皮。

2. 肝郁脾虚

治法：疏肝解郁，健脾安神。

方药：痛泻药方合四君子汤加减。陈皮、白芍、白术、防风、党参、茯苓、甘草。

3. 心脾两虚

治法：健脾益气，养血安神。

方药：归脾汤加减。黄芪、白术、陈皮、当归、甘草、茯神、远志、酸枣仁、木香、龙眼肉、大枣。

4. 肝肾阴虚

治法：补益肝肾，滋养阴精。

方药：左归丸加减。山茱萸肉、熟地黄、白芍、枸杞子、菟丝子、当归、鹿角胶、牛膝。

5. 脾肾阳虚

治法：健脾益气，温肾壮阳。

方药：桂附理中丸加减。甘草、人参、白术、干姜、肉桂、附子。

（二）西医治疗

1. 对因治疗 谵妄的治疗首先是针对病因，治疗各种躯体疾病。给予抗感染、吸氧、输液、补给营养、维生素、保持水、电解质和酸碱平衡。如果谵妄可能是药物诱发的，应及时停用或调整药物剂量。在呼吸机治疗的患者中，需每天唤醒并进行自主呼吸试验，选择合适的镇静镇痛药物，谵妄监测和早期下床活动可有效预防和发现谵妄，改善患者预后。

2. 对症治疗 主要是控制各种精神症状，选用安全有效的抗精神病药物治疗。肌内注射药物常能较快控制症状，也更适合拒绝服药的患者，如氟哌啶醇针剂，一般可用 5mg，肌内注射，如果无效可以在 1 小时后再注射 10mg。对于精神症状较轻的患者常口服小剂量非典型抗精神病药，如奥氮平（2.5mg，每晚 1 次）。谵妄患者伴发焦虑症状时，可以使用苯二氮䓬类药物，如阿普唑仑片 0.4mg，每晚 1 次（一般不应使用苯二氮䓬类药物治疗谵妄，但对酒精戒断或苯二氮䓬类药物戒断患者出现的谵妄宜选用苯二氮䓬类药物）。术后入 ICU 患者在保证血容量的情况下可予以右美托咪定小剂量泵入预防谵妄的发生。

3. 药物的选择及使用时机 抗精神类药物副作用较多，术后大部分患者肺功能尚未完全恢复，过早使用使气道分泌物增加，影响呼吸功能。过晚使用则效果不佳，尤其对激越的患者不能很好地控制症状。就我院 ICU 使用经验，建议术后尽量避免使用苯二氮䓬类药物。术后在心肺功能可承受的范围内尽快补足液体，恢复血容量后，可予以右美托咪定 0.2 ～ 0.7μg/（kg・h）预防谵妄的发生。对于因血流动力学不稳定未能预防性用药的患者，往往谵妄发生后表现得非常激越，可予以氟哌啶醇肌内注射。效果不佳时，需要右美托咪定联合丙泊酚镇静，但需严密监测心电、血氧、呼吸功能。

4. 支持和改善环境 拿开危险物品，确保患者和医护人员的安全，家属短暂的访视，病房中放置电视、收音机和日历以及适当的光线有助于患者定向力的恢复，固定陪护人员的耐心交流有助于患者缓解紧张情绪。当谵妄患者表现激越并抗拒时，为保证安全，需要对患者采取适当的约束。待病情好转后，应及时解除约束，长时间的约束可能会增加死亡率。

三、疗效评定

参照中华人民共和国中医药行业标准《中医病证诊断疗效标准》。

临床治愈：临床症状完全消失，无谵妄发生。

好转：症状改善或部分症状消失。

未愈：症状无改善或加重。

四、难点分析与对策

1. 谵妄的发病原因较多，2/3 继发于痴呆，临床症状可与许多其他疾病的症状重叠，若不仔细观察甄别，很容易忽略及误诊，耽误病情。要求临床医师提高重视程度，仔细查体，对可能产生的原因（感染性疾病、颅内疾病、代谢障碍或内分泌疾病、电解质紊乱、中毒、其他意外事故等等）逐一排查，这就要求临床医师拓宽知识面，既要精又要博，做到有的放矢。

2. 老年人易产生孤独无助感，尤其面对手术时心理压力较大，故围手术期的护理尤为重要。医护人员及家属要多和患者交流，白天室内灯光开启，夜间关闭，模仿正常的睡眠觉醒周期，夜间尽量少干扰患者的睡眠。术后尽早活动，尽可能避免身体约束。若情况允许，尽早转出 ICU 病房，让亲人陪同，多鼓励患者，让患者建立信心。

（岳建彪）

◆ 肺炎 ◆

一、诊断

（一）病名

1. 中医病名　风温肺热病（TCD：BNW031）。

2. 西医病名　肺炎（ICD–10：J18.900）。

（二）疾病诊断

1. 诊断依据

（1）新近出现咳嗽、咳痰，或原有呼吸道疾病症状加重，并出现脓性痰；伴或不伴胸痛。舌边尖红，苔薄黄或黄白相间，脉浮数，或咯痰色黄或带血丝。舌红苔黄或腻，脉滑数。

（2）发热。

（3）肺实变体征和（或）湿性啰音。

（4）WBC $> 10\times10^9$/L 或 $< 4\times10^9$/L，伴或不伴核左移。

（5）胸部 X 线检查或者胸部 CT 显示片状、斑片状浸润性阴影或间质性改变，伴或不伴胸腔积液。

以上 1 ～ 4 项中任何一项加第 5 项，并除外肺结核、肺部肿瘤、非感染性肺间质性疾病、肺水肿、肺不张、肺栓塞、肺嗜酸性粒细胞浸润症、肺血管炎等，可建立临床诊断。

2. 重症肺炎的诊断

（1）意识障碍。

（2）呼吸频率＞ 30 次 / 分。

（3）$PaO_2 < 60$mmHg、$PaO_2/FiO_2 < 300$，需行机械通气治疗。

（4）血压＜ 90/60mmHg。

（5）并发脓毒性休克。

（6）胸片显示双侧或多肺叶受累，或入院 48 小时内病变扩大≥ 50%。

（7）少尿：尿量＜ 20mL/h，或并发急性肾衰竭需要透析治疗。

晚发性肺炎（入院＞5 日、机械通气＞4 日）和存在危险因素者，即使不完全符合重症肺炎的诊断标准，亦视为重症。

3. 辅助检查

（1）实验室检查：血常规、降钙素原（PCT）、尿常规、血糖、肾功能、电解质、肝功能、血脂、血凝试验、血气分析等。

（2）功能检查：胸部 X 线、心电图、B 超，CT 具有更高的鉴别诊断价值。

（3）痰细菌学检查：须在抗生素治疗前采集标本。嘱患者先行漱口，并指导或辅助患者深咳嗽，留取脓性痰送检。无痰患者检查分枝杆菌和卡氏肺孢子虫，可用高渗盐水雾化吸入导痰。真菌和分枝杆菌检查，应收集 3 次清晨痰标本；对于通常细菌，要先将标本进行细胞学筛选。尽快送检，不得超过 2 小时。

凡合并胸腔积液并能够进行穿刺者，均应进行诊断性胸腔穿刺，抽取胸腔积液常规、生化及病原学检查。

4. 其他　老年患者骨折后机体抵抗力下降，发生肺炎的风险增加，尤其髋部、脊柱、下肢骨折卧床患者和肋骨骨折肺挫伤患者更易发生肺炎；手术、麻醉、插管后发生肺炎的概率亦增加。

（三）鉴别诊断

老年骨折合并肺炎应与肺栓塞、肺癌、心力衰竭、肺结核肺、嗜酸性粒细胞浸润症、肺不张、肺血管炎等鉴别。若肺炎合并休克应与其他原因所致休克鉴别，特别是近期创伤、手术后和使用预防血栓的药物后，应与失血性休克鉴别。若并发消化道出血者应与胃溃疡、胃癌、食道静脉曲张破裂出血鉴别。

（四）证候分类

参照中华人民共和国中医药行业标准《中医病证诊断疗效标准》。

1. 风热犯肺　咳嗽频剧，气粗或咳声嘶哑，喉燥咽痛，咯痰不爽，痰黏稠或稠黄，咳时汗出，口渴，头痛，肢体酸楚，恶风身热等。舌苔薄黄，脉浮数或浮滑。

2. 痰热壅肺　咳嗽气息粗促，或喉中有痰声，痰多质黏厚或稠黄，咯吐不爽，或有热腥味，或吐血痰，胸胁胀满，咳时引痛，面赤，或有身热，口干而黏欲引水。舌质红。舌苔薄黄腻，脉滑数。

3. 肺胃热盛　身热，午后为甚，心烦懊侬，口渴多饮，咳嗽痰黄，腹满便秘。舌红，苔黄或灰黑而燥，脉滑数。

4. 热闭心包　壮热，烦躁不安，口渴不欲饮，甚则神昏谵语、痉厥或四肢厥冷。舌绛少津，苔黄，脉弦数或沉数。

5. 气阴两虚　身热渐退，干咳痰少而黏，自汗神倦，纳少口干。舌红少苔，脉细或细数。

6. 邪陷正脱　呼吸短促，鼻翼扇动，面色苍白，大汗淋漓，甚则汗出如油，四肢厥冷，紫绀，烦躁不安，身热骤降。或起病无身热，面色淡白，神志逐渐模糊。舌质淡紫，脉细数无力，或脉微欲绝。

二、治疗方案

（一）中医治疗

1. 风热犯肺

治法：宣肺透表。

方药：银翘散。金银花、连翘、薄荷、荆芥、豆豉、桔梗、牛蒡子、甘草、芦根、竹叶。

2. 痰热壅肺

治法：清热解毒，宣肺化痰。

方药：麻黄杏仁石膏甘草汤。麻黄、杏仁、石膏、甘草。

3. 肺胃热盛

治法：清肺透邪，清胃通腑。

方药：麻杏石甘汤合承气汤。麻黄、杏仁、石膏、甘草、芒硝、大黄。

4. 热闭心包

治法：清营解毒，透热养阴。

方药：清营汤。犀角、生地黄、玄参、麦冬、金银花、连翘、黄连、竹叶、丹参。

5. 气阴两虚

治法：养阴清热。

方药：青蒿鳖甲汤。生地黄、知母、鳖甲、青蒿、牡丹皮。

6. 邪陷正脱

治法：益气养阴，回阳固脱。

方药：阴竭者用生脉散加味，阳脱者用参附汤加味。

（二）西医治疗

1. 预防 一方面减少交叉感染，包括医护人员洗手、医疗器械消毒、严格的感染控制操作规程、隔离耐药菌感染的患者等。另一方面减少口咽和胃部的细菌定植，防止吸入，包括半卧位进食、空肠喂养、以铝碳酸镁代替制酸剂和 H_2 受体拮抗剂预防急性胃黏膜病变、减少镇静剂的使用等。加强护理，指导患者行呼吸锻炼（缩唇呼吸、腹式呼吸、吹瓶法、人工阻力等）、排痰锻炼（膈肌呼吸锻炼、体位引流），同时予以机械排痰。使用牵引床做引体向上锻炼，每天 2 ～ 3 次，每次 15 ～ 20 分钟。

2. 一般治疗 注意饮食与营养，适当活动或卧床休息；吸氧；纠正水、电解质紊乱；增强免疫功能治疗。

3. 抗感染治疗 抗生素使用原则是早期、足量，针对病原菌选药，重症者联合用药。老年人的药物不良反应发生率较青年人明显增高，因此，在老年人抗菌药物使用的过程中，需特别注意对不良反应的监测，药物剂量应根据患者的体重和内生肌酐清除率来调整。

4. 抗菌药物的调整

（1）应用初始方案后的 72 小时内，一般不调整抗生素，72 小时后对初始方案进行评价。

（2）初始治疗 72 小时后，若临床无改善，需考虑感染并发症（如脓肿、脓胸）、其他诊断或其他部位感染。

（3）病原明确后可根据药敏结果，调整为相应的窄谱抗生素。

（4）抗生素疗程 7 日，铜绿假单胞菌 8 ～ 15 日，MRSA 可延长至 21 日。

三、疗效评定

（一）评定标准

根据 1997 年国家中医药管理局北方热病急症协作组、全国中医内科学会热病专业委员会修改、制定的《风温肺热病诊疗标准》，并结合中华人民共和国中医药行业标准《中医病证诊断疗效标准》制定。

临床治愈：临床症状及肺部体征在 10 日内全部消失，X 线检查肺部阴影基本吸收。

显效：临床症状及肺部体征在10日内大部分消失，X线检查肺部阴影大部分吸收。

好转：10日内部分症状消失，肺部体征或X线有所减轻。

无效：10日内以上症状和体征未减轻或加重。

（二）评定方法

参照2013年10月中华医学会呼吸病学分会发布的《社区获得性肺炎诊断和治疗指南》。

体温正常＞24小时，平静时心率＜100次/分，平静时呼吸＜24次/分，收缩压＞90mmHg；在不吸氧情况下，动脉血气氧饱和度正常，可以接受口服药物治疗，无精神障碍等情况。

四、难点分析与对策

1. 胸部X线检查一直被认为是肺炎诊断的金标准。但要指出的是，老年肺炎在感染早期、脱水状态和白细胞减少症的患者中，X线可表现为相对正常。慢性阻塞性肺疾病和肺大泡的患者常无肺炎的典型表现，合并肺栓塞、肺间质纤维化、急性呼吸窘迫综合征或充血性心衰时，肺炎难与基础疾病鉴别。如果老年患者肺炎累及三个或以上肺叶，预后不良，则老年肺炎较青年人吸收缓慢。

2. 年轻人原发性肺炎的临床表现主要为突然起病、咳嗽、咯痰、发热、胸痛和肺实变体征。而老年人上述体征常不典型，以上任何一种表现均可出现，但通常不明显，而且起病隐匿，表现为非特异的健康状况恶化。常以“老年患者”的公式出现：意识状态下降、活动能力降低、不适和社会性身心衰竭，尚有嗜睡、食欲不振、恶心、呕吐、腹泻、渴感下降、痛觉降低和低热，以及伴发其他疾病。肺炎易被其他疾病的临床表现如骨折的疼痛等所掩盖。因此，当老年人出现不能解释的功能状态降低，尤其是出现神经系统功能紊乱或原有基础疾病不明原因出现恶化时，都需考虑肺炎的可能性。老年肺炎的肺部体征常不可信，可因脱水、浅快呼吸、上呼吸道传导音干扰等因素而改变，通常也缺乏肺实变体征。老年人发生肺炎时，可无白细胞数升高，但菌血症较青年人多见，发热并非血培养的绝对指征。在老年肺炎中，低氧血症常见，并可能是导致意识障碍或昏迷的原因。

3. 痰液检查在老年肺炎诊断中的作用存在许多争议。痰涂片和培养易受定植菌污染，特异性较差。经纤维支气管镜的侵袭性检查虽提高了检查的特异性，但存在安全性、操作困难和价格等问题。单纯痰菌检查阳性不能确诊肺炎，只能提供一些辅助信息。因此，应反复查痰，提高可信性。在应用抗菌药前的痰菌检查有利于经验性用药的选择，重症肺炎可能会因痰菌检查而受益。血培养应作为常规检查。

4. 老年骨折合并肺炎患者，大部分患者卧床，生活不能自理，自主排痰能力差，很多呼吸功能及排痰锻炼方法难以进行，同时老年骨折并发肺炎患者，基本上都并发贫血、电解质酸碱平衡紊乱、低蛋白血症等，较普通肺炎患者治疗难度大。因此，术前、术中及术后尽早发现隐匿性感染，早期干预。入院后肺功能锻炼第一时间介入，同时加强护理预防肺炎发生。

（岳建彪）

◆ 急性胃黏膜病 ◆

一、诊断

（一）病名

1. 中医病名　胃脘痛病（TCD：BNP010）。

2. 西医病名　急性胃黏膜病（ICD–10：K31.904）。

（二）疾病诊断

1. 病史　服药、酗酒或机体处于应激状态。服用非甾体类消炎药、饮酒、严重创伤、严重感染之后上消化道出血，最可能是急性胃黏膜病变。

2. 临床特征　呕血或黑粪为主要症状。大多数患者仅有上腹或脐周压痛、肠鸣音亢进，甚至可出现急腹症、休克。

根据临床表现，可对出血量做出估计：成人每天消化道出血＞ 5mL，粪便隐血试验出现阳性；每天出血量 50 ～ 100mL，可出现黑便；胃内储积血量在 250 ～ 300mL，可引起呕血。一次出血量不超过 400mL 时，一般不引起全身症状；出血量 400 ～ 500mL，可出现头晕、心慌、乏力等全身症状；短时间内出血量超过 1000mL 时，可出现面色苍白、四肢湿冷、烦躁不安、脉搏细数等周围循环衰竭的表现。

3. 辅助检查

（1）实验室检查：血常规、呕吐物或粪便隐血试验、尿常规、血糖、肾功能、电解质、肝功能、血脂、血凝试验、血气分析等。

（2）功能检查：电子胃镜、胸部 X 线、心电图、B 超。

4. 其他　任何类型的骨折都有可能导致应激性急性胃黏膜病，尤以髋部、骨盆及开放性的失血量较多的四肢骨折为多见。

（三）鉴别诊断

1. 消化性溃疡可以上消化道出血为首发症状，需与急性胃黏膜病变鉴别，急诊胃镜检查可鉴别。

2. 肝硬化食管静脉曲张破裂出血患者多有肝炎病史，并有肝功能减退和门脉高压表现，如低蛋白血症、腹水、侧支循环建立等，结合 X 线钡餐和胃镜检查，可与急性胃黏膜病变鉴别。

3. 急性胃黏膜病变还应与引起上消化道出血的其他疾病，如胃癌、食管贲门黏膜撕裂、胆道疾病等鉴别，通过这些原发疾病的临床表现和胃镜、B 超、CT、MRI 等辅助检查，一般可鉴别。

（四）证候分类

参照中华人民共和国中医药行业标准《中医病证诊断疗效标准》。

1. 肝胃气滞　胃脘痞胀疼痛或攻窜胁背，嗳气频作。苔薄白，脉弦。

2. 寒邪犯胃　胃脘冷痛暴作，呕吐清水痰涎，畏寒喜暖，口不渴。苔白，脉弦紧。

3. 胃热炽盛　胃痛急迫或痞满胀痛，嘈杂吐酸，心烦，口苦或黏。舌质红，苔黄或腻，脉数。

4. 食滞胃肠　胃脘胀痛，嗳腐吞酸或呕吐不消化食物，吐后痛缓。苔厚腻，脉滑或实。

5. 瘀阻胃络　胃痛较剧，痛如针刺或刀割，痛有定处，拒按，或大便色黑。舌质紫暗，脉涩。

6. 胃阴亏虚　胃痛隐作，灼热不适，嘈杂似饥，食少口干，大便干燥。舌红少津，脉细数。

7. 脾胃虚寒　胃痛绵绵，空腹为甚，得食则缓，喜热喜按，泛吐清水，神倦乏力，手足不温，大便多溏。舌质淡，脉沉细。

二、治疗方案

（一）中医治疗

1. 肝胃气滞

治法：疏肝解郁，理气止痛。

方药：柴胡疏肝散加减。柴胡、芍药、川芎、郁金、香附、陈皮、枳壳、佛手、甘草。

2. 寒邪犯胃

治法：温胃散寒，行气止痛。

方药：香苏散合良附丸加减。高良姜、吴茱萸、香附、乌药、陈皮、木香。

3. 胃热炽盛

治法：清化湿热，理气和胃。

方药：清中汤加减。黄连、栀子、制半夏、茯苓、草豆蔻、陈皮、甘草。

4. 食滞胃肠

治法：消食导滞，和胃止痛。

方药：保和丸加减。神曲、山楂、莱菔子、茯苓、半夏、陈皮、连翘。

5. 瘀阻胃络

治法：化瘀通络，理气和胃。

方药：失笑散合丹参饮加减。蒲黄、五灵脂、丹参、檀香、砂仁。

6. 胃阴亏虚

治法：养阴益胃，和中止痛。

方药：一贯煎合芍药甘草汤加减。沙参、麦冬、生地、枸杞子、当归、川楝子、芍药、甘草。

7. 脾胃虚寒

治法：温中健脾，和胃止痛。

方药：黄芪建中汤加减。黄芪、桂枝、生姜、芍药、炙甘草、饴糖、大枣。

（二）西医治疗

1. 一般治疗 去除诱发病因，治疗原发病。患者应卧床休息，禁食或流质饮食，保持安静，烦躁不安时给予适量的镇静药如地西泮；出血明显者，应保持呼吸道通畅，必要时吸氧；加强护理，密切观察神志、呼吸、脉搏、血压变化及出血情况，记录24小时出入量。

2. 黏膜保护药 无明显出血者，可应用黏膜保护药。如硫糖铝混悬剂5mL，口服，3～4次/日；铝碳酸镁，2片，口服，3～4次/日。

3. H_2受体拮抗药 轻者可口服H_2受体拮抗药，如西咪替丁1.0～1.2g/d，分4次口服；雷尼替丁150mg/d，分2次口服；法莫替丁40mg/d，分2次口服，重者可静脉滴注用药。H_2受体拮抗药可有效抑制胃酸的分泌，减轻H^+逆弥散，使用中须注意H_2受体拮抗药的副作用。

4. 质子泵抑制药 一般而言，其抑酸作用要强于H_2受体拮抗药，轻者可选用口服制剂，如奥美拉唑20～40mg/d，重症可采用静脉给药。

5. 大出血者应积极采取以下治疗措施

（1）补充血容量：对伴上消化道大出血者应立即建立静脉通道，积极补液，酌量输注新鲜血液，迅速纠正休克及水电解质紊乱。输液开始宜快，可选用生理盐水、林格液、右旋糖酐40（低分子右旋糖酐）等，补液量根据失血量而定，但右旋糖酐40（低分子右旋糖酐）在24小时内不宜超过1000mL。输血指征为：①血红蛋白＜70g/L，红细胞计数＜3×10^{12}/L或血细胞比容＜30%。②收缩压＜80mmHg。③脉率＞140次/分。

（2）局部止血：留置胃管，可观察出血情况，判断治疗效果，降低胃内压力，也可经胃管注入药物止血。①去甲肾上腺素：6～8mg加于生理盐水100mL中，分次口服或胃内间歇灌注。②凝血酶：

1000～4000U 加水稀释，分次口服或胃管注入。③云南白药：0.5g 加水溶解后口服，每日 3 次。

（3）止血药：①卡巴克洛（安络血）每 4～8 小时肌内注射 10mg。②酚磺乙胺（止血敏）2～4g 加入 5% 葡萄糖溶液或生理盐水中输入。③也可酌情选用巴曲酶、氨基已酸、氨甲苯酸（抗血纤溶芳酸）等药物。

（4）抗分泌药：抗分泌药可以减少胃酸分泌，防止 H^+ 逆向弥散，pH 上升后，可使胃蛋白酶失去活性，有利于凝血块的形成，从而达到间接止血的目的。① H_2 受体拮抗药：如西咪替丁，每次 600～1200mg，每日 1～2 次；法莫替丁，每次 20～40mg，每日 1～2 次，加入葡萄糖或生理盐水中静脉滴注。②质子泵抑制药：奥美拉唑静脉滴注 40mg，每日 1～2 次。

（5）生长抑素：人工合成的生长抑素具有减少胃酸和胃蛋白酶分泌作用，常用奥曲肽，首剂 100μg，皮下或静脉注射，然后以 20～50μg/h 的速度静脉维持 24～48 小时；生长抑素，首次以 250μg 静脉注射，再以 250μg/h 静脉持续滴注，必要时剂量可加倍。

（6）内镜下止血、手术治疗等。

三、疗效评定

参照中华人民共和国中医药行业标准《中医病证诊断疗效标准》。

1. 治愈　胃脘痛及其他症状消失，X 线钡餐造影或胃镜检查正常。

2. 好转　胃痛缓解，发作次数减少，其他症状减轻，X 线钡餐造影或胃镜检查有好转。

3. 未愈　症状无改善，X 线钡餐造影或胃镜检查无变化。

四、难点分析与对策

结合我院患者特点，早期镇痛、止血很重要，但要注意镇痛药物的胃黏膜损伤，对镇痛药物种类的选择、使用时机及剂量、疗程的把握尤为重要。

（岳建彪）

◆ 尿路感染 ◆

一、诊断

（一）病名

1. 中医病名　热淋病（TCD：BNS020）。

2. 西医病名　尿路感染（ICD-10：N39.000）。

（二）疾病诊断

1. 尿路感染的诊断标准

（1）清洁离心中段尿沉渣白细胞数≥ 10 个 /HP，或有尿路感染症状者。

（2）正规清洁中段尿（要求尿停留在膀胱中 4～6 小时以上）细菌定量培养，菌落数≥ 10^5/mL。

具备上述（1）（2）可以确诊。如无（1）则应再做尿菌计数复查，如仍≥ 10^5/mL，且两次细菌相同者，可以确诊。

（3）尿细菌数 10^4～10^5/mL 之间者，应复查，如仍为 10^4～10^5/mL，需结合临床表现来诊断或做

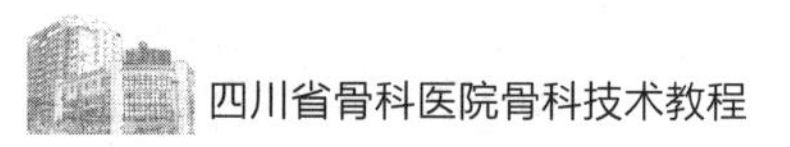

膀胱穿刺尿培养检查来确诊。

（4）做膀胱穿刺尿培养，如细菌阳性（不论菌数多少），亦可确诊。

（5）做尿菌培养计数有困难者，可用治疗前清晨清洁中段尿（尿停留于膀胱4～6小时以上）的离心尿沉渣革兰染色寻找细菌，如细菌＞1/HP，结合临床症状，亦可确诊。

2. 上、下尿路感染的诊断标准

（1）参考临床症状，常有发热、寒战，甚至出现毒血症症状，伴明显腰痛、输尿管点和（或）肋脊点压痛、肾区叩击痛等，或尿中有白细胞管型者，多为肾盂肾炎。膀胱炎常以膀胱刺激征为突出表现，一般少有发热、腰痛等症。

（2）尿抗体包裹细菌检查阳性者，多为肾盂肾炎，阴性者多为膀胱炎。

（3）经治疗后仍留有肾功能不全表现，能排除其他原因者，或X线肾盂造影有异常改变者，为肾盂肾炎。

（4）膀胱灭菌后的尿标本细菌培养结果阳性者为肾盂肾炎，阴性者多为膀胱炎。

（5）经治疗后症状消失但又复发者，多为肾盂肾炎（多在药后6周内）；用单剂量抗菌药治疗无效或复发者，多为肾盂肾炎。

3. 重新发生的尿路感染诊断标准

（1）经治疗后症状消失，尿菌阴转后，症状再现（多在停药6周后）。

（2）尿菌落数≥ 10^5/mL，但菌种（株）与上次不同者。

4. 尿路感染复发诊断标准

（1）尿细菌数≥ 10^5/mL，而菌种与上次相同（菌种相同而且为同一血清型，或者药敏谱相同）者。

（2）经治疗症状消失、尿菌阴转后在6周内症状再现。

5. 尿道综合征诊断标准 排尿困难，尿频，但无发热、白细胞增多等全身症状。多次尿细菌培养菌落数＜ 10^5/mL。尿中白、红细胞增多不明显，＜10个/HP。

下肢、骨盆、脊柱等部位骨折需较长时间卧床的患者及因手术安置导尿管的患者，发生尿路感染的概率较大。

（三）鉴别诊断

出现尿路刺激症状者需判断是否为细菌性尿路感染，并且与泌尿系结核、慢性肾盂肾炎相鉴别，必要时行静脉肾盂造影。发热及腹部体征较重者还需与全身感染鉴别，如发烧等全身症状较明显的急性胆囊炎、败血症、疟疾；腹背部症状较重的急性阑尾炎、急性输卵管炎、肾周围脓肿等。

（四）证候分类

参照《中医内科学》（张伯臾主编，上海科学技术出版社，2005年）中淋证部分制定。

1. 热淋 小便频数短涩，灼热刺痛，溺色黄赤，少腹拘急胀痛，或有寒热、口苦、呕恶，或有腰痛拒按，或有大便秘结，苔黄腻，脉滑数。

2. 石淋 尿中夹砂石，排尿涩痛，或排尿时突然中断，尿道窘迫疼痛，少腹拘急，往往突发一侧腰腹绞痛难忍，甚则牵及外阴，尿中带血。舌红，苔薄黄，脉弦或带数。若病久砂石不去，可伴见面色少华，精神委顿，少气乏力。舌淡边有齿印，脉细而弱；或腰腹隐痛，手足心热。舌红少苔，脉细带数。

3. 血淋 小便热涩刺痛，尿色深红，或夹有血块，疼痛满急加剧，或见心烦。舌尖红，苔黄，脉滑数。

4. 膏淋 小便混浊乳白或如米泔水，上有浮油，置之沉淀，或伴有絮状凝块物，或混有血液、血块。尿道热涩疼痛，尿时阻塞不畅。口干，苔黄腻。舌质红，脉濡数。

5. 气淋 郁怒之后，小便涩滞，淋沥不宣，少腹胀满疼痛，苔薄白，脉弦。

6. 劳淋 小便不甚赤涩，溺痛不甚，但淋沥不已，时作时止，遇劳即发，腰膝酸软，神疲乏力，病程缠绵。舌质淡，脉细弱。

二、治疗方案

（一）中医治疗

1. 热淋

治法：清热利湿通淋。

方药：八正散加减。瞿麦、萹蓄、车前子、滑石、萆薢、大黄、黄柏、蒲公英、紫花地丁。

2. 石淋

治法：清热利湿，排石通淋。

方药：石韦散加减。瞿麦、萹蓄、通草、滑石、金钱草、海金沙、鸡内金、石韦、穿山甲、虎杖、王不留行、牛膝、青皮、乌药、沉香。

3. 血淋

治法：清热通淋，凉血止血。

方药：小蓟饮子加减。小蓟、生地黄、白茅根、墨旱莲、生草梢、山栀、滑石、当归、蒲黄、土大黄、三七、马鞭草。

4. 膏淋

治法：清热利湿，分清泄浊。

方药：程氏萆薢分清饮加减。萆薢、石菖蒲、黄柏、车前子、飞廉、水蜈蚣、向日葵心、莲子心、连翘心、牡丹皮、灯心草。

5. 气淋

治法：理气疏导，通淋利尿。

方药：沉香散加减。沉香、青皮、乌药、香附、石韦、滑石、冬葵子、车前子。

6. 劳淋

治法：补脾益肾。

方药：无比山药丸加减。党参、黄芪、怀山药、莲子肉、茯苓、薏苡仁、泽泻、扁豆衣、山茱萸、菟丝子、芡实、金樱子、煅牡蛎。

（二）西医治疗

抗菌药物治疗：推荐根据尿培养和药敏试验结果选择敏感抗菌药物。对于有症状复杂尿路感染的经验治疗需要了解可能的病原菌谱和当地的耐药情况，还要对基础泌尿系统疾病的严重程度进行评估（包括对肾功能的评估）。抗菌药物的经验性治疗需根据临床反应和尿培养结果及时进行修正。

1. 轻中度患者或初始经验治疗：

（1）氟喹诺酮类：近期未用过氟喹诺酮类者，可选择左氧氟沙星（500mg 静脉或口服，每日 1 次），也可使用环丙沙星（200mg 静脉滴注，每日 2 次）。

（2）头孢菌素（2 代或 3a 代）：2 代头孢菌素（如头孢呋辛、头孢西丁）对革兰阴性菌的杀菌活性显著增加，同时保持了对葡萄球菌属较高的杀菌活性。而 3a 代头孢菌素对革兰阴性菌有很高的杀菌活性。

2. 重症患者或初始经验性治疗失败患者：

（1）氟喹诺酮类：如果未被用于初始治疗可使用。

（2）脲基青霉素（哌拉西林）+β 内酰胺酶抑制剂：可选用哌拉西林 / 他唑巴坦（3.375～4.5g，静脉滴注，每 6 小时 1 次），此药具有广谱抗菌活性，包括大多数铜绿假单胞菌、肠杆菌科、肠球菌。

（3）头孢菌素（3b 代）：增加了对假单胞菌的抗菌活性，如头孢他啶（2g，静脉滴注，每 8 小时 1 次）和头孢吡肟（2g，静脉滴注，每 8 小时 1 次）。

（4）碳青霉烯类：可用于敏感菌所致的各类感染，如亚胺培南、美罗培南。亚胺培南的剂量为 0.5g，静脉滴注，每 6 小时 1 次或 1g，每 8 小时 1 次；美罗培南为 0.5～1.0g，静脉滴注，每 8 小时 1 次。

3. 如果患者病情严重且尿培养提示革兰阳性球菌，应经验性选择万古霉素（1g，静脉滴注，每 12 小时 1 次），但应检测血药浓度。肾功能不全者，应根据肌酐清除率调整剂量。

4. 一旦培养结果及药敏结果回报，应尽可能改为窄谱敏感抗菌药物。

5. 治疗至体温正常或合并症情况（如尿路导管或结石）清除后 3～5 日。

三、疗效评定

参照中华人民共和国中医药行业标准《中医病证诊断疗效标准》。

治愈：症状、体征消失，尿常规正常，中段尿细菌培养 3 次阴性。

好转：症状减轻，体征及尿常规有改善，中段尿培养或为阳性。

未愈：症状及尿常规均无变化。

四、难点分析与对策

超过 90% 的院内导尿管相关感染性菌尿是无症状的，无法通过症状确定感染情况。常见的导尿管相关感染症状是发热，其次为上尿路感染或男性生殖系感染（如附睾炎）的症状。长期带管的患者往往情况较为复杂，出现发热反应，其原因不一定来源于泌尿系统，应结合其他指标综合判定。

大多数无症状者不推荐使用抗菌药物。菌尿和脓尿的水平及发展趋势不能预测是否将发展为有症状的尿路感染，因此无需对无症状的置管患者常规进行尿液分析及尿培养检查。对于留置尿路导管出现发热的患者必须进行尿培养和血培养。当出现感染症状时，首先应对导管进行相关处理，移除导管推荐作为治疗的一部分。如没有必要继续留置导管，应不再插管；如果导管无法去除，在取尿样培养前和应用抗菌药物治疗前应更换留置时间超过 7 日的导管。

（岳建彪）

◆ 糖尿病 ◆

一、诊断

（一）病名

1. 中医病名　消渴病（TCD：BNV060）。

2. 西医病名　糖尿病（ICD–10：E14.900）。

（二）疾病诊断

1. 诊断依据

（1）糖尿病症状加随意静脉血浆葡萄糖（不考虑上次进食时间的任一时相血糖）≥ 200mg/dL（11.1mmol/L）

糖尿病症状：多尿、多饮和无原因体重减轻。

（2）空腹（禁热卡摄入至少 8 小时）静脉血浆葡萄糖（FPG）≥ 126mg/dL（7.0mmol/L）

（3）口服葡萄糖耐糖试验（OGTT）时，2 小时静脉血浆葡萄糖（2hPG）≥ 200mg/dL（11.1mmol/L）。

以上三条符合任意一条即可诊断。

OGTT 采用 WHO 建议，成人口服相当于 75g 无水葡萄糖的水溶液，在饮第一口时开始计时，于 5 分钟内服完。

注：对于未有明确高血糖者，应另外一日重复试验来确诊；OGTT 不推荐作为临床常规使用；无症状者至少有两次血糖异常才可确诊。儿童葡萄糖服量按 1.75g/kg 体重计算，计算总量不超过 75g。

2. 糖尿病急性并发症的诊断

（1）糖尿病酮症酸中毒（DKA）：详细询问病史和发病过程，结合体检发现意识障碍、Kussmaul 呼吸、脱水、休克等临床表现，要考虑 DKA 的可能性。实验室检查示尿糖和酮体强阳性，同时血糖、血酮明显升高，且血 pH 和二氧化碳结合力降低，则无论有无糖尿病病史，均可诊断为 DKA。

（2）高血糖高渗状态（HHS）：以严重高血糖、高血浆渗透压、脱水为特点，无明显酮症酸中毒表现，患者常有不同程度的意识障碍或昏迷。实验室诊断依据：①血糖≥ 600mg/dL（33.3mmol/L）；②有效渗透压≥ 320mmol/L；③尿糖强阳性，尿比重高，酮体阴性或弱阳性；④动脉血气分析示 pH ≥ 7.30 或血 HCO_3^- 浓度≥ 15mmol/L。

3. 辅助检查

（1）实验室检查：血常规、尿常规、血糖、肾功能、电解质、肝功能、血脂、血酮、糖化血红蛋白、胰岛素释放试验、血凝试验、血气分析等。

（2）功能检查：胸部 X 线、心电图、B 超。

4. 其他　任何骨折都有可能导致血糖的异常，对于本身有糖尿病的患者，如果合并下肢、骨盆、脊柱等部位骨折，运动量减少，创伤疼痛等导致饮食异常，往往对血糖的影响较大。

（三）鉴别诊断

初发患者需与 1 型糖尿病鉴别。还需与非糖尿病性葡萄糖尿相鉴别。

1. 饥饿性糖尿　当饥饿相当时日后，忽进食大量糖类食物，胰岛素分泌一时不能适应，可产生糖尿及葡萄糖耐量异常。

2. 食后糖尿　摄食大量糖类食物后，或因吸收太快，血糖浓度升高暂时超过肾糖阈而发生尿糖，但空腹血糖及糖耐量试验正常。

3. 肾性糖尿　由于肾小管再吸收糖的能力减低，肾糖阈低下，血糖正常而有糖尿。

4. 应激性糖尿　见于脑出血、大量消化道出血、脑瘤、颅骨骨折、窒息、麻醉时。

（四）证候分类

参照中华人民共和国中医药行业标准《中医病证诊断疗效标准》。

1. 燥热伤肺　烦渴多饮，口干咽燥，多食易饥，小便量多，大便干结。舌质红，苔薄黄，脉数。

2. 胃燥津伤　消谷善饥，大便秘结，口干欲饮，形体消瘦。舌红苔黄，脉滑有力。

3. 肾阴亏虚　尿频量多，浑如脂膏，头晕目眩，耳鸣，视物模糊，口干唇燥，失眠心烦。舌红无苔，脉细弦数。

4. 阴阳两虚　尿频，饮一溲一，色浑如膏。面色黧黑，耳轮枯焦，腰膝酸软，消瘦显著，阳痿或月经不调，畏寒面浮。舌淡，苔白，脉沉细无力。

5. 阴虚阳浮　尿频量多，烦渴面红，头痛恶心，口有异味，形瘦骨立，唇红口干，呼吸深快。或神志昏迷，四肢厥冷。舌质绛红，苔灰或焦黑，脉微数疾。

二、治疗方案

（一）中医治疗

1. 燥热伤肺

治法：清热润肺。

方药：消渴方。黄连末、天花粉末、牛乳、藕汁、生地汁、姜汁、蜂蜜。

2. 胃燥津伤

治法：益胃生津。

方药：玉女煎。熟地黄、石膏、知母、麦冬、牛膝。

3. 肾阴亏虚

治法：滋阴固肾。

方药：左归丸加减或六味地黄丸加减。熟地黄、山茱萸肉、山药、枸杞子、牛膝、菟丝子、龟甲胶、鹿角胶。

4. 阴阳两虚

治法：阴阳双补。

方药：金匮肾气丸。桂枝、附子、熟地黄、山茱萸肉、山药、茯苓、牡丹皮、泽泻。

5. 阴虚阳浮

治法：养阴清热。

方药：青蒿鳖甲汤。生地、知母、鳖甲、青蒿、牡丹皮。

（二）西医治疗

1. 饮食疗法　常规糖尿病餐：主要通过计算患者的标准体重制定全天饮食的总热卡及糖、脂肪、蛋白质的含量。休息或超重者，25 ～ 30kcal/（kg・d）；轻体力或正常体重者，25 ～ 35kcal/（kg・d）；中体力或消瘦者，35 ～ 40kcal/（kg・d）。三大营养素分配：每日饮食中（糖类、脂肪、蛋白质）三大营养素所含全日总热量的比例为蛋白质 15% 左右，脂肪 20% ～ 25%，碳水化合物 60% ～ 70%，对蛋白质的量还要根据肾功能情况选择不同类别的蛋白质，肾功能正常者以谷、豆类蛋白质为好；肾衰竭者选乳、蛋类蛋白为好。三餐的主食量为早餐 1/5，午餐 2/5，晚餐 2/5 或早中晚各 1/3。

2. 运动疗法　适当的运动及控制体重。根据病情的轻重、体力的强弱、个人的爱好及客观条件因人而异。

3. 糖尿病教育　进行常规健康宣教（住院常规，一般知识如饮食、运动及常用药物知识，注意事项）；向患者讲解疾病的治疗方案（治疗方案的选择及本患者为什么适合此种治疗方案）、转归及预后。

4. 药物治疗　主要采用降糖、降压、调脂、抗凝和改善微循环等综合方案。降糖药物的选择：按胰岛功能和胰岛素抵抗及伴随情况进行适当用药。

（1）初发的 2 型糖尿病胰岛功能呈急性受损者，可使用胰岛素强化治疗为主。待病情稳定、胰岛功能恢复、血糖好转后，改用口服药物治疗。

（2）胰岛功能正常或轻度受损而以胰岛素抵抗为主者，可选用双胍类降糖药，联合胰岛素增敏剂，或糖苷酶抑制剂以及胰岛素促泌剂等。

（3）胰岛功能中度受损，应以上述用药为基础，血糖控制不良时可再联合刺激胰岛素分泌的药物，如胰岛素促泌剂或传统磺脲类降糖药。

（4）胰岛功能受损严重者，慎用刺激胰岛素分泌的传统型磺脲类降糖药，应以胰岛素治疗为主，可视血糖控制情况以及合并症的情况，联合上述各类口服药物治疗。如出现严重的心、肝、肾功能不全，或伴较重的口服药物胃肠道反应则停用口服药物联合治疗，以胰岛素替代治疗为主，并注意低血糖的发生。

（5）降压药物的选择：首先考虑使用 ACEI 或 ARB，二者为治疗糖尿病高血压的一线药物，但应当定期检查血钾和肾功能。

（6）降脂药物的选择：调脂治疗首选他汀类降脂药，如甘油三酯增高明显，也可单独或联合应用贝特类降脂药。

（7）抗凝、改善微循环药物：常选肠溶阿司匹林、氯吡格雷、前列腺素 E_1 制剂等。

5. 2 型糖尿病患者围手术期血糖管理

（1）病程短，病情轻，无并发症的 2 型糖尿病患者，空腹血糖在 8.3mmol/L 以下，手术类别为小型手术，如服用长效口服降糖药，于术前 3 日停用，改用短效或中效的口服降糖药物。术前监测血糖，调整口服降糖药剂量。

（2）1 型糖尿病或病情重，有急、慢性并发症的 2 型糖尿病患者，空腹血糖在 8.3mmol/L 以上，手术类别为大型手术，使用胰岛素强化治疗，监测血糖，调整胰岛素剂量，每日 4 次，三短一长。根据血糖调整胰岛素剂量，监测血糖和酮体水平。

（3）胰岛素替代治疗，随机血糖＞ 14mmol/L，可予生理盐水＋小剂量胰岛素［0.1 ～ 0.15U/（kg · h）］持续静脉滴注。密切监测血糖水平（1 次 / 小时），保持血糖以每小时 4 ～ 6mmol/L 的速度平稳降至 11.1mmol/L 以下，病情稳定后即可手术。

（4）合并酮症酸中毒或高渗性昏迷等糖尿病急性并发症者，应首先纠正代谢紊乱，至血糖＜ 14mmol/L，酮体消失，渗透压和 pH 正常。

（5）口服药控制血糖良好的手术患者，暂停手术日早晨的药物治疗，恢复进食后再恢复原药物治疗，服用二甲双胍者应该检查肾功能。

（6）接受胰岛素治疗的大手术患者停用皮下胰岛素，手术日早晨开始采用 GIK（葡萄糖、胰岛素、钾）静脉输液，采用 GIK 输液直到恢复正常饮食和餐前皮下注射胰岛素 1 小时后。

三、疗效评定

参照《中药新药临床研究指导原则》中规定的疗效标准，并结合中华人民共和国中医药行业标准《中医病证诊断疗效标准》制定。

显效：中医临床症状、体征明显改善，证候积分减少≥70%；空腹血糖及餐后2小时血糖下降至正常范围，或空腹血糖及餐后2小时血糖值下降超过治疗前的40%，糖化血红蛋白值下降至6.2%以下，或下降超过治疗前的30%。

有效：中医临床症状、体征均有好转，证候积分减少≥30%；空腹血糖及餐后2小时血糖值下降超过治疗前的20%，但未达到显效标准；糖化血红蛋白值下降超过治疗前的10%，但未达到显效标准。

无效：中医临床症状、体征均无明显好转，甚或加重，证候积分减少不足30%；空腹血糖及餐后2小时血糖值无下降，或下降未达到有效标准；糖化血红蛋白值无下降，或下降未达到有效标准。

四、难点分析与对策

消渴患者具有病变初期临床症状不突出，患者主观痛苦症状不明显，所以患者的依从性比较差。病变中期，相对于西医中降糖药物的降糖疗效来说，中药的降糖效果较差。中药主要的优势体现在对消渴所引起的并发症的改善上。

糖尿病患者在骨折、麻醉、手术创伤等应激情况下由于内分泌调节的异常、细胞因子的大量释放及胰岛素抵抗的增加都会使血糖大幅度波动，围手术期血糖的控制对术后病死率以及感染等并发症有着重要影响。

目前关于糖尿病患者围手术期血糖控制水平仍存在争议，但均强调术前强化控制血糖，及时监测血糖变化，选择积极的降血糖治疗模式。围手术期血糖管理原则是避免血糖过高、过低，胰岛素控制血糖，可有效防止急性代谢紊乱发生，利于维持水、电解质代谢及酸碱平衡。择期手术一般在7～10mmol/L范围为宜，围手术期应遵循各类疾病围手术期饮食治疗指导，待应激期过后逐步过渡到糖尿病饮食。

（岳建彪）

◆ 下肢深静脉血栓形成 ◆

一、诊断

（一）病名

1. 中医病名 股肿病（TCD：BWC220）。

2. 西医病名 下肢深静脉血栓形成（ICD–10：I80.207）。

（二）疾病诊断

1. 诊断依据

（1）症状：患下肢局部感疼痛，行走时加剧。轻者局部仅感沉重，站立时症状加重；严重者发病急骤，患肢出现广泛肿痛，伴有皮温升高及皮色暗红。

（2）体征

①患肢肿胀：肿胀的程度需依据卷尺精确测量，并与健侧下肢对照粗细，且患肢肿胀呈进行性增加。

②压痛：静脉血栓部位常有压痛。

③ Homans 征：将足向背侧急剧弯曲时，可引起小腿肌肉深部疼痛。小腿深静脉血栓时，Homans 征常为阳性。

④浅静脉曲张：深静脉阻塞可引起浅静脉压升高，发病 1 ～ 2 周后可见浅静脉曲张。

3. 辅助检查　多普勒超声、静脉血流图和静脉造影等可以确诊。静脉造影示静脉充盈缺损，全下肢（或节段）深静脉阻塞或狭窄。

（三）鉴别诊断

1. 小腿软组织挫伤　小腿深静脉破裂出血、小腿肌腱损伤等，能引起小腿肌肉肿胀和疼痛。但均有外伤史，起病急，小腿踝部局部有明显挫伤表现。

2. 下肢静脉曲张　主要表现为大、小隐静脉曲张，下肢沉重感、久站酸胀感，但肿胀不明显。必要时作深静脉造影鉴别。

3. 小腿肌纤维炎　多伴有全身风湿性相关疾患，表现为小腿疼痛、疲劳感，类似小腿深静脉血栓形成。但压痛主要集中在小腿肌纤维部位，无肢体肿胀。鉴别诊断困难时，须做超声或小腿深静脉造影。

4. 下肢急性丹毒　发病时寒战、高热，足及下肢出现大片肿痛、灼热、红斑、边缘清楚且向周围扩散。反复发作可见淋巴管阻塞引起的淋巴水肿。下肢深静脉血栓形成者，下肢广泛性肿胀，无肢体红肿炎症表现，而有浅静脉扩张。

5. 腘窝囊肿　腘窝囊肿压迫腘静脉，引起类似小腿深静脉血栓形成的征象。但本病患者有膝关节炎性病变。腘窝部可触及肿块。对可疑者应做穿刺或彩超检查以明确诊断。

6. 下肢急性动脉栓塞　多发生于风湿性心脏病、冠心病伴有心房颤动的患者，表现为下肢突然剧痛、厥冷、苍白、感觉减弱或消失，阻塞水平以下的动脉搏动消失。肢体无肿胀，浅静脉萎陷，充盈时间延长。

（四）分型

下肢深静脉血栓形成后，随着病程的延长，从急性期逐渐进入慢性期。根据病程可以分成以下 4 型。

1. 闭塞型　疾病早期。深静脉腔内阻塞，以严重的下肢肿胀和胀痛为特点，伴有广泛的浅静脉扩张，一般无小腿营养障碍性改变。

2. 部分再通型　病程中期。深静脉以闭塞为主，伴有早期再通。此时，肢体肿胀减轻，但浅静脉扩张更加明显，可有小腿远端色素沉着出现。

3. 再通型　病程后期。深静脉大部分或完全再通，临床医疗上有下肢肿胀减轻但在活动后加重，有明显的浅静脉曲张，小腿出现。

4. 再发型　在已经再通的深静脉腔内，再次急性深静脉血栓形成，表现为肢体肿胀突然加重。

（五）证候分类

1. 湿热下注　患肢明显肿胀，胀痛、压痛明显，皮色暗红而热，浅静脉扩张，按之凹陷。伴发热，口渴不欲饮，小便短赤，大便秘结。舌质红，苔黄腻，脉滑数。

2. 血瘀湿重　患肢色暗红，静脉扩张，动辄症状加重。舌质暗红，有瘀斑、瘀点，苔白腻，脉沉细或沉涩。

3. 脾肾阳虚　患肢肿胀，沉重胀痛，朝轻暮重，伴腰酸畏寒，疲乏无力，不欲饮食；或皮色暗褐，溃疡经久不愈，清稀。舌质淡胖，苔薄白，脉沉。

二、治疗方案

（一）中药治疗

中医学认为，活血化瘀是治疗下肢静脉血栓形成的重要法则。

1. 湿热下注

治法：清热利湿为主。

方药：四妙勇安汤加减。

2. 血瘀湿重

治法：清热利湿、活血化瘀。

方药：活血通脉饮加减。

3. 脾肾阳虚

治法：温阳健脾为主。

方药：健脾汤加减。

治疗时可根据病情，随症加减。气虚体弱者，加黄芪、党参、白术；湿重加薏苡仁、泽泻、车前子；血瘀重加乳香、没药，牛膝、川断；热盛、炎症明显，加蒲公英、地丁，金银花；肢体肿胀重时，加三棱、莪术、水蛭等。

（二）西医治疗

1. 预防

（1）术后或创伤后早期，在指导下进行下肢功能锻炼，如肌肉收缩锻炼。

（2）避免长期卧床。因病情需要，长期卧床患者应注意活动肢体，主被动进行肌肉收缩锻炼，适当进行肢体功能锻炼，并辅助机械双下肢间歇式充气波治疗仪治疗，每日 1 次，预防深静脉血栓形成。

（3）应用预防深静脉血栓形成的药物，围手术期可使用低分子肝素钙 5000IU，或口服利伐沙班等。中药方面可以口服补阳还五汤加减。

（4）积极治疗可引起血液高黏、高凝的原发疾病，如恶性肿瘤、糖尿病、肾病、结缔组织疾病、血液性疾病等。

（5）饮食调理，多食富含维生素和植物蛋白的食物；忌食辛辣、戒烟、戒酒。

2. 急性期治疗 近年来静脉血栓形成的急性期治疗主要是非手术疗法，但部分患者仍需手术治疗。

（1）非手术治疗

①卧床休息和抬高患肢：急性深静脉血栓形成的患者，早期需卧床休息 2 周左右，适当减少肢体活动，使血栓块附壁于静脉内膜，如果患者疼痛明显，可口服止痛药物减轻局部疼痛，减轻炎症反应。早期勿进行肢体按摩及剧烈肌肉收缩，避免用力排便以防血栓脱落导致肺栓塞。患肢抬高需高于心脏水平，离床 20 ～ 30 cm，膝关节安置于稍屈曲位。如抬高适宜，就不需用弹力绷带或穿弹力袜。起床活动时需穿弹力袜，维持最低限度的静脉压，以增加静脉血回流量，以防下肢水肿进展。弹力袜根据肢体肿胀情况使用 3 周至 3 个月。

②抗凝血疗法：使用抗凝血药可降低肺栓塞并发率和深静脉血栓形成的后遗症。其作用在于防止已形成的血栓继续滋长和其他部位新血栓的形成，并促使血栓静脉较迅速地再管化。

适应证：静脉血栓形成后 1 个月内，静脉血栓形成后有肺栓塞可能时，血栓取除术后。

禁忌证：出血体质，流产后，亚急性心内膜炎，溃疡病。

抗凝血药：常用抗凝血药有肝素和香豆素类衍化物。

③溶血栓疗法：急性深静脉血栓形成或并发肺栓塞，发病1周内的患者可应用纤维蛋白溶解剂，包括链激酶及尿激酶治疗。

④其他药物：中分子量（平均分子量7万～8万）或低分子量（平均分子量2万～4万）右旋糖酐静脉滴注，是治疗急性深静脉血栓形成的辅助药物，疗程为10～14天，可与肝素或尿激酶同时应用。偶有过敏反应、胸闷、呼吸困难、腰痛、出血和寒战等不良反应。

（2）手术疗法：手术治疗主要适应证是广泛性髂股静脉血栓形成伴动脉血供障碍而肢体趋于坏疽者（股青肿）。手术方式为手术切开取栓。髂股静脉血栓取除术的手术时间一般在72小时内，尤以48小时内效果最好。手术时间越早，血栓与静脉壁粘连、炎症反应程度越轻，静脉内膜破坏越轻，继发血栓形成越少，手术取栓越彻底，术后疗效更佳。术后需应用抗凝血疗法。

3. 慢性期治疗　下肢深静脉血栓病变在慢性期依据病理过程，分为阻塞期和再通期两个阶段，治疗方法也不相同。治疗前需作深静脉上行性和下行性造影，以明确病变部位和程度。

（1）阻塞期：治疗上主要依靠手术治疗。各种手术的目的均是加强侧支循环，促进血液回流。手术方式有下述几种。

①原位大隐静脉移植术：本手术仅适用于股腘静脉血栓形成，方法非常简单，只需要膝后显露腘静脉，将大隐静脉远侧与膝以下腘静脉做端侧吻合。

②大隐静脉转流移植术：适用于近侧髂股静脉血栓形成，股静脉中下段及小腿深静脉无明显继发血栓的病例。

③带蒂大网膜移植术：髂股静脉血栓形成患者，如健侧或患肢的大隐静脉均不能利用（如已切除或曲张、栓塞等），可采用带蒂大网膜移植术。

（2）再通期：治疗上采用股浅静脉结扎或小腿穿通支静脉结扎治疗本病。近期有一定疗效，但远期疗效不甚满意。

三、疗效评定

疗效分为4级（参照中国中西医结合学会周围血管疾病专业委员会自定的疗效评估标准，1995年）。

1. 优　患肢周径、张力、活动度基本正常，治疗前后周径差≤1.0cm，造影示血流全部恢复或基本恢复，侧支循环血管不显示，对比剂无滞留，管壁光滑。

2. 良　患肢周径、张力、活动度接近正常，1.0cm＜周径差≤1.5cm，造影示血流大部分恢复，有少量侧支循环血管，对比剂无明显滞留，管壁较光滑。

3. 中　患者周径、张力、活动度有较明显改善，1.5cm＜周径差≤2.0cm，造影示血流部分恢复，有较多侧支循环血管，对比剂有轻度滞留，管壁欠光滑。

4. 差　患肢周径、张力、活动度无明显改善，周径差＞2.0cm，造影示血流无恢复，有大量侧支循环血管，对比剂有明显滞留，管壁不光滑。

评级为优、良、中者为治疗有效。

四、难点分析与对策

1. 老年患者，大部分患者长期卧床，生活不能自理，自主能力差，很多肢体锻炼方法难以进行。同时老年患者基本上都并发多种基础疾患，病情复杂，较普通下肢深静脉血栓患者治疗难度大。因此，术前、术后要充分观察，尽早发现，早期干预。入院后积极进行血液系统排查及血管彩超检查。

2. 治疗过程中，老年患者身体脆弱，治疗上要注意度的把握。在抗凝溶栓过程中，有可能出现出血倾向，要注意有无皮下及黏膜出血，还要注意观察有无内脏出血征象。如患者出现神经系统症状，应首先考虑脑出血可能。手术治疗，手术中血栓清除器械及球囊均可造成血管壁损伤。溶栓治疗及介入性血栓清除术往往难以完全清除静脉腔内血栓。血栓复发多与基础病变造成血液高凝状态和血栓清除术及成形术致静脉内膜损伤有关。

3. 下肢深静脉血栓形成易出现肺栓塞，在治疗过程，患者如出现呼吸困难、紫绀、胸闷、咳嗽和咯血、休克、晕厥、血氧饱和度降低等症状，应考虑为肺栓塞。一旦发生肺栓塞，可视具体情况进行综合性治疗。

（陈经勇）

第五节　学科展望

随着人口平均寿命的增加和老龄化社会的到来，老年人越来越多，老年骨科患者也越来越多。老年骨科患者是一个特殊的群体，老年人器官功能减退，储备能力下降，往往同时患有多种慢性病。除了高血压、糖尿病、心脑血管病、骨质疏松和肿瘤等老年常见病以外，还有老年独有的问题，如衰弱、肌少症、痴呆、抑郁、谵妄、视力和听力障碍、睡眠障碍、跌倒、尿便失禁、压疮，以及多重用药等。目前国内大部分骨科医疗模式是按照专科单病种的模式进行治疗，在处理老年患者上往往难以综合全面地制定个体化的治疗方案。

老年医学（Geriatrics）在中国是一个新兴的概念，它是将老年患者作为一个整体进行老年综合评估，全面了解老年人躯体、认知、情绪、功能、社会支持等方面的情况，根据老年人的具体情况，有针对性的给予全面干预，预防和治疗老年相关的疾病，最大限度地维持和恢复老年患者的功能状态。将提高老年患者的生活质量作为始终追求的目标。

老年骨科学是老年医学的一个分支。由于老年人生理功能的特殊性，老年骨科患者通常为复合发病。因此对老年骨科的研究不能仅仅局限于骨科问题，而需要立足患者整体，通过对患者基础疾病的干预来调理全身情况，从而改善老年骨科患者的整体健康水平和生活质量。在诊断上既要重视骨折局部的诊断，又要注重全身情况的筛查和诊断；在治疗上既要重视全身情况的调理，又要注重局部骨折的专科治疗。同时还要关注患者的心理健康、膳食调理以及适当的体育活动，以减少并发症的发生和影响。个性化、精确化、微创化是未来老年骨科发展的重要方向。

一、老年骨科的基础研究将不断深入

基础研究，尤其是与临床密切相关的基础研究是实现临床诊疗突破之根本。随着现代医学技术的不断发展，特别是分子生物学、免疫学、生物化学及计算机科学的不断发展，老年骨科的基础研究将

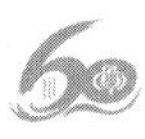

在数量与质量、深度与广度上获得明显进步。老年骨科基础研究范围会越来越广泛，涉及老年特有的骨折愈合机制以及促进骨折愈合生物因子研究、骨创伤修复材料、骨创伤生物力学、脊髓及周围神经损伤基因治疗与干细胞治疗等领域。

二、适用于老年人的微创内植物将不断推陈出新

近年来，随着微创技术的发展以及对骨折愈合生物学环境认识的不断深入，骨折治疗从原来强调解剖复位、坚强固定达到一期愈合的生物力学观点，逐渐演变为保护骨折局部血运、间接复位的生物学固定观点，强调微创技术的运用和骨折端局部血运的保护。在新型内植物的设计上，从实现生物学固定的角度出发，不断革新、创造和研制用于老年骨折的内植物。

三、关节镜技术将更多地应用于老年骨科领域

关节镜技术的发展是众多医学先驱对微创理念执着追求的结果，这场起源于 20 世纪初期的关节外科革命，已成为与骨折内固定术、关节置换术并列的 20 世纪骨科领域的重大进展。关节镜技术的应用极大地提高了骨科领域关节疾病的确诊率，而且随着关节镜性能的提高、镜下手术器械的改善以及操作技术的成熟，其临床应用范围不断拓展，从最初的膝关节镜到目前的肩、肘、腕、踝关节镜，不仅可以检查诊断，而且能进行镜下手术治疗。在创伤骨科领域，关节镜辅助技术已成功用于治疗胫骨平台、踝关节、跟骨、股骨头、关节盂、锁骨远端、桡骨小头、冠突、桡骨远端、舟状骨等部位骨折的复位与固定手术。可以预见，在当今微创手术治疗已成为现代医学发展趋势驱动下，关节镜技术将越来越多地应用于老年关节内骨折的手术治疗。

四、数字技术在老年骨科的应用前景广泛

近年来，数字技术的飞速发展为骨科疾病的临床治疗与基础研究提供了新的手段。目前应用于创伤骨科的数字技术包括医学影像处理与三维建模技术、虚拟手术仿真技术、计算机辅助设计（SI7）与计算机辅助制造技术（SI6）、计算机辅助骨科手术技术等。计算机辅助骨科手术系统最早应用于脊柱外科，在骨折复位的应用研究较晚，但已经体现出许多不可替代的优越性。该技术也必将逐渐应用到老年骨科各个领域。

五、充分发挥中医药的优势打造老年骨科治疗特色

中药、手法、针灸等在老年骨科损伤疾患中有广泛的应用，不仅在骨科疾患的治疗上，而且，在骨科并发症和伴发症的处理方面，都还有进一步拓展的空间。在骨折治疗上，手法的继承和创新值得深入研究。在围手术期，应用中医药的各种方法促进骨折愈合，减轻和防止并发症和伴发症的发生大有作为。在这当中，形成不同骨科疾患并发症和伴发症的系统专科中药制剂、特色手法和创新性中医治疗方法，同时，在个体化治疗上探寻中医治疗规律，以便推广运用。

（乐劲涛）

参考文献

[1] 中国高血压防治指南修订委员会 . 中国高血压防治指南 2010. 中华高血压杂志，2011，19（8）：701-743

[2] 陈灏珠 . 实用内科学 .14 版 . 北京：人民卫生出版社，2013

［3］《心律失常紧急处理专家共识》专家工作组．心律失常紧急处理专家共识 2013. 中华心血管杂志，2013，41（5）：363–376

［4］中华医学会神经病学分会脑血管病学组．中国急性缺血性脑卒中诊治指南 2014. 中华神经科杂志，2015，48（4）：246–257

［5］中华心血管病杂志编辑委员会．中国心力衰竭诊断和治疗指南 2014. 中华心血管病杂志，2014，42（2）：98–122

［6］魏好 .2014 年《中国心力衰竭诊断和治疗指南》主要亮点．中国临床医生杂志，2015，43（5）：12–14

［7］中华医学会心血管病学分会 .2015 急性 ST 段抬高型心肌梗死诊断和治疗指南．中华心血管病杂志，2015，43（5）：380–393

［8］许锋．慢性稳定性冠心病患者的管理．中华心血管杂志，2014，19（12）：410–412

［9］梁雨田，唐佩福．老年髋部骨折．北京：人民军医出版社，2009

［10］董碧蓉．老年病学．成都：四川大学出版社，2009

［11］陈灏珠，林果．实用内科学 .13 版．北京：人民卫生出版社，2009

［12］中华医学会糖尿病学分会．中国 2 型糖尿病防治指南（2010 版）．中国医学前沿杂志，2006，15（12）：16–23.

［13］张伯臾．中医内科学．上海：上海科学技术出版社，2005

［14］国家中医药管理局．中医病证诊断疗效标准．南京：南京大学出版社，1994

［15］中华医学会骨质疏松和骨矿盐疾病分会．原发性骨质疏松症诊疗指南．中华骨质疏松和骨矿盐疾病杂志，2011（4）：4–10

［16］Ganz R，Parvizi J，Beck M，et al.Femoroacetabular impingement：a cause for osteoarthritis of the hip.Clinical Orthopaedics and Related Research，2003，417（12）：112–120

［17］王卫国，李子荣，股骨髋臼撞击症诊疗进展，中国骨与关节外科 .2010，2（1）：78–83

［18］赵建，李石玲，郭智萍，等．髋臼唇无创性 MR 扫描方法的研究．河北医科大学学报，2006，27（3）：188–191

［19］JW Thomas By rd，Kay S Jones .Diagnostic accuracy of clinical assessment，magnetic resonance imaging，magnetic resonance arthrography，and intra–articular injection in hip arthroscopy patients.The American Journal of Sports Medicine，2004，32（7）：1668–1674

［20］孙敏莉，张柏根．急性下肢深静脉血栓形成治疗的选择及评价．中国实用外科杂志，2006，26（10）：756–758

［21］董国祥．急性下肢深静脉血栓形成的手术治疗．中国实用外科杂志，2003，23（4）：210–211

［22］李文东，李晓强，钱爱民，等．下肢深静脉血栓形成治疗进展．中国实用外科杂志，2014，34（12）：1190–1193

［23］赵刚，李令根．周围血管病基础与临床．北京：人民军医出版社，2015

［24］邱贵兴，戴尅戎，杨庆铭，等．预防骨科大手术后深静脉血栓形成的专家建议．中国临床医生，2006，34（2）：31–33

［25］张世民，李海丰，黄轶刚．骨折分类与功能评定．北京：人民军医出版社，2008

［26］Victor Hirth. 老年病病例教程．张存泰主译．北京：人民卫生出版社，2012

［27］梁雨田，唐佩福．老年髋部骨折．北京：人民军医出版社，2009

[28] 马长松 . 老年人术后谵妄分析 . 中国老年学杂志，1999，2（19）：72–73
[29] [美] S.TERRY CANALE.Campbell's Operrative Orthopaedics. 济南：山东科学技术出版社，2005
[30] 胥少汀，葛宝丰，徐印坎 . 实用骨科学 . 北京：人民军医出版社，2005
[31] 张世明，马建 . 中西医结合骨伤科手册 . 成都：四川出版社，2008
[32] 荣国威，王承武 . 骨折 . 北京：人民卫生出版社，2004
[33] 王亦璁，姜保国 . 骨与关节损伤 . 北京：人民卫生出版社，2012
[34] 姜保国 . 桡骨远端骨折的治疗 . 中华创伤骨科杂志，2006，8（3）：236–239

第二章　儿童骨科

第一节　学科概述

按照国际通行的标准把 0 ～ 14 岁儿童纳入儿童骨科收治范畴。其解剖、生理、病理等情况均有别于成人，有其特殊性。儿童骨折多发部位是肘、腕、前臂、肩、近关节骨骺等，好发骨折为肱骨髁上骨折、尺桡骨骨折、锁骨骨折等，骨折后愈合能力强，生长再塑造潜力大，其处理原则也与成人不同，有一定的特点。儿童畸形包括脊柱侧弯、发育性髋关节脱位、马蹄内翻足、股骨头骺缺血性坏死等。

一、儿童骨科诊治难点

儿童骨科的诊断治疗有许多难点。

1. 一般难点　一是早期诊断的准确性。儿童患者常常不能准确描述自身感受，易漏诊，特别是多发骨折、骨骺损伤、股骨头骺缺血性坏死、发育性关节脱位等；二是儿童骨折骨痂生长快，儿童患者骨折后多次院外整复导致患处肿胀而影响骨折的及时复位及后期疗效；三是治疗方法的选择，用手法还是手术治疗，手术选择微创还是切开，如关节内骨折、骨干的双骨折、小儿发育性髋关节脱位等。

2. 骨折脱位治疗难点　一是儿童骨折的常见后遗症处理难度较大，如创伤性骨化常见于关节部位的骨折或脱位损伤；关节功能恢复不全；迟发性骨关节畸形多发，常见于儿童骨骺部位骨折或损伤后，如肱骨髁上骨折、肱骨外髁骨折、股骨远端骨折等。二是多次手术后导致的再骨折。三是由于早期诊断和处理不及时、不恰当导致的血管神经肌肉损伤，如肱骨髁上骨折可致前臂筋膜间室综合征，导致 Volkmann 挛缩从而造成终身残疾。

3. 先天性畸形治疗难点　一是早期发现难。我国尚无统一的新生儿先天性、发育性骨科疾病的早期筛查标准，加之缺乏专业的儿童骨科医生，大量此类疾病患儿都是出现明显症状后才就诊，此时已经丧失最佳治疗时间及效果。二是手术适应证的选择难。由于手术方式较多，根据患儿的年龄、疾病不同类型特点，基于良好疗效手术方式的选择十分重要。三是治疗后对远期生长发育的影响。由于先天性畸形患儿往往合并其他疾病，远期生长发育的影响及调控也涉及多学科的协作。

二、儿童骨折治疗原则

正确的儿童骨折治疗原则是根据儿童骨骼的特点，在中西医结合基础之上，即整体观念和动静结合、筋骨并重等理论相结合，根据儿童骨折时间进行分期治疗，符合机体生理与生物力学特性，以恢复最大生理功能为治疗目的。

我院根据儿童骨科的特点，在西南地区率先成立独立的儿童骨科病区。就骨折而言，主要运用中医为主、中西医结合的方法治疗，大量使用手法整复夹板固定技术。其最大的亮点是一直坚持正确的诊断处理原则，即能保守不手术、能微创不开放手术。对于不稳定性骨折，大量采用手法和穿针技术做微创手术，疗效显著。在如何减少儿童肱骨髁上骨折导致的肘内翻畸形方面积累了 30 年的经验，在骨骺损伤方面提倡早期诊断、早期治疗，解剖复位是关键。在畸形矫正方面，充分运用现代西医技术进行手术治疗。根据儿童骨折的特点，研制了多项临床治疗器械的国家专利项目，制定了符合儿童骨折分期论治的协定处方和院内制剂，制定了游戏与功能康复结合的锻炼方法。以肱骨髁上骨折、肱骨外髁骨折、尺桡骨骨折、骨骺骨折为重点病种，是国家中医药管理局肱骨髁上骨折诊疗指南修订单位。

对于儿童先天性畸形、发育性疾病，儿童骨科已经积累了较丰富的临床经验，能够根据患儿的年龄、疾病不同类型特点，选择最佳治疗方式。临床常见的发育性髋关节脱位（DDH）、股骨头骺缺血性坏死（LCP）、股骨头骺滑脱（SCFE）、马蹄内翻足等，针对不同年龄、疾病不同分期，已经形成了一整套成熟的治疗方案，疗效显著，诊治了大量畸形患儿。近年来已开展了髋关节三联截骨矫形手术、大龄重度马蹄足矫形手术、先天性垂直距骨矫形手术等严重、少见疾病的手术，为儿童骨科今后的发展奠定了基础。

（沈海）

第二节　学科主要伤病诊疗技术

◆ 寰枢关节半脱位 ◆

一、诊断

（一）病名

1. 中医病名　脱位病（TCD：BGT000）。

2. 西医病名　寰枢关节半脱位（ICD-10：S13.102）。

（二）疾病诊断

1. 儿童多见于急、慢性上呼吸道感染，部分患儿有轻微外伤史或合并抽动症等病史。

2. 临床表现不一，常表现为突发性斜颈、疼痛、活动受限，颈部肌肉痉挛，第 1、2 颈椎压痛明显及颈部不稳感，可伴咽痛、头痛。以特发性斜颈和颈部僵硬疼痛为其典型特征。体征为颈部活动明显受限，颈肌紧张，第 1 颈椎横突及第 2、3 颈椎棘突有病理性偏歪，压痛明显。

3. 影像学检查：X 线片结合临床检查可确诊。正位片部分患者可见头颅与上颈段倾向一侧。张口位 X 线片示寰枢关节紊乱，齿状突不居中，寰枢椎左右间隙不等宽，且（或）侧位线 A-O 间距（寰椎前结节后缘与齿状突前缘距离）＞ 3mm。注意测量寰齿间距，单纯寰椎横韧带断裂者寰齿间距为 3 ～ 5mm，寰齿间距达 5 ～ 10mm 则有翼状韧带断裂，若寰齿间距达 10 ～ 12mm 则为寰枢间所有韧带均断裂，脊髓必然受压。CT 及 MRI 检查有助于诊断及对脊髓情况进行判断。

（三）鉴别诊断

1. 先天性肌性斜颈　也可以表现为颈部旋转、偏斜畸形，与本病不同之处是发病时间多从新生儿时期开始，逐渐加重，无痛，颈部活动存在，X 线片 A–O 间距正常，侧块移位也在正常范围。

2. 上颈椎骨折与脱位　颈部明显外伤所致上颈椎骨折与脱位也可表现为颈部偏斜畸形，通过 X 线片可以鉴别。

3. 其他　寰枢椎发育畸形或破坏性骨病损。

（四）疾病分型

本病临床多用 Fielding 分型。

Ⅰ型：以齿状突为旋转轴心，横韧带完整，仅有寰枢椎侧块移位。

Ⅱ型：以一侧寰枢关节为旋转轴心，横韧带破裂，另一侧寰枢关节向前移位 3 ～ 5mm。

Ⅲ型：在Ⅱ型基础上加重，A–O 间距大于 5mm。

Ⅳ型：一侧侧块向后旋转移位，通常合并齿状突发育不良或骨折。

二、治疗方案

1. 手法治疗　患者取俯卧位，头位于中立位牵引，拔伸牵引的同时缓慢行头的轻度屈伸和小范围旋转。复位后患者仰卧，保持头中立或过伸位卧床休息，或持续颌枕套皮牵引 1 ～ 2 周，然后改儿童颈托或头颈胸支具固定 1 ～ 3 个月。

2. 牵引复位　牵引复位采用颌枕带，安全有效，适用于各种不同类型寰枢关节半脱位，时间为 1 ～ 2 周；定期拍床旁片，了解复位情况。复位后，改儿童颈托或头颈胸支具固定 1 ～ 3 个月，直至 C1、C2 椎间稳定。

3. 药物治疗

（1）口服药物：有外伤史患儿，内服本院协定处方小儿伤科一号方；伴上呼吸道感染患儿，予药物对症治疗。

（2）外用药物：局部给予解痉止痛中药外用，如本院制剂二黄新伤止痛软膏等。

4. 推拿治疗　局部给予郑氏推拿手法以通经络、活气血、解痉挛，配合中药外敷、熏洗、磁热疗等。

5. 功能锻炼　患儿症状、体征明确改善后，嘱其行“抬头望月”等功能锻炼。

三、疗效评定

本院在临床中主要以症状、体征的改善（头部偏歪、颈部活动及颈肩部肌肉痉挛疼痛状况）作为治疗疗效评定标准。

四、难点分析与对策

1. 诊断难点　儿童寰枢关节半脱位多有明显急性症状及体征，对于儿童张口位摄片配合困难者可行 CT 或 MRI 检查，有助于明确诊断。

2. 治疗难点　儿童寰枢关节半脱位如果病史较长，合并寰枢关节发育异常，或伴发儿童抽动症等，可能是儿童寰枢关节半脱位难以纠正或短期复发的原因。儿童寰枢关节半脱位经非手术治疗纠正后，需要严格颈围或支具外固定1～3个月，避免复发。固定期间，适当行颈部肌力练习。儿童寰枢关节半脱位非手术治疗无效，必要时可选择手术治疗。

（彭玉兰、周英）

◆ 锁骨骨折

一、诊断

（一）病名

1. 中医病名 骨折病（TCD：BGG000）。

2. 西医病名 锁骨骨折（ICD-10：S42.000）。

（二）疾病诊断

1. 儿童有肩部着地，或有直接打击外伤史。

2. 局部有肿胀、压痛、畸形，或可扪及骨擦感。婴幼儿伤后常有患肢假性麻痹或被动活动时啼哭不止，伤后7～10日骨折部位出现包块。

3.X线检查可确定骨折类型及移位情况。

4. 合并臂丛神经损伤和锁骨下血管损伤少见，极少数此类神经功能障碍可能由“8”字绷带外固定不恰当引起，临床有神经功能永久性障碍的报道，但绝大多数臂丛神经损伤可以自愈。

（三）鉴别诊断

1. 胸锁关节脱位 两侧胸锁关节不对称，有异常活动，锁骨内端可突出或空虚。在儿童，相对薄弱的骨骺和强有力的胸锁关节囊附丽更易导致骨骺骨折而不是真性关节脱位。

2. 肩锁关节脱位 锁骨外端明显隆起，肩关节活动受限，X线片示肩锁关节间隙增大。但真正的肩锁关节脱位很少发生于儿童，绝大多数发生在此区域的骨折为干骺端或骨骺骨折。由于锁骨远端骨骺直到18～19岁才出现骨化，影像学检查可表现为肩锁关节脱位征象。

（四）疾病分型

锁骨骨折最通用的分类方法是根据骨折的解剖位置，分为锁骨内1/3、中1/3、外1/3骨折。锁骨干骨折（中1/3），包括喙锁韧带内侧到胸锁乳突肌、斜方韧带外侧之间的骨折；外侧端骨折（外1/3）位于喙锁韧带的远端；内侧端骨折（内1/3）相对少见，为位于胸锁乳突肌内侧缘的骨折。

二、治疗方案

（一）非手术治疗

绝大多数儿童锁骨骨折，非手术治疗疗效优于其他治疗。产伤性锁骨骨折可以不需治疗或仅做简单固定，如将患肢袖口缝在外衣上固定10日左右。儿童青枝骨折或无移位骨折，无需整复，可用三角巾或颈腕吊带悬吊胸前1～3周；幼童具有较强的生长塑形潜力，骨折不需复位，可直接进行“8”字绷带固定；年长儿童的锁骨中1/3或中外1/3骨折有明显成角或移位者，可进行手法整复固定。

1. 手法治疗

（1）膝顶复位法：在局麻或臂丛麻醉下，患者坐于凳上，双手叉腰挺胸（幼儿不能自行坐立者，

由家长面对患儿抱坐膝上）。助手位于患者后侧，一足踏于凳上，其膝部顶于背部正中，双手握其两肩外侧，向背后徐徐拔伸，使患者挺胸双肩后伸，以矫正重叠移位。术者立于患者前方，用提按手法矫正断端移位。

（2）郑氏复位法：即绕肩推挤复位法。此法适用于锁骨骨折有旋转移位者。在臂丛麻醉下，助手一手握住患者伤肢上臂，向外后方伸展，以加大骨折远端向前、下移位程度；术者用双手拇指卡住骨折的远近端，当助手在沿肩做由后上绕向前下动作时，术者双拇指同时做旋转推挤动作，即握近端向内后方推压，捏远端拇指用力向前上方推挤，骨折旋转畸形即可矫正；最后用扳顶法矫正残余移位。

2. 外固定

（1）"8"字绷带固定：复位后，在锁骨上下窝分别放置一大小相宜的棉花条，用胶布交叉固定在皮肤上，然后用"8"字绷带缠绕固定。放置棉花条或压垫后应注意检查局部皮肤及双侧腋下等是否形成压疮及皮肤有无过敏情况。

（2）骨带固定：将锁骨带直接安装于双肩，上好搭扣、拉紧扎稳即可，使用、调整方便。

（3）三角巾或腕颈吊带悬吊：与"8"字绷带比较，悬吊能获得类似效果，而腕颈吊带更为舒适。

3. 中药治疗

（1）早期：骨折后 1 ～ 2 周，因血脉受阻，血瘀气滞，宜用行气活血、化瘀止痛之桃红四物汤加减，或我院协定方小儿伤科一号方。

（2）中期：骨折后 3 ～ 4 周，宜用活血祛瘀、接骨续筋之归香正骨丸口服。

（3）后期：骨折经过早、中期治疗后，瘀血祛除、筋骨续接已近愈合，但骨折尚未坚强，并常有气血虚弱，筋肉萎缩，肢体乏力，关节僵硬。故后期宜着重养气血、壮筋骨，可内服双龙接骨丸。

（二）手术治疗

1. 适应证

（1）开放骨折及可能存在其他组织损伤的锁骨骨折。

（2）移位的骨折片使皮肤显著突起、有压迫至坏死可能的，需要手术处理。

（3）漂浮肩。

（4）多发性损伤。

2. 手术方法

（1）弹性髓内针内固定：TV 透视确定锁骨近端，在锁骨近端切皮，钝性进入至锁骨近端，开孔后插入一直径 2.0mm ESIN（弹性髓内针），至锁骨骨折端附近，手法整复骨位后，将 ESIN 插入至顶住锁骨远端，TV 透视证实骨位好后，剪去多余 ESIN 尾部，埋于皮下。

（2）切开复位内固定：锁骨中段骨折可采用钢板螺丝钉或 ESIN 髓内固定，钢板螺丝钉可对横形骨折进行加压，纠正旋转更可靠，或可使用拉力螺丝钉固定蝶形骨折块。骨折不愈合时应考虑内固定手术并行自体或异体植骨。

（三）康复治疗

功能锻炼：患者从固定之日起即可开始进行握拳，伸屈腕、肘关节等练习；中后期可逐渐开始行做耸肩、外展及旋转等适度的肩关节功能练习。配合局部外擦郑氏舒活酊，以抚摩、揉捏手法进行按摩，以帮助恢复肩关节功能。

三、疗效评定

本病主要根据骨折愈合及功能恢复情况评定疗效。

优：骨折愈合、功能恢复正常。

良：骨折愈合、功能部分受限。

差：骨折不愈合、功能受限。

临床中绝大多数疗效评定为优。

四、难点分析与对策

对大龄儿童短缩移位明显的锁骨骨折可考虑手术治疗，难点是闭合复位髓内针内固定，相对于切开复位可减少创伤并降低不愈合风险，全麻下肌松作用充分，选用弹性髓内针比克氏针更有利于闭合复位内固定。

儿童锁骨骨折行切开复位内固定治疗，可能造成骨折迟缓愈合甚至不愈合，可能与以下因素有关：手术操作不当，断端广泛剥离；内固定使用不当；术后早期过量活动等。

（周英、彭玉兰）

◆ 肱骨近端骨折 ◆

一、诊断

（一）病名

1. 中医病名　骨折病（TCD：BGG000）。

2. 西医病名　肱骨近端骨折（ICD–10：S42.202）。

（二）疾病诊断

1. 有明显外伤史。

2. 患肢上臂固定于身体一侧，活动受限或不能活动，上臂近端肿胀。

3. 上臂近端压痛、可能扪及骨折端异常活动及骨擦感。

4. 新生儿肱骨近端骨骺到 6 个月大时才会骨化，超声检查、关节造影及磁共振可显示骨折。对年龄较大的儿童 X 线检查结合临床检查可确诊。

（三）鉴别诊断

年龄较小的儿童，肱骨近端骨折的症状体征可能与锁骨骨折、臂丛神经损伤及少见的肩关节脱位混淆。通过 X 线及超声检查等可明确骨折部位，神经肌电图检查可排除臂丛神经损伤。

（四）疾病分型

1. 后伸型　此型骨折发生率较高。多在运动中伤肢在后伸姿势下跌倒（或后伸稍外展、内收位）、手掌触地所致，暴力沿患肢纵轴由后下传至前上方，造成肱骨近端骨折。X 线片表现为肱骨头向后倾倒，远折端向前移位，并向前突出成角。若为后伸外展位致伤，骨折端向前、内侧突出成角；后伸内收位致伤，骨折端向前、外侧突出成角。

2. 外展型　伤肢在外展位或外展后伸位跌倒、手掌触地致伤，骨折远、近端都有不同程度的移位。骨折的近端受冈上肌、冈下肌牵拉，呈外展外旋移位；远折端受背阔肌、胸大肌、大圆肌牵拉，而向内、向前、向上方移位。此时肱骨头内收，远端骨干外展，骨折端向内张口，并突出成角，远折端一般向内上方移位，断端外侧可发生嵌插。

3. 内收型　多为患肢在内收位或内收后伸位跌倒、手掌触地致伤。X 线片表现为肱骨头向内倒、肱骨干内收、骨折端向外张口突出成角，远折端向外上移位，断端内侧可发生嵌插。

4. 嵌插型　跌倒时伤肢伸直、轻度外展、手掌触地，暴力沿肢体纵轴向上传达到肱骨近端发生骨折。若暴力继续作用，则骨折远端骨干嵌入骨折近端。

5. 肱骨近端骨折合并肩关节脱位　伤肢上臂在外展、外旋位遭受较严重的暴力导致肱骨近端骨折，此时暴力继续作用于肱骨头，使肱骨头冲破关节囊前下方继而造成肩关节前脱位，以盂下脱位多见。有时肱骨头受喙突、肩胛盂或关节囊的阻碍不能复位，引起肱骨头产生内下旋转，游离并位于骨折远端内侧。临床上本类型较少见，若处理不当，容易造成患肢肩关节严重的功能障碍。

二、治疗方案

（一）非手术治疗

新生儿肱骨近端骨折者可将袖口缝在外衣上固定 3 周左右。任何年龄段的患者无移位或移位较小的此型骨折都可以用吊带或肩关节固定法进行固定；对于小于 8 岁的儿童，即使有明显移位和成角的骨折也会出现重塑，所以简单固定就可以治愈；年龄大于 11 岁的患儿，往往需要闭合复位，之后用肱骨近端夹板或肩人字石膏、胸壁绷带等固定。

1. 手法复位

（1）后伸型：在臂丛神经阻滞麻醉下，患者仰卧位，伤肢屈肘 90°，前臂中立位放于体侧。一助手用宽布带绕过患肢腋下向头顶方向牵拉，另一助手握其肘部顺肱骨干纵向做顺势对抗牵引，以矫正重叠及嵌插。术者立于患侧，双手环抱折端，两拇指顶于肱骨干后侧，余四指向后提拉远折端，同时嘱牵引远端的助手将上臂上举。若向前成角过大，将患臂屈曲上举过顶，即可矫正远折端向前移位及向前成角。若远折端同时有向外或向内侧移位及成角，在持续牵引下术者用双手拇指和四指分别按住骨折内外侧近、远端，用提按法矫正。

（2）外展型：在臂丛神经阻滞麻醉下，患者仰卧位，患臂稍外展屈肘位，两助手牵引方法同后伸型。在顺势牵拉至重叠、嵌插解除后，术者双拇指按住近折端外侧，余四指环抱远折端内侧，用提按手法（按近折端向内，提远折端向外），同时牵引肘部的助手内收上臂矫正向内侧移位和向内侧成角。术者亦可一手握近端，一手推远端行对向推挤使之复位。若骨折同时伴有向前成角，可用前屈过顶法进行矫正。

（3）内收型：在臂丛神经阻滞麻醉下，患者仰卧位，患臂放于体侧，两助手做顺势牵引。术者两拇指于外侧推远折端向内，四指提拉近折端向外，助手同时在牵引下外展上臂，即可复位。若伴有向前成角，可用前屈过顶法矫正。

（4）肱骨近端骨折合并肩关节脱位：在臂丛神经阻滞麻醉下，患者仰卧，患肢外展位，一助手用宽布带绕过患肢腋下向头顶方向牵拉，另一助手握持患肢肘部进行顺势拔伸牵引，并根据正位 X 线片上肱骨头旋转的程度，将患肢外展至 90°以上，拔伸牵引持续 3 ～ 5 分钟，以解除远折端对肱骨头的挤夹，张开破裂的关节囊口，为肱骨头进入关节盂打开通路。术者用两拇指自腋窝将肱骨头前下缘向上、后、外推顶，余指按住近肩峰处做支点，使肱骨头回纳入肩关节盂而复位。如骨折端仍有侧方移位或成角移位，则助手按住整复好的肩关节，术者用提推法进行矫正。

2. 外固定术 复位后在助手维持牵引下，用薄棉垫包绕上臂，在原移位或成角的骨突处放置平垫并固定，分别放置4块超肩关节肱骨近端夹板，以4根束带捆扎固定，外面再以钢丝托板固定于屈肘90°、前臂旋后位。

外展型骨折需在内侧夹板上端用棉花包成蘑菇头样垫，放于腋窝；内收型骨折蘑菇头要倒置放在上臂内侧下方。束扎的松紧程度以不影响血液循环为度。用一长布带穿过前、外、后三侧夹板上端，形成布带环并打结，此布带再绕过对侧腋窝打结，健侧腋窝要放置棉垫，以免损伤腋窝皮肤及引起神经、血管受压。

3. 骨牵引术 后伸型骨折，或后伸伴内收、外展型骨折，折端向前成角大，不易复位及稳定时，建议行尺骨鹰嘴牵引术，伤肢患肩前屈90°、屈肘90°置于钢丝托板上固定于床头，牵引力线向上，牵引重量根据折端嵌插程度和患儿年龄调整，3周左右去除牵引继续伤肢夹板、托板固定。

4. 药物治疗

（1）早期：骨折后1～2周，因血脉受阻，血瘀气滞。宜用行气活血、化瘀止痛之桃红四物汤加减，或我院协定方小儿伤科一号方。

（2）中期：骨折后3～4周，宜用活血祛瘀、接骨续筋之归香正骨丸口服。

（3）后期：骨折经过早、中期治疗后，瘀血祛除，筋骨续接已近愈合，但骨折尚未坚强；常有气血虚弱，筋肉萎缩，肢体乏力，关节僵硬。故后期宜着重养气血、壮筋骨，可内服双龙接骨丸。

（二）手术治疗

1. 适应证

（1）开放骨折。

（2）肱二头肌长头腱嵌夹于骨折端或骨端刺入三角肌且已延迟数周。

（3）年龄大于11岁的患儿可考虑手术。

2. 手术方法

（1）经皮穿针内固定：在C臂X线透视下，闭合整复骨折，用一导引针表示肱骨头的后倾角，在三角肌近端或远端，与肱骨干成30°角进针（直径2mm，针尾置于皮外），用无菌敷料包裹覆盖。

（2）切开复位内固定：沿肩关节前侧入路，在三角肌与胸大肌之间进入，解除骨折端的嵌入物，整复骨折，用克氏针或螺丝钉固定。

（三）康复治疗

肱骨近端骨折后易发生关节周围组织的粘连及肱二头肌长头腱与结节间沟的粘连，较长时间的固定，可导致关节周围肌肉萎缩，软骨退变，肩关节功能发生障碍，应注意预防。复位后，在不影响固定的前提下尽早进行功能锻炼至关重要。如复位或手术后即可开始行手部握拳、屈伸腕关节等活动；中后期逐渐开始屈伸肘关节、耸肩、肩关节前屈、后伸及上举活动等，以不影响骨位及加重疼痛为度，并配合局部外擦郑氏舒活酊，以抚摩、揉捏手法进行按摩，以帮助恢复肩关节功能。

三、疗效评定

主要根据骨折愈合及功能恢复情况评定疗效。

优：骨折愈合、功能恢复正常。

良：骨折愈合、功能部分受限。

差：骨折不愈合、功能受限。

由于儿童肱骨近端有很好的重塑潜力，该类型骨折的愈后良好。

四、难点分析与对策

治疗难点为闭合复位可能不成功，妨碍骨折复位的潜在因素包括骨膜、关节囊、肱二头肌腱嵌入骨折断端。由于儿童患者有较大的生理塑形能力，通常只需要实现部分对位即可。肱骨近端骨折极少需要开放复位。

（周英、彭玉兰）

◆ 肱骨干骨折 ◆

一、诊断

（一）病名

1. 中医病名　骨折病（TCD：BGG000）。

2. 西医病名　肱骨干骨折（ICD-10：S42.300）。

（二）疾病诊断

1. 有明显外伤史。

2. 局部肿胀、压痛，或可扪及骨擦感，可有短缩或成角畸形，主动活动功能受限。

3. 中下 1/3 骨折注意是否合并桡神经损伤。

4.X 线检查可确定骨折部位、类型和移位情况。

（三）鉴别诊断

肱骨干骨折应排除是否存在骨囊肿或其他病理性骨折。

（四）疾病分型

儿童肱骨干骨折没有特殊分类。根据骨折部位可分为上段、中段、下段骨折；根据骨折形式可分为横形骨折、螺旋形骨折及斜形骨折。

二、治疗方案

（一）非手术治疗

儿童肱骨干骨折大多数可通过非手术治疗获得良好的效果。新生儿产伤性肱骨干骨折愈合迅速，具有强大的塑形能力，采用颈腕带悬吊制动 2 周即可。对幼儿及年长儿童而言，由于肱骨为非负重性骨骼，所以并非必须恢复其解剖轴线；又因肩关节活动度大，允许某些不影响功能的轴向或旋转移位。

1. 手法复位术　臂丛阻滞麻醉下，患儿坐位或仰卧位，一助手扶住患肩向上牵引，另一助手握住患肢前臂、中立位向下牵引。重叠移位较多的横形骨折，牵引力量可稍大，但应严格控制牵引力不宜过大，否则会引起断端过牵致分离。术者根据移位情况进行整复。如中 1/3 骨折（骨折线在三角肌止点以下），术者双手拇指抵住骨折近端外侧，余四指置于骨折远端内侧，两拇指推按近折端向内，两手四指提拉远折端向外，矫正侧方移位后，再用同样手法矫正前后移位。骨折复位后，两助手放松牵引，术者捏住骨折部位，轻微摇晃骨折端，可感觉到骨折端有整体接触感，而且骨擦音消失，提示骨折已复位。若复位后一松手出现弹响，则考虑有软组织嵌夹在骨折间，此时应采用回旋手法，给予解脱断端间的软组织后再行复位。

下 1/3 骨折（投掷骨折）多为螺旋形骨折，复位时术者一手推骨折远端向内旋，另一手握住近端外旋，同时做旋转推挤手法使螺旋面接触、扣紧，再用提按手法矫正前后移位。该类型骨折即使螺旋面未能完全吻合，略有少量重叠，但由于两折端接触面大，不影响骨折愈合，预后较好。

2. 外固定术 骨折复位后以两点挤压或三点挤压法安放压垫，而后于前、后、左、右分别放置 4 块肱骨干夹板，以 4 根束带捆扎固定后，屈肘 90°、前臂旋前或中立位钢丝托板固定，悬吊于胸前。肱骨干中下段骨折常因肢体重力而产生骨折端分离，固定时需用三角巾将肘部和前臂兜紧。

（二）手术治疗

1. 适应证

（1）开放性骨折，合并血管损伤。

（2）闭合性骨折并桡神经损伤，并嵌夹于骨断端间。

（3）陈旧性骨折不愈合。

（4）多段骨折、浮动肘、双侧肱骨干骨折。

（5）病理性骨折。

（6）多发创伤合并肱骨干骨折。

2. 术式 弹性髓内针内固定是治疗儿童长管状骨骨折的标准方式，儿童肱骨干骨折同样可采用弹性髓内针固定。在肱骨远端骺板的近侧干骺端内外侧开孔，将预弯塑形的两枚弹性髓内针插入髓腔，手法复位后使弹性髓内针穿过断端到达肱骨近端骺板下方，使弹性髓内针入针点、骨折断端接触点以及近端髓腔接触部位形成三点支撑，可达到良好的复位固定效果。

三、疗效评定

主要根据骨折愈合及功能恢复情况评定疗效。

优：骨折愈合、功能恢复正常。

良：骨折愈合、功能部分受限。

差：骨折不愈合、功能受限。

临床中绝大多数疗效评定为优。儿童肱骨干骨折预后良好，大多数可用非手术方法治疗获得满意疗效。

四、难点分析与对策

儿童很少见发生肱骨干骨折不愈合，肱骨下段骨折因容易分离移位导致骨折迟缓愈合或不愈合可能。一旦发生，通常需要切除萎缩的骨端，直至断端有良好的血运，再使断端紧密接触，使用动力加压钢板内固定并于折端充分植骨。

（周英、彭玉兰）

肱骨髁上骨折

一、诊断

（一）病名

1. 中医病名　骨折病（TCD：BGG000）。

2. 西医病名　肱骨髁上骨折（ICD-10：S42.401）。

（二）疾病诊断

1. 有手掌撑地或肘部着地外伤史。

2. 肘部呈“靴形”，肿胀，肱骨髁上环形压痛，或可扪及骨擦感，主动活动功能丧失，肿甚者有张力性水疱，肘后三角关系正常。

3. 注意检查有无神经、血管损伤，如出现垂腕征、桡动脉搏动减弱或消失、手指感觉异常等，应进行肌电图、彩超检查。

4. X 线摄片可确定骨折类型和移位方向及程度。

（三）鉴别诊断

1. 肱骨远端全骨骺分离　肱骨远端全骺分离骨折线位置低，在骺线水平。远折端骨折块包括肱骨小头骨骺，滑车和内、外上髁 4 个骨骺一起与肱骨干分离，向后向内移位，而外髁骨骺与桡骨近端始终保持对应关系。

2. 肘关节后脱位　低龄儿童肘关节后脱位极少见，脱位后肘后三角关系改变，X 线摄片可确诊。

3. 肱骨外髁骨折合并肘关节脱位　偶见于学龄后的儿童。临床和 X 线表现兼有两者的特征。外髁骨骺偏离桡骨轴线，即使手法复位脱位纠正，多残留外髁对位欠佳如旋转等。

4. 肱骨髁间骨折　儿童很少发生，摄 X 线片可诊断，其骨折线波及关节面，由于骨块分离，关节面破坏，预后较差，属关节内骨折，必要时可做 CT 扫描明确关节面的受损程度。

（四）疾病分型

按受伤机制和移位方向分型（本院采用方法）。

1. 伸直类型　伤肢肘部肿胀，呈“靴样”畸形，肱骨髁上环形压痛明显，可扪及骨擦感，纵叩痛（+），肘关节主动活动功能丧失。X 线片显示骨折远端向后上方移位，折线多从前下方斜向后上方，可合并血管、神经损伤。亦可发生内、外移位和旋转移位，分成尺偏型或桡偏型，内旋或外旋型。见表 2-1。

2. 屈曲类型　伤肢肘部肿胀，肱骨髁上环形压痛明显，可扪及骨擦感，纵叩痛（+），肘关节主动活动功能丧失。X 线片显示骨折远端向前上方移位，折线多从后下方斜向前上方。亦可发生内、外移位和旋转移位，分成尺偏型或桡偏型，内旋或外旋型。见表 2-1。

3. 旋转类型　伤肢呈靴形或半圆形畸形；肘后三角发生异常。X 线片显示骨折远端向内或向外旋转移位。并常与其他类型移位同时并存。见表 2-1。

表 2-1 肱骨髁上骨折复合分型

分型名称	亚型名称	分型标准（以远端移位方向为依据）
	类型	移位方向
伸直类型	伸直尺（桡）偏型	向后并尺（桡）移位
	伸直尺（桡）外旋型	向后并尺（桡）外旋转移位
	伸直尺（桡）内旋型	向后并尺（桡）内旋转移位
屈曲类型	屈曲尺（桡）偏移型	向前并尺（桡）偏移位
	屈曲尺（桡）外旋型	向后并尺（桡）外旋移位
	屈曲尺（桡）内旋型	向前并尺（桡）内旋移位
旋转类型	外旋尺（桡）偏型	外旋并尺（桡）移位
	内旋尺（桡）偏型	内旋并尺（桡）移位

二、治疗方案

（一）非手术治疗

1. 手法复位

（1）复位时机：肱骨髁上骨折如不伴有神经、血管损伤，应争取在伤后 6 ～ 8 小时复位，越早越好，若超过 24 小时肿胀明显，需待肿胀高峰期过 1 ～ 2 日以后进行延期复位，伴有张力性水泡、肿胀剧烈者，可先行尺骨鹰嘴牵引，2 ～ 3 日再行复位。超过半个月骨折移位明显者，须麻醉下折骨后再行尺骨鹰嘴牵引及手法复位术。

（2）手法复位操作步骤（以伸直尺偏外旋型为例）

①麻醉：可选择腋路神经阻滞麻醉或臂丛神经阻滞麻醉。麻醉显效后即可进行手法复位。

②体位：患儿由家长正抱坐位，肩关节外展约 40°位。

③操作步骤

第一步：摸捏心会。术者轻柔摸捏患肢及骨折处，在 X 线检查的基础上进一步感知患儿骨折情况及骨骼质地，做到心明手巧，心手相应。

第二步：拔伸牵引矫正重叠嵌插移位。助手一双手握伤肢上臂上段，助手二握伤肢前臂行中立位牵引，同时助手一向外旋骨干，助手二内旋前臂，牵引 2 ～ 3 分钟。

第三步：旋转回绕矫正旋转移位。术者用双手拇指扣住肱骨远端内外髁，将远折端逆旋转移位方向回绕至正常解剖位。

第四步：推拉捏合矫正侧方移位。助手在持续牵引状态下，术者双手拇指推远折端内侧向外，余四指拉近折端向内，远端助手顺势外翻位牵引，从而矫正尺移、尺偏。

第五步：扳顶拉挂矫正前后移位。纠正侧方移位之后，术者随即将双手拇指移至内外髁后侧，推远折端向前，余四指抱骨干，拉近折端向后。术者用推拉法的同时，助手二同时屈曲患儿肘关节，以纠正后移及恢复前倾角。

（3）注意事项：手法复位强调因势利导，逆受伤机制整复骨位，操作应准确；拔伸牵引要充分，远近两端助手要配合，手法力道轻柔、快慢适宜，强调牵拉要缓慢渐进，复位要迅捷，力求一次到位；屈肘时切忌过度前提，避免造成前移位。

屈曲尺偏外旋型骨折复位方法，除矫正前后移位与伸直型的手法、着力点方向相反外，其余手法同伸直型。

2. 外固定术　复位后伤肢上臂以薄棉垫包裹，4 块柳木塑形肱骨髁上夹板的内侧板远端放置梯形垫，外侧板中下部放置塔形垫，后侧板远端放置顺梯形垫并以胶带固定，前、后、左、右均匀放置夹板后以 3 根束带捆扎，再以钢丝托板固定伤肢于屈肘 90°、前臂旋前位。对尺侧倾斜明显病例，可用我院专利产品肱骨髁上骨折超外翻夹板固定。（注：桡偏型固定于屈肘 90°、前臂旋后位）

3. 尺骨鹰嘴骨牵引术　尺骨鹰嘴克氏针骨牵引操作方法适用于 3 岁以上肱骨髁上骨折患儿。

患儿仰卧位，肩外展 90°、屈肘 90°、前臂中立位，暴露出尺骨嵴，常规消毒后，以尺骨鹰嘴尖下 1.5cm、向前内 1cm 处为进针点，以对侧接近水平位置处为出针点，2% 利多卡因局麻生效后，由内向外穿入 1.5 ～ 2.0mm 克氏针一枚。尺偏型骨折进针点稍靠前，出针点略靠后；如有外旋移位时，外侧出针点略低于内侧；有内旋移位时，外侧出针点略高于内侧。穿针完毕，针眼以消毒敷料包扎，连接牵引弓、牵引绳，并将伤肢置于我院专利产品上肢多功能牵引固定器上，固定于肩外展 90°、屈肘 90° 位，维持牵引重量为 1 ～ 2kg；前臂以泡沫牵引带固定。牵引 2 ～ 3 日后，待肿胀减轻，根据床旁拍片结果对残余移位行手法复位术、夹板固定术，并根据骨位调整牵引力线和重量，持续牵引时间 3 周左右。

4. 药物及非药物治疗

（1）中药内治法

①早期：骨折后 1 ～ 2 周，因血脉受阻，血瘀气滞。宜用行气活血、化瘀止痛之桃红四物汤加减，或我院协定方小儿伤科一号方。

②中期：骨折后 3 ～ 4 周，宜用活血祛瘀、接骨续筋之归香正骨丸口服。

③后期：骨折经过早、中期治疗后，瘀血祛除，筋骨续接，已近愈合，但骨折尚未坚强，并常有气血虚弱，筋肉萎缩，肢体乏力，关节僵硬。故后期宜着重养气血、壮筋骨，可内服双龙接骨丸。

（2）中药外治法

①早期可选用二黄新伤止痛软膏外敷骨折远、近端肢体，以利于伤肢消肿。

②中期伤肢瘀肿消减，局部尚有压痛，可选用旧伤活络软膏外敷。

③后期去除夹板固定后，配合活血祛瘀洗药及软筋化坚洗药熏洗伤肢。方法：将药物置于锅中加水煮沸，先用热气熏蒸肘部及前臂，待水温稍冷后用药水浸洗或塌渍患处，每日 2 次，每次约 30 分钟。

（二）手术治疗

1. 适应证

（1）严重开放性骨折，合并神经、血管损伤。

（2）陈旧性骨折影响肘关节功能及肘内翻畸形严重。

2. 手术方式

（1）闭合经皮穿针内固定术：全麻下行骨折手法复位并 X 线透视骨位满意后，选用 2 枚直径 1.5 ～ 2mm 克氏针，用骨钻由肱骨小头外后缘经皮平行或交叉向内上方向钻入，钉尖穿至对侧骨皮质。为防止旋转和加强稳定，可在肱骨内上髁处钻入第 3 枚克氏针至肱骨近端外侧骨皮质与前两枚克氏针交叉固定。针尾折弯剪短留于皮外，无菌纱布包扎，在肘关节屈曲 70°～ 90°位上使用钢丝托板或长臂石膏后托外固定 2 周，然后开始肘关节主动活动锻炼。约术后 6 周，骨位稳定时拔除克氏针。

（2）切开复位：内固定术同时可探查神经、血管，适用于神经血管损伤者。儿童使用克氏针交叉固定；粉碎性骨折可选用双重建钢板或解剖钢板固定。

（三）康复治疗

1. 患者复位后，即可开始做握拳动作及腕关节的屈伸活动。4 ～ 6 周后若已有较明显骨痂生长时，可去除托板，做肘关节屈伸练习，并可配合郑氏舒活酊外擦，适当按摩伤肢前臂、肘部；中量骨痂时逐渐增加锻炼强度，直至恢复全部功能。但全过程严禁强力扳拉患肘。医生要对家长进行指导，对患儿劝导，耐心使患儿能“早动、渐动、会动”是有效恢复肘关节功能的重要方法。

2. 早期宜在手指、手腕给予轻柔的抚摸或推压消肿。中后期骨折稳定，取固定之后，一边配合熏洗，一边进行按摩，并可轻度活动肘关节，按摩以肘关节为中心，上下周围进行揉、提、抖动、摇晃手法，各期按摩，均以轻揉“不痛”为宜、“疼痛”为忌。注意关节部位禁止过度揉。

三、疗效评定

本病种可参照中华人民共和国中医药行业标准《中医病证诊断疗效标准》和《国际疾病分类应用指导手册》的标准进行评定。

治愈：骨折解剖复位或骨折远折端向桡侧移位 1/5 以内，骨折临床愈合，功能完全或基本恢复，携带角正常。

好转：骨折对位尚满意，骨折愈合，肘关节伸屈受限在 30°以内，携带角减少在 20°以内。

未愈：伤肢畸形，携带角减少 20°以上，功能障碍。

四、难点分析与对策

1. 移位判断的难点 旋转移位有时较难以判断，会影响复位手法的选择及效果。以下原则可参考：当肱骨髁上骨折后，不论其移位程度多重，只要没有旋转移位，在正、侧位 X 线片上，远近端横径应当相等，且侧位片上肱骨两髁皮质重叠。如有旋转移位，不论是内旋还是外旋，两断端横径应不相等。

在正位片上，无旋转移位时肱骨髁上部两侧骨皮质呈鱼尾状，内侧弯曲度稍大于外侧，往哪侧旋转时则那一侧弧度加大，且同侧骨皮质密度加大。无旋转移位时桡骨粗隆偏内且稍向后侧突，外旋时桡骨粗隆变小，内旋时桡骨粗隆向前突出逐渐明显。出现旋转移位时，在正位片上，鹰嘴窝内侧骨皮质密度增高为内旋，鹰嘴窝外侧骨皮质密度增高为外旋，尺桡骨上段间隙增宽为外旋，尺桡骨上段间隙变窄或重叠为内旋。在侧位片上，肱骨小头偏前为内旋，肱骨小头偏后为外旋，尺桡骨上段重叠较多为外旋，尺桡骨上段重叠较少为内旋。

2. 并发症的防治

（1）肘内翻：肱骨髁上骨折最为常见的后遗症是肘内翻畸形，国内外文献报道的儿童肱骨髁上骨折肘内翻畸形的发生率平均达 30%，最高达 57% ～ 75%。为减少肱骨髁上骨折肘内翻畸形的发生率及程度，各学者也提出了不同的治疗措施，但具体手法操作、牵引体位、固定方法及体位等都不尽相同，自行设计的牵引用器具也各有特点，虽在不同程度减少了肘内翻的发生，但临床效果有很大差异，且在疗效评定指标、对照组设置上也不尽统一。我们先是对整复手法进行改进，自行设计制作适宜儿童使用的上肢多功能牵引复位器，以水平外展外翻位尺骨鹰嘴牵引。在此基础上，我们又对固定夹板进行了改进，设计、制作出了肱骨髁上外翻夹板及肘关节外展板，可以对有尺侧嵌插、尺侧移位的肱骨髁上骨折进行修正，从而进一步提高了疗效，使肘内翻的发生率降至 2% 以下。

（2）肱动脉的损伤：在肱骨髁上骨折所合并的血管损伤中最常见。通过触摸或超声探查腕部桡动脉的血流来确定肱动脉的通畅情况并不可靠，应把握好手术适应证。有时，虽存在桡动脉血供减少或消失，但肢端颜色红润，毛细血管再充盈良好，这时有可能合并肱动脉血流完全阻断，但因为肘部（特别是儿童肘部）存在丰富的侧支循环，所以肢体因缺血而发生的严重并发症很少见。正因为如此，目前对于肱动脉血流完全阻断后存在丰富的侧支循环的患儿是否进行手术探查仍存在争议。冷耐受能力下降对于寒冷地区患儿可能是一个问题，但其发生率尚未可知。因此，在手部血供良好时，临床医师可以选择观察。但当手部血供不良、苍白时，则需要紧急复位。通过简单的骨折复位，手部血供常常可以恢复。而如果复位后手部血供仍无恢复，则需要急诊行动脉探查、血管修补或血管置换。

（3）骨筋膜室综合征：是肱骨髁上骨折所有合并症中最凶险的，常导致 Volkman 缺血挛缩。如前臂持续疼痛无缓解，触诊发现筋膜室压力较高则不难诊断。但有些患儿太小而难以自我表述，此时前臂筋膜室内压力测量是最直接有效的手段。及时准确地复位、肘关节避免固定在过度屈曲位，均对静脉回流有帮助，是预防的关键。如果出现骨筋膜室综合征的早期表现或是在筋膜室内压力监测时发现压力持续增高，应尽快行筋膜切开术。

（4）神经损伤并发症：多可自愈，因此首选观察。运动神经功能恢复一般需要 7 ～ 12 周，而感觉神经多需 6 个月以上。如果神经功能在伤后 6 个月仍无任何恢复，则需神经传导测试，根据结果决定是否行神经探查术。

（周英、彭玉兰）

◆ 肱骨内上髁骨折 ◆

一、诊断

（一）病名

1. 中医病名　骨折病（TCD：BGG000）。

2. 西医病名　肱骨内上髁骨折（ICD–10：S42.404）。

（二）疾病诊断

1. 有明显外伤史。

2. 肘内侧疼痛、肿胀及皮下瘀血严重。

3. 肱骨内上髁处压痛明显、可触及折块、肘关节活动障碍。

4. X 线检查，如果为无移位骨折，在 X 线片上只显示肱骨内上髁的骺线增宽或不规则。在伴有肘关节脱位的骨折时，关节囊发生撕裂并有关节腔积血，当骨折块嵌入关节内，通常被肱骨远端与尺骨近端的重叠所掩盖，在肱骨远端内侧的正常位置将看不到肱骨内上髁。对轻度移位的肱骨内上髁骨折伴有肘关节血肿者，或伴有干骺端骨片，必须进一步行 MRI 检查等排除累及内髁骨骺的关节内骨折。

（三）鉴别诊断

肱骨内髁骨折：特别应与肱骨内髁骨化中心尚未骨化的儿童相鉴别，如果内上髁骨折伴有关节内血肿，或者伴有干骺端骨片，需行 MRI 或关节造影以确定是否有关节内骨折。

（四）疾病分型

临床上根据骨片和分离骨骺的移位程度分为四型。

Ⅰ型骨折：骨折块无移位。X线表现为骨裂，或移位在2mm以内。临床上只有在内上髁部位有肿胀、压痛，通常没有骨擦感及异常活动。在X线片上显示骺板线的边缘光滑并且完整。

Ⅱ型骨折：骨折块移位明显，大于2mm，可触及骨折块的异常活动，因为骨折块移位较大，通常没有骨擦感。

Ⅲ型骨折：骨折块旋转移位。可由于关节腔的负压作用，将折块吸入肱尺关节内，嵌夹于肱骨滑车和尺骨半月切迹之间，但不伴有肘关节脱位。

Ⅳ型骨折：骨折块向下、向前旋转移位，折面朝向肱骨滑车，肘尺侧关节囊撕裂，伴有肘关节脱位。此型多伴有不同程度的尺神经牵拉伤。

二、治疗方案

（一）非手术治疗

1. 手法治疗 对无移位或轻微移位骨折，可局部外敷二黄新伤止痛软膏，钢丝托板或长臂石膏托固定于肘关节屈曲90°、前臂旋前、屈腕位3～4周。

对Ⅲ型或Ⅳ型骨折块嵌入关节间隙者，在急性阶段可试行手法整复将骨折片从关节间隙中解脱出来。在麻醉下，两助手分别握持上臂和腕部做对抗牵引，在牵引中逐渐将前臂旋后、外展，腕桡偏、背伸，使前臂屈肌受到牵拉。此时，术者双手分别于肘外侧及前臂内侧做对向推扳，以加大尺侧肘间隙，由于屈肌的牵拉，将嵌夹于肱尺关节内侧的骨片解脱出来。如复位成功，予以钢丝托板固定于上述体位4～5周；如复位不成功，转入手术治疗。

2. 中药治疗

（1）中药内治法

①早期：骨折后1～2周，因血脉受阻，血瘀气滞。宜用行气活血、化瘀止痛之桃红四物汤加减，或我院协定方小儿伤科一号方。

②中期：骨折后3～4周，宜用活血祛瘀、接骨续筋之归香正骨丸口服。

③后期：骨折经过早、中期治疗后，瘀血祛除，筋骨续接，已近愈合，但骨折尚未坚强，并常有气血虚弱，筋肉萎缩，肢体乏力，关节僵硬。故后期宜着重养气血、壮筋骨，可内服双龙接骨丸。

（2）中药外治法

①早期：可选用二黄新伤止痛软膏外敷骨折远、近端肢体，以利伤肢消肿。

②中期：伤肢瘀肿消减，局部尚有压痛，可选用旧伤活络软膏外敷。

③后期：去除夹板固定后，配合活血祛瘀洗药及软筋化坚洗药熏洗伤肢。方法：将药物置于锅中加水煮沸，先用热气熏蒸肘部，待水温稍冷后用药水浸洗或塌渍患处，每日2次，每次约30分钟。

（二）手术治疗

骨折块嵌入关节腔内是绝对的手术指征，相对指征包括尺神经损伤、肘关节不稳定等。可使用两枚克氏针内固定，因为这种骨折的患儿内上髁发育比较成熟，也允许使用空心螺丝钉固定。术中注意保护尺神经，如有尺神经损伤，可探查并行尺神经前置。

（三）康复治疗

患者复位后即可开始做握拳练习以利消肿，禁止做腕关节的屈伸活动。解除固定后可逐渐开始做

肘关节的屈伸运动，以不加重损伤及引起骨折移位为前提，并可配合郑氏舒活酊外擦适当按摩伤肢前臂、上臂，中量骨痂时逐渐增加锻炼强度，直至恢复全部功能。

三、疗效评定

可参考成人肘关节功能评定标准，即：肘关节 HHS 评分（美国特种外科医院 hospital for special surgery，HSS）。

评分标准：90 ～ 100 为优秀；80 ～ 89 为良好；70 ～ 79 为一般；60 ～ 69 为较差；小于 60 为最差。

四、难点分析与对策

1. 诊断难点　需要拍常规正位、侧位及斜位片，小于 5 岁的儿童因肱骨内上髁骨化中心尚未出现，MRI 或关节造影检查有一定帮助。

2. 治疗难点　对于内上髁发生碎裂的骨折，可以在加压螺钉及克氏针外加用张力带钢丝固定，同时将附着在内上髁基底的韧带与骨骼、骨膜缝合固定。陈旧性骨折块留置在关节腔内的病例治疗效果可能不理想，有报道骨折块嵌入关节内超过 4 周而骨折块与冠状突关节面发生愈合，多数学者主张应手术取出关节内骨折块，为加强肘关节稳定效果，可使用钢板内固定。

（邓志强、叶家军）

◆ 肱骨外髁骨折 ◆

一、诊断

（一）病名

1. 中医病名　骨折病（TCD：BGG000）。

2. 西医病名　肱骨外髁骨折（ICD–10：S42.402）。

（二）疾病诊断

1. 有明显外伤史。

2. 肘关节呈半屈曲位，肘外侧肿胀，可扩至整个肘部及前臂上段桡侧。

3. 肘外侧局部压痛，并可扪及移位的骨折块及骨擦感。骨块有明显移位时，肘后三角关系异常。

4.X 线检查结合临床检查可确诊。

（三）鉴别诊断

1. 单纯的肱骨小头骨折　外髁骨折常包括肱骨小头骨骺及滑车桡侧的一部分，而肱骨小头骨折只累及关节面及其支撑骨。同时应注意：无移位骨折，在 X 线片上肱骨外髁干骺端仅有一骨折线显示；轻度移位骨折，在 X 线片上可见肱骨小头骨化中心及干骺端骨片外移；旋转骨折，在 X 线片上除肱骨小头骨化中心外，还可见干骺端骨折片位于骨化中心外侧或下面。

2. 肱骨远端全骺分离　肱骨远端全骺分离，桡尺骨近端通常向后内侧移位，肱骨外髁骨化中心与桡骨近端仍保持正常关系。只累及外髁骺板骨折，外髁骨化中心与桡骨近端的解剖关系出现明显的异常。此外，由于肱骨远端滑车外侧嵴所提供稳定作用的丧失，桡尺骨近端可能向外侧移位。

（四）疾病分型

根据骨折远端骨块移位及翻转的程度分为Ⅰ型、Ⅱ型、Ⅲ型。

Ⅰ型骨折：骨折无移位，关节面完整。

Ⅱ型骨折：骨折线完全通过关节面，这使骨折块更易移位，鹰嘴可向内侧移位。

Ⅲ型骨折：骨折块旋转并向外侧、近侧移位，由于肱骨小头和桡骨头失去了正常的解剖关系，导致桡骨头和鹰嘴发生横向移位。

二、治疗方案

（一）非手术治疗

1. 手法治疗 肱骨外髁骨折系关节内骨折，要求解剖复位。故只有Ⅰ型骨折可以实行保守治疗，即予石膏托外固定维持骨位，每3～5日定期复查X线片，3～4周后解除固定。在固定的过程中，一旦发现骨折移位，应转入手术治疗。

2. 药物治疗

（1）中药内治法

①早期：骨折后1～2周，因血脉受阻，血瘀气滞。宜用行气活血、化瘀止痛之桃红四物汤加减，或我院协定方小儿伤科一号方。

②中期：骨折后3～4周，宜用活血祛瘀、接骨续筋之归香正骨丸口服。

③后期：骨折经过早、中期治疗后，瘀血祛除，筋骨续接，已近愈合，但骨折尚未坚强，并常有气血虚弱，筋肉萎缩，肢体乏力，关节僵硬。故后期宜着重养气血、壮筋骨，可内服双龙接骨丸。

（2）中药外治法

①早期：可选用二黄新伤止痛软膏外敷骨折远、近端肢体，以利于伤肢消肿。

②中期：伤肢瘀肿消减，局部尚有压痛，可选用旧伤活络软膏外敷。

③后期：去除夹板固定后，配合活血祛瘀洗药及软筋化坚洗药熏洗伤肢。方法：将药物置于锅中加水煮沸，先用热气熏蒸肘部，待水温稍冷后用药水浸洗或塌渍患处，每日2次，每次约30分钟。

（二）手术治疗

对有移位的肱骨外髁骨折，需行切开复位内固定手术。采取肱骨远端外侧直切口显露骨折端，常有一个肱桡肌腱膜的破口直接通向骨折处。应特别注意避免损伤韧带的后侧部分，这是肱骨外髁骨骺的唯一血供入口。复位以骨折线在关节面的前方对位情况来判断，一般可在直视下判断或用手指触摸是否平整。固定可用两枚克氏针经骨骺或干骺端贯穿近折端内侧骨皮质，如远端干骺端足够大，也可以使用加压螺钉在远折端的干骺端固定以加强固定效果。术后在肘关节屈曲70°～90°位上使用钢丝托板或长臂石膏托外固定2周，然后开始肘关节主动活动锻炼。

（三）康复治疗

患者复位后即可开始做握拳练习以利消肿，禁止做腕关节的屈伸活动。1周后可扶住伤肢做肩关节抬举活动。去除托板后，可逐渐开始做肘关节屈伸练习，以不加重损伤及引起骨折移位为前提，并可配合郑氏舒活酊外擦适当按摩伤肢前臂、上臂，中量骨痂时逐渐增加锻炼强度，直至恢复全部功能。

三、疗效评定

目前国际上没有公认的儿童肱骨外髁骨折治疗疗效标准，可参考成人肘关节功能评定标准，即：

肘关节 HSS 评分（美国特种外科医院 hospital for special surgery，HSS）。

评分标准：90 ～ 100 为优秀；80 ～ 89 为良好；70 ～ 79 为一般；60 ～ 69 为较差；小于 60 为最差。

四、难点分析与对策

1. 诊断难点 主要是从 X 线片上判断肱骨外髁骨折是否存在移位有时比较困难，而这涉及是否需要手术。如 X 线片不能明确骨折移位程度，可行 MRI 检查。主要看冠状位，看多个连续断面骨折线是否延伸到关节软骨面，如骨折移位超过 2mm，则应行切开复位内固定手术。

2. 治疗难点 儿童肱骨外髁骨折不愈合会导致渐进性肘外翻畸形和持续性骨骼发育异常，并可逐渐出现迟发性尺神经炎。肱骨外髁骨折往往延伸至滑车的相当多部分，由于骨折块生长迟缓及部分吸收，向外、前、上移位，可致肘关节向桡侧半脱位，形成肘关节不稳定。对于陈旧性骨折不愈合继发肘外翻畸形的病例，我们的经验是采取分期手术治疗，一期手术为切开复位内固定术 + 植骨术，术中清除外周骨痂，以咬骨钳清除远、近折端骨面瘢痕硬化骨质，至暴露松质骨面，然后以点状复位钳将骨折端对合复位，对合复位的标准是肘关节屈伸功能正常，最后以直径 4.0mm 中空螺钉内固定，骨折端常规植入同种异体骨；内固定术后骨折愈合行二期矫形手术，采用肘关节原纵向外侧切口，行肱骨髁上截骨术，重建锁定钢板及光滑克氏针内固定。术后半年取出内固定。

（邓志强、叶家军）

◆ 桡骨头半脱位 ◆

一、诊断

（一）病名

1. 中医病名 脱位病（TCD：BGT000）。

2. 西医病名 桡骨头半脱位（ICD-10：S53.000）。

（二）疾病诊断

1. 病史对诊断非常重要，患儿前臂通常受到突然的纵向牵拉，弹响感不明显。

2. 患儿通常拒绝所有受累上肢的活动，患肢常置于躯干的侧方，前臂内旋。

3. 肘关节无明显肿胀，桡骨头及环状韧带处有明显压痛，被动外旋前臂或屈曲肘关节可诱发疼痛，某些病例疼痛可放射至腕部。

4. X 线检查：普通 X 线检查常是正常的。如有典型病史，桡骨小头半脱位临床表现明显，有经验的医师手法整复前通常不需要摄 X 线片检查。

（三）鉴别诊断

与单纯的桡骨颈骨折相鉴别。儿童桡骨颈骨折多因传达暴力所致，跌倒时手掌撑地，肘关节近乎伸直位，前臂旋前，暴力沿前臂桡侧传导，由于携带角的存在，而使肘关节容易外翻，使桡骨头与肱骨小头相互撞击而至骨折。

二、治疗方案

多数桡骨头半脱位，可于前臂外旋、屈肘位实施闭合复位。前臂外旋，医生的拇指放置在桡骨头外侧，另一手握持前臂，逐渐使肘关节过度屈曲。如果拇指感觉到弹响，表明实现了桡骨头复位。完成复位后，观察 5 ～ 10 分钟，如果复位成功，儿童开始主动活动患肢。复位后可以颈腕带悬吊患肢，防止复发。并告诫家长避免突然纵向牵拉患儿前臂。

三、疗效评定

目前国际上没有公认的桡骨头半脱位疗效标准。可以在安抚儿童下，观察肘关节功能和前臂上举功能恢复与否判断复位是否成功。

四、难点分析与对策

1. 延迟复位问题 漏诊或复位失败的陈旧性桡骨头半脱位应该摄 X 线片，确定是否为真正的桡骨头半脱位，并试行手法复位。复位前患儿常感到肘部不适，几乎所有的病例都可复位。

2. 复发性桡骨头半脱位 复发率介于 5% ～ 39%，闭合复位效果理想。儿童 5 岁之后，随着环状韧带强度增加，将不再复发。

3. 不可复位的半脱位 不可复位的半脱位常见于 5 岁以上儿童，关节造影有利于确定是否存在桡骨头半脱位，并可发现嵌入桡骨头与肱骨小头之间的环状韧带。通常需要切断环状韧带，关节复位后再重新缝合。

（彭玉兰、周英）

◆ 桡骨颈骨折 ◆

一、诊断

（一）病名

1. 中医病名 骨折病（TCD：BGG000）。

2. 西医病名 桡骨颈骨折（ICD-10：S52.102）。

（二）疾病诊断

1. 有明显外伤史。

2. 肘外侧明显肿胀、疼痛，前臂旋转及肘屈伸活动明显受限。

3. 桡骨小头部压痛明显，伴有尺侧韧带损伤者，肘内侧有肿胀、压痛。

4. X 线检查：大多数骨折在标准正侧位片上可发现，但有少数裂纹骨折由于遮挡而被忽视。此时，可使前臂分别于中立位和旋前位摄正、侧位片可助诊断。CT 检查有助于诊断和治疗。

（三）鉴别诊断

儿童桡骨颈骨折尚需同桡骨头骨折、桡骨小头半脱位及内收型孟氏骨折相鉴别。

1. 儿童桡骨颈及桡骨头骨折多因传达暴力所致，跌倒时手掌撑地，肘关节近乎伸直位，前臂旋前，暴力沿前臂桡侧传导，由于携带角的存在，使肘关节容易外翻，桡骨头与肱骨小头相互撞击而致骨折。两种骨折只是在骨折的解剖部位上有所区别，且桡骨头的骨骺骨折大多会波及桡骨颈。

2. 桡骨小头半脱位多发生于 2 ～ 3 岁儿童，为牵拉致伤，暴力小、症状轻，X 线检查无异常表现，手法复位后症状明显改善。桡骨头骨折多发生于骨骺闭合的成年人，X 线有明显差异。

3. 内收型孟氏骨折也可见于儿童，多为肘内侧受到直接打击所致，尺骨骨折向外侧成角，桡骨头向前、外移位，与儿童桡骨颈骨折合并尺骨上段骨折的损伤机制、移位特点等均有明显不同。

（四）疾病分型

根据骨折移位程度，一般分为 4 型：

Ⅰ度：移位 0 ～ 10%，成角 0 ～ 30°。

Ⅱ度：移位 11% ～ 50%，成角 31°～ 60°。

Ⅲ度：移位 51% ～ 90%，成角 61°～ 90°。

Ⅳ度：移位＞ 90%，成角＞ 90°。

二、治疗方案

（一）非手术治疗

1. 适应证的选择　Ⅰ度、Ⅱ度、Ⅲ度骨折可行非手术治疗，但Ⅲ度骨折如保守治疗失败应行经皮撬拨复位、弹性髓内钉内固定。

2. 手法整复方法　两助手分别握持上臂和前臂，在肘微屈、前臂内收位下牵引并缓缓旋转，术者根据桡骨头移位的方向，用拇指推按使其复位，同时屈伸肘关节数次以解除关节囊的嵌顿。

3. 固定方法　复位后，肘部及前臂以薄棉垫包裹，用葫芦垫于肘外后侧固定桡骨头，胶布粘贴，4 块前臂夹板及钢托固定患肢屈肘 90°、前臂中立位或旋后位 3 周。去除固定后，逐渐开始练习肘关节活动。

（二）手术治疗

1. 一般手术治疗　Ⅳ度骨折及保守治疗失败的Ⅲ度骨折可行手术治疗。手术治疗也应尽量采用经皮撬拨复位、弹性髓内钉内固定术，这样能减少手术的再次损伤，为前臂功能康复创造条件。

如Ⅳ度骨折采用经皮撬拨复位失败，可采用切开复位弹性髓内钉内固定术治疗。如骨折块碎裂，可采用切开复位、克氏针或 mini 钢板、螺钉内固定术，有内、外侧副韧带损伤应同时修补。

2. 微创手术操作方法　首先经皮撬拨复位，在伤肢肘部后外侧约平桡骨颈部位进针，以一枚直径 2.5mm 克氏针进入至桡骨颈，在肘关节内翻应力下，利用克氏针将倾斜移位的桡骨头“抬起”复位，将Ⅳ度桡骨颈骨折复位至Ⅰ度或Ⅱ度骨折。然后使用弹性髓内钉内固定，在 X 线透视下确定桡骨远端生长板的位置，在其近端 1 ～ 2cm 处外侧做小切口，避免损伤桡神经浅支。用尖椎开孔，先垂直于桡骨骨面再过渡到与桡骨纵轴呈 45°角进入髓腔。将 TEIN 安装进手柄，钉头弧度垂直钉孔骨面探入髓腔后，手柄连同 TEIN 翻转 180°。一边小幅度旋转，一边将 TEIN 推进髓腔。TV 透视下将 TEIN 到达骨折部位，然后推动桡骨头抵住肱骨小头，以骨膜作为合页，使桡骨头抵住肱骨小头，矫正关节面倾斜。转动手柄，使桡骨头向内侧移动，矫正移位。钉尾不折弯，露出骨皮质外约 1cm，任钉尾贴在桡骨远端干骺端斜坡上，其余的截除。

三、疗效评定

可采用 Tibone 和 Stoltz 功能评定标准评定疗效。

四、难点分析与对策

儿童由于桡骨近端薄弱，暴力作用可造成头骺分离或干骺端骨折，即桡骨颈骨折。如暴力继续作用，肘关节进一步外翻，则造成肘关节内侧支持结构的损伤——内侧副韧带损伤或肱骨内上髁撕脱骨折；而伸肘位时尺骨鹰嘴紧嵌于鹰嘴窝内，可造成尺骨鹰嘴骨折；桡骨结节对尺骨的顶压，可导致尺骨上段骨折。由于外翻暴力的影响，桡神经与桡骨头关系又极为密切，故容易受到挤压或牵拉而致伤。本病伤后还常合并肱骨内上髁、尺骨鹰嘴骨折及桡神经、正中神经、尺神经损伤。

桡骨颈骨折治疗的难点在于有明显移位尤其是Ⅳ度移位的骨折如何微创手术治疗。由于桡骨头血供在创伤发生时已经遭到破坏，如果切开复位，则会加重血供的损伤。尺桡上关节是非常匹配的关节，旋转轴直接起于桡骨颈的中心。如果桡骨头中心与桡骨颈中心在力线上出现任何偏移，将改变桡骨头旋转轴。如果桡骨头相对于桡骨颈发生横向移位，必然破坏桡骨头平滑的旋转活动，不仅破坏了尺桡上关节的匹配，同时破坏了前臂矩形生物力学的稳定，也会导致前臂旋转活动功能丧失，产生 Wedge 和 Robertson 描述的“凸轮”效应。故儿童移位型桡骨颈骨折的复位方式及效果将对其预后产生决定性影响。所以最佳的方式是微创手术获得良好的复位及稳定固定效果。采用经皮撬拨复位及弹性髓内针内固定可获得满意结果。

（邓志强、叶家军）

◆ 尺桡骨干骨折 ◆

一、诊断

（一）病名

1. 中医病名　骨折病（TCD：BGG000）。

2. 西医病名　尺、桡骨骨干骨折（ICD–10：S52.400）。

（二）疾病诊断

1. 有明显外伤史。

2. 伤后前臂疼痛、肿胀，可有短缩或成角畸形。儿童青枝骨折仅有成角畸形。

3. 检查时有压痛、异常活动感及骨擦音，前臂支撑和旋转功能丧失。

4. X 线检查须摄包括腕关节和肘关节的正、侧位 X 线片，以明确骨折类型、移位方向及有否桡尺近、远侧关节脱位。根据前臂中立位时，肘关节侧位片来判断桡骨近折段的旋转角度，对整复骨折有指导意义。

（三）鉴别诊断

可与病理性尺桡骨干骨折相鉴别。

（四）疾病分型

根据骨折折线水平，可分为远、中、近 1/3 骨折。

二、治疗方案

（一）非手术治疗

前臂的主要功能是旋转，因此，治疗前臂骨折要求尽量恢复其旋转功能。在整复时，须将骨折的重叠、旋转、成角和侧方移位矫正，并在维持固定下至骨折愈合，方能恢复其功能。

1. 手法治疗

（1）手法整复应遵循的原则

①首先应拉开重叠，恢复桡尺骨骨间隙，然后矫正骨干旋转移位。

②骨折类型相同，两骨折线在同一平面，且移位方向一致时，应将其视为一整体，同时进行整复。

③骨折类型不同时，则应先整复稳定的横形、锯齿形骨折，然后整复不稳定的斜形、粉碎性骨折。

④上段骨折，应先整复尺骨，后整复桡骨；下段骨折先整复桡骨，后整复尺骨。

（2）复位方法的选择

①青枝骨折：运用推顶复位法，臂丛麻醉下前臂中立位牵引，术者持续捏持骨折部，短促用力推顶复位。注意不要用力过大造成折端移位，复位应适当矫枉过正，以免继发成角。

②同一水平尺桡骨干双骨折和不同水平的尺桡骨干横断骨折：运用回旋推挤提按复位法，臂丛麻醉下，使前臂彻底放松，屈肘前臂中立位牵引，分骨手法扩大尺桡骨骨间隙，回旋手法矫正旋转移位，推挤手法矫正侧方移位，再以提按手法矫正前后移位。骨折水平靠近近端且尺骨骨折较稳定者应先复位尺骨，骨折水平靠近远端且桡骨骨折较稳定者应先复位桡骨。

③同一水平、移位方向一致的尺桡骨干双横断骨折：运用折顶复位法，麻醉满意后屈肘前臂中立位顺势扩大畸形，矫正旋转及侧方移位后，使折断对顶成角，然后维持牵引用力反折以矫正重叠移位。

④不同水平的尺桡骨双骨折，一为横断骨折，一为斜折者：运用提按捏挤法，充分麻醉松弛肌肉，屈肘前臂中立位牵引，分骨扩大尺桡骨骨间隙，一般先以提按手法复位桡骨，再以捏挤手法复位尺骨。因桡骨多为横断骨折，复位后较稳定。若尺骨为横断骨折而桡骨为斜形骨折者，则先提按复位尺骨，后捏挤复位桡骨。

2. 外固定术

（1）复位后在助手持续牵引下，前臂以薄棉垫包裹，并按骨折原有成角或侧方移位方向用三点或两点挤压法放置压垫。中及上 1/3 骨折，在前臂骨折成角处掌侧面放置一平垫，前臂背侧远近端各放置一平垫，因骨折端易向掌侧及桡侧成角，可在骨折部桡侧再放置一平垫；上 1/3 骨折，桡骨近端易向桡侧偏移，可在桡骨近端桡侧再放置一平垫。不建议使用分骨垫，因经观察发现其难以防止尺桡骨的靠拢，反而容易引起皮肤的压迫坏死。

（2）均匀放置 4 块前臂夹板后以 3 ～ 4 根束带固定。原则上掌侧夹板长度由肘横纹至腕横纹，背侧夹板由尺骨鹰嘴至腕关节，桡侧夹板由桡骨头至桡骨茎突，尺侧夹板自肱骨内上髁至第五掌骨基底部。外面加以中立板固定保持中立位，防止旋转；必要时以钢丝托板固定于屈肘 90°、前臂旋后或中立位。

（3）尺骨下 1/3 骨折，尺侧夹板应超过腕关节，将腕固定于桡偏位，前臂固定于旋前位。下 1/3 骨折愈合较慢，可适当延长固定时间。尺骨上 1/3 及中 1/3 骨折，前臂固定于中立位。桡骨上 1/3 骨折前臂固定于中立或旋后位，中 1/3 及下 1/3 骨折前臂固定于中立位，屈肘 90°，三角巾悬吊于胸前。

（4）夹板、中立板固定时间一般 6 ～ 8 周，根据患儿年龄及骨痂生长情况决定。但因儿童天性好动，去除外固定后常发生再骨折，医者及家长都需要特别注意。

（二）手术治疗

目前儿童尺桡骨干双骨折最为广泛采用的内固定方式为闭合复位弹性髓内钉内固定术。弹性髓内钉内固定术标准操作步骤如下：

术前做好骨折骨干髓腔粗细的测量，针的直径应选用相当于髓腔的 2/3 粗细。我们所使用弹性钉直径为 1.5 ～ 2.5mm。手术方法为在尺骨的近端背外侧做一个小切口，用骨锥在骺板远端打开髓腔，预弯钛合金针后穿入髓腔。在桡骨远端桡背侧，骺板的近端做一小切口，将第二枚针穿入。第二枚针应预弯以使其弧度凸侧位于桡侧从而维持骨间膜的张力。复位并穿针到达预计位置后，C形臂透视以确定骨折对位是否良好。折弯后于皮外剪断针尾，埋于皮下。如尺桡骨双骨折已做内固定术则通常不需要再做外固定，部分病例做单骨固定后另一骨骨位相对稳定，可辅以前臂托板制动。内固定钉于骨折愈合后拔除。

对粉碎性骨折、陈旧性骨折髓腔已封闭者以及大龄儿童接近生长停止期的不稳定骨折、对骨位要求高等情况的患者，切开复位钢板内固定可获得良好的复位及稳定效果，不适宜应用弹性髓内钉的患者也可采用。

对于合并软组织缺损、骨缺损和严重粉碎的开放性尺桡骨骨折，可应用外固定支架治疗，待软组织条件好转后改行内固定手术。

三、疗效评定

根据中华人民共和国中医药行业标准《中医骨伤科病证诊断疗效标准》采用如下疗效评定标准：

1. 治愈 骨折解剖对位或接近解剖复位，有连续性骨痂形成，已愈合，功能完全或基本恢复。

2. 好转 骨折对位 1/3 以上对线满意，前臂旋转受限在 45°以内。

3. 未愈 伤肢畸形愈合或不愈合功能障碍明显。

四、难点分析与对策

在儿童尺桡骨骨折的手法复位治疗中，中上段骨折的复位及固定相对来说较下段骨折更为困难。特别是对于大龄儿童，由于该部位有较多肌肉覆盖加之伤后肿胀导致骨折断端移位情况更加难以扪清而且肌肉牵拉作用强导致骨折后易成角、易重叠并难以纠正，故成为该骨折的治疗难点。目前我们解决尺桡骨中上段骨折的主要方法是闭合复位弹性髓内针内固定手术，尽可能不做切开复位。对难以复位的病例，我们采用了撬拨断端的方式，即在骨折端经皮肤使用克氏针协助复位。我们采用这种微创办法达到了良好复位效果，并避免了切开复位暴露骨折断端。髓腔内弹性针内固定后稳定了骨位，很好地预防了后期再移位及成角畸形。故对年龄较大、肌力较好的儿童建议使用闭合复位弹性髓内针内固定手术治疗。

（邓志强、叶家军）

◆ 孟氏骨折 ◆

一、诊断

（一）病名诊断

1. 中医病名 骨折病（TCD：BGG000）。

2. 西医病名 孟氏骨折（ICD-10：S52.002）。

（二）疾病诊断

1. 有典型的外伤史。

2. 有尺骨骨折部疼痛、肿胀，前臂旋转功能障碍。

3. 有尺骨骨折端和肱桡关节部压痛，并可触及骨折端异常活动及脱出的桡骨头。

4. 当伴有桡神经深支损伤时，可出现垂腕、拇指背伸、外展等功能障碍。

5. 影像学检查：摄前臂包括肘关节的X线正、侧位片可助明确诊断。在确认幼儿的桡骨头有否脱位时，可对照健侧的X线片比较，以免误诊。

（三）鉴别诊断

明确的外伤史，疼痛和压痛和清晰的X线片，诊断并无困难，但小儿多不能确切叙述外伤史和准确疼痛部位，因此临床检查和X线摄片甚为重要，儿童肘部X线解剖关系是根据关节端骨骺相互对应位置来判断的，在正常条件下桡骨头纵轴延伸线通过肱骨小头中央，否则即表示桡骨头有脱位。应注意观察尺骨干和尺骨近端有无骨折。同样，如尺骨骨折，就应注意桡骨头有无脱位，必要时加摄健侧肘部X线片与此对比。儿童的孟氏骨折另一特点是尺骨骨折可以发生在骨干中上1/3，但有相当多的病例发生在尺骨近端鹰嘴部，骨折可以纵形和横形劈裂，也可皮质呈皱褶状，这种特殊表现可能与儿童骨结构特点有关，当小儿跌倒致伤时，尺骨干较有弹性不发生骨折，鹰嘴部直接受到肱骨下端的撞击而劈裂。

（四）骨折分型

直接暴力和间接暴力均可致伤，但临床上以间接暴力致伤为多。根据发生机理的不同，临床分为4种类型：

1. 伸直型　临床多见于儿童，约占本种骨折的60%。在跌倒时肘关节伸直、前臂旋后位手掌触地致伤，重力向前下，传达暴力通过手掌向前上传递交汇于尺骨中上段，导致尺骨中上段骨折，折线多为斜形，骨折端向掌、桡侧成角移位，同时桡骨头被迫向前、外方脱位。

2. 屈曲型　临床上较少见，约占本种骨折的15%。跌倒时肘关节屈曲、前臂旋前位手掌触地致伤，传达暴力自掌心向后上方传递导致尺骨上段骨折，折线多呈横断或短斜形，折端向背、桡侧成角或移位，桡骨头被迫向后、外方脱位。

3. 内收型　临床上多见于儿童，约占本种骨折的20%。跌扑时身体向患侧偏斜，肘关节伸直、内收、前臂旋前位手掌触地致伤，传达暴力致尺骨上段不完全骨折，骨折端向桡侧成角，并将桡骨头向外顶出。发生于幼儿时，折线位置均较高，多见于尺骨近端干骺端及鹰嘴部。骨折线多为纵形劈裂，骨折端移位较少，桡骨头轻度脱位或无脱位，但可合并桡骨头骨骺分离。

4. 特殊型　临床极少发生，约占本种骨折的5%，损伤机制与伸直型相似。传达暴力致桡骨近1/3骨折、尺骨任何水平骨折的同时，发生桡骨头向前、外侧脱位。

所有上述类型发生桡骨头脱位时，可致环状韧带撕裂或断裂。当桡骨头向外脱出严重时，可并发桡神经深支牵扯性损伤。

二、治疗方案

（一）非手术治疗

1. 手法治疗　手法复位的要点是首先整复桡骨头脱位，利用桡骨的支撑作用，再行尺骨折端骨位的整复。

（1）伸直型骨折：在臂丛神经阻滞麻醉下，患者仰卧位，患肩外展、肘伸直。两助手分别握持患肢上臂及腕部，在前臂中立位做对抗牵引。术者立于患侧，握持患肢前臂上段，两拇指按住桡骨头向内、后推挤归位，同时远端助手屈曲肘关节；接着，握肘部的助手维持住已复位的桡骨头，术者用分骨法恢复骨间隙宽度及矫正尺骨折端桡偏移位，用提按法矫正其远近折端向掌背侧的移位。

（2）屈曲型骨折：两助手在肘关节屈曲位下进行对抗牵引。术者用拇指于桡骨头的外后方将其推向内前方，同时远端助手在牵引下伸直肘关节，使脱位的桡骨头复位。牵引近端的助手维持已复位的桡骨头，术者用夹挤分骨手法恢复其骨间隙宽度，用按压手法矫正折端残余移位和成角。

（3）内收型骨折：两助手在肘关节半屈曲、前臂旋后位行对抗牵引，术者双手拇指推桡骨头向尺侧，远端助手同时缓缓外展前臂，桡骨头脱位及尺骨上段成角均可得以矫正。

（4）特殊型骨折：按照伸直型骨折的整复方法先整复桡骨头脱位，然后在维持桡骨头复位下再按尺桡骨双骨折整复方法进行整复骨位。

2. 固定 整复后前臂及肘部用薄棉垫包裹，根据桡骨头脱位的方向在桡骨头部放置压垫（伸直型或特殊型骨折，压垫置于前外侧；屈曲型置于后外侧；内收型至于外侧）。以尺骨折端为中心，在尺桡骨间掌、背侧各放置一塔形垫；在前臂尺侧上、下端各放一小平垫，用 4 块前臂夹板及钢丝托板固定。伸直型、内收型及特殊型骨折固定于肘关节屈曲 90°，前臂旋后位 5 周左右。

（二）手术治疗

1. 适应证

（1）尺骨上 1/3 骨折合并桡骨头脱位，经手法整复失败者。

（2）尺骨粉碎性骨折、多段骨折或合并桡神经损伤伴桡骨头、颈骨折者。

（3）陈旧性骨折脱位的患者，有明显畸形和功能障碍者。

（4）对于儿童孟氏骨折，由于骨折与脱位后容易闭合复位，且复位后较稳定，骨折轻度的畸形愈合可在儿童生长过程中塑形矫正，不是立即手术的指征。但要求准确复位、完善固定才能获得良好效果。对于陈旧性脱位的儿童，须待 14 ～ 16 岁以后才能切除桡骨头。

2. 手术方式 新鲜孟氏骨折一般采用闭合复位弹性髓内钉固定术固定尺骨骨折，桡骨头脱位不做特殊处理，术后配合托板或支具屈肘位 90°位外固定 4 ～ 6 周。手术操作如下：用尖锥开孔，先垂直于尺骨近端桡侧避开骨骺骨面，再过渡到与尺骨纵轴呈 45°角进入髓腔。将 TEIN 安装进手柄，钉头弧度垂直钉孔骨面探入髓腔后，手柄连同 TEIN 翻转 180°。一边小幅度旋转一边将 TEIN 推进髓腔。TV 透视下将 TEIN 到达骨折部位，然后术者手法复位折端，助手将 TEIN 推进至远折端髓腔至尺骨远端骺板下。转动手柄，调整 TEIN 方向，恢复尺骨弧度，至肱桡关节稳定复位。钉尾不折弯，露出骨皮质外约 1cm，任钉尾贴在尺骨近端干骺端斜坡上，其余的截除。

陈旧性孟氏骨折一般采用尺骨截骨矫形钢板内固定术、植骨术（必要时）。在尺骨近端选择适当位置作尺骨截骨，并显露肱桡关节，直视下调整尺骨矫形位置并固定骨位至肱桡关节无张力稳定复位。

三、疗效评定

根据 Mackay 评定标准，分为三级。

优：肘、腕不痛，肘伸、屈和前臂旋前、旋后障碍＜ 20°，肘部肌力和握力正常。

良：肘、腕轻痛，肘伸、屈和前臂旋前、旋后障碍＜ 30°，肘部肌力和握力减弱。

差：肘、腕痛重，肘伸、屈和前臂旋前、旋后障碍＞ 30°，肘部肌力和握力明显减弱。

四、难点分析与对策

儿童孟氏骨折的难点首先在于诊断，临床上常见漏诊患儿变成陈旧性孟氏骨折前来就诊，就是因为基层医院不能及时识别孟氏骨折造成。应摄包括肘、腕关节的前臂正侧位 X 线片，在正位片上，桡骨头颈轴线不偏出肱骨小头骨化中心的中外 1/3 交界区，侧位片上无论肘关节屈伸多少度，沿桡骨头颈中轴线的延长线都应通过肱骨小头的中心。在低龄儿童，有时在侧位片上可见桡骨颈相对肱骨小头中心略偏后，可能由于摄片不是真正的侧位像，而是斜位或前臂内旋时摄片造成，可摄健侧同一体位 X 线片比较或 MRI 检查确定肱桡关节对应关系。但如桡骨头颈相对肱骨小头偏前则可确定其为前脱位。

在本病所有四型骨折中，肘关节及前臂均有明显肿胀，疼痛，压痛，患者不能活动肘关节及旋转前臂，桡神经深支损伤为最常见的合并症，其发生与暴力作用和肘关节的局部解剖特点有关，桡神经深支损伤后，可出现手腕不能伸直，虎口背侧感觉减退或消失征象。早期可观察神经恢复情况及相应康复治疗，一般 3 ～ 4 个月可恢复。6 个月后仍无明显改善可行神经探查及相应手术治疗。非手术治疗过程中，桡骨头再次脱位比较常见，建议手法复位 3 周内密切观察，避免因医源性因素造成的陈旧损伤出现。

（邓志强、叶家军）

◆ 尺桡骨远端骨骺骨折 ◆

一、诊断

（一）病名

1. 中医病名 骨折病（TCD：BGG000）。

2. 西医病名 尺、桡骨远端骨骺骨折（ICD-10：S52.600）。

（二）疾病诊断

1. 好发于 6 ～ 10 岁儿童。

2. 有明确外伤史。

3. 患腕部肿胀、疼痛；局部压痛、银叉畸形、骨擦感、腕关节功能障碍。

4. X 线摄片检查可明确诊断及类型。

（三）鉴别诊断

与病理性骨折相鉴别。

（四）骨折分型

1. 根据受伤机制分型

伸直型：类似于成人的科雷骨折，多见，骨折块向背或桡背侧移位。

屈曲型：类似于成人的反科雷骨折，少见，骨折块向掌侧移位。

2. 根据骨折在 X 线片上的表现分型

Salter-Harris Ⅰ型骨折，常发生在婴儿或幼儿。

Salter–Harris Ⅱ型骨折，占总数的 50%，多发生在 6 ～ 10 岁。

其余 Salter–Harris Ⅲ～Ⅴ型损伤少见。

尺骨远端骨骺骨折类型也多为 Salter–Harris Ⅰ、Ⅱ，且骨折移位一般要小于桡骨远端骨骺骨折。

二、治疗方案

（一）非手术治疗

1. 伸直型骨折手法复位术及外固定术

（1）复位方法：在局麻或臂丛阻滞麻醉下，患者坐位或仰卧位，屈肘 90°，前臂旋前，一助手握住其肘部，另一助手握住其伤肢掌指部，先对抗牵引，待嵌插被解脱或重叠矫正后，术者双手分别置于折端内外侧的断端错位处，对向推挤，同时助手牵引伤手向尺侧倾斜，矫正桡侧移位及桡侧倾斜；然后术者再以拇指按远折端背侧，其余各指提近端掌侧，同时助手将手腕拉向掌侧屈曲，矫正背侧移位及向掌侧成角；而后术者双手扣挤腕部或推尺骨小头，调整桡尺下关节对位，触摸骨折部，理筋。

（2）固定方法：在维持牵引下，用 4 块桡骨远端夹板和中立板超腕固定。先在骨折远端桡背侧和近端掌侧，分别置以横垫及平垫，桡侧及背侧夹板超腕，尺侧及掌侧夹板平腕，以限制腕关节的桡偏和背伸活动，然后用带柱中立板将前臂固定于中立位，屈肘 90°悬吊于胸前，夹板固定 4 ～ 5 周为宜。

2. 屈曲型骨折手法复位术及外固定术

（1）复位方法：复位准备姿势同前，由助手两人分别握患者肘部及掌指部，行对抗牵引 2 ～ 3 分钟，待重叠或嵌插牵开后，术者用两手拇指分别由掌侧和桡侧将骨折远端向背侧和尺侧推挤，按压、环抱前臂的手指将骨折近端提向掌侧，同时牵引腕部的助手徐徐将腕关节背伸、尺偏使之复位。

（2）固定方法：在骨折远端掌侧和近端背侧各放一平垫，桡侧夹板和掌侧夹板超腕，背侧夹板和尺侧夹板平腕关节固定，而后加中立板固定前臂于中立位，将患肘屈曲 90°，悬吊于胸前。

（二）手术治疗

尺桡骨远端骨骺骨折一般可采用非手术治疗，即使手法复位不能完全整复骨位，仍残余移位及成角等，也可待后期生长塑形后自然修复，不必强求解剖复位。手术仅建议闭合复位穿针内固定术，即手法复位后经皮用 1 ～ 2 根克氏针固定骨位，而不宜采用切开复位内固定术。

三、疗效评定

采用 Gartland and Welley 功能评分标准，从局部畸形、主观评价、并发症等方面对腕关节功能进行评价。优 0 ～ 2 分；良 3 ～ 8 分；可 9 ～ 20 分；差≥ 21 分。

四、难点分析与对策

骨折后应尽早复位，复位手法轻柔，避免多次反复分整复，加重对骨骺和骺板的损伤。对于生长发育仍有 2 年以上的患儿，不宜强求解剖复位，轻度的畸形愈合，能在以后的生长发育过程中自行矫正。一般病例预后较好，少数损伤较重且治疗不当而引起骨骺早期闭合者，数年后可出现尺骨长、桡骨短，手腕桡偏的马德隆样畸形，可行手术矫形治疗。

（叶家军、刘昕）

◆ 发育性髋关节脱位

一、诊断

（一）病名

1. 中医病名 脱位病（TCD：BGT000）。

2. 西医病名 发育性髋关节脱位（ICD-10：Q65.200）。

本病的最初名称是先天性髋关节脱位（Congenital Dislocation of the Hip，CDH）。1992 年，北美小儿矫形外科学会将 CDH 正式更名为发育性髋关节脱位（Developmental Dysplasia of the Hip，DDH）。

（二）诊断

1. 新生儿期 应该筛查每个新生儿是否有髋关节不稳定征象，用 Barlow 和 Ortolani 试验检查每个髋关节，或髋关节 B 超。

Barlow 征：患者仰卧，检查者握持双膝部，轻轻内收髋关节并向后推，有股骨头滑出髋臼的感觉即为阳性。

Ortolani 试验：患者仰卧，检查者握持其膝部，轻轻外展髋关节同时上举大粗隆，当股骨头进入髋臼时出现弹响感即为阳性。

2. 婴儿期 当髋关节脱位逐渐变得不可复时，将出现相应的特殊体征：外展受限，大腿短缩，大粗隆上移，大腿皮纹不对称以及活塞髋。对可疑病例，应进行影像学检查，间隔几个月复查可减少误诊。

3. 行走期儿童 单侧脱位者，临床征象明显，患侧肢体短缩、跛行，患侧负重时骨盆下降，身体向患侧倾斜，即外展肌跛行或 Trendelenburg 步态。双侧脱位者，呈双侧跛行步态，腰椎前凸加大很常见，而且多数是就诊的主诉。双侧髋关节外展活动度一致，但受限，通常脱位的髋关节存在过度内旋和外旋。骨盆平片大都可以显示髋关节脱位。

（三）鉴别诊断

发育性髋关节脱位在本质上是髋关节发育过程中一大类疾病的总称，在不同年龄段有不同的表现。而那些出生前即发生脱位，出生后有关节活动受限，不能手法复位者，因其病理改变、自然病程以及治疗方面的不同，被单独列出来，称为“畸胎性髋脱位”。

（四）疾病分型

Crown 分型。

Ⅰ型：少于 50% 的半脱位。

Ⅱ型：50% ～ 75% 的半脱位。

Ⅲ型：75% ～ 100% 的半脱位。

Ⅳ型：大于 100%的完全脱位。

二、治疗方案

（一）非手术治疗

1. 出生至 6 个月 这是治疗的最佳时期，主要是使用外展支具。

（1）Pavlik 吊带：佩戴支具的患儿每周复查，穿戴时应确保合体而且保持良好，髋关节稳定。如果吊带治疗成功，连续 24 小时佩戴 6～8 周以使髋关节稳定。如果脱位的髋关节 3～4 周仍没有复位，应放弃吊带治疗，改用闭合或切开复位，其治疗原则与 6 个月以上的患儿相同。

（2）夜间支具：髋关节复位并稳定后，继续使用夜间支具固定以促进髋臼发育，直至 X 线正常。

2. 6 ~ 18 月龄 在此年龄段，大多数发育性髋关节脱位的患儿可通过闭合复位、髋人字石膏固定治疗，治疗的目的是获得并维持髋关节复位而不损伤股骨头。大多数复位可以安全的保持在屈髋 80°、外展 45°、旋转中立位上。传统的蛙式位，由于增大了髋关节的头臼压力，极易造成股骨头缺血性坏死（AVN），现在已不采用。

Ⅰ期石膏制动 3 个月，Ⅱ期外展内旋位支具或石膏制动 3 个月，Ⅲ期外展行走支具使用至髋臼塑形，头臼关系改善。

（二）手术治疗

18 月龄以上：该年龄段患儿股骨头通常处于更高位，肌肉挛缩也更重，常需行切开复位、骨盆截骨术 + 股骨近端短缩去旋转术，重建头臼稳定的同心圆关系。8 岁前患儿的骨盆截骨术多采用 Salter 截骨，或 Pemberton 截骨。Salter 截骨是把髋臼作为一个整体，在髋臼上缘横形截骨，通过耻骨联合铰链旋转截骨远端使截骨端前外侧张开，从而改变髋臼整体的方向。Pemberton 术则是以髋臼柔韧的 Y 型软骨作为铰链进行截骨，DDH 兼有臼大头小时，Pemberton 截骨术是优选手术，该术式能获得更多的外侧覆盖。对严重脑瘫或脊髓脊膜膨出的患儿，这一手术更为有效，通常这些患儿的髋臼再塑形能力一直维持到 10 岁或更晚。超过 8 岁的患者，有经验的专科医生可以通过骨盆三联截骨等手术方式使 DDH 获得复位，但术后关节僵硬和股骨头坏死的风险明显增加，需要慎重考虑。

三、疗效评定

Mckay 发育性髋关节脱位疗效评定标准：①临床功能评定 15 分，包括主观感觉（下蹲、疼痛），临床检查（步态、Trendelenburg 征及关节运动范围）。② X 射线片 15 分，包括髋臼指数、髋臼角、股骨头、颈、关节间隙及 Shenton 线等。分为 4 级：优 30～26 分，良 25～21 分，中 20～16 分，差＜ 15 分。

四、难点分析与对策

1. 诊断难点 主要是新生儿的筛查比较困难，而这直接涉及治疗及预后。在新生儿期应该筛查每个新生儿是否有髋关节不稳定征象，有条件可行髋关节 B 超筛查。

2. 治疗难点 儿童发育性髋关节脱位强调早发现，早治疗，随着年龄的增大，治疗效果逐渐变差，超过 8 岁者结果常常不满意。治疗的难点在于减少髋关节再脱位的发生率。需要明确的是：各种截骨、外固定方法并不治疗髋脱位，而只是更好地维持髋关节对应关系。因此，髋关节的复位是首要要求。我们的经验是术中充分暴露髋关节，将髋关节内的脂肪、瘢痕组织彻底清除干净，髋臼底的髋臼横韧带也要切断，这样才能保证髋关节的充分复位。

（刘昕、邓志强）

◆ 股骨颈骨折 ◆

一、诊断

（一）病名

1. 中医病名　骨折病（TCD：BGG000）。

2. 西医病名　股骨颈骨折（ICD-10：S72.000）。

（二）疾病诊断

1. 有明确的外伤史，如交通事故或高处坠落等高能暴力致伤史。

2. 髋部疼痛、下肢短缩和外旋畸形。无移位的股骨颈骨折或应力性骨折患儿仍可行走，但通常有跛行，大幅度活动髋关节时出现髋、膝疼痛。

3. 影像学检查：拍清晰的骨盆X线正位片，比较双侧髋关节。无移位型股骨颈骨折或压缩性骨折，其X线表现为Ward三角区的骨小梁断裂或紊乱。MRI检查有助于无移位骨折的诊断。

（三）鉴别诊断

1. 外伤后髋部疼痛但没有骨折表现的患儿应考虑其他诊断，如滑膜炎、关节积血或感染。血常规、血沉、C反应蛋白及体温检查有助于明确诊断。超声检查可以发现关节内积液，必要时可行关节穿刺检查。

2. 新生儿Ⅰ型骨折应特别注意，这类损伤非常少见，因为新生儿股骨头在X线片上不显影，因此应高度警惕这类损伤。患儿表现为肢体屈曲、外展、外旋畸形，患髋假瘫短缩是诊断的要点。但应注意与化脓性髋关节炎和髋关节脱位鉴别。X线片对诊断有帮助，在不能明确诊断时可考虑超声检查。必要时应行MRI检查。

3. 应力性骨折由反复积累损伤引起，表现为髋、膝部疼痛和跛行。长跑、走路或近期大量体力活动后出现髋、膝部疼痛者，需考虑应力性骨折。对高质量X线片进行仔细观察，可发现骨质硬化、骨皮质增厚或新骨形成，无移位骨折表现为模糊X线影像。

4. 急性股骨头骺滑脱容易与ⅠA型髋部骨折相混淆，但急性股骨头骺滑脱存在股骨头骺板的异常，是由轻微创伤引起的，通常发生于青春期前肥胖儿童，而ⅠA型骨折多见于幼儿。

5. 轻微创伤所致的骨折提示有骨病存在，如肿瘤、囊肿和感染，即病理性骨折。

6. 其他部位的损伤或更剧烈的疼痛容易掩盖髋部骨折，股骨干骨折患儿合并同侧髋部骨折或髋关节脱位者并不少见，应仔细检查此类患儿的股骨近端X线片，以免漏诊。

（四）疾病分型

按骨折部位分型（Delbet分型）。

1. Ⅰ型　即经股骨近端骺板骨折，不伴股骨头骨骺脱出髋臼者为ⅠA型，伴股骨头骨骺脱出髋臼者为ⅠB型。

2. Ⅱ型　经颈型。经股骨颈中段骨折，可发生移位或无移位。

3. Ⅲ型　基底型。位于股骨颈基底，可发生移位或无移位。

4. Ⅳ型　经转子型。位于股骨颈基底与转子间骨折。

二、治疗方案

治疗的主要原则是：①必须急诊进行复位。如果闭合复位失败，应当开放复位；并且必须进行可靠的固定；优先考虑骨折稳定性而不是保留骨骺。②Ⅰ、Ⅱ、Ⅲ型骨折应当急诊手术，最好是在12～24小时手术。③所有Ⅰ、Ⅱ、Ⅲ型的骨折都应当通过手术或穿刺进行髋关节减压。④年龄小的患儿应当行髋人字石膏固定，必要时也可作为内固定的补充固定。

（一）Ⅰ型骨折的治疗

ⅠA型骨折的治疗取决于儿童的年龄和骨折复位后的稳定性。2岁以内儿童的无移位骨折或轻微移位骨折只需髋人字石膏固定。将患肢固定在轻度外展和旋转中立位。学步期儿童的移位骨折可通过适当牵引、外展和内旋髋关节来完成复位，如果骨折稳定，则只需石膏固定，否则应使用小的平滑骨圆针沿股骨颈经骺板进行固定。对于年龄较大的儿童，即使骨折没有移位，也应手术内固定，幼儿可使用平滑骨圆针固定，较大儿童则最好使用空心加压螺钉，固定物需穿过骺板进入股骨头骺。闭合复位失败者需开放复位内固定，术后都应髋人字石膏外固定。ⅠB型骨折或脱位可先试行闭合复位，如果复位不成功应急诊行开放复位内固定。根据股骨头脱出的方向选择手术途径，通常用后外侧入路。必须提醒其父母，患儿有股骨头缺血坏死的危险。

（二）Ⅱ型和Ⅲ型骨折的治疗

移位的股骨颈骨折应解剖复位和坚强内固定，以减少晚期并发症的发生。6岁以下儿童的无移位Ⅱ型骨折可行髋人字石膏固定，并应严密随访以防髋内翻移位的发生，但内固定的效果更确切。Ⅱ型和Ⅲ型骨折可试行手法复位，应注意手法轻柔。为了达到解剖复位，常采用Warson–Jones手术入路行开放复位，经外侧小切口空心加压螺钉内固定时，螺钉应尽量不穿透骺板。但为了固定确切，如不得不过骺板，应在保证固定牢固的同时尽量选择细的克氏针。无移位的Ⅲ型骨折可以通过适当外展位的单侧髋人字石膏固定，但应严密随访。移位的经转子骨折的并发症发生率和治疗方法与Ⅱ型骨折相似，对合作的大龄儿童，术后可选择防旋鞋制动。

（三）Ⅳ型骨折的治疗

无论是否有移位，大多数转子间Ⅳ型骨折保守治疗效果好，牵引和髋人字石膏固定都是有效的治疗方法。选用股骨髁上骨牵引，屈髋屈膝90°体位，常能获得满意的骨位及稳定性，4周可拆除骨牵引，行髋人字石膏或髋部人字支具固定。不能维持正确复位或有多发性损伤时，则是内固定的指征，为达到坚强内固定的目的，可使用儿科髋部钢板螺钉。

三、疗效评定

现无针对儿童股骨颈骨折的疗效评定标准，故采用成人标准。

（一）评定标准

采用Nagi股骨颈骨折疗效评定标准。

（二）评定方法

1. 于术后1个月、术后3个月、术后6个月随访时，行X线检查，分别观察骨折愈合情况、股骨头有无坏死。

2. 于术后3个月、术后6个月，根据Nagi股骨颈骨折疗效评定标准进行评价。

四、难点分析与对策

儿童股骨颈骨折较成年人发病率低，占儿童骨折的1%，80%～90%为高能量损伤，且易发生股骨头坏死、髋内翻、骨不连及下肢不等长等并发症。儿童股骨颈解剖学上的特点是骨质坚韧致密，峡部横径较成人小，儿童股骨颈头、大转子呈一片软骨，暴力自髋臼直接传导至大转子而减弱，因而只有较大暴力才能使其骨折。另外，血液供应主要依靠旋股内外侧动脉在股骨颈基底部形成关节囊外动脉环，外侧颈升动脉是营养股骨头骨骺板的主支，圆韧带血管供应极少。因此，一旦发生骨折，特别是移位严重的骨折，导致的并发症较多，甚至可能发生股骨头缺血坏死、髋内翻畸形及骨骺早闭等症。故建议儿童股骨颈骨折都给予急诊处理，解剖对位、有效固定。如出现股骨头缺血性坏死，尽量延长关节置换年龄。如因头骺早闭出现相应肢体明显畸形、短缩，则根据具体情况给予治疗。

（叶家军、刘昕）

◆ 股骨干骨折 ◆

一、诊断

（一）病名

1. 中医病名　骨折病（TCD：BGG000）。

2. 西医病名　股骨干骨折（ICD-10：S72.000）。

（二）疾病诊断

1. 有明确外伤史。

2. 伤后大腿出现剧烈疼痛、肿胀，不能站立行走，出血多者可出现面色苍白、皮肤潮湿、出冷汗、脉快等休克早期症状。

3. 患肢较健侧短缩，局部有明显压痛、成角、旋转畸形，移位严重者可扪得或凸或凹骨折断端，骨传导音减弱或消失。

4. X线检查：X线摄片可明确诊断，并可显示骨折类型、移位方向。

（三）鉴别诊断

与病理性股骨干骨折相鉴别，通过影像学检查可鉴别。

（四）疾病分型

1. 上1/3骨折　骨折发生在股骨干上段，因近端受髂腰肌、臀中肌、臀小肌牵拉而屈曲、外展，远端受内收肌牵拉而向内、向上移位。

2. 中1/3骨折　骨折发生在股骨干中部，其移位多因暴力方向而异，但骨折对位后仍因肌肉牵拉而呈向外前成角倾向。

3. 下1/3骨折　骨折发生在股骨干下段，骨折远端因受腓肠肌牵拉，多向后移位。

二、治疗方案

（一）非手术治疗

1. 产伤骨折或婴儿骨折采用小夹板加托板固定2～3周。

2. 1 ～ 3 岁幼儿采用双腿垂直悬吊牵引，牵引重量以臀部稍离开床面为度，3 ～ 4 周取牵引后可再用夹板、托板短时间固定直至骨折愈合。注意胶带勿圈形缠绕，纱布绷带固定松紧适宜，避免压迫导致缺血性肌挛缩可能。

3. 4 ～ 12 岁患儿采用骨牵引、手法复位、小夹板固定治疗，其牵引点一般选用股骨髁上 1cm 左右。有报告显示，胫骨结节骨牵引可导致膝反弓畸形可能。如股骨髁上骨牵引因外伤等原因不能施行，必要时可选择胫骨结节骨牵引，但牵引点的选择应较成人低，避开胫骨结节骨骺。13 岁以上青少年可按成人股骨干骨折治疗。

4. 大龄儿童移位的股骨干骨折均为不稳定性骨折，单纯手法复位、夹板固定很难保持良好的对位对线，一般均采用骨牵引配合手法复位、夹板固定及功能锻炼相结合的方法进行治疗。

（1）骨牵引术：上 1/3 骨折以及远端向后移位的下 1/3 骨折用股骨髁上牵引。牵引重量可达体重的 1/7，2 ～ 3 日重叠纠正后行手法复位术，固定后应减至维持量为 2 ～ 3kg，以防止断端分离，其牵引力线，上 1/3 骨折可外展 30°左右，为克服屈髋肌对近端牵拉，可屈髋至 90°。牵引维持时间为 5 ～ 6 周。不建议使用胫骨结节骨牵引，有学者提出，此方法可能导致膝关节过伸。

（2）手法复位术：视骨折移位方向，多采用端提、推压手法；对肌肉多、肢体粗大肥胖者可用双前臂进行夹挤，术者一臂放于近骨折段的外前方，另一臂放在远侧骨折段内后方，两手交叉同时用力，在左右两前臂之间形成一种钳式挤压剪力，迫使骨折对位。对短斜形呈现出 180°旋转移位者，在牵引前即应行回绕手法，纠正旋转后再进行牵引。

（3）外固定术：按骨折部位及移位情况以两点或三点挤压法放置平垫，然后在前、后、内、外均匀放置 4 块股骨干夹板，并用 4 条束带捆扎固定。行股骨髁上牵引者，内、外侧夹板下端应开槽骑在骨牵引针上，上 1/3 骨折可在夹板外加用外展板，防止骨折向外成角。

儿童骨骼有较好的塑形能力，特别是低龄儿童，在其治疗时主要是保持良好对线，防止旋转，不必强求骨折的解剖对位。

（二）手术治疗

1. 适应证 陈旧性骨折不愈合或畸形愈合；合并血管、神经损伤；开放性骨折；严重的粉碎性或多段骨折；非手术疗法失败者。

2. 手术方式

（1）闭合复位弹性髓内钉内固定术：因髓内钉可很好地控制旋转，防止重叠移位，且闭合复位穿钉对断端血供破坏少，骨折愈合快，是目前常用的方法。其操作步骤如下。

①术前摄双侧股骨全长 X 线片，通过测量健侧股骨干，估计术中所需髓内钉长度及粗细，准备比选用髓内钉长度长、短 4mm，直径粗、细 2mm 的多根髓内钉。

②患儿仰卧于带下肢骨折牵引架的手术床上，必要时进行牵引并配合手法复位，尽量纠正重叠或侧方移位，残留小的移位可术中纠正。

③常规消毒铺巾后，TV 透视确定左股骨远端干骺端后，在患肢大腿下端内、外侧股骨远端干骺端处切皮，钝性进入至股骨远端干骺端内、外侧，开孔后插入 2 枚直径 2 ～ 4mm 的 ESIN，交替进入至股骨骨折端，手法整复骨位，将 2 枚 ESIN 交替插入至股骨近折段髓腔内，至股骨近端干骺端。TV 透视证实骨位合适后，剪去多余 ESIN 尾部，埋于皮下。活动患肢髋、膝关节见功能正常，无菌敷料包扎切口。

（2）切开复位钢板内固定术：陈旧性骨折因失去闭合复位条件，可采用切开复位内固定术。手术仍应遵守“AO”技术原则，对折端尽量减少剥离，钢板内固定时应将钢板放置在张力侧，即外前侧，宜采用锁定钢板。

三、疗效评定

主要根据骨折愈合及功能恢复情况评定疗效。由于儿童股骨干有很好的塑形潜力，该类型骨折的愈合及功能恢复良好。

表 2–2 股骨干骨折可接受的成角畸形

年龄	内翻 / 外翻	前后方向	短缩
出生～ 2 岁	30°	30°	15mm
2 ～ 5 岁	15°	20°	20mm
6 ～ 10 岁	10°	15°	15mm
＞ 11 岁	5°	10°	10mm

四、难点分析与对策

1. 中医中药配合手法复位、外固定等治疗本病，疗效较好，但非手术治疗卧床及住院时间较长，患者的依从性较差。对于本病，中医研究的主攻方向应在改进中医治疗方法，增强患者的依从性，提高手法复位的成功率，开发易于应用、易于接受的外固定器材，增强疗效，减少卧床及住院时间，缩短疗程。

2. 极少数有严重合并症患者，如严重开放性骨折、合并神经、血管损伤、同一肢体多发骨折等不是中医治疗优势所在，可采用闭合或切开复位内固定手术治疗，同时可探查神经、血管，适应合并神经血管损伤者。

3. 随着城市化进程，高能量损伤逐步增多，儿童股骨干骨折有增多趋势，探讨其理想的治疗模式将具有更积极和更广泛的社会意义。

儿童股骨干骨折后由于骨折端血液供应丰富，非手术治疗极少出现迟缓愈合者，且儿童股骨干骨折手法复位主要要达到纠正旋转与成角移位的目的，对断端的复位以功能复位为主，通过牵引和闭合手法容易取得复位成功。开发易于应用、易于接受的外固定器材，如轻便、灵活的外固定支具、新型石膏固定等外固定器材，利于骨折端的早期稳定，可大大减少卧床及住院时间，增强患者的依从性。对于内固定患者，术后并发迟缓愈合、骨不连、感染及内固定物折断等临床并发症并不罕见，故我们主张对于儿童股骨干骨折患者应尽一切可能避免开放复位。但对于大龄儿童股骨干骨折牵引时间长，愈合较慢，可考虑闭合复位弹力髓内针内固定方式，减少损伤，缩短卧床时间。治疗过程中要求对骨折行快速有效的整复又可以快速愈合，如何将二者有效地结合起来将是我们未来所寻找的治疗模式。

另外，我们认为中药的辨证施治对于因股骨干骨折卧床的儿童患者在减轻局部症状、预防骨质疏松、改善胃肠道功能以及促进骨折修复等方面具有整体和局部兼顾的优势，值得我们进一步探讨和研究。

（叶家军、刘昕）

◆ 股骨头骺缺血性坏死 ◆

一、诊断

（一）病名

1. 中医病名 创伤病（TCD：BGT000）。

2. 西医病名 股骨头骺缺血性坏死（ICD-10：M87.002）。

本病又称为“扁平髋”或“Perthes 病”“LCP 病”，是一种特发性青少年股骨头无菌性坏死。

（二）诊断

1. 症状 跛行多为首发症状，常在活动后加重，休息后减轻。第二多见的主诉是疼痛，但多很轻微。一般在就诊之前，患者常有几个月反复出现的关节疼痛和跛行。

2. 体征 在检查受累的肢体时，常有避痛性跛行步态、川德伦堡征阳性及肌肉萎缩等表现。髋关节内旋受限是最早的体征，髋关节旋转试验阳性，髋外展也总是受限，但影响屈髋的最少。

川德伦堡征阳性（Trendelenburg 征）：患髋负重站立时，由于髋外展肌无力，不能维持骨盆在水平位，出现健侧骨盆下降。

3. 影像学检查 疾病的不同时期有不同的影像学表现，在大多数病例，常规拍 X 线片对诊断和治疗都是必要的。在疾病的早期，X 线片表现可正常，MRI 可帮助诊断。

（三）鉴别诊断

最易混淆的疾病是骨骺发育不良。骨骺发育不良通常双侧同时受累，且双侧病理改变程度对称，而 LCP 病双侧对称性受累的很罕见。

（四）疾病分型

1. 滑膜炎期 滑膜炎期持续时间较短（几周），主要为股骨头缺血所致，滑膜炎可导致关节僵硬和疼痛，MRI 可见信号减低。

2. 坏死或塌陷期 本期可持续 6 ～ 12 个月，在 X 线片上表现为股骨头变小且密度增高。

3. 节裂期 本期可持续 1 ～ 2 年，在 X 线片上表现为多处片状去骨化。常可产生股骨头畸形。节裂期是自愈过程的表现。

4. 重建期 新骨形成。由于股骨头的过度生长，可产生巨髋症和股骨颈增宽。

二、治疗方案

治疗的目的是保护股骨头的球形结构，减少发生关节僵硬及退行性关节炎的风险，同时保持患儿良好的心理状态。

1. 非手术治疗

（1）对症治疗：为早期的治疗方法，目的是缓解疼痛，恢复髋关节功能活动。主要措施有卧床休息、牵引、非甾体类抗炎药物及免负重。

（2）使用支具：可以使髋关节外展，并控制下肢在内旋位。允许髋关节有一定的屈曲活动。

3. 手术治疗 需根据患儿年龄及股骨头坏死程度选择相应手术方式。患儿年龄越大，股骨头凸出越多，股骨头塌陷越明显，预后越差。对 6 ～ 10 岁，有股骨头凸出的患儿，行包容手术常可使股骨头变圆，未行包容手术则效果不佳。包容手术常用术式有股骨近端内翻截骨术、Salter 截骨术、联合截骨术等。对大于 11 岁的患儿包容手术效果不佳，应考虑治疗成人股骨头缺血性坏死的方式治疗，如使用多根光滑克氏针股骨头钻孔减压等。

三、疗效评定

采用 Mckay 标准评估髋关节功能改善情况。

优：髋部无疼痛，无跛行，髋关节活动正常。

良：髋不痛，稍跛行，髋关节活动稍受限。

可：髋不痛，跛行，髋关节活动明显受限。

差：髋痛，严重跛行，髋关节活动明显受限，Trendelenburg 征阳性。

四、难点分析与对策

1. 诊断上的难点 患者早期表现往往不在髋部，疼痛症状也多在膝部，因此有很大的漏诊概率。当从 X 线片上判断股骨头骨骺是否存在坏死有时比较困难时，可行 CT 或 MRI 检查。

2. 治疗的难点 治疗的目的是保护股骨头的球形结构，减少发生关节僵硬及退行性关节炎的风险，同时保持患儿良好的心理状态。我们的经验是一旦影像学检查提示有股骨头外侧脱位趋势时，应及早手术治疗，术式以联合截骨效果为佳。

（刘昕、邓志强）

◆ 髋关节滑膜炎 ◆

一、诊断

（一）病名

1. 中医病名 伤筋病（TCD：BGS000）。

2. 西医病名 髋关节滑膜炎（ICD-10：M65.905）。

（二）疾病诊断

1. 大约半数患者起病前有上呼吸道感染或中耳炎病史，自述下肢痛，拒绝负重，行走跛行，幼小不会行走的患儿可有哭闹、烦躁，活动患肢哭闹加重。

2. 全身情况好，体温可正常或低热。

3. 局部表现在患者站立时下肢呈屈曲状，骨盆向患侧倾斜，患肢有假性延长，髋关节活动范围有不同程度受限，以后伸和内旋受限明显，Thomas 征弱阳性，无髋关节肿胀外观。

4. 实验室检查：白细胞计数和血沉可正常或轻度升高。结核菌素试验、抗“O”、血清类风湿因子和抗核抗体检查为阴性。血培养检查为阴性。C 反应蛋白检查多为阴性。

5. MRI 检查：无骨性损伤，部分病例与健侧对比可见髋关节囊因积液而肿胀膨大，臀小肌影像变为弧形，股骨头向外侧移位，内侧间隙增大，重者可有髋关节半脱位。MRI 还可判断关节内积液和关节囊水肿情况。

6. 彩超检查：患者髋关节表现为关节囊肿胀型和关节腔积液型，患侧髋关节股骨颈前间隙较健侧明显增宽。高频彩超检查能及时、准确地反映髋关节滑膜炎患儿的病情变化。

（三）鉴别诊断

1. 滑膜型髋关节结核 多慢性起病，症状、体征可与本病相似，经休息后好转，但可反复发作，需结合结核病的其他临床表现加以鉴别。

2. 急性化脓性髋关节炎 急性起病，症状、体征可与本病相似，但是全身症状突出，体温高，常超过 39℃，局部肿胀压痛更明显，Thomas 征阳性，白细胞增高，抽取关节液可查见大量脓细胞，培养可见金黄色葡萄球菌或其他致病菌。

3. 小儿类风湿关节炎 小儿类风湿关节炎可分为三型，即全身型、多关节型和少关节型。后者可表现为单个髋关节受累，无全身症状，类风湿因子和抗核抗体也可阴性。

4. 股骨头骨软骨炎 股骨头骨软骨炎的起病 1 ～ 3 周，病变限于髋关节的软组织，可表现为髋关节疼痛，痛性跛行，关节活动受限。X 线检查也与本病相似，随着病程进展可逐渐予以鉴别。

（四）疾病分型

目前无公认分型。

二、治疗方案

（一）非手术治疗

保守治疗为首选方法，卧床休息，避免负重。患髋如有屈曲畸形重者，可加用患肢皮牵引，多数 1 周左右可恢复正常。治疗可选择如下方法。

1. 外敷二黄新伤止痛软膏，针对气滞血瘀湿阻、郁而化热，可达活血化瘀、清热除湿消肿之功。

2. 郑氏推拿手法治疗，先用轻柔手法按揉，放松肌肉，疏通经络，拇指弹拨股内收肌群，予旋转复位手法纠正滑膜嵌顿。无滑膜嵌顿者，此法可起到松解髋部肌肉痉挛之作用。

3. 灸法治疗或磁热疗治疗。

4. 卧床制动。

5. 持续皮肤牵引。

（二）手术治疗

1. 适应证

（1）经保守治疗后无好转，X 线片示髋关节内侧间隙有加宽趋势，病程 4 周以上者。

（2）经各种检查仍无法与其他严重关节疾病鉴别者。

（3）反复发作且症状有加重者。

2. 手术方法 关节镜下观察髋关节内容物病理学表现，清理增生滑膜，冲洗关节腔。

为防止复发，恢复髋关节活动后应继续避免负重 7 ～ 10 日。2 ～ 3 个月后行髋关节摄片，检查是否出现股骨头缺血性坏死。不推荐常规使用激素和抗生素。

三、疗效评定

临床治愈标准髋关节局部无叩、压痛，髋、膝关节活动正常，关节彩超提示无前隐窝增宽、无积液。

四、难点分析与对策

个别患儿数月后可出现股骨头缺血性坏死，发生率 1.5% ～ 10%。关节囊内液压增高，造成关节填充，因而产生缺血性坏死。炎症使局部血流量增加，骨骺血运增多会刺激骨骺生长，使股骨头增大，股骨颈变宽或骨性关节炎。

（彭玉兰、周英）

◆ 股骨远端骨骺骨折 ◆

一、诊断

（一）病名

1. 中医病名　骨折病（TCD：BGG000）。

2. 西医病名　股骨远端骨骺骨折（ICD-10：S72.400）。

（二）疾病诊断

1. 有明显外伤史。

2. 有移位的股骨远端骨骺骨折，伤后患肢不能负重及行走，膝关节上方可触及不稳，可有异常活动或骨擦感，膝关节腔内积液，穿刺可抽出血性液体，严重者有腘动脉受压引起下肢循环障碍。通常骨骺移位发生在冠状面，产生内翻或外翻畸形，可在相应部位触及干骺端突出部位。前方移位患者，髌骨由于连同股骨远端骨骺一起向前方移位而显得非常突出，大腿前侧相对凹陷，腘窝变得饱满；腘动脉受压后移，甚至可在皮下触及其搏动；后移位的患者，干骺端向前方突出，移位的骨骺可在腘窝触及。无论移位方向如何，应仔细检查下肢和足部的血管、神经状态，包括动脉搏动、皮肤颜色、皮肤温度、毛细血管回流时间及患肢运动和感觉等。应用多普勒血流计测量，评估肢体远端血流情况。

3. 无移位骨骺分离，患儿往往还可以行走，仍具有明显的局部症状和体征。

4. 影像学检查：由于骨骺可透过 X 线，通常根据骨骺移位、增宽或邻近骨质受损来确定有无骨骺损伤。股骨远端的 45°斜位片，有助于发现隐匿的骨骺或干骺端骨折。如果患者骺板部位有肿胀或压痛而普通 X 线片无异常发现时，应拍摄应力位 X 线片。少数情况下，骨折类型难以确定，可辅以 CT 检查。正位片上 X 线透亮区所代表的骺板层在青春期前大概只有 3mm 厚，干骺端下缘临时钙化线和骨骺上界骨板的距离缩短提示骨骺的压缩性损伤，如果临床表现与之相符，更具有诊断意义。Neer 指出在骨骺压缩损伤后 6 个月内 X 线片上通常出现骨骺线提前闭合，通过这一点可以确诊。

（三）鉴别诊断

膝关节脱位导致的骨骺损伤：股骨远端骨骺骨折，其髌骨、股骨髁与胫骨近端在一条线上，这一点可助于区别。

（四）疾病分型

股骨远端骨骺骨折按 Salter-Harris 分类有 5 型。

1. Salter-Harris Ⅰ型骨折　指不伴相邻骨骺或干骺端骨折的骨骺分离，常发生在青少年或有产伤的新生儿，骨折一般无移位，早期难发现。少数情况下合并移位，移位多发生在矢状面上。Ⅰ型股骨远端骨骺骨折可发生肢体生长障碍。

2. Salter-Harris Ⅱ型骨折 最常见。常发生于青少年，它以骨骺分离合并相邻干骺端斜形骨折块为特征，骨骺通常向有干骺端骨折的一侧移位。此型骨折即使得到良好的复位也很容易发生生长障碍。

3. Salter-Harris Ⅲ型骨折 指骨骺的纵向分离，骨折线由骺板垂直延伸通过骨骺到达关节面软骨，骨折线通常位于髁间凹。有移位的Salter-Harris Ⅲ型骨折可以导致关节面不平整，尤其是髌股关节面。关节积血通常由关节骨折直接出血所致。

4. Salter-Harris Ⅳ型骨折 不常见。骨折线由干骺端骨皮质开始，垂直向下延伸，通过骨骺到达关节面软骨，即使骨折移位非常轻微也可引起生长障碍。因此，对该型骨骺损伤要求达到解剖复位并配合内固定治疗。

5. Salter-Harris Ⅴ型损伤（不伴骨折） 非常少见。通常情况下只能等待后期发生生长障碍、肢体长度异常或成角畸形时才能做出诊断。

骨骺边缘的撕脱伤更为少见，它是指一个包括软骨膜的骨折块被近端附着的韧带撕脱下来，这种损伤也可以导致局限性的骨生长障碍与进行性加剧的成角畸形。三维CT扫描可以确诊并有助于对骨折进行分析检查，确诊骨折存在。年龄较大的儿童骨骺损伤通常是由高能量损伤所致，如高空坠落或车祸，常同时伴有肌肉、骨骺和内脏的损伤。

二、治疗方案

远端股骨骨骺骨折的治疗目的是获得和维持满意的复位，恢复膝关节的功能活动范围及股四头肌肌力，并避免骨骺的进一步被破坏。股骨远端骨骺骨折最好能达到解剖复位，患者骨骼越接近成熟，对复位的要求越高。

（一）非手术治疗

1. 托板或石膏托固定 无移位的Salter-Harris Ⅰ型或Ⅱ型骨折，可使用超膝关节钢丝托板或石膏托屈膝15°～20°固定4～6周。

2. 手法复位、托板或石膏固定术 有移位的Salter-Harris Ⅰ型或Ⅱ型骨折可在麻醉下通过手法牵引轻柔地进行复位。手法复位主要需纠正侧方移位和前、后移位。固定完成后仍需功能位石膏或钢丝托板固定。如果闭合复位后骨骺不稳定，可以选择闭合穿针内固定。

3. 药物治疗

（1）中药内治法：按骨折三期辨证用药原则辨证施治。

①早期：骨折后1～2周，因血脉受阻，血瘀气滞。宜用行气活血、化瘀止痛之桃红四物汤加减，或我院协定方小儿伤科一号方。

②中期：骨折后3～4周，宜用活血祛瘀、接骨续筋之归香正骨丸口服。

③后期：骨折经过早、中期治疗后，瘀血祛除，筋骨续接，已近愈合，但骨折尚未坚强，并常有气血虚弱，筋肉萎缩，肢体乏力，关节僵硬。故后期宜着重养气血、壮筋骨，可内服双龙接骨丸。

（2）外治法

①早期：可选用二黄新伤止痛软膏外敷骨折远、近端肢体，以利于伤肢消肿。

②中期：伤肢瘀肿消减，局部尚有压痛，可选用旧伤活络软膏外敷。

③后期：去除固定后，配合活血祛瘀洗药及软筋化坚洗药熏洗伤肢。方法：将药物置于锅中加水煮沸，先用热气熏蒸膝部，待水温稍冷后用药水浸洗或溻渍患处，每日1次，每次约30分钟。同时可外擦郑氏舒活酊以揉捏手法按摩大腿、小腿及膝部。

（二）手术治疗

1. 闭合复位内固定

（1）适应证：有移位的 Salter–Harris Ⅰ型或Ⅱ型骨折如果闭合复位后骨骺不稳定，可以选择闭合穿针内固定。对于 Salter–Harris Ⅲ型骨折，可以经皮穿入螺丝钉固定。

（2）手术方法：Salter–Harris Ⅰ型或Ⅱ型骨折闭合复位后，内外侧交叉克氏针固定。对于 Salter–Harris Ⅲ型骨折手法整复骨位好，并经皮穿入螺丝钉固定于干骺端。

2. 切开复位内固定

（1）适应证：Salter–Harris Ⅲ型和Ⅳ型骨骺骨折、手法复位不能获得良好的对线、对位或伴发严重的联合损伤或者不稳定者，都具有切开复位内固定的手术指征。

（2）手术方法：切开复位，确定骨折线、骨骺以及关节面达到解剖复位后，在 X 线透视辅助下，将内植物切开皮肤植入或经皮植入。

（三）康复治疗

鼓励患者早期功能锻炼，疼痛消失后即开始肌肉等长收缩锻炼。骨折后 4 ～ 6 周，拆除石膏托后逐渐开始膝关节功能活动。膝关节功能正常、股四头肌肌力恢复后才允许体育锻炼。

三、疗效评定

目前国际上没有公认的股骨远端骨骺骨折疗效标准，可参考 Schatzker–Lambert 股骨远端骨折疗效评分系统：

优：膝关节完全伸直（屈曲功能丢失＜ 10°，无内翻、外翻及旋转畸形，无疼痛，关节匹配完美）。

良：最多符合其中一条：下肢短缩≤ 1.2cm，内翻或外翻＜ 10°，屈曲功能丢失≤ 20°，轻度疼痛。

中：符合其中两条：下肢短缩≤ 1.2cm，内翻或外翻＜ 10°，屈曲功能丢失≤ 20°，轻度疼痛。

差：符合下面任意一项：屈曲至 90°或更差，内外翻畸形超过 15°，关节匹配性差，疼痛导致功能损失（无论 X 线片表现多好）。

四、难点分析与对策

1. 血管损伤　血管受压解除及症状缓解后仍需观察 48 ～ 72 小时，彩超检查可明确血流情况，如发现血流减慢或消失，在复位固定后应行动脉探查。

2. 腓总神经损伤　腓总神经损伤发生率约为 3%，一般对症治疗可恢复，如 3 ～ 6 个月无明显恢复，则需行肌电图检查，如肌电图出现神经传导时间延长、纤维颤动或失神经传导，应行神经探查吻合术。

3. 再移位　再发移位如出现则应重新复位，同时使用内固定。

4. 膝关节不稳　膝关节不稳主要是合并侧副韧带及交叉韧带损伤所致，如果无半月板损伤，可于复位后实行康复计划；如合并可修复的半月板撕裂，要根据患者的年龄和运动量，在骨骺愈合后进行半月板修复时实施交叉韧带重建术。

5. 渐进性成角畸形　股骨远端骨骺分离后出现渐进性成角畸形，通常是由于骨骺的生长不均衡所致。如骨骺提前闭合的范围不超过整个骨骺的 25% ～ 30% 且骨骺生长期大于 2 年，应考虑行骨骺骨桥切除脂肪填塞术；对有中央骨桥形成，而骺板内外侧仍有部分残留生长的青少年，如果膝关节内外翻仍进行性加剧，可行骨骺阻滞术。如骨骺生长期不到 2 年，则可考虑用外固定支架行骨骺固定术来纠正明显的成角畸形。如患者接近骨龄成熟期，则更适于行截骨矫形术。

6. 肢体长度不一致 如果患者受伤时骨骺生长期在 2 年之内，肢体长度的差异可能不明显，如果受伤时骨骺生长期超过 2 年，肢体的长度差异将以每年 1cm 的速度增长。如果在骨骼成熟时的长度差异少于 2.5cm，则无需特殊治疗；如差异在 2.5 ～ 5cm，应考虑在合适的时候对对侧股骨或胫骨行人工骺板闭合术。如果估计在骨骼成熟时差异超过 5cm，则可考虑采用外固定架经皮切开固定后缓慢延长短缩的股骨。

7. 关节僵硬 可由关节内粘连、关节囊挛缩或肌挛缩引起。固定过程中应尽可能伸直膝关节，另可通过主动和被动关节活动锻炼来治疗，使用内固定者可考虑早期活动。对保守治疗失败的膝关节僵硬患者，采用外科手术松解挛缩和粘连，术后应用持续被动活动装置可明显恢复活动度。

（彭玉兰、刘昕）

◆ 髌骨骨折 ◆

一、诊断

（一）病名诊断

1. 中医病名 骨折病（TCD：BGG000）。

2. 西医病名 髌骨骨折（ICD-10：S82.000）。

（二）疾病诊断

1. 伤后膝部剧烈疼痛，迅速出现肿胀，膝关节不能主动伸直，不能站立，时间稍久者，可出现皮下瘀斑。

2. 患膝可有明显肿胀、压痛，膝关节难以完全伸直，不能负重。触诊可扪及髌骨前局部凹陷，髌骨上移。

3. 影像学检查：侧位 X 线片对髌骨横断骨折显露最佳。纵向边缘骨折在平片和轴位片上显露最佳。髌骨下极袖套撕脱骨折必要时需行 MRI 检查。

（三）鉴别诊断

本病应与二分髌骨相鉴别，先天性髌骨缺如或先天性髌骨发育不全可见于甲基质 - 骨发育不全症或甲髌综合征，也可能与髌骨骨折相混淆。

（四）疾病分型

1. 无移位型 骨折无移位，以髌骨体中部横形骨折多见。

2. 移位骨折 以髌骨的中 1/3 或下 1/3 为多见，骨折端分离，远端可向前下方翻转。其中以髌骨远端软骨袖套状撕脱骨折多见，且容易漏诊。

二、治疗方案

（一）非手术治疗

无移位的髌骨骨折可以保守治疗，以管形石膏、长腿石膏托或钢托直腿固定患肢，伤后几天内，一旦症状明显减轻，即可鼓励患者进行不负重行走，1 周后可进行直腿抬高练习。

（二）手术治疗

1. 适应证　骨折断端分离大于 3mm、骨折块前后分离、关节面不平。

2. 手术方法　儿童髌骨骨折最常用的方法是张力带固定，张力带以克氏针、钢丝为主，采用环扎或“8”字钢丝固定。

切开复位、克氏针张力带内固定术：①做从髌骨上缘正中向下至髌尖下 3cm 的纵向切口。②切开筋膜显露骨折断端，清除瘀血块。③用点状复位钳夹住两端进行复位后临时固定，然后根据骨折块具体情况，选用多枚克氏针于穿过髌骨固定折端，X 线透视证实骨折已复位，关节面平整，即用钢丝呈“8”字或环形套扎绕克氏针拉紧打结。④在克氏针两端距髌骨缘 5mm 处剪断，弯曲针尾并埋入深筋膜，修补，缝合伸膝装置后缝合切口。

三、疗效评定

本病可采用 Bostman 功能评分，包括运动范围、疼痛、工作状况、股四头肌萎缩、助行工具、关节积液、上楼梯等方面。优良：30 ～ 28 分；一般：27 ～ 20 分；差：＜ 20 分。

四、难点分析与对策

髌骨是人体中最大的籽骨，是伸膝装置的组成部分，可增强膝关节最后 10°～ 15°的伸直功能，增加股四头肌对小腿的拉力。髌骨骨折仅占儿童骨折的 1%，且仅有 1% 的髌骨骨折发生在骨骼未成熟患者中，因此，儿童髌骨骨折极为罕见，通常发生于大龄儿童。髌骨一般骨化在 5 ～ 6 岁开始，以后为多中心骨化，随年龄增长沿髌骨边缘软骨增生，逐渐增大，又由于股四头肌和支持带张力性牵拉，使髌骨四周承受不同程度的应力。临床可分为横断性骨折和撕脱性骨折，撕脱性骨折可发生在髌骨四周的任何部分。在损伤初期 X 线片常不能显示损伤的解剖范围。此种骨折多发生在 9 ～ 15 岁，平均为 13.7 岁。因为髌骨周围有极厚的软骨，被撕脱的骨折块中骨质极少，年龄越小该情况越明显。

儿童髌骨骨折最大的困难在于明确诊断，因骨折常易与髌骨发育异常相混淆，另外，因为成长期的儿童髌骨一部分是由软骨构成的，所以常常低估撕脱骨片的大小，特别是髌骨袖套状骨折。如果是髌骨下极袖套撕脱骨折，主动收缩股四头肌可将髌骨向上牵拉。髌骨边缘骨折的症状除髌骨内外缘局限性压痛、肿胀外很少有其他症状，患者甚至能完成直腿抬高的动作。髌骨内缘撕脱骨折意味着在损伤过程中曾发生过急性髌骨外脱位，脱位髌骨常常已经自行复位。如果髌骨发生脱位，患者常拒绝收缩股四头肌。青少年中多见“跳跃膝”和 Sinding–Larsen–Johansson 综合征。

儿童髌骨下极骨折，常会出现袖套状撕脱骨折。通常在 X 线片上只能看到一个小骨片，给人一种假的良性表现，而实际上却是相当大的软骨“袖”附着在髌韧带上，如果不适当复位而发生愈合或骨化，将导致力线异常、长髌骨及髌骨伸膝装置异常。如果骨折合并髌骨脱位或半脱位，髌骨伸膝装置延长使髌骨脱位更加不稳。若不能确定有无缺如或骨块的大小，MRI 可显示软骨性或骨性骨折块。袖套状撕脱骨折需要切开并达到解剖复位标准。如骨折畸形愈合可引起疼痛，并需要切除远端骨折片。若由于髌骨脱位引起袖状骨折，在被动拉长的体位上愈合后，可造成慢性复发性髌骨脱位。

（叶家军、刘昕）

◆ 胫腓骨干骨折 ◆

一、诊断

（一）病名

1. 中医病名 骨折病（TCD：BGG000）。

2. 西医病名 胫腓骨骨折（ICD–10：S82.201）。

（二）疾病诊断

1. 有明显外伤史，伤后小腿肿胀、疼痛、主动活动功能丧失。

2. 局部环形压痛，纵轴叩击痛，可有异常活动及骨擦音。移位明显者，患肢有短缩、成角畸形，开放性骨折可见局部伤口及骨外露，肌筋膜间室压力增高者可见足动脉搏动减弱或消失，末梢循环差，足背感觉异常，踝和足趾背伸跖屈减弱或消失。

3. 影像学检查：X 线片可明确骨折部位、类型及移位程度，因胫腓骨骨折常不在同一平面，摄片时应包括小腿全长。

（三）鉴别诊断

本病主要与病理性骨折相鉴别。

（四）疾病分型

1. 根据骨折线平面又可分为上 1/3、中 1/3、下 1/3 骨折。

2. 根据骨折线形态又可分为横形、斜形、螺旋形。

3. 根据有无伤口情况可分为闭合性、开放性骨折。

二、治疗方案

（一）非手术治疗

1. 夹板、托板或石膏托固定术 适用于无移位的胫腓骨单骨折或双骨折，固定后即可扶双拐下地、患肢不负重行走，8 周后骨折愈合即可解除固定。

2. 骨牵引术配合手法复位、夹板固定术 伤后行跟骨牵引，根据移位程度及患儿年龄大小，以 1 ～ 3kg 重量牵引 2 日后，用按压端提手法纠正前后移位，推挤手法纠正内外移位，复位后用拇食指沿胫骨前嵴及内侧面触摸骨折部是否平整以及对线情况，满意后用胫腓骨夹板固定，减牵引重量为 1 ～ 2kg，并摄床边 X 线片证实骨折已复位，维持牵引 3 ～ 4 周左右视骨折愈合情况取牵引，继续夹板固定，并扶双拐下地锻炼行走。

（二）手术治疗

1. 适应证 严重移位，或合并神经血管损伤的骨折，陈旧性骨折骨位不良者。

2. 手术方式

（1）闭合复位弹性髓内钉内固定术：本方法主要适用于儿童、青少年胫腓骨骨折后，夹板或石膏固定不能满意维持骨折端长度和力线的患儿。因其手术创伤小、瘢痕小、固定有效而被广泛运用。麻醉生效后，常规消毒铺巾，TV 透视确定胫骨近端干骺端后，在胫骨近端干骺端内、外侧切皮，钝性进入至胫骨近端干骺端内、外侧，开孔后分别插入直径 2 ～ 3.5mm ESIN，至胫骨骨折端，手法整复骨位，将 ESIN 插入至胫骨近折段髓腔内，至胫骨远端干骺端。调整 ESIN 弯曲方向，至 TV 透视证实骨位好后，剪去多余 ESIN 尾部，埋于皮下。活动膝、踝关节见功能正常。

（2）外固定支架固定：闭合或开放性骨折均可应用，但更常用于开放性骨折伴软组织广泛挫裂伤或缺损，需作皮瓣转移或重建者，大多数情况下，其固定支架仅作一个临时固定，待创面愈合后再取外固定支架作内固定，外固定支架分为单边式和双边式两种类型。单边式仅穿过一侧软组织，较双边式需穿过对侧软组织更为安全，更有利于针道护理，在临床中可根据情况灵活选用。

（3）切开复位钢板内固定术

①切口：现多数选择在骨折远近端分别做一 3 ～ 4cm 小切口，植入钢板。

②复位：尽可能采用最小显露的间接复位技术，整复操作应轻柔无创，达到恢复胫骨长度，纠正旋转和对线即可，不要求精确复位，以免危及骨折碎片自身血供。

③钢板的选择：可选择限制接触性动力加压钢板（LC-DCP），接骨板长度应足够长，但不必固定每一个孔，如果能够保证螺钉间隙分开并固定在质量好的骨上，骨折线两端各用三枚螺钉即可。干骺端骨折可选用解剖型钢板，置于内侧或前外侧。

三、疗效评定

目前国际上没有公认的儿童胫腓骨骨折治疗疗效标准。可参考 Merchant-Dietz 胫腓骨骨折术后膝关节功能评分系统，内容包括膝关节功能、疼痛、步态、关节畸形与稳定性，以及关节活动范围等，满分 100 分。分级标准为优为 90 ～ 100 分；良为 80 ～ 89 分；可为 70 ～ 79 分；差为小于 70 分。

四、难点分析与对策

1. 骨筋膜室综合征　创伤后骨筋膜室综合征在胫前间隙及其他三个间隙都有发生，出血和软组织水肿使筋膜室压力升高，影响静脉回流。当静脉回流受阻，导入静脉室的小动脉供血有效性下降，当室内压力超过动脉压，微动脉及毛细血管将停止供血，缺血性坏死很快发生。当出现与伤情程度严重不符的剧烈疼痛时，或伴有无脉，苍白，感觉异常和麻痹时，要考虑骨筋膜室综合征可能。首先应去除环形包裹物，如疼痛等症状不能缓解，应考虑行筋膜室切开术。如情况允许，伤口应早期闭合，必要时行减张或延期闭合。

2. 成角或旋转畸形　儿童前臂或股骨干骨折自发矫正轴线对位关系比较常见，但胫骨骨折对线不良时自发矫正却很不彻底，故应尽量纠正成角或旋转移位。

（彭玉兰、邓志强）

◆ 胫腓骨远端骨骺骨折 ◆

一、诊断

（一）病名

1. 中医病名　骨折病（TCD：BGG000）。

2. 西医病名　胫腓骨远端骨骺骨折（ICD-10：S82.301）。

（二）疾病诊断

1. 有明显外伤史，伤后小腿下段至踝部肿胀、疼痛、功能丧失。

2. 局部环形压痛，纵轴叩击痛，可有异常活动及骨擦音。移位明显者，患肢有成角畸形，开放性骨折可见局部伤口及骨外露，踝关节功能障碍。

3. 影像学检查：X 线片可明确骨折部位、类型及移位程度，必要时可做踝关节 CT 检查。

（三）鉴别诊断

诊断明确，无须特殊鉴别。

（四）疾病分型

儿童胫腓骨远端骨折常根据解剖学或损伤机制分类，解剖学分类是根据骨折位于骨骺、骺板或干骺端等不同位置进行分类。

1. Salter–Harris Ⅰ型骨折　指不伴相邻骨骺或干骺端骨折的骨骺分离。

2. Salter–Harris Ⅱ型骨折　最常见。常发生于青少年，它以骨骺分离合并相邻干骺端斜行骨折块为特征，骨骺通常向有干骺端骨折的一侧移位。

3. Salter–Harris Ⅲ型骨折　指骨骺的纵向分离，骨折线由骺板垂直延伸通过骨骺到达关节面软骨，骨折线通常位于髁间凹。

4. Salter–Harris Ⅳ型骨折　不常见。骨折线由干骺端骨皮质开始，垂直向下延伸，通过骨骺到达关节面软骨，即使骨折移位非常轻微也可引起生长障碍。

5. Salter–Harris Ⅴ型骨折　是指骺板的压缩性骨折，可产生永久性损伤，只有通过回顾病史才能做出诊断。

二、治疗方案

（一）非手术治疗

1. 夹板、托板或石膏托固定　适用于无移位的胫腓骨远端骨骺损伤，固定后即可扶双拐下地，患肢不负重行走，8 周后骨折愈合即可解除固定。

2. 骨牵引术配合手法复位、夹板固定术　S–H Ⅰ或Ⅱ型骨折，可以通过逆损伤机制的整复而达到闭合复位。先行跟骨牵引，以 2 ～ 3kg 重量牵引 2 日后进行手法复位，复位时切忌粗暴手法和反复多次整复，以免加重骨骺损伤。骨位满意后用超踝专用夹板固定，减牵引重量为 1 ～ 2kg，并摄床边 X 线片证实骨折已复位，维持牵引 5 周左右视骨折愈合情况取牵引，继续夹板固定，并扶双拐下地锻炼行走。

3. 药物治疗

（1）中药内治法：按骨折三期辨证用药原则辨证施治。

①早期：骨折后 1 ～ 2 周，因血脉受阻，血瘀气滞。宜用行气活血、化瘀止痛之桃红四物汤加减，或我院协定方小儿伤科一号方。

②中期：骨折后 3 ～ 4 周，宜用活血祛瘀、接骨续筋之归香正骨丸口服。

③后期：骨折经过早、中期治疗后，瘀血祛除，筋骨续接，已近愈合，但骨折尚未坚强，并常有气血虚弱，筋肉萎缩，肢体乏力，关节僵硬。故后期宜着重养气血、壮筋骨，可内服双龙接骨丸。

（2）外治法

①早期：可选用二黄新伤止痛软膏外敷骨折远、近端肢体，以利于伤肢消肿。

②中期：伤肢瘀肿消减，局部尚有压痛，可选用旧伤活络软膏外敷。

③后期：去除固定后，配合活血祛瘀洗药及软筋化坚洗药熏洗伤肢。方法：将药物置于锅中加水煮沸，先用热气熏蒸小腿及足踝部，待水温稍冷后用药水浸洗或溻渍患处，每日 1 次，每次约 30 分钟。同时可外擦郑氏舒活酊以揉捏手法按摩小腿及足踝部。

（二）手术治疗

S–H Ⅲ或Ⅳ型骨折，为了使关节面平整，建议行切开复位内固定手术治疗，切开皮肤、筋膜组织后不能切开深部骺板 Ranvior 环，破坏骺板血供。挑出嵌入折端的骨膜等软组织，以轻柔手法复位防止加重骺板损伤。内固定材料可选用光滑克氏针、螺钉或可吸收降解内固定物，螺钉可在干骺端或骨骺内固定，但使用有螺纹内固定物时不能穿过骺板，以免造成医源性骺损伤导致骺早闭。

（三）康复治疗

手法整复固定术和内固定手术后即可做股四头肌收缩练习和牵引下的踝关节屈伸活动，3 周后骨折稳定即可逐渐作膝屈曲练习，取牵引后即可扶双拐、伤肢不负重下地行走，建议 8 ～ 10 周后伤肢负重。

三、疗效评定

目前国际上没有公认的儿童胫骨远端骨骺骨折疗效标准，可参考胫骨远端骨折 Tornetta 评定标准：主要参考指标包括主观评价指标（疼痛）和客观评价指标（活动范围和成角畸形）。若患者术后无疼痛，踝关节背伸＞ 5°，跖屈＞ 40°，成角畸形＜ 3°则为优；如果患者术后顽固性疼痛，或者背伸＜ -5°，跖屈＜ 25°，内翻＞ 5°，外翻畸形＞ 8°则为差。

四、难点分析与对策

1. 骨骺早闭致生长停滞　早闭可以是全部或部分，前者造成肢体不等长，后者造成成角畸形。肢体不等长可根据差异大小予患肢鞋底垫高、肢体延长术、对侧肢体骨骺阻滞术等相应处理。对部分骺早闭患儿，行 X 线片及磁共振检查可明确骺早闭面积范围，小于 50% 骺板面积可考虑行骺开放手术改善发育阻滞症状，对于明显成角畸形可行截骨矫形手术治疗。

2. 创伤性关节炎　可以从以下两个方面预防：术后恢复关节面的平整，充分纠正胫骨力线；提供足够有效的固定，维持断端稳定性。

3. 胫骨远端骨骺缺血性坏死　相对少见。整复和手术过程中，操作应仔细轻柔，避免加重骨骺损伤。

（彭玉兰、邓志强）

◆ 马蹄内翻足 ◆

一、诊断

（一）病名

1. 中医病名　脱位病（TCD：BGT000）。

2. 西医病名　马蹄内翻足（ICD–10：Q66.000）。

马蹄内翻足是足部最常见疾病，其发病率约为 1‰，约占全部足畸形的 75% 以上，其中一半为双侧发病，通常男性居多，男女比约为 3∶1。

（二）疾病诊断

马蹄内翻足的诊断并不困难，其临床表现是一种典型的发育不良。一般患足有四个畸形：前足内收、后足内翻、踝关节马蹄、小腿内旋。典型的马蹄内翻足前足较宽，足跟尖小，足的内侧缘短、外侧缘长。跟腱及跖筋膜挛缩，小腿后侧肌肉瘦小缺乏弹性。单足畸形患者有跛行，双足畸形则向两侧摇摆。

（三）鉴别诊断

马蹄内翻足的诊断并不困难，很少与其他足部畸形相混淆。存在马蹄内翻足畸形时，要仔细检查有无其他肌肉骨骼系统的问题。

（四）疾病分型

1. 姿势性马蹄内翻足　是由于怀孕后期子宫内的胎位不正造成，其畸形是柔韧的，经过系列石膏矫形，该畸形能很快恢复。

2. 特发性马蹄内翻足　是一种典型类型，其僵硬程度为中等，其病因是多因素的。

3. 畸形性马蹄内翻足　通常伴有关节挛缩、脊髓脊膜膨出和其他全身性疾病。这类足非常僵硬，且很难治疗。

二、治疗方案

（一）非手术治疗

1. Ponseti 治疗方法　按照一定的顺序用手法和石膏来矫正马蹄内翻畸形，目前这种方法已经成为一种标准的治疗方法。

（1）矫正高足弓：背伸第一跖骨使处于旋前位，另一手手指置于距骨头外侧面固定。这一步骤用于矫正第一跖骨的跖屈畸形，将足置于旋后位石膏固定。

（2）矫正内收和内翻：术者用一手拇指置于距骨头对抗加压，同时外展处于旋后位的前足。注意这种矫正发生在距下关节而不是在踝关节。在距骨下旋转、滑动跟骨的过程中，逐渐使大腿－足的夹角加大直至达到 70°。

（3）矫正马蹄：在将足背伸之前，要确定足已能充分外展并且内侧紧张的韧带在石膏固定矫形时得到牵伸。大约 90% 病例须行经皮跟腱切断手术。

（4）经皮跟腱切断术：在跟骨结节上 1cm 处，从前往后切断跟腱。术后予长腿石膏固定足于外展背伸位 3 周，足底石膏要超出足趾以便牵伸趾长屈肌。

2. 矫形后的处理

（1）支具运用：全天佩戴外展支具 3 个月，患足置于外展 70°。夜间佩戴支具 3 ～ 5 年是这种治疗过程中关键的一部分。

（2）复发：通常经过再次长腿石膏矫正 2 ～ 3 次，每次石膏固定 2 周即可得到矫正。

（二）手术治疗

1. 软组织松解术　用于 3 岁以内经保守治疗不能彻底矫正畸形的及 3 ～ 8 岁未经治疗和治疗后畸形复发的病例。少数病例，畸形轻，跟骨内旋不严重者可行后内侧松解手术。对于有严重后外侧畸形患者，需要行包括后外侧韧带复合体的更广泛的松解。纠正踝跖屈畸形通常需行跟腱切断或延长术。

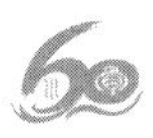

2. 骨畸形矫正术 包括常见的三关节融合术、中跗关节楔形截骨术、跟骨截骨术等，主要用于大龄、关节畸形严重的病例。

3. 肌力平衡术 常与骨畸形矫正术同时使用。

三、疗效评定

采用 Dimeglio 评分分级方法对马蹄足的主要畸形程度进行评分，正常足为 0 分，最高为 20 分，1 ～ 5 分为 Grade Ⅰ，轻度畸形（仅为姿势性畸形，易于矫正）；5 ～ 10 分为 Grade Ⅱ，中度畸形（大部分畸形可以矫正，但是有部分僵硬）；10 ～ 15 分为 Grade Ⅲ，重度畸形（大部分比较僵硬，但是部分可以矫正）；15 ～ 20 分为 Grade Ⅳ，极重度畸形（非常难于矫正）。

四、难点分析与对策

马蹄内翻足的治疗往往专注于短期的畸形、功能的矫正，长期随访、观察很少。而马蹄内翻足的复发率非常高，因此长期的随访治疗非常重要，必须根据不同疾病的不同阶段、不同表现，确定相应的治疗方法，以期达到满意的治疗效果。

（刘昕、邓志强）

第三节 学科展望

儿童作为一个特殊人群，其特点是生长发育迅速。就儿童骨折而言，其愈合能力强、生长再塑形潜力大。儿童骨科现已成为骨科的一个重要分支，近几年发展迅猛，不只是单纯骨折处理，还涉及普通外科、神经外科、整形外科、血管外科及普通内科和儿科等。

近十年来，骨科治疗理念的更新也影响了儿童骨科的发展，总的说来，儿童骨科的发展方向是精细化、微创化、特色化。

治疗理念的不断更新，基于避免二次肿胀和疼痛的处置理念，坚持该中就中、该西就西的原则，将更加迅速地运用中西医结合最佳模式进行骨折的处理，及时运用科学的康复手段，以期取得最佳的治疗效果。中医特色技术，特别是中医整骨手法大量用于儿童骨科，基于基础研究的特色中药、针灸在消肿止痛和神经损伤恢复方面等将发挥充分。

儿童骨折的治疗更加注重选择微创技术，更加注重早期康复锻炼的治疗，理念上的更新，极大地促进了微创治疗骨折技术的发展，表现为切口小、创伤小、出血少、围手术期疼痛少、住院时间短、术后恢复快的特点。经皮穿针和弹性钉等微创技术将随着理念和内固定材料的创新大量开展。中医手法具有无手术切口、损伤小、愈合快、功能恢复较好的优势，如何将中医手法和微创技术结合得更加紧密，这就要求儿童骨科医生在充分认识儿童骨骼的特点、骨折病理变化的基础上，正确掌握有效的中医闭合整复骨折技术。

另外，就骨折的治疗而言，儿童骨折后需要切开复位内固定者只占很小的比例，多见于累及关节面和骺板的损伤。儿童骨折后延迟愈合、不愈合者大多与切开复位手术指征的把握及内固定选择不当有关，为医源性并发症。还有，如何早期尽量避免创伤导致的畸形等并发症是儿童骨科需要继续研究的方向，应早期从诊断到治疗精细化、准确化着手。

对儿童骨科中先天性畸形疾病而言，今后的重点，一是强调早期及时、正确地筛查、诊断。很多先天性畸形患儿如果在婴儿时期能够及时诊断，往往不需要手术治疗，或者可以仅行微创手术治疗，其疗效也优于后期手术矫形治疗。这需要全社会的重视，建立起完善的先天性畸形疾病筛查机制，做到早期发现，早期诊断，早期治疗。二是强调先天性畸形疾病治疗后的长期监控随访。由于先天性畸形疾病的治疗具有长期性，如不能做到长期随访治疗，疾病往往会复发，甚至会加重。三是强调治疗的个体化。由于先天性畸形患儿往往合并其他疾病，其畸形疾病本身也因为患儿年龄、发育等因素呈现出相对独立的病理表现，因此针对患儿的个体化治疗显得尤为重要，这也需要多学科的协作。

（沈海）

参考文献

［1］唐志宁．儿童肘部骨折脱位．广州：广东科技出版社，1995

［2］王英，杨礼淑，郭焰．中医对儿童肱骨髁上骨折旋转移位的认识及临床分型．中国骨伤，2004，17（9）：517-519

［3］沈海，杨礼淑．屈髋90°治疗儿童股骨上段骨折．四川中医，2005，23（1）：63-64

［4］王英，杨礼淑，周英，等．儿童肱骨髁上骨折并发神经损伤42例治疗体会．四川中医，2005，23（5）：70-71

［5］乐劲涛，斯焱，任贵阳，等．手法整复夹板中立板固定治疗儿童尺桡骨下段骨折．中国医药学刊，2005，3（12）：14-15

［6］田伟．积水潭骨科教程．北京：北京大学医学出版社，2005

［7］潘少川．实用小儿骨科学．北京：人民卫生出版社，2007

［8］邓志强，唐浩琛．儿童尺桡骨骨干骨折的治疗．内蒙古中医药，2008，27（10）：7-9

［9］叶家军，巫宗德，周春阳，等．运用郑氏伤科治法治疗胫腓骨骨干骨折临床疗效观察．四川中医，2010，28（3）：104-106

［10］严世贵，潘志军．临床小儿骨科学．北京：中国医药科技出版社，2010

［11］邓志强，王英．三维旋转复位法治疗儿童肱骨髁上骨折经验．四川中医，2010，28（3）：6-7

［12］乐劲涛，王英，彭玉兰，等．非手术治疗儿童闭合性股骨干骨折治疗规范的临床研究．中医正骨，2010，22（12）：5-7

［13］张世明．中医骨伤科诊疗学．成都：四川科学技术出版社，2011

［14］王英，沈海，乐劲涛，等．儿童上肢牵引复位固定器结合夹板治疗肱骨髁上骨折的疗效观察．中国中医骨伤科杂志，2011，19（1）：9-10

［15］刘昕，池雷霆，邓志强．应用弹性髓内钉治疗儿童桡骨颈骨折16例．中华创伤杂志，2011，27（6）：534-536

［16］周英，乐劲涛，刘志刚，等．T形钉骨牵引治疗四岁以下儿童移位型肱骨髁上骨折．四川医学，2012，33（11）：1879-1880

［17］彭玉兰，周英，乐劲涛．中医治疗儿童髋关节滑膜炎197例临床体会．四川医学，2013，34（3）：390-391

［18］乐劲涛，李小红，沈海，等．三维旋转手法复位治疗Gartland Ⅲ型儿童肱骨髁上尺偏型骨折的临床疗效观察．四川中医，2013，31（9）：96-98

［19］彭玉兰．手法推拿配合颌枕套牵引治疗儿童寰枢关节半脱位．按摩与康复医学，2013，4（10）：47-48

［20］周英，彭玉兰，邓志强，等．儿童肱骨髁上骨折诊疗规范的临床研究．中国中医药科技，2014，21（5）：81

［21］叶家军，邓志强，温慧敏，等．小儿伤科方在儿童骨折早期治疗的疗效观察．河南中医，2015，35（8）：604

［22］沈海，周英．常见儿童骨折脱位中西医结合诊疗手册．成都：四川科学技术出版社，2015

［23］申昆玲，黄国英．儿科学．北京：人民卫生出版社，2015

［24］叶家军，邓志强，周英，等．三维旋转手法闭合复位加交叉克氏针固定治疗儿童肱骨髁上骨折203例疗效观察．中华临床医师杂志，2015，24（12）：3-5

［25］邓志强，刘昕，叶家军．空心螺钉及克氏针治疗儿童肱骨外髁骨折．实用骨科杂志，2016，22（5）：442-444

［26］邓志强，刘昕，周英，等．夹板外固定与弹性髓内针内固定治疗儿童尺桡骨骨折疗效对比研究．临床军医杂志，2017，45（10）：1072-1074

第三章　运动创伤

第一节　学科概述

运动创伤学是运动医学十分重要的组成部分，其主要任务是预防和治疗职业运动员和业余体育运动爱好者的运动损伤，以保持全身运动系统与机体的健康水平，为完成训练任务、提高运动成绩和运动健身奠定基础。

运动创伤从涉及的部位和组织来看，包括运动系统各部位，如骨、软骨、关节、肌肉、肌腱、韧带及部分其他组织器官；在我院几乎涉及临床各科室，如脊柱创伤、颈肩腰腿、上肢、下肢、膝关节、足踝等。从损伤类型看，包含骨折、脱位、软组织及其他组织器官的损伤。根据流行病学调查结果，严重的运动创伤较少，小创伤和慢性损伤较多，组织损伤中肌肉损伤（包括末端病、腱损伤、腱鞘炎）、韧带损伤和关节损伤的发生率较高，占据损伤的前三位。值得注意的是，运动性疲劳，不管是全身性疲劳，还是局部疲劳，虽然本身不是损伤，但是疲劳的积累却是造成运动性损伤的重要因素。运动创伤从发生的运动项目看几乎涵盖所有项目，但不同运动项目呈现不同运动损伤的发病规律、好发部位和项目多发疾病，掌握此规律对运动项目损伤的预防和治疗有重要作用。运动创伤的产生有训练原因，包括训练不足、训练过度和训练不科学；有环境原因，包括场地、气候和器械等；也有运动者个人的原因，包括运动者生理状态、不合理的身体接触等。

运动创伤大多数是在门诊和运动队一线治疗，只有少数需要住院治疗。尽管这样，运动创伤的治疗仍然存在许多难度。一是损伤（主要是慢性损伤）的治疗与训练比赛并存。慢性损伤的产生除了技术原因外，常与超生理范围和负荷运动有关，而后者又是训练比赛和优异运动成绩所需，如何在不停止运动下进行治疗是对医生的考验。二是运动创伤的治疗与运动项目技术特点的掌握，与一般的创伤治疗不同，对于因技术因素和训练造成的运动创伤，不从技术上和训练方法上去改进是很难治愈的。这就要求从事运动创伤的医务工作者不仅熟悉自己的专业，还得了解运动项目的特点。三是发生较严重的运动创伤后或手术后，如何尽快恢复运动能力也是医生面临的一个难题。

在损伤治疗上也存在一些热点和难点：一是青少年运动者的骨骺损伤。此类损伤如不能及时诊断治疗，会过早结束患者的运动生涯，甚至造成肢体畸形，影响发育。二是软骨损伤。关节软骨损伤因其自身修复能力低，治疗起来比较困难，严重的软骨损伤是关节内游离体和骨关节炎形成的主要原因。三是肌腱与韧带损伤。肌腱及其腱末端结构损伤及关节中较大的韧带损伤，也因其自身修复愈合能力差给治疗造成了相当大的困难。

对于运动创伤的治疗，大多数损伤可以通过非手术治疗取得良好疗效。非手术治疗方法中，中医治疗方法在国内应用广泛，其次是各种康复治疗及西医治疗。据调查，国内运动创伤治疗常用的65种治疗方法中，使用多、疗效好的前三种方法分别是手法、针刺和中药外敷。郑氏方法在国内运动创伤治疗中使用广泛，其突出特点是手法和传统中药制剂的使用。手法包括正骨十二法、按摩十四基本手法、经穴按摩十二法和运动按摩手法。中药制剂包含各种急性、慢性运动创伤的内服和外用药，其中尤以按摩用的郑氏舒活酊、新伤外用的芷香新伤膏和陈旧伤外用的丁桂活络膏享誉国内体育界。康复治疗主要有各种物理治疗、运动干预和支具保护使用的方法，这些方法配合中医治疗法，可以取得较好疗效。西医治疗最常用的是药物注射，包括肾上腺皮质激素封闭注射和玻璃酸钠关节内注射。

有一部分运动创伤疾患需要进行手术干预，其中，微创的关节镜技术，如膝、肩、肘、踝关节镜是治疗相关运动创伤的较好方法，尤其是膝关节镜和肩关节镜目前已经广泛使用。关节镜技术在某些运动创伤的检查和治疗上发挥了特殊的作用。另外，还有的运动创伤必须使用开放性手术进行治疗，这也是运动创伤治疗方法的必要补充。需要提出的是，不管是微创手术，还是开放性手术，在围手术期结合中医治疗，并配合系统的康复治疗方能获得最佳疗效。

（马建）

第二节　学科主要伤病诊疗技术

◆ 肩峰撞击综合征 ◆

一、诊断

（一）病名

1. 中医病名　伤筋病（TCD：BGS000）。

2. 西医病名　肩峰撞击综合征（ICD-10：M75.411）。

肩部外侧的最上方是由肩峰、喙肩韧带、喙突组成的喙肩弓，喙肩弓与肱骨头之间形成的三角形间隙，称为“肩峰下间隙”，其中有冈上肌腱、肩峰下滑囊等结构。各种原因引起肩峰下间隙体积减小、内容物体积增大，均可导致肩峰下撞击。本病多见于网球、棒球、高尔夫球和游泳等运动员，以及上了年纪的劳动人群。

（二）疾病诊断

1. 症状　①肩部疼痛。②肩关节主动活动受限。③肩关节疼痛弧。典型的疼痛是颈肩部夜间疼痛和“过顶位”活动疼痛，患侧卧不能，或疼痛加重，严重者影响睡眠。

2. 体征　病程长者可有肩部肌肉较健侧萎缩，肩峰前角、大结节处压痛，肩关节主动活动受限。肩痛弧试验、Neer试验、Hawkins-Kennedy试验阳性。

3. 影像学检查　肩关节正侧位、腋位及冈上肌出口位X线片可以了解肩峰形态、肩峰下间隙、大结节骨质形态等；MRI检查对于明确肩峰的撞击程度有良好的评估作用。

（三）鉴别诊断

本病临床上常与冻结肩相鉴别。二者的主要区别在于后者往往没有明确的损伤史，伴随典型的肩关节僵硬症状，后者一般病程发展典型，可自愈。通过病史、临床查体、肩峰下注射及 MRI 等影像学检查可以鉴别。

（四）疾病分型

经研究肩峰有三种形态：Ⅰ型平坦状，Ⅱ型弯曲状，Ⅲ型钩状。Ⅱ型、Ⅲ型发生肩峰撞击综合征的概率增大。

Neer 肩峰撞击病变分为三期：一期：水肿，出血，肩峰下滑囊炎；二期：纤维化，肌腱炎；三期：肩袖撕裂（部分，完全）。

（五）证候分类

1. 气滞血瘀 有外伤史，肩部肿胀、压痛、拒按、活动障碍。舌质暗紫，脉多弦。

2. 肝肾亏损 发病年龄偏大，起病缓慢，肩部隐隐作痛，昼轻夜重，活动不利，劳累加重，休息减轻，喜热怕冷。舌淡或暗红，少苔乏津，脉细数乏力。

3. 混合型 以上两型的组合或偏重某型。

二、治疗方案

（一）非手术治疗

1. 一般治疗 疼痛较重者减少肩部活动，尤其是减少过头外展、外旋的动作。

2. 手法方法 由后关节囊挛缩引起的肩峰撞击综合征，可在理疗师的指导下行后关节囊拉伸练习，感到肩关节后方有紧张而无疼痛即可。每次 1 分钟，每次 30 分钟，1 个月为 1 个疗程，持续 3 个月。

3. 药物治疗

（1）气滞血瘀：早期以活血化瘀、消肿止痛为主。内服三七口服液、玄胡伤痛宁片等，外用二黄新伤止痛软膏，局部发热加大黄、地骨皮，痛甚者加乳香、没药。

（2）肝肾亏损：治以补肝益肾、通络止痛。内服活络丸或补阳还五汤，外用活络膏及软坚散结洗药煎水熏洗。

（3）混合型：根据具体情况加减配伍用药。

4. 功能锻炼 因肩袖力量减弱，钩形肩峰内撞击患者可行肩袖力量练习，避免引起疼痛的运动，集中加强灵活性和力量练习，以恢复肩关节正常的活动度。力量练习包括等长、等张及抗阻力量练习。抗阻内、外旋转练习时，尽量贴近体侧，使肱骨头中心化，平衡肩胛骨。

5. 针灸治疗 选用肩贞、肩井、肩髎、曲池、巨骨等穴，每日选用 3 ～ 4 穴，根据中医辨证，行补泻或平补平泻手法，或行电针刺激，可配合中频、超声波等理疗。

6. 封闭治疗 可在肩峰下间隙、盂肱关节、结节间沟等压痛处注射 5 ～ 10mL 利多卡因行诊断性试验检查。肩锁关节退行性关节炎患者，可在肩峰下行复方倍他米松封闭，有助于肩峰撞击的治疗。

7. 注意事项 教导患者术后康复是一个长期艰苦须持之以恒的过程。肩峰成形及肩袖修补术后疗效差应考虑是否伴有肩关节不稳定。

（二）手术治疗

肩关节镜下的“肩峰减压术”，是治疗肩峰下撞击综合征的有效手段。对于非手术治疗效果不明显的Ⅱ、Ⅲ型的肩峰撞击综合征可行手术治疗。肩峰下减压的主要步骤：①彻底有效的肩峰下滑囊清理；

②喙肩韧带松解或切断；③肩峰成形；④肩锁关节骨关节炎，有压痛，下方骨赘引起肩峰撞击，可行肩锁关节骨赘清理或锁骨远端切除成形术。

手术方法：根据手术医生的习惯，可选择侧卧位或者沙滩椅位。从后方入路进入肩峰下间隙，建外侧入路。从肩峰前外侧角开始向内、向后清理肩峰下滑囊。仔细探查，确定喙肩韧带，肩峰前缘、外缘，肩峰的形态，肩锁关节位置及有无异常骨赘等。术中根据喙肩韧带的磨损及肩峰前角骨赘的情况，适当松解或部分切断。使用磨钻从外侧，向内、向后磨除肩峰下骨赘，也可将关节镜置于外侧观察，磨钻从后方进入，以肩峰后方的骨质做模板，磨除前方增生的骨赘。术中成形应避免不足及过度。

三、疗效评定

（一）评定标准

疗效评定是判断患者疾病康复程度及治疗效果的客观评价。肩峰撞击综合征损伤疗效评定包括疼痛的时间、部位和程度，以及疼痛与功能、心理和社会的影响。

（二）评定方法

1. 美国加州大学肩评分量表 UCLA。

2. 美国肩肘外科医师学会评估标准 ASES 评分。

四、难点分析与对策

（一）难点提出

本病的诊断方法比较明确，但对于肩峰撞击综合征患者疗效不尽相同，患者肩峰宽度、倾斜率、年龄、职业习惯都是影响疗效的重要因素。手术行肩峰成形中对切除骨量的把控、喙肩韧带的处理现在仍有较多争议。

（二）解决对策

正确进行肩关节运动、重视肩胛骨周围肌力平衡的训练，有助于预防疾病的发生及缓解肩峰撞击综合征的症状。手术前仔细查体，明确病变的因素，分析影像学资料，做好术前评估，可以做到有的放矢，合理把控肩峰成形术中骨赘的切除及喙肩韧带的处理。

（陈杭）

◆ 肩袖损伤 ◆

一、诊断

（一）病名

1. 中医病名 伤筋病（TCD：BGS000）。

2. 西医病名 肩袖损伤（ICD-10：S46.001）。

目前认为肩袖损伤主要由退变外伤性机制和撞击机制联合引起。肩袖损伤可发生于以上肢运动和冲撞为主的体育运动中，如网球、棒球、高尔夫球和游泳等运动员常见。此外，60 岁以上的老年人肩袖损伤也很常见，随着年龄增长而发病率升高。

（二）疾病诊断

1. 症状　①肩部疼痛。②肩关节无力。③肩关节主动活动受限。④肩关节疼痛弧。典型的疼痛是颈肩部夜间疼痛和“过顶位”活动疼痛，患侧卧不能，或疼痛加重，严重者影响睡眠。

2. 体征　病程长者可有肩部肌肉较健侧萎缩，肩峰前角、大结节处压痛，肩关节主动活动受限伴力弱。Jobe 试验阳性、Hug-up 试验阳性提示冈上肌腱损伤，Lag 试验阳性、外旋抗阻力弱提示冈下肌腱、小圆肌腱损伤，Bear-hug 试验阳性、Belly-Press 试验阳性、Lift-Off 试验阳性提示肩胛下肌腱损伤。

3. 辅助检查　肩关节正侧位、腋位及冈上肌出口位 X 线片可以了解肩峰形态、肩峰下间隙、大结节骨质形态等；MRI 是肩袖损伤的重要诊断之一，可以明确肩袖损伤的位置、大小、形态，判断肩袖肌腱的质量。

（三）鉴别诊断

本病临床上常与冻结肩相鉴别。二者的主要区别在于后者往往没有明确的损伤史，伴随典型肩关节僵硬的症状，后者一般病程发展典型，可自愈。通过病史、临床查体及必要的 MRI 等影像学检查可以鉴别。

（四）疾病分型

根据肩袖损伤所累及的范围可以将其分为部分撕裂和完全撕裂。

部分撕裂可以分为关节面、滑囊面和腱间型三种类型。

完全撕裂可以分为 4 型：小撕裂（$<$ 1cm），中撕裂（1 ～ 3cm），大撕裂（3 ～ 5cm），巨大撕裂（$>$ 5cm）。

根据撕裂的形状可将完全撕裂进一步分为：①新月形撕裂；② U 形撕裂；③ L 形撕裂；④巨大、退缩不可修复性撕裂。

（五）证候分类

1. 气滞血瘀　有外伤史，肩部肿胀、压痛、拒按、活动障碍。舌质暗紫，脉多弦。

2. 肝肾亏损　发病年龄偏大，起病缓慢，肩部隐隐作痛，昼轻夜重，活动不利，劳累加重休息减轻，喜热怕冷。舌淡或暗红，少苔乏津，脉细数乏力。

二、治疗方案

（一）非手术治疗

1. 一般治疗　急性损伤时，用三角巾悬吊或上臂外展 30°。支具短期制动，待疼痛缓解后，开始行肩关节功能锻炼。

2. 手法治疗　急性期按摩手法宜轻，术者立于患肩的后外侧，一手托住患臂，另一手在肩胛区及肩关节周围表面做抚摩、揉、揉捏。待急性症状缓解后，按摩力度宜稍重，可加用捏、拿、搓、摇晃等手法，配合指针治疗，每日或间日按摩一次，每次 15 ～ 20 分钟。由后关节囊挛缩引起的肩关节活动受限的患者，可在理疗师的指导下行后关节囊拉伸练习，感到肩关节后方有紧张而无疼痛即可，每次 1 分钟，每次 30 分钟，1 个月为 1 个疗程，持续 3 个月。

3. 药物治疗

（1）气滞血瘀：早期以活血化瘀、消肿止痛为主。内服三七口服液、玄胡伤痛宁片等，外用二黄新伤止痛软膏，局部发热加大黄、地骨皮，痛甚者加乳香、没药。

（2）肝肾亏损：治以补肝益肾、通络止痛。内服活络丸或补阳还五汤，外用活络膏及软坚散结洗药煎水熏洗。

4. 功能锻炼 因肩袖力量减弱，钩形肩峰内撞击患者可行肩袖力量练习，避免引起疼痛的运动，集中加强灵活性和力量练习，以恢复肩关节正常的活动度。力量练习包括等长、等张及抗阻力量练习。内、外旋转练习时，尽量贴近体侧，使肱骨头中心化。

5. 针灸治疗 选用肩贞、肩井、肩髎、曲池、巨骨等穴，每日选用 3 ～ 4 穴，根据中医辨证，行补泻或平补平泻手法，或行电针刺激，可配合中频、超声波等理疗。

6. 封闭治疗 可在肩峰下间隙、盂肱关节、结节间沟等压痛处注射 5 ～ 10mL 利多卡因行诊断性试验检查。肩锁关节退行性关节炎患者，可在肩峰下行复方倍他米松封闭，有助于肩峰撞击和肩袖损伤的治疗；肩袖全层撕裂者不建议行肩峰下封闭。

（二）手术治疗

1. 非手术治疗效果不明显的Ⅱ、Ⅲ型的肩峰撞击综合征和部分或全层撕裂者可行关节镜手术或切开手术，在大结节肩袖止点处放置钉或通过骨隧道缝合固定肩袖肌腱。

2. 内撞击因肩关节不稳定引起者应先治疗肩关节不稳定或上盂唇复合体的损伤；肩锁关节骨关节炎有压痛，下方骨赘引起肩峰撞击，可行肩锁关节切除成形术。

3. 镜下肩袖修复术需要完成肩峰下减压、松解粘连或挛缩的破损肌腱、置入缝合锚、缝合肩袖等。常规先建立后方入路，进盂肱关节探查肩袖下表面及其他结构，然后转入肩峰下间隙，建立外侧入路，探查及评估肩袖损伤的部位、大小、程度等。较轻部分的损伤进行清创术，超过肩袖厚度 50% 者需酌情行部分修复或者转成全程断裂的修复。全程断裂需行创缘清理，足印区骨面的打磨新鲜化，一般通过外侧入路置入锚钉，将尾线穿出断裂的肌腱，使用单排或者双排的方法进行修复固定。根据术前及术中的评估情况，酌情在肩袖修复前或者修复后进行肩峰成形术。

4. 小切口肩袖修复术，一般可以选用肩关节前外侧横向或纵向两种切口，一般长 3 ～ 4cm，纵向分离三角肌纤维，清理肩峰下滑囊，磨除肩峰骨赘，酌情行肩峰成形。显露肩袖断裂面，评估撕裂的形状、大小，以及肌腱、骨质的质量，选择行锚钉缝合或者经骨隧道等缝合方法，修复固定断裂的肩袖肌腱。

三、疗效评定

1. 评定标准 疗效评定是判断患者疾病康复程度及治疗效果的客观评价。肩袖损伤疗效评定包括疼痛的时间、部位和程度，以及疼痛与功能、心理和社会的影响。

2. 评定方法

（1）美国加州大学肩评分量表 UCLA。

（2）美国肩肘外科医师学会评估标准 ASES 评分。

四、难点分析与对策

（一）难点提出

目前肩袖治疗的难点主要有两点：一是肩袖术后的愈合问题，如何提高肩袖的愈合率、降低肩袖术后再撕裂是近年来肩袖治疗中的难点之一；对于病程较长、损伤严重的巨大不可修复的肩袖的治疗是目前治疗肩袖的另一个难题。

（二）解决对策

关于肩袖愈合，目前对促进肩袖愈合细胞因子物、血小板富集血浆等方法的研究和应用也越来越多。对于不可修复的巨大肩袖损伤，可采用自体或异体补片进行上关节囊重建，也可以通过背阔肌、胸大肌等的转位来完成修复。

（陈杭）

◆ 肩关节不稳定 ◆

一、诊断

（一）病名

1. 中医病名　脱位病（TCD：BGT000）。

2. 西医病名　肩关节不稳（ICD–10：S43.000）。

（二）疾病诊断

1. 前方不稳定　临床最常见的是复发性肩关节前脱位。诊断要点如下。

（1）有急性肩关节前脱位的病史；或需要经常抬肩过顶的运动，如垒球、篮球等。

（2）脱位后出现肩关节疼痛、方肩畸形、功能障碍，部分患者可自行复位。

（3）损伤机制与初次脱位相同，但所需外力明显减少。

（4）辅助检查：X 线片主要用于排除有无需要治疗的合并损伤，偶尔可以发现导致肩关节不稳的先天畸形。CT 可以更好地发现肩关节盂骨性发育情况及是否合并肩盂骨折等。MRI 可以发现盂唇损伤及肩袖损伤等软组织病理情况。肩关节镜检查可以明确看到肩关节的内部结构，发现盂唇、关节囊、关节软骨等部位的损伤同时予以治疗。

（5）特殊检查：①抽屉试验：患者取坐位，检查者一手固定住患侧肩胛骨，另一手拇指和食指把持住肱骨头，然后做前后推移，评估肱骨头相对于肩盂的活动度。②凹陷征：患者取坐位，患肢屈肘并靠近体侧，检查者握住患侧肘关节并向下牵引。患侧肩峰下出现明显的凹陷即为阳性。③恐惧试验：分为坐位时的 Crunk 试验和平卧位时的 Fulcrum 试验，患侧肩关节外展 90°，同时极度外旋后伸，患者出现恐惧表现或出现反射性肌肉保护性收缩即为阳性。若检查者同时将患侧肱骨头向前推，患者出现上述症状或症状加重则为加强试验阳性。若在患者出现恐惧时，检查者向后压肱骨头使其复位，患者恐惧感明显减轻或消失则为复位试验阳性。

2. 后方不稳定　包括复发性肩关节后方不稳定和自发性肩关节后方不稳定等。复发性肩关节后方不稳定的诊断要点包括以下几个方面。

（1）有严重创伤或反复外伤史，如投掷运动的第三相、游戏的拉开期。

（2）症状比较隐匿，患肢屈曲、内收、内旋时可出现肩关节后脱位。

（3）肩关节疼痛部位个体差异较大。

（4）辅助检查：X 线片主要用于排除有无需要治疗的合并损伤，偶尔可以发现导致肩关节不稳的先天畸形。CT 可以更好地发现肩关节盂骨性发育情况及是否合并肩盂骨折等。MRI 可以发现盂唇损伤及肩袖损伤等软组织病理情况。肩关节镜检查可以明确看到肩关节的内部结构，发现盂唇、关节囊、关节软骨等部位的损伤同时予以治疗。

（5）特殊检查：① Jerk 试验：患者取坐位，患侧肩关节前屈、内旋、屈肘 90°，检查者沿上臂轴线施加向后的外力，再逐渐伸展肩关节超过肩胛骨平面，若触及或听到肱骨头复位时跨越肩盂后缘回到肩盂内的弹响，患者出现疼痛感，则为阳性。②抽屉试验：见肩关节前脱位的特殊检查。

3. 肩关节多向不稳定　诊断要点如下。

（1）肩关节多向不稳的症状一般与反复发作脱位有关。反复半脱位常使患者对某些日常活动怀有恐惧感；描述的症状较为模糊，如肩部位置不明确的疼痛；手臂在活动到某些位置时患者感到某种异样、不舒服。本病好发于反复受损的过头运动员或多发韧带松弛者。

（2）患肩在多个方向上活动度增加，可以在一个或多个方向上活动产生症状。肩关节凹陷沟试验（Sulcus test）时如果活动度超过 50px 以上即提示肩关节多向不稳的存在。多发韧带松弛，患者除肩关节松弛外，经常还有其他关节韧带的松弛，过伸膝、肘关节等较为常见。

（3）辅助检查：X 线、CT、MRI 等有利于协助诊断。

（4）特殊检查：前、后脱位试验阳性，特别是凹陷征阳性。

（三）鉴别诊断

1. 肩峰撞击综合征　肩关节前方不稳定可出现继发性非冈上肌出口部位的撞击综合征，因此针对肩峰下撞击的患者，若疗效不佳时，应注意排除有无肩关节不稳定。

2. 肩关节内撞击　肩关节处于前屈、外展、外旋时，肩袖的下表面与肩盂的后上缘产生撞击而出现疼痛，可合并肩关节不稳定，应仔细鉴别。

二、治疗方案

（一）非手术治疗

对于急性肩关节复发性前、后脱位的患者，可行手法复位，复位成功后使用支具固定 3 ～ 4 周。前脱位者建议固定在体侧外旋位，后脱位者建议固定在肩关节中立位或轻度外旋位。

肩关节不稳患者可采用非手术治疗，即强调肌肉康复的物理治疗。康复训练主要集中于肩袖和肩胛骨周围肌肉，以加强肩关节的动力性稳定，这对缺乏静力性稳定的肩关节尤其有意义。绝大多数患者坚持康复训练半年后即可消除疼痛症状，继续按医生的计划每天进行锻炼很有可能成功康复。

（二）手术治疗

1. 适应证

（1）因创伤引起的前后盂肱韧带复合体损伤导致的复发性肩关节前、后方不稳定。

（2）急性创伤合并的骨性 Bankart 损伤或肩盂骨折。

（3）经严格规律康复治疗 1 年以上无效的非自发性肩关节多向不稳定或近期有盂肱韧带下复合体损伤。

2. 手术方法

（1）前方不稳定：

①关节镜下 Bankart 修复术：患者取侧卧位，患侧在上并稍向后倾斜 20°～ 30°，使用侧方悬吊带牵引。首先取标准后入路，在关节镜监视下做前方的 2 个标准入口，第 1 个为前下入路，位于肩胛下肌腱的上方边缘和喙突的外侧，第 2 个为前上入路即肩袖间隙处，恰好位于肩峰前方，分别放置两个中号透明工作导管。在关节镜下探查 Bankart 损伤情况，从前方入路清理盂唇边缘的瘢痕组织，松解关节囊盂唇韧带复合体，沿着盂颈向内侧延伸直至可以看清肩胛下肌，向下松解一直到肩盂的 6 点位

置；使用软骨刮匙去掉肩盂前方少许软骨后，用磨头打磨粗糙至骨面出血为止。通过前下方工作通管，拧入第 1 枚 3.0mm 带线锚钉，用抓线钳将两根带线锚钉上的线从前上方工作通道引出，然后通过前下方工作通道用引线缝合针将 PDS 线穿过 6 点位置的盂唇关节囊，带入 1 根锚钉缝合线，收紧锚钉缝合线，打结，即将 6 点位置的盂唇和关节囊边对边地缝合在 5 点位置的盂缘。用同样方法分别在肩胛盂的 3 点、1 点位置置入 1 枚 2.8 mm 带线锚钉，用带 PDS 线的引线缝合针分别将 2 点和 4 点位置的盂唇和关节囊进行垂直褥式缝合。骨性 Bankart 修复术可在关节镜辅助下用中空螺钉固定骨块，再结合锚钉修复盂唇等软组织。

②关节镜下 Remplissage 术：即将冈下肌、后侧关节囊移位填充于 Hill–Sachs 损伤缺损处，通过限制松弛关节的前移，有效预防 Hill–Sachs 损伤在关节盂的啮合。其适应证为中到重度 Hill–Sachs 损伤（深度＞ 3 mm），且盂唇前缘骨质缺损＞ 25%；当盂唇前缘缺损在 25% 左右时，轻到中度 Hill–Sachs 损伤也适合行 Remplissage 修复术。Hill–Sachs 损伤＞ 25%，或关节镜下探查发现存在啮合性 Hill–Sachs 损伤，且关节盂前缘骨质缺损＜ 25%，可行 Remplissage 术式 +Bankart 修复术式；对于肩关节前脱位各种术式术后复发且存在 Hill–Sachs 损伤的患者，Remplissage 手术可作为一种补救措施。标准的后侧入路作为关节镜探查的入路应首先建立，前侧入路及前上外侧入路的建立可探明前方盂唇损伤情况，前上外侧入路除了可提供关节盂的全貌，对关节盂的损伤能进行全面评估外，还可通过外旋肩关节清晰看到 Hill–Sachs 损伤，可作为 Remplissage 手术置入锚钉时的观察通道。后外上侧通道作为锚钉置入的通道，建立此通道时可在关节镜监视下，用硬膜外穿刺针来确定锚钉置入位置，以确保缝线穿过冈下肌、后侧关节囊的位置在锚钉的附近，避免打结处太靠近内侧，进一步限制关节的外旋活动。锚钉植入位置应选择在 Hill–Sachs 损伤的最低点，采用双滑轮褥式缝合技术，建议植入双锚钉，可以分散压力，减轻对软组织的切割作用。以锚钉作为滑轮，交叉褥式打结，这样可以降低对冈下肌等软组织的切割作用，增大接触面积，有利于术后的愈合。现在多数学者采用双锚钉固定技术。

③ Latarjet 术：若肩盂前方骨缺损严重时应行骨移植术，如切开或关节镜下 Latarjet 术。由肩关节后方软点 A 入路作为观察通道，建立前方 E 入路，评价肩关节动态稳定性、肩盂骨缺损、肱骨头骨缺损及关节囊盂唇质量等。完全打开肩袖间隙，显露喙突后方。打磨肩盂前缘骨质，在肩盂上标记喙突移植骨块的大体位置。进入肩峰下间隙，清理联合腱前方及外侧的滑囊组织。由喙肩韧带喙突止点切断喙肩韧带，由胸小肌喙突止点切断胸小肌。将喙锁韧带根部至联合腱之间的喙突周围软组织彻底去除，充分显露骨质。垂直于喙突置入喙突导向器，打入两枚直径 1.2mm 的克氏针。去除喙突导向器，用钻头沿克氏针打两个骨隧道，沿隧道过线，线的尾端引出体外，置于 M 入路的喙突双枪套管备用。用磨头在喙锁韧带、近端骨隧道之间的喙突基底下外侧打一骨槽，沿喙锁韧带基底以弯骨刀行喙突截骨。沿双枪套管内导线于骨隧道内拧入两枚喙突固定杆。由 A 入路将交换棒插入盂肱关节，继续穿过肩胛下肌中部以确定肩胛下肌前方的纵劈位置，并再次探查神经，确保穿过肩胛下肌的交换棒位于臂丛神经外侧。沿交换棒外侧以等离子刀头在腱腹结合部纵劈肩胛下肌腱。应用导尿管穿过肩胛下肌纵劈处，自 H 入路拉出体外上提，加大肩胛下肌劈裂间的间隙以方便骨移植物穿过。将制备好的喙突骨移植物穿过纵劈的肩胛下肌置于肩盂前缘，对准之前的肩盂标记点，喙突骨块外缘应与肩盂关节面平齐或稍外凸。于两个骨隧道中分别穿入长导针，经肩关节后方穿出皮肤，钻头沿导针打孔，置入两枚 4.0mm AO 空心螺钉固定骨块。最后从不同角度仔细检查喙突骨块位置，用磨头打磨骨块外缘使之与肩盂关节面平齐。在肩盂前缘靠近骨移植物 2 点至 3 点处（右肩）打入预置高强度缝合线的缝合锚钉，尾线分别穿过之前游离好的盂肱下韧带前束并打结固定，此时移植物已被遮挡成为关节外结构。

（2）后方不稳定：

①关节镜下后方 Bankart 修复术：后方骨性 Bankart 也可参考处理前方骨性 Bankart 的方法，而肩盂后方骨缺损严重时可行骨阻挡术或肩盂截骨术。

②关节镜下锚钉修复肩关节后方重建术：通过后方入路进行关节镜镜检，采用 outside-in 技术建立前上入路，将关节镜转入前上入路，经后方入路进行关节盂后方广泛松解，使用肩盂软骨锉新鲜化肩盂边缘直至创面有出血；使用等离子电刀等工具对需要置入锚钉的位置进行标记，一般是在 7:00、8:30 的位置，必要时在 10:00 钟位置（右肩）。在距离肩峰后外侧角外侧 2 ～ 4cm、远端 4cm 左右的位置建立深部后外侧入路；在 7:00 钟位置置入第一枚缝合锚钉，从深部后外侧入路处插入导向器，并将导向器精确放置在之前标记预置锚钉的肩盂骨软骨交界处，钻孔后置入锚钉；使用过线器或缝合器等从肩盂盂唇周边的下方刺入，穿刺盂唇关节囊复合体后，通过肩盂与盂唇之间进入关节内，采用与前方 Bankart 修复相同的方法处理锚钉缝线，将穿盂唇关节囊复合体的一端缝线作为“线桩”，缝线另一端绕“线桩”进行打结处理。采用同样的方法从尾向头的方向再植入 1 ～ 2 枚锚钉，关节镜下检查评估盂唇关节囊复合体的稳定性。

（3）肩关节多向不稳定：治疗原则是通过减少盂肱关节的容积来重建关节囊的稳定，主要是通过关节镜下缝合锚钉重建肩关节前后向稳定性、关节囊紧缩、关节囊折叠缝合及肩袖间隙关闭术等来完成。

三、疗效评定

（一）评定标准

疗效评定是判断患者疾病康复程度及治疗效果的客观评价。肩关节不稳定的疗效评定包括肩关节不稳定发作的时间、次数和程度，以及疼痛与功能、心理和社会的影响。

（二）评定方法

临床上，常根据不同的需要将如下几种评估方法进行组合，以评价患者术后的稳定性及功能等。

1. 美国肩肘外科 ASES 评分。
2. VAS 视觉模拟评分。
3. Constant–Murley 肩关节功能评分。
4. 牛津大学肩关节评分（Oxford shoulder score，OSS）。
5. 简明肩关节功能测试（simple shoulder test，SST）。
6. 美国加州大学肩关节评分（UCLA）。
7. Neer 肩关节评分。
8. 牛津大学肩关节不稳定评分（Oxford shoulder instability score，OSIS）。
9. 西安大略肩关节不稳指数（the western Ontario shoulder instability index，WOSI）。
10. Rowe 评分系统。

四、难点分析与对策

由于关节本体感觉的恢复因人而异，因此，未经术者、康复理疗师允许，患者不能单独进行任何被动活动或关节囊拉伸锻炼。肩关节不稳定手术的技术难点在于如何保证肩关节足够灵活性的同时，重新赋予肩关节足够的稳定性，即在肩关节的灵活性与稳定性之间建立一个相对的平衡。一方面如果

手术没有达到足够的稳定性，其后果可能会出现肩关节不稳定复发，此为最常见并发症；另一方面，如果手术过于追求稳定性而过多牺牲破坏肩关节的灵活性，就可能会出现术后关节僵硬和丧失过度的活动度，然而获得稳定的同时丧失部分活动度是可以接受的。

（杨国勇）

◆ 肩锁关节脱位 ◆

一、诊断

（一）病名

1. 中医病名 脱位病（TCD：BGT000）。

2. 西医病名 肩锁关节脱位（ICD–10：S43.100）。

（二）疾病诊断

1. 诊断依据

（1）有明确外伤史。直接暴力是最常见的损伤机制，摔倒时手或肘内收，肩部着地，使肩峰向内下方移位。其次是间接损伤，摔倒时手部外展，外力经肱骨头传导至肩锁关节。本病在高对抗竞技运动损伤中占的比率较高。

（2）肩锁关节肿胀压痛，锁骨远端琴键征阳性，肩关节活动受限。

（3）应仔细检查神经功能情况。

（4）肩部创伤系列 X 线片（正位片、肩胛骨 Y 位片、腋位片）通常可明确诊断，三维 CT 平扫 + 骨三维重建有助于进一步明确脱位的移位程度、方向和指导手术方案。

（三）鉴别诊断

肩锁关节脱位可能合并骨折：锁骨骨折、肩峰骨折、喙突骨折、胸锁关节骨折，X 线片及三维 CT 平扫 + 骨三维重建有助于鉴别。

（四）肩锁关节脱位的分型

本病最常用的分型是 Rockwood 分型，共分为以下 6 型。

Ⅰ型：肩锁关节扭伤。肩锁韧带和喙锁韧带保持完整。影像学检查无异常。

Ⅱ型：肩锁关节半脱位。肩锁韧带断裂，喙锁韧带完整。

Ⅲ型：肩锁关节完全脱位。肩锁韧带和喙锁韧带断裂。前后位 X 线片显示与对侧相比，喙突与锁骨之间的距离增加 25% ～ 100%。

Ⅳ型：肩锁关节完全脱位。肩锁韧带和喙锁韧带断裂，锁骨远端向后脱位进入或穿透斜方肌。

Ⅴ型：肩锁韧带和喙锁韧带断裂，锁骨远端肌肉止点全部撕脱。与Ⅲ型相同，肩锁关节完全脱位，但喙突与锁骨之间的距离更大，喙突与锁骨之间的距离可达 100% ～ 300%。

Ⅵ型：锁骨远端向下脱位，至喙突下方、联合腱后方。

二、治疗方案

（一）非手术治疗

关于肩锁关节脱位的治疗，Rockwood Ⅰ型或Ⅱ型损伤一般采用保守治疗。休息 7 ～ 10 日，冰敷、吊带悬吊。2周后，疼痛减轻即可开始功能锻炼。

Ⅲ型脱位的手法复位：患者取坐位，屈肘90°，一助手托其肘关节，术者用一手按压锁骨远端向下，助手沿肱骨纵向托，即可复位。本法难以维持复位，吊带悬吊即可。不建议用压垫和很紧的“8”字绷带强迫维持复位，以避免皮肤软组织的压伤。

（二）手术治疗

对于损伤严重的 Rockwood Ⅳ、Ⅴ型肩锁关节脱位建议积极进行手术治疗。

对于 Roekwood Ⅲ型损伤的治疗，目前仍存在争议。部分研究表明，对于Ⅲ型损伤，手术治疗与保守治疗可得到相似的疗效。尽管如此，一些对运动水平要求较高或从事重体力劳动的Ⅲ型损伤患者，由于肩胛骨、锁骨同步运动受损，在高强度运动或工作时可能导致疼痛或活动受限。我们认为对于高运动水平要求或从事重体力劳动的Ⅲ型损伤患者可考虑进行手术治疗。

肩锁关节脱位的手术方法众多，尚无公认最佳的治疗术式。从手术方法来看，可分成经肩锁关节固定、喙锁间固定以及韧带重建。

推荐的手术方法是联合腱外侧半肌腱反转移位重建喙锁韧带术。术中患者被置于45°沙滩椅位。皮肤切口自肩锁关节后方沿 Langer 线行向喙突，深处沿锁骨长轴切开致密的三角肌、斜方肌筋膜。从三角肌内侧进入，将三角肌拉向外侧，显露喙突及联合腱，对于那种喙突位置极低的情况可在原切口远端加一个2cm长的皮肤切口，切开后分开三角肌、胸大肌间隙便可显露联合腱。分离联合腱外侧半，肘关节屈曲状态下将其提出切口外。维持屈肘位，自喙突尖端下4～5cm处切断联合腱外侧半，然后将所取肌腱在三角肌下向上方反转至肩锁关节水平。仔细修剪所取肌腱，去除其上的肌肉纤维并以2号爱惜邦线编织缝合所取肌腱以加强其强度，然后将锁骨远端复位，并根据复位后锁骨远端的位置确定所需转移肌腱的长度。显露喙突基底，打入两枚带有双2号爱惜邦线的缝合锚；在喙突上方的锁骨前1/3处依据喙锁韧带止点位置钻孔，将缝合锚的尾线穿过骨孔。复位并维持锁骨远端后，将锚钉线打结。在锁骨远端钻骨孔，将所取联合腱穿过骨孔打结固定。仔细修补三角肌、斜方肌筋膜。

术后康复：术后颈腕吊带保护是非常必要的，主动锻炼是禁忌。早期应被动活动，包括肩关节前屈上举、内外旋及内收的锻炼。6周后逐渐开始主动活动，主要包括日常生活自理。3个月后才可以逐步加强力量训练。

（三）药物治疗

早期活血化瘀、消肿止痛。内服七味三七口服液、玄胡伤痛片、创伤消肿片。外用新伤膏（药），局部发热加大黄、地骨皮，痛甚者加乳香、没药。

中期活血生新、续经通络。内服活络丸。外敷软筋化坚散。

后期补气益血、强筋壮骨。内服正骨丸加活络丸。外贴活络膏及1、3号熏洗药煎水熏洗。

三、疗效评定

目前国际上多采用 ASES、Constant–Murley 肩关节评分标准，总分100分，优为大于90分，良为75～89分，可为60～74分，差为小于60分。

四、难点分析与对策

肩锁关节脱位手术治疗的争议较大，随机对照研究不多。肩锁关节脱位时是否需行锁骨远端切除目前仍有争议，而这一技术在国外有广泛的应用。之所以需要做锁骨远端切除，一方面许多文献报道肩锁关节脱位后远期X线片上出现明显的肩锁关节退行性变，且患者出现持续的肩锁关节疼痛症状；另一方面，生物力学研究证实行锁骨远端切除并不会增加重建喙锁韧带的应力，也不会增加韧带失效的风险。随着认识的加深、手术技术的提高、固定材料的进步，有必要进行随机对照研究，以明确锁骨远端切除的必要性。

（胡晓川）

◆ 肘关节周围韧带损伤 ◆

一、诊断

（一）病名

1. 中医病名　伤筋病（TCD：BGS000）。

2. 西医病名　肘关节周围韧带损伤（ICD-10：S53.402）。

（二）疾病诊断

1. 症状　急性受伤者，患者多有关节脱位的感觉，肘关节即时疼痛剧烈、活动障碍，然后迅速出现肘关节内外侧肿胀、瘀斑，肘关节屈伸活动受限。慢性劳损者或既往有急性受伤史者，肘关节反复发作局限性疼痛，运动后（支撑、投掷等）加重，运动能力显著下降。

2. 体征　急性受伤者，肘关节周围肿胀、瘀斑，主动活动受限，肘关节内、外侧压痛，侧方应力试验阳性。陈旧性伤损者，肘关节可呈屈曲或内外翻畸形，侧方应力试验阳性，并可合并尺神经损伤。

3. 辅助检查

（1）X线片：急性者能发现可能合并的撕脱骨折、桡骨头骨折等；应力位片可见到内、外侧关节间隙增宽；陈旧性损伤者常可发现继发的病理改变，如韧带钙化、关节内游离体、关节边缘的骨赘、软骨下骨的硬化及异位骨化等。

（2）MRI：造影MRI对韧带损伤的显示更为清晰。

（三）鉴别诊断

1. 腕屈肌撕裂　急性受伤，尺侧能触及肌肉下凹，有空虚感，抗阻屈腕试验疼痛加剧，外翻应力试验阴性。

2. 肘关节内、外上髁撕脱骨折　急性受伤，瘀肿明显，侧方应力试验阳性，X线片可明确诊断。

（四）证候分类

1. 血瘀气滞证　常出现在急性损伤期。肘部疼痛、肿胀，局部压痛明显、瘀斑，肘关节活动受限明显。舌淡苔白，脉弦或涩。

2. 寒瘀痹阻证　多见于损伤后期或慢性劳损。肘部筋肉萎缩，疼痛呈酸软痛，运动后疼痛加重，畏寒喜温，肘关节活动受限。舌质淡白，脉细。

（五）病理分型

1. 根据不稳的类型分为以下几类。

（1）内侧不稳：由于尺侧副韧带急性或慢性撕裂导致，可同时合并腕屈肌撕裂、尺神经损害及肱桡关节退变。

①急性损伤：过肩投掷或肘外展位手撑地致伤，肘内侧瘀肿，屈肘20°～30°外翻应力试验阳性，

抗阻握拳屈腕下外翻试验如仍有松弛开口感说明尺侧副韧带肌肉全断。如外翻应力试验阳性而抗阻握拳屈腕下外翻试验阴性，说明单纯尺侧副韧带断裂。尺侧挤压试验阳性：即被动内翻尺侧疼痛，说明断裂的尺侧副韧带关节囊甚至肌肉嵌入了关节间隙，此时还应注意检查有无肱三头肌的撕裂和尺神经损害。X 线片排除内上髁撕脱骨折，外翻应力位片显示内侧开口。

②陈旧性损伤：既往曾有急性受伤史或慢性劳损者，肘内侧反复发作局限性疼痛，运动能力下降，运动时感肘软，运动后疼痛加重。病程长者易出现屈曲、外翻畸形及尺神经损害，尺侧副韧带局部压痛（内上髁远端约 2cm 处），抗阻屈腕试验可见腕屈肌肌腹下移，外翻应力试验阳性，肘管区 Tinel 征阳性。X 线片可见尺侧副韧带钙化、内上髁及鹰嘴后内方骨赘形成、关节内游离体、肱骨小头剥脱性骨软骨炎等，应力位片可见内侧间隙增大。MRI 可显示尺侧副韧带撕裂。

（2）后外侧旋转不稳：是指在肘关节轻度屈曲、前臂旋后时出现尺桡骨近端相对于肱骨远端的外旋和向后移动，多由于肘关节脱位后外侧副韧带特别是外侧尺副韧带（LUCL）的撕裂所致。患者一般既往都有肘关节创伤史特别是后脱位史，自述肘关节疼痛、弹响和交锁，以及反复存在的不稳定感，关节活动度正常。

特殊试验可协助诊断。①后位旋转抽屉试验：屈肘 90°～30°，检查者握住患肢前臂外侧，施以前后向的应力，前臂外侧以内侧为轴向外方旋转，重现不稳定为阳性。②侧方轴移试验：患者取仰卧位，肩关节外旋过头，在前臂完全旋后位对肘关节持续施加外翻和轴向应力，肘关节从伸直位逐渐屈曲，屈曲到 40°时出现桡骨头半脱位或脱位，后外侧可见骨性突出，桡骨头近侧皮肤出现“酒窝征”，但继续屈曲时，桡骨头又突然复位，此法在麻醉下操作更易发现脱位表现。③撑椅征：患者前臂旋后，上臂外展，肘关节屈曲 90°坐在椅子上，尝试仅靠手臂力量站立，在肘关节逐渐伸直时若出现恐惧感或桡骨头脱位即为阳性。④撑桌试验：患者在前臂旋后位用力撑桌子边缘，肘关节逐渐屈曲，当屈曲约 40°时即会出现恐惧感，若检查者将拇指压于桡骨头处，患者行同样操作时，恐惧感减轻即为阳性。

2. 依据受伤机制，按照软组织自外侧向内侧呈环状损伤的过程可分为以下几类。

（1）Ⅰ期：仅 LUCL 损伤。

（2）Ⅱ期：外侧副韧带的其他部分包括前后关节囊的损伤。

（3）ⅢA 期：尺侧副韧带后束损伤。

（4）ⅢB 期：尺侧副韧带前束损伤。

辅助检查：常规 X 线片应排除外上髁的撕脱骨折，桡骨小头、尺骨冠突的骨折。内翻应力 X 线片可见外侧肱桡关节间隙增大。MRI 检查可见外侧副韧带损伤。

二、治疗方案

（一）非手术治疗

急性伤损，单纯韧带撕裂者可考虑非手术治疗。

1. 手法治疗　应在尽可能短的时间内进行，患者取仰卧位，肩关节自然外展，术者用虎口由近端向远端推压腕屈肌群、伸肌群数次，手法轻柔深透，充分解除肌肉的痉挛。

2. PRICE 原则　对于外翻受伤者，患肢屈曲旋前位固定 3 周；对于后脱位者，患肢伸直旋后位固定 3 周。

3. 药物治疗

血瘀气滞：活血化瘀、行气止痛是本证的治疗原则。局部外敷二黄新伤止痛软膏，活血化瘀、消肿止痛，每天敷 8 ～ 12 小时，注意避免皮肤过敏；内服七味三七口服液 10mL，3 次 / 日，或者玄胡伤痛片 3 ～ 4 片加创伤消肿片 3 ～ 4 片，3 次 / 日，活血化瘀。疼痛明显者可加吲哚美辛口服。

寒瘀痹阻：健脾除湿、温阳通脉是本证的治疗原则，可选用祛风活络丸配合术桂胶囊口服。

（二）手术治疗

1. 适应证

（1）内侧不稳：急性伤损者尺侧副韧带和肌肉同时断裂者、有韧带关节囊等组织嵌入关节者、陈旧伤损者都应进行手术治疗。

（2）后外侧旋转不稳：一旦明确都应进行手术治疗。

2. 手术方法　分为修补术和重建术两种，只有当韧带的近端附丽点骨性撕脱、韧带质量好、没有韧带钙化时才能进行修补术，其余均应行重建术。在术中如果发现撕脱之小骨片及带有末端结构，应切除后再缝合；若合并关节内骨赘行关节清理术；合并尺神经损害者行神经松解术。术毕前一定做肘关节全程的屈伸活动，检查移植物是否与关节相摩擦，并做侧方应力试验以检查关节的稳定性。

（三）康复治疗

1. 物理因子治疗　中后期采用超声波疗法，注意局部不得出现明显的温热效应。

2. 功能锻炼　在不诱发疼痛的情况下进行握拳功能练习。固定解除后进行肘关节屈伸练习及力量练习。

三、疗效评定

（一）评定标准

疗效评定是判断患者疾病康复程度及治疗效果的客观评价。肘关节周围韧带损伤的疗效评定包括疼痛和不稳的时间、部位和程度，以及本病带来的心理影响。

（二）评定方法

1. 日记与疼痛图。

2. VAS 视觉模拟量尺。

3. HSS 及 HSS2 肘关节评分。

4. Mayo 肘关节功能评分标准（MEPS）。

四、难点分析与对策

（一）难点提出

1. 对于内侧不稳、急性受伤者，一般临场处理难度不大，但投掷运动员的慢性劳损性不稳容易被忽视，往往造成过度外翻伸展综合征，即肘内侧结构的牵拉、外侧结构的挤压和后方结构的撞击等一系列问题，运动能力大大下降。

2. 对于后外侧旋转不稳，绝大多数是由急性后脱位引起的，此时急性处置十分关键。

3. 异位钙化或骨化，这是肘关节伤损常见并发症，导致严重肘关节功能障碍。

（二）解决对策

1. 对于慢性劳损性内侧不稳，内侧韧带 – 肌肉复合体受到过度的牵张应力是原始原因，所以关键在于预防。正确合理的技术动作，疲劳的及时恢复，充分打开胸廓和肩关节，特别是对肱二头肌和腕屈 – 旋前肌群的离心训练至关重要。

2. 肘关节后脱位后复位难度不大，但应注意观察是否有伴随的尺骨冠突、桡骨小头骨折，若有表明骨性不稳定，应及时手术治疗。若无则一定在伸直旋后位固定，如此才能保证撕裂的韧带在功能位愈合。

3. 肘关节周围韧带及关节囊撕裂极易导致异位钙化及骨化，一方面与瘀血未及时清除有关，另一个重要的方面即不合理的手法处理导致组织再损伤，越是急于恢复功能，功能恢复越差。如果出现关节周围反复肿胀、肌肉萎缩、伸屈活动受限，即要高度警惕及怀疑异位骨化的出现。因此，无论损伤时间长短与否，只要有关节周围的肿胀，就需要遵循 PRICE 原则，并积极采用活血化瘀法，其中复元活血汤值得推荐。需要记住的是，异位骨化来源于组织的损伤，而组织损伤并不一定都导致异位骨化，组织损伤的区域远大于骨化区域，有异位骨化不一定功能就差。因此治疗的范围应该包括整个上肢，单纯的热治疗和强力按摩、扳拉关节都会加重损伤。在急性期后仍然有关节肿胀者，推荐采用冷热交替浴疗治法，可以有效促进静脉回流，推、压、牵拉、经穴刺激等手法恢复肌肉的顺应性，肱桡关节、肱尺关节、尺桡上下关节的关节松动术减轻关节内压、恢复关节的正常对应关系，肱二头肌－肱肌、肱三头肌、腕屈－旋前肌群、腕伸－旋后肌群的主动静力牵拉及离心训练以恢复肌肉的黏弹性。注意训练要循序渐进，不得造成关节和肌肉的明显疼痛反应。通过以上手段仍然无法取得满意效果，影像学上有明确异位骨化者须行手术切除。手术时机的把握原则上需要骨化成熟才能切除，否则容易术后复发，但骨化成熟时往往已经有较严重的周围组织挛缩，导致术后功能恢复不理想，因此建议局部的炎症反应已经控制即可行手术切除。

（戴国钢）

◆ 肱骨内上髁炎 ◆

一、诊断

（一）病名

1. 中医病名　伤筋病（TCD：BGS000）。

2. 西医病名　肱骨内上髁炎（ICD-10：M77.123）。

肱骨内上髁炎又称“高尔夫肘”，多见于高尔夫运动员，保龄球、射箭、体操、排球、田径的投掷等项目运动员中也较常见。

（二）疾病诊断

1. 症状　起病隐匿，内侧肘关节疼痛，有时疼痛会向前臂内侧放射，活动后加重。病情较严重者，可反复发作，疼痛为持续性，甚至持物掉落。

2. 体征　前臂屈－旋前肌群明显短缩、僵硬，病程长者逐渐出现屈曲挛缩并可有伸肘功能受限，肱骨内上髁有局限性压痛，压痛点多位于内上髁及内上髁远端约 1cm 处。前臂抗阻旋前试验阳性，抗阻屈腕试验阳性，被动旋后伸腕痛。若出现 Tinel 征阳性、手内在肌萎缩、尺侧皮肤浅感觉降低，则表明并发尺神经损伤。

3. 辅助检查　X 线片通常用来排除肘关节严重的骨折、脱位、不稳及骨性关节炎，在部分患者中可发现内上髁有钙化。MRI 能明确肌腱撕裂的程度及排除关节内伤害。合并尺神经损害者需行肌电图检查。

（三）鉴别诊断

尺侧副韧带损伤：肘关节内侧反复发作的局限性疼痛，投掷后加重，运动能力下降。查体时发现内上髁远端 2cm 处屈肌群起点后方压痛，外翻应力试验阳性及无抗阻屈腕痛可资鉴别，但值得注意的是二者经常合并发病。

（四）病理分型

本病的主要病理改变是旋前圆肌和桡侧腕屈肌在内上髁起点的末端病样病变，表现为局部结构破坏、成纤维细胞和幼稚血管组织生成，肌腱起点处的微小撕裂与愈合不良，组织灰白变脆。所以根据病理解剖的主要变化分为以下几期。

1. Ⅰ期　发病初期，血液循环障碍，以局部炎症反应为主。

2. Ⅱ期　反复的炎症反应导致幼稚血管－成纤维细胞异常增生。

3. Ⅲ期　组织退变，脆性增加，肌腱显微结构撕裂和愈合不良。

4. Ⅳ期　肌腱及腱围出现异位骨化。

二、治疗方案

（一）非手术治疗

1. 适当休息　可使用黏膏支持带或者肘环控制肘关节过度外翻，疼痛时需适当控制运动的强度，以不引起局部明显疼痛为度。

2. 药物治疗　血藤当归胶囊 3 ～ 4 片加术桂胶囊 3 ～ 4 片，3 次 / 日，活血通络止痛；局部外用丁桂活络膏，每日每次贴 12 ～ 18 小时，注意避免皮肤过敏反应。

3. 针灸治疗　可直接针刺局部痛点，针用泻法；也可针刺曲泽、尺泽、小海、郄门等穴位，电针 20 分钟 / 次，疏密波输出，每日 1 次。

4. 手法治疗　使用揉、揉捏、拿、提弹、推、牵拉等手法，重点以松解腕屈肌为主，并适当对肘关节进行松动。手法轻重适宜，避免对内上髁及其周围组织过强刺激，恢复肌肉肌腱的顺应性，为损伤的修复创造条件。

5. 封闭治疗　一般不提倡使用，疼痛剧烈时可在痛点处局部封闭，用曲安奈德 5mg（或得宝松 1mL）加 1%利多卡因 2mL 做痛点注射，注意不得注入肌腱内。

（二）手术治疗

1. 适应证

（1）正规非手术治疗后仍有顽固性疼痛者。

（2）正规非手术治疗 3 ～ 6 个月，不能使运动员恢复至正常训练水平者。

2. 手术方法

（1）患者仰卧手术台上，在上臂上部绑止血带。采用全身麻醉或臂丛神经阻滞麻醉。

（2）切口从内上髁近端 5cm 处向下至远侧 5cm。

（3）切开皮下组织及覆盖于尺侧腕屈肌尺侧的深筋膜，在明显压痛部位肌腱起点处做纵向切口，显露病变组织，根据清晰显露全部的病变组织而扩大切口。

（4）纵向椭圆形切除全部病变组织，根据需要向下切开前内侧关节（较少）。内上髁上所有的正常组织，包括肌腱的附丽点均应保留。

（5）用骨钻在外上髁皮质骨床上（切除病变组织的缺损区）钻 2 ～ 3 个骨洞至松质骨，以增加血液供应，利于缺损区快速愈合并形成正常的纤维肌腱组织。

（6）间断缝合桡侧腕长伸肌后缘与剩余伸肌腱膜前缘的结合处，逐层关闭切口。术后中药应用参见“非手术治疗”，但外用药应待切口愈合后方可使用。

3. 固定及功能锻炼 术后用夹板将肘关节固定于屈曲90°，前臂中立位。术后2日即开始肘关节主动屈伸功能锻炼，8～10周后逐渐恢复体育运动。

（三）康复治疗

1. 物理因子治疗

（1）局部冰敷：疼痛明显时使用，10～15分钟/次，每日1～2次，可明显减轻炎性渗出，使疼痛减轻。

（2）超声波：临床上以低剂量为宜，10分钟/次，每日1次，操作时注意避免出现明显的温热效应。

（3）冷热交替浴：可有效促进静脉及淋巴回流，改善循环，10～15分钟/次，每日1次。

此外，可配合激光、中药熏药等治疗。

2. 功能锻炼 以腕屈－旋前肌群的静力牵拉训练为主，注意腕伸－旋后肌群与腕屈－旋前肌群的肌力平衡关系。

三、疗效评定

（一）评定标准

疗效评定是判断患者疾病康复程度及治疗效果的客观评价。肱骨内上髁炎的疗效评定包括疼痛的时间、部位和程度，以及本病带来的心理影响。

（二）评定方法

1. 日记与疼痛图。

2. VAS视觉模拟量尺。

3. HSS及HSS2肘关节评分。

4. Mayo肘关节功能评分标准（MEPS）。

四、难点分析与对策

（一）难点提出

本病在投掷类运动项目中十分常见且相当顽固，反复的肘关节外翻应力导致腕屈－旋前肌群受到过度的离心负荷，肌腱不堪重负，逐步撕裂，常常与内侧副韧带合并损伤，出现内侧不稳。

（二）解决对策

本病的预防至关重要，正确的技术动作、避免肘关节反复外翻、合理的疲劳恢复等都对疼痛起着不同的作用，应充分打开肩关节和胸廓，加强腕屈－旋前肌群的牵拉，注意伸屈肌力平衡训练，能有效控制疾病的进程和促进疾病的康复。

（戴国钢）

◆ 肱骨外上髁炎 ◆

一、诊断

（一）病名

1. 中医病名　伤筋病（TCD：BGS000）。

2. 西医病名　肱骨外上髁炎（ICD–10：M77.122）。

肱骨外上髁炎又称“网球肘”，多见于网球运动员及击剑、乒乓球等运动员。

（二）疾病诊断

1. 症状　本病多数发病缓慢，初期患者自觉肘关节外上方疼痛，并可向前臂放射，活动后加重，肘关节伸屈不受影响。病情较严重者可反复发作，疼痛为持续性，甚至夜间痛醒，并可有肘关节伸屈受限，腕、手指背伸逐渐困难。

2. 体征　前臂腕伸–旋后肌群明显短缩、僵硬，病程长者逐渐出现屈曲和伸肘功能受限，肱骨外上髁有局限性压痛，典型压痛点多位于外上髁中点远端偏前处，肱桡关节间隙及桡骨小头均有压痛，前臂抗阻伸腕痛，抗阻前臂旋后痛，抗阻伸中指痛，Mills 征阳性。若出现 Tinel 征阳性，腕、手指背伸肌力下降，则表明并发骨间背侧神经损害。

3. 辅助检查　X 线片通常用来排除肘关节严重的骨折、脱位及骨性关节炎，在部分患者中发现外上髁有钙化；MRI 能明确肌腱撕裂的程度及肱桡关节损伤；对骨间背侧神经损害者需行肌电图检查；高频超声能显示腕伸肌群和神经的回声、连续性改变等。

（三）鉴别诊断

1. 纤维肌痛综合征　全身广泛性疼痛和压痛为特征性表现，肱骨外上髁局限性疼痛为其中的一种表现，此种疼痛往往对称性发作，并伴有全身易疲劳和睡眠障碍。

2. 颈椎病　伴有同侧颈项部疼痛，臂丛神经牵拉试验和压颈试验可导致前臂桡侧疼痛重现。值得注意的是二者可同时发病。

（四）病理分型

腕背伸–旋后肌群和肱桡关节的过度使用是本病的发病学基础，可导致外上髁典型的末端病样改变、肱桡关节炎性渗出、骨间背侧神经卡压等多种病理改变。根据病理改变的不同可分为以下几种。

1. 末端病　此为狭义的网球肘，主要病变发生在桡侧腕短伸肌腱的起点周围，病变肌腱水肿、质脆，显微镜下可见肉芽组织样血管及纤维增生取代正常的腱组织，称为“血管纤维增生性肌腱病变”，肌腱变性、钙化。压痛点位于外上髁中点远端偏前处，肱桡关节未受累，骨间背侧神经功能正常。

2. 肱桡关节损害　过度旋转导致关节炎性渗出，滑膜嵌入，环状韧带变性，关节囊撕裂，压痛点位于肱桡关节间隙和环状韧带处，较外上髁偏远。在屈肘位被动旋转前臂可诱发症状，在伸肘位被动活动关节可闻及摩擦感，过屈和过伸肘关节会出现轻度受限。

3. 骨间背侧神经卡压　旋后肌 Forhse 腱弓、纤维束带和桡侧腕短伸肌变性，其内侧压迫该神经，前臂旋后、伸拇、伸指力弱，并逐渐出现前臂背侧肌肉萎缩及伸手指的掌指关节功能障碍，不能完全伸掌指关节的最后 45°，伸腕桡偏畸形，抗阻旋后痛，抗阻伸中指痛，无虎口区感觉障碍。肌电图检查示肱桡肌、桡侧腕长伸肌、肘肌正常，其余腕伸肌可见插入电位延长、大量纤颤电位及正相电位等。

二、治疗方案

（一）非手术治疗

1. 适当休息 可使用黏膏支持带或者肘环控制腕伸 – 旋后肌群的过度使用，疼痛时需适当控制运动强度，以不引起局部的明显疼痛为度。

2. 药物治疗 血藤当归胶囊 3 ～ 4 片加术桂胶囊 3 ～ 4 片，3 次 / 日，活血通络止痛；局部外用丁桂活络膏每日每次贴 12 ～ 18 小时，注意避免皮肤过敏反应。

3. 针灸治疗 可直接针刺局部痛点，针用泻法；也可针刺曲池、曲泽、外关、郄门等穴位，电针 20 分钟 / 次，疏密波输出，每日 1 次。

4. 手法治疗 使用揉、揉捏、拿、提弹、推、牵拉等手法，重点以松解腕伸 – 旋后肌群为主，并适当对肱桡关节进行松动，手法轻重适宜，避免对外上髁、肱桡关节及其周围组织过强刺激，恢复肌肉肌腱的顺应性，为损伤的修复创造条件。

5. 封闭治疗 一般不提倡使用，单纯末端病疼痛剧烈时可在痛点处局部封闭，用曲安奈德 5mg(或得宝松 1mL）加 1%利多卡因 2mL 做痛点注射，注意不得注入肌腱内。

（二）手术治疗

1. 适应证

（1）正规非手术治疗后仍有顽固性疼痛者。

（2）正规非手术治疗 3 ～ 6 个月，不能使运动员恢复至正常训练水平者。

2. 手术方法

（1）患者仰卧手术台上，在上臂上部绑止血带。采用全身麻醉或臂丛神经阻滞麻醉。

（2）切口从外上髁近端 2 ～ 3cm 前内侧至外上髁下方，相当于肱桡关节平面。

（3）在桡侧腕长伸肌与伸肌腱之间做一深 2 ～ 3mm 的切口，切口从外上髁近端 2 ～ 3cm 开始，向远端延伸至肘关节平面。锐性切开后松解桡侧腕长伸肌并向前内侧分离 2 ～ 3cm，直接暴露桡侧腕短伸肌。

（4）病变的肌腱组织整体呈水肿状，脆性增加，略显暗灰色，也可有撕裂伤。病变的组织经常累及整个桡侧腕短伸肌起点。整块切除全部病变的桡侧腕短伸肌起点。

（5）用骨钻在外上髁皮质骨床上（切除病变组织的缺损区）钻 2 ～ 3 个骨洞至松质骨，以增加血液供应，利于缺损区快速愈合并形成正常的纤维肌腱组织。

（6）间断缝合桡侧腕长伸肌后缘与剩余伸肌腱膜前缘的结合处，逐层关闭切口。

术后用夹板将肘关节固定于屈曲 90°，前臂中立位。术后 2 日即开始肘关节主动屈伸功能锻炼，8 ～ 10 周后逐渐恢复体育运动。术后中药应用参见“非手术治疗”，外用药应待切口愈合后方可使用。

（三）康复治疗

1. 物理因子治疗

（1）局部冰敷：疼痛明显时使用，10 ～ 15 分钟 / 次，每日 1 ～ 2 次，可明显减轻炎性渗出，使疼痛减轻。

（2）超声波疗法：临床上以低剂量为宜，10 分钟 / 次，每日 1 次，操作时注意避免出现明显的温热效应。

（3）冷热交替浴：可有效促进静脉及淋巴回流，改善循环，10 ～ 15 分钟 / 次，每日 1 次。

此外，可配合激光、中药熏药等治疗。

2. 功能锻炼　以腕伸–旋后肌群的静力牵拉训练为主，注意腕伸–旋后肌群与腕屈–旋前肌群的肌力平衡关系。

三、疗效评定

（一）评定标准

疗效评定是判断患者疾病康复程度及治疗效果的客观评价。肱骨外上髁炎的疗效评定包括疼痛的时间、部位和程度，以及本病带来的心理影响。

（二）评定方法

1. 日记与疼痛图。
2. VAS 视觉模拟量尺。
3. HSS 及 HSS2 肘关节评分。
4. Mayo 肘关节功能评分标准（MEPS）。

四、难点分析与对策

（一）难点提出

本病在运动员及普通人群中都十分常见且相当顽固，病程长者多为合并肱桡关节损害。因病理损害以肉芽组织样血管及纤维增生为主，故非甾体类消炎镇痛药几乎无效，许多患者经多种方法治疗，效果甚微。

（二）解决对策

本病的病理实质为肱桡关节旋转不稳和腕伸–旋后肌群不能承受过度的离心负荷，故防治结合至关重要。正确的技术动作、合理的疲劳恢复等都对疼痛起着不同的作用，应充分打开肩关节和胸廓，加强腕伸–旋后肌群的牵拉，注意伸屈肌力平衡训练。治疗时不仅仅针对腕屈伸–旋后肌群，还需要适当行肱桡关节松动术，能有效控制疾病的进程和促进疾病的康复。

（戴国钢）

◆ 三角纤维软骨复合体及下尺桡关节损伤 ◆

一、诊断

（一）病名

1. 中医病名　伤筋病（TCD：BGS000）。

2. 西医病名　三角纤维软骨复合体及下尺桡关节损伤（ICD–10：S60.202）。

三角纤维软骨复合体（TFCC）由三角纤维软骨（TFC）、半月板同系物（尺腕半月板）、尺–月和尺–三角韧带、腕尺侧副韧带、掌侧和背侧桡尺韧带和尺侧腕伸肌腱鞘共同组成。它将下尺桡关节（DRUJ）与腕关节分开，是 DRUJ 最重要的稳定装置，故二者往往同时损伤，在体操、排球、乒乓球等项目运动员中易发。

（二）疾病诊断

1. 症状 急性损伤者发生于跌倒手掌撑地，前臂旋转、腕过伸或向尺侧倾斜等扭转挤压的动作，腕尺侧肿痛明显，腕屈伸特别是旋转功能明显障碍；慢性致伤者多有腕部过多的固定支撑动作，反复的背伸旋转挤压，也可由腕关节重复抓握、搬持重物、强烈扭转等造成，腕尺侧反复疼痛，旋转、向尺侧偏斜时加重，可伴有活动时的响声、旋转活动范围受限和握力下降。

2. 体征 急性期腕尺侧或DRUJ肿胀，脱位者尺骨小头高凸或下陷，旋转功能主动被动均受限；慢性者压痛点在DRUJ的背侧及掌侧、尺骨茎突的背面桡侧和掌面桡侧，抗阻旋转痛，腕关节掌屈尺偏痛。在患肢背侧按压尺骨头时会出现“琴键征”，即尺骨小头明显地在腕背部隆起，推之活动范围明显增加（可与正常侧比较），按之可平，松手又再见隆起，握力检查多有减弱。

3. 辅助检查

（1）X线：照片应包括整个尺桡骨全长，避免遗漏桡骨头骨折等。正位片显示桡骨长于尺骨（桡尺骨远端）或两者等长，如尺骨短于桡骨为尺骨负向变异、尺骨长为正向变异、等长为中性变异。大多数前臂位于正向变异2mm与负向变异4mm范围之内。尺骨正向变异多提示尺腕撞击、TFCC撕裂等。正位片显示DRUJ间隙＞2.5mm，侧位片尺骨头向掌侧或背侧突出即考虑关节脱位。

（2）CT：一般用桡尺线法，即在DRUJ的断面上，分别沿桡骨背面的尺侧和桡侧缘、桡骨掌面的尺侧和桡侧缘做一连线，正常时尺骨头位于两线之间。若尺骨头半脱位或脱位则位于线外，与健侧对比可提高阳性率。当怀疑有背侧和掌侧脱位行CT检查时应将前臂分别置于旋前和旋后位。

（3）MRI：对TFCC桡侧缘和中央区损伤的准确率较高，但对TFCC其他部分辨识率不高，MRI造影可明显提高诊断率。

（三）鉴别诊断

1. 尺骨茎突撕脱骨折 有手腕撑地急性受伤史，腕尺侧肿痛，旋转受限，但尺骨头无高凸或下陷，X线片能显示骨折。需注意的是TFCC止于尺骨茎突。骨折意味着TFCC损伤，可导致DRUJ不稳和尺三角关节撞击等。

2. 桡骨远端骨折 有手腕撑地急性受伤史，腕桡侧肿痛，X线片能显示骨折。需注意的是骨折畸形愈合将导致乙状切迹与尺骨头关节面的吻合异常，尺骨正向变异，造成DRUJ不稳和尺月关节撞击等。

（四）病理分型

1. DRUJ损伤

（1）DRUJ不稳：①急性不稳：前臂极度旋前位损伤造成TFCC的掌侧桡尺韧带撕裂，尺骨头向背侧脱位，反之尺骨头向掌侧脱位，临床上背侧移位的发生率远大于掌侧。当前臂遭受轴向暴力会造成Essex–Lopresti损伤，上下尺桡关节纵向破坏和整个骨间膜撕裂。②慢性不稳：由急性迁延或劳损积累而来，病理机制可为TFCC撕裂及各种原因导致的乙状切迹与尺骨头关节面的匹配异常，查体时可有尺骨头的异常活动和特殊体格检查阳性。研磨试验：将尺骨头挤向桡骨并对DRUJ做研磨动作，产生疼痛或发生弹响声。轴移试验：对DRUJ施压并同时旋转前臂，引发疼痛。影像学特别是CT桡尺线法能显示尺骨头位移。

（2）尺腕关节撞击：①尺月关节撞击：各种原因导致的尺骨正向变异可导致尺骨与腕月骨撞击的发生。②尺三角关节撞击：尺骨茎突骨折畸形愈合和尺骨茎突延长（＞6mm）可导致尺骨与腕三角骨撞击的发生。

（3）DRUJ 关节炎：按疾病进程分为早期和晚期关节炎。

2. TFCC 损伤

（1）创伤型：① A 型：TFCC 周边部撕裂或穿孔；② B 型：TFCC 从尺骨茎突的止点撕裂，可伴或不伴有尺骨茎突骨折；③ C 形：TFCC 周边部撕脱；④ D 型：TFCC 从桡骨附着缘上撕脱。

（2）退变型：① A 型：TFCC 水平部在近侧面或远侧面磨损，无穿孔发生；② B 型：在 A 型基础上，还有月骨的尺侧面或尺骨头桡侧面软骨破坏；③ C 形：TFCC 水平部发生穿孔；④ D 型：在 C 形基础上，月骨和尺骨头的关节面退变，月 - 三角骨间韧带断裂；⑤ E 型：TFCC 水平部完全消失，创伤性关节炎。

注意：DRUJ 损伤的三个分型中有交叉，即不稳中可有尺腕撞击，同时也可伴关节退变；TFCC 损伤分型分散存在于各型 DRUJ 损伤中，目前主流的观点是将 TFCC 损伤纳入 DRUJ 损伤中。

（五）证候分类

1. 气滞血瘀　损伤早期，局部肿胀、疼痛、压痛、活动障碍，下尺桡关节脱位。舌淡苔薄白，脉弦或涩。

2. 筋骨失养、寒瘀痹阻　损伤中后期，腕部酸痛、活动痛，下尺桡关节松弛，有弹响声。舌质黯，苔薄白，脉细涩。

二、治疗方案

（一）非手术治疗

急性损伤和绝大部分慢性损伤都可考虑非手术治疗。

1. 固定　急性者遵循 PRICE 原则，背侧和掌侧脱位者将前臂分别置于旋后和旋前位超肘石膏或夹板固定 6 周，单纯 TFCC 急性损伤者中立位固定 3 周。慢性者在恢复训练及用力工作时需用护腕或弹力绷带支持固定。

2. 药物治疗

（1）气滞血瘀：活血化瘀、行气止痛是本证的治疗原则，局部外敷二黄新伤止痛软膏，活血化瘀、消肿止痛，每天敷 8 ～ 12 小时，注意避免皮肤过敏；内服七味三七口服液 10mL，3 次 / 日，或者玄胡伤痛片 3 ～ 4 片加创伤消肿片 3 ～ 4 片，3 次 / 日，活血化瘀。

（2）筋骨失养、寒瘀痹阻：健脾除湿、温阳通脉是本证的治疗原则，可选用祛风活络丸 3g，3 次 / 日，配合术桂胶囊 4 片，3 次 / 日，口服。

3. 手法治疗　使用揉、揉捏、拿、提弹、推、牵拉等手法，重点以松解腕伸 - 旋后肌群及腕屈 - 旋前肌群为主，并适当对腕关节和 DRUJ 进行松动，手法轻重适宜，避免对关节及其周围组织过强刺激，恢复肌肉肌腱的顺应性及关节的正常对应关系，为损伤的修复创造条件。

4. 封闭治疗　一般不提倡使用。单纯 TFCC 损伤、炎症疼痛反应明显者，可用曲安奈德 5mg（或得宝松 1mL）加 1% 利多卡因 2mL 加注射用水 2mL，取 0.5 ～ 1mL 注射，在尺骨茎突与钩骨之间、尺侧腕屈肌腱的内侧为穿刺点，针尖到达 TFCC 边缘，注意不得注入 TFCC 内。

（二）手术治疗

1. 适应证　经上述非手术治疗效果不满意者可考虑手术治疗，① DRUJ 脱位后伴 TFCC 撕裂、尺侧腕伸肌、小指伸肌腱和环指伸肌腱嵌插无法复位；②慢性 DRUJ 不稳，确认桡尺韧带撕裂；③尺腕关节撞击；④ TFCC 撕裂，疼痛明显，严重影响腕关节功能。

2. 手术方法

（1）切开复位，克氏针固定：适用于急性 DRUJ 不稳定及脱位。手术方式：取尺骨背侧切口，复位 DRUJ，在 DRUJ 近端用克氏针将尺骨固定于桡骨。

（2）自体肌腱直接重建桡尺韧带：适用于单纯慢性 DRUJ 不稳定且 TFCC 无法修复。手术方式：于第 5、6 伸肌间室行 5cm 纵向切口，切取掌长肌腱备用，用 1 枚 3.5mm 钻头在月骨窝近端及乙状切迹关节面桡侧数毫米处钻穿桡骨，第 2 个隧道在尺骨颈及尺骨隐窝之间，在尺骨颈下缘钻出一个 4 ～ 5mm 的骨孔，用 1 枚克氏针置入骨孔，从尺骨隐窝穿出，移植肌腱从桡骨远端骨孔穿出，肌腱两尾端再从尺骨隐窝穿出至尺骨颈，打结固定，长臂石膏固定于前臂中立位 4 周。

（3）尺骨短缩术：适用于发育性或获得性尺骨正变异而致尺骨撞击综合征，或创伤后桡骨短缩造成的 DRUJ 不匹配，尺骨需切除 4mm 以上者。手术方式：延尺骨背侧做纵向切口，从尺骨颈向近端延伸 10cm，用塑性后的 6 孔或 7 孔 3.5mm 动力加压钢板，远端距离乙状切迹边缘约 1cm，2 枚最远端螺钉以中性模式置入，用电凝在截骨部分做标记，其部位相当于接骨板第 3 孔或第 4 孔部位，做纵向标记，确保截骨后不旋转，斜向截骨，截骨端加压，使远端向近端滑动，拉力螺钉及钢板固定。

（4）尺三角关节撞击者行关节镜下薄片式尺骨头部分切除术：适用于轻度尺骨正变异，最多可切除 4mm。手术方式：安装关节镜牵引塔，牵引重量 15IB，行腕关节背侧 1–2、3–4、4–5、6–U 间隙，腕中 MCR、MCU 入路切口，1–2、3–4、4–5 间隙建立观察通道，6–U 入路建立排水及工作通道，进入腕关节，咬除三角软骨中部破裂周缘增生滑膜及软骨盘行 TFCC 成形，尺骨远端用磨钻薄层切除约 4mm，解除撞击。

（5）腕关节镜下 TFCC 清创术：适用于有症状的 3 个月保守治疗无效的 TFCC 撕裂。手术方式：安装关节镜牵引塔，牵引重量 15IB，行腕关节背侧 1–2、3–4、4–5、6–U 间隙，腕中 MCR、MCU 入路切口，1–2、3–4、4–5 间隙建立观察通道，6–U 入路建立排水及工作通道，进入腕关节，刨削器切除增生滑膜组织，篮钳咬除尺侧裂口边缘增生滑膜及软骨盘，于尺骨凹击入合适的锚钉，C 形臂透视锚钉位置良好，用锚钉尾线修复 TFCC 止点行止点重建，关节镜下 3–0PDS 无创缝线以垂直褥式缝合及间断缝合修复三角纤维软骨复合体尺侧断裂处，前臂旋后位打结固定。

（三）康复治疗

1. 物理因子治疗

（1）中后期采用超短波疗法，以局部感觉微痛为度。

（2）冷热交替浴：可有效促进静脉及淋巴回流，改善循环，10 ～ 15 分钟 / 次，每日 1 次。

2. 功能锻炼 急性期在不诱发疼痛的情况下进行伸指、握拳功能练习。固定解除后及慢性期进行腕关节屈伸及伸指、握拳功能练习，避免支撑、强力旋转等动作。

三、疗效评定

（一）评定标准

疗效评定是判断患者疾病康复程度及治疗效果的客观评价。三角纤维软骨复合体及下尺桡关节损伤的疗效评定包括疼痛的时间、部位和程度，以及本病带来的心理影响。

（二）评定方法

1. 日记与疼痛图。

2. VAS 视觉模拟量尺。

3. 腕关节 Mayo 评分。

4. 腕关节 Cooney 评分。

四、难点分析与对策

（一）难点提出

TFCC 损伤类似于半月板损伤，边缘血供区的急性损伤在得到及时准确的处置后可以修复，其余非血供区及磨损是无法修复的。专业运动员过早训练、支撑和用腕过多、桡骨远端骨骺炎后短缩、尺骨正向变异、尺腕关节撞击、TFCC 磨损，疼痛容易反复出现，严重影响训练水平的提高。

（二）解决对策

急性期的准确处理非常重要，在恢复过程中，护具的合理使用可避免组织损伤加重。加强腕部力量训练及协调性训练，主动牵拉腕关节以增加关节内负压。在治疗时注意包括上下尺桡关节，单独 DRUJ 松动效果并不理想。

（戴国钢、杨顺）

◆ 腕部腱鞘炎 ◆

一、诊断

（一）病名

1. 中医病名　伤筋病（TCD：BGS000）。

2. 西医病名　腕部腱鞘炎（ICD-10：M65.431）。

（二）疾病诊断

1. 症状　有手腕部过劳史，患者腕指活动不利、疼痛，晨起明显，稍事活动后减轻，劳累后再次加重，活动时可产生弹响或难伸或伸而不能屈。

2. 体征　局部轻度肿胀、压痛，可扪及结节样肿块，抗阻试验阳性，被动牵拉试验阳性。

3. 辅助检查　X 线检查可排除骨性病变，彩超检查可协助诊断。

（三）鉴别诊断

1. 结核性腱鞘炎　好发于 20 ～ 30 岁男性，受累者多为掌侧腱鞘，手指活动障碍逐渐加重，肿物内容多为浆液纤维蛋白，可有结核中毒的全身症状。

2. 缓和的血清阴性对称性滑膜炎伴凹陷性水肿（RS3PE）　通常急性发病，老年男性常见。基本病理改变为滑膜炎，以屈（伸）肌腱腱鞘滑膜的炎症为其显著特点，有明显的凹陷性水肿，类风湿因子阴性，血沉加快，被认为是 RA 特殊亚型，其预后良好。

（四）证候分类

1. 气滞血瘀　多在急性损伤后出现，局部轻度肿胀、压痛，可触及筋结，严重者扪之可有叽叽喳喳感觉，活动不利，动则痛甚。

2. 寒瘀痹阻　多出现于慢性劳损或急性损伤后期，局部有酸痛感、压痛，劳累后加重，可扪及明显结节，屈伸活动不利，喜揉喜按，可闻及弹响。

（五）病理分型

按腱鞘炎发生的位置可分为以下几型。

1. 桡骨茎突狭窄性腱鞘炎 拇短伸肌和拇长展肌在桡骨茎突处进入一个腱鞘，管腔狭小而坚韧，肌腱反复牵拉并摩擦，即可发生腱鞘炎。此病在运动员及家庭妇女中十分常见，可以说手腕部的任一动作都有引起该处损伤的可能，特别是手腕反复屈伸，此二肌肌腱即在茎突部不停折叠，从而引起损伤。Finkelstein 试验阳性，即手握拇指向尺侧倾斜可诱发此处疼痛。

2. 拇长屈肌腱鞘炎 拇短屈肌的内外侧头分别止于拇指近节指骨底的桡尺侧，肌腱内各有一籽骨，两头之间形成一沟，拇长屈肌腱鞘从中穿过，过度活动拇指导致此处摩擦发生腱鞘炎，拇指伸直屈曲受限，活动时有弹响。

3. 第 2 ~ 5 指屈指肌腱鞘炎 指浅屈肌和指深屈肌肌腱行至掌骨颈处，挤入一个狭窄的由骨和韧带包围的腱鞘，过度屈伸手指而发病，手指屈伸受限易形成“扳机指”。

4. 拇长伸肌腱鞘炎 拇长伸肌腱在桡骨茎突 Lister 结节尺侧向桡侧形成一个约 45°夹角进入腕部，若手腕过度使用或有桡骨远端陈旧性骨折者此处易磨损发病，甚至造成肌腱自发性断裂。

5. 尺侧腕伸肌腱鞘炎 在前臂旋后位时，该肌腱位于尺骨茎突的桡背侧，当前臂旋前时，肌腱越过尺骨茎突滑进尺骨沟内，反复旋转伸屈活动造成肌腱摩擦，同时尺侧腕伸肌腱鞘是组成 TFCC 的一部分，腱鞘炎的反复发作必然会影响 DRUJ 的稳定性。另外，反复伸屈旋转腕关节也易造成腕背侧支持带磨损、肌腱脱位，或者二者并发。腕关节掌屈并桡偏，在尺骨茎突部能诱发明显疼痛，伴脱位者，抗阻腕背伸可见到该肌腱越过尺骨小头向背侧移位，此时再使腕掌屈，则肌腱滑回原位。

二、治疗方案

（一）非手术治疗

1. 适当休息 可使用黏膏支持带或者护腕控制腕 – 手指的过度使用，疼痛时需适当控制运动强度，以不引起局部明显疼痛为度。

2. 药物治疗

（1）气滞血瘀：活血化瘀、行气止痛是本证的治疗原则。局部外敷二黄新伤止痛软膏，活血化瘀、消肿止痛，每天敷 8 ～ 12 小时，注意避免皮肤过敏；内服七味三七口服液，或者玄胡伤痛片加创伤消肿片，活血化瘀。

（2）寒瘀痹阻：健脾除湿、温阳通脉是本证的治疗原则，可选用祛风活络丸配合术桂胶囊，口服。

3. 针灸治疗 可直接针刺局部痛点，针用泻法；也可根据所在肌肉的循行取穴，例如桡骨茎突狭窄性腱鞘炎取曲池、手三里等，尺侧腕伸肌腱取曲池、郄门等穴位，电针 20 分钟 / 次，疏密波输出，每日 1 次。

4. 手法治疗 使用揉、揉捏、拿、提弹、推、牵拉等手法，重点松解腱鞘炎所在的肌群。例如桡骨茎突狭窄性腱鞘炎以腕伸 – 旋后肌群为主，并适当对所属关节（腕关节、掌指关节）进行松动。手法轻重适宜，避免对关节、腱鞘及其周围组织过强刺激，恢复肌肉肌腱的顺应性，为损伤的修复创造条件。

5. 封闭治疗 炎症疼痛反应明显者，可考虑选用曲安奈德 5mg（或得宝松 1mL）加 1%利多卡因 2mL 加注射用水 2mL，取 0.5 ～ 1mL 注射，注意针尖进入腱鞘，不得注入肌腱内。

（二）手术治疗

1. 适应证 ①拇长伸肌腱断裂；②尺侧腕伸肌腱脱位。

2. 手术方法 ①示指固有伸肌腱移位重建拇长伸肌腱术；②尺侧腕伸肌腱固定术。

3. 手术操作

（1）示指固有伸肌腱移植重建拇长伸肌腱术：麻醉后，患者取仰卧位，电动止血带控制下手术，常规消毒铺巾后做腕背部拇长伸肌腱走行区切口，各长约 2cm，切开皮肤，皮下探查肌腱，找到拇长伸肌腱近端，断端修剪整齐后备用。于手背侧示指固有伸肌腱走形区远近端各做长约 2cm 的切口，找到示指固有伸肌腱，取合适长度平面切断肌腱，将示指固有伸肌腱近端经皮下隧道与拇长伸肌腱远断端调整适当张力下编织缝合。盐水冲洗，无创缝线缝合关闭切口，包扎，石膏固定于腕背伸，拇背伸位。

（2）尺侧腕伸肌腱固定术：在腕背侧第 5、6 伸肌间室背侧做纵向切口，切开皮肤，肌支持带在第 6 伸肌间室掌侧缘切开，尺侧腕伸肌腱鞘在中心处纵向切开，检查肌腱和肌腱沟，切除骨性突起。若肌腱轻度磨损且肌腱沟光滑，应首选腱鞘修复术。注意腱鞘缝合不能过紧，若肌腱沟过浅，用磨钻打磨加深肌腱沟，增加肌腱的稳定性和避免肌腱受损，注意保证肌腱沟的平滑。若肌腱沟粗糙，肌腱损伤严重，或为慢性损伤时，应首选韧带重建稳定肌腱，将已经部分掀起的支持带形成组织瓣，从已切开的伸肌腱支持带尺侧缘向第 4、5 伸肌间室间隔做平行切口，掀起伸肌支持带的中 1/3 部分，组织瓣从尺侧腕伸肌腱深面穿过，包绕肌腱，组织瓣缝合于近端部分的伸肌支持带，其余支持带按解剖结构缝合修复。盐水冲洗，无创缝线缝合关闭切口，包扎，石膏固定于腕关节功能位。

4. 注意事项 手术应为高年资手外科医师主刀，术中精细无创操作。示指固有伸肌腱移植重建拇长伸肌腱术，术前检查示指固有伸肌腱是否存在，术中仔细辨别示指固有伸肌腱，避免将示指伸肌腱转位，术后严格腕背伸、拇背伸位石膏固定 6 周，然后去除石膏进行功能锻炼。尺侧腕伸肌腱固定术应严格掌握尺侧腕伸肌腱在尺骨肌腱沟中有不稳定症状为手术适应证，术中避免损伤尺神经手背支，术中注意缝合修复尺侧腕伸肌腱。若尺骨肌腱沟表浅，需行支持带悬吊缝合修复。术后石膏或支具固定 4 周，去除外固定后进行功能锻炼。

（三）康复治疗

1. 物理因子治疗

（1）局部冰敷：疼痛明显时使用，10 ～ 15 分钟 / 次，每日 1 ～ 2 次，可明显减轻炎性渗出，使疼痛减轻。

（2）超声波疗法：临床上以低剂量为宜，10 分钟 / 次，每日 1 次，操作时注意避免出现明显的温热效应。

（3）冷热交替浴：可有效促进静脉及淋巴回流，改善循环，10 ～ 15 分钟 / 次，每日 1 次。

此外，可配合激光、中药熏药等治疗。

2. 功能锻炼 对腱鞘炎所在肌群行静力牵拉和离心训练。

三、疗效评定

（一）评定标准

疗效评定是判断患者疾病康复程度及治疗效果的客观评价。腕部腱鞘炎的疗效评定包括疼痛的时间、部位和程度，以及本病带来的心理影响。

（二）评定方法

1. 日记与疼痛图。

2. VAS 视觉模拟量尺。

3. 腕关节 Mayo 评分。

4. 腕关节 Cooney 评分。

四、难点分析与对策

（一）难点提出

本病在运动员中可十分顽固，专项训练是导致该病的直接原因，因此极大影响运动员的正常训练。

（二）解决对策

本病的预防至关重要，在训练后一定着重对前臂的肌肉牵拉；在牵拉和治疗时前臂的体位尤为关键，一定要使肌肉肌腱处于自然延展状态，切忌扭曲，例如桡骨茎突狭窄性腱鞘炎的体位是掌屈前臂旋前、尺侧腕伸肌腱是掌屈前臂旋后、桡侧腕长伸肌是掌屈尺偏前臂旋前、屈指肌腱则是背伸前臂旋后；在训练中务必使用肌贴，充分保护所在肌群。

（戴国钢、杨顺）

◆ 弹响髋 ◆

一、诊断

（一）病名

1. 中医病名　筋痹（TCD：BNV100）。

2. 西医病名　弹响髋（ICD：S79.902）。

（二）疾病诊断

1. 无明显外伤史，或有长期体育锻炼史。

2. 患者感髋部不适，自诉髋部活动时有弹响声或弹响感，一般不痛或有轻度疼痛。

3. 髂胫束紧张感，弹响位于股骨大粗隆部髂胫束后缘、臀大肌腱前缘，局部可触及条束状物，让患者健侧卧位主动后伸、内收或内旋髋关节，可扪及一条粗而紧的纤维带在大粗隆部滑动和发出弹响。大粗隆偏后方压痛提示有慢性滑囊炎存在。严重者出现步态异常、站立位双下肢不能闭拢。

4. 特殊体征：髂胫束挛缩试验阳性。患者取侧卧位，患侧在上，将健侧膝关节屈曲，抱于胸前；医生站在患者背后，一手固定骨盆，另一手握住患肢踝关节上方，使膝关节屈曲 90°，患肢先屈曲后外展再伸直，此时医生除去外力使其自由坠落，如有髂胫束挛缩，患肢可被动地维持在外展位，则为阳性，并可在髂嵴与大粗隆之间摸到挛缩的髂胫束。

5. 辅助检查：X 线片可排除髋部的其他疾患，如股骨头坏死、发育性髋关节发育不良等。

（三）鉴别诊断

1. 臀肌筋膜挛缩症　体表扪及索带位置较低较前，髋关节表现为屈曲、外展、外旋，膝关节屈曲外翻，可伴有其他畸形存在。

2. 髋关节骨关节疾病　骨盆 X 线检查可排除其他髋关节内病变及其他原因所致关节面粗糙摩擦而产生的弹响。

二、治疗方案

（一）非手术治疗

弹响髋不伴疼痛时，一般不需治疗。伴有疼痛或对弹响有精神负担时，可采用休息、物理因子治疗、制动和皮质激素类药物局封治疗。

1. 药物治疗　活血通络，软坚散结。内服祛风活络丸，局部外敷软筋化坚散湿敷配合 TDP 灯照射；外用软坚散合熏洗药加醋熏洗，每日 2 次。

2. 手法治疗　舒筋活血，缓解痉挛。患者取俯卧位，医生立于患侧，先对腰骶段两侧骶棘肌施以掌根按揉法，以患侧为重点，并逐渐向患侧臀部过渡。从腰骶至臀部上下往返手法治疗 3 ～ 5 分钟，按揉委中穴 1 分钟。患者取侧卧位，患侧在上，医生从臀部开始，经阔筋膜的外侧部、髂胫束而下用掌根按揉至膝关节外侧，上下往返 5 ～ 8 分钟，并配合髋关节屈伸的被动运动。再沿髂胫束做自上而下往返弹拨法，按压居髎、环跳、风市、阳陵泉诸穴。

患者取仰卧位，医生从髂前上棘、阔筋膜张肌起始部向下，经股前近端、股外侧至膝关节外侧，用掌根按揉法，上下往返 5 ～ 8 分钟，并配合髋关节内、外旋转的被动运动。然后弹拨髂前上棘的阔筋膜张肌和大粗隆处紧张的筋膜。最后在病患处施擦法，以热为度，并可在大粗隆处加以热敷。

3. 电针治疗　选取上述穴位，电针 20 分钟，取连续波，强度以患者能耐受为度，每次 20 ～ 30 分钟，每日 1 次。

4. 封闭治疗　轻度疼痛、病程较短者，于痛点穿刺，以醋酸曲安奈德 10mg 配以 1% 利多卡因注射液 2 ～ 3mL 行局部封闭，注意避免注入腱内。

5. 小针刀治疗　封闭后，以小针刀刀锋平行髂胫束纤维刺入，到达骨面后，扭转刀锋使之倾斜，进行适当剥离松解。

6. 功能锻炼　臀中肌力量训练和内收肌拉伸松解很重要。

（二）手术治疗

如症状重，条索状物增厚明显，保守治疗无效时应手术治疗，主要有 4 种方法：①增厚的索状物切断或切除，直至弹响、摩擦完全消除为止，这是常用的术式。②索状物切断，远侧断端移位缝合，如伴有滑囊炎同时切除大转子滑囊。③髂胫束延长术，可保持骨盆在站立或行走时的稳定性。④如局部骨突过大，也可将骨突部分凿去，术后早期功能锻炼。

1. 手术方法

（1）手术切口：多采用沿大转子后上做弧形切口进行手术，该切口可清楚地显示主要挛缩部位所在，确保操作顺利；该部位松解主要为腱性挛缩组织松解，手术创伤小，出血少；在股骨内后上方之间隙的浅面进行松解较安全，可避免损伤坐骨神经；切口还可适当向下延伸。早期曾采用小切口、沿髂嵴切口及直切口，因其显露不理想，彻底松解困难，已较少采用。

（2）手术方式：可简单分为以下几种。

①臀肌挛缩带切断术：手术简单，创伤小。对重型病例因大粗隆臀大肌腱板紧张部分未松解，疗效常不满意。

②臀肌挛缩带切断术加臀大肌止点松解术：采用大粗隆后上方弧形切口，能够暴露阔筋膜后缘、臀肌挛缩带的下缘及臀大肌腱板的下部，手术切口小、创伤小，在术野能够充分解决致病因素，疗效满意。

（3）手术操作：

①消毒铺单：患者侧卧，患侧在上，消毒后铺单。

②手术松解：患肢中度屈曲并内收患髋关节，使纤维条索紧张。大部分病例都存在臀肌上半部纤维、臀中肌表面髂胫束及不同程度的阔筋膜张肌前面臀筋膜挛缩，此为本病的主要松解部位。环大转子后上2cm做弧形切口，长4～8cm，切开皮肤、皮下组织，可显露切口深面挛缩增厚的变性纤维组织。切开臀中肌表面之髂胫束，向后至臀大肌缘，即可清楚显露股骨大转子内后方的臀大肌－髂胫束下间隙，可以食指伸入做引导，以血管钳挑起挛缩组织逐一松解，按需要向前松解阔筋膜张肌及其浅面臀筋膜，至此大部分病例可达彻底松解。如在臀肌近处或中部松解可发现解剖层次不清，创伤大、出血多。对于臀中小肌挛缩，处理要谨慎。如系肌纤维内部分间隔挛缩者可行挛缩纤维切开。如系多数纤维挛缩者则宜行延长术，以保留髋外展功能，保持髋稳定，避免摇摆步态。

③松解程度：活动范围达到以下标准。在内收和内旋各约10°位，髋关节由伸直位屈曲到120°以上，查Ober's征时屈髋90°位，髋内收大于30°；伸髋位时髋内收大于10°，极度内收、内旋位时做屈髋试验无弹跳可结束手术。可以手指伸入切口组织中探查是否仍存在挛缩束带，如存在则予以切除。

④术毕处理：经彻底止血，旋转胶片引流或负压引流管，缝合皮下浅筋膜、皮肤。术后切口局部纱布垫加压固定24～48小时。术后2周予以拆线。

三、疗效评定

参照中华人民共和国中医药行业标准《中医病证诊断疗效标准》。

1. 治愈 弹响消失，Ober征阴性，髋关节内收正常。

2. 好转 弹响减轻，髋部内收活动功能改善。

3. 未愈 症状、体征无改善。

四、难点分析与对策

1. 弹响髋有关节内弹响、臀肌挛缩引起的弹响，这两种要注意鉴别。关节内的弹响较为复杂，需要多方检查明确弹响原因，必要时需进行髋关节镜下检查。

2. 非手术治疗对早期患者有效，后期患者因髂胫束挛缩明显、条索状明显，非手术治疗效果差，要尽早行手术治疗。

3. 手术治疗后部分患者松解处瘢痕粘连，出现手术失败，所以手术治疗后早期功能锻炼、避免粘连非常重要。

（张鹏）

◆ 髋关节滑膜炎 ◆

一、诊断

（一）病名

1. 中医病名 髋痹（TCD：BNV080）。

2. 西医病名 髋关节滑膜炎（ICD-10：M65.951）。

（二）疾病诊断

1. 症状　有急、慢性受伤史，常见疼痛部位为患髋腹股沟及臀部处明显，并可出现疼痛由大腿前侧向下放射到膝关节，疼痛性质为胀痛明显，髋关节活动受限，跛行，特别是上下楼梯 / 坡时加重。

2. 体征　髋关节活动受限，严重者呈屈髋、外展及外旋体位，部分可见伤肢假长，患侧腹股沟膨隆、压痛，屈髋屈膝试验阳性，“4”字试验阳性，有些患者还可见 Thomas 征阳性。

3. 辅助检查

（1）彩超作为金标准之一，可见关节腔积液，关节囊前隐窝增宽。

（2）X 线片可显示髋关节囊软组织阴影增厚并呈弧形，关节间隙增宽，可排除股骨头坏死及髋关节骨病等疾病。

（3）MRI 检查常可直观显示出滑膜增厚、关节腔内的积液及骨质破坏的情况，并能初步诊断出导致滑膜炎的病因。

（4）血液生化检查指标一般无异常，有时白细胞计数、血沉、ASO 可有轻度升高。

（三）鉴别诊断

本病临床上常与以下疾病相鉴别。

1. 髋关节滑膜结核　该病早期表现常为原因不明的髋关节疼痛、跛行，起病缓。关节 X 线无骨病变，往往可见髋关节内侧间隙加宽，但是患者有结核病接触史，肺部可有结核病灶，有午后潮热、盗汗、消瘦等全身结核中毒症状。实验室检查可见血沉加快。后期可见骨质破坏 X 线征，甚至可形成死骨、窦道。

2. 急性感染性髋关节炎　起病急，髋部症状常与单纯髋关节滑膜炎相混淆，但是其多伴全身症状，发热，体温常可超 39℃，髋关节局部肿胀、压痛更明显，关节活动明显，托马斯征强阳性，白细胞计数、CRP、血沉等数值可明显升高，关节穿刺液为脓液，镜检可见大量脓细胞，涂片或培养可见金色葡萄球菌等致病菌。

3. 股骨头骨软骨炎　本病又称股骨头骨骺骨软骨病、Legg–Calve–Perths 病，简称 Perthes 病。早期阶段，病变限于髋关节软组织，滑膜出现充血、肿胀、渗出，关节内积液。临床表现为髋关节疼痛，跛行，关节活动受限。X 线片显示软组织增厚，关节囊阴影膨胀，关节内侧间隙增宽。待病程发展进入股骨头缺血坏死期时，通过 CT、MRI 及放射性核素扫描，可以早期发现股骨头坏死病变，即可做出鉴别诊断。

4. 风湿性及类风湿免疫性髋关节炎　本类疾病髋关节症状多为体征之一，往往受累关节为多发性、对称性，并有全身性症状，实验室检查常可见 ASO、类风湿因子、抗核抗体、CCP 等阳性，免疫球蛋白明显增多，病程迁延可持续多年。

（四）疾病分期

根据疾病发展的过程，本病临床上可分为急性和缓解期。

1. 急性期　为疾病发生的初期。滑膜呈炎性反应，渗出积液，疼痛症状较重，多表现为髋部疼痛不适，关节活动受限，跛行，彩超及 MRI 能见到明显的关节腔内积液。

2. 缓解期　为疾病的后期。滑膜积液已基本消散，但遗留有滑膜肥厚，多表现为关节活动不利，运动后加重。彩超未见积液，但关节囊前隐窝间隙增宽。

（五）证候分类

1. 气滞血瘀　滑膜损伤，炎性渗出，致使局部气血瘀滞，脉络不通，不通则痛。痛点多固定，疼痛持续，以胀痛为主，关节功能受限。舌淡，苔白，脉弦。

2. 痰湿痹阻 症状日久，导致瘀阻生湿，湿瘀内聚关节，出现关节积液，肿胀疼痛，活动障碍。痛点多固定，胀痛明显，疼痛持续，关节功能受限。舌淡，苔腻，脉弦滑。

3. 气血亏虚 多为疾病发展的后期，疾病反复发生，缠绵难愈，耗伤气血，出现关节周围筋肉萎缩、关节功能受限。疼痛多不明显，休息后症状减轻，劳累后疼痛加重，并伴有气血不足之面色㿠白、少气懒言等症状。脉细弦。舌淡，苔白。

二、治疗方案

（一）非手术治疗

1. 患肢制动 一般急性期要求将患肢置于功能位适当皮牵引固定，避免关节活动和负重。严重者可用托板或石膏托固定，以免增加渗液，加剧肿胀，影响滑膜损伤的修复。

2. 手法治疗 早期手法主要以郑氏按摩手法中的抚摩、轻揉及患肢牵拉为主，缓解肌肉痉挛，改善疼痛，促进积液吸收，适当牵引手法可改善下肢假长症状。后期主要采用疏通经络镇痛手法，松解粘连，缓解痉挛，恢复肌肉筋膜正常的顺应性。手法宜柔和深透，切忌粗暴，不得刺激腹股沟处。

3. 针灸治疗 可于髋周及循经取穴，如环跳、秩边、血海、伏兔、风市、丰隆及阿是穴等，采用疏密波输出，20 分钟 / 次，每日 1 次。对疼痛剧烈部位，可用针刺泻法治之。

4. 药物治疗

气滞血瘀：活血化瘀、疏肝理气是本证的治疗原则，可选用七厘散配合制香片、创伤消肿片口服，外敷二黄新伤软膏。西药口服水杨酸制剂。

痰湿痹阻：健脾除湿、活血化瘀是本证的治疗原则，可选用羌活胜湿汤、二陈汤加味口服，外敷二黄新伤软膏。

气血亏虚：补益气血是本证的治疗原则，可选用益尔力口服液口服，外敷旧伤药膏或芪藻软坚散。

5. 封闭治疗 在严格清洁消毒、无菌操作下行关节腔内穿刺，用倍他米松注射液 1mg+1%利多卡因 5mL+ 注射用水 2mL 做关节腔内注射。

（二）康复治疗

1. 物理因子治疗 早期可予局部微波、中频脉冲电疗等，消肿止痛治疗为主，后期可采用游走罐、刮痧等，对有明显肌肉痉挛筋膜挛缩者采用超声波、蜡疗等手段。

2. 功能锻炼 早、中期提倡以静力收缩股四头肌、夹臀收腹等练习臀肌、盆腔内肌肉及股四头肌，促进髋部微循环，改善关节积液情况。后期以髋部柔韧训练和臀部及大腿肌力增强训练为主。

三、疗效评定

（一）评定标准

疗效评定是判断患者疾病康复程度及治疗效果的客观评价。髋关节滑膜炎的疗效评定包括疼痛的时间、部位和程度，以及髋关节疼痛与功能、心理和社会的影响。

（二）评定方法

1. 日记与疼痛图。

2. VAS 视觉模拟量尺。

3. 髋关节活动度测量。

4. SF-36 疾病与健康评估。

四、难点分析与对策

（一）难点提出

本病成人发病率并不低，在运动员中因下腰痛特别是盘源性腰痛导致的腹股沟疼痛比较常见，因骶髂关节损伤易导致臀腿部疼痛，髂腰肌相关病变也容易导致腹股沟疼痛，两者往往同时发病。本病也容易与髋关节撞击综合征、早期髋关节骨关节炎合并发作，故易被忽视。

（二）解决对策

在找到能够解释病情的原因之后不能就此收手，在临床上导致同样症状的原因多种多样，所以要掌握好各类相似疾病的特点，仔细查体，切忌挂一漏万。

（黄雷、戴国钢、张鹏）

◆ 髋关节撞击综合征 ◆

一、诊断

（一）病名

1. 中医病名 髋痹（TCD：BNV080）。

2. 西医病名 髋关节撞击综合征（ICD-10：M19.994）。

髋关节撞击综合征（femoroacetabular impingement syndrome，FAI），又称股骨髋臼撞击综合征，是指髋臼和股骨近端形态学上的异常，或解剖正常但有长期不正常外力作用于髋关节，导致髋关节在运动时，股骨颈和髋臼边缘之间可能发生不正常的接触或撞击，进一步产生盂唇和其毗邻关节软骨的损害，从而出现一系列临床症状，是髋关节退行性骨关节炎的先兆。本病常好发于喜欢运动的中青年人。

（二）疾病诊断

1. 症状 起病隐匿，运动后出现腹股沟区或臀部疼痛，也有大腿前方或膝关节疼痛，常为单侧，间歇性疼痛、隐痛、酸胀感，起步时疼痛，活动后减轻，长时间行走后加重，偶尔双侧出现疼痛，有些患者可能出现关节交锁、弹响、打软腿。

2. 体征 大部分患者髋关节活动度基本正常，屈伸髋关节时可有关节弹响，屈髋屈膝试验及“4”字试验阳性，在极度屈曲内旋或外旋位可引发髋痛，内旋受限重于外旋受限。

撞击试验可用来鉴别 FAI。前方撞击试验：患者取仰卧位，患髋屈曲 90°内收位时，内旋受限并伴有疼痛为阳性。后下方撞击试验：检查时患者仰卧于床边，患肢悬于床旁伸直，此时外旋髋关节引起腹股沟深痛为阳性。

3. 辅助检查

（1）X 线片：按标准骨盆正位和侧位片，必要时加拍蛙势位。头颈交界处前方或前上方的骨质异常突起，使得头颈间的凹陷不足，可使股骨头颈偏距（femoral head - neck offset）变小，或近端股骨头呈“枪柄样”畸形及 α 角增大。股骨头颈偏距是指股骨头前部最大半径与邻近股骨颈半径的差值，偏距减少常使股骨近端表现为圆筒状，类似手枪柄而被称为“枪柄样”畸形。取股骨头最大半径与头颈交界点和股骨头中心做一直线，此直线与股骨颈中轴线的夹角为 α 角。当 α 角增大时，偏距变小，出现典型的股骨颈前上区域囊性改变、相对应髋臼外缘增生等征象时考虑 FAI。

（2）CT：可清晰显示髋臼边缘的骨赘、关节面下囊变、股骨颈疝窝等。在经过髋臼上部的横截面上如果髋臼前倾角减小甚至为负角，提示可能存在 pincer 型 FAI；如果 α 角增大，提示 cam 型的可能。

（3）MRI：显示关节软骨和髋臼盂唇的损伤及骨髓水肿。盂唇的撕裂最常见于前上象限，表现为盂唇增厚变钝、消失或分离移位，盂唇内出现高信号，髋臼隐窝变小或消失。MR 造影比 MRI 显示更为清晰。

影像学检查能发现髋关节形态异常的种种表现，不代表一定发病，必须出现撞击的实质表现即盂唇和软骨的伤害，并能充分解释临床症状和体征，才能最终确诊为 FAI。

（三）鉴别诊断

1. 髋关节退行性骨关节炎 本病多发生于老年患者，而 FAI 多发生于爱运动的中青年人。骨关节炎因关节软骨的剥脱，X 线可见关节间隙明显变窄。FAI 广义上说可以是骨性关节炎的前期发病过程，但并不是所有的骨性关节炎患者都有这个病史过程，只有因股骨头或髋关节轻度畸形引起髋臼与股骨颈之间发生撞击，继而发生炎症症状的才可诊断为 FAI。

2. 股骨头缺血性坏死 本病多有明显诱因，如股骨颈骨折、长期使用激素、长期大量饮酒史等。影像学检查可见股骨头骨皮质毛糙，骨皮质下多发性小囊状透亮影，甚至股骨头塌陷、变扁。MRI 检查可明确股骨头缺血灶存在，易于鉴别。值得注意的是，股骨头坏死后会继发头颈撞击。

（四）病理分型

根据能够引起 FAI 疾病的髋臼和股骨近端形态学上的异常，本病临床上可分为凸轮撞击型（cam type）、钳夹撞击型（pincer type）、混合型（mixed tepe）

1. 凸轮撞击型（cam type） 一般由股骨头颈交界处的骨性结构异常所致。当 α 角＞ 50°，偏距值＜ 10mm，头颈交界处出现“枪柄样畸形”即考虑本型。它可由股骨头头骺滑脱、股骨头骨软骨炎、骨折畸形愈合、股骨头缺血坏死、股骨后倾、髋内翻等因素引起。多见于活动较多的青年男性，过小的偏距造成在髋关节屈伸活动中股骨颈的非球形部分与髋臼前上部之间反复碰撞导致损伤。此型关节软骨损伤的范围及深度较 pincer 型更大。典型的 cam 型可以出现撞击三联征，即髋臼前上盂唇撕裂、髋臼前上软骨损伤及股骨头颈形态学异常。

2. 钳夹撞击型（pincer type） 一般由髋臼局限性或普遍性过度覆盖所致。在骨盆前后位片上发现在髋臼上部髋臼前壁缘较后壁缘更靠近外侧，即出现“8”字征，提示髋臼上部前方过度覆盖；髋臼窝线位于髂坐线内侧，提示髋臼过深；股骨头与髂坐线相交，提示髋臼前突；当 LCE 角＞ 39°提示髋臼过度覆盖；当髋臼指数为 0°或者负值时提示髋臼过深或髋臼前突；当股骨头后壁缘位于股骨头中心的外侧，即出现后壁征，则提示髋臼后壁过度覆盖。此型在活动过多的中年女性中多见，过度覆盖的髋臼边缘与头颈交界处反复撞击，主要累及髋臼的前上缘，导致盂唇损伤、盂唇缘骨化，继而加重覆盖的程度。软骨损伤多为环形，一般位于盂唇周围，损伤范围较小。本型还会伴发“对冲”损伤，即撞击髋臼后下部，损伤相应的软骨。

3. 混合型（mixed type） 即包括上面两种病理特征的患者，此型是临床上最多见的。

（五）证候分类

1. 气滞血瘀 发病初起，滑膜损伤，炎性渗出，致使局部气血瘀滞，脉络不通，不通则痛。痛点

 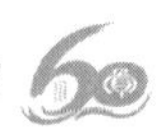

多固定，疼痛持续，以胀痛为主，关节功能受限。舌淡，苔白，脉弦。

2. 痰湿痹阻　症状日久，导致瘀阻生湿，湿瘀内聚关节，出现关节积液，肿胀疼痛，活动障碍。痛点多固定，胀痛明显，疼痛持续，关节功能受限。舌淡，苔腻，脉弦滑。

二、治疗方案

（一）非手术治疗

1. 调整运动量和运动方式　避免重体力劳动或大运动量的体育活动，或减少跑跳等冲击性负荷的运动方式，以期减少股骨颈和髋臼之间的撞击。

2. 手法治疗　本病一般因疼痛导致髋部周围肌肉痉挛及肌筋膜纤维条索样变，主要采用疏通经络镇痛手法。以软组织松动术松解臀部筋肉和髂腰肌，缓解痉挛，恢复肌肉筋膜正常的顺应性；以关节松动术改善头臼对应关系。手法宜柔和深透，切忌粗暴。

3. 针灸治疗　髋周软组织痉挛部位阿是穴为必选穴位，并配以环跳、秩边、居髎穴等，采用疏密波输出，20 分钟 / 次，每日 1 次。对疼痛剧烈部位，可用针刺泻法治之。

4. 药物治疗

气滞血瘀：活血化瘀、疏肝理气是本证的治疗原则，可选用七厘散配合制香片、创伤消肿片口服，外敷二黄新伤软膏，西药口服水杨酸制剂。

痰湿痹阻：健脾除湿、活血化瘀是本证的治疗原则，可选用羌活胜湿汤、二陈汤加味口服，外敷二黄新伤软膏。

5. 封闭治疗　在严格清洁消毒、无菌操作下行关节腔内穿刺，用倍他米松注射液 1mg+1%利多卡因 5mL+ 注射用水 2mL 做关节腔内注射。

（二）手术治疗

非手术治疗 2 个月上无效者，考虑行手术治疗。

1. 开放手术　患者取侧卧位，由髋关节外侧入路，切开关节囊，行大转子截骨术，保护外旋肌群，以便保护股骨头的供血动脉，将股骨头前脱位。对于凸轮型撞击行股骨头成形术，去除股骨头部骨性突起，恢复正常股骨头颈偏心距；对于钳夹型撞击行髋臼成形术，去除髋臼缘处异常骨性突起；盂唇损伤尽量缝合；较小范围的软骨损伤行微骨折术处理。切开手术的优点是暴露较好，操作容易，手术彻底。缺点是创伤较大，存在感染、深静脉血栓、转子截骨后骨折不愈合、坐骨神经损伤、异位骨化的可能。对解剖不熟悉的医生，切开关节囊时可能会增加股骨头坏死的风险。

2. 髋臼周围截骨术　适应证是髋臼后倾合并后壁征。手术时髋臼前上方的软骨应保持完整，否则髋臼负重区发生偏移，容易导致创伤性关节炎。

3. 髋关节镜治疗　髋关节镜治疗 FAI 是一种安全有效，创伤小、恢复期短的微创手术方法。髋关节镜可以适应各种类型髋臼股骨撞击症。

手术操作：患者采取仰卧位，双下肢置于牵引床上，健侧充分外展，患侧外展 10°、内旋 90°位，注意会阴部予以充分保护，以免长时间牵引后压伤会阴部组织。透视下施加牵引，牵开关节间隙约 1.5cm，透视下可以用体表投影的方式确定进针方向。入路采取髋前外入路、前方辅助入路。入路确立后，探查髋关节中央室，镜下清理髋关节增生的滑膜组织，对前方关节囊和外侧关节囊做镜下有限切开，从而改善手术视野。探查髋臼前缘增生部位，髋臼前缘盂唇有无磨损及撕裂等损伤，对髋臼增生组织予以清除，盂唇损伤予以修补，可以采取锚钉固定于清理后的髋臼缘。若破损严重，无法修补，可以予以清除。探查髋臼关节面，若有软骨损伤行微骨折处理。放松牵引，对髋关节周边室进行探查，主要探查股骨头颈结合部前外侧有无突起，有无软骨磨损，并屈伸旋转髋关节查探股骨头颈结合部与髋臼外缘是否存在撞击。用磨钻对髋臼增生和股骨头颈结合部突起进行磨削成形，并活动关节观察撞击是否解除。手术完毕，用射频刀头充分止血。术后 24 小时内髋部加压包扎。若无微骨折处理，术后 3 日即可负重下床行走锻炼。若术中行微骨折处理，患肢 6 周内暂不负重。每日加强髋部外展肌、屈髋肌群肌力训练。

（三）康复治疗

物理因子治疗可采用微波、中频电疗等，对有明显肌肉痉挛筋膜挛缩者采用超声波疗法、蜡疗等手段。

三、疗效评定

（一）评定标准

疗效评定是判断患者疾病康复程度及治疗效果的客观评价。髋关节撞击综合征的疗效评定包括疼痛的时间、部位和程度，以及疼痛与功能、心理和社会的影响。

（二）评定方法

1. 日记与疼痛图。
2. VAS 视觉模拟量尺。
3. SF-36 疾病与健康评估。

四、难点分析与对策

（一）难点提出

本病治疗的难点在于早期准确诊断和分型，只有在明确诊断和正确分型下，选择合适的治疗方式，才能产生较好的预后。

（二）解决对策

本病的影像学诊断至关重要，要熟练掌握在 X 线片上发现股骨头颈联合处的骨性突起、变形的股骨头、髋臼盂唇和软骨的损伤，学会准确测量 α 角、LCE 角、头颈偏距，发现髋臼各种过度覆盖等畸形标志。

（黄雷、戴国钢、张鹏）

◆ 股四头肌挫伤 ◆

一、诊断

（一）病名

1. 中医病名 出血病（TCD：BGU040）。

2. 西医病名 股四头肌挫伤（ICD-10：T94.103）。

（二）疾病诊断

1. 症状 有明确的大腿前侧直接外力损伤史，体育运动员的身体接触对抗项目（如篮球、足球、

散打等）容易发生。伤后局部立即出现明显疼痛，疼痛的性质因损伤的严重程度不同而呈现肿痛、牵扯样痛、撕裂痛和跳痛等。

2. 体征 伤处可见明显肿胀、压痛，皮下可见因肌肉出血溢于皮下产生的瘀斑，局部血肿较大时可有明显的波动感，后期血肿机化时可触摸到发硬的肿块或条束状物。根据挫伤的严重程度，患侧膝关节有不同程度的活动受限，甚至出现纤维性强直。

3. 辅助检查 X 线通常作为排除骨折的检查，较清晰的 X 线片可见明显的软组织肿胀影，如挫伤后期出现骨化性肌炎，在伤后 5 周左右可在片子上观察到钙化阴影。B 超、CT、MRI 检查可明确肌肉挫伤的程度、有无肌肉纤维的断裂、血肿的大小和位置，并可早期判断有骨化性肌炎的产生。如果肿胀疼痛进行性加重者，应怀疑股动脉的分支动脉断裂，血管造影能明确诊断。

（三）鉴别诊断

本病临床上常与股骨骨折相鉴别。二者均有大腿前侧直接外力损伤史，伤后局部立即出现明显疼痛，肿胀及功能受限，但是股骨骨折外伤暴力较大，查体时明显可见局部有骨擦音、异常活动等骨折特有的体征。影像学检查常可明确鉴别二者。

（四）疾病分期

1. 根据疾病发展的过程，本病临床上可分为早、中、后期。

早期：为疾病发生的 24 ～ 48 小时，局部损伤出血，炎性反应，产生明显的疼痛，局部肿胀，皮温升高和膝关节功能受限。

中期：损伤 24 ～ 48 小时后进入中期阶段，这时受伤的部位出血停止，局部肿痛明显，皮温仍高，膝关节功能受限。

后期：此期如果损伤较轻，或者早期处理得当，损伤部位已经基本修复，临床征象已经基本消失，但是功能尚未完全恢复，运动时仍感觉疼痛、酸软无力。有些严重损伤的局部形成粘连和瘢痕，出现伤处肌肉僵硬、肿块或条束状物，股四头肌严重萎缩，膝关节伸屈明显受限。有的甚至会产生骨化性肌炎，严重影响患者的运动能力。

2. 按挫伤的严重程度分为轻、中、重度。

轻度：局部肿痛不甚剧烈，出血不多，膝关节可以屈曲至 90°。

中度：局部肿痛较剧，出血较多，可以摸到肿块，膝关节不能屈曲至 90°。

重度：肿痛剧烈，大量出血，摸不出股四头肌的轮廓，膝关节不能屈曲至 35°。

（五）证候分类

1. 血瘀气滞 多为挫伤早中期。受伤处由于创伤反应致使血溢脉外，阻于局部，脉络不通，不通则痛。痛处多固定，疼痛持续，以锐痛为主，并伴局部血肿形成和活动受限。舌淡苔白，脉弦或涩。

2. 气血亏虚 多为疾病发展的中后期。损伤时出血太多，耗伤气血，此时疼痛仍明显，并有股四头肌萎缩，可伴有面色皖白、少气懒言等症状。舌淡苔白，脉细弦或涩。

二、治疗方案

（一）非手术治疗

1. 早期止血 受伤当时应及时采用 RICE 原则，即制动、冰敷、加压包扎、抬高患肢，这样可以早期达到减少出血的目的，减轻挫伤带来的伤害，制动时间最少为 48 小时。

2. 手法治疗 早期待局部出血停止后可适当在伤处上下、周围施以轻微推压手法，改善周围血液循环和淋巴循环，减少肿胀，应警惕过度刺激会导致重新出血的风险。中期手法可广泛应用揉、揉捏、推压等，循序渐进，并给予适当的肌肉牵拉，指导患者行股四头肌静力收缩锻炼及膝关节的屈伸锻炼。后期本病一般有严重的肌肉痉挛及肌筋膜纤维条索样变，主要采用疏通经络镇痛手法，以揉捏、提弹、按压等为主，松解粘连，缓解痉挛，恢复肌肉筋膜正常的顺应性。手法宜柔和深透，切忌粗暴。

3. 针灸治疗 早期可以施以刺络放血疗法来减轻肿胀；待局部出血停止后，可予以针刺阿是穴、血海、伏兔、阴陵泉、足三里、三阴交等，20 分钟 / 次，疏密波输出，每日 1 次。

4. 中药治疗

血瘀气滞：凉血止血、消肿止痛是本证的治疗原则，可外敷二黄新伤软膏加破血化瘀、行气利水中药，口服七味三七口服液、玄胡伤痛片、创伤消肿片或血府逐瘀汤等。

气血亏虚：补益气血是本证的治疗原则，可选用益尔力口服液、血藤当归胶囊等口服。

5. 血肿穿刺抽吸 局部血肿较大，可明显扪及波动感，待局部出血停止后，在严格消毒铺巾、无菌操作下，借助超声引导使用空针抽出局部未凝固的瘀血，减少后期瘀血消散时间，抽吸结束后予以加压包扎。操作时严格无菌，避免外源性感染。

（二）手术治疗

1. 肿痛进行性加重，血管造影发现有分支动脉断裂活动性出血者及时切开手术减压，血管结扎。以发现的活动性出血点为中心，切一 5 ～ 10cm 纵向切口，切开皮肤、皮下、筋膜，可见肌筋膜下瘀血区，或可见挫伤或断裂的肌束，清除瘀血块，探查出血点，用拉钩拉开分离的肌束，最常见旋股外侧动脉分支断裂，找到活动性出血点，用血管钳钳夹，一号丝线结扎血管，仔细探查无其他活动性出血点后，生理盐水冲洗，逐层缝合切口，无菌敷料包扎。

2. 骨化肌炎已形成，有明确膝关节功能障碍者，必须待骨化静止后（伤后 1 ～ 2 年），新生骨边界清晰时可手术摘除骨化物。以异位骨化硬块中远侧为中心，切一 5 ～ 10cm 纵向切口，切开皮肤、皮下、筋膜，锐性分离瘢痕组织，显露异位骨化区，用骨刀凿除骨化区骨质，注意凿子的倾斜度，避免过度凿骨。活动膝关节，如果有膝关节功能障碍，可同时行关节松解。探查出血点，若找到活动性出血点，用电凝止血，仔细探查无其他活动性出血点后，生理盐水冲洗，放置引流管，逐层缝合切口，无菌敷料包扎。

（三）康复治疗

1. 物理因子治疗 早期以冷敷为主，中后期可采用中药贴敷、TDP 照射等热疗活血化瘀，对有明显肌肉痉挛筋膜挛缩者采用超声波、蜡疗等手段。

2. 功能锻炼 提倡以牵拉受伤肌肉和股四头肌的静力收缩训练为主的训练模式，禁止出现训练时导致的局部反复出血。

三、疗效评定

（一）评定标准

疗效评定是判断患者疾病康复程度及治疗效果的客观评价。股四头肌挫伤的疗效评定包括疼痛、肿胀，功能障碍的时间、部位和程度，以及疼痛与功能、心理和社会的影响。

（二）评定方法

1. 日记与疼痛图。

2. VAS 视觉模拟量尺。

3. SF–36 疾病与健康评估。

四、难点分析与对策

（一）难点提出

本病的治疗难度在于对血肿的处理上。如果处理不当可造成严重的下肢功能障碍。

（二）解决对策

本病的早期以止血为主，局部出血越多，损伤就越重，后期的治疗就越难。本病是亡血基础上的瘀血，严重挫伤患者出血量往往都在1000mL以上，因此不能单纯活血化瘀。早期是在补血的基础上活血，中后期在健运中焦的基础上活血，方可收到理想结果。治疗时切忌粗暴的手法及不恰当的功能锻炼，导致局部反复出血、机化血肿，甚至产生骨化性肌炎。

（黄雷、戴国钢、刘显东）

◆ 腘绳肌拉伤 ◆

一、诊断

（一）病名

1. 中医病名　伤筋病（TCD：BNS000）。

2. 西医病名　腘绳肌拉伤（ICD–10：T93.507）。

本病主要是股二头肌、半腱肌、半膜肌超越生理范围的主动收缩和被动牵拉所致，出现肌肉、肌腱发生挨伤、部分断裂或完全断裂。此伤主要发生在体育运动中，比如短跑、跨栏、跳远等。

（二）疾病诊断

1. 症状　有明确的大腿后侧外力损伤史或劳损史，伤时可有拉伤感或撕裂声，伤后局部立即出现明显疼痛，疼痛的性质因损伤的严重程度不同而呈现撕裂痛、牵扯样痛和跳痛等。

2. 体征　伤处可有明显肿胀、压痛，皮下可触及撕裂处有凹陷感如为肌腹中间全断裂则出现“双驼峰”畸形，如为远近端断裂则出现“球状”畸形。可见因肌肉出血溢于皮下产生的瘀斑，后期血肿机化时可触摸到发硬的肿块或条束状物。劳损史者有腘绳肌局限性条索硬结、压痛，屈膝抗阻试验伤处明显疼痛，位于近端者易导致末端病样改变，位于远端者易导致腱围炎。陈旧性断裂者腘绳肌萎缩及张力下降。根据拉伤的严重程度，患侧膝、髋关节存在不同程度的活动受限。

3. 辅助检查　X线通常作为排除骨折的检查，较清晰的X线片可见明显的软组织肿胀影。B超、MRI检查可明确肌肉拉伤的程度、有无肌肉纤维的断裂、血肿的大小和位置。

（三）鉴别诊断

有明确受伤史者一般认症不难。劳损者应与腰椎间盘突出症、椎管狭窄症、梨状肌综合征、坐骨神经炎等导致的大腿后侧疼痛相鉴别。本病常有明确外伤史，痛处固定局限，而后者常为神经刺激引起的疼痛，局部压痛并不明确，有压痛也是沿神经走行方向。站立位腰椎轻度前屈能让症状重现即应考虑为腰椎间盘突出，而梨状肌紧张痉挛压痛及梨状肌紧张试验阳性表明为坐骨神经骨盆出口综合征。

（四）疾病分期

1. 根据疾病发展的过程，本病临床上可分为早、中、后期。

早期：为疾病发生的24～48小时，损伤出血，炎性反应明显，局部疼痛、肿胀及功能受限。

中期：损伤 24 ～ 48 小时后进入中期阶段，受伤的部位出血停止，局部疼痛和肿胀逐渐减轻。

后期：此期如果损伤较轻，或者早期处理得当，损伤部位已经基本修复，疼痛基本消失，但是功能尚未完全恢复，运动时仍感觉疼痛、酸软无力。如果肌纤维损伤、断裂严重，局部可形成明显瘢痕粘连，查体发现伤处软组织僵硬、肿块或条束状物，严重影响患者的运动能力。

2. 根据受伤类型分为急性型和劳损型。

急性型：由间接暴力引起，有明确的外伤史，疼痛、功能障碍明显。

劳损型：由大量跑跳运动积累而致，无一次明确外伤史，劳累后疼痛加重。

（五）证候分类

1. 血瘀气滞 多为拉伤早、中期，受伤处由于创伤反应致使局部血溢于脉外，阻于局部，脉络不通，不通则痛。痛点多固定，疼痛持续，以锐痛为主，拒按，并伴局部血肿形成和活动受限。舌红苔薄，脉弦或涩。

2. 气血亏虚 多为疾病发展的中后期，劳损者此时疼痛不严重，局部压痛不明显，活动时乏力，并伴有气血不足之面色㿠白等症状。舌淡苔白，脉细弦。

二、治疗方案

（一）非手术治疗

1. 早期止血 一般受伤当时局部出血明显，应及时采用 RICE 原则，即制动、冰敷、加压包扎、抬高患肢，这样可以早期达到减少出血的目的，减轻损伤带来的伤害。但是应注意的是，部分断裂的病例，应将患肢置于受伤的肌肉延长位固定，目的是使受伤的肌纤维后期瘢痕修复时不挛缩变短，导致以后运动时损伤的肌肉出现反复拉伤。明确血肿者，可在超声引导下穿刺抽吸。

2. 手法治疗

（1）复位手法：在早期使用，不必顾忌 48 小时内不能用手法的禁忌。患者取俯卧位，术者用掌根沿肌肉走向向伤处推压，一般几次即可，手下能立即感受到伤处的高突痉挛得到缓解。越早进行越好，术毕患处加压包扎。

（2）理筋手法：待局部出血停止后可适当在伤处上下、周围施以轻微推压手法，以改善周围血液循环和淋巴循环，减少肿胀。中期手法可广泛以揉、揉捏、推压为主，循序渐进，并给予适当的肌肉牵拉，防止肌肉挛缩。后期如果出现伤处严重的肌肉痉挛及肌筋膜的纤维条索样变，主要采用揉捏、牵拉等疏通经络镇痛手法，松解粘连，缓解痉挛，恢复肌肉筋膜正常的顺应性。手法宜柔和深透，切忌粗暴。劳损类参照中后期手法处理。

3. 针灸治疗 早期局部血肿较大时可以施以刺络放血疗法来减轻肿胀。拉伤不严重者直接针刺伤处，针用泻法。局部出血停止后治法：通足太阳经脉，活血化瘀，解痉止痛，上段损伤可取承扶、殷门，中下段外侧取殷门、委阳，内侧取殷门、阴谷，也可采用阿是穴直刺或顺肌纤维方向斜刺，可留针 10 分钟，也可采用电针，连续波输出，20 分钟 / 次，每日 1 次。

4. 中药治疗

血瘀气滞证：止血、消肿止痛是本证的治疗原则，可外敷二黄新伤软膏，口服七味三七口服液、玄胡伤痛片、创伤消肿片及血府逐瘀汤等。

气血亏虚：补益气血是本证的治疗原则，可选用益尔力口服液口服、血藤当归胶囊，外用芪藤软坚散或舒筋活血洗药。

（二）手术治疗

完全断裂者，可早期手术缝合。以断裂凹陷部为中心，切一 10 ～ 15cm 纵向切口，切开皮肤、皮下、筋膜，可见瘀血区和断裂的肌束，清除瘀血块和游离组织，探查出血点，用拉钩拉开分离的肌束，找到活动性出血点，用血管钳钳夹，一号丝线结扎血管，仔细探查无其他活动性出血点后，用丝线“8”字缝合断端。生理盐水冲洗，逐层缝合切口，无菌敷料包扎，钢托屈膝位固定。

（三）康复治疗

1. 物理因子治疗　早期以冷敷为主，中后期可采用 TDP 照射、蜡疗、中药贴敷治疗等方式活血化瘀，对有明显肌肉痉挛筋膜挛缩者采用超声波、蜡疗等手段。

2. 功能锻炼　早期多不主张受伤肌肉的功能锻炼，中、后期提倡以牵拉受伤肌肉恢复柔韧和屈膝抗阻力量训练为主的训练模式，禁止出现训练时导致局部反复出血。

三、疗效评定

（一）评定标准

疗效评定是判断患者疾病康复程度及治疗效果的客观评价。腘绳肌拉伤的疗效评定包括疼痛、肿胀，功能障碍的时间、部位和程度，以及疼痛与功能、心理和社会的影响。

（二）评定方法

1. 日记与疼痛图。

2. VAS 视觉模拟量尺。

3. SF-36 疾病与健康评估。

四、难点分析与对策

（一）难点提出

软组织的损伤都是以瘢痕修复来完成，所以一旦严重拉伤，通过合理的治疗，及时清除瘀血，缓解症状一般难度不大，但要想恢复到伤前水平则是非常困难的事，因此工作重点应放在预防上。

（二）解决对策

腘绳肌与股四头肌的力量比为 1∶2 ～ 1∶3，在踏跳等动作还需要更大的腘绳肌肌力，现在多数教练员已经比较重视对腘绳肌的训练，但仍然不够。作为协同肌的臀大肌和小腿三头肌和作为固定肌的臀中肌却往往被忽视，因此需要大大加强臀大肌 - 腘绳肌 - 小腿三头肌这条动力链和臀中肌的力量和弹性，方可最大限度地保护和增强运动员的运动能力。

（黄雷、戴国钢、刘显东）

◆ 髌骨软骨软化症 ◆

一、诊断

（一）病名

1. 中医病名　伤筋病（TCD：BGS000）

2. 西医病名　膝关节髌骨软骨软化症（髌骨其他紊乱）（ICD-10：M22.301）。

（二）疾病诊断

1. 病史 多有关节劳损或外伤史，常见于运动员、体育爱好者及体力劳动者。

2. 典型症状、体征 主症为膝前痛和关节酸软乏力，半蹲、起跳、落地、急停或上下楼痛，多在屈膝 30°～ 90°发生，不时突然出现“膝打软”症状。部分患者有膝冷痛，与天气变化有关，或有髌股关节假性交锁等症状。查体时多数有推压、磨髌痛，有髌股关节摩擦音或粗糙感，髌骨周缘有指压痛，局部可触及滑膜肿胀或增厚组织。久病患者有股四头肌萎缩及关节积液。

3. 辅助检查 X 线片（侧位、髌骨轴位）、MRI 检查可显示髌骨形态、位置，髌股关节有无结构异常或“骑跨”征。早期髌骨多正常，中、晚期可见髌骨软骨缘唇样增生，关节软骨面粗糙、缺损，软骨下骨质硬化、囊性变等改变。

（三）鉴别诊断

膝骨关节炎 多发于中老年人，膝关节肿胀、疼痛或畸形，晨僵，关节间隙压痛，关节活动时有明显摩擦音，膝屈伸功能受限，X 线片显示关节软骨缘有不同程度骨质增生、关节间隙变窄等改变。膝骨关节炎患者常合并髌股关节病等。

（四）证候分类

1. 气滞血瘀 有明显膝关节过度活动史，膝前疼痛或肿痛，上下楼痛，半蹲痛。舌质多瘀暗，苔薄黄，脉多弦或沉弦。

2. 寒湿痹阻 中晚期膝关节有受寒湿史，关节发凉、冷痛或肿胀，多与天气变化有关，上下楼痛，半蹲痛。舌质淡，苔薄白或白腻，脉弦紧。

3. 肝肾亏虚 病程日久，膝酸痛乏力，股四头肌萎缩明显，上下楼和半蹲痛，常有“膝打软”或“假性交锁征”。舌质淡，少苔，脉多沉细乏力。

二、治疗方案

（一）非手术治疗

1. 手法治疗 宜以舒筋活络、通调气血、通络止痛为主。

（1）一般按摩：手法按摩时，可配合郑氏舒活酊涂擦。患者取伸膝放松位，术者用揉、捏、揉捏、推压、搓等手法做股四头肌和膝关节大面积按摩 10 分钟，提拿腘窝两旁肌腱及跟腱数次。术者手呈钳形，用拇、食、中指捏住股四头肌腱或髌骨做揉捏、提拿手法按摩数分钟；在髌底或髌尖压痛点用拇指端做掐、推压手法数次，以髌骨区松快发热为度。早期局部肿痛明显者，掐、刮手法宜慎用。禁止施行压磨髌骨的手法按摩。

（2）经穴按摩：选取伏兔、梁丘、血海、膝阳关、鹤顶、阳陵泉、足三里、委中、绝骨、太冲等穴，中或重强度刺激。

（3）振击髌骨手法：有关节发凉、与天气变化有关或骨内压升高疼痛重者，可加用振击髌骨手法。术者先用手指端反复叩击髌骨数十次；再手指相并、掌心拱起呈撮状，做拍击髌骨手法数十次；双手半握拳在髌骨周围筋腱做叩击手法数十次；最后用双手做搓、揉、摩擦股四头肌、膝关节手法，以发热为度。

2. 针灸治疗 宜以痛为输，局部取穴为主，早期宜针刺，晚期宜针灸合治。选取髌骨周缘痛点，直刺痛处。髌尖痛点宜从髌腱两侧进针，斜刺向髌尖；髌底痛点，取鹤顶及左右旁开五分处，进针后沿腱膜表层向中心斜刺向痛点。局部选取伏兔、梁丘、血海、膝阳关、阳陵泉、足三里等。中或重强度刺激，留针 20 分钟，可行电针。关节冷痛者，可配合灸法和理疗。

3. 中药治疗　根据证型不同，选用行气活血、祛风寒湿、强筋壮骨等方法。

气滞血瘀：多发于本病早期或强度增大、过度活动后，宜内服玄胡伤痛片，每日 3 次，每次 4 片；创伤消肿片，每日 3 次，每次 3 片；或内服血藤当归胶囊，每日 3 次，每次 4 粒。外敷二黄新伤止痛软膏加川红花、血通。

寒湿痹阻：宜内服血藤当归胶囊、冷膝口服液或祛风活络丸，局部外用祛风寒湿洗药熏洗。

肝肾亏虚：宜内服强筋片、健步壮骨丸等，局部外用软筋化坚洗药熏洗，外贴丁桂活络膏。

4. 西药治疗　对症治疗，可适当服用非甾体类抗炎镇痛药，如双氯芬酸钠缓释胶囊、塞来昔布胶囊等。

5. 封闭治疗　髌周缘压痛明显者，可在压痛点处行 2 ～ 3 次醋酸曲安奈德注射液 5mg+1% 利多卡因注射液 3mL 封闭，5 ～ 7 日一次。注射时防止将药物注射入腱内。

（二）手术治疗

1. 适应证　软骨损伤严重、疼痛明显，经非手术治疗无效者。有髌股关节结构异常或紊乱，疼痛严重，经非手术治疗无效者。

2. 手术方法　本病进行手术治疗的是极少数。根据年龄、职业特点和软骨病损情况，可施行病灶软骨片切除修整、软骨下骨钻孔减压术或自身软骨移植术、自身软骨细胞生物置换术等。有髌股关节结构异常或紊乱症状严重者，可行髌股关节排列重建术、髌外侧支持带松解术甚或髌骨切除术等。

（三）康复治疗

1. 物理因子治疗　在手法或针灸后，可配合电热类理疗，可选用 TDP 治疗仪、中频或超短波治疗。

2. 功能锻炼　在医生指导下进行积极主动的功能锻炼对本病的治疗有重要作用。无论早或晚期患者，都不宜停止功能锻炼。针对不同的患者，应减少膝半蹲位或蹲起活动，或改进训练方法。痛重者，应停止引起疼痛的半蹲位或蹲起活动。功能锻炼宜以增强股四头肌肌力和膝关节稳定性的练习为主，不宜做膝蹲起的负荷练习。

（1）在无痛角度下，进行骑马式半蹲位“站桩”练习，患者也可背部靠墙或用手扶住桌椅进行“站桩”练习，练习强度和时间逐渐增加，一般一次站桩时间以股四头肌和膝关节感到发酸胀、发热为度，反复多次。

（2）股四头肌抗阻性的等长（静力性）收缩性练习。一般在伸膝位进行，要求其支撑点在膝下 10cm 左右为宜，并在小腿远端放置一定重量。根据需要，可在不同膝角位进行静力性练习。抗阻练习重量可逐渐增加，一次抗阻练习时间以股四头肌和膝关节感到酸胀、发热为度，反复多次。

（3）游泳或水中体疗对髌骨劳损患者的康复有较好作用，其练习强度和时间应逐渐增加。

（4）在膝弹力绷带或髌骨释压型护膝固定保护下进行适宜的跑跳或舞蹈、太极拳等运动，有利本病康复。

三、疗效评定

参照中华人民共和国中医药行业标准《中医病证诊断疗效标准》。

1. 治愈　疼痛肿胀消失，关节活动正常。浮髌试验阴性，无复发者。

2. 好转　膝关节肿痛减轻，关节活动功能改善。

3. 未愈 症状无改善，并见肌肉萎缩或关节强硬。

四、难点分析与对策

本病治疗应早期诊断，针对本病发生的不同原因和组织受损情况，采取积极的防治措施。如改进训练方法，调整运动量，使训练尽量科学化，防止单一的膝屈伸过度负荷活动发生；减少或暂不做髌股关节的负荷活动，纠正髌股关节承受的不正常应力或不合槽运动；增强股四头肌力和关节稳定性，改善、促进关节血运；适当的弹力绷带或髌骨释压型护膝固定等。在治疗上宜采用手法、针灸、药物、功能锻炼及理疗等综合疗法治之，防治结合，绝大多数患者可获得满意疗效。

（张挥武、程松苗）

◆ 髌腱腱病 ◆

一、诊断

（一）病名

1. 中医病名 膝筋伤（TCD：BGS000）。

2. 西医病名 髌腱腱病（ICD-10：M76.561）。

（二）疾病诊断

1. 病史 有跳跃或半蹲位运动过多的伤史，多见于球类、跳跃项目的运动员。

2. 典型症状、体征 膝前痛、酸软乏力，半蹲位（屈膝 60°～ 90°）运动、上下楼或起跳发力、急停时疼痛。一般髌尖处损伤，多在下楼、急停、落地时痛重；髌底处损伤，多在上楼、半蹲 60°～ 90°位痛重。髌骨周缘腱附着处有指压痛，以髌尖或髌底区压痛最多见，局部可触及肥厚变性组织。检查时，患者取伸膝放松位，术者用拇、食指将髌骨一侧推起，用另一手拇指端在髌周缘做指压检查，易获得阳性体征。在髌底区检查，除指压痛外，向下推髌时常有捻发音；做向下推髌抗阻试验，常发生剧烈疼痛。

3. 辅助检查 X 线片可见髌尖或髌底上缘骨质（而非关节软骨缘）延长、增生，腱组织肿胀、肥厚，或钙化等改变；重者在髌尖区有脱钙、骨赘呈鹰嘴状等改变。MRI 检查对关节软骨、腱组织及滑膜皱襞病变，积液，骨内瘀阻等有较高的诊断意义。

（三）鉴别诊断

髌骨劳损 有推压、磨髌痛、粗糙感和摩擦音等典型体征。影像学检查可见髌股关节软骨及软骨下骨的病理改变等。

（四）证候分类

同“髌骨劳损”部分。

二、治疗方案

（一）非手术治疗

与髌骨劳损治疗类同，宜用手法、针灸、药物、功能锻炼及理疗等综合治疗，防治结合，绝大多数患者可获得良效，并保证运动训练和工作进行。

单纯的髌骨周缘腱附着处损伤可不做振击髌骨的手法，一般不主张局部封闭治疗。确需皮质类固醇激素封闭时，应在腱周围疏松组织内注药，禁忌注入腱组织内，以防纤维变性、断裂。

（二）手术治疗

极少数疼痛严重、经非手术治疗无效者，可考虑行髌腱腱围剥离松解、腱变性部分切除，或髌尖、骨片切除术等。

三、疗效评定

参照中华人民共和国中医药行业标准《中医病证诊断疗效标准》。

1. 治愈 疼痛肿胀消失，关节活动正常。浮髌试验阴性，无复发者。

2. 好转 膝关节肿痛减轻，关节活动功能改善。

3. 未愈 症状无改善，并见肌肉萎缩或关节强硬。

四、难点分析与对策

（一）难点提出

对于髌腱腱病的治疗，难点在于髌腱变性、纤维化，临床上病情容易反复，容易形成顽固性膝前痛及膝关节提前退变。

（二）解决对策

在非手术治疗期间，避免局部过多刺激；无论何时都应注重膝关节的康复科锻炼，髌腱腱病的发生与伸屈肌力、股四头肌内外侧头的肌力不匹配，髌骨静态、动态对应关系不正常直接相关。针对性训练，增加髌腱的弹性储备，从而避免疾病的进程。

（张挥武）

◆ 膝关节骨软骨损伤 ◆

一、诊断

（一）病名

1. 中医病名 伤筋病（TCD：BGS000）。

2. 西医病名 膝关节骨软骨损伤（ICD-10：M93.201）。

（二）疾病诊断

1. 病史 急性软骨损伤均有明确的受伤史。如关节扭转、直接撞击受伤史。慢性软骨损伤多有关节劳损史。

2. 典型症状及体征 急性期关节肿胀、胀痛不适，皮温略高，浮髌试验阳性，关节功能受限。髌骨脱位伴骨软骨切线骨折者，髌骨恐惧试验阳性，压磨髌痛，髌内侧支持带压痛，股骨外髁软骨或骨软骨损伤区域压痛；直接暴力引起的髌骨嵌压骨折，可有压磨髌痛；如为骨软骨骨折，则关节穿刺可抽出积血，静置数分钟后可见表面有脂肪滴。慢性期关节不同程度肿胀，活动量大或下午肿胀加重，休息及晨起肿胀减轻或消失，关节酸胀、疼痛不适，关节乏力，在损伤区可触及压痛，病程久者可见股四头肌萎缩。若骨软骨片脱离骨床，可有关节游离体症状如关节交锁，查体时可能触及游离体等。

3. 辅助检查 早期X线片及CT都不易发现病损；投照角度、位置很重要，往往需从几个角度拍照，切线位最易显示。后期可见关节面缺损、剥脱的骨软骨块或创伤性关节炎改变。临床上根据病史和检查，对高度怀疑者建议尽早行MRI检查，可对病变范围及程度有较明确的判断。

（三）鉴别诊断

1. 急性损伤需与各部位的韧带损伤相鉴别，两者均有关节外伤史，前者关节稳定性良好（髌骨一过性脱位伴骨软骨切线骨折除外），后者损伤韧带的相关稳定性减弱或丧失，并伴有韧带走行区域的压痛，MRI可鉴别。

2. 慢性损伤需与各部位的风湿性关节炎相鉴别，前者有关节劳损史，后者风湿免疫指标多有异常。

（四）病理分型

关节软骨的机械损伤可分为3类。

1. 软骨细胞和基质显微损伤，没有明显的软骨表面破裂。

2. 软骨明显破裂（软骨骨折）。

3. 软骨和软骨下骨断裂（骨软骨骨折）。

（五）证候分类

1. 筋骨伤损，血瘀气滞 关节肿胀、胀痛不适，皮温升高，关节功能受限。脉弦。

2. 筋断骨裂，血瘀气滞 关节肿胀、积血、胀痛不适，皮温升高，关节多有交锁、弹响，关节功能受限。脉弦。

3. 筋骨劳损，气血不足 关节酸软乏力，运动后加重，休息后缓解，肌肉萎缩。舌质淡，少苔，脉多沉细乏力。

4. 筋骨失养，寒湿痹阻 慢性期关节不同程度肿胀，关节发凉、冷痛，多与天气变化有关，得温则舒，肌肉萎缩。舌质淡，苔薄白或白腻，脉多弦紧。

二、治疗方案

（一）非手术治疗

1. 休息、制动 局部冰敷，关节积血或积液时予关节穿刺，抽尽后加压包扎。

2. 手法治疗 急性期局部不宜按摩，但可在关节周围进行指针点穴以通络止痛，并对起周围痉挛的肌肉行手法理筋。慢性期可在关节上下搽郑氏舒活酊，做抚摩、揉捏、搓等手法，配合经穴按摩。

3. 针灸治疗 选伏兔、血海、阳陵泉、足三里、丰隆、委中、太冲等穴，通经络、行气血、消肿止痛；寒湿痹阻者可加灸法。

4. 中药治疗

筋骨伤损、血瘀气滞和筋断骨裂、血瘀气滞按三期辨证论治。早期内服七味三七口服液或桃红四物汤加减，外敷二黄新伤止痛软膏加血通、红花等；中后期内服归香正骨丸，外敷旧伤活络软膏，并配合活血散瘀洗药或祛风寒湿洗药熏洗。

筋骨劳损，气血不足，宜以补肝肾、强筋骨、益气血为原则。内服消增强骨片、益尔力口服液等，外贴丁桂活络膏。

筋骨失养，寒湿痹阻，宜以补肝肾、强筋骨、祛风寒湿为原则，内服祛风活络丸、血藤当归胶囊等，外敷滑囊炎散加减，去龙骨、牡蛎，加川牛膝、独活、千年健、海桐皮、威灵仙，或外用祛风寒湿洗药熏洗。

（二）手术治疗

1. 适应证　骨软骨块脱落形成游离体，关节功能紊乱者；慢性骨软骨损伤引起创伤性关节炎，经非手术治疗无效或疗效欠佳者。

2. 手术方法　骨软骨块脱落形成游离体，关节功能紊乱者，应尽早行关节镜检及镜下相应手术；对于清创修整后可原位再植的游离体，宜采用粗丝线缝合固定、Herbert 螺钉固定、细克氏针固定治疗；而清创修整后不可原位再植的游离体，则予以摘除，并行骨床的钻孔成形术。慢性骨软骨损伤引起创伤性关节炎，经非手术治疗无效或疗效欠佳者，行关节镜检及镜下相应手术；可根据情况采取自体软骨移植和马赛克软骨修复技术，修复损坏的软骨面。

3. 术后康复　单纯游离体摘除者术后宜早期活动；骨床软骨成形术或钻孔术者，可在术后两周开始关节屈伸练习，扶拐 2 周；骨软骨块内固定者，术后 2 ～ 3 周开始关节活动，待骨折愈合后方可负重，术后 6 ～ 8 周拔出细克氏针。

（三）康复治疗

1. 物理因子治疗　可用超短波、微波或直流电离子透入治疗。

2. 功能锻炼　以关节周围肌力的静力收缩练习为主。恢复训练应循序渐进，以训练后次日关节肿胀等症状不加重为宜；减少致伤动作的训练。

三、疗效评定

参照中华人民共和国中医药行业标准《中医病证诊断疗效标准》。

1. 治愈　疼痛肿胀消失，关节活动正常。浮髌试验阴性，无复发者。

2. 好转　膝关节肿痛减轻，关节活动功能改善。

3. 未愈　症状无改善，并见肌肉萎缩或关节强硬。

四、难点分析与对策

（一）难点提出

临床上许多骨软骨损伤早期没有明确诊断和及时治疗，后期被诊断为剥脱性骨软骨炎、关节内游离体、软骨软化症等，临床疗效不佳。

（二）解决对策

临床上对该病宜早诊断、早治疗。受伤关节迅速肿胀者，应做关节穿刺抽出积血，静置数分钟后观察是否有脂肪滴；不能排除骨软骨损伤者，应做磁共振检查。明确有骨软骨损伤者，应尽早手术修复骨软骨骨折，配合中医中药治疗。

（张挥武、程松苗）

◆ 膝关节半月板损伤 ◆

一、诊断

（一）病名

1. 中医病名　伤筋病（TCD：BGS000）。

2. 西医病名 膝关节半月板损伤（ICD–10：S83.203）。

（二）疾病诊断

1. 病史 有膝扭转致伤史或无明显外伤史。

2. 典型症状、体征 半月板受伤，一侧的胫股关节间隙有确切、固定压痛，少数患者在关节间隙可观察到或触及肿块（半月板囊肿）。伤膝功能有不同程度受限，部分患者有关节弹响、交锁症状，伤膝不同程度肿胀，陈旧性损伤患者大多有股四头肌萎缩。不到一半的患者麦氏试验阳性，一半以上的患者伤膝过伸和（或）过屈挤压试验阳性。麦氏试验：患者仰卧放松。检查者一只手握持患者膝内、外侧胫股关节间隙，另一只手握持足踝部，在保持胫骨内或外旋、施加膝内或外翻应力的同时，从最大屈膝位逐步伸膝。若检查者在一侧关节间隙扪及弹动和（或）闻及弹响，并伴随患者疼痛主诉为阳性，提示该侧半月板可能损伤。近最大屈膝位的阳性提示后角损伤；90°位阳性提示体部损伤；近伸直位阳性提示前角损伤。若合并有交叉韧带或侧副韧带损伤，韧带的相关应力试验可为阳性。

3. 辅助检查 X线片可显示合并的剥脱性骨软骨炎及骨性游离体。MRI检查可以判断大多数半月板的问题，但对某些类型的半月板损伤（如小的纵裂或横裂）不能有效显示。因此，影像学检查应紧密结合临床症状、体征进行诊断。临床上对于半月板损伤的具体情况，应以关节镜检查的结果为准。

（三）鉴别诊断

半月板损伤作为引发膝关节机械性内紊乱最常见的原因，主要与滑膜皱襞、髌下脂肪垫卡压，关节内游离体，软骨损伤及髌股关节失稳，关节内引起机械性内紊乱的其他占位性病变（如滑膜血管瘤、局限性色素沉着绒毛结节样滑膜炎等）相鉴别。

（四）病理分类

1. 创伤性撕裂

（1）边缘稳定型小纵裂或不完全性的半月板撕裂：镜下探针证实撕裂长度小于5mm，撕裂的半月板组织无平移及上下翻转；不完全性的半月板撕裂是指撕裂仅局限在股骨面或胫骨面。

（2）边缘不稳定型长纵裂或桶柄样撕裂：镜下探针证实撕裂长度大于5mm，撕裂的半月板组织可发生平移及上下翻转。

（3）横形撕裂及瓣状撕裂：镜下证实该撕裂均发生在半月板非血供区。

（4）半月板撕裂合并交叉韧带、侧副韧带断裂。

2. 退变性撕裂

（1）水平层裂：关节镜下证实该撕裂多发生在半月板的非血供区，撕裂的半月板组织多有较明显的退变磨损，其对应的软骨面都有退变征象。

（2）复合撕裂：关节镜下发现在退变严重且病史较长的患者，其半月板在水平层裂的基础上还可发生瓣状裂、横裂等其他类型的撕裂，其膝关节多有较为严重的退变或软骨剥脱、骨外露等病理改变，X平片多显示有单间室或全间室的退行性骨关节炎改变征象。严重的病例镜下可见半月板丧失正常形态，其胶原纤维飞散。

（3）盘状半月板：盘状半月板以外侧多见，关节镜下根据其形态及后角胫骨附着之有无（Watanabe分类），分为完全型、非完全型及Wrisberg韧带型。其撕裂以在退变基础上发生体部的水平层裂多见。在少年儿童，其Wrisberg韧带型可在后角和（或）体部的边缘发生纵裂而致盘状半月板过度活动，进而产生临床症状（主要表现为伸膝受限，屈伸活动时关节内弹响）。

（4）半月板囊肿：以外侧半月板体部、前角多见，其常见的半月板撕裂类型为水平层裂及放射状撕裂，关节镜下可见其内容物为黄色或褐色果冻状。

（五）证候分类

1. 血瘀气滞　损伤初期，关节肿痛，间歇性交锁或屈伸不利。舌暗有瘀斑，脉弦或涩。

2. 痰湿阻络　病程迁延或早期失治，伤膝冷痛，痛有定处，软弱无力。苔多白腻，脉滑。

3. 肝肾亏虚　久病不愈，筋肉萎缩，伤肢痿软。舌红少苔，脉沉细无力。

二、治疗方案

（一）非手术治疗

非手术治疗适宜于无交锁的各型半月板撕裂伤。

1. 伤后 1 ～ 2 周，伤膝制动，内服创伤消肿片、玄胡伤痛片；若关节肿胀积液，可行关节穿刺，并予弹力绷带加压包扎，关节局部皮温高者可外敷二黄新伤止痛软膏。

2. 肿痛减轻后，开始伤膝周围肌力训练，并于床旁悬吊伤肢，开始关节活动度练习。注意其屈伸活动度应以不加重关节的疼痛为度。一般在伤后 4 ～ 6 周达到正常的活动范围。

3. 损伤两周后宜服用活血通络的血藤当归胶囊及创伤消肿片，肿痛消退后可外贴丁桂活络膏。对伤膝冷痛者，可加用祛风寒湿洗药；伤膝疼痛灼热者，加用活血散瘀洗药、软筋化坚洗药；伤膝屈伸不利，局部扪及硬结或条索状物，可外敷芪藻软坚软膏；病程日久，肌肉萎缩者在强化体疗的同时，伤肢大腿、小腿部可外用舒活酒辅以推拿，其手法以循经揉捏、提拿为主，辅以膝周或循经取穴针灸治疗。

（二）手术治疗

手术治疗适宜于如下类型，其术后处置同非手术治疗。

1. 边缘不稳型长纵裂或桶柄样撕裂　此型宜在关节镜下解剖复位后，行缝合修补术。对前角、体部的撕裂可行从外向内或从内向外的缝合，缝线采用可吸收的 PDS 线；对后角的撕裂可行镜下全内缝合或选用可吸收内固定材料（如快速锁定装置 RapidLoc、Fast–TiFix 等）行关节镜下半月板的内固定术。

2. 横形撕裂及瓣状撕裂　该型撕裂发生在半月板非血供区，应尽可能多地保留健康的半月板组织，若其撕裂通达边缘，应尽可能施行次全切除术。总之，应尽力保留其环状纤维健康的半月板组织，力争避免施行全切除术。

3. 半月板撕裂合并交叉韧带、侧副韧带断裂　在重建断裂的交叉韧带、修复断裂的侧副韧带的同时，缝合边缘纵裂的半月板，可明显提高撕裂半月板的愈合率，并可减少修复半月板的再撕裂。

4. 退变性撕裂

（1）水平层裂：关节镜下应尽量切除发生层裂的股骨面半月板组织，保留冠状韧带完整的胫骨面半月板，必要时施行次全切除术。

（2）复合撕裂：尽量通过镜下部分切除或次全切除，挽救边缘环状纤维健康的半月板组织。但对半月板各部均已严重毁损的病例，仍应施行半月板全切除术。

5. 盘状半月板　对 Watanabe 完全型或非完全型应尽力施行镜下半月板部分切除成形术；对 Wrisberg 韧带型，若其半月板后角无明显退变，可在施行部分切除成形术的同时，同期施行后角和（或）体部的缝合或内固定术加以修复。

6. 半月板囊肿 关节镜仅需切除水平层裂和（或）放射状撕裂的半月板组织，并同时在关节镜下切除半月板边缘膨隆的囊肿。镜下常见囊肿内果冻样物流出。没有必要因发生囊肿而常规施行半月板全切除术。

三、疗效评定

（一）评定标准

参照中华人民共和国中医药行业标准《中医病证诊断疗效标准》。

1. 治愈 膝关节疼痛肿胀消失，无关节弹响和交锁，膝关节旋转挤压和研磨试验（-），膝关节功能基本恢复。

2. 好转 疼痛肿胀减轻，关节活动时有弹响和交锁，膝关节间隙挤压疼痛（±）。

3. 未愈 膝关节疼痛无改善，有弹响及交锁，关节功能障碍，或合并膝关节滑囊炎、骨性关节炎。

（二）评定方法

采用 Lysholm 膝关节评分表评定。

四、难点分析与对策

（一）难点提出

对于复杂的半月板撕裂，术中全面准确的判断和最佳手术方式的选择是对手术者的考验；经修复的半月板不愈合、保留的半月板不稳定是手术效果不理想的主要问题，也是继发创伤性滑膜炎、关节炎的主要原因。

（二）解决对策

关节镜外科医生应全面掌握半月板撕裂的处置策略和手术技巧，既要尽可能地保留或挽救半月板组织，又要避免因保留的半月板不稳定、不愈合而引发关节内紊乱。

（张挥武、程松苗）

◆ 膝内侧副韧带损伤 ◆

一、诊断

（一）病名

1. 中医病名 膝内侧筋伤（TCD：BGS000）。

2. 西医病名 膝关节内侧副韧带损伤（ICD-10：S83.401）。

（二）疾病诊断

1. 病史 有膝外翻扭转受伤史，多因跌倒或膝外侧受到撞击受伤。患者有时可记得受伤时有“噼啪声”或“弹响”。

2. 典型症状、体征 膝外翻受力时疼痛，伤后全膝关节肿痛或局部肿痛，屈伸功能受限，严重者难以负重，有时局部可见皮下瘀斑。沿膝关节内侧副韧带走行区有压痛，侧方应力试验阳性。临床合并半月板、交叉韧带损伤时，可有相应检查试验阳性。

3. 辅助检查 普通正侧位 X 线片可以排除骨折；应力位 X 线片可提示伤膝关节内侧间隙增宽，并

可显示合并的撕脱性骨折。MRI 检查有助于对侧副韧带撕裂或有无半月板、其他韧带损伤做出全面准确的判断。

（三）鉴别诊断

1. 内侧副韧带止点撕脱性骨折　X 线片可显示骨折。

2. 前交叉韧带损伤　伤后关节功能明显受限，关节迅速肿胀，查体 Lanchman（+），ADT（+）。MRI 可显示前交叉韧带损伤及可能合并的骨挫伤。

3. 内侧半月板撕裂　内侧胫股关节间隙有确切、固定压痛，麦氏征可能阳性。

4. 胫骨平台骨折　X 线片可显示骨折。

（四）病理分类

1. Ⅰ度损伤　显微镜下可见损伤，肉眼不可见，侧副韧带内胶原纤维少量断裂，外翻应力试验阴性。

2. Ⅱ度损伤　侧副韧带内胶原纤维部分断裂，肉眼可见，外翻试验阴性或可疑阳性。

3. Ⅲ度损伤　侧副韧带内胶原纤维完全断裂，外翻应力试验阳性，开口感明显。此型多合并前、后交叉韧带损伤，甚至后内侧、后外侧复合体损伤。

（五）证候分类

1. 筋断筋伤，血瘀气滞　损伤早期，关节肿痛，屈伸不利。舌质红或暗，苔薄白或薄黄，脉多弦。

2. 筋失濡养，湿阻筋络　伤后日久，反复肿胀或积液，时轻时重，重坠胀痛，屈伸不利。舌质淡，苔多白滑，脉沉弦或滑。

3. 筋脉失养，关节不稳　损伤 2 ～ 3 个月或更长，伤肢肌肉明显萎缩，关节不能持重，行走无力或打软腿，关节屈伸受限或伴有间歇性交锁、弹响。舌质淡、苔薄，脉多弦细。X 线片可见伤膝及其周围骨质疏松。

二、治疗方案

（一）非手术治疗

1. 冰敷、理筋、固定　伤后即刻予局部冰敷，做向断端推压、理筋整复手法后，断端部放置压垫并加压包扎，下肢超踝托板固定，制动抬高。

2. 中药治疗　损伤早期，筋断筋伤，血瘀气滞，治以活血化瘀、行气止痛，内服玄胡伤痛片、创伤消肿片或膝伤一号方。对局部肿胀明显者可外敷二黄新伤止痛软膏。损伤中后期湿阻筋络者，可内服膝伤二号方、独活寄生汤加减，外用祛风寒湿洗药，外贴丁桂活络膏。伤后筋脉失养者，内服强筋片、膝伤三号方、牛杞地黄丸等。

3. 推拿、针灸治疗　手法以循经揉捏、提拿为主，并循经取穴或在膝周取穴施以针灸治疗。

（二）手术治疗

非手术治疗无效，不能满足运动训练需求者可行手术治疗。

内侧副韧带完全断裂，可经膝关节内侧小切口直接缝合韧带断端。若缝合后内侧副韧带张力恢复不理想，可移植半腱肌腱予以加强。

（三）康复治疗

1. 物理因子治疗　局部可给予超短波、超声波、偏振光、中频等物理因子治疗。

2. 功能锻炼　鼓励患者尽早行股四头肌、腘绳肌静力收缩练习。早期扶双拐进行伤肢不负重行走练习。伤后3周左右，伤膝局部肿痛明显消除后，去除托板固定，佩戴铰链式活动支具开始关节屈伸活动练习。在肌力恢复满意的情况下，扶双拐进行伤肢部分负重行走练习。

三、疗效评定

（一）评定标准

参照中华人民共和国中医药行业标准《中医病证诊断疗效标准》。

1. 治愈 肿胀疼痛压痛消失，膝关节功能完全或基本恢复。

2. 好转 关节疼痛减轻，功能改善，关节有轻度不稳。

3. 未愈 膝关节疼痛无减轻，关节不稳定，功能障碍。

（二）评定方法

采用Lysholm膝关节评分表评定。

四、难点分析与对策

（一）难点提出

对于内侧副韧带撕裂的治疗，难点在于正确把握关节固定和关节活动的时机和方法，固定不好则韧带修复不好，活动不好则关节功能障碍。

（二）解决对策

伤后早期应做撕裂韧带的理筋手法治疗，配合压垫、托板做好伤膝关节的有效固定，时间在3周左右。当局部肿痛明显消除后，去除托板固定，进行床旁弯腿练习，一次10分钟，每日2次为宜，循序渐进，在4周时关节活动度达到90°。日常生活中，应佩戴铰链式活动支具进行关节屈伸活动练习。

（张挥武、程松苗）

◆ 膝关节滑膜皱襞综合征 ◆

一、诊断

（一）病名

1. 中医病名 膝关节筋伤（TCD：BGS000）。

2. 西医病名 膝关节滑膜皱襞综合征（ICD-10：M67.201）。

（二）疾病诊断

1. 病史 多有膝关节外伤史或劳损史。

2. 典型症状、体征 膝关节在特定角度用力时打软、疼痛，活动加剧，休息后减轻，膝关节屈伸时感髌股关节内弹响和假性交锁，关节时有肿胀。查体见关节肿胀，股四头肌萎缩，压磨髌痛，屈膝时股骨髁软骨内上缘和髌骨内上侧可触及肥大的滑膜皱襞、压痛，局部封闭后症状立即消失，即可确诊本病。

3. 辅助检查 X线片无异常改变，可了解骨关节一般情况。MRI可了解滑膜皱襞的异常情况和关节内其他问题。

（三）鉴别诊断

本病常与半月板损伤鉴别，但后者特点为假性交锁，疼痛部位屈膝时股骨髁软骨内上缘和髌骨内

 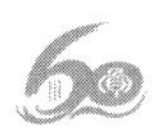

上侧可触及肥大的滑膜皱襞、压痛，局部封闭后症状立即消失。

（四）病理分型

1. 髌内侧滑膜皱襞　位于内侧髌股关节之间及内侧关节囊。

2. 髌上囊型　位于髌上囊与膝滑膜腔之间。

3. 髌下型　位于股骨髁间前窝与脂肪垫之间。

（五）证候分类

1. 气滞血瘀　早期，关节肿痛，屈伸不利。舌质红或暗，苔薄白或薄黄，脉多弦。

2. 筋脉失养　后期肌肉略有萎缩乏力，膝关节在特定角度用力时打软、疼痛。舌质淡、苔薄，脉多弦细。

二、治疗方案

（一）非手术治疗

部分患者通过非手术治疗可有较好疗效，具体方法可参照创伤性滑膜炎的治疗；必要时在滑膜皱襞肥厚部位行 2 ～ 3 次封闭治疗。

（二）手术治疗

病程长、非手术治疗无效者，可行关节镜下病变滑膜皱襞切除术。

三、疗效评定

参照中华人民共和国中医药行业标准《中医病证诊断疗效标准》。

1. 治愈　疼痛肿胀消失，关节活动正常。浮髌试验阴性，无复发者。

2. 好转　膝关节肿痛减轻，关节活动功能改善。

3. 未愈　症状无改善，并见肌肉萎缩或关节强硬。

四、难点分析与对策

（一）难点提出

对于膝关节滑膜皱襞综合征的治疗，难点在于滑膜皱襞卡压导致的髌股关节紊乱，临床上病情容易反复，易造成相应关节面软骨的损伤。

（二）解决对策

早期以股四头肌内侧头静力收缩练习为主，配合股外侧肌群、股后肌群拉伸，改善髌股关节的软组织平衡；在炎性渗出期，禁忌膝关节反复屈伸活动，忌久坐、久站、久走等。在非手术治疗期间，避免局部过多刺激，禁忌引起弹响、疼痛和假性交锁的动作。

（张挥武、程松苗）

◆ 膝关节脂肪垫损伤 ◆

一、诊断

（一）病名

1. 中医病名　膝关节筋伤（TCD：BGS000）。

2. 西医病名 膝关节脂肪垫损伤（ICD–10：M79.461）。

（二）疾病诊断

1. 病史 有膝前直接撞击史或膝反复屈伸劳损史或膝部受凉史。多见于跳远、武术、登山等运动项目。

2. 典型症状、体征 膝髌腱旁及髌腱后疼痛、过伸痛，伸膝时加重，不愿伸膝，上下楼及运动后加重。髌腱两侧膝眼处突出，或肿胀、发硬、压痛，关节内可有积液，被动伸直时髌腱下疼痛，髌腱松弛紧张压痛试验阳性。急性损伤可有关节积液，病程长者可有肌肉萎缩。

3. 影像学检查 膝侧位 X 线片可见脂肪垫支架的纹理增粗，少数在肥厚的脂肪垫中可出现钙质沉着。MRI 对髌下脂肪垫炎的诊断有一定的意义。关节镜检查可对本病有明确的诊断，通常可见伸入髌骨后方及胫股关节前方的脂肪垫舌瓣。

（三）鉴别诊断

1. 膝半月板前角损伤 均可在膝被动过伸时出现膝前疼痛、胫股关节间隙前份压痛，二者有相似之处；膝髌下脂肪垫损伤 MRI 检查可见脂肪垫肥厚肿胀，而半月板损伤的 MRI 检查可准确判定是否有损伤及损伤的部位及程度。

2. 伸膝筋膜损伤 均在膝前髌腱下、旁出现疼痛、压痛；膝关节脂肪垫损伤在股四头肌收缩、伸膝筋膜紧张时，髌腱下及髌腱旁压痛不明显；在伸膝筋膜放松时压痛明显。而伸膝筋膜损伤则在股四头肌收缩、伸膝筋膜紧张时，髌腱下及髌腱旁压痛非常明显且表浅固定，在伸膝筋膜放松时压痛不明显。

（四）证候分类

1. 血瘀气滞 有膝损伤史，行走痛，下楼尤痛，局部轻度肿胀，或有皮下瘀斑，双膝眼压痛明显，膝过伸试验阳性。舌质暗红，苔薄黄，脉弦。

2. 寒湿痹阻 有膝部受寒史，膝部冷痛，受寒后疼痛逐渐加重，得热舒服或疼痛减轻，双膝眼持续肿胀隆起，压痛，膝过伸试验阳性。舌质淡红，苔白腻，脉弦或迟缓。

3. 肝肾亏损 有膝反复屈伸劳损史，膝部酸痛乏力，劳累后疼痛逐渐加重，大腿肌肉萎缩，双膝眼持续肿胀隆起，压痛，膝过伸试验阳性。舌质淡，苔少，脉缓无力。

二、治疗方案

（一）非手术治疗

1. 休息、制动 急性损伤者，伸膝位制动休息 2 ～ 3 周。

2. 手法治疗 急性损伤者可用指针足三里、风市、三阴交、丰隆、阳陵泉、阴陵泉等伤部远近端穴位以通经活络、消肿止痛，可交替使用。注意：操作中严禁重手法刺激膝髌骨周围软组织，特别是髌下脂肪垫、滑膜组织，以免加重组织创伤反应。

3. 针灸治疗 急性损伤血瘀气滞者取穴阳陵泉、阴陵泉、内膝眼、犊鼻、阿是穴等，得气后用快针泻法以活血化瘀、消肿止痛。

慢性损伤肝肾亏虚者可先用补法，再用电针以舒筋活络、寓补于通，取穴足三里、风市、阳陵泉、阴陵泉、血海、内膝眼、犊鼻、阿是穴等交替使用，强度以患者能耐受为度。

寒湿痹阻者可用温补针法以温经通络、活血止痛，取穴足三里、风市、阳陵泉、阴陵泉、血海、内膝眼、犊鼻、丰隆、太冲穴等交替使用，强度以患者能耐受为度。

4. 中药治疗

急性损伤，血瘀气滞：可内服膝伤一号方，连服 7 ～ 14 日，或内服玄胡伤痛片、创伤消肿片，饭后服用。外敷二黄新伤止痛软膏加川牛膝、血通、红花等，过敏者停用。

寒湿痹阻：宜内服祛风活络丸、血藤当归胶囊，或内服独活寄生汤以散寒除湿、益肝肾、止痹痛。外敷芪藻软坚软膏或旧伤活络软膏，过敏者停用。

慢性劳损，肝肾亏虚：可选服膝伤二号方、膝伤三号方，连服 7 ～ 14 日，或内服血藤当归胶囊、牛杞地黄丸。外敷旧伤活络软膏，过敏者停用。

5. 封闭治疗　痛点局限者，可用 1% 利多卡因 2mL ＋醋酸曲安奈德注射液 10mg 痛点封闭，封闭治疗后患膝制动休息 5 ～ 7 日。

（二）手术治疗

1. 适应证　翼状皱襞与胫骨有粘连者、顽固脂肪垫损伤卡压在胫股关节间隙经非手术治疗无效者。

2. 手术方法　关节镜下粘连分离及卡压脂肪垫、滑膜皱襞切除术。

（三）康复治疗

1. 物理因子治疗　可用直流电碘离子透入疗法，30 ～ 40 分钟 / 次，1 次 / 日，15 次 / 疗程。急性损伤者，局部冰敷，2 次 / 日，20 分钟 / 次。慢性损伤者，可用短波疗法、蜡疗，15 ～ 20 分钟 / 次，1 次 / 日，15 次 / 疗程；TDP 局部照射配合电针治疗，30 分钟 / 次，1 次 / 日。

2. 功能锻炼　可继续并加强股四头肌力量训练，如患肢直腿抬高训练（3 次 / 日，5 组 / 次，20 个 / 组，10 秒 / 个），训练中尽量避免伸屈膝动作。

三、疗效评定

参照中华人民共和国中医药行业标准《中医病证诊断疗效标准》。

1. 治愈　疼痛肿胀消失，关节活动正常。浮髌试验阴性，无复发者。

2. 好转　膝关节肿痛减轻，关节活动功能改善。

3. 未愈　症状无改善，并见肌肉萎缩或关节强硬。

四、难点分析与对策

（一）难点提出

对于膝关节脂肪垫损伤的治疗，难点在于脂肪垫瘢痕化、纤维化，临床上病情容易反复，易形成顽固性膝前痛。

（二）解决对策

在非手术治疗期间，避免局部过多刺激；手术中也要尽量减少对脂肪垫组织的干扰。

（张挥武、程松苗）

◆ 膝关节滑膜炎 ◆

一、诊断

（一）病名

1. 中医病名 膝关节筋伤（TCD：BGS000）。

2. 西医病名 膝关节滑膜炎（ICD-10：S83.605）。

（二）疾病诊断

1. 病史 通常有明显的膝关节外伤史、手术史或过度劳损的病史。

2. 典型症状、体征 急性期膝关节肿胀，胀痛不适，关节功能受限；慢性期关节不同程度肿胀，活动量大或下午肿胀加重，休息及晨起肿胀减轻，膝关节酸胀、疼痛不适，关节乏力，屈曲受限，下蹲困难。急性期关节肿大、皮温高，关节间隙有压痛，肌肉痉挛；慢性期关节不同程度肿胀，皮温不高，病变区可扪及肥厚的滑膜，有压痛，股四头肌萎缩。中量以上的积液者浮髌试验阳性，关节穿刺抽出积液或积血，有积血者需排除关节内骨软骨骨折或韧带撕裂。

浮髌试验：患者平卧，伸直患肢，检查者一手按压患者髌上囊将液体推入关节腔内，以另一手食指快速按压髌骨，如能感到髌骨与股骨髁间有撞击感即为阳性。

3. 辅助检查 X线片可排除关节内骨折及其他病变。MRI可见关节内积液和肥厚、炎性改变的滑膜。

（三）鉴别诊断

1. 色素沉着绒毛结节性滑膜炎 关节液多呈暗红色或棕红色，稀薄而有黏性，含红细胞。

2. 类风湿关节炎 2/3的患者开始症状为疲劳、厌食、全身无力，以及模糊的肌肉骨骼症状，直至出现明显的滑膜炎症状；对称性关节受累，多从腕关节和掌指关节开始，然后是近侧指间关节、远侧指间关节，并逐渐侵袭膝、肘、髋、肩等大关节。晨僵可持续一个多小时，局限于关节的疼痛、肿胀及触痛，疼痛随活动加重；关节外表现包括类风湿结节、类风湿血管炎、胸膜肺疾病、神经疾病、心包炎及骨质疏松。关节液检查可证实炎症性关节炎，实验室检查约2/3的患者类风湿因子阳性、几乎所有的患者血沉加快。影像学检查中后期X线片可见受累关节软骨缺失、骨侵蚀及关节附近骨质稀疏，掌指关节或近侧指间关节半脱位或脱位。

3. 急性痛风性关节炎 对于一个中年男性肥胖者，有突然发作的急性单关节炎时，应首先怀疑痛风。具有以下第（1）或第（2）项，或两项均具备者即可确诊为急性痛风性关节炎。当患者不具有第（1）和第（2）项时，根据临床特征的第（3）和第（4）项辅助条件亦可确诊。

（1）关节液白细胞内有尿酸盐结晶。

（2）痛风结节针吸或活检有尿酸盐结晶者。

（3）具有以下12项中6项以上者亦可确诊（准确率达98％）。

①一次以上急性关节炎发作。

②炎症在一日之内达到高峰。

③单关节炎发作。

④关节充血肿胀。

⑤第 1 跖趾关节疼痛或肿胀。

⑥单侧第 1 跖趾关节肿痛发作。

⑦累及单侧跗骨关节。

⑧可疑痛风石。

⑨血清尿酸水平升高。

⑩不对称的一个关节肿痛。

⑪X 线片示骨皮质下囊性变不伴骨浸润。

⑫ 关节炎症发作期间，关节液细菌培养阴性。

（4）无上述三项，具有以下三项者亦可确诊：

①典型单关节炎随之有一个无症状间歇期。

②给予秋水仙碱治疗后，滑膜炎可迅速缓解，有特殊治疗效果。

③高尿酸血症。

（四）证候分类

1. 筋伤，血瘀气滞　急性期关节肿大、皮温高，关节间隙有压痛，肌肉痉挛。脉弦数。

2. 痹证，湿热或寒湿阻滞　慢性期关节不同程度肿胀，病变区可扪及肥厚的滑膜及压痛，股四头肌萎缩，湿热型局部皮温高。舌质红苔黄，脉滑数；寒湿型局部皮肤发凉。舌质淡苔白腻，脉滑。

二、治疗方案

（一）非手术治疗

1. 冷疗、固定等急救处理　急性期需制动休息，局部冰敷，关节大量积液时可行关节穿刺，抽出积液并加压包扎。

2. 手法治疗　急性期不宜按摩治疗。慢性期肿胀已退，可予按摩治疗，先在膝关节上下擦郑氏舒活酊，后做抚摸、揉捏、搓等手法，配合指针血海、阳陵泉、阴陵泉、足三里、丰隆等。具体方法：①先于膝及周围表面抚摩后，由远及近推压大小腿，双手交替进行 3 ～ 5 分钟；②以拇指先揉、推两侧膝眼，再推、揉髌上囊处，然后推揉髌周围及内外关节间隙处，该手法为此阶段的主要手法，可起到活血消肿的作用；③揉捏、搓大小腿肌肉。

3. 针灸治疗　可选伏兔、血海、阳陵泉、足三里、丰隆、委中、太冲等穴，以通经络、行气血、健脾消肿。

4. 中药治疗

（1）急性期：外敷二黄新伤止痛软膏，内服当归、防己、泽泻、茯苓皮、大腹皮、萎皮、川芎、牛膝、泽兰、甘草，每日一剂，水煎，分 3 次服。

（2）慢性期：外敷滑囊炎散，水醋各半调敷于患处。肿胀发热者，去龙骨、牡蛎，加芙蓉叶、蒲公英；水肿大而属实者，加牛膝、防己、萆薢、白蔹；反复肿胀属虚者，加用党参、黄芪、白术、川芎；肿胀发凉者，加桂枝、千年健、海桐皮、威灵仙。

5. 封闭治疗　对于有明确痛点的，可在病变滑膜局部行封闭治疗。

（二）手术治疗

1. 适应证　经长期规范治疗症状不能缓解者，或有合并损伤者。

2. 手术方法　滑膜炎一般分析病因、对因或对症处置。排除继发性滑膜炎的顽固性滑膜炎，可考虑必要时行关节镜检及镜下关节清理术，术中必须将滑膜组织送检病理，进一步明确或排除诊断。

（三）康复治疗

1. 物理因子治疗 可采用超短波、微波或直流电离子透入治疗。

2. 功能锻炼 以股四头肌和股后肌群静力收缩练习为主，在反复渗出肿胀期，禁忌膝关节反复屈伸活动，忌久站、久走等。

三、疗效评定

（一）评定标准

参照中华人民共和国中医药行业标准《中医病证诊断疗效标准》。

1. 治愈 疼痛肿胀消失，关节活动正常。浮髌试验阴性，无复发者。

2. 好转 膝关节肿痛减轻，关节活动功能改善。

3. 未愈 症状无改善，并见肌肉萎缩或关节强硬。

（二）评定方法

采用 Lysholm 膝关节评分表评定。

四、难点分析与对策

（一）难点提出

对于膝关节滑膜炎的治疗，难点在于正确把握膝关节活动的时机、方式和运动量，活动不当则病情反复，活动不足则关节功能障碍。

（二）解决对策

早期以股四头肌和股后肌群静力收缩练习为主，在反复渗出肿胀期，禁忌膝关节反复屈伸活动，忌久坐、久站、久走等。

（张挥武、程松苗）

◆ 膝外侧疼痛综合征 ◆

一、诊断

（一）病名

1. 中医病名 膝外侧筋伤（TCD：BGS000）。

2. 西医病名 膝外侧疼痛综合征（ICD-10：M79.661）。

（二）疾病诊断

1. 病史 有长距离跑步、行走、上下楼时膝外侧剧痛被迫停止运动，经治疗或休息后自愈，再运动又易复发的病史。

2. 典型症状、体征 膝外侧疼痛（剧痛、刺痛、烧灼痛），可有脱膝感；部分运动员膝外侧副韧带与关节间隙间可触及小结节（有硬韧或半波动感）、局部固定有剧烈压痛。

3. 辅助检查 X 线及 CT 检查常无异常发现。MRI 可辨明膝外侧的四个支持结构，即腘肌腱、外侧副韧带、髂胫束和股二头肌腱，可能发现局部的滑膜炎及滑囊肿胀。

（三）鉴别诊断

1. 膝外侧半月板撕裂或伴囊肿 由于患者屈伸膝关节时外侧疼痛，有脱膝感及关节间隙压痛，易误诊为外侧半月板撕裂，但本病半月板摇摆试验和麦氏征阴性。另外，根据病史、症状及封闭诊断法，特别是磁共振检查可以鉴别。

2. 膝外侧副韧带损伤 由于二者都在膝外侧副韧带的上端或中部出现压痛，易误诊为外侧副韧带损伤。但本病无伸膝内翻应力痛，反在屈膝外侧副韧带放松时痛，且能触及小结可以鉴别之。

3. 股二头肌腱炎、腱下滑囊炎 其受伤部位与本病很近，靠近腓骨小头部，但其疼痛多出现在跑跳、足用力向后蹬地的动作时，当检查时压痛点随膝的屈伸、二头肌腱的移位而向前后改变。

（四）证候分类

1. 筋伤，血瘀气滞 损伤早期，在长距离跑步、行走中突感膝外侧剧痛，被迫停止运动，膝外侧副韧带与关节间隙间固定明显压痛。舌质暗红，苔薄黄，脉弦。

2. 肝肾亏损，筋脉失养 损伤中后期，膝部酸痛乏力，劳累后疼痛逐渐加重，膝外侧固定压痛，膝外侧副韧带与关节间隙间可触及小结节（有硬韧或半波动感）。舌质淡红，苔少，脉多乏力。

二、治疗方案

（一）非手术治疗

1. 休息、固定 发病早期完全休息、伸膝位固定制动休息一周，可取得较好疗效。

2. 手法治疗 采用揉、揉捏、摩擦、推压、按压、提弹、搓等手法放松腘绳肌群、股四头肌、小腿三头肌等；指针取穴风市、环跳、阳陵泉、梁丘、足三里、丰隆、绝骨、阿是穴等，每穴 15 秒。

3. 针灸治疗 选取风市、膝阳关、阳陵泉、梁丘、阿是穴等，电针治疗，疏密波输出。有小结节者，可在结节最高处直刺一针，然后在其上、下、左、右各斜刺一针，针尖朝向结节中心，电针治疗，密波输出，强度以患者能耐受为度。

4. 中药治疗

筋伤，血瘀气滞：外敷二黄新伤止痛软膏加川牛膝、血通、红花等，过敏者停用。内服玄胡伤痛片、创伤消肿片，饭后服用。

肝肾亏损、筋脉失养：内服血藤当归胶囊、牛杞地黄丸等。外敷芪藤软坚散或旧伤舒筋散，过敏者停用。

5. 封闭治疗 局部无小结节者，可用 1% 利多卡因 2mL 加醋酸曲安奈德注射液 10mg 痛点封闭，配合休息效果较好。

（二）手术治疗

1. 适应证 该病多选择非手术治疗，疗效较好。对于辅助检查提示确有增生或积液的膝外侧滑囊，非手术治疗无效者可以选择手术治疗。

2. 手术方法 麻醉下切除变性的滑囊，切除后可考虑采用复方倍他米松注射液局部注射。

（三）康复治疗

物理因子治疗 可用短波（10 分钟 / 次，1 次 / 日）、激光（10 分钟 / 次，1 次 / 日）、蜡疗（20 分钟 / 次，1 次 / 日）等。

三、疗效评定

采用 Lysholm 膝关节评分表评定。

四、难点对策及分析

（一）难点提出

本病在部分患者容易反复发作，一般来说，经治疗和休息后可以缓解，恢复运动后容易复发。

（二）解决对策

除了针对膝外侧局部的治疗之外，还应对紧张、痉挛的腰臀肌、阔筋膜张肌、髂胫束进行牵拉和手法松解；对于步态异常者，还应进行步态的调整训练；恢复训练之后容易复发者，建议佩戴大腿护具。

（张挥武、程松苗）

◆ 胫骨内侧应力综合征及应力性骨折 ◆

一、诊断

（一）病名

1. 中医病名 骨折病（TCD：BGG000）。

2. 西医病名 胫骨内侧应力综合征及应力性骨折（ICD-10：M84.391）。

（二）疾病诊断

1. 病史 一般无明显外伤史，大多有长跑、长途步行训练后逐渐出现症状史。本病常发生于体质较差、肌肉力量较弱的青少年，或平素缺少运动突然参加剧烈运动者。好发于跑跳运动者、长途行军的新兵、舞蹈演员等，近年来多见于参加体考训练的学生和业余马拉松爱好者。

2. 典型症状及体征 逐渐出现胫骨前或小腿后外侧疼痛。每当训练或加大运动量后，或走路多、上下楼梯时疼痛加重，做后蹬腿动作感乏力且疼痛加重。个别患者出现夜间痛，甚至走路呈跛行。休息时缓解者为骨膜炎；应力骨折者休息时疼痛仍持续存在。胫骨内侧中下 1/3 或外踝上方有局限性肿胀，皮肤灼热，在胫前诸肌的起始部或在胫骨内侧中、下段有局限性压痛。部分患者在腓骨下缘也有压痛。局部可触到高突不平或硬结。单足跳试验：用患侧足跟跳跃会引起相应胫骨区域疼痛。

3. 影像学检查

（1）X 线片：早期 X 线片常为阴性，疲劳性骨膜炎后期可有骨膜增厚，骨皮质边缘模糊不清。晚期发生疲劳性骨折时，骨折线极细微模糊，有时需借助放大镜才能发现，有些骨折线呈横形、斜行，或新生骨痂呈鸟嘴状突起。

（2）CT 检查：早期均有直或不同程度弯曲的横形透亮线，伴邻近软组织较广泛肿胀；晚期骨内外膜增生，局部密度增高，但仍可见骨折线痕迹；随着病程延长，局部骨痂堆积增多，骨膜反应更明显，长骨骨膜增生围绕骨干生长形成新的不完整的骨皮质轮廓，横断面 CT 扫描呈现双皮质征。

（3）MRI 检查：早期能见到骨髓及软组织内水肿，晚期骨膜炎无明显阳性表现，而骨折则有低信号的骨折线。

（三）鉴别诊断

本病与胫腓骨慢性骨髓炎均有不规则骨折线时易混淆，详尽的病史采集有助于鉴别。

（四）病理分类

1. 胫骨疲劳性骨膜炎 早期X线片示小腿软组织肿胀，有明显絮状影出现。2周后出现明显骨膜反应。3周时胫骨中下段形成长斜坡状成骨反应，呈现典型的疲劳性骨膜炎表现。6周时成骨反应区域密度明显增加，骨皮质变厚，胫骨中下段横截面积明显增加。表明胫骨处于大强度的运动负荷下，其中下段的几何形态结构不能适应运动的需要，在3～6周的训练过程中可以疲劳性骨膜炎的形式增加骨量和改变骨量分布的方式逐步增强相对薄弱的部位，以适应大强度运动的需要。

2. 胫骨疲劳性骨折 目前将疲劳性骨折分为3型。

Ⅰ型：发生在胫骨上1/3处，早期疼痛，后期X线可见明显内生骨及骨膜下化骨，易被误诊为慢性骨髓炎或骨肉瘤。此型易于控制，减少训练量多可自愈。

Ⅱ型：胫骨螺旋形骨折，早期症状与胫骨疲劳性骨膜炎相似，痛点较为广泛，后期X线可见胫骨有较长的致密新生骨影。此型预后也较好，多能自愈。

Ⅲ型：胫骨中下段呈鸟嘴样疲劳骨折，其特点是一旦发生经久不愈，常需要手术植骨方能愈合。

（五）证候分类

1. 瘀滞 常见于急性较大量运动后，小腿中下份前缘肿胀、压痛，跛行，活动后加重。舌质红，苔薄黄，脉弦。

2. 肝肾不足 多见于青少年过度跑跳者，运动后小腿中下份酸胀、疼痛，活动后加重，局部发硬，压痛明显。舌质淡、苔薄白，脉沉细。

3. 筋骨失养，骨断筋伤 上述两型长期失治、误治或继续超量运动，筋骨失养、骨失连续、筋失束骨，出现小腿中下份剧痛、肿胀，不能负重。舌质淡、苔薄白，脉沉细。

二、治疗方案

（一）非手术治疗

非手术治疗适合疲劳性骨膜炎和Ⅰ型、Ⅱ型疲劳性骨折。

1. 休息、制动 减少运动量，调整训练内容，用弹力绷带包扎患处。有明显骨折线者应用夹板固定，制动休息4～6周，固定期间加强股四头肌力量和踝关节的伸屈活动训练。

2. 中药治疗

瘀滞：早期服用玄胡伤痛片和创伤消肿片，或口服七味三七口服液；肿胀疼痛明显者外敷二黄新伤止痛软膏加黄柏、黄芪、白芷、木通、白蔹、山豆根、川芎、牛膝。有发热者，加大黄、牡丹皮、地骨皮、地榆。

肝肾不足：中后期服用归香正骨丸或双龙接骨丸和血藤当归胶囊，每日3次。骨膜增厚，局部有硬结时，外敷芪藻软坚软膏。

筋骨失养，骨断筋伤：此型应按骨折三期论治，可配合外敷鸡血藤、黄芪、儿茶、没药、象皮、秦皮、煅燃铜、骨碎补、白及、何首乌。内服归香正骨丸或双龙接骨丸。

3. 手法治疗 外搽郑氏舒活酊，推拿小腿，对整个胫骨前外侧、外侧、后侧肌群进行松解，主要手法有揉、捏、揉捏、推、指针（委中、丰隆、足三里、解溪、悬中、阴陵泉、阳陵泉、三阴交、绝骨，昆仑、太溪等穴）等，2次/日，20分钟/次。

4. 针灸治疗　常用穴位有阿是穴、委中、阳陵泉、承山、昆仑、太溪等，疏密波输出，20 分钟 / 次。

5. 封闭治疗　疼痛严重和痛点较为集中者，可行 1% 利多卡因 2mL 加醋酸曲安奈德注射液 10mg 局部封闭。

（二）手术治疗

手术治疗适用于Ⅲ型骨折或骨折有移位者，经停训等其他措施治疗无效者。手术方法有以下两种。

1. 带锁髓内钉固定　在髌韧带正前方切一 1 ～ 2cm 纵向切口，四棱锥钻开胫骨平台前侧骨皮质，对骨折行闭合手法复位，插入导针，扩髓钻扩髓，选取合适大小髓内钉插入髓腔，借助瞄准器，完成远端经皮锁定，C 臂透视，如果有断端分离可以回敲，使髓内钉带动骨折远端断面向近端断面靠近并加压，最后通过近端瞄准器完成近端经皮锁定。C 臂透视满意后，冲洗并缝合切口，无菌敷料包扎。

2. 手法复位经皮微创接骨板固定　对于胫骨中下 1/3 骨折的治疗可采用该手术。选取胫骨远端前内侧做 4 ～ 5cm 弧形切口，保护大隐静脉，闭合手法复位，通过小切口插入解剖钢板或经过塑形的接骨板，调整并 C 臂透视确认接骨板位于内侧吻合位置，远近段各打入 1 ～ 2 枚螺钉，C 臂透视确认骨位及钢板位置好后，在远近段各打入数枚螺钉完成固定。对于术前影像学资料显示断端有较大硬化区的，可以在断端切开一小切口，将硬化断面处理，完成固定后在骨缺损部植骨。缝合切口，无菌敷料包扎。

（三）康复治疗

物理因子治疗可局部用 10% 碘离子导入或局部中药热奄包热敷、超声波离子透入、活血散瘀洗药熏洗患处等，20 分钟 / 次。

三、疗效评定

参照中华人民共和国中医药行业标准《中医病证诊断疗效标准》。

四、难点分析与对策

（一）难点提出

本病的发生多与训练动作不正确、训练方法不当、运动功能不足有关，因此，临床上往往治疗有效，恢复训练后病情复发。

（二）解决对策

应针对患者的发病原因进行运动功能测评，并根据测评结果进行运动干预。训练中应注意个体化、周期化、循序渐进，训练期间注意疲劳的恢复，选择合适的装备，特别是适脚、鞋底弹性好的鞋。治疗期间做不负重训练，例如游泳、水疗、自行车及下肢肌肉的收缩与伸展等。

（张挥武、刘显东）

◆ 腓肠肌拉伤和跖肌腱断裂 ◆

一、诊断

（一）病名

1. 中医病名　伤筋病（TCD：BGS000）。

2. 西医病名 腓肠肌拉伤和跖肌腱断裂（小腿后群肌肉损伤）（ICD–10：S86.101）

（二）疾病诊断

1. 病史 多见于膝关节伸直时突然蹬地起跳受伤。

2. 典型症状及体征 受伤时小腿后方有“棒击”感，剧痛，不能（起踵）蹬地行走，跛行，每于前脚掌蹬地时疼痛加剧。数日后疼痛逐渐减轻，但小腿后方可有肿胀，在跟腱周围皮下有瘀斑。踝关节做主动的跖屈抗阻试验和被动的背伸踝关节时小腿后部疼痛加重，不能起踵。沿跖肌腱或腓肠肌内外侧头检查，能触及一敏锐压痛点，完全断裂者能扪及一凹陷及两侧高突之肿块，踝关节抗阻跖屈时明显，此凹陷多位于肌腱肌肉移行部分。

3. 辅助检查 X线片可排除骨折。彩超可较准确判定肌肉或肌腱的损伤与否和程度。

（三）鉴别诊断

本病应与跟腱损伤相鉴别。跟腱断裂在其走行区可扪及“凹陷”，捏小腿三头肌试验（Thompson征）阳性。

（四）证候分类

1. 血瘀气滞 常见于急性损伤早期。小腿中下份肿胀明显、压痛，跛行，踝活动受限。舌质红，苔薄黄，脉弦。

2. 寒湿痹阻 多见于损伤后期。局部酸胀、畏寒、发硬，局部条索物、结节明显，足背伸活动受限。舌质淡，苔薄白，脉沉细。

二、治疗方案

（一）非手术治疗

1. 急救处理 患肢伸膝位制动休息，局部立即冰敷，20分钟/次，可每隔3小时1次，间断延长至24～48小时，密切观察足背动脉和足部神经情况。若血肿较大者，应在无菌操作下行穿刺抽尽积血，针眼无菌敷料贴敷，弹力绷带加压包扎后抬高伤肢。

2. 手法治疗 急性损伤3日后可配合轻手法沿肌纤维方向进行推压按摩，每次20分钟，每日1次。慢性损伤可采用抚摩、揉捏、推压、弹拨、刮等手法剥离和松解粘连，配合郑氏舒活酊外搽。指针委中、承山、阴陵泉、阳陵泉、三阴交、涌泉等穴。足跖屈拉伸，局部痛点沿肌纤维方向进行推分，手法宜轻。

3. 针灸治疗 常用穴位有阿是穴、委中、阳陵泉、承山、昆仑、太溪等，疏密波，20分钟/次；或沿小腿三头肌方向，斜刺条索状物，电针20分钟，每日1次。

4. 中药治疗

血瘀气滞：伤后10日内选服创伤消肿片、玄胡伤痛片、七味三七口服液等。局部外敷二黄新伤止痛软膏加血通、赤芍、泽泻等，每日1次，并适当加压包扎固定。

风寒痹阻：超过10日仍未吸收之血肿、囊性变或硬结者，内服祛风活络丸，外敷芪藻软坚软膏，配合软筋化坚洗药熏洗患处，每日2次，20分钟/次。

（二）手术治疗

1. 适应证 严重腓肠肌内外侧头断裂者，跖肌腱陈旧性断裂并影响患者日常活动者。

2. 手术方法 对于肌腱新鲜断裂者，可直接断端缝合。术后石膏固定踝关节轻度跖屈位4～6周。陈旧性肌腱断裂者，需仔切除瘢痕及变性组织，充分松解粘连，尽可能直接缝合断端。若不能直接缝合，可将跖肌腱缝合于腓肠肌腱。术后固定踝关节于轻度跖屈位。

（三）康复治疗

急性损伤可行超短波治疗，脉冲无热量方式，80Hz，峰值功率 80W，20 分钟，每日 2 次。或脉冲超声波治疗，50% 空占比，0.6W/cm^2，每日 1 次，10 次为 1 个疗程。对多次反复受伤者可局部中药奄包热敷 20 分钟，连续方式超短波 40W 照射。局部超声波理疗每日 1 次，连续方式，1W/cm^2，每次 20 分钟。

三、疗效评定

参照中华人民共和国中医药行业标准《中医病证诊断疗效标准》。

四、难点分析与对策

（一）难点提出

本病的发生多与准备活动不充分、技术动作不正确、小腿肌力不平衡等有关，因此，临床上往往治疗有效，恢复运动后容易再次受伤。

（二）解决对策

应对患者进行肌力测评，并根据测评结果进行运动干预。训练比赛前准备活动要充分，注意对小腿后群肌肉的牵拉。

（张挥武、张宇）

◆ 腓骨肌腱脱位 ◆

一、诊断

（一）病名

1. 中医病名　伤筋病（TCD：BGG000）。

2. 西医病名　腓骨肌腱脱位（ICD-10：M62.861）。

（二）疾病诊断

1. 症状

（1）有急性损伤史，多为在足背伸位时突然扭转受伤，患者可自行觉得外踝有锤击感，即感外踝部疼痛，活动困难。

（2）慢性损伤者有多次踝关节扭伤史，外踝部疼痛，活动后加重，在上楼梯时外踝有跳动感。

2. 体征

（1）急性损伤者，外踝后方软组织肿胀、皮下青紫瘀斑，外踝后缘和后沟部位有明显压痛，能触及位于腓骨前方的滑脱肌腱。

（2）慢性损伤者足外翻抗阻试验能诱发腓骨肌腱滑脱，有畏惧感，运动中滑脱时会出现突发无力感，足跖屈时肌腱复位。

3. 辅助检查

（1）X 线片多为阴性，但伴有支持带撕脱性骨折时可见外踝后缘有小骨片。

（2）超声能显示脱位之肌腱，特别是在动态活动踝关节时。

（三）鉴别诊断

本病主要和踝关节扭伤后不稳相鉴别。前者压痛部位位于腓骨尖后方，而后者压痛部位多位于外踝前下方，特别是足外翻抗阻试验能否激发肌腱的脱位能有效鉴别。值得注意的是，在部分踝关节不稳的病例中可同时伴有腓骨肌腱的滑脱。

（四）疾病分型

1. 急性脱位　由一次急性暴力引起，支持带急性撕裂，腓骨肌腱脱位。

2. 复发性脱位　可由急性迁延而来，也可累积发病，腓骨肌腱在活动中可自行脱位和复位。

二、治疗方案

本病通常采用手术治疗。急性者直接缝合腓骨上支持带，复发者还需行组织移植术，必要时行腓骨沟加深术。

1. 急性创伤性腓骨肌腱脱位　采用腓骨上支持带直接修复术。在外踝后方 1cm 做弧形手术切口，切开皮下皮肤，皮下组织，保护腓肠神经，显露断裂的支持带，复位腓骨肌腱，以 2–0 不可吸收缝线修复断裂的支持带，术后石膏固定于踝关节轻度外翻位 4 ～ 6 周。

2. 复发性脱位　通常采用腓骨沟加深联合上支持带修复术。于腓骨后方根据肌腱的走行做一个弧形切口，暴露腓骨肌腱，检查腓骨肌腱沟，加深此沟时，先用小骨刀自最外侧缘掀起沟区的软骨面，保留内侧的附着，掀起软骨瓣 1.5 ～ 2.0cm，用刮匙刮除深面的骨松质 4 ～ 5mm，将软骨瓣压回沟区，裸露的软骨面用骨蜡覆盖，再将腓骨肌腱复位，用骨锉修整腓骨后外侧，将腓骨肌腱上支持带以 2–0 不可吸收缝线缝合于此。也可行骨性阻挡术，即腓骨外侧截骨，将骨块旋转，用螺钉固定骨块，形成阻挡。术中注意重建支持带张力要适中，勿过紧或过松。

3. 围手术期治疗　术后石膏固定踝关节轻度外翻、跖屈位 4 ～ 6 周，去除石膏后开始功能锻炼，逐渐负重行走。

三、疗效评定

（一）评定标准

本病疗效的评定标准主要包括踝关节的疼痛程度，疼痛与活动的关系，以及踝关节的活动度等。

（二）评定方法

1. Muzar 踝关节评价分析系统。

2. Baird–Jackson 踝关节评分系统。

3. AOFAS Ankle–Hindfoot Scale（AOFAS 踝 – 后足评分系统）。

4. Kofoed 评分标准。

四、难点分析与对策

（一）难点提出

腓骨肌腱脱位并不只是在踝关节背伸、外翻时才会发生，在踝关节反复扭伤中也会导致复发性腓骨肌腱脱位，反复脱位后腓骨肌腱变性，增加肌腱断裂的风险。

（二）解决对策

及时治疗踝关节扭伤，对踝关节不稳时积极进行踝关节稳定性训练。明确诊断为腓骨肌腱脱位，应尽早手术修补或加强支持带。

（戴国钢、张宇）

◆ 跟腱断裂 ◆

一、诊断

（一）病名

1. 中医病名 伤筋病（TCD：BGG000）。

2. 西医病名 跟腱断裂（ICD–10：S86.001）。

（二）疾病诊断

1. 症状 有明确的疾跑或跳跃运动中的急性受伤史，患者常自觉有钝物击打感，或闻及断裂声，痛有定处，活动明显受限。

2. 体征 踝关节仍有部分屈伸功能，受伤当时跟腱外形消失下陷，在踝关节背伸时能扪及跟腱有一凹陷。压痛明显，若断裂时间稍长，足跟部则有皮下瘀血及肿胀，捏小腿三头肌试验（Thompson test）阳性。值得注意的是，若跟腱部分断裂，局部瘀肿，能扪及凹陷，但 Thompson test 显示为阴性。

3. 辅助检查 临床查体不十分明确者，推荐彩超或 MRI 检查，可见腱实质纤维的连续性完全或部分中断，踝关节背伸时间隙增宽。

（三）鉴别诊断

1. 网球腿 是指小腿三头肌内侧头腱腹交界处的部分撕裂和（或）跖肌腱的断裂，受伤机制和即时症状与跟腱断裂相似，但查体发现此伤无凹陷、Thompson test 阴性，彩超检查可明确。

2. 跟骨结节撕脱骨折 断裂部位紧靠跟腱止点，X 线片可确诊。

（四）疾病分期

根据疾病发展的过程，本病临床上可分为急性、陈旧断裂。

1. 急性 为断裂发生的 1 周以内。

2. 陈旧 为断裂发生的 1 周以上，皮下、腱围和跟腱之间存在广泛粘连，断端的跟腱及其周围组织发生局限性缺血性坏死、变性，瘢痕形成，部分患者还可见断端间滑囊。

（五）病理分型

根据跟腱连续性中断的完全与否分为完全和部分断裂。根据是否与外界相通分为开放性或闭合性。根据暴力的大小分为创伤性和自发性：①创伤性：中年患者常见，较大暴力，损伤即时反应重。②自发性：老年患者常见，多有近期或长期喹诺酮类药物使用史，若合并激素使用进一步增加断裂风险，因为喹诺酮类的结缔组织毒性作用导致跟腱的变性、力学性能下降，在轻微外力的条件下即可断裂。

二、治疗方案

（一）非手术治疗

新鲜断裂者，对于运动无强烈需求者可考虑采用非手术治疗。

1. 手法治疗　患者取俯卧位，足踝自然跖屈，可用揉、捏、揉捏、搓、擦等手法对小腿三头肌进行充分放松，再用虎口由近端向远端推压小腿三头肌数次，手法轻柔深透，感觉充分解除肌肉的痉挛后，再用拇指顺肌腱外缘捋数次，尽可能完成对断端的续接吻合。

2. 固定　长腿石膏或钢托固定踝关节于自然跖屈位 6 ～ 8 周，拆除外固定，开始垫一 4 ～ 5cm 足跟垫行走，逐渐负重，随跟腱愈合每周拆除 1cm，直至拆完，并逐渐弃拐负重行走，恢复或接近自然步态行走 8 ～ 12 周，期间逐渐根据步态（踝关节运动幅度和患肢肌力）恢复情况，开始进行行走及匀速慢跑练习。必要时使用踝部支持带增加踝关节的稳定性，注意运动场地的安全，避免患肢骤然发力，如急停急转运动、变速或高速运动等。

3. 中药治疗

（1）2 周内：局部外敷二黄新伤止痛软膏，活血化瘀、消肿止痛，每天敷 8 ～ 12 小时，注意避免皮肤过敏；内服七味三七口服液 10mL，3 次 / 日，或者玄胡伤痛片 3 ～ 4 片加创伤消肿片 3 ～ 4 片，3 次 / 日，活血化瘀。

（2）2 周以上：内服益尔力口服液 10mL，3 次 / 日，加血藤当归胶囊 3 片，3 次 / 日，或术桂胶囊 4 片，3 次 / 日，补益气血，活血养血。

（二）手术治疗

1. 适应证　运动员和积极参加体育活动人群的急性闭合性跟腱断裂、开放断裂、陈旧断裂需要修复治疗者。

2. 切开修复缝合手术要点

（1）手术时机和术前准备：急性跟腱闭合断裂、开放断裂均主张早期手术治疗、陈旧断裂属于择期手术。手术前仔细询问病史，积极完善术前检查，明确是否存在手术禁忌指征，制定相宜的治疗方案；并尽可能对症调整全身情况，使身体能适应实施手术，减少术后并发症的出现。强调积极术区皮肤消毒护理准备，预防术后切口并发症的发生，可用聚维酮碘溶液或 0.1% 高锰酸钾涂擦小腿、踝足部数次。积极有效治疗足癣、灰趾甲等足踝皮肤病。

（2）体位：患者俯卧，双下肢伸直，双踝前垫小枕保持膝屈曲、踝关节跖屈位。跟腱缝合时患踝处于和健侧一致的跖屈位以控制缝合修复跟腱的长度。修复缝合完成后和健侧对比了解手术修复跟腱张力和连续性恢复情况。

（3）手术切口：选择在小腿后正中线的内侧，可以避免以后瘢痕和鞋摩擦所造成的不适。显露时注意保护腓浅神经和切口下血供，深筋膜下分开切口，皮缘牵拉应轻柔，术中术野以盐纱保护。

（4）手术操作的注意事项

①腱围组织需要尽可能好地保护和修补，以减少术后皮肤和跟腱的粘连。

②断端需要良好的缝合吻合，陈旧跟腱由于断端延长愈合需要切除瘢痕组织短缩断端再缝合吻合，此时两端处理成“V–Y”或“Z”形，缝合会更牢固。

③端端吻合后需要于近端翻转腱瓣加固跟腱。腱瓣的厚度和长度、宽度需要仔细测量和切取，必要时需将断端削薄，使加固修复后的跟腱尽量与正常跟腱的粗细和长度一致，以降低切口关闭时的张力，这也是避免术后切口愈合障碍的关键。腱瓣可通过于近端肌腹与跟腱交界处由小切口翻取，再向下经皮肤深筋膜下隧道跨越并穿过断端。

④术中探查跖肌腱的损伤情况，必要时可用跖肌腱加固跟腱。

⑤关闭切口时尽量做到无张力缝合，无死腔存在，切口内放置通畅的负压引流管至术后 24 ～ 48

小时。

3. 微创经皮小切口跟腱缝合手术要点 在避免术后出现切口并发症方面有着良好的优势，但断端没有加固修补，外固定及康复周期需要适当延长，以避免跟腱再断裂的发生。选择这种术式要求断端距跟腱附着点的距离不少于3cm，缝合线应确实穿行于跟腱内，穿过缝合线的远近端距断端的距离基本相等，在踝关节跖屈位时收紧分别来自远近端的缝合线并打结。

因为这种术式存在一定的后期恢复运动后的再断率及腓肠神经损伤并发症，专业运动员是否选择这种手术方式尚无定论。

4. 术后并发症及处理

（1）并发症：手术切口愈合障碍、皮缘坏死、切口感染、跟腱外露是常见的术后并发症。跟腱再断裂可发生在术后恢复期的各个阶段，多为意外原因导致修复跟腱不能承受小腿三头肌骤然向心收缩或踝关节猛烈的被动背伸牵拉跟腱所致。

（2）处理：

①切口感染应该及时清除感染灶，充分引流，必要时加用抗生素，纠正全身疾病及损伤。对缝合线引起的排异反应，应积极彻底清理残余线结。评估跟腱外露和坏死范围和程度，采用再缝合或转移皮瓣等术式关闭切口。对跟腱坏死程度重或已经失去牢固愈合的情况，可采取腓骨长肌修复跟腱术式。

②跟腱再断裂应该明确再断裂的原因，及时再手术恢复跟腱连接并加固。同时明确向患者宣讲再断裂的风险和可能情况，注意自我保护，避免再断裂的发生。

5. 围手术期治疗

（1）损伤早期治疗（受伤后至手术修补缝合阶段）

①治疗原则：及时止血，止痛，防肿，消肿，理筋续筋，患肢制动休息。

②治法：可给予冰敷，加压包扎，抬高患肢，及时将患肢用托板或支具外固定于踝跖屈30°位。或外敷新伤软膏加减或新伤药浸剂，每次半天，注意皮肤过敏情况。内服活血化瘀、消肿止痛类药物。方选创伤消肿片、玄胡伤痛片、七味三七口服液、桃红四物汤加减等。

手法理筋：患者俯卧，小腿及足踝垫以软枕，保持踝关节于背伸位，医者用㨰法、捏法治疗小腿后部肌肉及跟腱。手法宜轻柔，以不感疼痛为度，自上而下，反复5～6次，再用揉捏法使肌腹放松，然后用双手拇指于断端对向推揉跟腱局部以使卷曲的腱纤维尽可能松解，进而吻合续接。

健肢的主动练习：若患者为专业运动员，应该注意健肢的运动能力和全身功能状态的保持。

（2）损伤中期治疗（术后4周内）

①治疗原则：凉血止血，扶正祛邪，活血化瘀，行气消肿，和营止痛，舒筋通络，健脾胃，调和脏腑。良好的外固定制动保护，以避免跟腱再损伤，促进跟腱愈合，预防手术切口并发症的发生。

②治法：患肢需要使用托板或支具外固定于踝跖屈30°位，一般不需要超膝外固定，抬高患肢制动视肿痛情况卧床休息制动4～7日，即可下地拐杖支撑，患肢不负重行走。视切口愈合情况决定拆线，一般为术后2周。

内服药：一般前期可内服创伤消肿片、玄胡伤痛片、七味三七口服液至患肢肿痛明显消除。再结合全身情况，宜和营止痛、舒筋通络、益气补血、健脾胃，选服正骨丸、鸡血藤胶囊、八珍汤、参苓白术散等。

手法理筋：一般在切口愈合拆线后施行。施行时，解除外固定，取同上体位，保持踝跖屈，轻柔手法沿足踝至小腿进行梳理，跟腱两侧再行以向心揉捏，轻柔弹拨，预防粘连。每日1次或2次。推拿时适量使用舒活灵液涂擦。

针刺治疗：也多在切口愈合拆线后施行，斜刺捻转，得气即可，针感不要太强烈，穴取足三里、三阴交、承山、昆仑、丘墟及跟腱断端，每日1次或2次。

熏洗外治：切口愈合拆线后施行，用1号熏洗药、3号熏洗药合煎加醋熏洗。

功能锻炼：术后即可开始足趾和膝关节主动屈伸练习，以伤口不痛为度，逐渐加大运动幅度。术后两周切口拆线后，可每日解除外固定进行踝关节主动跖屈、背伸练习，活动幅度逐渐加大至能达到健侧标准，1～3次/日。注意练习前后做捏小腿三头肌试验，确认修复之跟腱未发生再损伤。同时积极进行全身及健肢运动，保持良好的身体状态和运动功能。

物理因子治疗：术后即可进行经皮脉冲电疗，严格检查仪器电流的稳定性，避免引起肌肉剧烈痉挛，导致切口破裂或跟腱的再断裂。拆线后，跟腱区给以TDP照射并用软坚药水湿敷，具有软坚散结、松解粘连的作用。

（3）损伤后期治疗（拆除外固定至术后3个月恢复行走阶段）

①治疗原则：舒筋活络，通利关节，补益气血，强筋健肉，以获得跟腱良好愈合，恢复踝关节活动范围、灵活性及平衡能力，促进患肢肌肉力量逐渐协调。

②治法：术后4周拆除外固定，开始垫一4～5cm足跟垫行走，逐渐负重，随跟腱愈合每周拆除1cm，直至术后8周拆完，并逐渐弃拐负重行走，恢复或接近自然步态行走8～12周，期间逐渐根据步态（踝关节运动幅度和患肢肌力）恢复情况，开始进行行走及匀速慢跑练习。必要时使用踝部支持带增加踝关节的稳定性，注意运动场地的安全，避免患肢骤然发力，如急停急转运动、变速或高速运动等。

术后4周开始踝滚动练习或慢速自行车练习，帮助恢复患踝关节运动幅度。患肢肌力抗阻练习，可恢复患肢肌力。

内服药：行气活血，强筋健肉，健脾补肝益肾，用正骨丸、强筋丸、加味地黄丸等。

理筋手法：同前阶段手法，加大手法力度，仍以舒活灵为推拿介质。

针刺治疗和物理因子治疗：可延续前述方案。

熏洗外治：切口愈合拆线后施行，药选1号熏洗药、3号熏洗药合煎加醋熏洗。

（4）功能恢复期治疗（术后3～6个月）

①运动前应该有充分的准备运动，患肢关节肌肉的牵拉、保温；运动后充分放松恢复和冷疗，如冰敷等。

②本阶段跑步运动可逐渐恢复至中速跑，接近术后半年时可进行伤前运动的方式（如快速跑、跳跃运动等）及强度，但必须严密观察步态、肌力、平衡能力等情况，直至完全恢复正常运动。

③功能锻炼中增加患肢单足站立圆盘治疗，以恢复其本体感觉能力和平衡能力，还可进行双足、单足跳绳练习等。

④内服药根据全身功能状态进行辨证治疗。

⑤第三阶段采用的功能锻炼等可以延续，增加强度和次教。

以上康复计划中的时间并不刻板，治疗中应根据具体病例和病情发展制订康复计划。

三、疗效评定

（一）评定标准

本病疗效评定标准主要包括踝关节的疼痛程度、行走能力、疼痛与活动的关系、小腿三头肌的肌力、小腿周径及踝关节的活动度等。

（二）评定方法

1. Muzar 踝关节评价分析系统。
2. Baird–Jackson 踝关节评分系统。
3. AOFAS Ankle–Hindfoot Scale（AOFAS 踝 – 后足评分系统）。
4. Kofoed 评分标准。
5. Arner–lindholm 评分标准。

四、难点分析与对策

（一）难点提出

在急性闭合创伤性断裂患者中，绝大多数有长期运动史，尽管可以没有临床明显的过度使用性症状，但肌腱的磨损是显而易见的，在肌肉疲劳的情况下极易发生断裂。找出易感人群和因素，才能避免潜在的风险。

（二）解决对策

肌肉的弹性储备越强，对肌腱的保护就越强，因此加强对小腿三头肌的离心训练、肌肉疲劳的积极恢复等能有效规避风险。

（戴国钢、王小勇）

◆ 跟腱腱病 ◆

一、诊断

（一）病名

1. 中医病名 伤筋病（TCD：BGS000）。

2. 西医病名 跟腱腱病（ICD–10：M76.671）。

（二）疾病诊断

1. 症状 有跑跳过多的运动史；初期感觉踝关节活动前、后痛，准备活动后疼痛减轻，中后期疼痛明显加重，踝关节做屈伸活动时疼痛加重，严重者甚至不能负重行走。

2. 体征 腱围炎者跟腱腱围轻度肿胀，严重者可呈梭形肿胀，压痛明显，嘱受试者轻微主动活动踝关节时能扪及跟腱周围有吼吼喳喳的摩擦感，跟腱跟骨止点末端病者可见 Haglund 畸形，肿胀在跟腱跟骨止点处，压痛敏锐，足抗阻跖屈试验阳性。

3. 辅助检查

（1）跟腱彩超可见跟腱周围及止点的炎性改变，跟腱增粗，回声增强，并可见点状钙化灶、异常血流信号，甚至腱纤维的部分撕裂。

（2）足部 X 线可见 Haglund 畸形，跟腱跟骨止点末端组织不同程度钙化。

（三）鉴别诊断

本病需和血清阴性脊柱关节病相鉴别，在某些外周性疾病中会出现跟腱跟骨止点的末端样改变，但无相关运动史，且伴有其他关节的炎性表现，HLA–B27 呈阳性改变可确诊。

（四）疾病分期

根据疾病发展的过程，本病临床上可分为急性、慢性期。

1. 急性期　为疾病发生的急性阶段，症状较重，多表现为跟腱及其附属装置的疼痛，活动加重，查体上有明显的肿胀及压痛。

2. 慢性期　是疾病发作的后期平稳阶段，在开始运动时疼痛，活动开后减轻，疲劳后再次加重。查体上跟腱周围及附属装置明显变硬，与周围组织粘连。

（五）病理分型

1. 据损伤部位

（1）跟腱腱围炎：以跟腱的变性及腱围的炎性改变为主要矛盾，病变位于跟腱跟骨止点上 2 ～ 6cm 区域。

（2）跟腱跟骨止点末端病：Haglund 跟骨畸形，伴随腱围炎、跟腱部分撕裂、跟骨后滑囊炎、跟腱后滑囊炎等，病变位于跟腱跟骨止点上 2cm 之内区域。

2. 据损伤原因

（1）创伤性：常见于中年运动人群，属典型意义上的过度使用性损伤。

（2）病理性：多有近期或长期喹诺酮类药物使用史，因为喹诺酮类的结缔组织毒性作用可导致跟腱变性、力学性能下降，甚至在轻微外力的条件下即可发生自发性断裂。

（六）证候分类

1. 气滞血瘀　为疾病的急性发作状态，局部疼痛明显，肿胀，压痛敏锐。

2. 气血亏虚　为疾病的慢性状态，疾病反复发作，缠绵难愈，局部病变组织变性发硬粘连，部分撕裂。

二、治疗方案

（一）非手术治疗

1. 适当休息　急性期患肢相对制动，可用黏膏支持带或支具固定于踝关节于中立位并限制踝关节活动；慢性期需适当控制运动强度，以不引起局部明显疼痛为度。

2. 药物治疗

（1）急性期：局部外敷二黄新伤止痛软膏，活血化瘀、消肿止痛，每天敷 8 ～ 12 小时，注意避免皮肤过敏；内服七味三七口服液 10mL，3 次 / 日，或者玄胡伤痛片 3 ～ 4 片加创伤消肿片 3 ～ 4 片，3 次 / 日，活血止痛。疼痛剧烈时也可口服非甾体药物，例如双氯芬酸钠、布洛芬等药物止痛。

（2）慢性期：夜间外敷芪藤软坚散以活血化瘀、软坚散结，以活血化瘀洗药配软筋散结洗药熏泡下肢，10 ～ 15 分钟 / 次，每日 1 次；内服益尔力口服液加制香片益气活血。

3. 针灸治疗　针刺承山、承筋、太溪、足三里、丰隆、阳陵泉等穴位，电针 20 分钟 / 次，连续波输出，每日 1 次。

4. 手法治疗　患者取俯卧位，医者使用揉、揉捏、拿、提弹、推、牵拉等手法，重点以松解小腿后群肌肉为主。手法轻重适宜，避免对跟腱及其周围组织过强刺激，恢复肌肉肌腱的顺应性，为损伤的修复创造条件。

（二）手术治疗

对非手术治疗无效反复发作者，症状迁延不愈，跟腱处增粗、硬结，特别是跟腱止点伴有中央骨化变性者可试行切除粘连的腱围、骨突、滑囊及严重变性的腱组织，必要时踇长屈肌腱采集并将其转移至跟骨后方以加强跟腱，可以通过同一个切口进行采集，并用锚钉锚定。术后患肢外固定 2 ～ 3 周，逐步恢复跟腱功能，恢复方法可参照跟腱断裂术后。注意术后康复的时间较长，甚至可达 1 年以上。

（三）康复治疗

1. 物理因子治疗

（1）局部冰敷：急性期使用，10 ～ 15 分钟 / 次，每日 1 ～ 2 次，可明显减轻炎性渗出，使疼痛减轻。

（2）冷热交替浴：慢性期使用，可有效促进静脉及淋巴回流，改善循环，10 ～ 15 分钟 / 次，每日 1 次。

（3）超声波：临床上以低剂量为宜，10 分钟 / 次，每日 1 次，操作时注意避免出现明显的温热效应。

此外，可配合激光、中药熏药等治疗。

2. 功能锻炼　在慢性期以静力牵拉和离心训练为主。

三、疗效评定

（一）评定标准

本病疗效评定标准主要包括踝关节的疼痛程度、疼痛与活动的关系，以及踝关节的活动度等。

（二）评定方法

1. Muzar 踝关节评价分析系统。
2. Baird-Jackson 踝关节评分系统。
3. AOFAS Ankle-Hindfoot Scale。
4. Kofoed 评分标准。
5. Arner-lindholm 评分标准。

四、难点分析与对策

（一）难点提出

局部过度运动负荷是引起跟腱腱病的直接原因，在反复炎症的刺激下，变性粘连的腱围与跟腱导致跟腱的血供进一步受损，缠绵难愈，并可导致在非严重暴力的条件下发生跟腱急性断裂。

（二）解决对策

增加小腿后群肌肉和跟腱的黏弹性至关重要，在慢性期积极进行牵拉及离心训练，并适当增加踝关节的稳定性训练，可有效减轻症状，改善跟腱及其周围组织的黏弹性，避免意外的发生。

（戴国钢、王小勇）

◆ 踝关节不稳及撞击综合征 ◆

一、诊断

（一）病名

1. 中医病名　伤筋病（TCD：BGS000）。

2. 西医病名 踝关节不稳及撞击综合征（ICD–10：T93.502）。

（二）疾病诊断

1. 症状 多有急性受伤史，之后频繁发生踝关节扭伤，少数患者没有明显严重的受伤史，但也会出现频繁扭伤，踝关节周围反复肿痛，活动不利。

2. 体征 踝关节周围绵肿，踝关节内、外侧压痛，距骨倾斜试验和前抽屉试验阳性，但应注意在体操、游泳等运动员中踝关节较正常人群松弛，也有部分人群双侧踝关节不稳，反复双侧对比得出准确判断。

患者取坐位，髋膝屈曲 90°，踝趾屈 10°～ 20°，检查者一只手握住患者内踝上方以固定小腿远端，另一只手缓慢内翻患者足后部，并触诊距骨外侧：超过对侧 8°～ 10°，提示外侧韧带损伤；内翻 15°，提示距腓前韧带损伤；内翻 15°～ 30°，提示跟腓韧带和距腓前韧带损伤；内翻超过 30°，提示外侧 3 条韧带损伤。

3. 辅助检查

（1）X 线片多伴有踝关节周围的骨赘，特别是距骨颈有骨赘时提示与不稳、撞击高度相关。在查体中距骨倾斜试验显示阳性或可疑阳性者，可加摄应力位片以确认。在应力位片中如果距骨倾斜度≥ 10°则提示距腓前韧带和跟腓韧带均撕裂。前抽屉试验：患者取仰卧位或坐位，踝趾屈 10°，膝关节屈曲。检查者一只手握住患者内踝上方以固定患者小腿远端，另一只手缓慢向前推患者足跟，使足部距骨于胫骨下方向前移动。另外一种方式为，检查者一只手将患者足固定于检测床，另一只手于患者小腿远端缓慢向后推胫骨，使胫骨于距骨上方向后移位。在 X 射线透视机下，前抽屉试验移位超过 3mm 则显示为阳性，提示距腓前韧带损伤。

（2）MRI 能显示内外侧副韧带的撕裂、拉长，距骨骨软骨损害，距下关节的炎性水肿等。

（三）鉴别诊断

腓骨肌腱慢性脱位：其实也为踝关节反复扭伤之后的并发症，并可与不稳、撞击并存。其特点在于外踝后方反复肿痛，踝关节抗阻外翻能诱发出疼痛及肌腱滑脱。

（四）疾病分型

1. 据损伤部位

（1）外侧不稳：外侧副韧带损伤，占全部类型的绝大多数。

（2）内侧不稳：内侧副韧带损伤临床上少见，多伴有踝关节周围的陈旧性骨折畸形愈合。

（3）慢性下胫腓联合分离：临床上少见，多伴有踝关节周围的陈旧性骨折畸形愈合。

（4）距下关节不稳：常常与外侧不稳合并出现，易被忽略，当踝关节背伸位突然内翻时容易导致跟腓韧带和距跟骨间韧带撕裂而出现距下关节不稳。压痛部位主要局限于外踝和跗骨窦区域。Thermann 跟骨内翻内旋应力试验：患者取仰卧位，抬高患肢，检查者一手握住患足使足背伸约 10°，另一手握住足跟并施以内翻内旋应力，检查者可以感觉到跟骨向内侧移动，而距下关节的关节间隙增大即为阳性。初期 MRI 能显示距下关节的炎性水肿，中后期则表现为距下关节的慢性炎症状态。

2. 据损伤的临床表现

（1）功能性不稳：患者主观不敢用力，时常感觉有运动控制缺陷，但临床查体上可不伴有关节松弛。

（2）机械性不稳：踝关节稳定结构薄弱导致客观上的关节松弛，临床查体上有明确的距骨前移或倾斜。

注意：以上两种不稳可同时出现。

3. 据撞击的部位

（1）踝关节前外侧撞击：踝关节前外侧沟内距腓前韧带、胫腓韧带前下束、关节囊等损伤后的肥厚，滑膜、韧带纤维增生、瘢痕、半月板样组织，距骨颈软骨损伤，胫距关节前外侧骨赘等可导致前外侧撞击。常表现为踝关节前外侧方疼痛、肿胀，压痛，关节背伸受限，单腿蹲坐和关节背伸外翻加剧疼痛。撞击试验：挤压前外侧肥厚组织并背伸关节能诱发疼痛（类似于膝关节的 Hoffa 征）。X 线片显示胫距关节前外侧骨赘；MRI 显示前外侧关节囊肥厚和关节内骨软骨损伤、韧带肥厚、骨赘形成等即可考虑诊断此病。

（2）踝关节前内侧撞击：很少单独发病，常与前外、前方并存。常表现为关节内侧方疼痛、肿胀，背伸和内翻受限，前内侧撞击试验阳性。前内侧沟内胫距前韧带损伤后瘢痕、滑膜纤维增生、距骨内侧骨软骨损伤等是其潜在病因。X 线片及 CT 能发现距骨颈前内侧缘、胫骨远端前内侧及内踝前缘的骨赘；MRI 显示前内侧沟滑膜炎、胫距前韧带肥厚变性、骨软骨损伤等。

（3）踝关节前方撞击：以胫骨前下缘的骨赘为特征性表现，骨赘严重时在距骨侧可见继发性骨赘，并可有骨赘碎裂现象，但一定要有炎性组织嵌入骨赘之间产生挤压时才会有临床症状的出现。其主要表现为关节前方的疼痛肿胀伴有背伸受限，查体于关节前方触及肿胀的软组织，前方撞击试验阳性。MRI 可显示软骨破坏情况、骨髓水肿和滑膜炎性增生。

（4）踝关节后内侧撞击：三角韧带深层纤维损伤、炎性渗出、瘢痕形成等使增生肥厚的纤维组织深入后内侧间沟，胫距后韧带在距骨上的后内侧止点撕脱骨折，纤维瘢痕形成都可导致后内侧撞击。其表现为关节后内侧疼痛、肿胀，踝关节内翻、跖屈时出现后内侧疼痛即可考虑此病。MRI 显示后内侧沟内骨赘形成及软组织肥厚，并能与跖管综合征相鉴别。

（5）踝关节后方撞击：距后三角骨损伤、距骨外侧凸过长、后踝关节内游离体、踇长屈肌腱腱鞘炎、胫距关节后侧滑囊炎、距腓后韧带及胫腓后韧带损伤等都是后方撞击的潜在病因，表现为关节后方的慢性疼痛，活动后加重。X 线片、CT 显示距后三角骨、距骨后突骨赘、距骨外侧凸过长等。MRI 显示后踝骨髓水肿、距骨后突骨赘碎裂、三角骨碎裂、踇长屈肌腱腱鞘水肿等。

（五）证候分类

1. 寒湿痹阻 患处重着，绵肿，活动不灵活。舌质黯，脉濡缓。

2. 气血亏虚 疾病反复发作，缠绵难愈，局部病变组织变性粘连。舌质淡白，脉沉细。

二、治疗方案

（一）非手术治疗

1. 适当固定 此种固定一定包括距小腿和距下关节，并保持在中立位。

2. 药物治疗

（1）有明显肿胀者：局部外敷二黄新伤止痛软膏，活血化瘀、消肿止痛，每天敷 8 ～ 12 小时，注意避免皮肤过敏；内服七味三七口服液，或者玄胡伤痛片加创伤消肿片，活血止痛。

（2）无明显肿胀者：夜间外敷芪藤软坚散以活血化瘀、软坚散结，以活血化瘀洗药配软筋散结洗药熏泡下肢，10 ～ 15 分钟 / 次，每日 1 次；气血不足者内服益尔力口服液加制香片益气活血，寒湿痹阻者内服术桂胶囊加祛风活络丸。

3. 针灸治疗 针刺承山、承筋、太溪、足三里、丰隆、阳陵泉等穴位，电针 20 分钟 / 次，连续波输出，每日 1 次。

4. 手法治疗 患者取仰卧位，使用揉、揉捏、拿、提弹、推、牵拉等手法，重点以松解小腿外侧肌群和胫前肌群为主。手法轻重适宜，避免对关节及其周围组织过强刺激，恢复肌肉肌腱的顺应性，为损伤的修复创造条件。可采用牵拉、推挤、旋转等手法对足跗骨间关节进行松解，以恢复足踝各关节的正常对应关系。

5. 封闭治疗 对撞击综合征可用 1mL 倍他米松 +1mL 1% 利多卡因 +2mL 注射用水进行关节内注射。

（二）手术治疗

1. 对关节内撞击，非手术治疗无效反复发作者，可行踝关节镜清理术。一般来说，骨性撞击手术效果好于软组织撞击。对于踝关节前内、前外、前踝撞击综合征，采用前内、前外侧通道处理。对于后踝撞击综合征，需俯卧位，建立后内、后外通道处理。

2. 对机械性不稳，非手术治疗无效者，可行韧带重建术。慢性踝关节外侧不稳定，可切开或镜下修复距腓前韧带，同时需注意有无踝关节水平不稳，注意跟距韧带是否需要修复。若患者运动需求高，可取自体肌腱重建距腓前韧带。慢性踝关节内侧不稳定，可行三角韧带修复术。术后石膏固定 4 ～ 6 周。

（三）康复治疗

1. 物理因子治疗

（1）冷热交替浴：可有效促进静脉及淋巴回流，改善循环，10 ～ 15 分钟 / 次，每日 1 次。

（2）高频电疗法：包括短波、超短波、微波等，可有效促进炎症吸收，组织修复，10 ～ 15 分钟 / 次，每日 1 次，7 ～ 10 日为 1 个疗程。

此外，可配合激光、中药熏洗等治疗。

2. 功能锻炼 避免踝关节的旋转和摇晃活动，以足内在肌肌力和平衡稳定训练为主，后期逐渐增加关节的本体感觉训练。针对性运动干预有良好效果，参见本书运动与健康促进相关章节。

三、疗效评定

（一）评定标准

本病疗效评定标准主要包括踝关节的疼痛程度、疼痛与活动的关系及踝关节的活动度等。

（二）评定方法

1. Muzar 踝关节评价分析系统。

2. Baird–Jackson 踝关节评分系统。

3. AOFAS Ankle–Hindfoot Scale。

4. Kofoed 评分标准。

5. Arner–lindholm 评分标准。

四、难点分析与对策

（一）难点提出

踝关节内撞击及不稳的治疗手段繁多，许多手术方式能解决即时问题，但训练后疾病还是容易反复发作。

（二）解决对策

关节内撞击和不稳往往合并发生，异常活动过多才可能导致撞击，因此撞击的实际病因包含不稳。不稳涵盖的内容不仅仅是距上关节，还包括距下及跗骨间关节，同时各关节间的对应关系，运动中的瞬时运动中心等都会发生相应的改变。因此对症治疗（包括手术）只能缓解临时症状，更重要的是恢复踝关节周围软硬组织的正常对应关系，积极训练足内在肌，并循序渐进进行本体、平衡、步伐等训练，方可收到明显的效果。

（戴国钢、王小勇、张宇）

◆ 踝关节滑膜炎 ◆

一、诊断

（一）病名

1. 中医病名　伤筋病（TCD：BGS000）。

2. 西医病名　踝关节滑膜炎（ICD–10：M65.991）。

（二）疾病诊断

1. 症状　有急、慢性受伤史，踝关节疼痛，肿胀，活动障碍。

2. 体征

（1）急性损伤者，内踝前下方、外踝前下方肿胀、压痛，严重者皮下有青紫瘀斑，可合并内外侧副韧带撕裂。

（2）慢性损伤者，踝关节周围绵肿，可合并踝关节内撞击和不稳。

3. 辅助检查

（1）X 线片多为阴性，但可排除踝关节周围的撕脱骨折。若为慢性损伤，多可见踝关节不同程度的退变。

（2）MRI 能显示关节内滑膜积液，并能发现骨挫伤及非移位骨折，慢性者可发现踝关节的退变、关节软骨的磨损及周围韧带的撕裂或拉长。

（3）关节液检查：一般无特异性改变。若关节退变严重，关节液变混浊，细胞数轻度增加。

（三）鉴别诊断

1. 色素沉着绒毛结节性滑膜炎　表现为关节反复出血、肿胀、疼痛，晚期因侵蚀骨、软骨而导致关节功能受限。过去曾把创伤因素作为此病的起因，实际上它是一种良性肿瘤性疾病，非创伤因素导致关节积液并能抽出血性液体及 MRI 上长 T1、短 T2 结节灶形成是特征性表现，这表明有滑膜含铁血黄素沉积，伴有弥漫性滑膜肥厚及滑膜积液。

2. 感染性关节炎　以关节滑膜和软骨炎性改变为主要表现，影像学能显示关节周围的炎症反应及关节边缘的破坏，关节液检查能发现白细胞数显著增多、葡萄糖增加，可检出致病菌。

3. 类风湿关节炎 关节周围非特异性炎症，逐渐出现关节功能残障，影像学检查显示关节间隙变窄，关节液检查发现蛋白增多，血液生化示免疫应答上升，CCP 阳性。

4. 痛风性关节炎 一般非创伤急性发病，局部红肿热痛，血液生化示血尿酸升高，关节液镜检发现尿酸盐结晶可明确。

（四）疾病分型

1. 急性 由急性暴力引起，局部症状重，功能明显受限，可伴有周围韧带不同程度的撕裂。

2. 慢性 常为过度使用，多次微小损伤反复刺激滑膜引起，也可由急性迁延而来，休息症状减轻，活动后加重，有明显的关节退变，可伴有关节内撞击和不稳。

（五）证候分类

1. 气滞血瘀 为疾病的急性发作状态，局部疼痛明显，肿胀，压痛敏锐。

2. 气血亏虚 为疾病的慢性状态，疾病反复发作，缠绵难愈，局部病变组织变性粘连。

二、治疗方案

（一）非手术治疗

1. 适当休息 急性期患肢相对制动，可用黏膏支持带或支具固定踝关节于中立位并限制踝关节活动；慢性期需适当控制运动强度，以不引起局部明显疼痛为度。

2. 药物治疗

（1）急性期：局部外敷二黄新伤止痛软膏，活血化瘀、消肿止痛，每天敷 8 ～ 12 小时，注意避免皮肤过敏；内服七味三七口服液 10mL，3 次 / 日，或者玄胡伤痛片 3 ～ 4 片加创伤消肿片 3 ～ 4 片，3 次 / 日，活血止痛。

（2）慢性期：夜间外敷芪藤软坚散以活血化瘀、软坚散结，以活血化瘀洗药配软筋散结洗药熏泡下肢，10 ～ 15 分钟 / 次，每日 1 次；内服益尔力口服液加制香片益气活血。

3. 针灸治疗 慢性期针刺承山、承筋、太溪、足三里、丰隆、阳陵泉等穴位，电针 20 分钟 / 次，连续波输出，每日 1 次。

4. 手法治疗 慢性期患者取仰卧位，使用揉、揉捏、拿、提弹、推、牵拉等手法，重点以松解小腿外侧肌群和胫前肌群为主。手法轻重适宜，避免对关节及其周围组织过强刺激，恢复肌肉肌腱的顺应性，为损伤的修复创造条件。可采用牵拉、推挤、旋转等手法对足跗骨间关节进行松解，以恢复足踝各关节的正常对应关系。

（二）手术治疗

非手术治疗无效反复发作者，可在关节镜下清理，行滑膜切除术。取前内、前外侧切口，关节镜下刨刀清理增生滑膜。若怀疑色素沉着绒毛结节性滑膜炎，取滑膜做病理，以明确诊断。术后可予关节腔注射倍他米松注射液，石膏固定 1 周后下地行走，进行踝关节功能锻炼。

（三）康复治疗

1. 物理因子治疗

（1）局部冰敷：急性期使用，10 ～ 15 分钟 / 次，每日 1 ～ 2 次，可明显减轻炎性渗出，使疼痛减轻。

（2）冷热交替浴：慢性期使用，可有效促进静脉及淋巴回流，改善循环，10 ～ 15 分钟 / 次，每日

1 次。

（3）高频电疗法：包括短波、超短波、微波等，慢性期使用，可有效促进炎症吸收，促进组织修复，10 ～ 15 分钟 / 次，每日 1 次，7 ～ 10 日为 1 个疗程。

此外，可配合激光、中药熏洗等治疗。

2. 功能锻炼 在急性期以踝关节背伸功能锻炼为主，尽量避免踝关节的旋转活动；在慢性期以足内在肌肌力和平衡稳定训练为主，后期逐渐增加关节的本体感觉训练，注意循序渐进，不要引起疼痛明显加重。

三、疗效评定

（一）评定标准

本病疗效评定标准主要包括踝关节的疼痛程度、疼痛与活动的关系及踝关节的活动度等。

（二）评定方法

1. Muzar 踝关节评价分析系统。
2. Baird–Jackson 踝关节评分系统。
3. AOFAS Ankle–Hindfoot Scale。
4. Kofoed 评分标准。
5. Arner–lindholm 评分标准。

四、难点分析与对策

（一）难点提出

踝关节慢性滑膜炎多合并关节内撞击及不稳，疾病易反复发作，休息后症状略微缓解，稍事训练即可加重。

（二）解决对策

慢性滑膜炎涉及的不仅仅是距上关节，还包括距下及跗骨间关节，同时各关节间的对应关系、运动中的瞬时运动中心等都会发生相应改变。因此对症治疗只能缓解临时症状，更重要的是恢复踝关节周围软硬组织的正常对应关系，积极训练足内在肌，并循序渐进进行本体、平衡、步伐等训练，方可收到明显的效果。

（戴国钢、王小勇、张宇）

◆ 踝关节周围韧带损伤 ◆

一、诊断

（一）病名

1. 中医病名 伤筋病（TCD：BGS000）。

2. 西医病名 踝关节周围韧带损伤（ICD–10：M94.401）。

（二）疾病诊断

1. 症状 有急、慢性运动受伤史，踝关节周围疼痛，关节活动障碍。

2. 体征　急性者多有明显青紫瘀肿，根据瘀肿的部位来判断损伤的组织。踝关节前外侧的肿胀多提示外侧副韧带损伤，压痛部位在外踝尖、距腓前韧带、跟腓韧带处。若关节肿胀严重，按压关节的肿胀部位，腓骨肌腱的鞘囊随即膨起，表明外侧韧带全部断裂。关节内侧甚至全关节的肿胀多提示内侧三角韧带的损伤，可伴有关节的外侧脱位。关节上方的肿胀多提示下胫腓联合韧带复合体损伤。

3. 特殊检查　于受伤当时即可进行。由于局部疼痛轻，周围肌肉无明显痉挛，较易检查出阳性。若肿胀严重，须等消肿后检查或局部麻醉后检查。

（1）前抽屉试验：患者取坐位，下肢自然悬垂，踝关节跖屈约 10°，检查者一手握住小腿远端，另一手握住足跟，并施加向前的力量；或患者取卧位，膝关节过度屈曲，踝关节跖屈约 10°，检查者一手固定足跟，另一手握住小腿远端，施加向后的力量。双侧对比，若出现明显松弛，即表明外侧距腓前韧带和跟腓韧带同时出现撕裂。

（2）距骨倾斜试验：患者取坐位，下肢自然下垂，足踝无支撑跖屈，检查者一手在内踝的近端固定住小腿远端的内侧面，另一手对足跟施加内翻的力量，如果外侧开口明显较大，即表明外侧距腓前韧带和跟腓韧带同时出现撕裂。

（3）外旋试验：患者取坐位，屈膝 90°，踝关节中立位，检查者一手固定住小腿，另一手外旋足踝，若出现沿下胫腓联合向近端延伸的疼痛，表明有下胫腓联合韧带复合体的损伤。

3. 辅助检查

（1）X 线片：踝关节内旋 20°摄前后位片（踝穴位），正常时下胫腓间隙≤ 6mm、胫腓骨重叠影＞ 1mm，若超过上述范围则考虑下胫腓联合分离，必要时加摄健侧位；在查体中距骨倾斜试验显示阳性或可疑阳性者，可加摄应力位片以确认，在应力位片中如果距骨倾斜度≥ 10°则提示距腓前韧带和跟腓韧带均撕裂。可显示合并的踝关节周围撕脱骨折，若为慢性损伤多可见踝关节不同程度的退变。

（2）MRI：能显示内外侧副韧带的撕裂、拉长，下胫腓联合损伤，关节内滑膜积液，可能的腓骨肌腱撕裂，并能发现骨挫伤及非移位骨折。

（3）CT：下胫腓间隙＞ 6mm 或较健侧大 2mm 考虑下胫腓联合分离。

（三）鉴别诊断

1. 腓骨肌腱脱位　其受伤机制多为足背伸时突然扭转，伤后肿痛部位位于外踝后方，踝关节抗阻外翻试验阳性。

2. 踝关节周围骨折　包括内外踝骨折、三踝骨折、腓骨颈骨折、第 5 跖骨基底部骨折、跟骨前突撕脱骨折、距骨骨软骨骨折等。仔细详尽查体，根据可能的受伤部位进行针对性影像学检查即能明确（例如腓骨颈骨折需摄膝关节正侧位片，第 5 跖骨基底部骨折需摄足部正斜位片，跟骨前突撕脱骨折需摄足部斜位片，必要时还需加摄 CT，距骨骨软骨骨折往往需要 MRI 才能确诊）。

3. 距下关节损伤　在旋后损伤中比较常见，且容易被忽视。跟腓韧带和距跟骨间韧带共同维护距下关节的稳定性，当踝关节受到急性旋后暴力时这两组韧带往往同时受伤，MRI 显示距下关节水肿能明确诊断。

（四）疾病分型

1. 据损伤程度

（1）Ⅰ型：韧带受到牵拉，但没有撕裂，肿痛不甚剧烈，踝关节稳定。

（2）Ⅱ型：韧带部分撕裂，产生不同程度的关节不稳定。

（3）Ⅲ型：一根或多根韧带撕裂，可伴有关节周围的骨折，关节不稳定。

2. 据受伤机制

（1）旋后损伤：最为常见，外侧韧带受到牵拉，最易导致距腓前韧带的撕裂。随着暴力的加重，累及跟腓韧带及距腓后韧带，甚至合并距骨骨软骨骨折、内侧胫距前韧带撕裂及距骨向前脱位。值得注意的是，可伴有距下关节损伤、副舟骨损伤、距后三角骨损伤、跗骨间关节损伤、跟骨前突撕脱骨折等。

（2）旋前损伤：内侧三角韧带受到牵拉，多伴有踝关节脱位或踝关节周围骨折，单纯的内侧三角韧带撕裂相当少见。三角韧带和踝内侧支持带载距突沟一起构成胫骨后肌、趾长屈肌、踇长屈肌腱的纤维鞘，三角韧带撕裂后，距上关节即与腱鞘相通，同时肿胀。

（3）外旋损伤：导致下胫腓联合损伤，多合并踝关节周围骨折。若在影像学检查中出现明显的下胫腓联合分离，则诊断较为容易。若影像学检查阴性，则需要通过踝前方的肿胀及外旋试验来共同确认。

3. 据受伤时间

（1）急性损伤：在新鲜受伤 3 周以内者。

（2）陈旧损伤：在新鲜受伤 3 周以上者，反复多次扭伤多伴有踝关节不稳、关节内撞击、腓骨肌腱腱鞘炎或慢性滑脱。

（五）证候分类

1. 气滞血瘀　为疾病的急性发作状态，局部疼痛明显，肿胀，压痛敏锐。

2. 气血亏虚　为疾病的慢性状态，疾病反复发作，缠绵难愈，局部病变组织变性粘连。

二、治疗方案

（一）非手术治疗

1. 准确判断　踝关节扭伤临床上相当常见，现场准确判断才能提供下一步的正确处置。从受伤机制判断可能的受伤部位，从查体印证判断，确定最佳的处理方式，盲目的 RICE 原则并不能得到期望的效果。

2. 手法治疗

（1）急性期：在排除踝关节周围骨折脱位之后，即可实施手法理筋整复（不必顾忌伤后 24 小时内不能手法）。根据受伤机制例如旋后受伤，一手固定足跟，一手扶住前足，顺势轻微加大踝关节的旋后角度（注意不得导致明显的疼痛以加重原始损伤），若为旋前损伤，则顺势轻微加大踝关节的旋前角度，再慢慢推回踝关节中立位，可重复 3 ～ 5 次；然后用拇指指腹沿损伤韧带肌腱走行方向适当用力捋顺，可察觉到指下凹凸不平的感觉明显减轻。

（2）慢性期：患者取仰卧位，使用揉、揉捏、拿、提弹、推、牵拉等手法，重点以松解小腿外侧肌群和胫前肌群为主。手法轻重适宜，避免对关节及其周围组织过强刺激，恢复肌肉肌腱的顺应性，为损伤的修复创造条件。可采用牵拉、推挤、旋转等手法对足跗骨间关节进行松解，以恢复足踝各关节的正常对应关系。

3. 适当休息　一旦明确踝关节韧带急性损伤，可用黏膏支持带或支具固定踝关节于中立位并限制踝关节活动，I 型损伤一般需要固定 1 ～ 3 周，Ⅱ型及以上损伤则需要固定 4 ～ 6 周，胫腓下联合损伤固定时间为 6 ～ 8 周；慢性期需适当控制运动的强度，并在运动中用黏膏支持带适当固定，以不引起局部明显疼痛为度。

4. 药物治疗

（1）急性期：局部外敷二黄新伤止痛软膏，活血化瘀、消肿止痛，每天敷 8 ～ 12 小时，注意避免皮肤过敏；内服七味三七口服液 10mL，3 次 / 日，或者玄胡伤痛片 3 ～ 4 片加创伤消肿片 3 ～ 4 片，3 次 / 日，活血止痛。

（2）慢性期：夜间外敷芪藤软坚散以活血化瘀、软坚散结，以活血化瘀洗药配软筋散结洗药熏泡下肢，10 ～ 15 分钟 / 次，每日 1 次；内服益尔力口服液加制香片益气活血。

5. 针灸治疗 慢性期针刺承山、承筋、太溪、足三里、丰隆、阳陵泉等穴位，电针 20 分钟 / 次，连续波输出，每日 1 次。

（二）手术治疗

1. 有明确下胫腓联合分离者一期行手术固定。可采用 1 ～ 2 枚皮质钉，穿过胫骨对侧骨皮质内固定，该螺钉一般主张根据损伤情况选择在术后 8 ～ 12 周微创取出。在下胫腓联合韧带复合体得到良好稳定修复的同时，避免患肢负重后螺钉断裂，并可降低胫腓骨间骨痂桥的形成概率。

2. 伴有不稳定的关节周围骨折者一期行手术内固定。

3. 对有明确关节不稳，非手术治疗无效反复发作者，可行关节韧带重建术。可采用自体或异体肌腱重建距腓前韧带及跟腓韧带，术后固定 4 ～ 6 周，逐步恢复正常的活动。

（三）康复治疗

1. 物理因子治疗

（1）局部冰敷：急性期使用，10 ～ 15 分钟 / 次，每日 1 ～ 2 次，可明显减轻炎性渗出，使疼痛减轻。

（2）冷热交替浴：慢性期使用，可有效促进静脉及淋巴回流，改善循环，10 ～ 15 分钟 / 次，每日 1 次。

（3）高频电疗法：慢性期使用，可有效促进炎症吸收，促进组织修复，10 ～ 15 分钟 / 次，每日 1 次，7 ～ 10 日为 1 个疗程。

此外，可配合激光、中药熏洗等治疗。

2. 功能锻炼 在急性期以踝关节背伸功能锻炼为主，在慢性期以足内在肌肌力和平衡稳定训练为主。

三、疗效评定

（一）评定标准

本病疗效评定标准主要包括踝关节的疼痛程度、疼痛与活动的关系及踝关节的活动度等。

（二）评定方法

1. Muzar 踝关节评价分析系统。

2. Baird–Jackson 踝关节评分系统。

3. AOFAS Ankle–Hindfoot Scale。

4. Kofoed 评分标准。

5. Arner–lindholm 评分标准。

四、难点分析与对策

（一）难点提出

踝关节周围韧带损伤是运动创伤中最常见的伤害，有 20% 左右的急性患者会演变为慢性踝关节功能不稳、关节内撞击，从而严重影响运动员的训练和比赛。

（二）解决对策

一般来，讲受伤时的“筋出槽，骨错缝”、韧带撕裂后本体感受器的缺失、受伤后平常步态的改变等都与踝关节不稳和关节内撞击直接相关，因此，及时准确判断有无合并的损伤，根据受伤机制进行相对应的处置，第一时间纠正“筋出槽，骨错缝”，同时准确的诊断也有助于确定伤后固定的方法和时间。避免过早下地负重行走导致修复不够，成为慢性踝关节不稳使症状迁延不愈。在急性期后积极进行平衡稳定和步态训练，能有效减少踝关节不稳、关节内撞击的发生及控制不稳的进程。

（戴国钢、王小勇）

◆ 胫后肌腱功能不全及副舟骨损伤 ◆

一、诊断

（一）病名

1. 中医病名　伤筋病（TCD：BGS000）。

2. 西医病名　胫后肌腱功能不全及副舟骨损伤（ICD-10：S96.905）。

（二）疾病诊断

1. 症状　部分患者有扭伤史，早期足内侧疼痛，行走加重，逐步出现内踝后方、后足及足纵弓疼痛，提踵无力；后期出现外踝部疼痛。

2. 体征　胫后肌腱走行区域肿胀和压痛，伴有副舟骨者局部高凸，压痛明显，提踵减弱甚至不能，足弓逐步塌陷，后足外翻，前足外展，第 1 跖骨上抬试验阳性（检查者使足跟位于被动内翻位并使之内旋，第 1 跖骨随之上抬即为阳性），多趾征阳性（让患者自然站立，前足出现外展时，从足后部观看，比正常看到更多的外侧足趾，即为多趾征阳性）。

3. 辅助检查

（1）X 线片：一般将副舟骨分为 3 型。

Ⅰ型：为圆形、卵圆形籽骨。直径一般较小，与舟骨完全分离不形成关节面。

Ⅱ型：为心形或三角形。直径一般较大，与舟骨形成类似假关节，副舟骨与舟骨联合面骨质毛糙，部分表现为低密度小囊状透亮影，骨质增白硬化，相对应关节面模糊，不光整，关节间隙不等宽，副舟骨小碎裂骨片。

Ⅲ型：副舟骨与舟骨通过骨桥相连接。

临床上痛性副舟骨易出现在Ⅱ型。

足弓继发扁平者其足弓高度降低，跟骨倾斜角变小，距跟角和跟骨外翻角增大，以及距跟舟关节、距上下关节等逐步出现骨关节炎的表现。

（2）MRI：副舟骨及舟骨不同程度骨髓水肿、软骨下骨坏死，胫后肌腱炎性水肿。

（三）鉴别诊断

本病需和血清阴性脊柱关节病相鉴别。在某些外周性疾病中会出现胫后肌腱功能不全，发病早，进展快，且伴有全身其他关节的炎性表现，HLA–B27 呈阳性改变可确诊。

（四）疾病分期

Ⅰ期：出现胫后肌腱的滑膜炎，没有肌腱断裂或失效，没有足部畸形和功能异常，后足力线正常，可有轻到中度的局部肿痛，多趾征阴性，单足提踵试验可轻度减弱。

Ⅱ期：胫后肌腱拉长、退变或撕裂，伴有明显功能减弱，胫后肌腱走行区域中度疼痛，单足提踵试验明显减弱，出现柔软的平足畸形，多趾征阳性，后足外翻畸形尚可矫正，可伴有前足外展。

Ⅲ期：胫后肌腱明显退变，出现明显的后足僵硬外翻畸形，中足及后足明显退变，前足僵硬性内翻，伴小腿三头肌挛缩，单足不能提踵。此期足内侧疼痛减轻，外踝疼痛加重。

Ⅳ期：持续的非正常外翻倾斜负荷造成了胫距关节骨关节炎，伴有距骨在踝穴内的外翻倾斜及三角韧带的失效。

（五）病理分型

1. 伴有痛性副舟骨的胫后肌腱功能不全　此型多有踝关节扭伤史，发病较早。

2. 不伴有痛性副舟骨的胫后肌腱功能不全　此型常见于女性，多超过 40 岁发病。

二、治疗方案

（一）非手术治疗

胫后肌腱功能不全是具有严重病理后果的疾病，因此非手术治疗不仅仅是控制炎症，减轻胫后肌腱的负荷，缓解症状，更需要增强胫骨后肌的功能，纠正畸形，阻止疾病的进程。

1. 适当固定　可选用弹力绷带、护具、足弓垫、矫形鞋具以减轻胫后肌腱负担。如果是柔软性畸形，固定可帮助阻止外翻，矫正畸形。若畸形僵硬，则固定的含义是适应，尽可能使患者舒适。

2. 药物治疗

（1）有扭伤史局部副舟骨肿痛明显者：局部外敷二黄新伤止痛软膏，活血化瘀、消肿止痛，每天敷 8 ～ 12 小时，注意避免皮肤过敏；内服玄胡伤痛片加创伤消肿片，活血止痛。疼痛剧烈时也可口服非甾体药物，例如双氯芬酸钠、布洛芬等药物止痛。

（2）慢性疼痛者：夜间外敷芪藤软坚散以活血化瘀、温经散寒，以活血化瘀洗药配软筋散结洗药熏泡下肢，10 ～ 15 分钟 / 次，每日 1 次；内服祛风活络丸加玄胡伤痛片或桂枝汤加独活、血竭、牛膝等。

3. 手法治疗　患者取俯卧位，使用揉、揉捏、拿、提弹、推、牵拉等手法，重点以松解小腿外侧和后群肌肉特别是胫骨后肌为主。手法轻重适宜，恢复肌肉肌腱的顺应性，为损伤的修复创造条件。患者取仰卧位，顺胫后肌腱方向行松解术，避免对痛点大量刺激，并可采用牵拉、推挤、旋转等手法对跗骨间关节进行松解。

（二）手术治疗

1. 胫后肌腱不全保守治疗无效者，需根据 Johnson 和 Myerson 分期个性化处理。Ⅰ期和Ⅱ期，尽量行保关节手术，如副舟骨切除、胫后肌腱止点重建、弹簧韧带修复或重建、腓肠肌松解或跟腱延长等。Ⅲ期及Ⅳ期，常需行骨性结构与软组织联合手术，骨性手术包括距下关节制动术（Hyporcure）、跟骨内移截骨术、Contton 术、Evans 术、三关节（距舟、跟骰、距下）融合术、胫距跟融合等。

2. 副舟骨损伤经保守治疗无效且持续疼痛者，需行副舟骨切除胫后肌腱重建术。手术取足内侧切口，切开皮肤、皮下组织，显露副舟骨，切除副舟骨并清理变性胫后肌腱，将胫后肌腱通过可吸收或不可吸收锚钉重建固定于舟骨跖侧，必要时需行跟骨内移截骨术。术后石膏固定踝关节轻度跖屈内翻位 4 ～ 6 周。

（三）康复治疗

1. 物理因子治疗

（1）局部冰敷：急性疼痛时使用，10 ～ 15 分钟 / 次，每日 1 ～ 2 次，可明显减轻炎性渗出，使疼痛减轻。

（2）冷热交替浴：疼痛缓解时使用，有效促进静脉及淋巴回流，改善循环，10 ～ 15 分钟 / 次，每日 1 次。

此外，可配合激光、中药熏洗等治疗。

2. 功能锻炼 主要为足内在肌肌力训练和小腿三头肌、胫骨后肌的离心训练。

三、疗效评定

（一）评定标准

本病疗效评定标准主要包括足踝的疼痛程度、疼痛与活动的关系、足弓的高度及前足的活动度等。

（二）评定方法

1. Muzar 踝关节评价分析系统。
2. Baird–Jackson 踝关节评分系统。
3. AOFAS Ankle–Hindfoot Scale。
4. Kofoed 评分标准。

四、难点分析与对策

（一）难点提出

踝关节扭伤导致副舟骨疼痛是临床中常见的运动创伤，急性处置本身并不复杂，但伤害了副舟骨与舟骨之间的纤维软骨连接，削弱了胫后肌腱加固足弓的作用，反复扭伤加重胫后肌腱的伤害，同时又和踝关节不稳、运动员足外翻有着紧密的联系，因此阻止足弓的进行性塌陷、保障良好的足踝功能才是治疗的重中之重。

（二）解决对策

对于足弓的维系常常只注意大的软硬组织，例如弹簧韧带、胫后肌腱、距跟舟关节等，而足的内在肌往往被忽略，足内在肌能加强跗骨间连接，减轻弹簧韧带和跖腱膜的负载，为胫后肌腱提供一个稳固的作用平台。因此，应加大对足内在肌的肌力和本体训练，帮助锁定跗横关节，减轻跗横关节的支撑相和推进期的负载，阻止足弓的进行性塌陷。若塌陷已经形成，则需要按照分期进行相应手术。

（戴国钢、王小勇、张宇）

◆ 跖骨应力性骨折 ◆

一、诊断

（一）病名

1. 中医病名　骨折病（TCD：BGG000）。

2. 西医病名　跖骨应力性骨折（ICD–10：S92.301）。

（二）疾病诊断

1. 症状　多无明显外伤史，有近期过度跑跳的运动史，初期表现为跑跳或久行后发生前足疼痛，随着病程迁移疼痛逐渐加重。

2. 体征　患侧足背局部可有轻度肿胀，压痛明显，部分可触及局部粗大、高凸畸形，有跖骨纵向叩击痛及挤压痛。

3. 辅助检查

（1）X 线：骨皮质可见硬化，骨小梁增粗，可伴有局限性骨膜反应，呈片状、葱皮样或花边样，偶可见不完全骨折线。

（2）ECT：局部可见放射性核素浓聚。

（3）MRI：为应力性骨折诊断的金标准，分为 5 级。0 级正常；1 级表现为压脂 T2W1 仅能观察到轻微的骨膜水肿；2 级表现为压脂 T2W1 上骨膜水肿增加和骨髓信号增加，在 T1W1 上改变轻微；3 级表现为更广泛的骨膜和骨髓水肿，临近软组织也可见水肿信号，在 T2W1 和 T1W1 上都能清晰显示；4 级可观察到骨折线。

（三）鉴别诊断

1. 急性化脓性骨髓炎　初期 MRI 也显示同样的骨膜和骨髓水肿，但急性化脓性骨髓炎伴有明显的全身中毒症状，且进展迅速，短时间内即能在影像学上见到死骨形成。

2. 慢性骨髓炎　MRI 上除有水肿信号外，还可见髓腔不规则变窄，X 线片及 CT 能显示明显破坏及增生。

3. 骨样骨瘤　MRI 能显示“牛眼”征，周围骨髓、软组织水肿，CT 及 X 线片能见到中央透亮瘤巢，周围反应性骨硬化，且患者表现为夜间痛。

4. 跖骨头骨软骨炎　易发生于青少年，病变部位位于跖骨头，影像学显示跖骨头变扁、变宽，形态不规则，可有碎裂现象。

（四）疾病分期

1. 急性期　在训练的第 2 ～ 4 周易发生，局部肿痛。X 线片上无阳性表现，ECT 有浓聚现象，MRI 上为 1 ～ 2 级表现。

2. 进展期　疼痛加重，可有静息痛。X 线片上可见骨膜反应，MRI 为 3 ～ 4 级表现。此期若训练控制不合理，可导致骨折移位、骨折不愈合等严重后果。

3. 恢复期　疼痛缓解，局部肿胀、压痛逐步消失。X 线片显示骨骼粗大。MRI 显示软组织水肿消失，骨髓水肿减轻，但消失需要较长时间。ECT 浓聚现象也会持续相当长的时间。

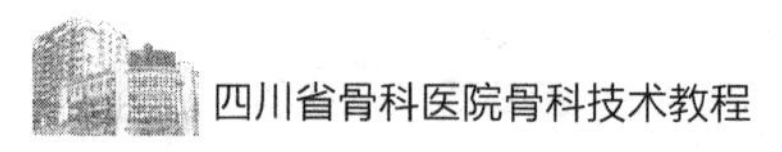

（五）证候分类

1. 气滞血瘀 为急性期和进展期，局部疼痛明显，肿胀，压痛敏锐、舌质淡，苔薄白，脉弦。

2. 气血亏虚 为恢复期，症状和体征都已明显减轻，但经久不愈。舌质黯，少苔，脉细弦。

二、治疗方案

（一）非手术治疗

1. 严格控制训练强度和量 在急性期以不明显加重疼痛为度，在进展期避免跑跳，若有明显骨折线则钢丝托固定患肢于踝关节中立位 3 ～ 4 周。

2. 药物治疗

（1）急性及进展期：局部外敷二黄新伤止痛软膏，活血化瘀、消肿止痛，每天敷 8 ～ 12 小时，注意避免皮肤过敏；内服七味三七口服液 10mL，3 次 / 日，或者玄胡伤痛片 3 ～ 4 片加创伤消肿片 3 ～ 4 片，3 次 / 日，活血止痛。不提倡使用非甾体类消炎镇痛药。

（2）恢复期：夜间外敷芪藤软坚散以活血化瘀、软坚散结，以活血化瘀洗药配软筋散结洗药熏泡下肢，10 ～ 15 分钟 / 次，每日 1 次；内服益尔力口服液补益气血，双龙接骨丸续筋接骨。

3. 针灸治疗 疼痛明显时可直接针刺痛点，针用泻法，刺大敦或至阴放血，可配太冲、足三里、丘墟、阳陵泉等穴位，平补平泻，每日 1 次。

4. 手法治疗 患者取俯卧位，使用揉、揉捏、拿、提弹、推、牵拉等手法，重点以松解小腿后群肌肉为主，手法轻重适宜。患者取仰卧位，术者一手握住足跟，另一手扶住前足，采用牵拉、推挤、旋转等手法对前足跗骨间关节进行松解。在急性期注意不得过度刺激以避免加重炎症反应。

（二）手术治疗

对骨折不愈合者需行手术治疗。手术时显露骨折断端时需注意保护血供，清理硬化的骨痂，打通髓腔，取自体骨植骨，钢板固定骨折断端。术后石膏外固定 3 个月，影像学资料显示骨折部位已有明显愈合反应时方可下地负重行走。

（三）康复治疗

1. 物理因子治疗

（1）局部冰敷：急性和进展期，10 ～ 15 分钟 / 次，每日 1 ～ 2 次，可明显减轻炎性渗出，使疼痛减轻。

（2）冷热交替浴：各期均可使用，可有效促进静脉及淋巴回流，改善循环，10 ～ 15 分钟 / 次，每日 1 次。

2. 功能锻炼 在急性、进展期以不痛踝泵和足趾功能训练为主，注意不得增加局部的剪切应力；在恢复期以平衡和步伐训练为主。

三、疗效评定

（一）评定标准

本病疗效评定标准主要包括踝关节的疼痛程度、疼痛与活动的关系及踝关节的活动度等。

（二）评定方法

1. Muzar 踝关节评价分析系统。

2. Baird-Jackson 踝关节评分系统。

3. AOFAS Ankle-Hindfoot Scale。

4. Kofoed 评分标准。

四、难点分析与对策

（一）难点提出

跖骨应力性骨折易发生于新近训练的人群，发病隐匿，发病后恢复期明显较正常骨折为长，因此如何尽可能减少发病率、尽快恢复是相当困难的事。

（二）解决对策

应力性骨折是局部应力集中的一个结果。跖骨应力性骨折与足部解剖特点密切相关，足弓及跖骨本身的解剖结构和生物力学特点决定了跖骨的负重特性。当足部结构发生改变，例如扁平足导致应力集中于第 2、3 跖骨，高足弓导致应力集中于第 5 跖骨，从而导致相应应力骨折的发生。另外，小腿及足部肌肉疲劳、筋膜异常排列、不正常的运动方式等都将进一步加强应力集中。因此积极进行疲劳恢复，调整足踝软硬组织的排列，正确的运动模式培养就能有效预防骨折的出现，并加速疾病的恢复。

（王小勇、戴国钢、张宇）

◆ 跖腱膜炎 ◆

一、诊断

（一）病名

1. 中医病名 伤筋病（TCD：BGS000）。

2. 西医病名 跖腱膜炎（ICD-10：M72.272）。

（二）疾病诊断

1. 症状 是跑步和跳跃运动常见的损伤。伤后脚跟下有针刺样疼痛，有时甚至延伸至足弓内侧，晨起着地或久坐之后站立时，疼痛加重。患病初期，疼痛会于热身活动后减轻，随病情恶化，时时都感到疼痛。

2. 体征 跟骨结节内下侧局限性压痛，部分患者在足弓处的腱膜明显粗糙，有结节。

3. 辅助检查

（1）彩超：跖腱膜跟骨附着部明显增厚，回声不均匀增强，部分患者可见足弓处的跖腱膜也增厚。

（2）MRI：跖腱膜跟骨结节附着部增厚，并呈炎性反应。无论彩超还是 MRI，只要跖腱膜跟骨止点厚度超过 5mm，即提示跖腱膜炎。

（3）X 线片：部分患者可见跟骨结节牵拉性骨赘。虽然骨赘对诊断帮助不大，但可排除骨骼本身的病变。

（三）鉴别诊断

1. 跖管综合征 由于胫神经在踝管至足底的行程中被卡压所引起的一系列临床症状和体征。早期表现为足底、足跟部间歇性疼痛，久站或行走后加重，可有夜间痛醒病史，进一步可出现胫神经在足部的支配区感觉减退或消失。晚期可出现足趾皮肤发亮、汗毛脱落、少汗等自主神经功能紊乱征象，甚至有足内在肌萎缩表现。内踝后下方的 Tinel 征常为阳性，将足外翻外旋时可诱发疼痛，肌电图检查能发现胫神经潜伏期延长和传导速度降低。

2. 足跟脂肪垫痛 表现为足跟底广泛性压痛，常见于老年人。

（四）证候分类

1. 气滞血瘀 为疾病的急性发作状态，局部疼痛明显，微微发肿，压痛敏锐。

2. 寒湿痹阻 为疾病的持续状态，疾病反复发作，缠绵难愈，局部跖腱膜变性发硬粘连。

二、治疗方案

（一）非手术治疗

1. 适当休息 避免过度刺激，足跟着地会引起明显疼痛，可减小步长，改变受力模式，以不引起局部明显疼痛为度。

2. 药物治疗

（1）气滞血瘀：局部外敷二黄新伤止痛软膏，活血化瘀、消肿止痛，每天敷 8 ～ 12 小时，注意避免皮肤过敏；内服玄胡伤痛片 3 ～ 4 片加创伤消肿片 3 ～ 4 片，3 次 / 日，活血止痛。疼痛剧烈时也可口服非甾体药物，例如双氯芬酸钠、布洛芬等药物止痛。

（2）寒湿痹阻：夜间外敷芪藤软坚散以活血化瘀、温经散寒，以活血化瘀洗药配祛风寒湿洗药熏泡下肢，10 ～ 15 分钟 / 次，每日 1 次；内服祛风活络丸加玄胡伤痛片或桂枝汤加独活、血竭、牛膝等。

3. 手法治疗 患者取俯卧位，使用揉、揉捏、拿、提弹、推、牵拉等手法，重点以松解小腿后群肌肉为主。手法轻重适宜，恢复肌肉肌腱的顺应性，为损伤的修复创造条件。患者取仰卧位，顺跖腱膜方向行松解术，避免对痛点大量刺激，并可采用牵拉、推挤、旋转等手法对前足跗骨间关节进行松解。可使用手法牵拉跟腱及跖筋膜，患者坐于矮凳上，患足的膝关节屈曲约 45°，足跟着地，双手扶前足向背侧用力，使跟腱及跖筋膜得到拉伸，每次持续约 1 分钟，10 ～ 15 次为 1 组。

4. 封闭治疗 一般不提倡使用，疼痛剧烈时可在痛点等处局部封闭。用曲安奈德 2mg（或得宝松 1mL）加 1%利多卡因 2mL 做痛点注射，注意不得注入腱膜内。

（二）手术治疗

如保守治疗 12 个月以上无效者可采取手术治疗，可行跖筋膜部分切断术。在阻滞麻醉下经患足跟部内侧做斜行或横行切口，注意保护内侧神经的感觉支，于起点处切断跖腱膜的内侧 1/3 ～ 1/2。术后石膏固定，禁止负重 3 周。3 周后更换行走支具负重行走 3 周。随着关节镜技术的发展，也可在内镜监视切断跖筋膜。

（三）康复治疗

1. 物理因子治疗

（1）局部冰敷：急性疼痛时使用，10 ～ 15 分钟 / 次，每日 1 ～ 2 次，可明显减轻炎性渗出，使疼痛减轻。

（2）冷热交替浴：有效促进静脉及淋巴回流，改善循环，10 ～ 15 分钟 / 次，每日 1 次。

此外，可配合激光、冲击波等理疗。

2. 功能锻炼 对跖腱膜和小腿进行牵拉训练及足趾内在肌训练为主，指导患者足踩压网球有积极作用，还可加强足底跖腱膜及小腿后侧肌肉牵伸训练。

三、疗效评定

（一）评定标准

本病疗效评定标准主要包括踝关节的疼痛程度、疼痛与活动的关系及踝关节的活动度等。

（二）评定方法

1. Muzar 踝关节评价分析系统。

2. Baird–Jackson 踝关节评分系统。

3. AOFAS Ankle–Hindfoot Scale。

4. Kofoed 评分标准。

四、难点分析与对策

（一）难点提出

跖腱膜炎是跖腱膜跟骨止点的无菌性炎症，单纯牵拉跖腱膜例如前足蹬地不会引起剧烈疼痛，因此并不是一个严格意义上的末端病。若完全休息反而导致跖腱膜更易挛缩，若坚持行走、训练则又加重腱膜负担，故此病缠绵难愈。

（二）解决对策

跖腱膜由胶原纤维和弹力纤维为主构成，是足底诸多内在肌的起止点，并和跟腱有实质性纤维连接。人类都是足跟着地行走，在落地相时靠跖腱膜缓冲震荡，同时由于长期穿鞋，足底内在肌功能减弱，加速了跖腱膜的退变。因此对跖腱膜和跟腱进行有效牵拉、训练足内在肌功能，可有效改善跖腱膜的弹性，配合步态调整，改善足底受力模式，则收效更易。

（魏国华、戴国钢、张宇）

◆ 颈肌筋膜炎 ◆

一、诊断

（一）病名

1. 中医病名　项痹（TCD：BNV080）。

2. 西医病名　颈肌筋膜炎（ICD–10：S16.03）。

颈肌筋膜炎又称颈项部纤维织炎，是由多种因素导致颈部筋膜肌肉内的血管舒缩受限、微循环障碍、渗出、水肿而形成的非特异性无菌性炎症，逐渐导致筋膜裂隙、瘢痕粘连及末端样改变，压迫肌肉筋膜内的血管和神经末梢，从而出现顽固性疼痛，主要表现为颈项部疼痛、僵硬、活动受限等症状。

（二）疾病诊断

1. 症状　本病在部分运动员中常见，也多见于中年以上人群，近年随着生活方式的改变，发病年龄有年轻化趋势，主要表现为颈后颈枕部和肩部肌肉慢性疼痛、僵硬和活动不利。晨起或天气变化及受凉后症状加重，活动后或遇暖则疼痛减轻，常反复发作。急性发作时，局部肌肉痉挛、颈项僵直、活动受限。

2. 体征　颈椎生理曲度可无明显变化，颈肩部肌肉紧张、僵硬，压痛多以双肩胛骨内上角、上下项线及颈胸交界处的棘旁明显，挛缩肌肉区域内可有激痛点，按压激痛点可出现传导痛，有时可放射至肩臂部、上背部及头部，可触及痛性结节、索状物。疼痛明显时颈椎主动和被动活动受限。

3. 辅助检查

（1）X 线片及 MRI 检查：可有颈椎的退行性改变，但与颈肩背部疼痛的相关性不大。但值得注意的是部分患者可兼而有之。

（2）实验室检查：临床上主要检查血常规、血沉、CRP、抗“O”等，血常规、血沉、CRP 异常可代表炎症的严重程度和急慢性情况，抗“O”升高可表示有溶血性链球菌感染后继发的免疫活性升高。

（三）鉴别诊断

1. 神经根型颈椎病 该病有颈脊神经根受刺激症状和体征，影像学显示的颈椎骨关节的退行性改变与临床表现一致。

2. 肩关节周围炎 该病有以肩部日轻夜重的疼痛、压痛，功能受限或障碍为特点的典型临床症状。

（四）证候分类

1. 气滞血瘀 损伤或劳损后，颈背部出现板硬刺痛，尤以晨起为重，活动后减轻。舌暗红少苔，脉涩。

2. 风寒湿痹 局部外感风寒湿邪，颈肩背部板滞，颈后项、肩臂部牵扯疼痛，伴恶寒怕冷。舌淡苔白，脉弦紧。

3. 气血亏虚 体质素弱，颈肩背隐痛，时轻时重，劳累后加重，休息后缓解。舌淡苔少，脉细弱。

二、治疗方案

（一）非手术治疗

1. 消除病因 即设法改善生活、学习及工作的基本条件，注意防潮、保温，避免引起颈背部慢性劳损的体位，适当进行体育锻炼。运动员出现该疾病时一般慢性者并不需要调整训练量，但疼痛明显时不建议大强度训练，不提倡绝对卧床，一种姿势不宜保持超过 30 分钟，适度改变姿势有利于炎症介质的吸收。

2. 手法治疗 由于本病一般有严重的颈部肌肉痉挛及肌筋膜纤维条索样变，主要采用疏通经络镇痛手法，松解粘连，缓解痉挛，恢复肌肉筋膜正常的顺应性，手法宜柔和深透，切忌粗暴弹拨痛点。

（1）采用郑氏按摩十三法对颈枕背、双肩部部筋肉进行充分松解，并循督脉、膀胱经、少阳经进行经穴刺激。

（2）牵拉手法：术者帮助患者尽量牵拉背部、双侧颈部及肩部肌肉，恢复粘连的肌筋膜组织长度及柔韧性，促进局部炎症的吸收。

3. 针灸治疗 痉挛部位的华佗夹脊穴为必选穴位，并配以风池、肩井及阿是穴等，采用疏密波输出，20 分钟 / 次；对疼痛剧烈部位，可用针刺泻法治之。

4. 中药治疗

气滞血瘀：活血化瘀、疏肝理气是本证的治疗原则，可选用七厘散配合制香片、玄胡伤痛片口服，外用芷香新伤膏。

风寒湿痹：祛风散寒、活血温经是本证的治疗原则，可选用祛风活络丸、术桂胶囊口服，外用温经止痛散。

气血亏虚：补益气血是本证的治疗原则，可选用益尔力口服液、血藤当归胶囊口服，外用温经止痛散。

5. 封闭治疗　一般不提倡使用，疼痛剧烈时可在痛点等处局部封闭。用曲安奈德 5mg（或得宝松 1mL）加 1%利多卡因 5mL 做痛点注射。

（二）康复治疗

1. 物理因子治疗　可采用游走罐、红外线照射、坎离砂热熨等，对有明显肌肉痉挛筋膜挛缩者采用超声波、蜡疗等手段。

2. 功能锻炼　提倡以柔韧训练为主的训练模式，尽量避免单一的背伸肌训练，注重平时姿势保持。

三、疗效评定

（一）评定标准

疗效评定是判断患者疾病康复程度及治疗效果的客观评价，颈肩部肌筋膜炎的疗效评定包括局部软组织的疼痛、肿胀及功能障碍的时间、部位和程度，以及疼痛与功能、心理和社会的影响。

（二）评定方法

1. 日记与疼痛图。
2. VAS 视觉模拟量尺。
3. SF-36 疾病与健康评估。

四、难点分析与对策

（一）难点提出

本病在长期伏案工作的人群及长期姿势不良者中十分常见，可在无严重外力的情况下严重发作，出现转头困难。该病通过对症治疗后症状多能够缓解，但是易复发，缠绵难愈，严重者可影响患者生活、工作，甚至导致抑郁、焦虑症。

（二）解决对策

本病的预防至关重要，良好的生活姿势习惯、寝具的选择及时的衣物更换、能量的补充、合理的疲劳恢复等都对疼痛起着不同的作用。另外，合理的、积极的体育运动可以改善患者的体质，增强颈项部的肌肉质量，减少症状的发生。

（戴国钢）

◆ 肋软骨炎 ◆

一、诊断

（一）病名

1. 中医病名　胸肋骨痹（TCD：BNV080）。

2. 西医病名　非化脓性肋软骨炎、泰齐氏病（ICD-10：M94.801）。

（二）疾病诊断

1. 症状　体操运动员中较常见，双杠的扩胸、高低杠的展胸等动作都易受伤。好发于胸廓一侧，发病部位一般在第2～4胸肋关节，以第2肋骨为最多，亦可见肋弓。如胸部受到扭挫伤后，起病突然，胸前刺痛，不敢深呼吸，上肢活动、咳嗽或大声说话、扩胸时疼痛加重，数日后受累的肋软骨肿胀、隆起。如因急性损伤未治或治疗不彻底，或慢性损伤后，起病缓慢，胸前隐痛，呼吸道感染、天气或者情绪变化，可使疼痛加重。

2. 体征 局部触诊，受累肋软骨肿大隆起，质硬压痛，表面光滑，边界清楚，与基底固定不动，与皮肤无粘连，皮肤无红肿，胸廓挤压试验（+）。

3. 辅助检查

（1）影像学检查：①非特异性肋软骨炎胸部X线检查不能发现病变征象，但有助排除胸内病变、胸壁结核、肋骨骨髓炎、感染性肋软骨炎。②超声检查：可显示肋软骨肿胀及双侧对比观察肿胀变化等。

（2）实验室检查：血常规、血磷、血钙、血沉、碱性磷酸酶等多无明显异常。

（三）鉴别诊断

本病临床上常与以下疾病相鉴别。

1. 肺部疾患 肺部疾患如肺结核、肿瘤等，也可出现胸部疼痛，咳嗽、呼吸时加重等症状，但是局部触诊时肋软骨处常无明显硬性包块。另外，肺部疾患常伴有一些特征性表现，如肺部有结核病灶，有咳嗽、午后潮热、盗汗消瘦等全身结核中毒症状，肺部肿瘤可出现长期咳嗽、咳血、夜间静息性疼痛、恶病质等。常可通过胸部影像学检查鉴别。

2. 肋骨、肋软骨骨折 起病急且胸部挫伤后产生的肋软骨炎常与肋骨、肋软骨骨折相混淆。二者均有胸部外伤史，受伤后局部出现刺痛，不敢深呼吸，上肢活动、咳嗽或大声说话、扩胸时疼痛加重，受累的肋肿胀、隆起。胸廓挤压征（+）。但是肋骨骨折外伤及症状均较重，局部触诊时疼痛肿胀明显，可触及骨擦感，X线或MRI可明确鉴别。

3. 感染性肋软骨炎 胸部X线片可显示局部软组织肿胀及骨质破坏，还可排除局限性脓胸，X线碘油窦道造影还可显示病变的范围；CT检查发现病变部位，能很好地显示软骨肿胀及骨化等。MRI检查能够显示骨、软骨、滑膜及骨髓的活动性炎性改变，特异性和敏感性较高；血常规及炎症指标可表现异常。

（四）证候分类

1. 气滞血瘀 常由肋软骨挫伤、撞击及臂部活动过多造成。局部气血凝滞而致肿胀、疼痛，深呼吸、咳嗽、扩胸时疼痛加重。舌质暗红，脉弦紧。

2. 肝气不疏 肝气不疏郁结者，常可因劳累、上呼吸道感染或遭受风寒湿邪侵袭，致局部气血郁滞，或痹阻血脉诱发本病。局部软骨凸起、压痛，可因挤压胸壁、天气变化、情绪郁闷时疼痛加重，口干苦。舌质淡红，苔薄白，脉弦紧。

二、治疗方案

1. 适当休息 一般慢性者并不需要完全休息，但是活动时以不引起胸肋部疼痛时为限，不建议大强度活动。

2. 手法治疗 采用大面积抚摸手法，沿着肋间隙反复推、揉、按、拍击、振动等，松解前锯肌等肌肉。如有胸肋关节错缝症状的可采用手法矫正。①顿拉法：患者取仰卧位，医者双手拇指指腹分别按压于凸起的肋骨上下缘，助手双手紧握患侧腕部，在患者深呼气末助手用力向前、外、上方顿拉前

臂，医者指下有跳动感，可见凸起平复。②膝顶法：患者坐于低凳上，医者站于患者背后，用双手按压患者双肩，屈膝屈髋，用屈曲的膝部抵在病损肋软骨的相应肋椎关节的棘突上，嘱患者抬头挺胸，在呼气末，双手向后搬肩，同时膝向前顶，在两合力下可使肋软骨的凸起平复。

3. 针刺治疗　取阿是穴多方向针刺，配合膻中、合谷等穴，留针 10 分钟。

4. 中药治疗

（1）气滞血瘀：治则是行气活血、通络止痛。内服七味三七口服液，外敷二黄新伤软膏。

（2）肝气不疏：治则是疏肝理气、行气通络。内服柴胡疏肝散或小柴胡汤加味。外敷芪藤软坚散或软坚散。

5. 物理因子治疗　局部使用超声波、超短波或激光治疗。

6. 封闭治疗　疼痛剧烈时可在痛点等处局部封闭。用曲安奈德 5mg（或得宝松 1mL）加 1%利多卡因 5mL 做痛点注射。

三、疗效评定

（一）评定标准

疗效评定是判断患者疾病康复程度及治疗效果的客观评价。肋软骨炎的疗效评定包括疼痛的时间、部位和程度，以及心理和社会的影响。

（二）评定方法

1. 日记与疼痛图。
2. VAS 视觉模拟量尺。
3. SF-36 疾病与健康评估。

四、难点分析与对策

（一）难点提出

本病发生后，由于病变肋软骨处血循较差，局部炎性介质消除较慢；疼痛的自我保护，肋间肌、胸大小肌挛缩，伤损处呼吸动度降低；反复的外感诱发局部炎症反应等容易导致症状缠绵难愈。

（二）解决对策

术者帮助患者打开肋间隙、打开胸廓，解除胸大小肌挛缩；患者主动深呼吸训练；患者主动全身有氧锻炼，避免外感。

（戴国钢）

◆ 胸腹部肌肉拉、挫伤 ◆

一、诊断

（一）病名

1. 中医病名　胸腹部伤筋病（TCD：BNS150）。

2. 西医病名　胸腹部肌肉拉、挫伤（ICD-10：T94.103）。

本病主要是指胸腹部在活动时用力不当或者遭受外力直接击打造成的胸腹部肌肉组织不同程度的

损伤。临床常见有胸部肌肉拉伤、胸部迸挫伤、腹部肌肉拉伤、腹部迸挫伤等。胸部迸伤常因举重、田径等运动中迸气用力不当造成；胸腹部肌肉挫伤因直接暴力或气、水浪冲击造成，常见运动项目有拳击、游泳、跳水武术、棒垒球等；胸腹部肌肉拉伤因主动收缩或过度牵拉引起，常见运动项目有体操、田径、篮球、排球、举重等。

（二）疾病诊断

1. 症状 有明确的胸、腹部间接暴力或直接暴力损伤史，严重者伤时可有拉伤感或撕裂声，伤后胸腹部立即出现明显疼痛，疼痛的性质因损伤的严重程度不同而呈现肿痛、牵扯样痛、撕裂痛和跳痛等，损伤局部可见明显软组织肿胀、瘀斑，体位改变、深呼吸及咳嗽时疼痛加重。

2. 体征 受伤局部肿胀、压痛明显，皮下甚至可见因肌肉出血溢于皮下产生的瘀斑，严重者出现肌肉断裂，可查见断裂处凹陷，肌肉抗阻试验（+），胸廓挤压试验（–）。胸腹部迸挫伤时要注意检查有无合并胸腹腔脏器损伤。后期血肿机化时可触摸到发硬的肿块或条束状物。

3. 辅助检查 X 线通常作为排除骨折的检查，较清晰的 X 线片可见明显的软组织肿胀影。B 超、CT、MRI 检查可明确肌肉挫伤的程度，有无肌肉纤维的断裂，以及血肿的大小和位置。

（三）鉴别诊断

本病主要与胸腹腔脏器损伤、肋骨骨折及腹膜后血肿相鉴别，所以需要进行胸腹部 X 线及彩超检查。

（四）疾病分期

根据肌肉组织损伤发展的过程，本病临床上可分为早、中、后期。

1. 早期 为疾病发生的 24 ～ 48 小时。此时的损伤导致局部软组织撕裂，血管损伤出血，出现明显炎性反应，产生明显的疼痛和功能受限，局部的肿胀、出血及炎症反应导致血液循环障碍，造成组织缺氧，引起进一步组织损伤。

2. 中期 损伤 24 ～ 48 小时后进入中期阶段。这时受伤的部位出血停止，急性炎症逐渐消退，但是仍有瘀血和肿胀，肉芽组织开始生成和长入，组织开始修复，有时候局部软组织损伤较重时可形成瘢痕修复。

3. 后期 此期如果损伤较轻，或者早期处理得当，损伤部位已经基本修复，临床征象已经基本消失，但是功能尚未完全恢复，运动时仍感觉疼痛、酸软无力。有些严重损伤的局部可形成粘连和瘢痕，出现伤处软组织僵硬、肿块或条束状物，严重影响患者的运动能力。

（五）证候分类

临床上可分为伤气、伤血、气血两伤三种类型。

1. 伤气 此型受伤较轻，以伤气为主，可引起局部气机不利、气失条达，气机郁阻经络，致经络不通，不通则痛。多无肿胀，痛点多不固定，或走窜于胸胁腹部，出现胸胁痞闷，气短不利。疼痛时轻时重，多伴活动时疼痛明显，呼吸或咳嗽均可使疼痛加重。舌淡苔白，脉多弦。

2. 伤血 此型血瘀较重，气滞较轻，受伤处由于创伤反应致使局部血溢于脉外，阻于局部，脉络不通，不通则痛。痛点多固定，疼痛持续，以锐痛、刀割样痛为主，昼轻夜重，并伴局部血肿、瘀斑形成和活动受限。舌黯苔白，脉多涩，瘀久化热则脉数。

3. 气血两伤 临床上伤气与伤血两种证候并见者，其特点为伤处虽有隆起肿胀，局部也有明显压痛，但是其疼痛面积远远大于压痛的范围，且常有走窜移动。舌淡苔多厚腻，脉象多弦紧、沉。或为伤血症发展的中后期，损伤时出血太多，耗伤气血，此时疼痛较为轻微，痛点多不固定，并伴有气血不足时面色皖白、脉细弦、舌淡苔白等症状。

二、治疗方案

（一）非手术治疗

1. 早期 制动休息，一般受伤当时局部出血明显，应及时采用卧床休息、局部冰敷、加压。这样可以早期达到减少出血、缓解肌痉挛、减少充血水肿、减轻疼痛的目的。如咳嗽、呼吸及疼痛剧烈者，可应用弹力胸腹围、多头带或肌效能贴等固定，以减少震动，缓解疼痛。

2. 手法治疗 早期待局部出血停止后可适当在伤处上下、周围施以轻微推压手法，沿肌肉走向梳理伤部肌肉筋膜，改善周围血液循环和淋巴循环，减少肿胀。亦可以指针点揉伤部附近腧穴以行气活血止痛。如果伴有胸肋部小关节紊乱或者滑膜嵌顿者，在明确诊断后施以手板膝顶法、八字分脊法及震颤法等复位手法，解除嵌顿复位关节错缝。中期手法可广泛以揉、揉捏、推压为主，循序渐进，并给予适当的肌肉牵拉，防止肌肉挛缩。后期如果出现伤处严重的肌肉痉挛及肌筋膜的纤维条索样变，主要采用疏通经络镇痛手法，松解粘连，缓解痉挛，恢复肌肉筋膜正常的顺应性，手法宜柔和深透，切忌粗暴。

3. 针灸治疗 急性期可予以针刺泻法治疗，常用穴位主要是阿是穴及循经取穴等，特别是采用阿是穴直刺或顺肌纤维方向斜刺，有较好疗效。局部血肿较大时可以施以刺络放血疗法来减轻肿胀。

4. 中药治疗

伤气：行气止痛、舒筋活络是本证的治疗原则。疼痛剧烈的早期可外敷二黄新伤止痛软膏。中后期外擦郑氏舒活酊，口服血藤当归胶囊、制香片、玄胡伤痛片等。

伤血：止血、消肿止痛为本证的治疗原则。早期可外敷二黄新伤止痛软膏，口服七味三七口服液、玄胡伤痛片、创伤消肿片等。中后期外擦郑氏舒活酊，口服复元活血汤、膈下逐瘀汤等活血方。

气血两伤：行气、活血化瘀为本证的治疗原则。早期可外敷二黄新伤软膏，口服血藤当归胶囊、玄胡伤痛片、柴胡疏肝散加减。中后期外擦郑氏舒活酊。损伤后期补益气血是其治疗原则，可选用益尔力口服液口服、血藤当归胶囊。

5. 西药治疗 对症可予以口服非甾体消炎止痛类药物及肌松剂，如布洛芬、双氯芬酸钠缓释片、乙哌立松等。

（二）手术治疗

本病多不需手术治疗。有较大血肿者，可切开排出积血，结扎血管。有肌肉大面积断裂者，可予以缝合断裂的肌肉，术后抗感染治疗。

（三）康复治疗

1. 物理因子治疗 早期以冷敷为主，中后期可采用热疗活血化瘀，对有明显肌肉痉挛筋膜挛缩者采用超声波、蜡疗等手段。

2. 功能锻炼 急性期过后即提倡功能锻炼，早期卧床时以“呼吸运动”等静力收缩肌肉锻炼为主，中期可予以拉伸训练，后期可逐渐开始一些负重或以 PNF 法锻炼胸腹肌力。锻炼时以不引起损伤、不增加疼痛为原则。

三、疗效评定

（一）评定标准

疗效评定是判断患者疾病康复程度及治疗效果的客观评价。胸腹肌拉、挫伤的疗效评定包括疼痛、肿胀及功能障碍的时间、部位和程度，以及胸腹部疼痛与功能、心理和社会的影响。

（二）评定方法

1. 日记与疼痛图。

2. VAS 视觉模拟量尺。

3. SF-36 疾病与健康评估。

四、难点分析与对策

（一）难点提出

本病的治疗难度在于预防和治疗损伤肌肉的粘连问题。如果处理不当可造成严重运动能力的下降，并形成慢性疼痛。

（二）解决对策

积极的治疗和正确的功能锻炼具有重要意义，本病早期以止血为主，局部出血越多，损伤就越重，后期的治疗就越难。中后期以舒筋活血、预防粘连、恢复功能为主，忌粗暴的手法及不恰当的功能锻炼，导致局部反复出血、机化血肿。

（戴国钢）

◆ 腰部扭伤 ◆

一、诊断

（一）病名

1. 中医病名 腰痛病（TCD：BNS150）。

2. 西医病名 腰部扭伤（ICD-10：S33.501）。

（二）疾病诊断

1. 症状 有明确的急性受伤史，或因直接暴力作用于腰部导致肌肉挫伤，或因跌坐等间接暴力导致肌肉拉伤，痛有定处，疼痛剧烈，活动明显受限。

2. 体征 受伤局部软组织明显肿胀，压痛明显，周围肌肉明显紧张、痉挛，屈膝、屈髋困难。

3. 辅助检查

（1）X 线片一般无明显异常，但可排除腰椎椎体和附件的骨折。

（2）MRI 可显示受伤肌肉呈长 T1WI 长 T2WI 信号改变。

（3）彩超显示肌肉纹理回声增强或降低，条状液性暗区表明有血肿形成。

（三）鉴别诊断

在受到急性暴力时可造成椎体和附件的骨折，影像学检查可资鉴别。

（四）疾病分期

根据疾病发展的过程，本病临床上可分为急性、慢性期。

1. 急性期　为受伤后 1 周之内，症状较重，多表现为腰骶部疼痛不适，转侧俯仰困难，通过平卧休息及内外用药物，症状多能够明显缓解。

2. 慢性期　受伤后 1 周以上，此阶段如果未得到运动员、教练员的重视，没有进行足够的治疗及康复训练，在大强度的运动、训练下易发展为慢性腰痛。

（五）病理分型

1. 腰部肌肉拉伤　腰背部肌肉快速离心收缩时发生。

2. 腰部肌肉挫伤　腰背部受外力直接打击而成。

（六）证候分类

1. 气滞血瘀　急性期，受伤处由于创伤反应致使局部气血瘀滞，脉络不通，不通则痛。痛点固定，疼痛持续，以刺痛、锐痛为主。

2. 气血亏虚　慢性期，疾病可反复发生，缠绵难愈，休息后症状减轻，劳累后疼痛加重，并伴有气血不足之面色皖白、脉细弦、舌淡苔白等症状。

二、治疗方案

1. 急性期制动，局部外敷二黄新伤止痛软膏凉血止血，8 ～ 12 小时 / 次，间断进行，注意避免皮肤过敏；内服七味三七口服液加制香片以行气活血、化瘀止痛；局部可针刺，泻法运针，每日 1 次。

2. 慢性期可参照运动员非特异性下腰痛治疗方式进行。

三、疗效评定

（一）评定标准

疗效评定是判断患者疾病康复程度及治疗效果的客观评价。疗效评定包括疼痛的时间、部位和程度，以及疼痛与功能的影响。

（二）评定方法

1. 日记与疼痛图。

2. VAS 视觉模拟量尺。

3. Oswestry 腰痛指数（OSW）。

4. SF–36 疾病与健康评估。

四、难点分析与对策

（一）难点提出

运动员受伤后因康复训练未跟上，带伤训练，多数易演变为慢性下腰痛。

（二）解决对策

在急性疼痛缓解后即应进行受伤肌肉的拉伸训练，在恢复全身训练时注意循序渐进原则。

（戴国钢）

◆ 运动员非特异性下腰痛 ◆

一、诊断

（一）病名

1. 中医病名 腰痛病（TCD：BNS150）。

2. 西医病名 运动员非特异性下腰痛（ICD-10：M54.871）。

（二）疾病诊断

1. 症状 有腰部过劳或可有不同程度外伤史。常见疼痛部位为下腰段、腰臀部及背部肩胛骨之间，多能感觉腰痛连带臀部和大腿外侧的疼痛，疼痛性质为酸胀不舒或绵绵隐痛，痛有定处，时有游走，时轻时重，晨起时明显，活动后减轻，劳累后再次加重。天气变化时可加重疼痛。

2. 体征 可有腰椎生理曲度的改变，无明显侧弯，下腰段椎旁肌肉多有不同程度的紧张和痉挛，常在棘突、腰椎横突、髂嵴缘及沿筋膜走行扪及痛性筋结条索，并可向其他部位扩散。神经牵拉实验阴性，疼痛剧烈时屈髋、屈膝不能。

3. 辅助检查 通常不作为诊断标准，X线片可有脊柱生理曲度的改变（弧顶移位，或曲度变直，或腰曲变直的同时腰骶角增大），有时在棘突尖或横突尖可见硬化影或钙化影。MRI检查椎间盘多为正常，可有少许椎间盘的退变。

（三）鉴别诊断

1. 本病临床上常与腰椎间盘突出症等这类有着确切的组织病理结构改变的腰腿痛病症相鉴别。二者的主要区别就在于后者往往有着明确的组织病理改变，而且这种病理改变是可以通过MRI、CT及X线等临床检查手段明确诊断，并证明与临床症状相关。

2. 盘源性腰痛：也有腰臀甚至大腿部的疼痛，疼痛部位与神经支配区域无关，一种姿势固定时间稍长即易出现疼痛，MRI上能见到椎间盘后方的HIZ区或终板Schmorl结节形成和间盘的脱水表现，椎间盘造影能导致疼痛复制为盘源性腰痛诊断的金标准，但值得注意的是部分患者同时存在几种诊断。

3. 与血清阴性脊柱关节病相鉴别：此病发病缓慢，常见于青年男性，以炎性疼痛为特征性表现，在出现明显功能受限和影像学异常前常与本病混淆，可伴有其他关节的症状、骶髂关节的CT及HLA-B27可鉴别。

（四）疾病分期

根据疾病发展的过程，本病临床上可分为急性、缓解期。

1. 急性期 为疾病发生的急性阶段，症状较重，多表现为腰骶部疼痛不适，转侧俯仰困难，通过平卧休息及内外用药物，症状多能够明显缓解。

2. 缓解期 是疾病发作的平稳期，此阶段如果未得到运动员、教练员的重视，没有进行足够的治疗及康复训练，在大强度的运动、训练下症状会反复加重。

（五）病理分型

1. 腰肌劳损 以腰背部肌肉的过度性使用为特征，慢性疲劳积累所致。查体上以骶棘肌不同程度的紧张、痉挛为主要表现，并在棘突、横突、髂嵴缘等肌肉肌腱起止点有压痛。

2. 第3腰椎横突肥大综合征 当第3腰椎横突异常肥大时，作为一个应力集中点而容易受到伤害，相当于末端病的病理改变。临床上能扪及增粗之第 3 腰椎横突上有明显筋结条索，压痛相当敏锐，可伴有下肢放射性疼痛。X 线片患椎横突显著增长，末端可有硬化或钙化。

3. 腰背臀部肌筋膜炎　当胸腰筋膜因为反复的微细损害、无菌性炎症等的重复刺激时，筋膜变性（纤维样变、脂肪样变等），裂隙形成、静脉瘀阻、粘连的不断叠加、脊神经后支在穿出筋膜时受卡压及牵扯等病理改变随之不断发生。查体上沿筋膜走行方向的痛性筋结条索，并可有扳机点出现为特征性表现。

4. 棘上棘间韧带损伤　在极度屈曲时出现疼痛复制，并在棘上棘间扪及相应病理改变（新鲜伤时棘突间隙有肿胀和压痛；如果韧带断裂，在伤部可摸到凹陷；慢性劳损者，除压痛外，棘突上能触到条索样剥离感）为特征性表现。

5. 棘突骨膜炎　运动员背伸训练过多，棘突反复挤压和撞击造成棘间韧带的挫伤和骨膜下的出血，机化、增生、粘连并可有软骨化骨。查体上以脊柱背伸痛，局部有痛性团块为特征性表现。X 线片患椎棘突局部可有硬化或钙化。

6. 臀上皮神经损伤　臀上皮神经为胸 12 ～腰 3 神经后支的外侧支，在越过髂嵴进入臀部时，被坚强地由骶棘肌和胸腰筋膜在髂嵴上缘附着处形成的扁圆形骨纤维性管道固定，神经即由此隧道穿过，在髂嵴处因神经转折角度大，并被相对固定于骨纤维性筋膜之间，易受牵扯和挤压而受伤。查体上以在髂腰穴处扪及明显痛性条索并向臀部外后下方放射为特征性表现。

7. 腰骶部筋膜脂肪疝　脂肪疝是各种原因导致腰骶部筋膜破裂，使筋膜下脂肪组织通过筋膜破裂口或裂隙孔疝出，直接卡压或机化后形成粘连带，压迫刺激局部皮神经血管束，从而引起相应腰腿痛症状和体征。此症主要见于比较肥胖的女性运动员中，查体上在腰骶部附近（腰下三角及骶髂关节周围）可摸到单个或多个光滑圆形肿物，质韧有弹性，无波动，压痛且可向臀部及大腿部放射。

（六）证候分类

1. 气滞血瘀　多为腰部扭伤所致，受伤处由于创伤反应致使局部气血瘀滞，脉络不通，不通则痛。痛点多固定，疼痛持续，锐痛为主。舌质淡，苔薄白，脉弦或涩。

2. 寒湿痹阻　多为下腰部外感寒湿，邪阻经络，脉络不通，不通则痛。痛点多固定，疼痛持续，畏寒喜温。舌质淡，苔白，脉弦缓。

3. 湿热蕴结　多为下腰部外感湿热，蕴结局部致经络不通，不通则痛。痛点多固定，疼痛持续，多伴有软组织红肿热痛等症状，拒按喜凉。舌质红，苔黄，脉濡缓。

4. 气血亏虚　多为疾病发展的中后期，疾病反复发生，缠绵难愈，耗伤气血，痛点多不固定，有时无法确切指出痛点所在位置，休息后症状减轻，劳累后疼痛加重，并伴有气血不足时面色皖白、脉细弦、舌淡苔白等症状。

5. 肝肾亏虚　多为疾病发展的后期，肝主筋、肾主骨，肝肾不足则筋骨不利。疼痛多以酸胀为主，多伴有腰膝酸软，甚者有夜尿频多、遗精盗汗等症状，偏阴虚者舌质略红、少苔、脉微细，偏阳虚者舌质淡胖、苔白、脉浮大而无根。

二、治疗方案

1. 适当休息　一般慢性者并不需要调整训练量，但疼痛明显时不建议大训练强度，不提倡绝对卧床，一种姿势不宜保持超过 30 分钟，适度改变姿势有利于炎症介质的消除，并合理的使用腰围或支持带。

2. 手法治疗 由于本病一般有严重的腰背部肌肉痉挛及肌筋膜纤维条索样变，主要采用疏通经络镇痛手法，松解粘连，缓解痉挛，恢复肌肉筋膜正常的顺应性。手法宜柔和深透，切忌粗暴。

（1）采用郑氏按摩十三法对椎旁、臀部筋肉进行充分松解，并循督脉、膀胱经、胆经进行经穴刺激。

（2）牵拉手法：术者帮助患者尽量双腿屈膝屈髋，取膝胸卧位，侧卧位上方下肢屈髋屈膝90°，下方下肢伸直，术者一手尽量向前下方推臀部，另一手尽量向后拉肩，使髋关节尽量内收内旋（松解臀部筋膜）、尽量外展外旋（松解股内收肌群）等。

3. 针灸治疗 痉挛部位的华佗夹脊穴为必选穴位，并配以肾俞、膈俞、髂腰穴、居髎及阿是穴等，采用疏密波输出，20分钟/次；对疼痛剧烈部位，可用针刺泻法治之。

4. 中药治疗

（1）气滞血瘀：活血化瘀、疏肝理气是本证的治疗原则，可选用七厘散配合制香片口服。

（2）寒湿痹阻：健脾除湿、温阳通脉是本证的治疗原则，可选用小建中汤配合羌活胜湿汤口服。

（3）湿热蕴结：清热利湿是本证的治疗原则，可选用龙胆泻肝汤口服。

（4）气血亏虚：补益气血是本证的治疗原则，可选用益尔力口服液口服。

（5）肝肾亏虚：补肝肾、强筋骨是本证的治疗原则，可选用壮骨腰痛丸、益尔力口服液口服。

5. 物理因子治疗 对有明显肌肉痉挛筋膜挛缩者可采用超声波、蜡疗等手段。

6. 封闭治疗 一般不提倡使用，疼痛剧烈时可在髂腰穴、第3腰椎横突、棘突或筋膜脂肪疝等处局部封闭。用曲安奈德5mg（或得宝松1mL）加1%利多卡因5mL做痛点注射。

7. 功能锻炼 提倡以脊柱肌肉柔韧和平衡训练为主的训练模式，尽量避免单一的背伸肌训练。

三、疗效评定

（一）评定标准

疗效评定是判断患者疾病康复程度及治疗效果的客观评价。非特异性下腰痛的疗效评定包括疼痛的时间、部位和程度，以及疼痛与功能、心理和社会的影响。

（二）评定方法

1. 日记与疼痛图。
2. VAS视觉模拟量尺。
3. Oswestry腰痛指数（OSW）。
4. SF-36疾病与健康评估。

四、难点分析与对策

（一）难点提出

本病在部分运动员中十分顽固，严重影响训练强度的上升，并可在无明显外力的情况下严重发作，转侧俯仰困难。此时查体上腰椎活动度明显受限，骶棘肌痉挛，髂后上棘等肌肉附丽点压痛敏锐。

（二）解决对策

本病的预防至关重要，良好的生活起居习惯、及时更换衣物、电解质能量饮料的补充、合理的疲劳恢复等都对疼痛起着不同的作用。另外，可以说所有的训练都是不对称性的，因此在身体训练时一定加强对弱势部分的强化和训练结束的对腰骶部和臀部的牵拉训练。疼痛剧烈时，“急则治其标”，在

痉挛明显处快针泻法，禁止重手法刺激，对腰骶部、臀部肌肉进行针对性松解、牵拉，绝大多数能得到及时的缓解。

（戴国钢）

◆ 椎体骨骺骨软骨炎 ◆

一、诊断

（一）病名

1. 中医病名 伤筋病（TCD：BGS000）。

2. 西医病名 椎体骨骺骨软骨炎（ICD-10：S86.001）。

本病是指脊柱椎体环状骨骺损伤所致的一种慢性腰背痛疾患，又称椎体前缘骨骺融合不全、椎体缘离断症。本病好发于青少年，女性多于男性，多发于少年运动员和体操、舞蹈、杂技演员等需要腰部过度后伸的项目。

（二）疾病诊断

1. 症状 本病起病缓慢，早期多隐痛，时有时无，常不被患者注意。症状主要表现为腰背有隐痛和僵硬感，有伸腰痛，久站或活动过多后加重，卧床则减轻，易感疲劳，一般与天气变化无关。后期背部疼痛反而减轻，但可出现顽固性下腰痛症状。

2. 体征 无明显特殊体征，可见腰背肌肉发硬或伴有痉挛，脊柱生理曲度改变，侵犯椎体较多者可出现胸腰部轻度后突畸形，受累脊椎棘突或棘旁压痛。

3. 辅助检查 X 线片可见一或多个椎体前上下角区有吸收破坏缺损，在缺损区可见钙化和骨化物、骨质增生等改变，椎间隙稍有变窄。MRI 可显示病变间盘退变，椎体前上下角信号不规则。

（三）鉴别诊断

1. 脊柱结核 全身中毒症状，如低热、盗汗、消瘦等。影像学检查显示椎间隙狭窄，椎旁脓肿，骨破坏以终板居多。

2. 脊柱骨折 严重创伤病史和剧烈疼痛，查体在伤处棘突有敏锐叩压痛，X 线片显示椎体有明显楔形变。

3. 椎体骨软骨病 系椎体初级骨化中心缺血坏死，又称 Calvié 病或扁平椎，多见于儿童，好发于下段胸椎，多数只累及一个椎体，患儿可有局限性驼背。X 线片表现为患椎密度增高、致密，并变扁平，早期可呈双凹形，椎体矢径及横径增大，超出相邻椎体的边缘，椎间隙正常或增宽。

4. 椎体骺板骨软骨病 又称 Scheuermann's disease，多见于生理后突明显而负重较大的下部胸椎，特别是 T8 ～ T11，以脊柱后突畸形的中心部分为基准的 3 个或 3 个以上相邻椎体前窄后宽楔形变 5°或 5°以上，无明显外伤和其他病理即可诊断。

5. 慢性腰背部软组织损伤 二者症状比较一致，查体能发现腰背部肌筋膜于骨突的附着处周围有明显的变性纤维甚至疼痛激发点，因其椎间盘结构和功能良好，MRI 和 X 线片能明确二者的区别。但值得注意的是二者可同时出现，即运动员不仅有慢性软组织损伤的症状和体征，还有椎体次级骨化中心损害的表现。

（四）证候分类

同非特异性下腰痛。

二、治疗方案

同非特异性下腰痛。

三、疗效评定

同非特异性下腰痛。

四、难点分析与对策

（一）难点提出

本病在部分运动员中十分顽固，严重影响训练强度的上升，对特定动作（下腰）根本无法完成。

（二）解决对策

本病的处理关键是防治结合，针对其发病原因，对青少年应减少腰背部的过度负荷和活动，在下腰训练时应注意肩、上胸段和髋关节的柔韧性训练，避免腰部负荷应力集中，注意正确的体位，加大腹肌肌力训练，并积极治疗，一般可取得较好的效果。

（戴国钢）

◆ 坐骨结节滑囊炎 ◆

一、诊断

（一）病名

1. 中医病名 伤筋病（TCD：BGS000）。

2. 西医病名 坐骨结节滑囊炎（ICD–10：M71.992）。

（二）疾病诊断

1. 症状 起病隐匿，部分运动员发病前有腘绳肌拉伤史，臀部疼痛，跑动多后加重，受压痛，严重者触碰不能。

2. 体征 腘绳肌紧张度增加，并能扪及条索硬结，在坐骨结节上方，臀大肌深层可触及边缘清晰的椭圆形肿物，质韧，压痛，和坐骨结节相粘连。

3. 辅助检查 超声及 CT 均能在坐骨结节处能发现囊性包块，壁厚，不均匀，多为多囊分叶状。

（三）鉴别诊断

1. 坐骨结节处肌腱末端病 二者均有慢性劳损病史，腘绳肌条索硬结，坐骨结节处均可有疼痛及压痛，抗阻屈膝试验均可为阳性，但滑囊炎者能触及明显敏感并增大的滑囊，而本病滑囊并无体征。

2. 坐骨结节撕脱骨折、坐骨结节骨骺分离 二者也可与本病混淆，X 线检查可排除。

二、治疗方案

1. 改变坐姿 坐骨结节滑囊炎患者为防止炎症加重，应避免坐于湿冷及较硬的地方，可坐于较软的座位或坐在圆形气垫圈上，避免坐骨结节部位继续受压、摩擦。

2. 手法治疗 局部滑囊处不宜行手法治疗，可对臀部及腘绳肌、内收肌群行揉、揉捏、推压、牵拉、提弹等手法，分离滑囊与结节之间的粘连，并可指针秩边、居髎、承扶、殷门、委中等穴以舒缓筋肉，改善坐骨结节处压力。

3. 针灸治疗 可沿肿大的滑囊周围环形刺入，强力泻法捻转；也可行电针治疗，可直刺阿是穴、居髎、承扶、殷门等穴，连续波输出，20 分钟 / 次，每日 1 次。

4. 物理因子治疗 由于病患部位较深，可采用超短波、微波等手段，深层消炎止痛，也可配合中药熏蒸。

5. 封闭治疗 疼痛较明显，滑囊较大，内部积液多者，可在严格清洁消毒后，无菌操作，使用空针穿刺抽吸积液，抽吸后用曲安奈德 5mg（或得宝松 1mL）加 1%利多卡因 5mL 做痛点注射。注意此滑囊为多囊，故应多点注射。

6. 功能锻炼 对腘绳肌和内收肌群进行柔韧性训练，并增强臀中肌的力量训练。腘绳肌的离心训练和 DN 法对本病有帮助。

三、疗效评定

（一）评定标准

疗效评定是判断患者疾病康复程度及治疗效果的客观评价。坐骨结节滑囊炎的疗效评定包括疼痛的时间、部位和程度，以及疼痛与功能、心理和社会的影响。

（二）评定方法

1. 日记与疼痛图。
2. VAS 视觉模拟量尺。
3. SF-36 疾病与健康评估。

四、难点分析与对策

（一）难点提出

本病在部分运动员中十分顽固，因为该疾病发病较缓，病程较长，对于专业运动员来说，不可能停下运动训练来治疗，所以既要正常大运动量训练，又要治疗疾病，往往治疗效果不佳，症状缠绵难愈，最终滑囊反复炎性渗出，滑囊壁逐渐增厚，滑囊增大、变硬，严重影响运动。

（二）解决对策

本病的预防至关重要，训练结束后的腘绳肌和内收肌群的拉伸、放松，以及积极的臀中肌训练可缓解坐骨结节处滑囊的压力。另外，此滑囊大部分为多囊结构，在穿刺封闭治疗时应注意针尖要尽可能多地进入各个囊腔，如果只进入一个囊腔，治疗往往是失败的。

（黄雷）

◆ 骶髂关节损伤 ◆

一、诊断

（一）病名

1. 中医病名　伤筋病（TCD：BGS000）。

2. 西医病名　骶髂关节损伤（ICD-10：53.383）。

（二）疾病诊断

1. 症状　可有腰部扭伤史，患者自述腰痛，可伴同侧臀部及大腿外侧疼痛，在后伸、扭转、起卧等姿势改变时明显，患肢负重疼痛加重。

2. 体征　伤侧骶髂关节叩压痛明显，在髂后上棘内、下方有明显压痛，骨盆挤压分离试验阳性。

（1）FABER 试验：同侧髋关节屈曲、外展和外旋导致骶髂关节区域或臀部的疼痛为阳性。

（2）床边试验：患者仰卧于床上，患腿放在床边，健侧尽量屈髋屈膝，检查者一手扶住健膝以固定身体，另一手向下按压悬于床边的患腿，使关节过度后伸，症状重现者为阳性。

3. 影像学检查　X 线片、CT 通常作为排除有无撕脱骨折的检查，个别女性患者可见关节边缘的毛糙；MRI 检查要排除骶髂关节的感染、炎症、破坏等。

（三）鉴别诊断

1. 骶髂关节致密性骨炎　以骶骨和（或）髂骨骨质硬化为特点的非特异性炎症，以髂骨下 2/3 更为常见，出现高度致密的骨硬化现象，但关节间隙正常，症状发作时以下腰段的慢性疼痛为主，劳累后加重，休息后减轻，症状常于半年到数年自行消除。

2. 骶髂关节结核　以全身的中毒症状和骶髂关节的破坏为特征性表现。

3. 强直性脊柱炎　以炎症性疼痛、功能逐渐受限，骶髂关节的狭窄、融合为特征性表现。

（四）证候分类

1. 气滞血瘀　多为腰部扭伤所致，受伤处由于创伤反应致使局部气血瘀滞，脉络不通，不通则痛。痛点多固定，疼痛持续，锐痛为主。舌质淡，苔薄白，脉弦或涩。

2. 气血亏虚　多为疾病发展的中后期，疾病反复发生，缠绵难愈，耗伤气血，痛点多不固定，有时无法确切指出痛点所在位置，休息后症状减轻，劳累后疼痛加重，并伴有气血不足时面色㿠白、脉细弦、舌淡苔白等症状。

二、治疗方案

1. 适当休息　疼痛明显时可适当卧床休息，下床活动以不引起明显疼痛为度。

2. 手法治疗　患者仰卧，助手双手掌根按压其髂前上棘以固定骨盆，患者屈髋屈膝，术者一手肘关节穿过患肢腘窝，双手抓紧，一起沿股骨纵轴向上牵引，在维持牵引力的情况下，轻微屈伸、内收外展、内旋外旋下肢数次即可。

3. 针灸治疗　可选用大肠俞、八髎、居髎、秩边等穴，快针泻法。

4. 中药治疗

气滞血瘀：行气活血为本证的主要治则，可口服七味三七口服液、玄胡伤痛片、创伤消肿片等。

气血亏虚：补益气血为本证的主要治则，可口服益尔力口服液、血藤当归胶囊、术桂胶囊等。

5. 物理因子治疗 可采用微波、短波等对消除骶髂关节的炎症有显著作用。

6. 封闭治疗 患者取俯卧位，腹下垫枕，常规消毒铺巾，以骶骨后正中线与髂后上棘下的连线中点为穿刺点，用 7 号长针刺入皮肤后，以 45°角向外侧进针，缓慢进入骶髂关节，回抽无血即可注入倍他米松 1mL+1% 利多卡因 1mL+ 注射用水 2mL。

7. 功能锻炼 以臀部肌肉力量训练为主，并配合髂腰肌的牵拉训练。

三、疗效评定

（一）评定标准

疗效评定是判断患者疾病康复程度及治疗效果的客观评价。骶髂关节损伤的疗效评定包括疼痛、肿胀及功能障碍的时间、部位和程度，以及疼痛与功能、心理和社会的影响。

（二）评定方法

1. 日记与疼痛图。
2. VAS 视觉模拟量尺。
3. SF–36 疾病与健康评估。

四、难点分析与对策

（一）难点提出

女性因为其本身生理特点，容易发生本病，处置不及时和带伤训练易导致骶髂关节退变加速和顽固性疼痛。

（二）解决对策

在女性的下腰痛中应及时检查是否有骶髂关节的问题存在，对骨盆有不对称的运动员应提前进行弱侧的增强训练，在受伤后及时复位，不仅要对臀肌进行针对性训练，同时也要注意进行协调性和平衡性训练。

（戴国钢）

◆ 髂腰肌拉伤及血肿 ◆

一、诊断

（一）病名

1. 中医病名 出血病（TCD：BGU040）。

2. 西医病名 髂腰肌拉伤及血肿（ICD–10：T94.103）。

（二）疾病诊断

1. 症状 有髋部运动损伤史，特别是高处坠落臀部着地，伤时髋部可有拉伤感或撕裂声，随即出现腹部深处疼痛或腰痛，并呈进行性加重，疼痛在咳嗽、喷嚏时加重，随后出现股四头肌无力、麻痹及便秘等症状；髋部活动受限。

2. 体征 患者多呈髋屈曲外旋畸形，下腹部髂窝区有明显深压痛并向腹股沟、大腿前及小腿内侧放射，严重者可扪及血肿肿块，患髋不能伸直，股神经牵拉试验阳性，大腿前及膝部、小腿内侧股神经分布区皮肤感觉减退或消失，膝腱反射减退或消失，甚至出现股四头肌麻痹、萎缩。

3. 影像学检查 X 线通常作为排除有无撕脱骨折的检查，较清晰的 X 线片可见明显的软组织肿胀影。B 超、CT、MRI 检查可明确肌肉拉伤的程度，有无肌肉纤维的断裂，血肿的大小和位置。

4. 肌电图检查 股神经损伤者能见到股神经潜伏期延长，传导速度减慢，波幅低矮，严重者诱发不出明显动作电位。

（三）鉴别诊断

髂腰肌脓肿：髂腰肌脓肿形成亦可出现类似腰腹疼痛及股神经麻痹症状、体征，但该病症有明确感染源如脊柱化脓性或结核性感染，局部穿刺可见脓液，影像学检查可见感染灶。

（四）疾病分期

根据疾病发展的过程，本病临床上可分为早、中、后期。

1. 早期 为疾病发生的 24 ～ 48 小时。此时的损伤导致髂腰肌纤维的撕裂或撕断，血管损伤出血，出现明显炎症反应，产生明显的疼痛和功能受限。如果局部出血较多形成髂腰肌血肿，股神经经其腰大肌与髂肌之间通过，血肿易形成神经压迫症状。

2. 中期 损伤 24 ～ 48 小时进入中期阶段。这时受伤的部位出血停止，急性炎症逐渐消退，疼痛有所缓解，但是仍有瘀血和肿胀，肉芽组织开始生成和长入，组织开始修复，有时候肌纤维组织损伤较重时可形成瘢痕修复。如果早期出现血肿压迫，症状未能得到及时、有效解除，此期多形成损伤的神经支配区症状。

3. 后期 此期如果损伤较轻，或者早期处理得当，损伤部位则基本修复，临床征象已经基本消失，但是功能尚未完全恢复，运动时仍感觉髋部疼痛，屈髋无力。有些严重损伤的局部可形成粘连和瘢痕，出现伤处软组织僵硬、肿块或条束状物，严重影响患者的运动能力。如果神经压迫症状未能有效改善，会出现股四头肌麻痹、萎缩等失神经支配症状。

（五）证候分类

1. 血瘀气滞 见于损伤后的早中期。腰腹剧烈疼痛、拒按，痛处不移，少腹胀满，大便不通。舌质暗红，苔薄白，脉实有力或弦。

2. 寒湿痹阻 中后期多见。髋部疼痛，髋关节屈伸不利。舌质黯，苔白，脉沉弦。

二、治疗方案

（一）非手术治疗

1. 早期止血 一般受伤当时局部出血明显，即制动休息、冰敷、加压包扎，这样可以早期达到减少出血的目的，减轻血肿带来的伤害。

2. 手法治疗 中后期出血稳定后可用揉、揉捏、推压、擦等手法对臀肌、股四头肌等进行充分松解，并对髂腰肌进行适度牵拉。

3. 针灸治疗 待局部出血停止后，后期可予以针灸治疗，常用穴位主要是阿是穴，多在髂前下棘与耻骨下支连线中点处进针，可辅助配合膀胱经的大肠俞、秩边电针，前后呼应，有较好疗效。针灸治疗时此处注意避开股动、静脉。

4. 中药治疗

（1）血瘀气滞：凉血止血、消肿止痛为本证治则，可外敷二黄新伤止痛软膏，口服七味三七口服液、玄胡伤痛片、创伤消肿片或血府逐瘀汤等。

（2）寒湿痹阻：温经通络为本证的治则，可口服术桂胶囊、血藤当归胶囊、制香片等。

5. 血肿穿刺抽吸　局部血肿较大，可明显扪及波动感者，待局部出血停止后，在严格消毒铺巾、无菌操作下，使用空针抽出局部未凝固的瘀血，减少后期瘀血消散时间，抽吸结束后予加压包扎，严格无菌操作，避免外源性感染。

（二）手术治疗

1. 适应证　髂窝血肿形成迅速或肌电图显示有股神经损害者宜积极采用手术治疗，但必须排除血友病所致血肿。

2. 手术方式　髂腰肌切开血肿清除术。患者取仰卧位，在患侧髂前上棘旁开 1～2cm 做斜纵切口，依次切开皮肤、浅筋膜、腹外斜肌腱膜、腹内斜肌、腹横肌筋膜，将腹膜拉向伤口内侧，可见髂筋膜。切开髂筋膜，可见表面张力增高、凸起的髂肌，用止血钳钝性分离肌肉，即可见髂肌下血肿块溢出，清除血肿块。由于肌肉内血管丰富，出血点不可能全部结扎，故用油纱填塞压迫止血。术后患者卧床休息，逐步取出油纱条，关闭切口。术后用药参考血瘀气滞的治疗，术后 7 日下地活动。

（三）康复治疗

1. 物理因子治疗　早期以冷敷为主，中后期可采用微波、短波、TDP 照射等热疗活血化瘀，对有明显肌肉痉挛筋膜挛缩者采用超声波、蜡疗等手段。

2. 功能锻炼　中后期出血稳定后即可进行髂腰肌和股四头肌的静力牵拉训练，禁止出现训练时导致局部反复出血。

三、疗效评定

（一）评定标准

疗效评定是判断患者疾病康复程度及治疗效果的客观评价。髂腰肌的拉伤的疗效评定包括疼痛、肿胀及功能障碍的时间、部位和程度，以及疼痛与功能、心理和社会的影响。

（二）评定方法

1. 日记与疼痛图。
2. VAS 视觉模拟量尺。
3. SF-36 疾病与健康评估。

四、难点分析与对策

（一）难点提出

本病的治疗难度在于对髂腰肌血肿的预防和治疗。如果处理不当可造成严重神经损伤症状。

（二）解决对策

本病早期以止血为主，局部出血越多、血肿越大，损伤就越重，特别是早期发现活动性出血灶的存在，要及时手术切开止血、清除血肿，解除神经压迫症状。

（戴国钢）

第三节　学科展望

当今体育竞技运动高水平的发展和全民健身运动的蓬勃开展向运动创伤防治工作提出了严峻挑战。

运动创伤的防治首先是预防问题。预防最重要的是理念的转变。首先，“预防为主，防治结合”“治未病”的理念逐渐深入人心，被动性治疗正逐渐被预防性治疗所代替。针对不同运动项目伤病发生原因和特点，通过科学训练，应用影像学、生理生化、基因等检测手段，对伤病发生做出早期诊断，并采取相应措施，以达到预防性治疗目的。其次，各大学科不断交叉，对运动精确分析，制订个性化的训练和恢复方案，这不仅仅是促进运动成绩提高的保障，也是伤病防治的有效途径。第三，整体和局部相结合的防治理念进一步趋于完善，过度使用性损伤永远是运动创伤的主旋律，减轻疼痛只是其中很小的一部分，真正让病损部位的应力集中分散并加强病损部位的功能才能达到伤病防治的理想结果。最后，运动干预方法在伤病防治方面的应用将更加普及，并发挥其独特作用。

运动创伤的治疗随着现代科技的进步将会有长足发展。首先，微创外科，尤其是关节镜技术的应用更加广泛，除了现有的膝关节镜技术的普及外，肩、肘、腕、髋、踝等部位关节镜也将使用得更多，以解决目前在诊断和治疗方面存在的问题。其次，人工、生物材料的更新，使得骨骺、骨软骨损伤等难以治愈的运动创伤的治疗成为现实。第三，新科技、新技术将为运动创伤疾患的治疗带来新机。特异性基因产物的导入可以用于治疗获得性疾病和对疾病的过程进行局部的生物改造，基因治疗在人类疾病的治疗实验中已成为事实，其对运动创伤治疗的前景无限宽广。随着 3D 打印技术的飞跃，从永久性内置物到可降解的组织工程支架，再到活性细胞、细胞外基质等的打印，始终朝着个性定制、更能满足需求的方向前进。最后，中医的一些治疗方法现代化问题。针对治疗运动创伤有良好疗效的中药制剂，通过先进剂型的改造，使其既保持原有疗效，又消除使用不便等弊病，发展为治疗伤病的新药。

（戴国钢）

参考文献

[1] 张世明 . 中西医结合运动创伤学 . 北京：北京大学医学出版社，2008

[2] 曲绵域，于长隆 . 实用运动医学 .4 版 . 北京：北京大学医学出版社，2003

[3] 田伟 . 积水潭实用骨科学 . 北京：人民卫生出版社，2008

[4] Amendola A，Wiliams G，Foster D.Evidence–based approach to treatment of acute traumatic sydesmosis（high ankle）sprains.Sports Med Athrosc，2006，14（4）：232–236

[5] Fredericson M，Bergman AG，Hoffman KH，et al.Tibial Stress Reaction in Runners：Correlation of Clinical Symptoms and Scintigraphy with a New Magnetic Resonance Imaging Grading System.Am J Sports Med，1995（23）：472–481

[6] Wise BL，Peloquin C，Choi H，et al.Impact of age，sex，obesity，and steroid use on quinolone–associated tendon disorders.Am J Med，2012，125（12）：1228.e23–1228.e28./

[7] 陈大伟，李兵，俞光荣 . 足部结构特点和跖骨应力性骨折 . 中华骨科杂志，2009，29（6）：589–591

[8] 张鹏，俞光荣 . 足底跖腱膜炎的研究现状 . 中国矫形外科杂志，2013，21（23）：2375–2378

［9］俞光荣，夏江．胫后肌腱功能不全的临床分期与治疗．中华骨科杂志，2011，31（3）：285-292

［10］巫宗德，彭亮，王小兵，等．中西医结合经皮缝合术治疗急性闭合性跟腱断裂临床疗效分析．四川中医，2014，32（10）：96-98

［11］苏应军，童新延，胡力．以踝关节解剖结构及生物力学特征分析慢性踝关节不稳．中国组织工程研究，2015，19（15）：2415-2419

［12］毛宾尧．距下关节不稳．中华创伤骨科杂志，2007，9（11）：1072-1075

［13］龙义，陈游．踝关节撞击综合征的进展与研究．中国医师杂志，2015，17（2）：310-313

第四章　创伤骨科

第一节　学科概述

创伤骨科是随着创伤病源群的增加和创伤救治技术的快速发展，从传统骨科学衍生出来的一个重要学科分支。创伤骨科的内容包括脊柱和四肢带骨折脱位，皮肤、肌腱和血管神经损伤（包括脊髓损伤）及严重的多发伤和肢体毁损伤的综合救治。其与脊柱外科、关节外科共同组成骨科领域的三大主干学科分支，也是骨科范畴内医生人数最多、救治病源量最大的分支学科。

创伤骨科的发展过程中，以骨折的治疗方法和理念的改变形成了一系列标志性事件。20 世纪中叶（即 1958 年）成立于瑞士的国际内固定研究学会（Association for the Study of Internal Fixation，AO）首先提出骨折内固定的原则，即解剖复位、坚强内固定、保护局部血供、尽早进行功能锻炼，期望获得骨折的一期愈合，这一理念在欧美国家被广泛接受。同期在中国，近代骨科界提出中西医结合治疗骨折的原则，即动静结合、筋骨并重、内外并治和医患配合。中西医结合治疗骨折方法的核心是强调骨折固定与伤肢活动的有机结合。从整体理念上来看，东、西方的观念有很大的同一性。AO 快速形成了专家与企业的合作，不断推出有新意的、方便外科医生使用的内固定材料，从而占据了骨折内固定的主导地位。20 世纪末，随着内固定材料在大量的应用中不断出现问题、微创技术的发展及对骨折愈合生物学环境认识的不断深入，骨折治疗从原来强调解剖复位、坚强固定达到一期愈合的生物力学观点，逐渐演变为保护骨折局部血运、间接复位的生物学内固定（biological osteosynthesis，BO）理念，强调微创技术的运用和保护骨折端局部血运的重要性，从而更接近中医正骨的治疗（Chinese osteosynthesis，CO）原则。

近 30 年来，随着医学科学技术整体的进步，现代创伤骨科学也取得了很大的发展。特别是新型内植物、损伤控制骨科（damage control orthopedics，DCO）、微创骨科、关节镜技术、计算机辅助骨科、3D 打印技术、加速康复外科等新理念的提出与引入，使得创伤骨科学发生了巨大的革新和发展。

创伤骨科在脊柱骨折、骨盆髋臼骨折、四肢带骨折脱位等采用保守与手术结合、中西医方法结合、开放手术与微创手术结合等措施均取得了优良疗效。在骨折脱位分期论治的同时，针对患者病种特点，全身辨证论治，遵循武医结合、中西医相结合的原则，骨科医师很充分地理解这些特色并运用在具体的工作之中，以便更好地造福于患者，这也是医院创伤骨科的特点。这些理念与方法也为中国中西医结合创伤骨科事业的发展做出了贡献。

（熊小明）

第二节 学科主要伤病诊疗技术

◆ 锁骨骨折 ◆

一、诊断

（一）病名

1. 中医病名 骨折病（TCD：BGG000）。

2. 西医病名 锁骨骨折（ICD–10：S42.001）。

（二）疾病诊断

1. 有明显外伤史。

2. 锁骨部肿胀、疼痛，骨折局部压痛明显，锁骨上、下窝变浅或消失，皮下瘀斑，骨折局部隆起。

3. 下额偏向健侧，头偏向患侧，患肩下垂向前内倾斜，常以健手托着患侧肘部。

4. 患侧上肢上举受限。

5. 锁骨 X 线正轴位片有利确定骨折部位及类型。

（三）鉴别诊断

该骨折根据症状、体征、X 线片及 CT 检查易于诊断，需全面查体，除外神经血管损伤。

（四）疾病分型

1. Allman 基于解剖部位将锁骨骨折分为 3 型。

Ⅰ型：锁骨中 1/3 骨折。

Ⅱ型：锁骨外侧 1/3 骨折。

Ⅲ型：锁骨内侧 1/3 骨折。

2. Craig 锁骨远端骨折分型。

Ⅰ型：无移位骨折。

Ⅱ型：骨折处的移位位于喙锁韧带内侧。

ⅡA 型：锥状韧带和斜方韧带均完整。

ⅡB 型：锥状韧带断裂、斜方韧带完整。

Ⅲ型：关节面骨折。

Ⅳ型：儿童骨膜袖套骨折。

Ⅴ型：粉碎性骨折，韧带附着点不在近端或远端，而在粉碎的骨折块上。

二、治疗方案

（一）非手术治疗

非手术治疗适用于青枝骨折、移位小、短缩小于 2cm 的锁骨中段、锁骨近端骨折，卧床静养 2 ～ 3 周，患肢吊带悬吊 6 周，用或不用双肩“8”字绷带固定。有报道显示，用简单的悬吊制动可以

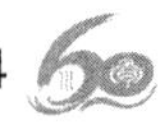

获得与“8”字绷带相同的效果，而且疼痛更少。

手法复位方法：患者坐于凳上，双手叉腰挺胸。助手立于患者后侧，用双手将两肩向外后上方扳拉，同时以一膝部顶住患者背部两肩胛之间（相当于第3～5胸椎），持续扳顶，纠正重叠移位。术者面对患者，用两手拇指、食指分别摸准骨折两端，用提按纠正前后移位，用捏或推挤整复上下移位。复位后“8”字绷带外固定，注意松紧适度，避免压伤皮肤、压迫神经血管。

（二）手术治疗

1. 手术指征

（1）锁骨中段骨折早期手术的指征：开放性骨折，皮肤或胸膜即将被骨折端刺破（有文献称为帐篷征），伴有神经血管损伤。

（2）相对手术指征：伴有同侧上肢的损伤、脊髓损伤、多发性创伤、浮肩（伴骨折严重移位或不稳定的肩胛颈骨折）。行切开复位，克氏针、弹性髓内钉，或重建钢板、重建锁定钢板、DCP、LCP等内固定。

2. 手术方法

（1）切开复位钢板内固定方法：患者取沙滩椅位，做锁骨下平行于锁骨长轴的切口。尽量保留软组织的附着非常重要。将钢板放在锁骨上方时，在钻孔和拧入螺钉的过程中，有损伤锁骨下血管的风险；将钢板放在锁骨前方时，在钻孔和拧入螺钉的过程中，有损伤臂丛神经的风险。因此钢板要足够长，确保远近端主要骨折端上有3枚螺钉固定。在放置钢板前，先将较大的中间骨折块用2.0或2.4mm的拉力螺钉复位固定在一端或主要骨折端，对复位很有帮助。

（2）大多数锁骨远端骨折为无或轻度移位的稳定型骨折（Ⅰ型和Ⅲ型），通常保守治疗即可获得满意的疗效。然而对于不稳定型ⅡB型锁骨远端骨折，治疗尚存在争议。非手术治疗骨折不愈合率高，手术治疗有发生并发症的潜在风险，但多数学者仍主张手术治疗。众多的手术方法可供选择，各有优缺点，尚无金标准，且与内固定物相关的并发症较常见。

对于ⅡB型锁骨远端骨折，推荐的手术方法是全身麻醉联合臂丛神经阻滞麻醉下。患者取45°沙滩椅位，患肩垫高。沿皮肤Langer线（皮肤弹力纤维走形线）做切口，从肩锁关节内侧1.5～2.0cm向前至喙突，长约6.0cm，显露三角肌、斜方肌筋膜，沿锁骨长轴切开筋膜显露骨折端。术中注意保持肩锁韧带完整性，保护三角肌和斜方肌止点。从胸大肌内侧缘钝性分离进入，将三角肌拉向外侧，即可显露喙突基底，小心分离，避免损伤临近血管神经，充分暴露喙突基底，探查喙锁韧带的完整性。清理骨折端，于锁骨近折端远侧前1/3处相距1.0cm钻2个骨孔，将1枚5.0 mm缝合锚固定于喙突基底，将缝合锚钉尾的两股2–0号不可吸收线穿过骨孔。向上托起患肢，向前下推压近折端，向内推患肩、复位骨折后，将缝合锚尾线打结固定。以1枚1.5mm克氏针经或不经肩峰结合点状复位钳临时固定，C臂机透视确认骨折复位、锚钉位置满意。将1枚2.4mm桡骨远端直形或斜L形锁定加压钢板置于锁骨远端上方。使用细针头确定肩锁关节间隙，在确保最远端螺钉不会进入肩锁关节间隙后，再置入螺钉，远端3～4枚螺钉，近端2～3枚螺钉。若远折端骨块足够大，可以用1枚2.4 mm皮质骨螺钉行拉力螺钉固定。必要时可以用2–0号不可吸收线缝合，加强固定。对于断裂的喙锁韧带不做特殊处理。仔细修复三角肌及斜方肌筋膜。术中活动患肢判断骨折固定的稳定性。如果远折端小、严重粉碎、骨质疏松，难以有效复位钢板内固定，术前、术中应做好转变手术方式的准备。年轻患者为了尽可能保留锁骨远端，可选择缝合锚结合骨折端缝线环扎技术。老年患者可选择锁骨远端切除改良Weaver–Dunn术。

三、疗效评定

采用 Constant 评分，其中疼痛 15 分，日常活动 20 分，活动范围 20 分，力量 25 分。

四、难点分析与对策

1. 对锁骨中段骨折应严格控制手术指征，绝大部分患者通过手法复位配合卧床休息、“8”字绷带固定、吊带悬吊，可达到较满意的疗效。根据骨折愈合情况，逐步指导患者行肩肘关节功能锻炼。

2. 尽管手术治疗有其优点，但不能认为应常规一期切开复位内固定术。恰当的做法是让患者“分享决策制定过程”，医生对患者讲清保守与手术这两种方法各自的利弊和风险，如（外观畸形 / 伤口），愈合的可能性，手术的潜在并发症，神经血管损伤、感染等，由患者选择。但问题是，患者常常难以理解这种决策方式，感到很迷茫，难以做出抉择，很多患者最后都要问“你们觉得哪个好些，听医生的”，还是需要医生做选择。因此，还需要进一步探索的方向是：怎样更好地识别可能受益于一期手术的亚组。

3. 移位的锁骨远端骨折保守治疗不愈合的概率较高，多数需要手术治疗。

（胡晓川）

◆ 肩胛骨骨折 ◆

一、诊断

（一）病名

1. 中医病名　骨折病（TCD：BGG000）。

2. 西医病名　肩胛骨骨折（ICD–10：S42.101）。

（二）疾病诊断

1. 有外伤史，可为直接暴力及间接暴力所致。直接创伤一般是高能量，直接打击或身体跌倒。间接暴力一般为上肢外展位轴向的传导暴力。

2. 伤后典型的表现是臂部贴胸壁内收，避免所有的运动，外展使疼痛加剧，局部压痛明显。

3. X 线摄片结合 CT 可明确诊断。

（三）鉴别诊断

肩部软组织扭伤：患者仅有局部疼痛肿胀，没有异常活动等，可通过 X 线检查鉴别。

（四）骨折分型

本病在肩胛骨各部位均可发生，其中以肩胛体、肩胛颈骨折最为常见。肩胛骨骨折是以解剖部位为基础来进行分类的。

1. Ada JR 和 Miller ME 将肩胛骨骨折分成 4 类。

（1）Ⅰ A 为肩峰骨折；Ⅰ B 为肩峰基底、肩胛冈骨折；Ⅰ C 为喙突骨折。

（2）Ⅱ A 为肩峰基底外侧的肩胛颈骨折；Ⅱ B 为肩胛颈骨折，骨折线通过肩峰基底内侧或肩胛冈。

（3）Ⅲ为关节盂骨折。

（4）Ⅳ为肩胛体骨折。

2. Ideberg 将关节盂分为 5 种类型。

（1）Ⅰ型为关节盂边缘骨折，ⅠA 型位于 前缘，ⅠB 型位于后缘（区别于不稳定的小撕脱伤）。

（2）Ⅱ型为通过关节窝的横行或斜行骨折，下部三角骨骨块随半脱位的肱骨头移位。

（3）Ⅲ型为通过关节盂，骨折线经过肩胛骨中上部边缘，通常合并肩峰锁骨端骨折或肩锁关节脱位。

（4）Ⅳ型为骨折线经过肩胛骨内侧边缘的横行骨折。

（5）Ⅴ型为合并Ⅳ型关节盂下半部骨折分离。

（6）Goss 附加了Ⅵ型，即严重的关节盂表面粉碎性骨折。

二、治疗方案

（一）非手术治疗

1. 手法复位

（1）无移位或移位轻的骨折：一般以三角巾悬吊前臂于胸前 1 ～ 2 周即可，局部外敷二黄新伤止痛软膏。

（2）有移位的骨折：可在局麻下行手法复位。患者取坐位，一助手固定患者躯干，另一助手牵患肢外展 70°～ 90°。术者紧握上臂做前后摆动牵引，利用关节囊及韧带的牵拉，使移位骨片复位；或用按压推挤手法整复移位骨块。

2. 外固定 术后拍片证实复位后，在肩胛体部上一棉垫，外用较硬的纸壳固定，用弹力绷带包扎，患肩给予三角巾悬吊固定前臂于胸前即可。严重的粉碎骨折和肩胛体部骨折复位后，上肢应保持在肩外展 60°、前屈 30°～ 40°位，即功能位固定 3 ～ 4 周。

3. 牵引 肩胛盂部骨折、肩胛颈部骨折、移位明显者，若手法复位不成功，可给予尺骨鹰嘴骨牵引、上臂外旋外展位牵引，重量为 2.5 ～ 3 kg，3 周后取下牵引，再换三角巾悬吊胸前。

4. 药物治疗

（1）早期：活血化瘀、消肿止痛（2 周以内）。口服玄胡伤痛宁片、创伤消肿片，配合舒胸理气、行气止痛的药物。

（2）中期：和营生新，接骨续筋（2 周至 1 个月）。口服归香正骨丸或双龙接骨丸。

（3）后期：强壮筋骨、补益肝肾（1 个月以后）。口服牛杞地黄丸，外用郑氏舒活酊（解除夹板后），以及活血散瘀洗药、软筋化坚洗药。

（二）手术治疗

1. 手术指征

（1）肩胛体骨折：骨折移位明显＞ 10 mm 或粉碎性骨折，影响肩关节活动。

（2）肩胛颈骨折：移位＞ 1 cm 或成角＞ 40°。

（3）盂窝骨折：按盂窝骨折的分型确定。

①Ⅰ型：手法整复后，肱骨头仍呈半脱位或不稳定。骨折移位超过 10 mm，骨折片包括盂窝前部至少 1/4 或后部至少 1/3。

②Ⅱ型：关节面高低不平超过 5mm，盂下骨折块向下移位，伴肩关节的向下半脱位。

③Ⅲ型：盂窝上部骨折片向外移位，盂窝关节面高低不平超过 5 mm，或伴有 SSSC 撕裂。

④Ⅳ型：盂窝上部骨折片向外移位，盂窝关节面高低不平超过 5 mm，或盂窝上下两部骨折片严重分离。

⑤Ⅴ型：盂窝下部骨折片向下移位伴肩关节向下半脱位、盂窝关节面高低不平超过 5 mm、骨折片严重分离，或 SSSC 撕裂伴盂窝上部骨折片向外移位。

⑥Ⅵ型：Ⅵ型是严重的粉碎性骨折，最好的治疗方法是早期运动。

（4）肩峰骨折：向下移位＞ 5 mm，影响肩关节活动。

（5）肩胛冈骨折：移位＞ 8 cm，或合并肩胛骨其他部位骨折。

（6）喙突骨折：基底部骨折压迫神经血管束，喙突顶点移位骨折。

（7）浮肩损伤：锁骨骨折合并同侧肩胛颈骨折，或上肢悬吊复合体结构中任意 2 处或 2 处以上损伤。

2. 手术入路

（1）后方入路（Judet 手术入路）：该入路能清楚地显露肩胛体、冈、颈及盂窝后缘。患者取侧卧位，患肩向上，切口起自肩峰，沿肩胛冈转向肩胛骨内侧缘，达肩胛下角，呈 L 形，依次切开皮肤，皮下各层至深筋膜，将皮瓣向外侧牵开，钝性分离三角肌后部并向外侧牵开，显露冈下肌及小圆肌，钝性分离两肌间隙，显露盂窝后下部和下部及肩胛骨外缘。如要更清晰地显露肩胛骨的盂和颈部，则需在冈下肌起点处切断，并翻向内侧，翻开此肌时，应注意保护好肩胛上神经、腋神经和旋肱后动脉。Judet 入路显露范围广、对肩袖肌肉组织损伤较小，可减少对肌肉的损伤，能保护肩关节的稳定性及减少术后并发症，但较易损伤肩胛上神经、腋神经及血管。

（2）前方入路：切口起自喙突，沿三角肌、胸大肌肌间沟进入，注意保护头静脉，向内侧牵开肱二头肌及喙肱肌，显露肩胛下肌，距肩胛下肌止点 10 mm 处垂直切断该肌并向内侧翻开，显露骨折部位。此入路用于处理喙突和盂缘前部或下部骨折。

（3）改良的 Judet 入路：切口呈 C 形，凸面朝向肩胛骨的外侧角，三角肌后部肌纤维在其起源处分开，侧向折回，无分离地移开冈下肌暴露肩胛颈和肩胛盂，肩胛盂的其余部分及上部可在肩峰截骨后暴露。此入路能更加清晰地显露肩胛体和关节盂，使复位更加容易，同时能更好地保护肩袖。

（4）后上入路：用于处理肩峰、盂窝上半或中央横行骨折。

（5）前后联合入路：用于处理肩峰、锁骨及肩胛颈的联合损伤等。

（6）外侧缘入路：沿肩胛骨外侧缘做直切口，显露冈下肌和小圆肌，分离冈下肌和小圆肌间隙即可显露肩胛骨体部及颈部外侧，肩胛颈、冈、体均能显露。

（7）采用肩关节镜辅助复位。关节内骨折常用肩关节镜后方入路、前方入路、前上方入路，必要时辅助肩关节前下方 5 点入路。

3. 内固定　肩胛骨大部分较为薄弱，其中肩胛颈、肩胛冈及肩胛体内外侧缘骨质增厚，结构较为坚强，是良好的内固定物放置位置。大多数类型的肩胛骨骨折多可选用重建钢板进行固定，钢板可根据需要进行预弯以适应肩胛冈及肩胛骨外缘骨脊。对于小片的盂窝、盂缘、肩峰及喙突骨折，用克氏针、钢丝张力带或松质骨螺钉固定往往能达到满意的复位及内固定效果。对于合并肩上部悬吊复合体损伤的肩胛颈或盂窝骨折，固定盂窝和肩胛颈骨折的同时，必须对悬吊复合体损伤加以修复，以恢复肩部稳定性。

（三）康复治疗

1. 功能锻炼

（1）早期：在复位固定后当天，患者应该开始做肱二头肌、肱三头肌等张收缩练习，防止肌腱粘连和肌萎缩。患肢未固定关节的活动，包括肩部悬挂位摆动练习、肘关节主动屈伸练习、指间关节及掌指关节的主动屈伸活动，并逐渐增加运动幅度及用力程度。

（2）中期：除继续加强肘关节、腕关节及手指的主动功能锻炼外，逐步进行肩关节钟摆运动。3～4周开始肩关节被动功能锻炼。6周后开始肩关节的主动功能锻炼。

（3）后期治：加强肩关节主动功能锻炼，逐步行肩部肌肉力量训练。

2. 物理因子治疗　给予骨折治疗仪、中频治疗仪、红外线治疗等措施。

三、疗效评定

Constant-Murley 肩关节评分：总分100分，疼痛15分，日常活动20分，肩关节活动范围40分，力量25分。

四、难点分析与对策

（一）难点提出

1. 移位大的严重粉碎骨折，手术常有难度，预后较差。

2. 合并其他部位损伤及神经、血管损伤的诊断及处置。

3. 严重损伤患者术后继发的肩关节粘连、肩关节功能受限。

（二）解决对策

1. 对于严重粉碎性骨折，不能盲目进行手术治疗。极度粉碎骨折建议行非手术治疗，早期进行功能锻炼。后期未愈合者可以考虑二期手术解决必要的问题。

2. 分析损伤机制，对伴有的神经、血管等损伤明确诊断，有手术指征者应尽早探查、修复。

3. 分析骨折类型，尽量结合关节镜技术，在尽可能小的创伤下完成手术治疗。在有效固定下，指导患者进行合理的功能锻炼，以预防创伤后的肩关节粘连，以利肩关节功能的恢复。

（陈杭）

◆ 肩关节脱位 ◆

一、诊断

（一）病名

1. 中医病名　脱位病（TCD：BGT000）

2. 西医病名　肩关节脱位（ICD-10：S43.001）

（二）疾病诊断

1. 有明显外伤史。

2. 伤后肩部疼痛、肿胀，伤臂处于20°～30°肩外展位弹性固定，肩部活动障碍。

3. 方肩畸形、肩峰下空虚，常可在喙突下、腋窝处或锁骨下触及脱位的肱骨头，测量肩峰至肱骨外上髁长度时较健侧增长。

4. 搭肩试验阳性，直尺试验阳性。

5. 辅助检查：对肩关节进行前后位、侧位和腋窝位的X线检查有利于确认肱骨头脱位的方向及合并的骨折情况。

（1）腋窝X线片：对于评估肱骨头和关节窝之间的关系非常重要。为了拍摄腋窝X线片，患者的前臂需要外展，将片盒放在肩膀上方，放射球管直射腋窝。理想的腋窝X线片需要患肢外展90°，但是，如果患者因疼痛无法将肢体摆放至外展90°，那么只进行少量外展也是可以拍摄腋窝位X线的。

（2）Velpeau腋窝位X线片：可以替代腋窝位X线检查。患肢内收并内旋置于胸前。患者站在或坐在放射床旁边，前倾30°～45°，直接从肩关节上方垂直向下进行放射。

一般认为标准的腋窝位X线片要优于Velpeau腋窝位X线片，因为后者会产生扭曲的放大的骨关节影响。但是这两种X线检查方法对于诊断肩关节脱位均可使用。

（3）俯卧腋窝片（West Point）和Stryker Notch位X线片：分别用于评估骨性Bankart损伤和Hill–Sachs损伤。

（4）CT和MRI：CT和MRI技术的出现很大程度上代替了传统的特殊体位X线检查，CT检查可以发现例如Hill–Sachs损伤和关节盂骨折等X线片上无法确诊的损伤。MRI主要用于确诊软组织结构的损伤，尤其是Bankart损伤、韧带/关节囊附着点损伤和肩袖撕裂。

（三）鉴别诊断

1. 肱骨外科颈骨折 同样会有明确外伤史，肩关节疼痛及活动受限，患侧长度增加，但无弹性固定，无方肩畸形，可通过X线检查鉴别。必要时须行肩关节CT加三维重建排除肩关节脱位合并肱骨近端隐匿性骨折，避免复位时引起骨折移位加重。

2. 肩部肌肉瘫痪或松弛引起的假性肩关节脱位 由于肌肉松弛长期废用、关节囊松弛和肌力差造成的肱骨头下坠，临床上无明显的方肩畸形，无弹性固定，搭肩试验阴性。

（四）疾病分型

1. 肩关节前脱位

（1）喙突下脱位：多为传导暴力。患者侧位跌倒，患侧手掌扶地，躯干向一侧倾斜，肱骨干呈高度外旋及中度外展位。此种姿势下，由掌面传达到肱骨头的暴力，可冲破肩关节囊的前壁，向前滑出至喙突下空隙，即形成喙突下脱位，临床较为多见。

（2）锁骨下脱位：如喙突下脱位后暴力继续作用，肱骨头可推至锁骨下部成为锁骨下脱位。

（3）盂下脱位：对为杠杆作用外力。当上肢过度外旋、过伸、外展，肱骨颈受到肩峰冲击，成为杠杆支点，使肱骨头向前下部滑脱，呈盂下脱位，但往往因胸大肌和肩胛下肌牵拉而滑到肩前部，转为喙突下脱位。

（4）胸腔内脱位：暴力强大时肱骨头可冲破肋间隙进入胸腔，形成胸腔内脱位。

2. 肩关节后脱位 非常少见。肩关节后脱位在肩关节脱位中的发生率低于3%。好发于35～55岁的男性。发生机制为肩关节处于内收内旋位，肱骨头遭受从下至上的轴向外力。此外，癫痫发作、电休克治疗时，由于肌肉痉挛收缩，也可造成肩关节脱位，而肩部内旋肌群的肌力明显强于外旋肌群的肌力，故此种情况出现后脱位的概率高于前脱位。后脱位常合并肩盂后缘骨折及肱骨小结节骨折。根据肱骨头的位置，后脱位又可分为肩峰下后脱位（约占后脱位的98%）、后方肩盂下脱位及肩胛冈下脱位。后脱位除关节囊损伤外，多合并关节盂后缘压缩性骨折及肱骨头前内侧凹陷骨折等。肩关节后脱位常常会被漏诊和误诊，因此，需要进行细致的检查。

二、治疗方案

（一）西医分型治疗

1. 新鲜肩关节脱位

（1）治疗原则：尽早进行闭合复位。选择适当麻醉（臂丛麻醉或全麻），使肌肉松弛并使复位在无痛下进行。老年人或肌力弱者也可在止痛剂下进行。习惯性脱位可不用麻醉。复位手法要轻柔，禁用粗暴手法以免发生骨折或损伤神经等附加损伤。初次脱位年龄越小，肩关节脱位闭合复位后复发的可能性越大，年轻患者、运动员、爱好运动的患者，或特殊职业的军人、警察等在其第一次肩关节脱位后，建议行关节镜下 Bankart 修复术，以减少日后复发的机会及其所带来的困扰，以及复发后再治疗的复杂性。

（2）复位方法：

① Hippocratic 复位法：Hippocratic 描述了最早的肩关节脱位复位方法。术者在将足部抵在患侧腋窝，对患者进行纵向牵引的同时交替内外旋转肱骨头。该方法目前较少使用，因为存在较高风险的臂丛神经牵拉损伤。

②牵引－对抗牵引复位法：牵引－回旋的方法是采用纵向牵引的方法解除肱骨头的卡压。患者仰卧，用布单从腋窝部绕过胸部，由助手对抗牵引，术者向下向外 45° 牵拉患肢。若缺少助手可以将布单拴在担架的床栏上，将上臂轻度外旋可以帮助肱骨头去除关节盂前缘的阻挡。一旦肱骨头被牵开，就要将肱骨近端轻度向外牵引。

③椅子复位法：这是一种以牵引为基础的复位方法。患者侧坐在椅子上，患肢绕过椅背。术者旋后位握持前臂，让患者慢慢站起。

④ Kocher 复位法：Kocher 复位法是在 1870 年被首次报道。患者取仰卧位或坐位，术者握持患肢并使患肘屈曲 90°。患者外展患肢并主动外旋肩关节 70°～ 80°直至出现阻力。术者前屈患肢，通常肱骨头可以获得复位。

⑤ Stimson 复位方法：Stimson 复位方法在 1900 被首次介绍，患者俯卧在担架上，患肢悬在床边，捆绑重物进行牵引，一般从 5 磅（2.27 kg）开始。同样，也可以将患肘屈曲 90° 以放松肱二头肌肌腱，术者也可以轻柔地摇晃患肢。通常在 15 ～ 20 分钟之内可以获得复位。该方法的优势在于相对易于复位和避免大力的牵拉。不足之处在于很难对俯卧位的患者进行镇静。

⑥ Milch 复位法：Milch 复位法是在 1938 年被描述，其原理在于重复损伤过程。患者可以选择仰卧位或坐位，术者站在患侧。术者将手放在患肩上方，用拇指维持肱骨头稳定，同时将患肢外展。当患肢完全外展之后，术者轻柔纵向牵引，然后用拇指将肱骨头向关节盂推挤。该方法也可以进行改良，将患肢外旋使大结节向后倾斜，从而使肱骨头最小的地方通过关节盂。

⑦外旋复位法：一种自我复位的方法。患者坐在一个可以旋转的凳子上，患肢握持固定的物体，例如桌子腿。患者身体旋转，带动患肢肩关节被动外旋直至复位。也可以通过改良的方式进行复位，患者取仰卧位或坐位，由术者将患肢极度外展和外旋。当外旋 70°～ 100° 时可以出现脱位复位。该方法不会带来创伤并且易于使用。

⑧ Spaso 复位法：Spaso 复位法最初是在 1998 年被描述。患者取仰卧位，术者站在患肢同侧，握持患肢将肩关节前屈 90°。先进行轻柔的纵向牵引，然后轻度外旋，患侧的肩胛骨内缘必须与床板接

触以稳定关节盂。通常情况下，牵拉几分钟之后肩关节就可以自行复位，或者需要通过手法将肱骨头推向关节盂。

⑨ Eskmo 复位法：Eskmo 复位法发源于格陵兰岛，在 1988 年被首次报道。患者取侧卧位，术者握持患肢垂直牵引，将对侧肩关节拖离地面几厘米，维持这一位置几分钟直至完成复位。虽然这一方法易于操作，但是可能出现臂丛神经过度牵拉。

⑩肩胛骨复位法：该方法是使肩胛骨内旋和向内移位。患者取俯卧位，像 Stimson 方法一样将患肢悬挂在担架旁边。给与患肢轻柔地纵向牵引，同时术者用拇指稳定肩胛骨上缘，并用其余手指将肩胛下角向内推即可复位。

⑪ 快速可靠安全的复位法（FARES）：Sayegh 等人描述了治疗肩关节前脱位的 FARES 复位方法（fast，reliable，and safe method）。在该方法中，患者仰卧，术者站在患侧，握持患肢使之外展伸肘前臂旋转中立位，术者在没有对抗牵引的状态下对患肢进行纵向牵引。在复位操作中，将患肢进行小范围的垂直抖动，然后将患肢慢慢外展至 90° 以后逐渐外旋患肢。该方法复位的感觉会非常轻柔，甚至有可能感觉不到复位成功。

⑫ 顺势法：以右肩关节前脱位为例。术者站于患者右侧，术者左手从背侧握住患者右手腕，让患者放松并屈肘，同时术者右前臂从患者右肘部前侧穿过，右手握住自身左肘部前侧，右肘部和患者右肘部相交，这样由术者和患者的前臂形成三角形，调整患肢于前屈 40°、内旋 45°、外展 30°位，并做牵引，感觉肱骨头有松动后，在持续牵引下做前屈活动到肩关节前屈 80 ～ 90°、内旋 45°、外展 30°、肘屈 90°位，再在牵引下做外旋，最后放松患肢，可有或无感觉肱骨头滑入肩胛盂。肩关节恢复饱满，搭肩试验阴性，患肢疼痛缓解，复查 X 线片可见异位肱骨头复纳入肩胛盂。

2. 新鲜肩关节后脱位 肩关节后脱位的复位非常困难，可能需要镇静麻醉。对于 3 周以内的肩关节后脱位和肱骨头关节面缺陷小于 20% 的患者可以尝试手法复位。需要两个术者进行操作。术者将患肢前屈 90° 后外展、内旋以解除肱骨头与关节盂的卡压。助手通过绕过患者身体的方式来对抗牵引，术者直接从肱骨头后方轻柔地向前推送，最后可以通过外旋肩关节来完成复位和确认复位是否成功。手法复位力求轻柔，避免肩关节强力外旋，以免造成肱骨头或肱骨颈骨折。复位后若不稳定或复位不成功，则须手术治疗。

3. 肩关节上脱位 一般采用闭合复位治疗，若合并肩峰骨折、关节复位后不稳，则须手术治疗。

4. 肩关节下脱位 先行闭合复位，沿上臂畸形方向向外上方，以折叠的布单绕过患肩向下方做反牵引，术者在腋窝处向上推挤肱骨头，同时逐渐内收上臂以达复位。

5. 陈旧性肩关节脱位 陈旧性肩关节脱位的治疗，应根据患者的年龄、全身状况、脱位的时间、损伤的病理、肩关节活动范围及患者对肩关节的功能要求等因素综合分析决定。首先确定是否需要复位，若需要复位，则需考虑能否闭合复位，不能复位则须手术治疗。常用的治疗方法如下。

（1）功能锻炼：对待陈旧性肩关节脱位时，医生和患者都不要把脱位的关节复位作为唯一目的，而应以最后的功能恢复作为目的。很多病例经过一段时间的功能康复锻炼后，肩关节功能可得到明显的改善。该方法主要适用于年老、体弱、骨质疏松者。但应告知患者，采用该方法，后期可能会出现逐渐加重的肩部疼痛，以及随之而来的功能受限。

（2）闭合复位：一般适用于脱位时间在 1 个月以内、无神经血管受损的年轻患者，脱位的关节仍有一定的活动范围，X 线片无骨质疏松和关节内外骨化者可试行手法复位。合并骨折的患者一般建议手术治疗。时间越长，闭合复位越困难。复位前，可先行患侧尺骨鹰嘴牵引 1 ～ 2 周；如脱位时间短，

关节活动障碍轻亦可不做牵引。复位时要求肌肉完全放松，必须在麻醉下进行，先行肩部按摩和做轻轻的摇摆活动，以解除粘连，缓解肌肉痉挛，便于复位。复位操作采用牵引推拿法或足蹬法，复位后处理与新鲜脱位者相同。必须注意，操作切忌粗暴，禁止用暴力和杠杆应力，以免发生骨折和腋部神经血管损伤。若肱骨头达不到松动程度，或试行复位 1 ～ 2 次操作未果，则应放弃闭合复位，改为切开复位。

（3）切开复位：适用于脱位时间在半年以内的年轻患者，或脱位时间虽短，但合并有肱骨外科颈或大、小结节骨折的患者。陈旧性脱位由于软组织粘连严重，臂丛神经、腋动脉等变位并与瘢痕组织粘连，因此切开复位是较困难麻烦的手术。

（4）人工肱骨头置换术：适用于脱位时间较长，关节软骨已软化，或肱骨头缺损超过 30% ～ 40% 的患者。

（5）肩关节融合术或肱骨头切除术：由于人工关节置换术的发展，此类术式基本淘汰。

6. 复发性、习惯性肩关节前脱位 习惯性肩关节前脱位多见于青壮年，究其原因，一般认为首次外伤脱位后造成损伤，虽经复位，但未得到适当有效的固定和休息。由于关节囊撕裂或撕脱和软骨盂唇及盂缘损伤没有得到良好修复，肱骨头后外侧凹陷骨折变平等病理改变，关节变得松弛。以后在轻微外力下，或某些动作如上肢外展外旋和后伸时可反复发生脱位。肩关节习惯性脱位诊断比较容易，X 线检查时，除摄肩部前后位平片外，应另摄上臂 60°～ 70°内旋位的前后 X 线片，如肱骨头后侧缺损（Hill–Sachs 损伤）可以明确显示。做肩盂正面观（en–face view）CT 骨三维成像，可测量肩盂骨缺损情况。

对于先天性习惯性脱位的治疗，由于没有明显病灶，仅有组织结构松弛，所以原则上以保守（非手术）复健治疗为主，训练肩关节周围的肌肉，以加强肌力来帮助稳定关节。除非不得已，才以手术方式缩紧关节囊，减少关节活动的范围以维持稳定。对于创伤性习惯性肩关节脱位的治疗，手术种类很多，可大致分为切开手术和关节镜下手术两种。对于骨缺损程度较轻、脱位次数较少的患者，可考虑行关节镜下 Bankart 修复术结合 Remplissage 术；如骨性损伤过于严重，则须行植骨手术，如切开或关节镜下 Latarjet 手术，应根据肩盂骨缺损及 Hill–Sachs 损伤情况具体分析。

（二）中药分期治疗

根据中医辨证论治原则进行三期用药。

早期（伤后 7 ～ 10 日内）：活血化瘀、理气止痛。内服玄胡伤痛宁片、创伤宁片、七味三七口服液，可外用二黄新伤软膏。

中期（伤后 10 ～ 12 日后）：续筋疗伤，和营通络。内服血藤当归胶囊，外用郑氏舒活酊。

后期（伤后第 30 ～ 35 日后）：补气养血，强筋骨，补益肝肾。内服六味地黄丸，外用活血祛瘀洗药、软坚散结洗药、郑氏舒活酊。

三、疗效评定

常用疼痛视觉模拟定级（VAS 评定法）、Constant–Murley 肩关节评分（CMS 表）、Rowe 肩关节功能评分（Rowe 表）、美国加州大学洛杉矶分校肩关节功能评分标准（UCLA 表）、美国肩肘外科医生评估表（ASES 表）Rowe 评分、OSIS 评分和 SF–36 量表等来进行疗效评定。

四、难点分析与对策

肩关节脱位的手法复位应避免暴力，应在麻醉后肌肉放松的条件下进行，避免反复多次复位，以免造成医源性损伤。复位后固定时间应足够后再进行肩关节活动，否则有增加复发脱位的可能。初次脱位年龄越小，肩关节脱位闭合复位后复发的可能性越大。年轻患者、运动员、爱好运动的患者，或特殊职业的军人、警察等在其第一次肩关节脱位后，建议行关节镜下 Bankart 修复术，以减少日后复发的机会及所带来的困扰。肩关节后方不稳定发病率较低，其发病率仅占所有肩关节不稳定的 2% ～ 4%，可与前方不稳定合并存在或是多向不稳定的表现之一，故其诊断比较困难，临床漏诊、误诊较常见。肩关节后脱位是后方不稳定的表现之一，多由外伤、电击或癫痫引起，漏诊率高达 70%。其原因主要由于在临床检查中没有获得正确及充分的影像学资料，同时与医生没有很好认识肩关节后脱位的影像学表现有关。临床上对肩关节后脱位缺乏足够认识是造成漏诊的主要原因，早期诊断、早期复位是获得良好肩关节功能的重要保证。

目前，关节镜下关节囊盂唇修补在国内处于逐步普及阶段。关节镜下肩关节前脱位的修复学习曲线较长。然而，掌握关节镜下关节囊 - 盂唇修复技术并不意味着万事大吉，而只是意味着技术的起步，因为关节镜下关节囊 - 盂唇修补的效果还远未达到满意。复发性肩关节前脱位关节镜术后再脱位的发生率为 5% ～ 15%。如果算上术后脱位无复发但是有不稳或者明显疼痛的患者，肩关节脱位术后的整体失败率可能要达到 10% ～ 30%，在某些患者群体失败率会高达 67%。手术失败即意味着时间、经济、身体和精神成本的耗费。

有些因素易导致肩关节脱位修复后的失败。①年龄因素：年纪越小失败率越高。这与年轻患者损伤特点、修复后愈合特点及修复后肩关节承受的应力有关。②运动水平或者运动状态：从事竞技性运动者比从事休闲运动者失败率高，从事休闲运动者比不从事运动者失败率高。③运动类型：从事对抗性体育运动和强力外展、外旋（后上方挥臂）活动者失败率高。④关节囊的过度松弛或者关节囊缺陷：全身关节囊松弛度越重，关节囊缺陷越重，手术失败率越高。第五是肩胛盂和肱骨头的骨缺损：骨缺损的程度越高，手术失败率越高。医生需要针对不同的患者，分析其所具有的易发因素，掌握和采取除关节镜下 Bankart 修复技术以外的手术技术，来消除或者规避这些易发因素带来的影响，从而降低失败率。

（杨国勇）

◆ 肱骨干骨折 ◆

一、诊断

（一）病名

1. 中医病名　骨折病（TCD：BGG000）。

2. 西医病名　肱骨干骨折（ICD-10：S42.301）。

（二）疾病诊断

（1）有明显外伤史。

（2）上臂肿胀、压痛、畸形、异常活动和骨擦音、活动障碍。注意检查神经血管功能状态：如骨折合并桡神经损伤，可出现垂腕、手部掌指关节不能伸直、拇指不能伸展和手背虎口区感觉减退或消失。

（3）摄全肱骨全长包肩肘关节的正侧位X线片可明确诊断。

（三）鉴别诊断

肱骨干骨折X线片诊断较为明确，但有时需注意与病理性骨折相鉴别，注意X线片有无骨质破坏，鉴别是否为骨肿瘤、骨囊肿等所致的病理性骨折（有时可无外伤史）。

（四）疾病分型

1. 根据骨折部位与肌肉止点关系分型，此法对闭合复位有指导作用。

（1）三角肌止点以上骨折：骨折近端受胸大肌、大圆肌、背阔肌的牵拉向内侧移位，远端因三角肌的牵拉向外上移位。

（2）三角肌止点以下骨折：骨折近端受三角肌、喙肱肌牵拉向外向前侧移位，远端受二头肌、三头肌牵拉向上重叠移位。

2. 按AO/OTA分型可分为A、B、C三型。

A型：简单骨折，包括A1螺旋形简单骨折、A2斜形简单骨折（≥30°）和A3横断简单骨折（<30°）3种亚型。

B型：楔形骨折，包括Bl螺旋楔形骨折、B2弯曲楔形骨折和B3碎裂楔形骨折3种亚型。

C型：复杂骨折，包括Cl螺旋复杂骨折、C2多段复杂骨折及C3无规律复杂骨折3种亚型。

二、治疗方案

（一）非手术治疗

大多数肱骨干骨折可采用非手术治疗。3cm以内的短缩，1/3以内的侧方移位，20°以内的向前成角，30°以内的内翻成角，40°以内的旋转畸形是可以接受的。

1. 外固定 方法有小夹板、悬垂石膏、功能支架等。

2. 手法复位 患者取坐位，屈肘90°，一助手握住患侧肩部，一助手握住患者前臂。多数不需要麻醉。慎用牵引，以免过牵导致折端分离移位，尤其横行骨折。①肱骨干上1/3骨折（骨折线在三角肌止点以上）：术者站于患侧，两拇指抵住骨折远端外侧，双手四指环抱近端内侧。在维持适度牵引下，两手四指提近端向外，使与远端有成角，两拇指按远端向内即可复位。②肱骨干中1/3骨折（骨折线在三角肌止点以下）：双手拇指置于骨折近端外侧，其余八指置于骨折远端内侧。两拇指推按近端向内，两手四指提拉远端向外即可复位。若推拉时复位，但放手后立即变位，应考虑折端间有软组织嵌夹，应采用回旋手法，给予解脱断端间软组织后再行复位。③肱骨干下1/3骨折：术者一手推远端内旋，另一手握住近折端外旋，同时做旋转推挤叩紧螺旋面。

3. 药物治疗

（1）早期：活血化瘀、消肿止痛（2周以内）。口服玄胡伤痛宁片、创伤消肿片或七味三七口服液。

（2）中期：和营生新，接骨续筋（2周至1个月）。口服归香正骨丸或双龙接骨丸。

（3）后期：强壮筋骨、补益肝肾（1个月以后）。口服益尔力口服液，外用活血散瘀洗药、软筋化坚洗药。

（二）手术治疗

1. 适应证 多数肱骨干骨折采用非手术治疗可望得到满意的治疗效果。但在某些情况下，一些类型的骨折需采用手术治疗。以下为手术治疗的参考指征。

（1）合并神经、血管损伤或多段骨折。

（2）开放性肱骨干骨折或病理性骨折。

（3）肱骨干横行骨折、肥胖，以及肌力较差的老年患者。

（4）肱骨干骨折合并同侧尺桡骨骨折，形成浮动肘。

（5）肱骨干粉碎性骨折，骨折间夹有软组织影响愈合，或有潜在顶破皮肤、损伤神经血管的危险不能闭合复位。

（6）多发损伤或双侧肱骨干骨折，肢体需早期开始功能锻炼。

（7）不愿长期忍受非手术制动，或伴发损伤的治疗要求卧床休息。

（8）并发神经系统或神经血管病变，如帕金森病等，外固定难以奏效，或不能长期忍受非手术制动。

（9）骨不连，以及肱骨下 1/3 螺旋形骨折中，采用手法复位或应用夹板或石膏固定后出现桡神经麻痹。

（10）非手术治疗不能达到满意的功能复位标准。

2. 手术固定方法 切开复位钢板螺钉内固定术、带锁髓内钉内固定术、弹性髓内针固定术、外固定支架固定术等。

（1）简单的横行或斜行骨折：建议首选切开复位钢板螺钉内固定术。前外侧入路适用于肱骨上段、中段骨折，下段骨折使用该入路时需在直视下找到并保护桡神经。肱骨干远端骨折多采用后侧入路，需暴露并保护桡神经。钢板建议选用 4.5mmLC-DCP 或 LCP，不宜选用 3.5mm 钢板。骨质条件较差者，建议选择 LCP。在骨折两端螺钉各需穿过 6 ～ 8 层皮质（3 ～ 4 孔）。尽可能进行加压固定，拉力螺钉、加压孔轴向加压。尽量不要剥离骨膜。

（2）粉碎性骨折：建议首选微创接骨板（MIPO）技术。手术体位选用沙滩椅位，患者手腕固定于手术床旁，上肢自然下垂。前侧入路亦可选用平卧位，上肢置于手术桌上。需要两个助手，一助手维持半屈肘位牵引，另一助手协助手术操作。切开前先行手法复位，矫正骨折远近端的成角畸形。选用 4.5mmLC-DCP 或 LCP 钢板。肱骨上段骨折，钢板近端需要塑形以适应肱骨近端的解剖形态，肱骨中段骨折钢板不需要塑型，远近端骨干均是平直的。远近侧切口 3 ～ 5cm，先切开远侧，显露前臂外侧皮神经后纵劈远侧 1/3 肱肌，牵开肱肌外侧部分及其保护的桡神经，骨膜外暴露肱骨干前面或远端外侧柱；近侧切口遵循 Thompson-Henry 切口原则，在肱二头肌腱与三角肌和头静脉之间，锁定钢板由近及远插入，外展上臂近 60°矫正内翻畸形，透视显示骨位良好后，远近端各用 3 ～ 4 枚锁定螺丝钉固定。肱骨下段骨折骨折线较低时，其远端稍向前、内扭转预弯塑形，适应外侧柱前面的解剖形态并避开冠状突窝，钢板远端经过外侧柱可以贴近肱骨小头，LCP 先用封口螺帽拧入锁定孔后预弯以避免损伤锁定孔的螺纹。近侧切口同上述，远侧切口显露桡神经后再纵劈远侧肱肌，利用肱肌外侧部分保护桡神经，骨膜外暴露肱骨干远端外侧柱和前面的冠状窝，钢板一般由远及近插入，固定方式同前。

（3）带锁髓内钉内固定术：适用于肱骨干中 1/3 骨折及节段性骨折，应注意避免远端锁钉损伤桡神经。顺型髓内钉通过肩前外侧经三角肌入路进行，显露肩袖并顺着纤维肌腱走行切开，从牵开的冈上肌腱之间可见肱骨头关节软骨。理想的进针点位于大结节内侧的结节间沟，与骨髓腔在同一直线上。将髓内钉插入肩袖在大结节的止点处进入髓腔，应注意避免损伤肩袖。术后应仔细修复肩袖。

（4）弹性髓内针固定术：适用于 3 ～ 15 岁的儿童患者，大龄肥胖儿童不适用，年龄限制根据儿童生长发育而定。

（5）外固定支架固定术：适用于开放性肱骨干骨折，以及身体条件或皮肤条件不能接受内固定手术的患者。注意避免桡神经损伤，建议有限切开置入外固定针，即经小切口行钝性分离至骨面后置入外固定针。其他情况并不建议使用。

三、疗效评定

目前国际上多采用 DASH 评分。DASH 评定表分为两部分，共包含 30 项指标。第 1 部分含 23 项指标，主要调查与日常生活相关的活动，包括生活能力和社会活动能力的受限程度；第 2 部分含 7 项指标，主要调查上肢的不适症状及对睡眠的影响、患者的自我满意程度。每项指标各对应 5 个等级的分值，即毫无困难（1 分）、有点困难（2 分）、中等困难但能做到（3 分）、非常困难（4 分）、无法做到（5 分）。DASH 值的计算方法是将 30 项指标的得分相加，然后按以下公式计算：DASH 值 =（30 项指标得分总和 –30）/1.20，使原始得分转化为 0 ～ 100 分，根据患者的得分评定上肢功能受限程度，其中 0 分代表上肢功能正常、100 分代表上肢功能极度受限。

四、难点分析与对策

（一）难点提出

若出现桡神经损伤，要鉴别清楚是术前损伤还是术中损伤，通过询问病史、发病时间和发病经过、临床表现，结合肌电图检查不难诊断。如果术前无桡神经损伤表现而术后立即出现者考虑为牵拉伤和粗暴操作所致，如果术后渐进性出现桡神经损伤表现应考虑为骨痂或瘢痕粘连所致。

（二）解决对策

1. 桡神经损伤　开放性骨折合并神经损伤，有证据表明桡神经被骨块卡住或嵌入骨折断端者，或神经损伤经非手术疗法治疗 3 个月无恢复者，可做桡神经探查术。

2. 治疗方案的选择　肱骨干骨折的治疗方法很多，各有优缺点。非手术治疗虽然难以达到解剖复位，但绝大部分骨折可达到功能复位（即向前成角小于 20°、内翻成角小于 30°，旋转畸形小于 40°，短缩小于 3cm）。非手术与手术治疗都有一定的骨折不愈合率，临床上应根据患者具体的情况进行选择非手术治疗还是手术治疗。

（胡晓川）

◆ 肱骨远端骨折 ◆

一、诊断

（一）病名

1. 中医病名　骨折病（TCD：BGG000）。

2. 西医病名　肱骨远端骨折（ICD–10：S42.4054）。

（二）疾病诊断

1. 有明显外伤史。

2. 肘部肿胀、压痛、骨擦音，肘关节活动障碍。

3. 应仔细检查神经功能情况。

4. 标准的肘关节正侧位 X 线片可明确诊断，CT 平扫 + 骨三维重建有助于进一步明确骨折的分型、移位程度和指导治疗方案。

（三）鉴别诊断

应注意病理性骨折的鉴别，其在 X 线片或 CT 片上可见骨质破坏。

（四）疾病分型

1. 根据骨折部位 可分为肱骨髁上骨折、肱骨髁间骨折、肱骨小头骨折、肱骨滑车骨折、肱骨内髁骨折、肱骨外髁骨折、肱骨内上髁骨折及肱骨外上髁骨折等。

肱骨髁上骨折可分为伸直型、屈曲型和粉碎型。

肱骨髁间骨折可分为伸直型、屈曲型。

肱骨外髁骨折可分为无移位型、轻度移位型、旋转移位型。

肱骨内上髁骨折按骨折移位程度一般分为 4 度：一度为移位小于 2mm，断面被筋膜所保护。二度为向前旋转移位，可达关节水平。三度为内上髁嵌夹在关节间隙，肘关节呈半脱位。四度为肘关节向后或后外侧脱位，内上髁嵌夹在关节内。

2. 肱骨小头 – 滑车骨折 Dubberley 分型 1 型骨折主要累及肱骨小头，包含或不包含有滑车外侧缘；2 型骨折累及肱骨小头和滑车，两者连接形成一个完整骨块；3 型骨折累及肱骨小头和滑车，但二者分离形成各自单独骨块。再进一步根无或有后侧髁的粉碎性骨折分为 A 和 B 亚型。该分型较其他分型不仅简单、易于理解记忆，且其能清晰提示损伤的范围和程度，尤其是重视后髁是否粉碎，更加全面，能更好地指导手术方式的选择和预后。

3. 按 AO 分型分为 A、B、C 三型

A 型：关节外骨折。

A1 关节外骨折，骨凸撕脱。

A2 关节外骨折，简单干骺端。

A3 关节外骨折，干骺端粉碎。

B 型：部分关节内骨折。

B1 部分关节内骨折，外侧矢状面。

B2 部分关节内骨折，内侧矢状面。

B3 部分关节内骨折，冠状面。

C 型：完全关节内骨折。

C1 完全关节内骨折，简单关节内，简单干骺端。

C2 完全关节内骨折，简单关节内，粉碎干骺端。

C3 完全关节内骨折，粉碎关节内，粉碎干骺端。

二、治疗方案

（一）非手术治疗

非手术治疗适用于无移位骨折，或全身情况较差的老年患者移位骨折。可用钢丝托板固定于屈肘 90°，早期开始肘关节活动锻炼。对移位骨折，若无手术禁忌，应行手术治疗。

1. 手法治疗

（1）肱骨髁上骨折：以伸直尺偏型（远端向后向尺侧并外旋移位）为例。在麻醉下，一助手握住患者上臂，另一助手握住其远折端内旋，以矫正远折端外旋移位；两助手分别握住其上臂和前臂行对抗牵引。术者一手握住其骨折近端，另一手握住骨折远端，两手相对挤压，以矫正尺侧移位。然后以两拇指从肘后推尺骨鹰嘴向前，两手四指重叠环抱骨折近端向后拉的同时，令远端助手在牵引下，徐徐将其屈肘至90°或大于90°。此时，一般骨折即可达到满意复位。

屈曲型骨折除矫正前后移位与伸直型的手法、着力点、方向相反外，其余手法同伸直型。

固定方法是在维持骨位下，局部包裹棉垫。压垫放置方法为左后侧及内侧木板的远端分别放一梯形垫，外侧木板于骨折线以上部位放一塔形垫，前侧木板的远端放一平垫，分别用黏膏固定，以肱骨髁上骨折夹板捆扎固定后，肘后侧放钢丝托板（上至腋部，下至手腕部），肘屈曲90°。前臂旋后位以绷带包扎固定。

（2）肱骨髁间骨折手法：在臂丛麻醉下，一助手握住患者上臂，另一助手把持其前臂，屈肘40°～60°进行拔伸牵引，术者站于患肢前外侧，用两手掌在其肘两侧抱住内、外两髁，向中心挤按，再矫正尺偏或桡偏移位。以患者右侧为例，远端如向尺侧移位时，术者抱外髁的左手掌根部徐徐向上臂移动到髁上，移动时，腕部掌面移动到外髁处紧贴皮肤，代替大鱼际的抱髁作用，抱内髁的右手掌在对抗压力下，慢慢将两髁向外侧推挤。然后左手紧贴皮肤，在稍加压力下持续抱髁的情况下，徐徐回到外髁处，恢复抱髁，再做对向挤压，矫正近端的侧方分离。如患者为后侧移位，术者两手拇指移动到尺骨鹰嘴处，两手四指上移，环抱肘前。两拇指推骨折远端向前，两手四指拉近端向后，同时两手虎口对向挤压两髁，持续前臂牵引的助手同时徐徐屈肘90°。一般的骨折经上述手法，可基本复位。但常因远端的两髁受到两侧关节囊韧带的牵拉，各向内外侧张口，使滑车关节面不平整，因而术者一手持续抱髁，另一手在髁上向中心挤按。

骨折经整复后，在维持骨位情况下，局部包裹棉垫，后侧及内侧木板的远端分别放一梯形垫，外侧木板于骨折线以上部位放置一塔形垫，前侧木板的远端放一平垫，以肱骨髁上夹板捆扎固定后，肘后侧放钢丝托板，屈肘90°，前臂旋后位。

（3）肱骨内上髁骨折：

二度分离：患者取屈肘屈腕、前臂旋前位，术者用拇指向其后上方推挤内上髁，即可复位。

三度分离；在臂丛麻醉下，患者取伸肘、伸腕、伸指、前臂旋后位，使肘关节外翻，术者利用其屈肌群的紧张，将骨折块由关节间隙拉出，变成一、二度分离，再按一、二度分离处理。

四度分离：应先按肘关节脱位复位处理，脱位整复后，再行骨折复位。

2. 中药治疗

（1）早期：活血化瘀，消肿止痛（2周以内）。口服玄胡伤痛宁片、创伤消肿片或七味三七口服液。

（2）中期：和营生新，接骨续筋（2周至1个月）。口服归香正骨丸或双龙接骨丸。

（3）后期：强壮筋骨，补益肝肾（1个月以后）。口服益尔力口服液，外用活血散瘀洗药、软筋化坚洗药。

（二）手术治疗

对有移位的骨折、开放骨折，或合并神经、血管损伤者，若无手术禁忌，应及时行手术切开复位内固定。关节内骨折应进行解剖复位，恢复关节面的完整性及连续性及肘前倾角及提携角。

1. 体位及入路 多采用仰卧位、侧卧位。根据骨折类型可选择肘后正中、内侧、外侧入路，鹰嘴截骨入路，肱三头肌劈开入路，肱骨三头肌从肱骨后方提起入路及肱三头肌舌形瓣显露法等。对于C1、C2 型骨折，建议肱骨三头肌从肱骨后方提起入路。对于 C3 型骨折，建议鹰嘴截骨入路。

2. 内固定物的选择

A1 型骨折：对于较大骨块，可根据骨块的大小选用 3.0、3.5、4.0mm 的螺钉结合克氏针固定。空心钉更易于操作。

B 型骨折：对于单纯部分外侧柱或内侧柱骨折可以使用 1 块钢板或螺钉固定。肱骨小头及肱骨滑车前部的关节面骨折可以使用无头钉、埋头钉、小克氏针等固定。

A2、A3 及 C 形骨折：双柱骨折或完全关节内骨折需要 2 块钢板固定，3.5mm 重建钢板、3.5mmLC-DCP、肱骨远端解剖 LCP 等，对于关节面粉碎性骨折，常结合 2.4 或 3.0mm 空心螺钉固定。

3. 手术操作 肱骨小头及肱骨滑车前部的关节面骨折（B3 型）是手术的难点。尤其是 Dubberley 3B 型。患者取仰卧位，取肘后正中入路，找到并保护尺神经及其滋养血管。以摆锯行尺骨鹰嘴横行截骨，将尺骨鹰嘴及肱三头肌腱向近侧翻开；仔细清除血凝块，保留所有骨折块，尽量保留与骨折块相连的软组织。在 1.0 mm 或 1.5 mm 克氏针撬棒帮助下，将肱骨小头骨折块与滑车骨折块复位，以点状复位钳维持复位；然后以 1 ～ 2 枚 1.0 mm 克氏针，由内侧向外侧或由外侧向内侧，于关节面软骨下冠状面横向将肱骨小头骨折块与滑车骨折块固定至内侧髁或滑车骨床，再以 1 ～ 2 枚 1.5 mm 或 2.0 mm 克氏针将肱骨小头与外侧柱干骺端临时固定。较小的骨软骨骨折块尽量以 1.5 mm Herbert 螺钉或 2.0 mm 皮质骨螺钉软骨下埋头固定或 1.0 mm 克氏针软骨下横向固定；对于薄小且游离的难以有效固定的骨软骨骨折块给予摘除。经后外侧柱和（或）后内侧柱由后向前，以 1 ～ 2 枚 3.0 mm 有头或无头中空 Herbert 螺钉以拉力加压方式固定，螺钉把持软骨下骨，但不能穿出软骨。对于肱骨小头后侧髁严重粉碎伴明显骨质缺损者，取自体髂骨植骨。然后在后外侧，以 1 块 2.4 mm 桡骨远端 L 形锁定加压钢板塑形或 2.7 mm 肱骨远端解剖锁定加压钢板，以支撑方式固定肱骨小头和粉碎的后侧髁骨折。拔除临时固定克氏针。保留 1 ～ 2 枚前方关节面软骨下冠状面横向固定的克氏针，以位置螺钉方式最终固定，仔细折弯处理克氏针针尾，针尾留于外侧或内侧，若留于内侧应避免刺激尺神经，必要时行尺神经皮下前置术。若肱骨小头与滑车骨折块骨量足够大，可以 1 枚 3.0 mm 中空 Herbert 螺钉于前方关节面软骨下冠状面横向以位置螺钉方式最终固定。C 臂 X 线机于肘关节正侧位透视确认骨折复位、内固定物位置及长度满意。应重视识别和修复内外侧副韧带损伤（原有损伤或手术显露需要切断），恢复肘关节的即刻稳定性，防止肘关节不稳定。若内侧副韧带撕裂，可以缝合锚钉修复。若有外侧副韧带肱骨止点撕脱，可经骨孔 2 号不可吸收线修补或锚钉修复；外上髁撕脱骨折经骨孔或钢板孔 2 号不可吸收线缝合伸肌止点张力带方式修复；还可结合外上髁由外下至内上方向以克氏针加强。

4. 其他 对于肘关节功能活动要求不高或已经存在骨关节炎的老年患者可选择全肘关节置换术。

三、疗效评定

目前国际上多采用 Mayo 肘关节评分标准，总分 100 分，包括疼痛（最高值 45 分）、活动度（最高值 20 分）、稳定性（最高值 10 分）、功能（最高值 25 分）。优为大于 90 分；良为 75 ～ 89 分；可为 60 ～ 74 分；差为小于 60 分。

四、难点分析与对策

1. 肘关节僵硬　可能与多种因素相关，包括关节内外的畸形、尺神经病变、异位骨化、内固定物的突出刺激、关节囊粘连挛、延期手术。可二期行切开或关节镜下的肘关节松解术、内固定物取出术，肘关节功能常能获得基本恢复。

2. 骨折不愈合　多见于肱骨髁上水平的骨折不愈合。风险因素包括内固定不稳定、术后早期过度使用患肢、干骺端粉碎骨折、骨质缺损丢失，可行手术翻修，包括肘关节粘连松解、尺神经粘连松解、稳定的内固定、自体松质骨植骨。

3. 感染　相对少见。深部感染可通过清创、使用敏感抗生素治疗。只要内固定物没有松动，一般不需要取出。待骨折愈合后取出内固定物则可以彻底清除感染。

4. 尺神经麻痹　较常见。术中应避免对尺神经的过度牵拉，若尺神经原始有损伤或内固定位于或邻近尺神经走行可行尺神经皮下前置。

5. 显露相关的并发症　尺骨鹰嘴截骨后骨折不愈合，可以通过重新内固定和植骨来处理。克氏针的移位和突出，可以通过仔细操作加以避免。

（胡晓川）

◆ 肘关节脱位伴骨折 ◆

一、诊断

（一）病名

1. 中医病名　脱位病（TCD：BGG000）。

2. 西医病名　肘关节脱位伴骨折（ICD–10：S53.1）。

（二）疾病诊断

1. 有明显外伤史。

2. 肘部畸形肿胀压痛，肘关节活动障碍。

3. 应仔细检查正中神经、尺神经、桡神经及血管功能情况。

4. 标准的肘关节正侧位 X 线片可明确诊断，CT 平扫 + 骨三维重建有助于进一步明确骨折的移位程度、分型和指导手术方案。

5. 若患者前臂肿胀严重，疑有骨筋膜室综合征时应密切观察血运及神经功能变化。

（三）鉴别诊断

通过症状体征和影像学可明确诊断，一般无需鉴别。

（四）疾病分型

肘关节脱位伴骨折有 6 个主要损伤模式，掌握损伤模式有助于理解、记忆和掌握损伤特点，以正确识别和诊断，指导恰当的治疗及交流。

1. 肘关节脱位伴桡骨头（颈）骨折　桡骨头或颈骨折、外尺侧副韧带肱骨止点撕脱、可能 MCL 断裂（外翻应力试验阳性）。

2. 肘关节恐怖三联征　即肘关节后脱位伴桡骨头骨折、尺骨冠状突骨折。损伤结构：桡骨头或颈骨折、尺骨冠状突骨折（多为尖部横行骨折）、外尺侧副韧带肱骨止点撕脱、内侧副韧带前束尺骨止点撕脱、内侧副韧带后束肱骨止点撕脱。

3. 肘关节脱位伴肱骨小头或滑车骨折 内侧副韧带、外侧副韧带、肱骨小头和或滑车骨折。

4. 肘关节内翻后内侧旋转不稳定 外侧副韧带、冠状突前内侧面骨折和或尺骨鹰嘴骨折。

5. 前向鹰嘴骨折脱位 尺骨鹰嘴滑车切迹骨折、尺桡骨近端均向前脱位、上尺桡关节的关系保留、环状韧带完整、侧副韧带可能被拉伤。

6. 后向鹰嘴骨折脱位 损伤机制与肘关节后脱位类似，但脱位在尺骨近端粉碎骨折后出现，常合并出现冠状突或更远端的三角形或四边形骨折块，桡骨头常发生骨折并向后外侧脱位，外侧副韧带可能出现撕脱或撕裂，但内侧副韧带完好（常与冠状突骨折块相连）。

二、治疗方案

（一）非手术治疗

1. 手法治疗 简单肘关节脱位大多数手法复位后较稳定，可采用保守治疗。反之，手法复位后不稳定者需手术治疗。复杂肘关节脱位多数需要早期手术治疗。

（1）郑氏复位法：在臂丛麻醉下，患者取坐位，术者立于患者前方，以有肘关节后脱位为例，术者左手握住患者伤肢腕部，使前臂旋后位，向下牵拉，右手拇指在前方推挤肱骨远端为支点，并用力向上向后推顶，其余四指提拉鹰嘴向前，同时用力配合屈肘，即可复位。

（2）双人复位法：患者取坐位或仰卧位，助手握住其患肢上臂，做反牵引。术者一手握其患肢腕部或前臂，在对抗牵拉下徐徐屈曲肘关节，同时用另一手拇指按压肱骨远端向后，其余四指提拉鹰嘴突向前即可复位。

（3）三人复位法：患者取坐位或仰卧位，助手甲立于患者身后，双手握住其伤肢前臂，助手乙面对患者站立，一手握住其伤肢腕部，另一手握住其前臂上段掌侧。术者立于患侧，一手掌置于患者肘关节内上侧，另一手置于肘关节外下侧，在两助手持续牵引下，做推挤或挤压手法以矫正侧方移位，然后术者两手拇指顶住尺骨鹰嘴突，双手四指环抱肱骨远端，用提按手法，使肱骨远端向后上，鹰嘴突向前下，助手乙密切配合术者屈肘即可复位。

2. 中药治疗

（1）早期：活血化瘀、消肿止痛（2 周以内）。口服玄胡伤痛宁片、创伤消肿片或七味三七口服液。

（2）中期：和营生新，接骨续筋（2 周至 1 个月）。口服归香正骨丸或双龙接骨丸。

（3）后期：强壮筋骨、补益肝肾（1 个月以后）。口服益尔力口服液，外用活血散瘀洗药、软筋化坚洗药。

（二）手术治疗

手术治疗的首要目标是在关节获得稳定的基础上，尽可能恢复其正常活动范围。

1. 肘关节脱位伴桡骨头（颈）骨折 通常取肘外侧入路，切开复位桡骨头骨折，以 1.5mm、2.0mm 螺钉，T 形钢板内固定；对于骨折块为 3 块甚至更多者，难以有效内固定时，应予桡骨头假体置换术。内固定完成后，需修复环状韧带，用不可吸收线通过骨孔或锚钉修复外尺侧副韧带。在少数情况下，修复外侧副韧带复合体后肘关节仍不稳定，此时需探查并修复内侧副韧带复合体，或用铰链式外固定架维持稳定性。

2. 肘关节恐怖三联征　手术入路依据具体的病例及需修复的结构不同而定。

双切口一期重建肘关节稳定结构治疗肘关节恐怖三联征。手术操作要点：①前内侧切口，经肱血管与正中神经间隙进入，将肱肌拉向外侧，复位并用中空或 Herbert 螺钉固定尺骨冠状突较大骨折块，骨折块较小或粉碎时用 3.5mm 锚钉缝合关节囊固定之，探查并用锚钉修补内侧副韧带前束和前内侧关节囊。② Kocher 入路复位并用微型钢板或螺钉固定桡骨头骨折，探查并用锚钉修补外尺侧副韧带（LUCL）和前外侧关节囊。③检查肘关节稳定性和肘关节屈伸及前臂旋转功能。双切口能清楚显露尺骨冠状突和桡骨头及内外侧副韧带和前内外侧关节囊，通过重建一期肘关节骨、软组织稳定性，从而为早期肘关节功能练习创造了条件，是治疗肘关节恐怖三联征有效、安全的方法。

3. 肘关节脱位伴肱骨小头或滑车骨折　多数经尺骨鹰嘴截骨入路充分显露，采用由后向前的 3.0 mm Herbert 加压螺钉结合后外侧 2.4 mm 或 2.7 mm 锁定加压支撑钢板固定，关节面软骨下骨冠状面横向 1.0 mm 克氏针或 3.0 mmHerbert 螺钉固定。重视识别和修复内外侧副韧带损伤，恢复肘关节的即刻稳定性，防止肘关节不稳定。若内侧副韧带撕裂，可以缝合锚钉修复。若有外侧副韧带肱骨止点撕脱，可经骨孔 2 号不可吸收线修补或锚钉修复；外上髁撕脱骨折经骨孔或钢板孔 2 号不可吸收线缝合伸肌止点张力带方式修复；还可结合外上髁由外下至内上方向的克氏针加强。

4. 肘关节内翻后内侧旋转不稳定　肘关节前内侧皮肤切口，找到并保护前臂内侧皮神经、肘前静脉，小心切开肱二头肌腱膜，从肱动静脉和正中神经间隙进入，显露肱肌，从肱肌内侧切开部分肱肌止点，将肱二头肌、肱血管和肱肌拉向外侧，将旋前圆肌和正中神经拉向内侧，显露并直视结合 C 形臂 X 线机透视下复位尺骨冠状突骨折，可以 1.0mm 克氏针临时固定，注意保留与尺骨冠状突骨折块相连的关节囊，不切开关节囊。根据冠状突骨折块的大小、类型，选择 2.0mm 钢板支撑固定，必要时结合 2.4mm 或 3.0mm 空心钉固定，2.8mm 锚钉修复前侧关节囊。取肘关节外侧入路（Kocher 入路），沿肘肌与尺侧腕伸肌之间进入，显露旋后肌并触摸保护避免损伤桡神经深支，探查外侧副韧带，可见外侧副韧带从肱骨外上髁处撕脱或外侧副韧带肱骨外上髁止点的撕脱骨折，仔细游离外侧副韧带，于肱骨外髁旋转中心处置入 1 枚 5.0 mm 缝合锚，以其缝线采用编织或改良 Mason–Allen 缝合技术修复外侧副韧带，并同时修补前外侧关节囊和撕裂的伸肌总腱。

5. 前向鹰嘴骨折脱位　取肘后正中入路，显露骨折端并保护尺神经；合并桡骨头骨折者采用肘后外侧入路（Kocher 入路）。合并冠状突骨折者，经肘后正中入路将尺骨鹰嘴近骨折端及肱三头肌腱向近侧翻开，显露尺骨远骨折端和冠状突。先复位冠状突与尺骨远骨折端，用克氏针或拉力螺钉固定。然后复位尺骨鹰嘴骨折块，克氏针临时固定，用已塑形的重建钢板或 1/3 管状钢板螺钉或尺骨鹰嘴解剖 LCP 将整个尺骨近端固定，必要时联合张力带固定。冠状突骨折块最终用经或不经钢板孔的螺钉固定。

6. 后向鹰嘴骨折脱位　损伤机制与肘关节后脱位类似，但脱位在尺骨近端粉碎骨折后出现，常合并出现冠状突或更远端的三角形或四边形骨折块，桡骨头常发生骨折并向后外侧脱位，外侧副韧带可能出现撕脱或撕裂，但内侧副韧带完好。从后侧入路，应用后侧钢板重建尺骨近端。由后侧用拉力螺钉直接固定冠状突骨折，有时需要用上述的前侧入路以钢板和螺钉才能有效固定冠状突骨折。合并桡骨头骨折者采用 Kocher 入路，复位和固定桡骨头骨折。于肱骨外髁旋转中心处置入 1 枚 5.0 mm 缝合锚，以其缝线采用编织或改良 Mason–Allen 缝合技术修复外侧副韧带。

三、疗效评定

目前国际上多采用 Mayo 肘关节评分标准，总分 100 分，优为大于 90 分，良为 75 ～ 89 分，可为 60 ～ 74 分，差为小于 60 分。

四、难点分析与对策

1. 肘关节位于肩与腕之间，主要功能是协助肩部和腕部调整手的位置，发挥手部功能，其功能的优劣直接影响着上肢功能，肘关节是全身损伤后最容易造成活动受限的关节。

2. 简单肘关节脱位，最常见应当避免的处理不当是闭合复位后制动时间过长，导致肘关节僵硬的出现增加，然后强力被动活动又导致异位骨化的出现增加，主张在 1 周逐步开始主动活动，可 2 周内拆除钢托（石膏、支具）。

3. 复杂肘关节脱位易出现复发或慢性不稳定，大多数需要早期手术治疗，复发脱位应避免多次复位，其可加重软组织损伤，增加异位骨化的风险。

4. 肘关节移位骨化、骨化性肌炎较常见，可导致严重的功能丧失。前方多发生于肱肌和关节囊之间，后方可发生于肱三头肌和关节囊之间的内侧或外侧区域。其发生率的相关因素包括多次复位、严重的软组织损伤、脱位伴有骨折、暴力手法复位及锻炼。口服吲哚美辛或放疗有一定的预防作用。

5. 肘关节制动超过 2 周，出现肘关节僵硬的可能性将大大增加，术后 1 周内开始主动活动是避免肘关节僵硬的关键。

（胡晓川）

◆ 尺骨鹰嘴骨折 ◆

一、诊断

（一）病名

1. 中医病名　骨折病（TCD：BGG000）。

2. 西医病名　尺骨鹰嘴骨折（ICD-10：S52.001）。

（二）疾病诊断

1. 诊断依据

（1）有明显外伤史。

（2）肘后部肿胀压痛，肘关节屈伸活动受限。

（3）应仔细检查神经功能情况，高能量暴力所致粉碎性骨折可伴有尺神经损伤。

（4）标准的肘关节正侧位 X 线片可明确诊断，CT 平扫 + 骨三维重建有助于进一步明确骨折的移位程度和指导手术方案。

（三）鉴别诊断

1. 尺骨鹰嘴骨骺线未闭合　成人骨骺线未闭合，多见于女性，常为双侧性。对该诊断有怀疑时，可拍摄对侧 X 线片对照，有助于诊断。

2. 尺骨鹰嘴存在籽骨　其骨面光滑，为双侧性。

（四）疾病分型

1. 尺骨鹰嘴骨折常用 Mayo 分型

Ⅰ型：骨折无移位。其中骨折无粉碎为Ⅰ A 型，骨折粉碎为Ⅰ B 型。

Ⅱ型：骨折移位，但肘关节稳定。其中骨折无粉碎为Ⅱ A 型，骨折粉碎为Ⅱ B 型。

Ⅲ型：骨折伴肘关节不稳定。其中骨折无粉碎为Ⅲ A 型，骨折粉碎为Ⅲ B 型。

2. 鹰嘴骨折脱位　可分为前向和后向鹰嘴骨折脱位。

二、治疗方案

（一）非手术治疗

1. 手法治疗

（1）无移位骨折或全身情况较差的老年患者移位骨折：对依从性好的患者可以肘关节后侧夹板或支具屈肘 45°～ 90°制动 5 ～ 7 日，复查 X 线片，排除骨折移位。随后 3 周内逐步开始轻柔的主动活动度锻炼。3 周后，通常骨折已有足够的稳定性，锻炼间隙维持外固定 4 ～ 6 周。

（2）有分离移位的骨折：患者取坐卧位，肘微屈，一助手握其上臂，另一助手握其前臂旋后，术者站于患肘外侧，用两手拇指分别按压移位的尺骨鹰嘴近端的内外侧，由近端向远端推挤，并稍做屈伸，使两折端紧密嵌合，再在骨折近端放置合骨垫，用黏膏固定后，包扎绷带，铁丝托板肘屈曲 10°位，固定 3 周，以后逐渐屈肘位，固定 1 ～ 2 周。

2. 药物治疗

（1）早期：活血化瘀，消肿止痛（2 周以内）。口服玄胡伤痛宁片、创伤消肿片或七味三七口服液。

（2）中期：和营生新，接骨续筋（2 周至 1 个月）。口服归香正骨丸或双龙接骨丸。

（3）后期：强壮筋骨，补益肝肾（1 个月以后）。口服益尔力口服液，外用活血散瘀洗药、软筋化坚洗药。

（二）手术治疗

手术治疗适用于移位骨折，关节面对合不良。患者取仰卧位，肘后正中切口，切口可稍弯向桡侧。位于冠状突平面近端简单的横行或斜行鹰嘴骨折，可以选用“8”字张力带克氏针（2 枚 1.5 或 2.0mm）钢丝（1 根 1.0mm）张力带固定，对于某些斜行骨折，应附加 1 枚拉力螺钉固定，以达到均衡加压。尺骨的横行钻孔与冠状突的距离大于等于近端骨折块的长度。克氏针靠近关节面软骨下骨穿透对侧皮质，减小退针风险，克氏针尽量平行，避免交叉。位于冠状突平面以远的、粉碎性、伴肘关节不稳定的鹰嘴骨折应选用后方钢板（3.5mm 解剖 LCP、重建钢板）固定，必要时结合张力带克氏针。鹰嘴骨折块切除、肱三头肌腱修复适用于严重粉碎、骨质不良、对功能要求不高的老龄患者。

三、疗效评定

目前国际上多采用 Mayo 肘关节评分标准，总分 100 分，优为大于 90 分，良为 75 ～ 89 分，可为 60 ～ 74 分，差为小于 60 分。

四、难点分析与对策

1. 肘关节制动超过 2 周，出现肘关节僵硬的可能性大大增加，保守治疗应早期锻炼，若出现骨折再移位，应转为手术治疗。

2. 有关手术治疗中应注意的问题。应注意避免损伤尺神经，根据骨折类型选择适当的内固定方式，位于冠状突平面近端简单的横行或斜行鹰嘴骨折，选用“8”字张力带克氏针钢丝张力带固定，对于某些斜行骨折，附加 1 枚拉力螺钉固定，通常已能获得足够的稳定性。对于粉碎性骨折、伴肘关节不稳定的骨折应选用钢板固定，通常不能单独选用张力带固定。术后早期主动活动，切忌强力被动屈伸肘关节而导致异位骨化。

典型的前向鹰嘴骨折脱位本质上是一种骨性不稳定，骨折固定好后，这种损伤变得稳定，一般不需要行韧带修复。其不稳定主要是滑车切迹的破坏，而不是肱尺关节的脱位，但也有少数合并韧带损伤，术中需注意，不应单纯应用张力带固定，应选择钢板固定。手术的难点是冠状突骨折的重建和稳定的固定，疗效不满意大多数与冠状突骨折的复位固定不充分所致的滑车切迹复位不充分有关，其会导致肘关节对线不良、僵硬和骨关节炎。冠状突的显露和复位可像做鹰嘴截骨一样，将鹰嘴骨折近端向近侧翻开，有时需要游离尺神经和牵开部分或全部尺骨近端的屈曲旋前肌肉（注意尽量保护血供和韧带），利用肱骨滑车作为模板，可使滑车切迹和冠状突的复位更加准确。冠状突骨折的稳定固定可通过向冠状突背侧置入螺钉而获得，经或不经钢板螺钉孔。鹰嘴远近折端的复位可先用克氏针行髓内固定，有利于恢复骨骼的基本解剖结构，可为最终的钢板固定打下坚实的基础。对于有明显骨缺损者应积极一期植骨，尤其是在冠状突和鹰嘴关节突之间的粉碎区域。合并桡骨头骨折应尽可能复位固定或行桡骨头置换术，对于恢复肘关节桡侧柱的稳定性是必要的。另外，不建议切开肱三头肌腱以让钢板直接与鹰嘴贴附，因其会造成伸肘装置的损伤，可能引起肘关节僵硬和伸肘无力。

后向鹰嘴骨折脱位损伤机制与肘关节后脱位类似，但脱位在尺骨近端粉碎骨折后出现，常合并出现冠状突或更远端的三角形或四边形骨折块，桡骨头常发生骨折并向后外侧脱位，外侧副韧带可能出现撕脱或撕裂，但内侧副韧带完好。手术应注意修复外侧副韧带及内侧副韧带（如果存在损伤），判断和恢复冠状突对肘关节稳定性的作用是手术成败的关键，其余与前向鹰嘴骨折脱位相似。

（胡晓川）

◆ 尺桡骨骨干骨折 ◆

一、诊断

（一）病名

1. 中医病名 骨折病（TCD：BGG000）。

2. 西医病名： 尺桡骨骨干骨折（ICD–10：S52.401）。

（二）疾病诊断

诊断依据

（1）有明显外伤史。

（2）前臂疼痛、肿胀、骨擦音、功能障碍，前臂不能旋转活动，有短缩或成角畸形。

（3）影像学检查：前臂正侧位 X 线线片可明确诊断，摄片应包括肘关节和腕关节，以除外合并的关节内骨折和骨折脱位，以及特殊类型的骨折，如盖氏骨折、孟氏骨折、Essex–Lopresti 损伤。很少需要 CT 或 MRI 检查。

（三）鉴别诊断

此骨折通过症状体征和影像学易于诊断。

（四）疾病分型

1. AO 分型

A 型：简单骨折。A1 型为尺骨简单骨折、桡骨完整；A2 型为桡骨简单骨折、尺骨完整；A3 型为尺桡骨简单骨折无脱位或伴桡骨头脱位或伴下尺桡关节脱位。

B 型：楔形骨折。B1 型为尺骨楔形骨折、桡骨完整；B2 型为桡骨楔形骨折、尺骨完整；B3 型为一骨楔形骨折，另一骨简单骨折或楔形骨折无脱位或伴桡骨头脱位或伴下尺桡关节脱位

C 型：粉碎性骨折。C1 型为尺骨复杂骨折、桡骨完整；C2 型为桡骨复杂骨折、尺骨完整；C3 型为双骨复杂骨折。

2. 据部位分型

（1）桡骨下 1/3 骨折伴下尺桡关节脱位称为盖氏骨折。

（2）尺骨上 1/3 骨折伴桡骨头脱位称为孟氏骨折。

孟氏骨折 Bado 分型又可分为以下几种：

Ⅰ型（伸直型）：桡骨头前脱位合并尺骨干向前成角骨折。

Ⅱ型（屈曲型）：桡骨头后脱位合并尺骨干向后成角骨折。

Ⅲ型（内收型）：桡骨头侧方或侧前方脱位合并尺骨干骨折。

Ⅳ型（特殊型）：桡骨头前脱位合并尺桡骨双骨折。

二、治疗方案

（一）非手术治疗

1. 保守治疗　成人简单、无移位骨折，可选择保守治疗，长臂石膏或夹板钢托固定于肘关节屈曲 90°，前臂中立位。成人固定 4 ～ 6 周。固定后即开始练习握拳、伸掌，中期做屈伸肘关节活动及肩关节的活动，解除固定后做手及前臂的旋转活动。

2. 手法治疗

（1）尺桡骨骨折

①整复顺序：有移位的尺桡骨骨折若行非手术治疗，应行手法整复。根据骨折不同类型、部位、特点，认真分析，以决定首先整复尺骨，还是整复桡骨。上 1/3 骨折，先整复尺骨，然后整复桡骨。下 1/3 骨折，先整复桡骨，后整复尺骨。中 1/3 骨折，先整复相对稳定的骨折（横断、锯齿形），再整复稳定性差的另一骨。

②整复手法：臂丛神经阻滞麻醉下，患者取仰卧或坐位，肩稍外展，屈肘 90°，两助手分别握其上臂下段及手部拔伸牵引，以矫正重叠和成角移位。如果骨折互相交叉移位者，术者两拇指和其余各指分别置于骨折的前后侧，施行夹挤分骨。横行或短斜行骨折，有背向和侧方移位者，可用提按和压挤手法。斜行或螺旋形骨折，背向移位者，可在稍松弛位做旋绕手法。若是横行或锯齿形，少量重叠难以矫正者，可采用折顶手法，但折顶手法必须在压挤、分骨手法之后运用。如儿童的青枝骨折有成角移位，在拔伸下，术者用手掌在成角侧角顶部位向下按压复位。

③整复后固定：在维持牵引下，用棉垫缠绕。骨折线在同一平面时，两骨间放一分骨垫，分骨垫占骨折线上下各一半。骨折线不在一个平面时，分骨垫放在两骨折线之间。根据骨折部位和复位情况，

可酌情在掌背侧放置小纸压垫。用前臂夹板固定。上段骨折用铁丝托板屈肘 90°旋后位固定，中下段骨折屈肘 90°中立位固定。儿童固定 3 ～ 4 周，成人固定 6 ～ 8 周。

（2）孟氏骨折

①整复手法

伸直型骨折：臂丛神经阻滞麻醉下，患者取仰卧位，肩外展 70°～ 90°，肘关节伸直，前臂旋后位拔伸牵引，术者两拇指放在桡骨头外、前方，将桡骨头向尺、背侧推按，助手徐徐屈肘 90°以上，将桡骨头复位。在固定桡骨头和对抗牵引下整复尺骨，先在骨折断端进行分骨，并将尺骨远端向尺、背侧提按，矫正向掌、尺侧成角移位。

屈曲型骨折：患者取肘半伸屈位，并做前臂纵轴方向拔伸，术者两拇指由外侧、背侧向内侧、掌侧推按桡骨头。同时助手将其肘关节徐徐伸直，使桡骨头复位。然后，术者在尺桡骨间隙做挤压分骨，并将尺骨骨折的远端向掌侧、尺侧挤按复位。

内收型骨折：术者站于患者外侧，向内推按脱出的桡骨头，使之还纳，尺骨向桡侧成角畸形，可随之矫正。

特殊型骨折：先整复桡骨头的脱位，用手捏住复位后的桡骨头，再按尺桡骨干双骨折处理复位。

②整复后固定：手法复位成功后，在维持牵引下，用棉垫缠绕。以尺骨骨折平面为中心，在前臂掌、背侧各置一分骨垫和一平垫。桡骨头前、外侧（伸直型或特殊型）放葫芦垫，在尺侧上、下端分别放一平垫，再用前臂夹板固定。伸直型、内收型和特殊型固定肘关节于肘关节屈曲 90°、前臂旋后位 4 ～ 6 周。屈曲型宜固定肘关节伸直、前臂旋后位 2 ～ 3 周，再改为屈肘位 2 ～ 3 周。

（3）盖氏骨折

整复手法：臂丛神经阻滞麻醉下，患者取肩外展，肘屈曲，前臂中立位。两助手分别在其远近两端行拔伸牵引，以矫正重叠移位，术者用分骨提按法矫正侧方移位，再用折顶手法矫正掌、背侧移位。若为斜行和螺旋形骨折，相互背靠背移位者，术者先在无牵引下，根据骨折移位情况，将远折端由掌侧向背侧或由背侧向掌侧回旋，以矫正掌、背侧移位。桡骨整复后，术者一手握住已复位的桡骨做临时固定，另一手先将向掌或背侧移位的尺骨远端按压平正，再用拇指、食指或两拇指由腕部桡、尺侧向中心挤捏，使分离的下尺桡关节得以整复。

3. 中药治疗

（1）早期：活血化瘀，消肿止痛（2 周以内）。口服玄胡伤痛宁片、创伤消肿片或七味三七口服液。

（2）中期：和营生新，接骨续筋（2 周至 1 个月）。口服归香正骨丸或双龙接骨丸。

（3）后期：强壮筋骨，补益肝肾（1 个月以后）。口服益尔力口服液，外用活血散瘀洗药、软筋化坚洗药。

（二）手术治疗

1. 适用证：成人有移位的尺桡骨双骨折；成角大于 10°，旋转移位大于 10°、有移位的单一尺骨或桡骨骨折；整复不成功的盖氏骨折、孟氏骨折、Essex–Lopresti 损伤；开放性骨折。

2. 手术方式：需行切开复位内固定术，采用 3.5mmDCP、LC — DCP、LCP 等内固定。

对尺桡骨双骨折，应单独两个切口，在两个切口之间应保留足够宽的皮肤桥。桡骨骨折多采用掌侧 Henry 入路，远 1/3 骨折将钢板放在掌侧，中、近 1/3 骨折将钢板放在桡侧。尺骨骨折，建议沿尺骨嵴偏前切口，使皮肤切口在肌肉上而不是直接在骨嵴上。尽量减少骨膜的剥离，必须避免环绕骨干完全剥离骨膜。尺骨钢板建议尽量放在掌尺侧。尽量保留粉碎的骨折块，大的骨折块可用小拉力螺钉固定于主要骨折块上，小的骨折块有软组织附着，可置于原位，无需固定。术后仅缝合皮肤和皮下而不要缝合深筋膜。

三、疗效评定

目前国际上多采用 DASH 评分。DASH 评定表分为两部分，共包含 30 项指标。第 1 部分含 23 项指标，主要调查与日常生活相关的活动，包括生活能力和社会活动能力的受限程度；第 2 部分含 7 项指标，主要调查上肢的不适症状及对睡眠的影响、患者的自我满意程度。每项指标各对应 5 个等级的分值，即毫无困难（1 分）、有点困难（2 分）、中等困难但能做到（3 分）、非常困难（4 分）、无法做到（5 分）。DASH 值的计算方法是将 30 项指标的得分相加，然后按以下公式计算：DASH 值 =（30 项指标得分总和 –30）/ 1.20，使原始得分转化为 0 ～ 100 分。根据患者的得分评定上肢功能受限程度，其中 0 分代表上肢功能正常、100 分代表上肢功能极度受限。

四、难点分析与对策

（一）前臂筋膜室综合征

本病需全面查体，除外神经血管损伤、骨筋膜室综合征。若患者前臂肿胀严重，疑有骨筋膜室综合征时应密切观察血运及神经功能变化。判断筋膜室综合征最有价值的临床检查是被动伸直手指，如果前臂出现疼痛或加剧，则筋膜室综合征很可能存在，而桡动脉搏动存在并不能排除筋膜室综合征的可能。如果确诊筋膜室综合征，需立即行筋膜切开加压。

（二）开放性骨折

本病应急诊清创，如果对软组织的血运是否存在判断不准确，可以在 2 ～ 3 日后再次行扩创术。若果一期清创彻底，一期内固定是安全的。

合并软组织缺损、骨缺损和严重粉碎的开放性尺桡骨骨折，可应用外固定支架治疗，待外伤痊愈后改行内固定治疗。

（胡晓川）

◆ 桡骨远端骨折 ◆

一、诊断

（一）病名

1. 中医病名　桡骨远端骨折（TCD：BGG000）。

2. 西医病名　桡骨远端骨折（ICD–10：S52.501）。

（二）疾病诊断

1. 有明显外伤史，多为间接暴力所致。

2. 伤后腕关节周围肿胀，疼痛，前臂远端畸形，移位明显时可出现相应的明显“锤状”畸形或“餐叉”畸形，压痛明显，腕关节活动功能障碍。

3. X 线摄片检查可明确骨折类型及移位程度。

（三）鉴别诊断

1. 腕部软组织损伤 患者仅有局部肿胀，没有环形压痛和纵向叩击痛，腕关节活动轻度受限，X线检查可鉴别。

2. 腕舟骨骨折 患者腕关节局部的肿胀，以鼻烟窝部位的肿胀更为明显，没有环形压痛和纵向叩击痛，X线检查可鉴别。

3. 腕三角骨骨折 患者腕关节背侧肿胀明显，没有环形压痛，腕关节活动受限，X线检查可鉴别。

4. 经腕舟骨月骨周围脱位 患者腕关节肿胀明显、畸形，腕关节掌侧饱满，触诊可感觉皮下有物体隆凸。正中神经受压时桡侧3个半手指感觉异常，X线检查可鉴别。

5. 腕三角软骨盘损伤 腕关节多无肿胀，压痛点局限于尺骨茎突远方的关节间隙处和桡尺远侧关节背侧间隙部，做腕关节背伸尺侧倾斜受压时，即可出现疼痛。X线检查可鉴别。

（四）疾病分型

1. 无移位型 骨折无移位，或轻度嵌插。

2. 伸直型（Colles骨折） 由于跌倒时患者手掌先着地，腕关节处于背伸位跌倒，骨折多为横断、粉碎。老年人往往有纵向骨折线进入关节内。暴力小时骨折多呈嵌插且无移位；暴力大时则造成骨折远端向背侧及桡侧移位，桡骨下端关节面向背侧倾斜，掌倾角或尺倾角变小或成负值。严重者可合并尺骨茎突骨折或下尺桡关节脱位。

3. 屈曲型（Smith骨折） 较少见。发生的原因及骨折移位与伸直型相反，又称反Colles骨折。是由于患者跌倒时手背着地，腕关节急骤掌屈所致，骨折远端向桡掌侧移位。

4. 半脱位型（Barton骨折） 可发生于伸直或屈曲致伤，桡骨远端背侧缘或掌侧缘骨折，桡腕关节向背侧或掌侧呈半脱位。

二、治疗方案

（一）非手术治疗

1. 手法治疗 手法整复应贯彻“动静结合、筋骨并重、内外结合、医患合作”的观点。复位时要充分拔伸牵引，解除短缩畸形，恢复骨端长度，再灵活运用端提按压、折顶等手法。

（1）无移位型桡骨远端骨折：无需手法复位，只需将腕进行小夹板、中立板外固定，患肢屈肘90°前臂中立位，固定时间4～6周。

（2）伸直型桡骨远端骨折：

①整复方法：在臂丛神经阻滞麻醉下，患者取坐位或仰卧位，肩外展、肘屈曲、前臂旋前位，两助手分别握持前臂上段及手腕部做对抗牵引3～5分钟，以矫正折断重叠、解除嵌插。术者分别于远折端桡侧及近端尺侧做对向推挤，同时远端助手牵拉手腕尺偏，以纠正远端桡移及恢复腕部尺倾角，接着两拇指按住远折端背侧，余四指环抱近折端掌侧，用提按手法按远折端向掌侧提近折端向背侧，远端助手同时在牵引下屈腕，矫正远折端的背侧移位及掌侧成角，并恢复其正常的掌倾角，两掌跟部合抱桡尺远侧关节，以恢复其正常。在维持骨位下牵拉各手指和适当伸屈腕关节，使腕、手部伸屈肌腱及血管神经归位。

②固定：使用缓冲包裹垫齐腕包裹，使其近远端各预留1～1.5cm；在远折端桡背侧放置一斜口垫，避免压着尺骨茎突，近折端掌侧放置一平垫，再以桡远夹板、中立板固定，屈肘90°胸前悬挂。

（3）屈曲型桡骨远端骨折：

①整复方法：与伸直型桡骨远端骨折整复手法相反。

②固定：使用缓冲包裹垫齐腕包裹，使其近远端各预留 1 ～ 1.5cm；在远折端桡掌侧放置一平垫，近折端背侧放置一平垫，再以桡远夹板、中立板固定，屈肘 90°胸前悬挂。

（4）半脱位型桡骨远端骨折：

①整复方法：在臂丛神经阻滞麻醉下，患者取坐位或仰卧位，肩外展、肘屈曲、前臂旋前位，两助手分别握持前臂上段及手腕部做对抗牵引 3 ～ 5 分钟，术者两手于折断侧方做对向推挤，矫正骨块的侧方移位，然后双拇指按住向掌侧或背侧移位的骨块，余四指环抱骨干做对向推压，助手配合做腕背伸或掌曲，使骨折块复位。

②固定：使用缓冲包裹垫齐腕包裹，使其近远端各预留 1 ～ 1.5cm；根据骨折移位方向放置平垫，再以桡远夹板、中立板固定，屈肘 90°胸前悬挂。固定时间 4 ～ 6 周。固定期间分别于首诊后第 3 日、10 日、17 日、24 日、35 日、49 日进行复诊，每次复查根据放射照片结果做骨位调整、皮肤清理、张力性水疱处置、更换缓冲垫与骨位垫片。断端有少至中量骨痂者可解除夹板。

2. 中药治疗

（1）早期：活血化瘀，消肿止痛（2 周以内）。口服玄胡伤痛宁片、创伤消肿片。

（2）中期：和营生新，接骨续筋（2 周至 1 个月）。口服归香正骨丸或双龙接骨丸。

（3）后期：强壮筋骨，补益肝肾（1 个月以后）。口服牛杞地黄丸，外用郑氏舒活酊（解除夹板后）、活血散瘀洗药、软筋化坚洗药。

（二）手术治疗

1. 适应证　桡骨远端关节面碎裂、塌陷，或整复后骨位不良；陈旧性骨折前臂旋转功能明显受限，可考虑手术治疗。掌倾角小于 0°；尺偏角小于 15°；桡骨短缩大于 5 mm；关节内骨折关节面塌陷大于 2mm；手法复位后骨折再移位。

2. 手术方法

（1）外固定架固定：关节内四部分骨折等首先应考虑外固定架。严重粉碎骨折，桡骨短缩明显，外固定架固定是首选的方法。外固定架主要有三种类型。超关节型为最常用，固定可靠，病例选择面宽，但超关节固定有易出现腕关节僵硬、早期功能差等缺点。

（2）经皮穿针内固定术：闭合复位经皮穿针固定的第一种方法是将克氏针从桡骨茎突或远端骨块的尺背侧弯曲处打入桡骨干近端髓腔，类似于髓内固定。克氏针在髓腔内紧贴一侧桡骨皮质而产生弯曲，弯曲的克氏针产生一定的张力，可以对桡骨折端的移位或成角维持复位。第二种方法是桡骨远端骨折经牵引复位后，将克氏针通过桡骨茎突穿入直到桡骨干未损伤的皮质处。也可以将克氏针先从尺骨穿入，贯通尺骨直到克氏针达到桡骨茎突皮质内侧或者完全通过桡骨。如果克氏针贯穿尺桡骨，则肘腕关节必须用石膏固定，以免因前臂旋转而造成克氏针弯曲折断。闭合复位经皮穿针固定适用于粉碎不十分严重和骨质疏松不严重的桡骨远端骨折。所有的手术操作过程应该与其他无菌手术要求一样。克氏针插入后都应经 X 线拍片或 C 形臂透视证实骨折复位的情况和克氏针插入的位置，以便及时调整。完成固定后露于皮外的针尾应剪短，尾部弯勾，用无菌纱布覆盖。前臂石膏托固定 3 ～ 6 周（视骨折粉碎的程度），去除石膏后，开始腕关节功能训练。需注意防止发生针道感染、固定针松动、折断及随之发生的骨折再移位。术后患者需要仔细随访，有异常情况及时处理。术后 3 ～ 4 日患者应开始进行手指活动锻炼。钢针在 6 周后才拔除，需要仔细进行皮肤护理，防止针道感染。所有钢针取出后再逐步开始腕关节活动，因为穿针技术不能保证坚强固定，因此腕关节不能进行早期活动。

（3）背侧钢板固定和掌侧钢板固定：关节面移位大于 2mm 或伴有关节面压缩塌陷，手法复位不能奏效或复位后稳定性极差，可考虑切开复位内固定。手术切口和固定方法的选择取决于骨折的类型。掌侧切口是较常用的，掌侧接骨板的强度特别适于骨质疏松性骨折，这类骨折更容易发生移位和塌陷；如果原始移位和粉碎部分在背侧，掌侧复位操作有困难者可考虑采用背侧切口，偶尔也用联合切口。

（4）腕关节镜下探查内固定：腕关节镜下复位固定适用于关节内骨折、关节面塌陷骨折。利用腕关节镜下骨折撬拨复位，直视下观察关节面复位情况，复位后利用克氏针后空心螺钉固定骨折端，同时探查腕骨间韧带及三角纤维软骨损伤情况，可固定骨折的同时修复三角纤维软骨，实现镜下微创操作。如合并三角纤维软骨损伤，术后屈肘 90°，腕关节旋后 45°～ 60°位固定 4 ～ 6 周。术后进行掌指关节及指间关节屈伸功能锻炼，去除固定后进行腕关节屈伸、旋转功能锻炼。

（三）康复治疗

1. 功能锻炼

（1）骨折早期治疗：早期骨折稳定性差，容易产生再移位，不宜做大范围或用力较大的活动，以患肢肌肉主动收缩为主。在复位固定后当天，待麻醉药药效过后，即可开始功能锻炼，以不引起疲劳为限，以免加重损伤。主要包括肱二头肌、肱三头肌等张收缩练习、握拳锻炼（指间关节及掌指关节的主动屈伸活动）、肘关节主动屈伸练习、肩部悬挂位摆动练习。根据患者病情逐渐增加运动幅度及用力程度，防止肌腱粘连和肌萎缩。如太极中的小云手，八段锦中左右开弓似射雕、攒拳怒目增气力部分动作。

（2）骨折中期治疗：中期骨折端已纤维连接，并逐渐形成骨痂，骨折部日趋稳定。此期继续进行患肢肌肉主动收缩，坚持手指抓握锻炼及手指的灵活性锻炼。肩、肘关节主动伸屈运动，但动作应缓慢，活动范围由小到大。如：太极中的大云手，推磨（正向、反向）等运动。

（3）骨折后期治疗：后期骨折已临床愈合，但筋骨未坚，应加强患肢关节的主动活动锻炼，逐渐加大为抗阻运动。①继续加强手指抓握锻炼及手指的协调及灵活性锻炼，ADL 训练（日常生活活动能力训练），鼓励患者做日常生活工作，以患指的灵活性练习和渐进性的力量练习为主，如插板孔游戏、采用握力器等。②增加腕关节各个方向的运动，使用各种器具、使用计算机等。③加强肩、肘关节伸屈运动。如太极中的反转手。

2. 物理因子治疗配合推拿治疗　取除夹板外固定后给予中药熏洗治疗、中药熨烫治疗、蜡疗、超声波治疗、骨折治疗仪治疗、红外线治疗等，并配合中药涂擦、手法按摩，以摩擦、揉捏、摇晃为主，指针内关、外关、合谷等穴位。

三、疗效评定

1. 参照中华人民共和国中医药行业标准《中医病证诊断疗效标准》。

（1）治愈：骨折对位满意，有连续性骨痂形成，局部无明显畸形，无疼痛肿胀，功能完全或基本恢复，或腕掌屈、背伸及前臂旋转受限在 15°以内。

（2）好转：骨折对位欠佳，局部轻度疼痛，轻度畸形，腕背伸、掌屈及前臂旋转受限在 45°以内。

（3）未愈：骨折不愈合或畸形愈合，压痛、叩击痛存在，功能障碍。

2. 参考 Gartland 和 Werley 评分标准。

四、难点分析与对策

（一）难点提出

1. 移位大的骨折，手法复位常有难度。

2. 桡骨远端粉碎性骨折经手法复位后，骨位较好，但是3日后来院复查时可见骨折移位，影响骨折复位效果。

3. 当骨折稳定后，去除小夹板、中立板外固定，发现患者患侧肘、肩关节功能较差。

4. 并发症主要包括压迫性溃疡、腕管综合征、腕关节僵硬、创伤性关节炎、Sudeck骨萎缩。

（二）解决对策

1. 完全移位的远端骨折，因其背侧的骨膜完整，骨端不易牵开，故单纯牵引及提按手法较难使骨折复位，甚至越牵引复位越困难。我们使用的是回旋和折顶手法，在复位过程中配合适时牵引，反方向地还原了受伤过程，符合“逆创伤机制复位”的原理，是整复本型骨折的有效方法。要点：一是手指定位要准，要在骨折端松弛状态下，将断远端做轻轻回旋。二是要“压”“端”在骨折断端处，只有定位准，力方能用得出。三是术者、助手协调要好。术者刚开始整复时，两助手要放松，在进行反折时，两助手发力牵引，维持至夹板固定完毕，千方不要时松时紧。单凭助手的牵引是无法纠正重叠移位的。回旋手法则纠正了因旋肌群造成的旋转移位，夹挤分骨可纠正骨间膜挛缩引起的尺桡骨靠拢，避免畸形愈合影响旋转功能。另外，患肘屈曲90°是为了放松肌肉，有利复位。整复的重点除骨折对位外，更要重视尺倾角、掌倾角的恢复。

2. 对复位后易重新移位问题。伸直型小夹板固定应保持腕略掌屈、尺偏位；而屈曲型同伸直型相反，保持腕略背伸、尺偏位小夹板固定；半脱位型掌侧缘骨折放置夹板时掌侧板应超出桡腕关节1cm，以防止腕掌屈。背侧缘骨折桡远夹板应超出桡腕关节，防止腕背伸。同时复诊时要随时调整夹板，确保夹板固定稳定、肢端血循环良好。

3. 针对患侧肘、肩关节功能差的问题，骨折复位完成后即可开始伤肢的功能锻炼。早期不宜做大范围或用力较大的活动，中期活动范围由小到大，后期逐渐加大为抗阻运动。

4. 并发症的防治：

（1）压迫性溃疡：多由于夹板位置移动未及时调整、使用扎带过紧，或者加压垫放置位置不正确造成。要定时检查夹板松紧及压垫的位置，有无移动、脱落，防止夹板压迫皮肤，引起压迫性溃疡。要求松紧度一般以两手指提起扎带能在夹板上下移动1cm为标准，衬垫质地柔软、吸水、散热，厚度适中，过厚影响固定，过薄压迫骨突部，尤其对皮肤已有挫伤、青紫、血供不好时，更应注意。

（2）腕管综合征：主要是由于骨折复位不良、正中神经受压引起。此时应尽量纠正骨折移位，减少对正中神经的压迫。

（3）腕关节僵硬：骨折固定完成后即可进行患侧肩关节、肘关节、腕关节及掌指关节、指间关节的功能锻炼，为防止关节僵硬。

（4）创伤性关节炎：各种原因造成复位不良或复位后再移位未能及时纠正，后期常常出现腕关节创伤性关节炎，严重时需手术治疗。

（5）Sudeck骨萎缩：是一种反射性交感神经营养不良综合征，其特点是肿痛、僵硬，皮肤红而变薄萎缩，骨的普遍脱钙、疏松，常常是骨折后患者未能积极主动活动所致。骨折复位完成后即可开始伤肢的功能锻炼。

（唐浩琛）

◆ 腕、尺管综合征 ◆

一、诊断

（一）病名

1. 中医病名 伤筋病（TCD：BGS000）。

2. 西医病名 腕、尺管综合征（ICD–10：G56.001）。

（二）疾病诊断

1. 多有慢性劳损病史或无明显诱因。

2. 腕管综合征主要表现为桡侧 3 或 4 个手指麻木、疼痛，夜间或清晨明显，疼痛有时放射至肘部，腕部按压时症状加重，有时拇指外展无力，动作不灵活；尺管综合征主要以环、小指麻木，手内在肌无力甚至萎缩为主要表现。

3. 查体：腕管综合征屈腕试验、Tinel 征多为阳性，尺管综合征环、小指麻木腕关节尺侧 Tinel 征阳性。

4. 肌电图检查可明确神经的运动、感觉损伤情况，从而评估神经损伤程度。

（三）鉴别诊断

1. 颈椎病 颈椎病局部肌肉紧张，颈椎生理曲度变直，双侧颈枕部压痛，椎旁肌肉紧张伴广泛性压痛，压头试验、双臂丛神经牵拉试验、椎间孔挤压试验、转头试验、爱德森试验等可为阳性。

2. 肘管综合征或胸廓出口综合征

（1）胸廓出口综合征：主要因第 7 颈椎横突过长，颈肋的机械压迫，前斜角肌痉挛压迫臂丛神经和锁骨下动脉而产生神经血管症状。有下列症状：①血管症状，如手指发凉、发紫或苍白，高举患肢时症状减轻；②患肩下沉，患侧桡动脉搏动减弱或消失，爱德森试验阳性；③ X 线片示第 7 颈椎横突过长或横突外端有游离小肋骨。

（2）肘管综合征：手背部骨间肌萎缩、环小指皮肤感觉减退、小指内收不能、夹纸试验（+）、Froment（+）等症状。

二、治疗方案

（一）非手术治疗

早中期：活血化瘀，通络止痛。口服玄胡伤痛宁片，五灵二乌丸。

后期：活血通络止痛。外用郑氏舒活酊、活血散瘀洗药、软筋化坚洗药。利多卡因 + 类固醇激素腕管及尺管内注射，可使局部组织水肿减轻，肌腱滑膜变薄，减轻关内压力，缓解症状。

（二）手术治疗

对于病程长，非手术治疗无效者可行腕管或尺骨切开减压、神经松解术治疗。术中充分打开腕管或尺管，神经无明显变性单纯性神经外膜切开减压，神经卡压变性严重者应打开神经外膜仔细分离神经束之间的粘连，行束间松解，局部有囊肿、滑膜增生等占位性改变予以切除。

（三）康复治疗

1. 物理因子治疗 中频治疗仪、红外线等治疗。

2. 功能锻炼　加强手指抓握锻炼及手指的灵活性锻炼。

三、疗效评定

参照中华人民共和国中医药行业标准《中医病证诊断疗效标准》。

1. 治愈　症状消失，神经功能恢复。

2. 好转　症状减轻，症状无加重。

3. 未愈　症状无改善。

四、难点分析与对策

（一）难点提出

早期诊断困难，病程长者即使手术治疗神经功能仍不能恢复。

（二）解决对策

早期让专业手腕科医师诊治，根据症状体征配合肌电图检查诊断。本病的关键在于早诊断、早治疗。

（杨顺）

◆ 腕舟骨骨折 ◆

一、诊断

（一）病名

1. 中医病名　骨折病（TCD：BGG000）。

2. 西医病名　腕舟骨骨折（ICD–10：S63.004）。

（二）疾病诊断

1. 有明显外伤史，多为传导性暴力所致。

2. 伤后腕关节周围肿胀、疼痛，鼻烟窝肿胀、压痛明显，移位轻者多不能触及异常活动及骨擦感，舟骨轴移试验可为阳性，腕关节功能障碍。

3. 影像学检查：X 线片或 CT+ 三维重建检查可明确诊断。X 线检查常规应包括腕关节前后位、侧位、前后斜位和后前斜位及舟骨位，对于线性骨折必要时行 MRI 检查。

（三）鉴别诊断

腕部软组织损伤：患者仅有局部疼痛肿胀，腕关节活动轻度受限，无明显鼻烟窝压痛典型触诊区，无骨折脱位特有体征，可通过 X 线或 CT 检查鉴别，对于症状典型但是 X 线片及 CT 未发现骨折者可进一步行 MRI 检查明确诊断。

（四）疾病分型

临床上常根据骨折的部位和骨折线的方向来分型，舟骨骨折分为近端骨折（占 16%～18%）、远端骨折（占 6%～20%）、腰部骨折（占 63%～68%）。

由于腰部骨折在舟骨骨折中占了很大的比例，故临床多采用 Russe 分型。根据骨折线的方向分为：①横形骨折：即骨折线垂直于舟骨长轴（约占 60%）；②水平斜形骨折：骨折线和水平而平行（约占

35%）；③垂直斜形骨折：骨折线和垂直面平行（约占 5%）。这一分型方法能帮助临床医生判断哪些骨折容易发生骨折块的移位。

Herbert 将骨折分为 4 型，即新鲜稳定性骨折、新鲜不稳定骨折、骨折延迟愈合以及骨折不愈合，每一型又根据骨折部位及病变程度分为多个亚型。

二、治疗方案

（一）非手术治疗

1. 外固定 对于新鲜无移位稳定骨折，可用钢丝托板或石膏于腕骨功能位固定。固定时间为 6～8 周，注意外固定长度以不影响指间关节及掌指关节活动为宜。固定后可早期行指间关节及掌指关节的屈伸活动锻炼。定期复查 X 线片了解骨折愈合情况，对于陈旧、无移位稳定的舟骨骨折，仍可考虑固定制动，时间适当延长至 20 周左右，根据 X 线片复查情况，若仍没有愈合征象考虑手术治疗。

2. 中药治疗

（1）骨折早期（1～2 周）：治疗以活血化瘀、消肿止痛为主，常用治法有逐瘀法、行气活血法、清热凉血法、开窍活血法等。可选用桃红四物汤、七厘散、复元活血汤、和营止痛汤加减。

（2）骨折中期（3～6 周）：治疗以接骨续筋、和营生新为主，常用治法有和营止痛法、续筋法、舒筋活血法。常用方药可选用郑氏一号接骨丸和二号接骨丸等加减。

（3）骨折后期（5～6 周后）：治疗以补养气血、补养脾胃、补益肝肾为主。常用方药可选用八珍汤、十全大补汤、加味地黄丸或健步虎潜丸等加减。

（二）手术治疗

1. 适应证 新鲜骨折粉碎性或骨折端旋转分离移位明显者；非手术治疗骨折端扔不愈合者。

2. 手术方法 新鲜骨折常采用腕关节镜下复位内固定术或切开复位内固定术。陈旧性骨折采用腕关节镜下复位取自体髂骨植骨内固定术，切开取自体髂骨植骨内固定术，切开取桡骨远端植骨内固定术，切开取桡骨茎突植骨 1、2 伸肌支持带上动脉骨瓣修复内固定术等治疗。术前综合评估患者病情及骨折类型，临床随访可取得较满意疗效。

（1）腕关节镜下复位内固定术：麻醉后，电动止血带控制下手术，关节镜牵引下，牵引重量 5kg，腕关节背侧 1–2、3–4、4–5、6–U 间隙，腕中 MCR、MCU 入路切口，1–2、3–4、4–5 间隙建立观察通道，6–U 入路建立排水及工作通道，进入腕关节行腕关节镜检查，舟骨骨折镜下复位，行舟骨腕掌侧结节处长约 2cm 横行切口，用直径 1.0mm 克氏针固定舟骨，C 形臂透视机下确认骨折对位良好、克氏针位置及长度良好，经克氏针拧入直径 Herbert 螺钉加压固定，C 形臂透视机下确定骨位及内植位置良好后缝合伤口，包扎。

（2）切开复位内固定术：麻醉后，电动止血带控制下手术，行腕关节背侧纵向切口，切口长约 5cm，切开皮肤、皮下组织、深筋膜，打开腕背支持带，保护神经、血管、肌腱，从拇长伸肌腱与指总伸肌腱指间进入，切开关节囊，显露舟骨折端，用直径 1.0mm 克氏针临时固定舟骨两折端，复位舟骨，使用直径 1.0mm 的克氏针固定舟骨，C 形臂透视机下确认骨折对位良好后，顺克氏针拧入 Herbert 螺钉加压固定，C 形臂透视机下再次确认骨位及内固定物长度及位置，逐层缝合关节囊、皮下、皮肤，包扎。

（3）腕关节镜下复位取自体髂骨植骨内固定术：基本操作同腕关节镜下复位内固定术，术前取对侧髂骨适量松质骨备用，术中操作时经关节经入路经套管植入骨质后螺钉加压固定。

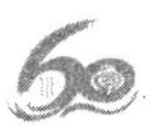

（4）切开取自体髂骨植骨内固定术及切开取桡骨远端植骨内固定术：手术基本操作同切开复位内固定术，固定前植入髂骨或桡骨远端取出的松质骨。

（5）切开取桡骨茎突植骨 1、2 伸肌支持带上动脉骨瓣修复内固定术：麻醉后，电动止血带控制下手术，取腕关节背侧纵向切口，切口长约 6cm，切开皮肤、皮下组织、深筋膜，打开腕背支持带，保护神经、血管、肌腱，从腕背侧伸肌腱 1、2 腱管之间进入，找到第 1、2 伸肌室间支持带上动脉分支，沿动脉走行方向，切取适当大小骨瓣，游离血管蒂部，桡骨茎突取出适量松质骨备用。从拇长伸肌腱与指总伸肌腱指间进入，切开关节囊，显露舟骨折端，刮匙刮除折端硬化骨质，使折端新鲜化，骨折两端用骨刀开槽，用直径 1.0mm 克氏针临时固定舟骨两折端，复位舟骨，使用直径 1.0mm 的克氏针固定舟骨，C 形臂透视机下确认舟骨骨折对位良好，顺克氏针拧入 Herbert 螺钉，C 形臂透视机下确认骨位及内固定物长度及位置合适，取出临时固定克氏针和导针。骨折端植入松质骨，将骨瓣经肌腱下方转移至舟骨，将骨瓣填塞与舟骨骨折端开槽处，缝合关节囊、皮下、皮肤，包扎。术后腕关节功能位固定制动 4 周。

（三）康复治疗

1. 功能锻炼

（1）早中期：外固定保护下握拳练习，肩、肘关节练习，预防手、肌腱，以及肩关节、肘关节粘连。

（2）后期拆除钢托后，进一步加强手指抓握锻炼及手指的灵活性锻炼，增加腕关节屈伸及前臂旋转功能活动，如太极中的小云手。

2. 物理因子治疗　去除外固定后给予骨折治疗仪、中频治疗仪、红外线等治疗。

三、疗效评定

Coone 腕关节评分量表评估疗效，量表包括疼痛、功能状况、活动度、握力进行评分，满分 100 分，90 ～ 100 分为优，80 ～ 89 分为良，65 ～ 79 分为可，65 分以下为差。

四、难点分析与对策

（一）难点提出

1. 线性骨折漏诊率高。
2. 手术扔存在骨折延迟愈合、不愈合可能。
3. 克氏针易出现针道感染。
4. 并发症：腕关节僵硬、骨质疏松、创伤性关节炎、Sudeck 骨萎缩。

（二）解决对策

1. 对症状典型但 X 线片或 CT 结果无支持诊断者可进一步行 MRI 检查以明确诊断。
2. 术中操作应微创，尽量减少血供破坏。
3. 有克氏针固定患者术后加强护理，定期去医院正规消毒、更换敷料，预防针道感染。
4. 并发症的处理：

（1）腕关节僵硬：患者惧怕疼痛，术后很少锻炼手指，为防止指间关节僵硬及肌腱挛缩，早期可配合清除水肿、活血化瘀的中西药物加以预防，后期配合理疗，并不断练习患肢，可逐渐恢复。

（2）骨质疏松：伤后不仅局部需要锻炼，更应加强全身锻炼，使气血运行，消散局部瘀血，消肿定痛，促进愈合和预防废用性骨质疏松。

（3）创伤性关节炎：腕关节骨折脱位致关节失稳，软组织及关节软骨损伤，日后会遗留不同程度的腕关节创伤性关节炎症状，对症治疗可减轻症状。

（4）Sudeck 骨萎缩：为反射性交感神经营养障碍、急性创伤后骨萎缩，其特点是肿痛，皮肤萎缩，骨质普遍疏松、脱钙，手部活动受限，可达数月之久，常常是术后患者未能积极主动活动所致，应加强早期功能锻炼。

（唐浩琛）

◆ 经舟骨月骨周围脱位 ◆

一、诊断

（一）病名

1. 中医病名 经舟骨月骨周围脱位（TCD：BGG000）。

2. 西医病名 经舟骨月骨周围脱位（ICD-10：S62.301）。

（二）疾病诊断

1. 有外伤史，多为间接暴力所致。

2. 伤后腕关节周围肿胀、疼痛，鼻咽窝肿胀较轻，轻压痛，桡骨茎突压痛明显，可触及异常活动及骨擦感，腕关节功能障碍，有时伴随正中神经损伤症状

3. X 线诊断经舟骨月骨周围脱位应注意以下几点。

（1）舟骨骨折，这是经舟骨月骨周围脱位的前提。

（2）舟骨骨折近段、月骨与桡骨远侧关节面位置无显著改变。

（3）除舟骨骨折近段、月骨外，其他腕骨位置后移，测量此征象可用桡月骨轴线的延长线作参照，移位诸腕骨相对此线位置后移，月骨窝空虚。

熟悉腕关节的影像学特点、拍摄标准的体位片是正确诊断的关键。正常情况下，腕关节间隙基本一致，为 1 ～ 2 mm，关节清晰。阅片时如发现关节间隙宽窄不等、腕骨相互拥挤重叠，应怀疑有骨折脱位的可能。同时在正常腕关节正位片上能够显示出 3 条平滑的曲线，位于近端的曲线是近排腕骨的近端关节面，位于中间的曲线是近排腕骨的远端关节面，位于远端的曲线是远排腕骨的近端关节面。如果这些曲线被打断，应该高度怀疑有骨折脱位的可能。

（三）鉴别诊断

1. 月骨脱位 月骨与桡骨失去正常关系，月骨位置前移，头骨下移，位于月骨后方或后下方，除月骨以外其他腕骨与桡骨关系正常。

2. 月骨周围脱位 月骨与桡骨关系正常，以头状骨为中心的远排腕骨向背侧（伸展型）或掌侧移位（屈曲型），舟骨亦随远排腕骨移位，此为典型月骨周围脱位。如果舟骨与桡骨关系正常，月骨向掌侧半脱位，其他腕骨移位同上，则称为不典型月骨周围脱位，此类型常伴有桡骨背缘骨折。

3. 经舟骨月骨脱位 本病除月骨脱位外，同时伴舟骨骨折，且骨折近端随月骨前脱位，而骨折远段位置无改变。

（四）疾病分型

1. 经舟骨月骨周围脱位　舟骨骨折，月骨周围脱位。

2. 经桡骨茎突月骨周围脱位　桡骨茎突骨折，舟骨骨折，月骨周围脱位

3. Herzberg 将经舟骨月骨周围脱位分为三期　伤后 7 日内为急性期，45 日内为延迟期，45 日以后为慢性期。

二、治疗方案

（一）非手术治疗

1. 手法治疗　经舟骨月骨周围脱位应早期整复脱位，再解决舟骨骨折，在臂丛神经阻滞麻醉下，患者取坐位或仰卧位，肩外展、肘屈曲、前臂旋前位，两助手分别握持前臂上段及手部做对抗牵引 3 ～ 5 分钟，充分顺势拔伸牵引，使关节间隙加大，极度屈腕使头状骨近端关节面与脱位的月骨远端远节接近，之后术者拇指于掌侧用力顶住向掌侧脱位的月骨，牵引下背伸腕关节，月骨脱位纠正则正中神经卡压能解除。若月骨脱位纠正，关节关节对应良好，桡骨茎突骨折多无需特殊处理。X 线透视下证实月骨已复位时，用石膏托将腕关节制动于掌屈 45°位。

2. 中药治疗

（1）急性期（1 周内）：治疗以活血化瘀、消肿止痛为主，常用治法有逐瘀法、行气活血法、清热凉血法、开窍活血法等。可选用桃红四物汤、七厘散、复元活血汤、和营止痛汤加减。

（2）延迟期（2 ～ 6 周）：治疗以接骨续筋、和营生新为主。常用治法有和营止痛法、续筋法、舒筋活血法。常用方药可选用双龙接骨丸和归香正骨丸等加减。

（3）慢性期（6 周后）：治疗以补养气血、补养脾胃、补益肝肾为主。常用方药可选用八珍汤、十全大补汤、加味地黄丸或健步虎潜丸等加减。

（二）手术治疗

经舟骨月骨周围脱位的治疗重点在于及早恢复腕关节的正常解剖，并要确保舟骨骨折的顺利愈合以避免舟骨缺血坏死。经舟骨月骨周围骨折脱位先行手法复位，如失败再行手术切开复位。

手术方法：切开骨折脱位复位，背侧关节关节囊修复。上肢止血带控制下手术，行腕关节背侧纵向切口，打开腕背支持带，从拇长伸肌腱与指总伸肌腱指间进入，打开关节囊，将月骨脱位复位，腕舟骨骨折和桡骨茎突骨折块较大者，行克氏针、空心螺钉、Herbert 螺钉，C 形臂透视确认关节对应关系良好后，根据术中情况确定是否予舟月关节或月三角关节用克氏针固定，于头状骨旋转中心击入锚钉，用锚钉尾线缝合修复腕背侧破裂的关节囊。用锚钉剩余尾线缝合修复腕背横韧带，缝合皮下、皮肤，无菌敷料包扎，钢托固定于腕关节功能位，术后掌指关节及指间关节屈伸功能锻炼；4 ～ 6 周后取出外固定及固定关节的克氏针。去除固定后进一步加强腕关节屈伸、旋转功能锻炼。需注意防止发生针道感染、固定针松动、折断及随之发生的再移位。术后患者需要仔细随访，有异常情况及时处理。所有钢针取出后再逐步开始腕关节活动。

（三）康复治疗

1. 功能锻炼

（1）骨折早期：在复位固定后当天，患者应该开始手指屈伸活动练习，防止指间关节及肌腱粘连。

（2）骨折中期：继续坚持手指抓握锻炼及手指的灵活性锻炼。

（3）骨折后期：加强手指抓握锻炼及手指的灵活性锻炼，增加力量练习。

2. 物理因子治疗 去除夹板外固定后给予骨折治疗仪治疗、中频治疗仪、红外线等治疗。

三、疗效评定

随访评估疼痛及腕关节功能（Cooney 评分）：Cooney 腕关节评分量表评估疗效，量表包括疼痛、功能状况、活动度、握力进行评分，满分 100 分，90 ～ 100 分为优，80 ～ 89 分为良，65 ～ 79 分为可，65 分以下为差。

四、难点分析与对策

由于经舟骨月骨周围脱位是一种较为少见的损伤，非专科医师对其认知度低，所以在临床上误诊和漏诊较为常见。如早期得不到及时正确的治疗，晚期治疗非常困难，不得已进行近排腕骨切除术，将造成腕关节部分功能丧失和遗留疼痛，甚至引起创伤性关节炎而行腕关节融合术。所以，在临床遇到难以诊断的腕部外伤患者，应进一步做 CT 检查，应用三维建技术有助于明确诊断，或请有经验的手外科专家会诊。

腕关节内存在复杂的韧带结构，其中舟月韧带、月三角骨韧带等对腕关节背伸稳定性和月骨的稳定起着重要作用。损伤可引起腕关节不稳定，在月骨周围背侧脱位较常见。月骨周围脱位的治疗中，单纯克氏针固定不能恢复腕关节的即刻稳定性，修复月骨周围韧带可以有效减少腕关节内受力，对腕关节的稳定性起到重要保护作用。

（唐浩琛）

◆ 月骨缺血性坏死 ◆

一、诊断

（一）病名

1. 中医病名 骨噬病（TCD：BGG000）。

2. 西医病名 月骨缺血性坏死（ICD-10：S52.501）。

（二）疾病诊断

1. 有外伤或无明显外伤病史。

2. 症状与体征：早期常无明显自觉症状，仅在活动量增加时出现腕痛，随着病情发展加重，疼痛加重，尤以劳动、运动时为显著，疼痛可以向前臂放射，腕背出现肿胀，腕活动度降低。

3. 查体：腕背部轻度肿胀，腕中部掌、背侧局限性压痛，腕活动度受限，以腕背伸活动受限明显。在腕关节中立位，掌指和指间关节屈曲位，沿第 3 掌骨纵向叩击，出现腕中部疼痛、手握力减弱。

4. 临床分期及影像学检查：一般可将本病分为 4 期。

第一期以腕关节疼痛、轻度肿胀为主要症状，休息后好转。X 线片示月骨形状正常，但可出现月骨内骨折、骨小梁断裂、

第二期表现为反应性滑膜炎引起的疼痛，月骨背侧有压痛，腕掌屈时疼痛加剧，腕活动基本正常。X 线片可见月骨的硬化性改变。一、二期行 MRI 检查，早期在桡、腕关节内有积液的长 Tl、长 T2 信号，TlWl 可见局灶性或弥漫性低信号影，脂肪抑制相可见信号增强。

第三期时腕关节活动受限、无力、疼痛，腕中立位时屈曲掌指关节，纵向叩击第 3 掌骨，桡腕关节疼痛。X 线片示月骨除有硬化性改变外并伴有塌陷；腕正位片可示舟状骨变短，头状骨移向近端等。MRI 提示在月骨桡侧端见低信号线，脂肪抑制相见月骨局灶性信号增强，增强后强化，但形态无明显变化。

第四期时症状更明显，关节活动进一步受限。正常人握拳时第 3 掌骨头最为突起，但本病患者常变低甚至凹陷，称为 Fislever 征。桡骨远端下方正常的凹陷消失，这是月骨纵轴变小、前方径增大之故。叩击第 3 掌骨头时月骨处有疼痛。后期出现关节炎的症状。X 线片示显示月骨硬化、塌陷碎裂和广泛的创伤性关节炎。MRI 示冠状位及矢状位上可见月骨变形、周围间隙增大，病灶信号混杂，还可见舟骨的旋转性半脱位晚期病灶呈弥漫性低信号，内可见囊变，月骨塌陷更明显或完全碎裂，同时见退行性关节病。

（三）鉴别诊断

1. 结核 月骨结核以骨质破坏为主，累及关节及其他腕骨，临床有全身症状，局部肿胀，血沉可加快。

2. 类风湿关节炎 类风湿腕关节炎有以下 7 项中的至少 4 项可鉴别：①晨僵每天持续至少 1 小时；②病程至少 6 周；③有 3 个或 3 个以上的关节肿，至少 6 周；④腕掌指近指关节肿至少 6 周；⑤对称性的关节肿至少 6 周；⑥有皮下结节；手 X 线改变（至少有骨质疏松和关节间隙的狭窄）；⑦类风湿因子阳性（滴度＞ 1 ∶ 20）。

（四）疾病分型

本病临床常分为创伤性月骨缺血坏死、月骨软骨病性缺血坏死两类。

二、治疗方案

（一）非手术治疗

1. 一般治疗 早期病例可以休息、减轻工作、局部理疗、中药洗泡、石膏固定等，大多数患者可有效缓解症状。

2. 中药治疗

（1）早期：活血化瘀，消肿止痛（2 周以内）。口服玄胡伤痛宁片、创伤消肿片，外用二黄新伤软膏。

（2）中期：和营生新，接骨续筋（2 周至 1 个月）。口服归香正骨丸或双龙接骨丸。

（3）后期：强壮筋骨，补益肝肾（1 个月以后）。口服牛杞地黄丸，外用郑氏舒活酊（解除夹板后）、活血散瘀洗药、软筋化坚洗药。

（二）手术治疗

1. 手术方法 Ⅰ期、Ⅱ期月骨形态正常采用关节镜下月骨坏死病灶清除，取髂骨植骨治疗。Ⅲ期以后月骨塌陷采用切开坏死月骨摘除取掌长肌腱团填塞术治疗。

2. 手术操作

（1）关节镜下月骨坏死病灶清除，取髂骨植骨术：麻醉成功后，常规消毒、铺巾。取伤腕对侧髂前上棘切口约 2cm，切开皮肤、皮下组织、深筋膜，暴露髂前上棘骨质，骨刀剥离骨膜后用骨刀取出适量松质骨并修剪呈适当大小备用，彻底止血，缝合深筋膜、皮下、皮肤，包扎。安装关节镜牵引塔，牵引重量 15IB，行腕关节背侧 1–2、3–4、4–5、6–U 间隙，腕中 MCR、MCU 入路切口，1–2、3–4、4–5

间隙，腕中 MCR、MCU 入路建立观察通道，6-U 入路建立排水及工作通道，进入腕关节行腕关节镜检查，刨削器磨钻打磨并清除月骨坏死骨质，镜下植入取出的髂骨松质骨，反复冲洗，清点无误，无创缝合伤口，包扎。

（2）切开坏死月骨摘除取掌长肌腱团填塞术：麻醉成功后，常规消毒、铺巾，电动止血带控制下手术，压力 32kPa。取前臂掌侧正中 3 个各长约 2cm 横行切口，在近端腱腹交界处切断掌长肌腱后于远端取出肌腱，缝合呈团装备用，腕掌侧行一约 5cm 切口，切开皮肤、皮下，切断掌腱膜及腕横韧带打开腕管，保护正中神经，沿肌腱间隙分开，打开关节囊，找到坏死月骨并完全取出，月骨取出区填塞掌长肌腱团，缝合关节囊，修复腕横韧带，C 形臂透视见月骨已切除、腕关节对应无异常后反复冲洗，逐层缝合切口，包扎。

（三）康复治疗

1. 功能锻炼

（1）早期：制动，促进炎症消散。

（2）中后期：加强腕关节屈伸及指间关节功能锻炼。

2. 物理因子治疗　微波、中频治疗仪、磁疗、红外线等治疗。

五、疗效评定

评估疼痛及腕关节功能（Cooney 评分）：Cooney 腕关节评分量表评估疗效，量表包括疼痛、功能状况、活动度、握力进行评分，满分 100 分，90 ～ 100 分为优，80 ～ 89 分为良，65 ～ 79 分为可，65 分以下为差。

四、难点分析与对策

（一）早期诊断困难

对于腕关节疼痛等有典型症状者早期行 MRI 检查，有助于早期诊断。

（二）手术方式的选择

不同术式文献报道有不同的适应证，基本原则为骨质坏死局限，月骨未塌陷之前采用坏死病灶清除，钻孔减压提高坏死病灶修复，对于骨坏死病灶广泛者采取坏死月骨切除、掌长肌腱团填塞支撑的方法治疗，随访可获得较满意疗效。

（杨顺）

◆ 月骨脱位 ◆

一、诊断

（一）病名

1. 中医病名　脱位病（TCD：BGG000）。

2. 西医病名　月骨脱位（ICD-10：S62.301）。

（二）疾病诊断

1. 有明显的外伤史。

2. 腕部掌侧隆起并伴有肿胀现象、腕部活动的灵活度和范围降低、握掌时腕关节呈屈曲位，严重时触诊会摸到脱出的月骨，按压掌腕横纹处有痛感。

3. 骨折端有明显压痛，移位明显者可扪及骨擦感。纵向叩击掌骨时骨折部有明显疼痛。

4. 月骨向掌侧脱位至腕管时，对屈指肌腱产生压迫，临床可见腕部掌侧隆起，屈指肌腱过于紧张而使手指不能伸直，腕关节呈屈曲位，握拳时第 3 掌骨头有明显塌陷，叩诊锤击该掌骨头时有明显疼痛。

5. 影像学检查：月骨脱位及月骨周围脱位的影像学检查主要有 X 线和 CT 检查。X 线正位片上，月骨周围脱位和月骨脱位中，原有的光整腕弓破裂并且近排腕骨出现"拥挤"征象。随月骨掌侧脱位和旋转程度增大，月骨原有的四边形变成为三角形状。在侧位片上，相互连续的 C 形关节面连线亦破裂且桡骨、月骨、头骨及第 3 掌骨的轴线破裂。伴随月骨周围脱位，头骨脱向月骨背侧，但月骨仍在正常桡骨远端的月骨窝内。随着月骨脱位，月骨向掌侧脱位并随桡骨远端发生旋转，呈"泼茶水杯"状改变。

（三）鉴别诊断

手部软组织扭伤：患者仅有局部疼痛肿胀，骨折特有体征，可通过 X 线检查鉴别。

（四）分型

新鲜月骨脱位：受伤时间不超过 3 周。

陈旧性月骨脱位：受伤时间超过 3 周。

二、治疗方案

（一）非手术治疗

1. 手法治疗　新鲜月骨前脱位应早期整复，术者一手在腕关节背伸的同时牵引手指和腕部，使头状骨与桡骨之间隙加宽，另一手拇指从腕掌侧向背侧压迫脱位之月骨，将其推回原位，然后逐渐将腕关节掌屈。X 线透视下证实月骨已复位时，用钢丝托或石膏托将腕关节制动于掌屈 45°位，1 周后将腕关节改成中立位再制动 2 周，即可开始练习活动。在制动期间，手指应经常进行功能锻炼。

2. 中药治疗

（1）骨折早期（1 ～ 2 周）：治疗以活血化瘀、消肿止痛为主，常用治法有逐瘀法、行气活血法、清热凉血法、开窍活血法等。可选用桃红四物汤、七厘散、复元活血汤、和营止痛汤加减。

（2）骨折中期（3 ～ 6 周）：治疗以接骨续筋、和营生新为主，常用治法有和营止痛法、续筋法、舒筋活血法。常用方药可选用郑氏一号接骨丸和二号接骨丸等加减。

（3）骨折后期（5 ～ 6 周后）：治疗以补养气血、补养脾胃、补益肝肾为主。常用方药可选用八珍汤、十全大补汤、加味地黄丸或健步虎潜丸等加减。

（二）手术治疗

1. 适应证：伤后 3 周以上，手法整复不能获得成功者。

2. 手术方法：取腕掌侧做纵 S 形切口，拉开屈指肌腱，注意保护正中神经，显露腕关节。检查月骨之掌侧韧带是否完整，仔细清除月骨与头状骨及桡骨之间的肉芽或纤维组织，扩大其间隙，将月骨复位。然后经皮分别于腕关节桡背侧，尺背侧用直径 1.5mm 克氏针固定腕舟月关节、腕月三角关节，术后用中立板腕中立位制动 3 周。

3. 若手术结果不理想，发生月骨缺血性坏死，可考虑行月骨摘除。

（三）康复治疗

1. 功能锻炼

（1）骨折早期：在复位固定后当天，患者应该开始手指屈伸活动练习，防止指间关节及肌腱粘连。

（2）骨折中期：继续坚持手指抓握锻炼及手指的灵活性锻炼。

（3）骨折后期：加强手指抓握锻炼及手指的灵活性锻炼，增加力量练习。

2. 物理因子治疗 去除夹板外固定后给予骨折治疗仪、中频治疗仪、红外线等治疗。

三、疗效评定

随访评估疼痛及腕关节功能（Cooney 评分）：Cooney 腕关节评分量表评估疗效，量表包括疼痛、功能状况、活动度、握力进行评分，满分 100 分，90 ～ 100 分为优，80 ～ 89 分为良，65 ～ 79 分为可，65 分以下为差。

四、难点分析与对策

（一）难点提出

本病易出现漏诊，误诊。了解脱位的解剖学基础和损伤机制，详细询问受伤原因，当怀疑手腕部骨折脱位时，拍摄标准的腕部正侧位片、熟悉腕部的正常和异常影像学特点，是明确诊断、降低漏诊的关键因素。只有早期诊断才能为治疗方案的制定及良好的愈合创造条件。

（二）解决对策

术中必须充分仔细地清除掌侧月骨周围机化粘连组织，利于脱位的月骨准确复位，同时避免损伤给舟骨月骨提供血供的各种韧带，如桡月韧带、桡舟韧带及关节囊，若术中发现损伤也应一一修复。

（唐浩琛）

◆ 第 1 掌骨基底部骨折伴腕掌关节脱位 ◆

一、诊断

（一）病名

1. 中医病名 骨折病（TCD：BGG000）。

2. 西医病名 第 1 掌骨基底部骨折伴腕掌关节脱位（Bennett' s 骨折）（ICD-10：S62.201）。

（二）疾病诊断

1. 有外伤史，多由间接暴力所致。如跌倒时，拇指触地，或外力作用于第 1 掌骨头部所致。暴力由掌骨干向底部传递，使第 1 掌骨基底部与大多角骨相撞，导致骨折。

2. 伤后局部肿胀、疼痛，可见有偏向桡侧、背侧的隆突畸形。拇指内收、外展和对掌功能受限。局部压痛明显，或摸到移位的骨端，可触及异常活动、弹性固定及骨擦感。

3. X 线检查可明确诊断。骨折线由掌骨基底内上方斜向外下方，并通过关节面，在内侧形成一个三角形的碎骨片，但因有掌侧韧带相连而留在原位；骨折远端由于拇长展肌牵拉，连同拇指脱向桡侧、背侧，并由于拇收肌在远端的牵拉杠杆作用，使第一掌骨底部进一步突向桡侧、背侧。

（三）鉴别诊断

软组织损伤：患者仅有局部疼痛、肿胀，没有骨折、脱位的特有体征，可通过 X 线检查鉴别。

二、治疗方案

（一）非手术治疗

第 1 掌骨底基底部骨折脱位整复容易，稳定困难，如处理不当，可造成远端内收，骨折端向桡、背侧成角畸形，虎口变窄，拇指外展、背伸功能受限，力量减弱。

1. 手法整复固定　在臂丛神经阻滞麻醉下，助手握持腕部，术者一手捏住第 1 掌骨头顺势牵引，另一手拇指由桡、背侧向掌、尺侧按压突出的掌骨底，以矫正成角及脱位。

复位后在维持牵引及骨位下，于骨折部桡背侧及掌骨头的掌侧各放置一小平垫，胶布固定，然后用一块 30°弧形外展板放于前臂下段至第 1 掌骨头桡背侧，弧形部对准掌骨底，将第 1 掌骨固定于外展、背伸，拇指屈曲对掌位。术后注意观察固定的松紧及定期复查骨位情况，不宜过早做拇指内收活动。4～6 周拆除固定，进行功能锻炼，切忌在弧形外展板下骨折处放置小平垫，容易出现压迫性溃疡。

2. 牵引固定　采用我院郑氏外展板固定，若仍不能稳定固定时，可于复位后采用短臂石膏管固定，行第 1 掌骨皮牵引或拇指远节指骨骨牵引，以防止再移位。

3. 中药治疗

（1）早期（2 周以内）：应用活血化瘀、消肿止痛治疗，口服玄胡伤痛片、创伤消肿片。

（2）中期（2 周～ 1 个月）：应用和营生新、接骨续筋治疗，口服归香正骨丸或双龙接骨丸。

（3）后期（1 个月以后）：应用强壮筋骨、补益肝肾治疗，口服牛杞地黄丸，外用郑氏舒活酊（解除夹板后），以及活血散瘀洗药、软筋化坚洗药。

（二）手术治疗

以上方法均不能维持骨位时，采用闭合复位经皮克氏针内固定或接骨板、螺钉内固定术治疗。闭合复位经皮克氏针内固定手术技术要求较高，必须在切开复位内固定的经验基础上才能完成，术中需小型 C 形臂透视机的辅助。闭合复位经皮克氏针内固定的手术方法：首先将拇指在牵引下行外展背伸复位，骨折复位后用直径 1.0mm 或 1.5mm 克氏针将骨折部分与相邻掌骨或腕部固定，从而达到骨折部位的相对稳定。若闭合手法复位困难时采用切开复位内固定。陈旧性骨折畸形愈合严重影响功能时，可做楔形截骨内固定予以矫正。切开复位内固定的手术方法：麻醉成功后，患者取仰卧位，在电动止血带的控制下手术，压力调为 32KPa。常规消毒铺巾。行第 1 掌骨背部纵形切口，切开皮肤、皮下组织，保护血管及神经，暴露骨折端，骨折撬拨复位，复位满意后，用直径 1.0mm 克氏针临时固定，在第 1 掌骨背侧使用直径 2.0mm 迷你接骨板，打入螺钉固定。透视下再次确定骨位良好及内固定有效、在位后盐水冲洗，若关节囊损伤术中一期修复关节囊，无创缝合皮下、皮肤，切口内放置橡皮引流条 2 枚，包扎。

（三）康复治疗

1. 功能锻炼

（1）骨折早期：复位固定后当天，患者应该开始做其余手指指间关节屈伸活动的练习，防止肌腱粘连和肌萎缩；患肢未固定关节的活动，包括肩部悬挂位摆动练习、肘关节主动屈伸练习，并逐渐增加运动幅度及用力程度。

（2）骨折中期：继续坚持其余手指抓握锻炼及手指的灵活性锻炼，肩、肘关节的伸屈运动。

（3）骨折后期：加强手指抓握锻炼及手指的灵活性锻炼。

2. 物理因子治疗 去除夹板外固定或术后给予骨折治疗仪、中频治疗仪、红外线等治疗。

三、疗效评定

参照中华人民共和国中医药行业标准《中医病证诊断疗效标准》。

1. 治愈 骨折对位满意，有连续性骨痂形成，局部无明显畸形，无疼痛肿胀，功能完全或基本恢复。

2. 好转 骨折对位欠佳，局部轻度疼痛，轻度畸形。

3. 未愈 骨折不愈合或畸形愈合，压痛、叩击痛存在，功能障碍。

四、难点分析与对策

（一）难点提出

1. 手法复位容易，固定维持难。

2. 术后经关节固定，影响关节功能恢复。

3. 并发症有压迫性溃疡、关节僵硬。

（二）解决对策

1. 采用郑氏拇外展夹板固定，石膏压垫放置正确，多数患者复位后能维持骨位固定。

2. 根据术中情况，骨折块较大，手法复位失败者，可采用直径 2.0mm 螺钉固定骨折端，克氏针可不经关节固定，减小关节损伤。

3. 压迫性溃疡多由于夹板位置移动后未及时调整、使用扎带过紧，或者加压垫放置位置不正确造成。骨折早期因肿胀未达到顶峰，骨突处压迫不明显，肿胀加剧时骨突处压迫明显。故要求衬垫质地柔软、吸水、散热，厚度适中，过厚影响固定，过薄压迫骨突部，尤其皮肤已有挫伤、青紫、血供不好时，更应注意。应及时调整夹板松解，预防压迫性溃疡，早期功能锻炼，动静结合，预防关节粘连。

（杨顺）

◆ 掌骨骨折 ◆

一、诊断

（一）病名

1. 中医病名 骨折病（TCD：BGG000）。

2. 西医病名 掌骨骨折（ICD-10：S62.301）。

（二）疾病诊断

1. 有明显的外伤史。

2. 骨折后局部明显肿胀、疼痛，功能障碍。有重叠移位和成角时，可见局部明显畸形。

3. 骨折端有明显压痛，移位明显者可扪及骨擦感。纵向叩击掌骨时骨折部有明显疼痛。

4. 影像学检查，如摄手部的正位、斜位片可明确诊断。

（三）鉴别诊断

手部软组织扭伤：患者仅有局部疼痛、肿胀，无骨折的特有体征，可通过 X 线检查鉴别。

（四）骨折分型

根据骨折部位，掌骨骨折可分为：①掌骨颈骨折；②掌骨干骨折；③掌骨基底部骨折。

二、治疗方案

（一）非手术治疗

1. 掌骨颈骨折的手法复位

（1）整复方法：在局部麻醉下，术者一手捏住骨折近端，另一手牵拉患指，并将掌指关节屈曲至 90°，使侧副韧带紧张，然后，用拇指按压骨折端背侧，即可复位。

（2）固定：复位后，用铁丝指托将患指固定在掌指、指间关节屈曲 90°位 3 周左右。其余手指早期活动。

2. 掌骨干骨折的手法复位

（1）整复方法：①第 1 掌骨干骨折：采用臂丛神经阻滞麻醉，助手握持腕部，术者一手握第 1 掌骨头，根据骨折远端旋转的方向做逆向旋转，以矫正旋转移位；接着做顺势牵引并缓缓外展。在牵引下，用捏或推挤手法矫正侧方移位；再用按压手法矫正背侧移位。②第 2 ～ 5 掌骨干骨折：采用局部麻醉，助手握持腕部，术者一手握持手部，一手按压成角部矫正畸形。然后，用夹挤分骨法矫正侧方移位，用提按手法矫正掌、背侧移位。

（2）固定：第 1 掌骨干骨折复位后，在掌骨头掌侧和骨折端背侧各放置一小平垫，然后用弧形外展板固定第 1 掌骨于外展、背伸，拇指屈曲，对掌位 4 ～ 5 周。弧形外展板的中点对准骨折端成角部。第 2 ～ 5 掌骨干骨折复位后，在维持牵引下，在骨折成角部放一小平垫，在骨折端背面两侧骨间隙部放置分骨垫，然后用掌骨夹板固定，将患手用三角巾悬吊于胸前 3 ～ 4 周。无移位的掌骨干骨折，可用掌骨夹板固定或中药外敷，托板固定即可。

3. 掌骨基底部骨折的手法复位　此处骨折系关节内骨折，要求准确复位，避免创伤性关节炎的发生。第 1 掌骨基底部骨折的手法复位及固定方法同 Bennett 骨折。第 2 ～ 5 掌骨基底部骨折无移位者一般不需整复，可在局部外敷药，用掌骨夹板固定 3 周，早期功能锻炼，预后良好。外展固定不稳定时，可在复位后采用短暂石膏管型固定，防止再移位。

4. 中药治疗

（1）骨折早期（1 ～ 2 周）：治疗以活血化瘀、消肿止痛为主，常用治法有逐瘀法、行气活血法、清热凉血法、开窍活血法等，常用方药可选用桃红四物汤、七厘散、复元活血汤、和营止痛汤加减。

（2）骨折中期（3 ～ 6 周）：治疗以接骨续筋、和营生新为主，常用治法有和营止痛法、续筋法、舒筋活血法，常用方药可选用郑氏一号接骨丸和郑氏二号接骨丸等加减。

（3）骨折后期（5 ～ 6 周以后）：治疗以补养气血、补养脾胃、补益肝肾为主，常用方药可选用八珍汤、十全大补汤、加味地黄丸或健步虎潜丸等加减。

（二）手术治疗

1. 适应证　手法复位失败者。

2. 手术方式　可用闭合复位经皮克氏针（直径 1.0mm 或直径 1.5mm 克氏针）固定或切开直视下复位后克氏针固定；或根据外固定支架原理，以临近掌骨或腕骨做支架，在骨折远、近端各穿一枚钢针固定，术中透视确定克氏针的位置及长度，检查稳定情况；或切开复位接骨板螺钉内固定，接骨板或螺钉能提供更坚强的固定。陈旧性掌骨头骨折畸形愈合，致掌指关节功能严重障碍者，可考虑手术切除掌骨头。

3. 注意事项 闭合复位固定技术要求较高，尽可能避免反复穿针导致骨质破坏，从而使克氏针失去把持力导致固定失效，同时闭合穿针应避免克氏针伤及重要的神经、血管，另外穿针过程中间断进针可避免因高速旋转进针时产生高热致局部温度过高灼伤组织从而影响骨质愈合。切开复位内固定注意保护术区的神经、血管、肌腱，避免损伤；应避免组织过度剥离、破坏血液循环，从而增加骨折不愈合的概率；探查神经、肌腱的损伤程度，若神经或肌腱嵌顿于骨折端导致损伤或断裂，术中复位、固定骨折的同时进行一期修复；关节附近的骨折探查关节囊的损伤情况，必要时进行一期修复。总之，无论是闭合还是切开复位内固定均要有微创理念，骨折端要牢靠固定，术后能耐受早期功能锻炼，才能获得较好的临床疗效。

（三）康复治疗

1. 功能锻炼

（1）骨折早期：在复位固定后当天，患者应该开始手指屈伸活动练习，防止指间关节及肌腱粘连。

（2）骨折中期：继续坚持手指抓握锻炼及手指的灵活性锻炼。

（3）骨折后期：加强手指抓握锻炼及手指的灵活性锻炼，增加力量练习。

2. 物理因子治疗 去除夹板外固定后给予骨折治疗仪、中频治疗仪、红外线等治疗。

三、疗效评定

参照中华人民共和国中医药行业标准《中医病证诊断疗效标准》。

1. 治愈 骨折对位满意，有连续性骨痂形成，局部无明显畸形，无疼痛肿胀，功能完全或基本恢复。

2. 好转 骨折对位欠佳，局部轻度疼痛，轻度畸形。

3. 未愈 骨折不愈合或畸形愈合，压痛、叩击痛存在，功能障碍。

四、难点分析与对策

（一）难点提出

1. 第 1 ～ 5 掌骨基底部骨折合并掌指关节脱位，手法复位后固定困难。

2. 第 5 掌骨颈骨折复位后固定困难，术后常遗留掌指关节活动受限。

3. 非手术治疗固定时间长，常造成手部肌腱粘连，从而影响功能。

4. 并发症主要有压迫性溃疡。

（二）解决对策

1. 对于第 1 ～ 5 掌骨基底部骨折合并掌指关节脱位，手法复位后再移位者早期行手术治疗。

2. 第 5 掌骨颈骨折无论非手术治疗还是手术治疗，早期应将掌指关节屈曲位固定，并早期功能锻炼，预防掌指关节侧副韧带挛缩，预防关节功能受限。

3. 早期进行手部抓握功能练习，预防肌腱粘连及挛缩。

4. 压迫性溃疡多由于夹板位置移动后未及时调整、使用扎带过紧，或者加压垫放置位置不正确造成。骨折早期，因肿胀未达到顶峰，骨突处压迫不明显，肿胀加剧时骨突处压迫明显。故要求衬垫质

地柔软、吸水、散热，厚度适中，过厚影响固定，过薄压迫骨突部，尤其皮肤已有挫伤、青紫、血供不好时，更应注意。

（杨顺）

◆ 髋关节脱位 ◆

一、诊断

（一）病名

1. 中医病名　髋脱位病（TCD：BGT000）。

2. 西医病名　髋关节脱位（ICD-10：S73.002）。

（二）疾病诊断

1. 明确的外伤史　多为间接暴力所致，致伤原因多为车祸、塌方、摔伤等，患者往往为活动能力很强的青壮年男性，常合并身体其他部位的损伤。

2. 症状及体征　髋关节疼痛，活动受限。部分病例可能伴有下肢麻木、无力或疼痛感。查体可见髋关节弹性固定，多呈屈曲内收内旋状态，即黏膝征，也有少部分呈外展外旋的弹性固定状态。波及坐骨神经或股神经的可出现相应神经支配区的疼痛、肌力减退和（或）感觉异常。

3. 辅助检查　常规的髋关节前后位和侧位X线片往往很难确定髋臼骨碎片的大小和变位情况，故必要时需做CT检查。CT断层可确定诊断；X线检查可明确髋臼、骨盆的骨折情况及股骨头移位的情况。

（三）鉴别诊断

股骨颈骨折：表现为患肢短缩、外旋畸形。而髋关节前脱位表现为外展、外旋、弹性固定，髋关节后脱位表现为内收、内旋、弹性固定。

（四）疾病分型

本病分为后脱位（最常见类型）、前脱位和中心性脱位。

1. 髋关节后脱位　临床常用Epstein分类法，按有无合并骨折将其分为下列5型。

（1）Ⅰ型：单纯性髋关节后脱位，无骨折，或仅有小片骨折。

（2）Ⅱ型：髋臼后缘有单块大骨折片。

（3）Ⅲ型：髋臼后缘有粉碎性骨折，骨折块可大可小。

（4）Ⅳ型：髋臼缘及壁亦有骨折。

（5）Ⅴ型：合并有股骨头骨折。

2. 髋关节前脱位　根据股骨头所处的位置，Epstein将前脱位分为两型。

（1）闭孔型：脱位的股骨头停留于闭孔处，此型可压迫闭孔神经。

（2）耻骨型：脱位的股骨头上移到耻骨上支水平，此型可压迫股动、静脉。

3. 髋关节中心型脱位

（1）Ⅰ型、Ⅱ型脱位：股骨头无移位或少有移位，局部肿胀、疼痛，关节活动受限，患肢无短缩畸形。

（2）Ⅲ型脱位：股骨头有移位，局部肿胀、疼痛严重，关节不能活动，检查时有骨擦音。患肢短缩，股骨大粗隆内移。

（3）Ⅳ型脱位：除有上述表现之外，髋部及臀部可出现广泛性血肿及严重软组织挫伤。

二、治疗方案

（一）非手术治疗

1. 手法复位 髋关节后脱位应在6小时内在麻醉下急诊复位。复位时手法应轻、柔、慢，应在肌肉松弛下进行。当患者有休克征象时，应先抗休克治疗，再进行手法整复。延迟复位将增加股骨头缺血性坏死的可能。

（1）前脱位和后脱位

① Allis法：适合于后脱位和前脱位。患者仰卧在低检查台或木板上，助手双手固定骨盆或用宽布带将骨盆捆绑在检查台上。术者用一手握住患肢踝部，另一前臂置于患肢腘窝处，徐徐将患髋和膝屈至90°，以放松髂股韧带和髋部肌肉，并顺股骨干的长轴方向向上牵引，同时用握住踝部的手下压患者小腿，以保持膝关节90°屈曲位并增加杠杆力量。在用力牵引的同时，轻轻将股骨向内外旋转，如在复位过程中感到或听到弹响，患肢伸直后畸形消失，并可做内收、外展、旋转等动作，即表示复位成功。

② Bigelow法：适用于后脱位。患者体位同前，术者用一手握住患肢踝部，另一前臂置于患肢腘窝处，在牵引下缓慢屈髋屈膝，并内收内旋髋关节，使膝部接近对侧髂前上棘和腹部。在继续牵引下，使髋外展外旋和伸直。其复位的轨道，在左髋似画一个问号，在右髋似画一个反问号。在复位过程中，如感到或听到弹响，患肢伸直后畸形消失，即已复位。

③ Stimson法：适合于后脱位和前脱位。利用肢体的重量和外加压力使软组织松弛，令患者俯卧位，患髋和下肢悬空，髋及膝各屈曲90°。助手固定骨盆。术者于屈曲的腘窝处持续向下加压，维持此位置直至软组织完全松弛，股骨头进入髋臼为止。

（2）中心性脱位：轻度股骨头内移，髋臼骨折不重者可不必复位，卧床休息10～12周，做短期皮肤牵引以缓解症状。股骨头内移较明显者，需用骨牵引复位，股骨髁上骨牵引有时效果不好，最好在大粗隆下方钻入粗大螺丝钉经股骨颈至股骨头内做侧方的牵引，床旁摄片核实复位情况，一般牵引4～6周，3个月后方能负重。髋臼骨折复位不良、股骨头不能复位、同侧有股骨骨折者都需要切开复位内固定。

2. 外固定 单纯的脱位复位后应做皮牵引，使患肢保持伸直及外展位置牵引3周，然后用腋杖进行部分负重3周，脱位后6周可完全负重。整复后不稳定提示髋臼缘有骨折，如骨片很大或很容易查出不稳定，应考虑切开整复和髋臼骨折内固定。

3. 中药治疗

根据中医辨证论治原则进行三期用药：

早期（伤后7～10日）：治疗以活血化瘀、理气止痛为主，常用方药可选玄胡伤痛片、创伤消肿片、七味三七口服液口服，也可外用二黄新伤止痛软膏。

中期（伤后10～12日后）：治疗以续筋疗伤、和营通络为主，常用方药可选血藤当归胶囊口服，郑氏舒活酊外用。

后期（伤后第30～35日后）：治疗以补气养血、强筋骨、补益肝肾为主，常用方药可选六味地黄丸、双龙接骨丸口服，活血散瘀洗药、软筋化坚洗药、郑氏舒活酊外用。

（二）手术治疗

1. 后脱位 若手法整复失败，不应勉强多次复位，应以切开复位为宜，一般采用髋关节后外侧切口（Gibson 切口）。髋关节后脱位Ⅱ、Ⅲ、Ⅳ型由于髋关节的稳定性受到破坏，且骨折线经过关节面，故近年来治疗多采用手术复位伴内固定。据报道，手术复位伴内固定可明显减少创伤性关节炎的发生率。手术可采用髋关节后侧切口（Moore 切口）。术中清除髋臼内的血肿和碎骨片，要注意保护坐骨神经。坐骨神经有时可位于股骨头、股骨颈的前面，手术时应在股骨头上切除或分离影响股骨头复位的肌肉、关节囊和韧带等，使股骨头复位。髋臼后缘大的三角形骨碎片常有旋转或向前向后移位。将骨折块复位后用 1 ～ 2 枚可吸收螺丝钉固定，也可用松质骨螺丝钉固定。术后皮牵引 4 ～ 6 周，扶双拐下地活动。合并股骨头骨折（Ⅴ型）的治疗较为复杂。当髋关节后脱位伴髋臼后缘骨折时，影响髋关节稳定性，脱位整复后常需手术固定髋臼后缘骨折。此型患者可行皮牵引 4 ～ 6 周，而不必切开复位内固定。但对于伴有坐骨神经损伤或复位不稳定者，仍应手术治疗。临床曾遇到脱位很容易复位但 X 线片显示股骨头没有对准髋臼中央。此情况提示髋臼内有阻滞，可能是从股骨头或髋臼缘上撕脱下的碎骨片；也可能是髋臼软骨被撕脱而翻入髋臼，形成一个篮柄式的撕裂。应尽快手术解除阻滞，过迟整复是不良结果的重要原因。

2. 前脱位 对于复杂性前脱位的病例，如合并有关节内骨折或闭合复位反复失败者，日后产生创伤性骨关节炎的机会明显增多，因此主张早期切开复位与内固定。

3. 中心型脱位 第Ⅱ～Ⅳ型中心型脱位的损伤，导致髋臼损毁明显，治疗比较困难，一般应做切开复位与合适的内固定。第Ⅳ型中心型脱位，髋臼损毁严重，往往会发生创伤性骨关节炎，必要时可施行关节融合术或全髋置换术。

三、疗效判断

Harris 标准仍是目前国内外最为常用的评分标准。其内容主要包括疼痛、功能、关节活动度及畸形四个方面，得分 90 ～ 100 分为优，80 ～ 89 分为良，70 ～ 79 分为中，70 分以下为差。

四、难点分析与对策

本病的难点在于漏诊合并症及并发症的问题。X 线片因该部位解剖结构复杂，影像重叠，合并髋臼后壁骨折时易于漏诊，故常规需做闭孔斜位 X 线片及 CT 检查。髋臼骨折影响到髋关节的稳定性，如后壁骨折面积大于 30% 则需手术切开复位内固定。髋关节中心型脱位常合并髋臼前柱前壁骨折，前脱位亦可引起股骨头骨折，较易漏诊。股骨头骨折块较小可非手术治疗，如骨折块较大或累及负重区则需要行解剖复位固定术，以选择前手术入路为宜。

常见的并发症有：①创伤性关节炎：是髋关节脱位最常见的并发症，无骨折的髋关节脱位创伤性关节炎的发病率为 15%，伴有股骨头骨折则创伤性关节炎的发病率为 50%，伴有髋臼骨折则创伤性关节炎的发病率为 80%，X 线的表现程度重于临床症状。②骨化性肌炎：复位或切开复位者较多见这种并发症。③股骨头缺血坏死：髋关节脱位损害股骨头血供，可使股骨头缺血坏死。常见于后脱位，其发生率为 1.7% ～ 40%，一经诊断应适度制动、减少负重，以减小塌陷的范围。④坐骨神经损伤：髋关节后脱位还常合并坐骨神经损伤，发生率为 10%，主要以腓总神经损伤的表现为主，保守治疗预后较好。

（熊小明）

股骨转子下骨折

一、诊断

（一）病名

1. 中医病名 骨折病（TCD：BGG000）。

2. 西医病名 股骨转子下骨折（ICD–10：S72.2051）。

（二）疾病诊断

患者多为高龄老人，外伤史常较轻微。临床上本病也可发生于青壮年，损伤常常较重。

1. 症状 伤后髋部疼痛、肿胀，甚至出现髋外侧皮下瘀斑。患肢功能丧失，不能站立行走。

2. 体征 查体时可见患肢有短缩、外旋畸形，大转子在 Nalaton 线上方；若无移位骨折或嵌插骨折则可无畸形。大转子间压痛、纵向叩击痛均为阳性。

3. 影像学检查 应拍摄骨盆正位片。患侧髋关节侧位片应为包括膝关节的股骨全长片，以除外合并损伤。由于骨折近端出现屈曲、外展、外旋畸形，骨折块重叠会影响影像学评估的准确性，故应在入院行牵引后再次进行影像评估。

（三）鉴别诊断

股骨转子间骨折：是指股骨颈以下，小转子以上的大小转子之间的骨折，股骨转子下骨折是骨折线出现在股骨小转子及其远端 5cm 之内的骨折。

（四）疾病分型

目前较常采用的是 Seinsheimer 分型。根据大骨片的数量、骨折线的形状及位置，将骨折分为五种类型。Seinsheimer 分型的优势在于强调了后内侧皮质的支撑结构，及其对骨折稳定性的影响，其中Ⅲ A 型、Ⅳ由于该结构的破坏，发生内固定失败的概率高。

Seinsheimer 分型：

Ⅰ型：无移位的骨折。

Ⅱ型：两块骨折。ⅡA：横行骨折。ⅡB：螺旋形骨折，小转子与近侧端骨折相连。ⅡC：螺旋形骨折，小转子与远侧端骨折相连。

Ⅲ型：三块螺旋形骨折。ⅡA：小转子形成单独骨片。ⅡB：股骨近端形成一单独的蝶形骨片，但不包括小转子。

Ⅳ型：粉碎性骨折，有四块以上骨片者。

Ⅴ型：转子下 – 转子间骨折，任何转子下骨折伸展到大转子者。

二、治疗方案

（一）非手术治疗

对于 Seinsheimer 分型中的Ⅰ型无移位的骨折或不全骨折，轻度移位的稳定性骨折，或不适合手术的患者，应卧床休息，采用“丁”字鞋固定，以皮肤牵引维持中立位，或采用骨牵引。具体方法如下：

1. 手法复位 一般在骨牵引条件下行手法复位，以纠正移位或成角。

2. 牵引复位

（1）普通皮牵引：适用于移位不多的稳定骨折。普通皮牵引使之保持外展中立位，牵引重量为4～5kg。12周后双拐下地。

（2）骨牵引：适用于移位明显而不适合手术的患者。将患肢置于牵引架上，行胫骨结节或股骨髁上骨牵引。牵引重量为体重的1/7左右。使患者处于中立位，2～3日后摄片检查，据此调整牵引角度和重量。约12周骨痂生长良好，可扶拐下地。

3. 中药治疗

（1）早期（2周以内）：治疗以活血化瘀、消肿止痛为主，常用方药可选玄胡伤痛片、创伤消肿片口服。

（2）中期（2～6周）：治疗以和营生新、接骨续筋为主，常用方药可选归香正骨丸或双龙接骨丸口服。

（3）后期（6周以后）：治疗以强壮筋骨、补益肝肾为主，常用方药可选牛杞地黄丸口服，郑氏舒活酊（解除夹板后）、活血散瘀洗药、软筋化坚洗药外用。

（二）手术治疗

1. 手术方法的选择　股骨转子下骨折的固定方法多样，根据不同的骨折类型选择合适的内固定物成为治疗效果优良的关键。

髓内钉是大转子区完整的Seinsheimer分型Ⅰ～Ⅴ型的股骨转子下骨折首选的内固定方案。

动力髁螺钉（DCS）是既往该部位骨折固定失败者的选择方案，一般不作为常规推荐，是Seinsheimer分型Ⅴ型或者既往该部位骨折固定失败患者的首选方案。

对于内侧皮质粉碎的Seinsheimer分型ⅢA、Ⅳ型患者，由于钢板的螺钉系统抗内翻能力低于髓内钉，因此更倾向于选择髓内钉固定。复位过程中避免显露内侧骨折块，否则骨膜的广泛剥离可能增加骨不连的发生率。

动力髋螺钉（DHS）和股骨近端锁定钢板因为不能提供足够的支持能力，不适合转子下骨折。

2. 闭合复位髓内钉内固定　骨折涉及小转子的，选择重建钉向股骨头方向锁定，提供充分的稳定性。骨折线位于小转子以下，可选择普通的交锁髓内钉。在扩髓和插入髓内钉之前必须首先完成骨折复位。治疗中多采取加长髓内钉，以提供足够的支持力。长重建钉的远端应达到股骨髁间，插入干骺端松质骨，避免摆动。远端锁定应位于干骺端，避免多枚锁定对股骨干皮质的骨连续性造成破坏。

（1）体位及术前准备：在牵引床上患者常采用平卧位，依靠牵引床提供初步复位和固定所需的体位，同时获得满意的正侧位X线影像。

患者患侧臀部尽量靠近手术台边缘，上身向健侧倾斜10°～15°，患肢内收10°～15°，以显露进针点，便于操作，这点对于肥胖患者尤为重要。

沿股骨干轴线向近端延伸，越过大转子画线，以其与经过髂前上棘垂直于地面的直线交点为中心左切口。注意，如果患者肥胖可以适当向近端延长切口，避免其后的软组织影响操作。

（2）手术操作方法：①体位：患肢在牵引下，足内旋以保持髌骨朝向正上方。这样可以方便术中纠正旋转移位。②进针点与进针方向：在正位上，髓腔的沿线通过梨状窝，但由于重建钉有一定的外翻角度，因此进针点为梨状窝偏外，正位入针点视内置物的外翻角度而定。在侧位上，重建钉的进针点以大转子的前1/3和中1/3交界处为宜。③开口扩髓：扩髓时用力应均匀温和，不要用力过大否则会带来新的移位，或者对股骨远端的前侧皮质带来伤害；对于髓腔较窄的年轻人，可从直径8.5mm的软钻开始，每次递增 0.5 ～ 1mm，直至比预计置入的主钉直径大 1mm 为止；扩髓时可以局部反复移动，以去除小的碎片。④置入主钉：对于有前弓角度的解剖型长重建钉，置入时应先将导向器置于大腿前方，使前弓角适合入钉处的外翻角度。在置入主钉的后 1/3 时逐渐旋转导向器 90°至大腿外侧。

3. 切开复位钢板螺钉固定

（1）确定股骨颈轴线：用 1 枚克氏针沿股骨颈下缘，从股骨颈前方插入至股骨头颈交界处，确定股骨颈轴线方向。

（2）确定入针点位置：入针点位于大转子前中 1/3 交界处，将髁钢板导向器置于大转子外侧，透视下调整导向器位置，使导针指向股骨头下方，此位置即为导针入针点。

（3）导针与内固定的放置：转入导针，注意侧位像上应与第 1 枚导针平行，导针尖插到关节面下 2cm 和股骨头的下半部分。测深、钻孔、攻丝、拧入动力髁螺钉后在股骨干外侧放置髁钢板。钢板的长度根据骨折累及范围而定，在骨折近端钻孔，置入 2 枚松质骨拉力螺钉，防止近端骨折块移动。调整股骨干力线，注意不要向后成角。如果是简单骨折，可以用加压装置加压骨折断端；如果是粉碎性骨折，应用桥接钢板，保证足够的工作长度固定；单侧骨折端至少 3 枚螺钉固定。

（三）康复治疗

手术后患者，应尽早行股四头肌及髋、膝、踝关节的屈伸活动。非手术患者固定期间更应积极地进行股四头肌及踝关节的屈伸活动。牵引固定者，第 2 ～ 3 周开始取坐位，并练习髋、膝关节的活动。一般 6 ～ 8 周后去牵引，下地扶拐行走的时间应根据 X 线显示的骨折愈合情况而定。

三、疗效评定

参照中华人民共和国中医药行业标准《中医病证诊断疗效标准》。

1. 治愈 骨折对线满意，骨折已骨性愈合，断端无压痛，功能恢复。

2. 好转 骨折对线满意或欠佳，骨折处有骨痂形成，功能未完全恢复。

3. 未愈 骨折不愈合或明显畸形愈合，功能障碍。

四、难点分析与对策

1. 操作技术难点 特别是对于骨折近端向前翘的股骨转子下骨折，常是闭合手法复位最困难的一种情况。对策是可以用斯氏针从骨折近端前侧经皮点压技术复位。

2. 继发脂肪栓塞 扩髓应慢慢插入扩髓钻，并且在每次扩髓之间停留足够的时间，保证髓腔内压力恢复正常。快速插入扩髓钻可能导致髓腔内压力升高。这有可能导致肺部脂肪栓塞，造成肺功能衰竭。因此，应尽量用适当速度插入，不要用锤击入。

3. 内固定物断裂 股骨近端锁定钢板的失败率高，特别是小转子区粉碎骨折的，因内侧皮质缺少支撑，术后最易出现断钉断板的情况。故不建议选用锁定钢板固定股骨转子下骨折。

4. 骨不连 对于股骨转子下骨折，动力髋螺钉（DHS）难以提供足够的支持，易造成近端骨折块过度滑动从而造成内固定失败，可视为 DHS 的禁忌证。因此，股骨转子下骨折一定要与股骨转子间骨折区别开。

5. 其他继发症 特别对高龄老人，长期卧床易导致肺炎、心力衰竭、褥疮、尿路感染等并发症，临床中应注意积极预防。

（肖鹏）

◆ 股骨干骨折 ◆

一、诊断

（一）病名

1. 中医病名 骨折病（TCD：BGG000）。

2. 西医病名 股骨干骨折（ICD–10：S52.501）。

（二）疾病诊断

股骨干骨折多为强大的直接打击、挤压暴力或间接旋转暴力所致。诊断时应注意全身情况和相邻部位的表现。

1. 症状 股骨干骨折处疼痛、肿胀，肢体有异常活动及肢体短缩；严重者，早期可出现呼吸困难、口渴、欲吐、四肢厥冷等创伤性休克反应。严重有移位的股骨干下 1 / 3 骨折，在腘窝处有巨大血肿，小腿感觉和运动障碍，肢端青紫、冰冷。

2. 体征 患肢纵向叩痛及压痛明显，可触及明显骨擦音及骨擦感，出现短缩、成角或旋转畸形，甚至假关节活动，皮温及肌张力明显增高；合并创伤性休克时，出现呼吸急促、心率加快、血压下降，面色苍白、意识障碍；骨折严重移位时，小腿感觉、运动及足背动脉搏动减弱或消失。

3.X 线摄片检查 可明确诊断，并可显示骨折类型及移位方向。

（三）鉴别诊断

股骨干是骨纤维异常增殖症及骨囊肿等骨病的好发部位。轻微暴力或无暴力即可导致骨折发生。骨纤维异常增殖症的主要特点是病变在骨髓腔内，呈中心性膨胀，边界不清，X 线表现为磨砂玻璃样改变。骨囊肿主要多见于青少年，局部无明显症状，或仅轻微疼痛和压痛，X 线显示骨干骺端有椭圆形密度均匀的透明阴影，病变局限，与正常骨质间有明显界线，骨皮质膨胀变薄，结合实验室检查、病理检查可确诊。

（四）骨折分型

1. 股骨上 1/3 骨折 骨折近端因受髂腰肌、臀中肌、臀小肌及外旋肌的作用，而产生屈曲、外展及外旋移位；骨折远端则向后上、内侧移位。

2. 股骨中 1/3 骨折 骨折端移位多因暴力方向而异，无一定规律性。若骨折端尚有接触而无重叠时，由于内收肌的作用，骨折向外成角。

3. 股骨下 1/3 骨折 受膝后方关节囊及腓肠肌的牵拉，骨折远端多向后移位，有压迫或损伤腘动静脉和坐骨神经的危险。

二、治疗方案

（一）非手术治疗

1. 骨牵引法 对于股骨中上 1/3 骨折，可选用胫骨结节牵引；下 1/3 骨折，可选用胫骨结节或股骨髁上牵引。牵引重量可为体重的 1/7，在重叠移位纠正后并通过摄片满意后，可减为维持重量 4 ～ 6kg。

2. 手法整复 应根据骨折复位“欲合先离，离而复合”的道理，先使骨折断端充分分离，充分拔伸牵引，解除短缩畸形，再行端提按压手法整复成角或侧方移位。

（1）股骨上 1/3 骨折：骨折近端外展外旋，骨折远端因向内、向上、向后重叠成角畸形，复位时将下肢外展，稍加外旋，一手在骨折近端向后挤压，另一手握住骨折远端由后端向前端提。

（2）股骨中 1/3 骨折：骨折因暴力方向不同而不同，骨折远端常因内收肌牵拉向前外成角，复位时将下肢外展，以手自断端的外侧向内挤压，然后双手在断端前、后、内、外夹挤。

（3）股骨下 1/3 骨折：骨折近端常为内收、向前移位，远端向后移位，复位时在维持牵引下，膝关节徐徐屈曲，并以双手紧挤在腘窝内，以双手作为支点将骨折远端向近端推挤。

3. 中药治疗

（1）早期（2 周以内）：治疗以活血化瘀、消肿止痛为主，常用方药可选玄胡伤痛片、创伤消肿片口服。

（2）中期（2 ～ 6 周）：治疗以和营生新、接骨续筋为主，常用方药可选归香正骨丸或双龙接骨丸口服。

（3）后期（6 周以后）：治疗以强壮筋骨、补益肝肾为主，常用方药可选牛杞地黄丸口服，郑氏舒活酊（解除夹板后）、活血散瘀洗药、软筋化坚洗药外用。

（二）手术治疗

1. 髓内钉固定 髓内钉是手术治疗股骨干骨折的首选。髓内钉为轴心固定，其生物力学较骨外钢板偏心固定优越。一般来说，狭窄粉碎性骨折、多段骨折，或股骨上 1/3 及中下 1/3 的不稳定骨折，应首选髓内钉固定；对于大面积污染的骨折，首选外固定器固定，待伤口覆盖后（2 周），可将外固定变成髓内钉固定。术前根据双侧股骨全长 X 线片，选取术中所需长度与直径合适及相近的多根髓内钉备用。闭合复位后，顺行髓内钉通常选择在股骨大转子尖端后方 5mm 处开口，打开骨皮质，准备好入针通道，确保髓内钉在矢状位上位于股骨髓腔的中间，达到所需扩髓直径后，选择合适大小的髓内钉插入骨腔，用器械上配套的瞄准器，经过远近端锁孔，拧入、锁定螺钉。逆行髓内钉采用髁间窝皮质线末端前方开口。横行骨折采用动力锁定，粉碎性骨折采用静力锁定。

2. 钢板固定 对于股骨下 1/3 段骨折，或不适合打髓内钉的患者，我们采用钢板固定。使用钢板固定时，应严格遵循 AO 技术原则。闭合复位后，从股骨外侧髁部小切口插入，常选择动力加压钢板，以不同角度拧入螺丝钉，在有蝶形骨块的情况下，应以拉力螺丝钉固定。钢板放置张力带侧，即股骨后外侧，每一个骨折应 8 ～ 10 孔钢板固定。以达到足够稳定。钢板对侧有缺损者，必须植骨。

（三）康复治疗

1. 功能锻炼 从第 2 日开始练习股四头肌收缩及进行踝关节的背伸活动；第 2 周开始练习抬臀；第 3 周两手吊杆，健足踩在床上，收腹，抬臀，使身体大、小腿成一直线，加大髋膝活动范围；从第 4 周开始可扶床架练习站立。待骨折临床愈合，逐渐扶拐行走，直至 X 线片检查骨折愈合为止。

2. 物理因子治疗 对非手术治疗的患者可在去除夹板外固定后，给予骨折治疗仪、中频治疗仪、红外线等治疗。对手术患者，治疗时早期注意避开手术切口。

三、疗效评定

参照中华人民共和国中医药行业标准《中医病证诊断疗效标准》。

1. 治愈 骨折对线对位满意，骨折愈合，功能完全或基本恢复。

2. 好转 对位对线尚满意，骨折愈合，患肢短缩 2cm 以内，髋、膝关节伸屈受限在 45°以内，生活能自理。

3. 未愈 骨折对线对位差，或骨折不愈合，有明显疼痛及异常活动，生活不能自理。

四、难点分析与对策

1. 股骨干骨折合并髋关节脱位 股骨干骨折合并同侧髋关节脱位较常发生，而髋关节脱位不及时处理会导致股骨头缺血坏死的严重后果，因此，早期诊断极为重要。从力学分析，股骨干骨折通常由作用在大腿外侧的力导致，而髋关节脱位通常由髋膝屈曲 90°、内收股骨干造成。髋关节脱位与未合并脱位的大部分股骨干骨折，股骨近端都呈内收状，常易漏诊，所以对股骨干骨折常规拍摄骨盆 X 线片是必要的。

2. 低容量休克 股骨干受伤的机制多为高暴力损伤，受伤后可合并髋关节、膝关节、脊柱，甚至是内脏器官的损伤。根据统计，股骨骨折平均失血量可大于 1200mL，故术前监测患者的生命体征，整体评估患者的血流动力学是否稳定是极其重要的。

3. 脂肪栓塞综合征 脂肪栓塞综合征在股骨干骨折中具有较高的发生率。据统计，单侧股骨干骨折时，脂肪栓塞综合征的发生率约为 3%，双侧股骨干骨折时，脂肪栓塞综合征的发生率达到 33%。因此，脂肪栓塞综合征是股骨干骨折严重的并发症。若不明原因出现进行性低氧血症、皮肤黏膜出血、呼吸困难及意识障碍时，应考虑脂肪栓塞综合征发生的可能，排除胸部损伤后应同时行血气分析检测以明确病因。

4. 骨折不愈合、内固定失效 正确理念的建立对于股骨干骨折的治疗十分重要。股骨内侧受压力，外侧受张力，所以钢板的放置应符合张力带原则，同时对于内侧骨皮质缺损应植骨，保证内侧骨皮质获得支持，否则在承重过程中产生吊臂样受力结构，可导致内固定失效。同时对于使用桥接钢板，要有足够的工作距离。粉碎性骨折时，应选用骨折区域长度 3 倍的钢板，同时骨折区域不应植入螺钉，增加应力集中，而横行骨折两端最近的螺钉距离应为骨折线宽度的 8 ～ 10 倍。

（唐承杰）

◆ 股骨远端骨折 ◆

一、诊断

（一）病名

1. 中医病名 骨折病（TCD：BGG000）。

2. 西医病名 股骨远端骨折（ICD–10：S72.404）。

（二）疾病诊断

1. 症状 有明确外伤史，年轻人多为高能量损伤，老年人多为低能量损伤。伤后大腿远端至膝关节肿胀、疼痛，膝关节活动受限，下肢不能负重。

2. 体征 患肢成角、旋转、短缩畸形。局部压痛明显，可扪及骨摩擦感，听到骨摩擦音。关节内损伤时，因关节腔积血，浮髌试验阳性。若股骨远端后方的腘血管、坐骨神经受到损伤，会伴有相应的血管神经损伤的体征。

3. 影像学检查 常规拍摄膝关节和股骨正侧位 X 线片，膝关节 CT 扫描有助于了解关节内的损伤情况。

（三）鉴别诊断

膝关节软组织损伤：患者仅有局部疼痛，患肢无伤后畸形，没有骨摩擦感和骨摩擦音，可通过X线、CT、MRI检查鉴别。

（四）骨折分型

根据骨折部位和严重程度，Muller在改良AO分型中将股骨远端骨折分为3大型。

1. A型 关节外骨折（股骨髁上骨折）。A1：简单的两部分髁上骨折；A2：干骺端楔形骨折；A3：髁上粉碎性骨折。

2. B型 髁部骨折。B1：外侧髁矢状面骨折；B2：内侧髁矢状面骨折；B3：冠状面骨折。

3. C型 髁间骨折。C1：非粉碎性骨折（T形或Y形骨折）；C2：股骨髁上粉碎性骨折合并两个主要关节骨块；C3：关节内粉碎性骨折。

从A型到C型，包括每型从1～3各亚型，随着骨折严重程度递增，而预后递减。

二、治疗方案

（一）非手术治疗

非手术治疗的指针包括：患者整体身体情况较差，无法耐受手术；伴有截瘫或四肢瘫；无明显移位的稳定性骨折。非手术治疗通常使用下肢钢托或功能支具将下肢固定在屈膝20°的位置。注意严格的随访观察，在1、2、4、6、8、12周进行定期X线检查以了解骨折位置和骨折愈合情况。对于大部分患者，6周后可拆除外固定逐渐开始功能康复训练，3个月后开始完全负重训练。

（二）手术治疗

1. 手术治疗的基本原则 充分保护软组织，选择合适的手术入路；关节面的解剖复位和坚强固定；干骺端多个粉碎性骨块间接复位，保护血运，稳定固定。

2.A型骨折 采用经皮逆行髓内钉固定或经皮接骨板固定。逆行髓内钉需要在屈膝40°～60°位进行置入，入针点位于X线正位片上的髁间窝中央，侧位片上的Blumensaat线前缘。髓内钉的工作长度应自髁间窝5mm深处向近端延续到小转子水平。采用这种跨度的全长髓内钉能减少尖端的应力，同时更能适应髓腔峡部和防止髓内钉扭转。有多种接骨板可用于股骨远端骨折，包括髁支撑接骨板、95°角接骨板、DCS和锁定钢板。目前的趋势是使用具有解剖形态的锁定接骨板，譬如LISS接骨板和最新的股骨髁万向锁定接骨板。经皮接骨板固定首选外侧小切口入路，经股外侧肌和骨膜之间插入至股骨外侧皮质近端。接骨板放置在恰当位置后，其远端用螺钉或克氏针做临时固定，通过间接复位技术恢复股骨的长度，矫正旋转畸形，整复轴向对线。随后在接骨板近端用螺钉对股骨干做临时固定。再从临床上判断和多平面X线透视证实骨折被复位，同时接骨板也被放置在恰当位置。逐步拧入剩余螺钉，完成最终固定。总体来看，髓内钉固定的外翻畸形更小而接骨板固定的旋转畸形更小，但两者的最终临床效果类似。

3.B型骨折 手术要点是关节内骨折块的加压和防滑。骨折经皮或切开解剖复位，然后使用垂直于骨折线的拉力螺钉固定。为避免轴向剪切力致复位丢失，必要时附加防滑接骨板。骨内钉和经关节面的螺钉应适当埋头。

4.C型骨折 首先解剖复位关节内骨折块，采用多个拉力螺钉固定，然后将关节骨块复位和固定到股骨干。对于存在多个平面骨折的关节骨块，优先复位和稳定冠状面的Hoffa骨折，然后处理矢状面的髁间骨折。在全部关节骨块复位固定，变C形骨折为A型骨折后，采用经皮接骨板技术完成剩余的关节外骨折部分手术。

（三）康复治疗

1. 主动康复训练 术后第1日开始进行踝关节的主动屈伸运动和股四头肌等长收缩练习。术后第2～3日增加指导患者坐在床边进行屈膝和伸膝的训练，开始借助步行器或拐杖下床行走，患肢禁止负重。患者带康复锻炼计划出院，重视膝关节活动度和肌肉力量的训练，根据骨折愈合情况决定负重时间。

2.CPM功能训练 如果股骨远端骨折确实固定可靠，术后可辅助CPM功能训练。CPM采取“早期、无痛、持续”的原则，最好在术后第1日开始，关节被动运动范围以患者能耐受疼痛为原则，通常初始角度为0～40°，以后每日酌情增加，持续2周。

三、疗效评定

股骨远端骨折主要影响膝关节功能，可采用Kolmert股骨远端骨折功能判定标准，它包括膝关节伸屈活动度、内外翻角度、行走距离及疼痛程度四个方面。优：膝关节屈曲活动范围＞120°，伸直不受限，无疼痛与成角，短缩＜1cm；良：膝关节完全伸直，屈曲90°～120°，短缩＜2cm，无或偶有轻微疼痛，轻微成角；可：膝关节伸直差10°，活动范围＜60°，短缩＞3cm，常有轻微疼痛，内外成角＜10°；差：膝关节伸直差10°，活动范围＜60°，短缩＞3cm，经常有疼痛，或呈持续疼痛，内外成角＞10°。

四、难点分析与对策

1. 诊断的难点 股骨远端骨折中有约38.1%合并股骨髁冠状面的Hoffa骨折，其中外髁更为多见。单纯的膝关节正侧位X线片可能漏诊约31%的Hoffa骨折，因此CT及三维重建对预防漏诊是非常有必要的。在高能量的损伤中，同侧胫骨平台、髌骨、股骨颈和髋臼骨折的并发率较高，应全面细致查体，如有怀疑应拍摄骨盆和髋关节X线片。股骨远端骨折常合并严重血管、神经损伤，早期正确的判断血管损伤尤其重要。如果临床查体不能确定是否有血管损伤，应进行多普勒超声或数字血管造影等检查。

2. 开放性骨折的处理 在股骨髁上骨折中，有5%～10%的开放性骨折。固定骨折、稳定软组织后，感染率会明显下降。一般来说，GustiloⅠ度和大部分GustiloⅡ度开放性骨折在彻底清创后可进行一期骨折复位和内固定。GustiloⅢ度开放性骨折在彻底清创后，对髁部骨折进行微创内固定，然后使用跨关节的外固定支架临时固定，待软组织条件允许后行最终的二期内固定。

3. 骨折间接复位技术的掌握 间接复位的基本原理是通过牵引骨折的远近两端，借助骨膜产生的张力和其他软组织的推挤，使骨折复位。在股骨远端骨折的具体操作中，复位干骺端粉碎区域的骨折，应避免广泛地剥离软组织，不强求干骺端的解剖复位。腓肠肌的牵拉作用使股骨远端骨折块通常在过伸位上，在牵引时应将膝关节下垫枕并适度屈曲以抵消腓肠肌的张力，减少过伸变形。如果过伸变形不能完全纠正，可在远端骨折块前方置入Schantz钉来控制骨块，恢复正常屈曲。

（郑金文）

◆ 髌骨骨折 ◆

一、诊断

（一）病名

1. 中医病名 骨折病（TCD：BGG000）。

2. 西医病名 髌骨骨折（ICD-10：S82.001）。

（二）疾病诊断

1. 症状 患者多有明显外伤史，伤后觉膝部疼痛、乏力，不能伸直膝关节及站立。髌骨骨折系关节内骨折，故膝关节内有大量积血，肿胀严重，血肿迅速渗于皮下疏松结缔组织中，形成局部瘀斑。

2. 体征 由于髌骨骨折位置表浅，可触及骨折端，移位明显时，其上下骨折端间可触及一凹沟，有时可触及骨擦音。

3. 影像学检查 一般拍摄膝关节正侧位片，可显示骨折的类型和移位情况。如X线片上有可疑骨折，可加拍轴位片，因为有些纵裂或边缘骨折自髌骨的纵轴方向投照才能清楚显示骨折。

（三）鉴别诊断

阅片时须将髌骨边缘骨折与二分髌骨相鉴别。二分髌骨多在髌骨的外上角，整齐圆滑，与髌骨的界限清楚，且多为双侧性。

（四）骨折分型

髌骨骨折多依靠骨折线的走形、位置进行描述性分类。

1. 横形骨折 骨折片有移位，还可伴有关节囊和髌骨两侧股四头肌扩张部横向撕裂。

2. 纵形骨折 少数髌骨骨折线呈纵形走向或呈边缘型骨折，膝关节轴位片可明确诊断。

3. 粉碎性骨折 通常骨折移位较少，关节囊和股四头肌扩张部的撕裂也较少，但髌骨的关节面和股骨髁常有严重受损。

二、治疗方案

髌骨骨折的治疗，要求恢复伸膝装置功能并保持关节面的完整光滑，防止创伤性关节炎的发生和膝关节粘连僵硬。

（一）非手术治疗

1. 手法复位 无移位的髌骨骨折，后侧关节面完整者，无需手法整复，仅需后侧钢托固定4～6周即可。移位骨折，骨折块分离间隙在1cm之内者可用手法复位。复位时先将膝关节内积血抽吸干净，注入1%普鲁卡因或利多卡因5～10mL起局部麻醉作用。伤肢置于伸直位，术者一手推挤髌骨下缘，另一手拇、示两指将髌骨骨折近端向下用力推挤，使骨折块靠拢即可复位。因骨折分离，复位的骨折很难维持，故每天查房时，需检查和多次推挤。对不适合手术的患者，必要时可用点状复位钳钳夹固定。

2. 下肢长钢托固定 适应证同上，当骨折移位不明显时，可以用长腿石膏进行固定4～6周。拆除石膏后，加强膝关节的功能锻炼及恢复。

3. 中药治疗

（1）早期（2 周以内）：治疗以活血化瘀、消肿止痛为主，常用方药可选玄胡伤痛片、创伤消肿片口服。

（2）中期（2 ～ 6 周）：治疗以和营生新、接骨续筋为主，常用方药可选归香正骨丸或双龙接骨丸口服。

（3）后期（6 周以后）：治疗以强壮筋骨、补益肝肾为主，常用方药可选牛杞地黄丸口服，郑氏舒活酊（解除夹板后）、活血散瘀洗药、软筋化坚洗药外用。

（二）手术治疗

对骨折移位明显，手法复位失败，或骨折端有软组织嵌入，或多块骨折伴骨位差的骨折患者，可考虑行手术治疗。具体内固定方法的选择依据骨折分型而定。

1. 横形骨折 采用克氏针钢丝张力带技术固定。沿髌骨的纵轴纵向切开，显露骨折，清理折端间内陷的软组织和瘀血块，复位骨折，点状复位钳临时固定，从髌骨上极向下极穿 2 ～ 3 枚克氏针，再经髌前绕一“8”字形钢丝固定。剪除多余克氏针和钢丝，C 形臂透视无误后，冲洗并关闭切口。该方法是髌骨骨折首选的治疗方法。

2. 纵形骨折 由于纵形骨折伸膝支持带完整，因此只需要水平方向行拉力螺钉固定即可，不需要张力带辅助。

3. 粉碎性骨折 对于髌骨粉碎性骨折，其斜形、垂直的骨折块应用克氏针或拉力螺钉固定；或者应用环扎钢丝结合“荷包”缝合技术，然后再采用张力带技术固定。另外，如髌骨中央严重粉碎性骨折，可将中央难以修复的粉碎性骨折块去除，尽量对合剩余的两部分关节面，用张力带技术固定。

4. 骨折块较大的两部分横形或纵形髌骨骨折 可以选择闭合复位螺钉内固定。首先使用点状复位钳经皮临时固定，皮肤切一小切口，打入 2 枚 3.5mm 螺钉固定。

（三）康复治疗

骨折初期应抬高患肢，进行踝关节及跖趾关节活动。肿胀消退后，可保持伸膝位下地扶拐行走。骨折愈合解除外固定后，逐步锻炼股四头肌舒缩功能和进行膝关节屈伸活动。如为切开复位张力带内固定、闭合穿针加压固定和聚髌器固定，均可早期进行主、被动非负重及负重的伸屈膝锻炼。

三、疗效评定

1. 治愈 骨折对位满意，骨折愈合，行走无疼痛，膝关节功能完全恢复或基本恢复。

2. 好转 骨折对位尚满意，骨折愈合，行走有疼痛，膝关节伸直受限 5°～ 10°，屈曲受限 45°以内者。

3. 未愈 行走疼痛，骨折对位差，膝关节伸直受限 10°以上，屈曲受限 45°以上。

四、难点分析与对策

1. 内固定松脱 在髌骨骨折钢丝张力带手术后，可能会出现克氏针松动退出。这种情况在骨质疏松的患者中更容易发生。对策是钢丝尽量收紧，克氏针尾弯曲后尽量靠近髌骨上极皮质。

2. 骨折骨位丢失 如果是钢丝张力带术后，骨折远近端分离明显，则需要考虑重新手术。聚髌器内固定术后，可出现骨块翻转或上下极骨块从爪间脱出，则需要重新手术，建议变换内固定方式，如用钢丝克氏针张力带方式内固定。

3. 关节粘连 髌骨骨折术后出现关节粘连，膝关节活动度明显减小或僵直。这种情况会出现在术后过长时间外固定，或没有进行合理的康复治疗。对策是，术中给予足够的固定后，术后应该早期功能锻炼，或合理的康复治疗。

4. 注意 尽量保留髌骨较大的骨块，哪怕只有一个大骨块，都有助于维持髌骨的力臂。据相关报道，髌骨切除后伸膝装置力量下降 49%，术后有可能出现股四头肌萎缩，不能自主上台阶，活动时疼痛等并发症。

（肖鹏）

◆ 胫骨平台骨折 ◆

一、诊断

（一）病名

1. 中医病名 骨折病（TCD：BGG000）。

2. 西医病名 胫骨平台骨折（ICD–10：S82.10）。

（二）疾病诊断

1. 有明确的受伤史。询问受伤史时，注意询问受伤时姿势是向外翻、内翻，还是垂直体位。

2. 伤后膝关节肿胀，疼痛，有时会伴有皮下瘀斑的体征，膝关节内侧或外侧压痛明显，有时会呈内翻或外翻畸形，伸屈活动障碍。

3. X 线片、CT 或 MRI 显示有骨折的表现。注意部分胫骨平台骨折在 X 线平片上的骨折线或平台被压缩征可能被忽视。

4. 查体或影像学资料可提示有无合并伤。特别要注意有无脱位，以及腘动脉、腓总神经等损伤。

（三）临床分型

胫骨平台骨折临床常用的分型是 Schatzker 分型。Schatzker 根据 X 线片的显示将胫骨平台骨折分为 6 型。

Ⅰ型：外侧平台的单纯楔形骨折或劈裂骨折。

Ⅱ型：外侧平台的劈裂、压缩性骨折。

Ⅲ型：外侧平台关节面单纯压缩性骨折。

Ⅳ型：内侧平台骨折。其可以是劈裂性或劈裂压缩性，部分骨折波及髁间嵴或外侧平台内侧缘。

Ⅴ型：外侧平台与内侧平台均发生骨折。

Ⅵ型：胫骨平台关节面、干骺端骨折，并且骨折线延伸到胫骨干，胫骨髁部与骨干分离，即所谓的骨干 – 干骺端分离骨折，通常患者有相当严重的关节破坏、粉碎、压缩及髁移位。

Ⅳ、Ⅴ和Ⅵ型骨折常合并神经、血管损伤，应特别注意。

二、治疗方案

（一）非手术治疗

1. 适应证 胫骨平台骨折无移位或者关节面骨折塌陷＜ 2mm，劈裂移位＜ 5mm 粉碎骨折或不易手术切开复位的骨折。

2. 简易外固定 对骨折较稳定的，可采用患肢伸直位，钢托、高分子树脂或石膏托置于患肢后侧固定，也可以用支具外固定。

3. 牵引方法 跟骨牵引，重量 3 ～ 3.5kg。对膝关节肿胀明显，且张力较高的，可以做关节穿刺，抽吸关节血肿。牵引期 4 ～ 6 周。依靠牵引力使膝关节韧带及关节紧张，维持或间接牵拉整复部分骨折移位，纠膝内翻或外翻成角，在牵引期间积极锻炼膝关节活动。

4. 中药治疗 按照骨折三期论治之原则。早期的治疗原则为活血化瘀、消肿止痛。常用药物可选桃红四物汤加减、玄胡伤痛片、创伤消肿片、七味三七口服液等口服，新伤消肿散、二黄新伤止痛软膏等外用，必要时可用丹参冻干、β－七叶皂酣钠、葛根素、甘露醇等静脉给药。在骨折治疗中期，按照接骨续筋的原则用药，如归香正骨丸等。到骨折后期，则按照滋补肝肾、强筋壮骨的原则用药，如牛杞地黄丸等。

（二）手术治疗

1. 适应证 平台骨折的关节面塌陷超过 2mm，侧向移位超过 5mm；合并有膝关节韧带损伤及有膝内翻或膝外翻超过 5°。

2. 手术入路 外侧或内侧平台骨折用相应的前外侧或前内侧纵向入路，内外两侧平台骨折用内外侧双入路；尽量减少皮下组织分离，以免影响血运；尽量保护半月板，对塌陷骨折、劈裂骨折、双髁骨折，在半月板下方分离。

3. 外侧平台骨折显露 外侧切口，切开皮肤、皮下、筋膜、髂胫束，打开半月板下方关节囊，向上牵开之，探查胫骨外侧平台关节面骨折。

4. 内侧平台骨折显露 在膝内后侧自膝关节线上 1cm 侧副韧带后起向下前达胫骨粗隆内缘做弧形切口，切开皮肤、皮下，分开“鹅足”腱。骨膜下显露胫骨内侧平台骨折线，关节的显露方法及骨折块复位同外侧显露。

5. 胫骨内外侧平台骨折显露 采用胫骨平台骨折的外侧和内侧联合切口。

6. 胫骨平台骨折内固定

（1）外侧劈裂骨折（Schatzker Ⅰ型）：先整复骨折远端，再做由下向前上推挤整复骨折近端或用复位钳复位，用克氏针暂固定，用拉力松质骨螺钉沿平台关节面软骨下至内侧皮质固定，骨折远端可用拉力皮质骨螺钉穿内侧皮质骨固定。也可以用外侧钢板固定。

（2）外侧劈裂塌陷骨折（Schatzker Ⅱ型）：在胫骨近端干骺部用骨凿开一骨窗，用顶棒顶复下陷骨折。老年患者骨质疏松，顶复骨折块后会遗留较大骨空腔，在塌陷区空腔需植入更多的骨量。复位钳夹复劈裂外侧髁骨块，克氏针临时固定，外侧可用一胫骨平台外侧 L 板固定。

（3）外侧关节面塌陷型骨折（Schatzker Ⅲ型）：在胫骨近端干骺部用骨凿开一骨窗，用顶棒顶复下陷骨折，在塌陷区空腔植骨，克氏针临时固定，对老年骨质疏松者须用 L 形支撑钢板固定。

（4）内侧平台骨折（Schatzker Ⅳ型）：用复位钳复位内侧骨折，克氏针临时固定，沿胫骨内侧插入一 T 形板或解剖板固定。

（5）内、外侧平台骨折（Schatzker Ⅴ型）：先用复位钳复位内侧骨折，克氏针临时固定，沿胫骨内侧插入一 1/3 管形板。再在胫骨外侧近端干骺部用骨凿开一骨窗，用顶棒顶复下陷骨折，在塌陷区空腔植骨，复位钳夹复劈裂外侧髁骨块，克氏针临时固定，外侧可用一胫骨平台外侧 L 板固定。

（6）内、外侧平台骨折，骨折线延伸到骨干（SchatzkerⅥ型）：先用复位钳复位内侧骨折，克氏针临时固定，沿胫骨内侧插入一足够长的重建板固定。再在胫骨外侧近端干骺部用骨凿开一骨窗，用顶棒顶复下陷骨折，在塌陷区空腔植骨，复位钳夹复劈裂的外侧髁骨块，克氏针临时固定，外侧可用一胫骨平台外侧长 L 板固定。

（7）用外固定架治疗复杂胫骨平台骨折：使用外固定架治疗复杂的胫骨平台骨折能较好地维持关节复位及轴向对线，并允许早期治疗，但其条件必须施以有限的手术。老年人骨质疏松明显，不建议采用。

（8）关节镜辅助复位经皮固定：关节镜辅助复位及经皮内固定技术已经使用。关节镜下手术，软组织损伤小，能较好显露关节面，并能诊断及治疗并发的半月板损伤。先将患肢置于固定架上，缠气囊止血带，关节镜入口选膝关节前外侧，灌洗膝关节，去除关节内积血、游离骨及软骨碎片，如果外侧半月板嵌入骨折断端间可用钩子将其拉出，半月板撕裂尽量缝合，评估骨折块塌陷及劈裂情况。对劈裂骨折采用大复位钳挤压复位，关节镜查看骨位，复位满意后经皮拧入 6.5mm 松质骨螺丝钉固定。对塌陷骨折，在其下方开一骨窗，用顶棒顶复压缩性骨折块，将其抬高，关节镜观察复位满意后，克氏针临时固定，植入自体骨或人工骨，最后经皮拧入 6.5mm 松质骨螺丝钉。利用关节镜会明显增加手术时间，故有明显塌陷骨折的老年患者不建议首选关节镜。

三、疗效评定

根据《Rasmussen 膝关节功能评分系统》进行胫骨平台骨折治疗后的疗效评定，总分 30 分：优≥ 27 分；良 26 ～ 20 分；中 19 ～ 10 分；差 9 ～ 6 分。

四、难点分析与对策

1. 骨折对位丢失 因胫骨平台主要由松质骨构成，周围有软组织附着，具有良好的血液供给及成骨能力，骨折容易愈合，但由于老年人骨质疏松，过早负重致胫骨内侧平台或外侧平台的骨位丢失。

2. 畸形愈合 术中复位不充分、术后骨位丢失、内固定不牢靠、粉碎骨折有缺损、未充分植骨，使骨位最终不良，骨折愈合后出现畸形愈合。当膝内翻＞ 5°，外翻＞ 15°，患者行走时疼痛，应即时矫正手术，如胫骨结节下 3cm 做倒 V 形截骨术等。

3. 创伤后关节炎 胫骨平台骨折后创伤性关节炎的发生率仍不十分清楚。但已有资料显示，下肢力线不良、关节面不平滑和关节不稳定可导致创伤后关节炎。老年患者若关节炎局限于膝关节内侧室或外侧室可用截骨矫形来矫正；若是两个室的严重关节炎，则可行人工关节置换术（TKA）。

4. 膝关节僵硬 胫骨平台骨折后膝关节活动受限比较常见。这种并发症，是由于伸膝装置受损、原始创伤致股骨远端关节面和胫骨平台关节面撞击受损，以及为手术复位固定而做的软组织剥离所致。术后的制动使上述因素进一步恶化，一般制动时间超过 6 ～ 8 周，常可造成某种程度的关节永久粘连。

5. 下肢深静脉血栓（DVT） 胫骨平台骨折可能出现伤肢深静脉血栓，应予以关注。

6. 骨筋膜间室综合征 该症在胫骨平台骨折中，是好发的危险并发症之一。应积极预防，及早处理。

（刘显东）

胫骨结节撕脱骨折

一、诊断

（一）病名

1. 中医病名　骨折病（TCD：BGG000）。

2. 西医病名　胫骨结节撕脱骨折（ICD–10：S82.1054）。

（二）疾病诊断

1. 病史　有明显外伤史，主要为运动如跑、跳等过程中损伤。

2. 症状　膝关节疼痛、肿胀，肿胀可波及小腿中上段，不能伸膝，站立及行走困难。

3. 体征　膝部肿胀，尤以胫骨结节区明显，可见皮下瘀斑，部分可见胫骨结节区皮肤受顶压，胫骨结节处压痛、叩痛明显，可触及骨折块，扪及骨擦感，髌腱张力减弱或消失，伸膝功能障碍。

4. 影像学检查　X 线片检查示胫骨结节骨折，即可确诊；CT 三维成像则可明确骨折粉碎的情况。

（三）鉴别诊断

1. 与髌骨骨折相鉴别：髌骨骨折多为跪地过程中受伤，疼痛部位为膝前，查体时阳性体征均位于膝前。X 线片检查可做出明显鉴别。

2. 与髌腱断裂相鉴别：髌腱断裂时可闻及“啪”样声，膝部疼痛程度相对较轻，伸膝障碍，查体可扪及髌腱空虚感、髌腱张力消失。X 线片检查可排除骨折，彩超及 MRI 可发现髌腱断裂。

3. 与胫骨结节骨软骨炎相鉴别：胫骨结节处疼痛，多为大运动量后发病，休息后可减轻，活动后加重，可伴局部肿胀、发红、皮温增高，伸膝时疼痛加重，但能主动伸膝。查体可见胫骨结节处肿胀较轻或不明显，局部触痛、压痛，髌腱张力正常，可主动伸膝。X 线片及 CT、MRI 检查可排除骨折。

（四）骨折分型

1. 根据骨折部位，Watson–Jones 将骨折分为Ⅰ型、Ⅱ型、Ⅲ型。

Ⅰ型骨折：胫骨结节骨折，未经过胫骨近端骺板。

Ⅱ型骨折：胫骨结节骨折经过胫骨近端骺板，未达关节面。

Ⅲ型骨折：胫骨结节骨折经胫骨近端骺板达关节面。

2. 根据其移位和粉碎程度，Ogden 又将上述每型分成 A 和 B 两型。

Ⅰ A 型：骨折位于胫骨和胫骨结节的骨化中心远端，靠近髌腱止点，骨块与胫骨干骺端未完全分离。

Ⅰ B 型：骨块从干骺端完全分离。

Ⅱ A 型：骨折累及二级骨化中心和胫骨近端骨骺。

Ⅱ B 型：与Ⅱ A 型相同，合并有骨碎块。

Ⅲ A 型：骨折向近端和后侧经过骺板而累及胫骨近端关节面。

Ⅲ B 型：与Ⅲ A 型相同，合并有骨碎块。

二、治疗方案

胫骨结节撕脱骨折的治疗目标是恢复伸膝装置、关节软骨面和半月板的解剖结构。超过 88% 的患者需要进行手术治疗，其中98%的患者需要进行切开复位内固定。

（一）非手术治疗

Ⅰ型和Ⅱ型骨折，未涉及关节面或者胫骨近端干骺端，且局部皮肤无顶压，通常可以采用非手术治疗。对于Ogden A型骨折可采取伸直位长腿管型石膏或支具外固定进行治疗。对于Ogden B型骨折可采取过伸位跟骨牵引治疗，并辅以郑氏手法复位：以双手环抱患肢，双手拇指点压骨折近端，其余手指由后向前托起小腿。视患者年龄及骨痂生长情况，固定4～8周后开始逐渐进行被动屈膝功能锻炼，可辅以郑氏手法松解。例如：摇晃手法，摇晃前需先用揉、揉捏、搓等手法放松关节周围的软组织，摇晃时应根据伤后关节活动范围，做不同幅度的摇晃，活动范围应从小到大逐渐增加，以免引起损伤。同时配合郑氏舒活酊局部揉搓，活血散瘀洗药、软筋化坚洗药局部熏洗外用以促进膝关节功能恢复。在非手术治疗期间，一旦出现骨筋膜室综合征，则应立即进行切开减压和骨折手术治疗；每周复查X线片，若骨位丢失，也应进行手术治疗；同时需警惕下肢深静脉血栓形成。

（二）手术治疗

局部皮肤顶压明显的Ⅰ型、Ⅱ型骨折，以及Ⅲ型骨折通常需要进行手术治疗，应尽早切开复位内固定。手术步骤：髌下正中纵向切口入路（长4～5cm），逐层切开后显露骨折部，清理骨折端间的血凝块及软组织，复位骨折后以1～2枚直径为2mm的克氏针临时固定，C形臂透视骨位满意后，用预塑形的1/3管状钢板由近向远端经皮插入，钢板长度需跨过骨骺、干骺端和骨干以抵抗髌腱拉力的影响，近端螺钉的打入则应尽可能避免对骺板的损伤，远端可经皮小切口打入螺钉。术后当天即可开始膝关节的主动、被动功能锻炼。

三、疗效评定

根据膝关节HSS（美国特种外科医院，hospital for special surgery）评分评定治疗效果。

评分标准：90～100为优秀；80～89为良好；70～79为一般；60～69为较差；小于60为最差。

胫骨结节撕脱骨折的疗效非常好，骨折愈合率为99%，其中98%的患者可以在平均29周的时候重返受伤前的功能活动。无论是哪种骨折类型，97%的患者可以获得完全的膝关节活动度。

四、难点分析与对策

1. 诊断上的难点 主要是从X线片上判断胫骨结节骨折的折线是否波及关节面，以及骨折粉碎程度有时比较困难，而这些涉及是否手术。如X线片不能明确，可行CT平扫及三维成像检查。有研究发现，所有合并半月板撕裂者均发生在Ⅲ型骨折，这意味着涉及关节面的胫骨结节骨折需要采用额外的方法来检查和评估合并损伤情况，如MRI、关节镜检查。

2. 治疗的难点 非手术治疗的难点在于有效的外固定，切勿使用单一托板固定，需用管型石膏或支具，但二者又不利于肿胀及血液循环的观察，要警惕骨筋膜室综合征及深静脉血栓的发生。手术治疗该骨折的难点是恢复伸膝装置的完整性，并给予坚强有效的固定。我们的经验是骨折复位后予以2～3枚克氏针临时固定，首先打入的螺钉需穿过两层皮质，其次螺钉打入的方向不位于同一矢状面，以加强固定的有效性。对于骨骺未闭合的胫骨结节撕脱骨折的处理，需要注意的是关节面骨折尽可能解剖复位，并减少对骨骺及骺板的损伤，因为该处骨折的损伤及手术操作可能会导致前侧骨骺早闭，继发形成膝反屈。

（陈星宇）

◆ 胫腓骨骨折 ◆

一、诊断

（一）病名

1. 中医病名　骨折病（TCD：BGG000）。

2. 西医病名　胫腓骨骨干骨折（ICD–10：S52.501）。

（二）疾病诊断

1. 有外伤史，直接暴力或间接暴力都可导致胫腓骨骨折。

2. 伤后患肢主要表现为疼痛、肿胀及功能障碍。

3. 最明显的体征是畸形，常是成角、侧方移位、缩短和旋转畸形并存。可扪及骨擦感和异常活动，骨传导音减弱或消失，患肢纵向叩击痛阳性。直接暴力致伤的开放性骨折，皮肤及软组织损伤非常明显，常常伴有组织挫伤和皮肤缺损。

4.X 线摄片检查可明确诊断，胫腓骨骨折常不在同一平面，摄片时应包括小腿全长。

（三）鉴别诊断

外伤所致的骨折结合临床及 X 线表现多可确诊，但疲劳性胫腓骨骨折有时需与骨样骨瘤、局部骨感染、早期骨肿瘤等鉴别。

1. 骨样骨瘤　虽有骨皮质增厚及骨膜反应，但有较典型之瘤巢。

2. 局部骨感染　以骨膜反应、骨皮质增厚为主，无骨小梁断裂及骨皮质切迹征，且临床上皮肤温度较高。

3. 早期骨肿瘤　以花边样或葱皮样骨膜反应为主，逐渐出现骨质破坏、瘤骨及软组织肿块等。

（四）骨折分型

本病多采用 AO 分型。

A 型：单纯性骨折。A1 型：螺旋形骨折；A2 型：斜行骨折；A3 型：横行骨折。

B 型：楔形骨折。B1 型：所有螺旋楔形骨折；B2 型：所有屈曲楔形骨折。

C 型：复杂骨折。C1 型：复杂的螺旋形骨折；C2 型：复杂的节段性骨折；C3 型：复杂的粉碎性骨折。

二、治疗方案

（一）非手术治疗

主要适应于骨折没有移位或成角、骨折复位后骨位相对稳定，或不适合手术的患者，多用于简单骨折。

1. 夹板、钢托或石膏固定　适用于无移位的胫腓骨闭合型单骨折或双骨折。固定后可扶拐下地不负重行功能锻炼，每次复查根据 X 线片结果做骨位调整、皮肤清理、张力性水泡处置、更换缓冲垫与骨位垫片。断端有骨痂者可解除夹板。

2. 骨牵引＋手法复位　予跟骨牵引，以 3 ～ 6kg 的重量牵引 2 日后，以端提手法纠正前后移位，推挤手法纠正内外移位。复位后沿胫骨前嵴及内侧面触摸骨折部位的对线情况，满意后以夹板固定，减牵引重量并维持在 2 ～ 3kg，继续牵引 5 周。根据 X 线片及临床情况取出牵引，继续夹板固定，扶拐下地锻炼。

3. 中药治疗

（1）早期（2 周以内）：治疗以活血化瘀、消肿止痛为主，常用药物可选玄胡伤痛片、创伤消肿片口服。

（2）中期（2 ～ 6 周）：治疗以和营生新、接骨续筋为主，常用药物可选归香正骨丸或双龙接骨丸口服。

（3）后期（6 周以后）：治疗以强壮筋骨、补益肝肾为主，常用药物可选牛杞地黄丸口服，郑氏舒活酊（解除夹板后）、活血散瘀洗药、软筋化坚洗药外用。

（二）手术治疗

1. 适应证 不稳定的胫腓骨双骨折、手法复位效果不理想者、开放性骨折，可考虑手术治疗。

2. 常用的手术方法

（1）外固定支架固定：对于胫腓骨骨折伴严重软组织损伤及开放性损伤时，应考虑外固定支架的使用。外固定支架不增加骨折端的创伤，操作简单，具有加压和牵开作用，且拆除时不需要在麻醉下进行。大多数情况，外固定支架仅作为一种临时固定，如软组织能在 3 周内愈合良好，拆除外固定并更换内固定可以使患者邻近关节功能的恢复更为有利。外固定支架分为单边式和双边式两种类型，单边式仅穿过一侧软组织，较双边式更容易进行针道的护理，可根据情况灵活选择。

（2）螺钉固定：螺钉固定适用于单纯性胫骨长斜行或螺旋形骨折（A1、A3 型）。长斜行通过螺钉控制滑移短缩，而螺旋形用于控制外旋及短缩移位，固定时，可用 1 ～ 2 枚螺钉经过骨折块中心垂直于骨干纵轴固定，同时术后配合石膏外固定，增加稳定作用。

（3）带锁髓内钉固定：胫骨带锁髓内钉适用性较广，近端及远端胫骨骨折均可采用。带锁髓内钉与远近端的交叉锁定，很好地稳定和控制了旋转及侧方移位。采用胫骨结节上方 1 ～ 1.5cm 切口，打开骨皮质，准备好入针通道，闭合手法复位满意后，选取合适大小的髓内钉插入髓腔，必要时先进行扩髓，用器械上配套的瞄准器，从导孔中由内侧向外侧安放远端锁定螺钉 2 枚。如果有断端分离，可以反向锤击把手数次，使髓内钉带动骨折远端断面向近端断面加压，最后用近端瞄准器锁定近端螺钉。带锁髓内钉可有效地控制旋转移位，术后无需牵引或外固定。对于横断稳定的骨折，术后 1 ～ 2 周即可下地完全负重，粉碎性骨折术后即可下地部分负重，有利于肢体功能的锻炼及恢复。但髓内钉的固定可急性增加小腿间隔压力，术后 48 小时应警惕骨筋膜室综合征的发生。

（4）闭合传统手法复位经皮微创接骨板固定：对于胫骨远端 1/3 骨折的治疗，该技术的应用对于软组织情况良好的患者是一个良好的选择。对于粉碎性骨折及骨折线较长的骨折，该技术有着独特的优势，应用 Mippo 技术，不必暴露骨折断端，减少血运的干扰与破坏，通过选取胫骨远端前内侧弧形切口，保护大隐静脉。闭合手法复位，通过锁定导向器插入解剖锁定板或经过塑形的接骨板，调整确认接骨板位于内侧中心处，保证远近段各有 2 ～ 3 枚锁定螺钉（如果是非锁定钢板，远近段可各打入 4 ～ 5 枚螺钉）。完成固定后，腓骨一般无需再行处理，若存在下胫腓损伤，还需切开复位固定腓骨下段骨折。

（三）康复治疗

1. 功能锻炼

（1）骨折早期：在复位固定后当天，患者应该开始做股四头肌的等长收缩锻炼，进行足趾关节及趾间关节的活动，防止肌腱粘连和肌萎缩。

（2）骨折中期：此阶段可进行非固定关节的屈伸运动，加强大腿肌肉的运动强度，如仰卧举腿。同时注意训练健侧肌肉，防止失用性萎缩，严格控制小腿的内外旋活动，以防止骨折移位。

（3）骨折后期：在患者能力控制下加强运动的强度和次数，注意防止断端的剪力运动（如膝关节伸直后的内外旋运动）。从扶拐下的不负重运动逐渐过渡到单拐 10kg 到单拐 15kg、20kg 负重，待负重强度达到体重的 50% 即可弃拐行走。

2. 物理因子治疗　去除夹板外固定后给予骨折治疗仪、中频治疗仪、红外线等治疗。

三、疗效评定

参照中华人民共和国中医药行业标准《中医病证诊断疗效标准》。

1. 治愈　对线对位满意，有连续性骨痂通过骨折线，局部无压痛、叩痛，伤肢无明显短缩，骨折成角小于 5°，膝关节屈伸功能受限在 15°内，踝关节屈伸活动受限在 5°以内。

2. 好转　对线对位尚可，骨折线模糊，伤肢短缩小于 2cm，成角小于 15°，膝关节活动受限在 30°～ 45°以内，踝关节屈伸受限在 10°～ 15°。

3. 未愈　骨折对位对线差或不愈合，患肢短缩 3cm 以上，膝关节活动受限在 45°以上，踝关节伸屈活动受限在 15°以上，伤肢不能负重者。

四、难点分析与对策

1. 胫腓骨折延迟愈合、骨不连　胫腓骨骨折，尤其是中下 1/3 骨折的愈合时间相对较长。对策是，由于胫腓骨的解剖与周围血运的分布，胫腓骨骨折不愈合与延迟愈合的发生率较高，治疗后 3 个月未有明显愈合迹象者应高度警惕，找出发生的病因，早期干预治疗。如为内固定选择不当或失效，更换内固定并新鲜化断端，促进愈合；若为皮肤状况差导致，可根据情况进行皮瓣转移；若为感染性不愈合，一般遵循先使骨折愈合再消除感染的原则。

2. 下肢血管损伤、血栓形成、小腿筋膜室综合征　对于胫腓骨上 1/3 的骨折，应警惕胫前动脉的损伤与断裂，同时注意血管损伤、筋膜室综合征及血栓形成之间的相互影响。骨折后肢体肿胀也会对血管产生挤压，同时肿胀导致血液循环速度的下降，联合血管损伤及损伤后的高凝状态导致血栓的形成。应及时对足背动脉及胫后动脉搏动进行检查，注意足趾末端感觉、皮肤颜色及毛细血管充盈状态，必要时行彩超及血管造影，同时排除血管破裂后预防性应用抗凝药物预防血栓形成。同时夹板、石膏外固定后应及时观察及调试，在髓内钉术后也应密切观察患者肌间隔压力，防止筋膜室综合征的发生。

3. 开放性骨折容易导致伤口感染，皮肤坏死等　小腿前内侧软组织覆盖较少，骨折后易造成开放性骨折。早期合理地使用广谱抗生素对于感染的预防和控制极其重要，待细菌培养结果回示后针对培养结果应用敏感抗生素，同时早期反复清创冲洗，放置引流条，对于创面较大，还可予以 VSD 负压引流技术，配合中药辨证内服。

（唐承杰）

◆ 胫骨远端粉碎性骨折 ◆

一、诊断

（一）病名

1. 中医病名 骨折病（TCD：BGG000）。

2. 西医病名 胫骨远端粉碎性骨折（ICD–10：S82.301），胫骨远端粉碎性骨折又称 Pilon 骨折。

（二）疾病诊断

1. 病史 大多数 Pilon 骨折的患者有下肢高能量创伤史，造成踝关节的肿胀、疼痛、功能丧失。由于损伤的高能量特性，经常会发生相邻部位的损伤。

2. 症状与体征 踝关节周围明显肿胀、畸形，皮肤可见张力性水平及广泛瘀斑，踝关节周围压痛明显，可扪及骨擦感。

Pilon 骨折损伤后易于并发骨筋膜室综合征，因此应仔细检查足背动脉及胫后动脉搏动的情况，检查足趾的微循环情况及足部感觉、活动。

3. 影像学检查

（1）所有患者都应该做标准的踝关节正侧位 X 线片检查，以评估关节面、腓骨、相邻的干骺端的损伤程度，同时做健侧踝关节正侧位 X 线片检查以利于术中对比判断。

（2）CT 平扫及三维成像检查可明确关节面的骨折粉碎情况，对手术前和手术中的计划制订和治疗有帮助，并有助于预后判断最终手术结果。

（3）MRI 检查未作为 Pilon 骨折的常规检查。

（三）鉴别诊断

踝关节骨折：单纯意义上的踝关节骨折，多指因扭转暴力所致，暴力的过程中不伴有垂直暴力。骨折可分为内踝、后踝及外踝，不涉及胫骨负重面或相邻的胫骨干骺端。通过影像学检查可鉴别。

（四）骨折分型

临床上对于 Pilon 骨折，多采用 Rüedi–Allgwer 分型或 AO/OTA 分型。

Rüedi–Allgwer 分型将 Pilon 骨折分为以下三种：I 型为胫骨远端裂纹骨折，无关节面的移位；Ⅱ型为轻到中度关节面移位，有大的关节骨折块，粉碎程度较小或无粉碎；Ⅲ型为关节面粉碎性骨折，相邻的干骺端有显著压缩性骨折。

二、治疗方案

（一）非手术治疗

对于无明显移位的 Pilon 骨折或身体不能耐受手术的患者可采用非手术治疗，如石膏或夹板外固定 6 ～ 8 周，待骨折愈合后负重行走及康复训练。

治疗过程中参考中医治疗骨折的“三期论治”进行辨证治疗。

1. 早期（2 周以内）：治疗以活血化瘀、消肿止痛为主，常用药物可选玄胡伤痛片、创伤消肿片口服。

2. 中期（2 周～ 2 个月）：治疗以和营生新、接骨续筋为主，常用药物可选归香正骨丸或双龙接骨丸口服。

3. 后期（2 个月以后）：治疗以强壮筋骨、补益肝肾为主，常用药物可选牛杞地黄丸口服，郑氏舒活酊（解除夹板后）、活血散瘀洗药、软筋化坚洗药外用。

（二）手术治疗

1. 软组织条件的准备　Pilon 骨折多系高能量损伤，软组织损伤重，肿胀明显，或伴有张力性水疱形成。术前需使用消肿药物及相应的理疗促进肿胀减轻及张力性水疱下新生上皮形成。术前等待时间为 5 ～ 12 日。

2. 骨折的一期治疗　多采用跟骨牵引或外固定支架治疗，目前为维持并稳定骨位，恢复胫骨长度及为软组织肿胀消退创造条件。在条件允许的情况下，可先行腓骨骨折的复位及内固定治疗，以减少二期手术的创伤及缩短手术时间，减少切口并发症。

3. 手术切开复位及内固定治疗　采用四步骤原则：①恢复肢体的长度：复位腓骨骨折，采用 1/3 管型钢板或重建钢板、腓骨解剖钢板固定，若为缩短手术时间及减少软组织创伤，可采用 MIPPO 插钢板复位固定技术；②重建胫骨下关节面：应用标准的踝关节前内侧或前外侧切口，通过间接或直接复位技术整复胫骨远端关节面，切口间的距离不得小于 7cm；③植骨：若骨折缺损较多，可于干骺端骨缺损处植骨；④胫骨内侧或外侧支撑：根据主要的骨压缩区及软组织条件，于胫骨内侧或外侧插入内侧或前外侧解剖钢板，对于骨折粉碎的区域可以加入小钢板，如 1/3 管形钢板、T 形钢板固定。术后常规安放引流管。

三、疗效评定

1. 中华人民共和国中医药行业标准《中医病证诊断疗效标准》。

（1）治愈：骨折对位满意，有连续性骨痂形成，局部无明显畸形，无疼痛肿胀，功能完全或基本恢复。

（2）好转：骨折对位欠佳，局部轻度疼痛，负重及行走后轻度疼痛不适，踝关节背伸及跖屈活动轻度受限。

（3）未愈：骨折不愈合或畸形愈合，压痛、叩击痛存在，负重及行走后踝关节严重疼痛，踝关节屈伸功能明显受限。

2. AOFAS 踝 - 后足评分系统。

3. VAS 疼痛量表。

四、难点分析与对策

（一）难点提出

1. 切口并发症　如切口坏死、感染、内置物外露是最常见的切口并发症，甚至可引发骨髓炎。

2. 创伤性关节炎与关节强直　虽然术中解剖复位和坚强固定后早期的关节活动可以减少关节强直，但这仍是一个常见的并发症。通过积极的康复治疗，可以减轻关节强直的程度，直至患者接受的关节活动度。

（二）解决对策

1. 切口并发症　手术时机的选择非常重要，一定要待软组织条件比较健康（水疱治愈、软组织水肿消退）时手术，并且在手术时实行无张力关闭切口，在操作过程中采取微创的软组织技术。若出现局部表浅皮肤坏死可以用局部伤口护理来治疗；若全层皮肤缺损，以及骨和内固定物外露，则需要更积极的治疗，最可能的手段是用皮瓣覆盖。

2. 创伤性关节炎与关节强直 创伤性关节炎是关节部位损伤后不可避免的一个中远期后遗症，根据患者的症状表现类型可采用不同的非手术治疗手段，若后期关节炎症状严重而不可耐受时，可采用关节融合手术治疗。

（巫宗德）

◆ 踝关节骨折脱位 ◆

一、诊断

（一）病名

1. 中医病名 骨折病（TCD：BGG000）。

2. 西医病名 踝关节骨折脱位（ICD-10：S82.802）。

（二）疾病诊断

1. 常有外伤史。

2. 伤后踝关节甚至小腿、足部肿胀、疼痛，站立或行走时疼痛加重，踝关节活动受限，跛行。

3.X 线片检查可明确大部分病例诊断，隐匿者需要 CT 或 MRI 检查。

（三）鉴别诊断

踝关节扭伤：患者压痛点较局限，没有纵向叩击痛，没有骨擦音，影像学检查可以进一步加以鉴别。

（四）骨折脱位分型

踝关节骨折脱位常用的是 Lange-Hansen 分型。

1. 旋后（内翻）内收损伤 损伤时足呈跖屈内收内翻位，又细分为Ⅰ度和Ⅱ度。Ⅰ度，即外踝撕脱骨折，或外侧韧带损伤；Ⅱ度，即外踝骨折或外侧韧带撕裂，附加内踝骨折。

2. 旋后（内翻）外旋损伤 损伤时患足呈跖屈内收内翻位，距骨外旋，因此在损伤早期三角韧带松弛，而胫腓下联合前韧带紧张。本型可细分为Ⅰ度、Ⅱ度、Ⅲ度、Ⅳ度。Ⅰ度，即胫腓下联合前韧带撕裂或其附着点撕脱骨折，可伴骨间韧带损伤；Ⅱ度，即在Ⅰ度的基础上附加腓骨螺旋性骨折；Ⅲ度，在Ⅱ度的基础上再附加胫腓下联合后韧带撕裂或其附着点撕脱骨折；Ⅳ度，在Ⅲ度的基础上附加内踝撕脱骨折或三角韧带撕裂。

3. 旋前（外翻）外旋损伤 患足处于旋前位背屈外展（外翻），而距骨外旋，因而三角韧带先被拉紧。本型可细分为Ⅰ度、Ⅱ度、Ⅲ度、Ⅳ度。Ⅰ度，即内踝撕脱骨折或三角韧带损伤；Ⅱ度，即Ⅰ度的基础上附加胫腓下联合前韧带、骨间韧带损伤或其附着点撕脱骨折；Ⅲ度，即在Ⅱ度的基础上伴随腓骨干螺旋性骨折；Ⅳ度，即在Ⅲ度的基础上伴随胫腓下联合后韧带撕裂或其附着点撕脱骨折。

4. 旋前（外翻）外展损伤 患足处于旋前位，而距骨外展，首先影响内侧结构。本型可细分为Ⅰ度、Ⅱ度、Ⅲ度。Ⅰ度，即内踝撕脱骨折或三角韧带断裂；Ⅱ度，即在Ⅰ度的基础上伴胫腓下联合前后韧带撕裂或其附着点撕脱骨折；Ⅲ度，即在Ⅱ度的基础上伴有腓骨干短斜形骨折。

5. 旋前（外翻）背屈损伤　患足处于外翻位，同时踝关节被屈伤力所致。本型可细分为Ⅰ度、Ⅱ度、Ⅲ度、Ⅳ度。Ⅰ度，即胫骨内踝骨折；Ⅱ度，即在Ⅰ度的基础上伴随胫骨前唇骨折；Ⅲ度，即在Ⅱ度的基础上附加腓骨骨折；Ⅳ度，即胫骨远端粉碎性骨折，骨折线进入踝关节腔。

二、治疗方案

（一）西医分型治疗

1. 踝关节旋后（内翻）内收损伤

（1）非手术整复方法：在麻醉下进行，膝关节屈曲 90°，放松腓肠肌，一手握住胫骨远端向内推挤，另一手握住后侧足跟，把足向前拉，并外展，背屈踝关节到 90°，小腿石膏固定 5 ～ 6 周。

（2）手术治疗

①适应证：骨折移位明显或闭合复位不满意者可考虑手术治疗。

②手术方法：具体方法视骨折类型而定。

外踝撕脱骨折：外踝横行骨折适宜张力带钢丝固定，先在骨折线近侧 1 ～ 2cm 处由外向内钻孔，拧入一枚皮质骨 3.5mm 螺钉，复位外踝骨折，克氏针自外踝尖逆行钻入骨折近端髓腔，钢丝“8”字绕过克氏针及近端螺钉加压固定腓骨折端，常规修剪克氏针末端。对部分骨折粉碎或骨质疏松明显的患者，可在外踝外侧加迷你钢板螺钉支撑固定。对于较小的腓骨外踝骨折，可采用直接缝合或锚钉固定技术。

内踝骨折：可采用内侧入路，行切开复位。垂直于骨折面，以拉力螺钉内固定。骨块较碎或周围骨质疏松明显时，可采用塑形后迷你钢板及螺钉行支撑固定。内踝穹隆部伴压缩性骨折者，可一并复位骨折，以细克氏针固定，并植入异体骨小块加以骨位稳定保护。

2. 踝关节旋后（内翻）外旋损伤

（1）非手术整复方法：在麻醉下进行，膝关节屈曲 90°，放松腓肠肌。首先将患足内翻外旋，解脱骨折面嵌插，患足跖屈位牵引，恢复腓骨长度，再将足牵引向前方，纠正距骨向后移位及胫骨后唇的移位，另一助手同时将后踝推向前，使患足内旋以纠正距骨及外踝外旋，并由助手向内推挤外踝，最后患足置于 90°，并内旋位保持足后部置于内翻位，小腿石膏固定，石膏固定 5 ～ 6 周。

（2）手术治疗

①适应证：骨折移位明显或闭合复位不满意者可考虑手术治疗。

②手术方法：具体方法视骨折类型而定，首先复位固定外踝。

外踝斜行骨折：外踝斜行骨折适宜钢板螺钉支撑固定。复位外踝骨折，复位钳临时固定，垂直于骨折面，先在骨折线前侧由前向后钻拉力孔，拧入一枚皮质骨 3.5mm 螺钉，初步稳定外踝骨折，将塑形后之 1/3 管型钢板或外踝解剖板贴于外踝外侧，分别钻孔，固定骨折远近端。

三角韧带治疗：若需修补三角韧带，需在外踝等骨折复位固定前进行。通常采用锚钉技术，在韧带距骨止点处埋入锚钉，并根据三角韧带深、浅层的起点解剖分布范围在内踝上钻骨孔，以丝线导入锚钉线，在外踝等骨折复位固定结束后复位三角韧带，锚钉线打结，并缝合修补三角韧带浅层及内侧深筋膜。术后可外固定 3 ～ 4 周，早期禁止大范围跖屈活动。

下胫腓联合固定：除了 Hook 实验外，还要重视腓骨远端的旋转不稳，建议常规行下胫腓联合螺钉固定，根据该结构受伤的严重程度，确定下胫腓联合螺钉拔除的不同时机。

胫骨后唇的治疗：大部分新鲜踝部骨折的胫骨后唇骨折，随着踝关节内外结构及下胫腓联合的修复，往往自动复位，必要时可在助手极度背伸踝关节下，自前向后钻孔，拧入松质骨拉力螺钉加以固定；部分较大的胫骨后唇骨折，按前述术中闭合复位后骨位较差者，需行切开复位内固定术。

内踝骨折：可采用内侧入路，行切开复位。垂直于骨折面，以拉力螺钉内固定。对于完整的横行骨折，可考虑张力带钢丝固定技术。若骨块较碎或周围骨质疏松明显时，可采用塑形后迷你钢板及螺钉行支撑固定。

3. 踝关节旋前（外翻）外旋损伤

（1）非手术整复方法：在麻醉下进行，膝关节屈曲 90°，放松腓肠肌。首先将患足外翻，分离骨折面，跖屈纵向牵引，恢复腓骨长度，使胫骨后唇向近端移位，使患足牵引向前，纠正距骨向后半脱位及外踝和胫骨后唇移位，防止距骨向外移位和倾斜。短斜形骨折比长斜形骨折复位容易。复位后为防止石膏固定后小腿的旋转，石膏应微屈并超膝关节，3 周后改为小腿石膏固定，石膏共固定约 6 周。

（2）手术治疗

①适应证：骨折移位明显或闭合复位不满意者可考虑手术治疗。

②手术方法：具体方法视骨折类型而定，首先复位固定外踝。

外踝或腓骨骨折：外踝斜行骨折适宜钢板螺钉支撑固定。复位外踝骨折，复位钳临时固定，若为长斜形骨折，可垂直于骨折面，先在骨折线前侧由前向后钻拉力孔，拧入一枚皮质骨 3.5mm 螺钉，初步稳定外踝骨折，将塑形后之 1/3 管型钢板或外踝解剖板贴于外踝外侧，分别钻孔，固定骨折远近端。

下胫腓联合固定：除了 Hook 实验外，还要重视腓骨远端的旋转不稳，建议常规行下胫腓联合螺钉固定，根据该结构受伤的严重程度，确定下胫腓联合螺钉拔除的不同时机。

胫骨后唇的治疗：大部分新鲜踝部骨折的胫骨后唇骨折，随着踝关节内外结构及下胫腓联合的修复，往往自动复位，必要时可在助手极度背伸踝关节下，自前向后钻孔，拧入松质骨拉力螺钉加以固定；部分较大的胫骨后唇骨折，按前述术中闭合复位后骨位较差者，需行切开复位内固定术。

内踝骨折：可采用内侧入路，行切开复位。垂直于骨折面，以拉力螺钉内固定。对于完整的横行骨折，可考虑张力带钢丝固定技术。若骨块较碎或周围骨质疏松明显时，可采用塑形后迷你钢板及螺钉行支撑固定。

4. 踝关节旋前（外翻）外展损伤

（1）非手术整复方法：在麻醉下进行，膝关节屈曲 90°，放松腓肠肌，向与骨折移位相反的方向使用压力，术者一手将胫骨远端推向外，另一手将患足推向内，同时使足跟内翻，小腿石膏固定，石膏固定 5 ～ 6 周。

（2）手术治疗

①适应证：骨折移位明显或闭合复位不满意者可考虑手术治疗。

②手术方法：具体方法视骨折类型而定。

外踝骨折：外踝骨折适宜钢板螺钉支撑固定。复位外踝骨折，将塑形后之 1/3 管型钢板或外踝解剖板贴于外踝外侧，分别钻孔，固定骨折远近端。

下胫腓联合固定：除了 Hook 实验外，还要重视腓骨远端的旋转不稳，建议常规行下胫腓联合螺钉固定，根据该结构受伤的严重程度，确定下胫腓联合螺钉拔除的不同时机。

内踝骨折：可采用内侧入路，行切开复位。垂直于骨折面，以拉力螺钉内固定。对于完整的横行骨折，可考虑张力带钢丝固定技术。若骨块较碎或周围骨质疏松明显时，可采用塑形后迷你钢板及螺钉行支撑固定。

5. 旋前（外翻）背屈损伤

（1）非手术整复方法：在麻醉下进行，膝关节屈曲 90°，放松腓肠肌，充分对向牵引肢体，再沿踝内翻、跖屈的方向牵引足部，使用局部压力手法，拟移位方向纠正腓骨、胫骨远端骨折块骨位，骨位满意后保持足跟轻度内翻，小腿石膏固定 5 ～ 6 周。

（2）手术治疗

①适应证：骨折移位明显或闭合复位不满意者可考虑手术治疗。

②手术方法：具体方法视骨折类型而定。

外踝骨折：外踝骨折适宜钢板螺钉支撑固定。复位外踝骨折，将塑形后之 1/3 管型钢板或外踝解剖板贴于外踝外侧，分别钻孔，固定骨折远近端。

下胫腓联合固定：根据具体的损伤分度决定是否行下胫腓联合螺钉固定。对于下胫腓联合分离，或外踝连同其下胫腓联合胫骨切迹整体不稳定者，建议常规行下胫腓联合螺钉固定，根据该结构受伤的严重程度，确定下胫腓联合螺钉拔除的不同时机。

内踝骨折：可采用内侧入路，行切开复位。垂直于骨折面，以拉力螺钉内固定。对于完整的横行骨折，可考虑张力带钢丝固定技术。若骨块较碎或周围骨质疏松明显时，可采用塑形后迷你钢板及螺钉行支撑固定。

胫骨远端骨折：对于胫骨远端前唇骨折移位者，可视骨块大小行螺钉或钢板螺钉加压固定，对骨质压缩者还需要行植骨治疗；对胫骨远端骨折块较大且明显波及胫距关节面者，建议选用 T 或 L 型钢板螺钉进行固定。

（二）中药分期治疗

1. 早期（2 周以内） 治疗以活血化瘀、消肿止痛为主，常用药物可选玄胡伤痛片、创伤消肿片口服。

2. 中期（2 周～ 1 个月） 治疗以和营生新、接骨续筋为主，常用药物可选归香正骨丸或双龙接骨丸口服。

3. 后期（1 个月以后） 治疗以强壮筋骨、补益肝肾为主，常用药物可选牛杞地黄丸口服，郑氏舒活酊（解除夹板后）、活血散瘀洗药、软筋化坚洗药外用。

（三）康复治疗

1. 功能锻炼

（1）骨折早期：在复位固定后当天，患者应该开始做股四头肌、股二头肌的等张收缩练习，防止肌腱粘连、肌萎缩；做患肢未固定关节的活动，包括足趾关节及跖趾关节主动屈伸练习、同侧髋膝关节主动屈伸练习，并逐渐增加运动幅度及用力程度。

（2）骨折中期：继续坚持足趾抓握锻炼及足趾的灵活性锻炼。外固定解除后及早恢复踝关节屈伸等运动，扶双拐或助行器行走。

（3）骨折后期：加强足趾抓握锻炼及足趾的灵活性锻炼，增加踝关节屈伸及内外翻等功能活动，加强下肢各肌肉肌力练习。

2. 物理因子治疗 去除石膏外固定后给予骨折治疗仪、中频治疗仪、红外线等治疗。

三、疗效评定

1. 中华人民共和国中医药行业标准《中医病证诊断疗效标准》

（1）治愈：骨折对位满意，有连续性骨痂形成，局部无明显畸形，无负重站立疼痛，无疼痛肿胀，功能完全或基本恢复。

（2）好转：骨折对位欠佳，局部轻度疼痛，负重或站立时轻度疼痛，轻度畸形。

（3）未愈：骨折不愈合或畸形愈合，压痛、叩击痛存在，功能障碍。

2. AOFAS 踝 – 后足评分系统。

四、难点分析与对策

（一）难点提出

1. 移位大的骨折，手法复位常有难度。

2. 踝部骨折脱位分型复杂，导致治疗方法各异。

3. 并发症主要包括压迫性溃疡、踝关节僵硬、骨质疏松、创伤性关节炎。

（二）解决对策

1. 完全移位的远端骨折，因其背侧的骨膜完整，骨端不易牵开，故单纯牵引及提按手法较难使骨折复位，甚至越牵引复位越困难。我们使用的是将适时的牵引应用在复位过程中，反方向地还原了受伤过程，符合“逆创伤机制复位”的原理，是整复本型骨折的有效方法。其要点是：一是整复时手指定位要准。要在骨折端松弛的状态下，将骨折远端轻轻回旋。二是要“压”“推”。在骨折断端处，只有定位准，力方能用得出。三是术者、助手协调要好。术者刚开始整复时，两助手要放松，在进行反折时，助手发力牵引，维持至外固定完毕，千方不要时松时紧。单凭助手的牵引是无法纠正重叠移位的。整复的重点除骨折对位外，更要重视踝部力线的恢复。

2. 踝部骨折脱位的诊疗检查应遵循个体化原则，合理分型，同时根据患者的具体情况制定个体化的骨折复位固定方案。

3. 并发症的防治：

（1）压迫性溃疡：多由于夹板位置移动后未及时调整、使用扎带过紧，或者石膏放置位置不正确造成。骨折早期肿胀未达到顶峰，骨突处压迫不明显，肿胀加剧时骨突处压迫明显，故要求衬垫质地柔软、吸水、散热，厚度适中，过厚影响固定，过薄压迫骨突部，尤其对皮肤已有挫伤、青紫、血供不好时，更应注意。

（2）踝关节僵硬：因患者惧怕疼痛，骨折固定后很少锻炼患侧足趾、踝关节、髋关节及膝关节所致。为防止关节僵硬，早期可采用主动关节功能训练，配合使用清除水肿、活血化瘀的中西药物加以预防，后期配合理疗并不断练习，患肢可逐渐恢复。

（3）骨质疏松：骨折后不仅局部需要锻炼，更应加强全身锻炼，使气血运行，局部瘀血消散，并加强营养，促进骨折愈合和骨骼坚硬。

（4）创伤性关节炎：各种原因造成的复位不良或复位后再移位未能及时纠正，可导致足舟骨关节面不平整有 2.0mm 以上台阶，后期常常出现足舟骨周围关节创伤性关节炎。晚期可考虑关节融合术。

（徐强）

◆ 跟骨骨折 ◆

一、诊断

（一）病名

1. 中医病名　骨折病（TCD：BGG000）。

2. 西医病名　跟骨骨折（ICD–10：SP2001）。

（二）疾病诊断

1. 常常有高处坠落史。

2. 伤后跟部肿胀，跟骨体压痛、叩痛，外侧壁异常突起，站立或行走时患侧跟部不能负重，疼痛，活动受限，跛行。

3. 跟骨侧位及轴位 X 线片检查可明确大部分病例诊断，隐匿者需要 CT 检查。

（三）鉴别诊断

根据病史、症状、体征和影像学检查可以做出明确诊断，一般无需鉴别。

（四）骨折分型

根据骨折线的走向分为不波及跟距关节面的骨折和波及跟距关节面的骨折两类。

1. 不波及跟距关节面的骨折包括跟骨结节骨折或前突撕脱骨折。

2. 波及跟距关节面的骨折，按照 Sanders（CT 冠状位影像分类）分型分为：

Ⅰ型：没有移位的关节骨折，不管骨折线的数量多少。

Ⅱ型：后关节面两部分骨折，又分三个亚型，Ⅱ A、Ⅱ B、Ⅱ C。

Ⅲ型：后关节面三部分骨折，骨折特征为中心骨块下沉，又分三个亚型，Ⅲ AB、Ⅲ AC、Ⅲ BC。

Ⅳ型：后关节面四部分骨折，骨折严重粉碎，折块常在 4 块以上。

二、治疗方案

（一）非手术治疗

1. 功能疗法　用于无移位或少量移位，或年龄较大功能要求不高，或有全身并发症不适于手术治疗的患者。伤后立即抬高患肢，冷敷或患足外敷二黄新伤止痛软膏，24 小时后开始主动活动踝关节，3 ～ 5 日后用弹力绷带包扎，1 周后扶拐、患肢不负重行走，2 个月后部分负重，一般伤后 4 个月可逐渐恢复轻体力工作。

2. 手法复位　采用手法复位、弹力绷带包扎、铁丝托板或跟骨鞋固定。硬膜外或坐骨神经阻滞麻醉后患者俯卧，跟骨向上，一助手牵引患足前半部分，术者用双手掌置跟骨两侧对向挤压跟骨数次，待跟骨横径变窄，粉碎骨折靠拢后用弹力绷带包扎，铁丝托板固定患足于踝关节跖屈位，或用两侧带有压垫的跟骨靴固定。3 周后逐渐下地活动。

注意：对于鸟嘴样跟骨骨折或波及跟距关节的跟骨骨折，折块顶压于皮下时，应给予急诊手法或手术复位，以解除顶压，保护软组织。

3. 撬拨复位钢托或石膏外固定　适用于关节面塌陷的骨折。麻醉后患者仰卧，两助手固定患足，术者面对足底。先用手法挤压跟骨大致复位后，将斯氏针经跟腱外缘在电视 X 线屏幕监视下向内倾斜 15°，针尖对准塌陷骨块下缘进针，进入骨块下缘后，一手握钢针向下压撬拨，一手握足背跖屈踝关节。经电视 X 线透视后，若下陷骨块已撬起，结节关节角基本恢复，则可将钢针再向内锤打直至骰骨，起固定作用。然后用钢丝托板或石膏托固定踝关节于跖屈位。5 周后取外固定，拔出固定针，逐渐做踝关节功能锻炼，并扶拐不负重行走。

4. 中药及针推等治疗

（1）初期：以活血化瘀、消肿止痛、调和五脏六腑为治则。中药选服桃红四物汤、玄胡伤痛片、创伤灵、七味三七口服液。外敷新伤药浸剂（皮肤过敏者不用）。肿胀明显者可给予患部阿是穴泻法针刺，斜刺不留针。

（2）中后期：以温经通络、散瘀化结、通利关节、强筋壮骨、调和五脏等为治则，必要时补益肝肾。选服正骨丸、接骨丸、鸡血藤胶囊、加味地黄丸、益尔力口服液等。中期肿胀仍较重时服消肿止痛汤：当归 16g，赤芍 16g，桃仁 10g，红花 10g，乳香 5g，木香 5g，防风 10g，木通 10g，泽泻 10g。水煎，每日 1 剂。解除外固定后用活血化瘀洗药或软筋化坚洗药熏洗患肢。后期可外擦外敷郑氏舒活酊、软坚化结液、芪藤软坚散，并配合推拿、电针、理疗等治疗。推拿以推、揉捏、搓、弹拨、摇晃、抖动等手法，不宜用猛力扳屈手法。理疗可行蜡疗。无金属内固定物者，可行微波、超短波治疗。

5. 功能锻炼

复位固定后可早期进行静力性肌肉收缩活动和屈伸足趾活动；约 3 周后做踝关节主动背伸跖屈活动，达到对关节面磨造塑形的作用；4 ～ 5 周后解除托板，在足掌下放一小球或木棒，嘱患者用足掌将其滚动活动，以防止跖腱膜挛缩并锻炼踝关节灵活性，解除外固定后可外擦舒活灵，并对足、踝部进行按摩和被动活动踝关节。

（二）手术治疗

1. 闭合复位经皮螺钉固定适用于关节外的跟骨结节撕脱骨折、跟骨后鸟嘴状骨折。复位后用两枚拉力螺钉垂直于骨折线进行固定。

2. 切开复位 Zimmer 跟骨钢板固定适用于关节面塌陷的关节内骨折。

（1）切口做外侧 L 形入路，切口起于外踝尖上 4cm 腓骨后缘与足底之间，到达跟骰关节处。

（2）复位固定。掀起跟腓韧带、腓骨肌腱同腱鞘，显露距下关节，用斯氏针打入跟骨结节，牵引并外翻，复位结节骨块，撬起外侧壁骨块，以骨凿将关节面外侧骨块顶起，有大的骨缺损者进行植骨，但现在许多专家认为不需要植骨，临时以克氏针固定，X 线透视或摄片，证实复位满意后，将接骨板塑形，使其贴附于外侧壁，再将接骨板上的螺钉固定剩余的骨块。

3. 距下小切口部分切开复位螺钉内固定。切口起于外踝尖后下方约 2cm 处，向前沿至第 4 跖骨基底部连线延长约 4cm，必要时可根据情况分别向前后延长，注意保护切口下的腓骨肌腱及腓肠神经跟外侧支。显露距下关节骨折塌陷嵌插，直视下撬拨复位骨折，临时以克氏针固定，X 线透视证实复位满意后以螺钉固定。

4. 关节融合术用于陈旧性骨折，且发生创伤性关节炎者，部分Ⅳ型骨折关节面毁损严重者亦可一期融合距下关节。

移位性骨折应遵循早做踝足关节功能锻炼，晚负重的原则，防止负重过早加重塌陷。

三、疗效评定

采用 AOFAS 踝－后足评分系统。

四、难点分析与对策

（一）难点提出

1. 感染问题 切口坏死及感染是跟骨骨折手术最常见也是最棘手的问题。部分学者报道跟骨切口并发症的发生率为 10% ～ 20%。

2. 漏诊问题 由于跟骨骨折患者多为高处坠落致伤，容易遗漏并发的脊柱压缩性骨折。此外，跟骨骨折合并患足跖跗关节损伤（Lisfranc 损伤）临床也不少见。

（二）解决对策

1. 术前需要足够的等待时间及治疗使肿胀消退，一般伤后 7 ～ 10 日手术为宜，损伤严重、肿胀剧烈者可等待至伤后 2 周再行手术。对皮瓣血供的保护、娴熟的手术操作都可减少切口并发症的发生，手术时间越短，发生切口坏死、感染的概率越低。使用距下小切口（跗骨窦切口）可显著减少切口并发症的发生，但对手术医生要求较高，成长曲线较长。

2. 初诊时应常规检查胸腰部脊柱和跖跗关节，防止漏诊。

（巫宗德）

◆ 距骨骨折与距骨周围脱位 ◆

一、诊断

（一）病名

1. 中医病名 骨折病（TCD：BGG000）。

2. 西医病名 距骨骨折（ICD–10：S92.101）、距骨周围脱位（ICD–10：S93.007）。

（二）疾病诊断

1. 距骨骨折 ①有明显外伤史。②踝关节肿胀，皮肤张力高，有时可见皮下青紫瘀斑。③踝关节局部压痛，有时可扪及移位的骨折块及骨擦音。④ X 线检查：X 线片结合临床检查可明确诊断距骨骨折。

2. 距骨周围脱位 指距骨和踝穴关系正常，而距下和距舟关节脱位。足部明显肿胀畸形，骨性隆起使皮肤光亮，甚至皮肤裂开，露出距骨。临床检查结合 X 线片可确诊。

（三）鉴别诊断

根据症状、体征及 X 线片可明确诊断。

（四）骨折分型

根据骨折部位分型，可分为距骨头骨折、距骨颈骨折、距骨体骨折。

1. 距骨颈骨折 Hawkin 分型可分为四型：

Ⅰ型：距骨颈无移位骨折。

Ⅱ型：距骨颈移位骨折。

Ⅲ型：距骨颈移位骨折，伴有距下关节及胫距关节半脱位或全脱位。

Ⅳ型：距骨颈移位骨折，合并胫距、距下及距舟关节的半脱位或全脱位。

2. 距骨体骨折 Sneppen 分型可分为五型：

Ⅰ型：距骨滑车关节面的经软骨骨折。

Ⅱ型：距骨体冠状面、矢状面或水平面的骨折，距骨体有或无脱位。

Ⅲ型：距骨后突骨折。

Ⅳ型：距骨体外侧突骨折。

Ⅴ型：距骨体压缩、粉碎性骨折。

二、治疗方案

（一）非手术治疗

1. 距骨头骨折 距骨头的压缩性骨折，通常也伴有足舟骨的压缩性骨折，无移位骨折采取非负重石膏外固定 8 ～ 12 周。

2. 距骨颈骨折

Ⅰ型骨折：如果距下关节没有移位或碎片，可用非负重小腿石膏中立位或轻度跖屈位固定 8 ～ 12 周，当骨小梁穿过骨折线后开始负重。

Ⅱ型骨折：可尝试麻醉下闭合手法或撬拨复位，跖屈前足使距骨头与距骨体成一条直线，再内翻或外翻跟骨复位距下关节，石膏固定 8 ～ 12 周。

3. 距骨体骨折

Ⅰ型骨折：软骨骨折块仍与距骨体相连或位于内侧滑车的骨折块移位小，未进入关节面时可用短腿石膏中立位或内翻位固定 6 周。

Ⅱ型骨折：非负重小腿石膏中立位或轻度跖屈位固定 4 ～ 6 周。

Ⅲ型骨折：短腿石膏跖屈 15°，固定 4 周。

Ⅳ型骨折：距骨体外侧突骨折块移位小 2mm 可行石膏外固定 4 ～ 6 周。

4. 距骨周围脱位 牵引前足和足跟，先使踝关节极度跖屈，然后再将足外翻外展或内翻内收，再将踝关节背伸即可复位。石膏固定中立位 4 ～ 6 周。

（二）手术治疗

1. 距骨头骨折 当出现距骨头骨折时需密切注意是否存在跟骰关节骨折，防止漏诊 Chopart 损伤。当距骨头压缩明显时，通常采用切开复位撑开植骨，恢复距骨长度及关节面的完整性，跨距舟关节钢板内固定。

2. 距骨颈骨折 手术切口采用前内侧或前外侧切口，切口选择主要通过 CT 判断术中主要复位哪侧距骨颈。若距骨颈内外侧均粉碎短缩明显时，需同时采用前内侧和前外侧切口。手术操作重点在于恢复距骨颈长度。

对于距骨颈过于粉碎者，复位后不能使用加压螺钉，以免造成距骨颈短缩。当选择采用钢板内固定时，我们通常置于距骨外侧肩 – 颈部，以恢复距骨长度。

3. 距骨体骨折 距骨体骨折的治疗原则与距骨颈骨折相同，但有时因不能充分暴露，我们多数采用内踝“V”型截骨暴露骨折端，复位距骨体。

4. 距骨周围脱位 闭合复位失败，需立刻行切开复位。

三、疗效评定

采用 AOFAS 踝 – 后足评分系统进行评分。优 :90 ～ 100 分；良 :75 ～ 89 分；可 :50 ～ 74 分；差：

50分以下。

四、难点分析与对策

1. 骨折延迟愈合与不愈合　距骨颈延迟愈合常见，不愈合少见。伤后6个月仍未愈合视为延迟愈合，伤后1年仍无愈合征象应考虑植骨。

2. 距骨坏死　距骨坏死率随着Hawkin分型Ⅰ型、Ⅱ型、Ⅲ型、Ⅳ型的变化而升高。坏死的X线片表现为局部骨密度增高而周边密度减低，软骨下骨塌陷，关节间隙狭窄，或局部碎裂。对于距骨坏死但无塌陷且未出现临床症状的患者，我们采用非手术治疗，包括避免负重、局部制动等；对于距骨塌陷、关节退变严重伴有症状者，我们采用距下关节融合术或三关节融合术。

3. 创伤性关节炎　表现为关节活动受限、疼痛、跛行步态等，可采用护踝制动、理疗、消炎镇痛药物等对症处理，症状严重者可行关节融合术。

（张宇）

◆ 骰骨骨折 ◆

一、诊断

（一）病名

1. 中医病名　骨折病（TCD：BGG000）。

2. 西医病名　骰骨骨折（ICD-10：S92.201）。

（二）疾病诊断

1. 外翻力、跖屈力或轴向暴力伤后，足骰骨周围肿胀、疼痛，站立或行走时疼痛、跛行，可能伴畸形。

2. 查体见中足外侧肿胀，可见青紫瘀血，骰骨局部压痛，中足被动活动疼痛加重。

3.X线摄片检查可明确部分病例诊断，隐匿者常常需要CT或MRI检查。

（三）鉴别诊断

跟骨前结节骨折：患者病史及查体结果可能相近，主要通过影像学检查鉴别。

（四）骨折分型

1. 骰骨撕脱性骨折　由局部韧带撕脱造成，骨折常无明显移位，往往采用保守治疗。

2. 骰骨压缩性骨折　多种暴力可能形成此骨折，常伴发Lisfranc或Chopart关节损伤。

3. 骰骨脱位　单纯脱位少见，常合并骰骨骨折出现，骰骨受到足背外侧方向的暴力，脱位向跖内侧。

二、治疗方案

（一）非手术治疗

适用于足纵弓完整的非移位或轻度骨折。

1. 整复方法　可试行于轻度移位的撕脱型骨折。在麻醉下，患者坐位或仰卧位，根据逆受伤机制进行按压复位。对轻度压缩性骨折，采用逆受伤机制手法，具体为拔伸中前足，拇指自压缩侧推挤撑开压缩的骨质。对骰骨脱位者，明确诊断后，应尽早复位，麻醉后前足牵引并内翻，牵开跟骨、第五跖骨骨间隙，根据骰骨移位的反方向自跖侧向背侧按压骰骨复位；复位后保持前足内翻，石膏固定6～8周，中前足免负重至少12周。

2. 固定 建议石膏固定，骰骨撕脱性骨折外固定4～6周，骰骨背侧撕脱骨折较小者固定3～4周，骰骨压缩性骨折固定6～8周。

3. 中药治疗

（1）早期（2周以内）：治疗以活血化瘀、消肿止痛为主，常用药物可选玄胡伤痛片、创伤消肿片口服。

（2）中期（2～1个月）：治疗以和营生新、接骨续筋为主，常用用药可选归香正骨丸或双龙接骨口服，对气血亏虚者采用益尔力口服液治疗。

（3）后期（1个月以后）：治疗以强壮筋骨、补益肝肾为主，常用药物可选牛杞地黄丸口服，外用郑氏舒活酊（解除外固定后），活血散瘀洗药、软筋化坚洗药。

（二）手术治疗

1. 适应证 骰骨中重度移位骨折，或合并足弓损伤、跟骰或骰跖关节不稳者，可考虑手术治疗。

2. 手术方法 具体方法视骨折类型而定。

（1）骰骨撕脱性骨折：骨折块较大并有明显移位影响关节稳定者可能需要手术切开复位内固定。以骰骨为中心做背外侧纵切口，显示骨折块，骨折复位，骨折固定物常选择小的拉力螺钉。骨折块较大时可采用迷你钢板螺钉支撑内固定；骨折块碎小，可考虑采用带线锚钉束复位固定骨折块。内固定稳定者可不需要外固定，否则需要外固定3～4周，均需免中前足负重至骨折愈合。

（2）骰骨压缩性骨折：粉碎且压缩移位明显的骰骨骨折需要行切开复位内固定术。根据骨折部位及骰骨脱位部位采用背外侧切口，根据受伤机制逆向进行足弓临时复位，采用牵开器或骨钩、撑开器等在足弓压缩处撑开复位，可以用外固定支架、纵行跨关节的1/4管型钢板、迷你钢板行支撑固定足弓长度及弧度；纵弓形态恢复后，对骰骨体部骨折直接切开复位，以薄骨刀插入压缩区域，连同压缩区关节软骨撬拨复位，以细克氏针或螺钉进行初步固定，植入同种异体骨或自体骨小块，再对骨折进行外固定支架或迷你钢板螺钉的支撑固定。建议术后外固定3～4周，免中前足负重至骨折愈合。

（3）骰骨脱位的治疗：手法复位失败的骰骨脱位可采用背外侧纵切口，切开显露骰骨，牵开其周围骨间隙，复位骰骨后，尽可能缝合修补周围撕脱的韧带，必要时采用锚钉加强缝合，或采用克氏针或1/4管型钢板或迷你钢板纵向跨关节内固定。建议术后外固定3～4周，免中前足负重至骨折愈合。

（三）康复治疗

1. 功能锻炼

（1）骨折早期：在复位固定后当天，患者应该开始做股四头肌、股二头肌的等张收缩练习，防止肌腱粘连、肌萎缩；做患肢未固定关节的活动，包括足趾关节及跖趾关节主动屈伸练习、同侧髋膝关节主动屈伸练习，并逐渐增加运动幅度及用力程度。

（2）骨折中期：继续坚持足趾抓握锻炼及足趾的灵活性锻炼。外固定解除后及早恢复踝关节屈伸等运动，在扶双拐或助行器的情况下，患肢可采用跟部部分负重行走增加肌肉和骨的负荷。

（3）骨折后期：加强足趾抓握锻炼及足趾的灵活性锻炼，增加踝关节屈伸及内外翻等功能活动，加强下肢各肌肉肌力练习。

2. 物理因子治疗 去除石膏外固定后给予骨折治疗仪、中频治疗仪、红外线等治疗。

三、疗效评定

1. 中华人民共和国中医药行业标准《中医病证诊断疗效标准》。

（1）治愈：骨折对位满意，有连续性骨痂形成，局部无明显畸形，无负重站立疼痛，无疼痛、肿胀，功能完全或基本恢复。

（2）好转：骨折对位欠佳，局部轻度疼痛，负重或站立时轻度疼痛，轻度畸形。

（3）未愈：骨折不愈合或畸形愈合，压痛、叩击痛存在，功能障碍。

2. AOFAS 踝 – 后足评分系统

四、难点分析与对策

（一）难点提出

1. 移位大的骨折，手法复位常有难度。

2. 有些骰骨压缩粉碎性骨折经手法复位后，骨位较好，但是 7 日后来院复查时，可见骨折移位，影响骨折复位效果。

3. 行夹板、石膏外固定后，外固定的松紧度合适，但是随着肿胀加重，外固定太紧，有些患者会出现张力性水疱，严重时会出现足筋膜室综合征。

4. 行夹板、石膏固定后，患者有时会出现皮肤瘙痒，不能耐受的患者会自行去除外固定，从而引起骨折移位。

5. 当骨折稳定后，去除夹板、石膏外固定，发现患者患侧足、踝关节功能较差。

6. 并发症主要包括压迫性溃疡、踝关节僵硬、骨质疏松、创伤性关节炎、中足畸形。

（二）解决对策

1. 对移位明显的压缩性骨折，因其嵌插较紧密，骨端不易牵开，故单纯牵引及按压手法较难使骨折复位，甚至越牵引复位越困难。我们使用拔伸手法，配合适时的抠拨压缩面，反方向地还原了受伤过程，符合“逆创伤机制复位”的原理，是整复本型骨折的有效方法。其要点是：一是整复时手指定位要准，要在骨折端松弛的状态下，将骨折远端轻轻回旋。二是在骨折断端处要“抠”“拨”，只有定位准，力方能用得出。三是术者、助手协调要好。术者刚开始整复时，两助手要放松，在进行反折时，助手发力牵引，同时避免足固定内收或外展，维持至外固定完毕，千方不要时松时紧。单凭助手的牵引是无法纠正重叠移位的。整复的重点除骨折对位外，更要重视足纵弓及横弓长度的恢复，足水平面中立位的恢复。必要时可在麻醉下辅以经皮克氏针撬拨手法复位压缩的关节。

2. 夹板或石膏松紧度要适宜。由于骨折复位后肢体肿胀，夹板显得过紧，消肿后又会显得过松。过紧会致血液循环障碍，过松起不到固定作用，因此，要观察松紧度，并进行调整。松紧度一般以两手指提起绷带能在夹板上下移动 1cm 为标准。这样既能达到固定骨折的作用，又不造成血液循环障碍。

3. 要定时检查夹板松紧及垫的位置有无移动脱落，防止夹板压迫皮肤，引起坏死。

4. 要密切观察患肢末梢循环，如出现肿胀加剧、动脉搏动减弱或消失、疼痛加剧、感觉异常、皮肤苍白或青紫、肢端功能障碍、手足温度比健侧低或冰凉等症状，说明肢体有严重的循环障碍，应马上调节夹板的松紧，如仍不缓解，就必须全部解开夹板或石膏，并进一步检查处理。

5. 对复位后易重新移位的问题，外固定远端超跖骨头，近端超小腿中上 1/3，注意中足部的复位。

对骰骨撕脱性骨折应使患足处于中立位或轻度外翻位，对外侧柱压缩损伤应使患足处于轻度内收位，对跖侧压缩损伤的骰骨骨折应使患足处于轻度背伸位。同时做好复诊，以随时调整夹板或石膏，确保外固定稳定、肢端血液循环良好。

6. 并发症的防治：

（1）压迫性溃疡：多由于夹板位置移动后未及时调整、使用扎带过紧，或者加压垫放置位置不正确造成。骨折早期肿胀未达到顶峰，骨突处压迫不明显，肿胀加剧时骨突处压迫明显，故要求衬垫质地柔软、吸水、散热，厚度适中，过厚影响固定，过薄压迫骨突部，尤其皮肤已有挫伤、青紫、血供不好时，更应注意。

（2）踝关节僵硬：因患者惧怕疼痛，骨折固定后很少锻炼患侧足趾、踝关节、髋关节及膝关节所致。为防止关节僵硬，早期可采用主动关节功能训练，配合使用清除水肿、活血化瘀的中西药物加以预防，后期配合理疗并不断练习，患肢可逐渐恢复。

（3）骨质疏松：骨折后不仅局部需要锻炼，更应加强全身锻炼，使气血运行，局部瘀血消散，并加强营养，促进骨折愈合和骨骼坚硬。

（4）创伤性关节炎：各种原因造成的复位不良或复位后再移位未能及时纠正，可导致跟骰或骰跖关节面不平整有 2.0mm 以上台阶，后期常常出现外侧柱周围关节创伤性关节炎。

（5）中足畸形：主要由于治疗时未重视足纵足弓的修复，手法复位或手术复位不到位，或复位后骨位丢失导致。轻度可采用矫形鞋具减轻相关症状，重度可能需要行矫形手术治疗。

（徐强）

◆ 跖跗关节骨折脱位 ◆

一、诊断

（一）病名

1. 中医病名　骨折病（TCD：BGG000）。

2. 西医病名　跖跗关节骨折脱位（ICD-10：S92.302）。

（二）疾病诊断

1. 外伤史　跖跗关节损伤均由外伤所导致，外力可以是直接暴力如车轮碾压、重物砸伤，也可以是间接暴力如高处坠落伤等。

2. 症状　前中足部肿胀、疼痛，前中足出现明显的肿胀、皮下瘀斑（特别是足底瘀斑）。

3. 体征　跖跗关节处压痛明显，甚至可扪及骨擦感。严重脱位时，可伴有足部畸形，如足弓塌陷、中足增宽。若损伤至足背动脉，甚至可以引起足趾的缺血。

4. 影像学检查

（1）常规做患足及健足的 X 线片检查，包括足的正位、侧位及斜位，通过不同的角度了解各个跖骨与相应的中足跗骨间的对应关系。通常，正位片评价第 1、2 跖跗关节；斜位片评价第 3、4、5 跖跗关节；侧位片评价跖跗关节矢状面的半脱位及撕脱性骨折。必要时，可加摄负重位、应力位的 X 线片检查。

（2）CT 检查对于跖跗关节损伤的诊断及术前计划是必需的。特别是对于一些骨折脱位不明显的病例有较高的阳性检出率。如第 2 跖骨基底部出现的小撕脱骨块（斑点征）即高度提示 Lisfranc 韧带损伤。

（三）鉴别诊断

跖骨骨折：单纯跖骨骨折不涉及跖跗关节，没有 Lisfranc 韧带、背侧韧带、骨间韧带的断裂，不涉及关节的稳定性。

（四）骨折分型

目前临床应用较多的分型是 Myerson 在 1986 年提出的。根据跖骨脱位的方向将其分为 3 型及相应的亚型：

Ⅰ型：同向型脱位，即所有的 5 个跖骨向一个方向脱位。

Ⅱ型：单纯型脱位，分为 2 个亚型。Ⅱ A 型：单纯性内侧脱位，单纯第一跖骨脱位；Ⅱ B 型：单纯性外侧脱位，外侧数个跖骨脱位，常向背外侧脱位。

Ⅲ型：分离型脱位，也分为 2 个亚型。Ⅲ A 型：部分分离性脱位，只累及部分跖骨；Ⅲ B 型：完全分离性脱位，累及全部跖骨。

二、治疗方案

由于损伤后病理解剖的多变性，对患者需根据损伤类型、不稳定程度，同时结合患者的年龄、工作性质、一般身体状况，制定个性化的治疗建议。

（一）非手术治疗

对于负重位 X 线片第 1、2 跖列分类移位＜ 2mm 的患者，或身体状况不能耐受手术的患者，可采用非手术治疗。

1. 采用短腿石膏固定，免负重 6 周，6 周后在指导下进行负重。治疗过程中应定期复查，若出现移位加大的情况，及时中转手术治疗。

2. 在治疗过程中可参考中医治疗骨折的“三期论治”进行辨证治疗。

（1）早期（2 周以内）：治疗以活血化瘀、消肿止痛为主，常用药物可选玄胡伤痛片、创伤消肿片口服。

（2）中期（2 ～ 6 周）：治疗以和营生新、接骨续筋为主。瘀血未散时口服归香正骨丸，瘀血已散后口服双龙接骨丸。

（3）后期（6 周以后）：治疗以强壮筋骨、补益肝肾为主，常用药物可选牛杞地黄丸口服，郑氏舒活酊（解除夹板后）、活血散瘀洗药、软筋化坚洗药外用。

（二）手术治疗

对于移位的跖跗关节损伤，包括无明显移位但发现斑点征损伤的中青年患者因后期继发中足不稳，应建议手术治疗。

1. 微创手术治疗　对于移位轻微的病例，可采用微创手术治疗。手法复位后，用点状复位钳加持第 1 楔骨及第 2 跖骨基底部，C 形臂透视复位有效后，于第 1 楔骨内侧经皮钉入空心螺钉 1 枚固定。然后检查复位情况及螺钉的位置及方向是否可靠无误。

2. 切开复位及内固定治疗　对于伴有明显骨折、移位大（波及双柱或三柱的损伤）及微创治疗失败的患者，应采用切开复位内固定术。术中操作时切口一定要足够长，以免因过度牵拉皮肤造成切口坏死，为了不过多地破坏软组织，足背可以做 2 个或更多的切口，切口间的皮桥可达 2 ～ 3cm 窄。在做第 1、第 2 跖骨间切口时，应仔细操作，避免损伤足背动脉及腓深神经分支。

一般情况下，我们可以先在第 1、2 跖骨间做一纵向切口，显露跖跗关节后，首先检查第 1 序列是否有损伤及不稳，若有上述情况，需首先行第 1 序列的固定及治疗。关节脱位明显者，可复位后于第 1 跖骨基底部及第 1 楔骨背侧用 2.7mm 的钢板螺钉固定，若仅仅为第 1 跖跗关节的松弛，可予以克氏针经皮固定 6 周后拔出。然后复位第 2 序列，可用点状复位钳将第 2 跖骨基底部及内侧楔骨分别与第 1 楔骨夹持并加压，见其间无缝隙后，可于第 1 楔骨内侧向第 2 跖骨基底部钉入一枚空心螺钉，然后于第 2 跖骨及第 2 楔骨背侧钉入 2.7mm 的钢板螺钉系统固定。

对于第 3 序列，若通过第 1、2 序列的复位未能有效复位者，可于第 3 跖骨背侧做切口，将第 3 楔骨及第 3 跖骨基底部均与第 2 序列靠拢。若仅存在第 3 跖骨的脱位，只需于第 3 跖骨及楔骨背侧行钢板螺钉固定即可；若同时存在第 3 楔骨向外侧脱位，则还需自第 1 楔骨向第 3 楔骨钉入一枚拉力螺钉固定。

第 4、第 5 序列为足的外侧柱，可于第 4、5 跖骨间做切口，参照上述方法复位骨折后，使用直径 2.0 或 2.5mm 克氏针自第 4、5 跖骨基底部向骰骨钉入以弹性固定，针尾可留于皮肤外，6 周后拔出。若伴有第 4、5 跖骨基底部粉碎性骨折或骰骨并发压缩性骨折的病例，则需在跖骨及骰骨的背侧行钢板螺钉固定，必要时植入自体骨或同种异体骨以支撑关节面。

对于第 1、2、3 跖骨基底部的严重粉碎性骨折，关节软骨损伤严重的患者，可一期行跖楔关节融合术；同时在手术的过程中，还应注意舟楔关节的解剖对应关节及稳定性，以决定是否需要进一步的治疗干预。对于出现足部筋膜室综合征的患者应及时切开减压，VSD 覆盖创面。二期行骨折的固定及治疗。

骨折手术治疗 2 个月后，若 X 线片显示骨折愈合，可嘱患者行患足的全足负重站立，以避免患足的骨质疏松及肌肉萎缩，3 个月后可先行取出跨关节固定的螺钉，患足即可正常负重及行走，余下的钢板螺钉择期取出，但应告知患者钢板可能出现断裂。

三、疗效评定

1. 中华人民共和国中医药行业标准《中医病证诊断疗效标准》。

（1）治愈：骨折对位满意，有连续性骨痂形成，局部无明显畸形，无疼痛、肿胀，功能完全或基本恢复。

（2）好转：骨折对位欠佳，局部轻度疼痛，负重行走时轻度疼痛。

（3）未愈：骨折不愈合或畸形愈合，压痛、叩击痛存在，功能障碍，负重及行走时明显疼痛。

2. AOFAS 踝 – 后足评分系统

3. VAS 疼痛量表

四、难点分析与对策

1. 对于 X 线片显示无明显骨折移位的患者，在仔细查体的前提下，若中足的肿胀明显及足底发现瘀斑，应尽量安排 CT 检查，排除隐匿型的跖跗关节损伤。若发现“斑点征”，应建议患者进一步手术治疗，若患者拒绝手术，至少应行石膏外固定治疗，避免过早的负重及行走后引起中足不稳、足横弓塌陷等后遗症。

2. 跖跗关节损伤行复位及内固定治疗后，可有效降低后期发生足横弓塌陷的发生率，但中足损伤后的创伤性关节炎症状仍有不同程度的发生。后期仍可能因疼痛而需行关节融合术治疗。

（刘亮）

◆ 跖骨骨折 ◆

一、诊断

（一）病名

1. 中医病名 骨折病（TCD：BGG000）。

2. 西医病名 跖骨骨折（ICD–10：S92.301）。

（二）疾病诊断

1. 病史 有明确外伤史，如重物压砸、碾压或扭伤，疲劳骨折患者发病前有长距离行走或运动史。

2. 症状体征 外伤导致的跖骨骨折常表现为局部肿胀、瘀斑，骨折处压痛、纵向挤压痛，行走受限。跖骨应力骨折的临床表现主要为局部疼痛、压痛、继续行走受限等症状。

3. 影像学检查 标准足部正、侧、斜位 X 线一般可清楚显示跖骨骨折，跖骨基底部移位较小的骨折可因 X 线投照角度不当而难以辨认，此时应考虑加做 CT 检查。应力骨折一般在 2 周后方能在 X 线片上显示，且有骨膜增生反应。

（三）鉴别诊断

跖骨部软组织损伤：软组织损伤者局部压痛，但无纵向挤压痛及叩击痛，X 线片能明确有无骨折。

（四）骨折分型

根据骨折的部位分为：跖骨干骨折、跖骨颈（头）骨折、跖骨基底部骨折。其中，跖骨近端尤其是基底部骨折要注意是否合并 Lisfranc 损伤。

二、治疗方案

由于足部负重时内侧纵弓的第 1 跖骨及外侧纵弓的第 5 跖骨为主要负重点，故第 1 和第 5 跖骨的骨折移位无论是骨干骨折的短缩、旋转、成角，还是头颈部骨折的向背侧或跖侧移位均可能对前足部负重产生较大的影响，出现跖痛或转移性跖痛，因而需要更准确的复位。其余跖骨骨折根据骨折有无移位及复位情况，而酌情选择相应的治疗措施。

（一）非手术治疗

1. 跖骨骨折无明显移位者，可予以掌骨板固定骨折，再以钢托保持踝关节中立位。固定 4 ～ 6 周后根据复查 X 线片情况解除外固定，8 ～ 10 周后穿带有足弓垫的鞋子开始部分负重，3 个月后可完全负重。

2. 跖骨骨折移位明显者，可予以手法复位。患者平卧位，助手站立于患足近侧，予以双手握住患足后侧对抗术者牵引；术者站立于患足远侧，一手握住跖骨骨折相对应的足趾，沿骨折移位方向顺势牵引，可于足趾上缠绕 1 ～ 2 层纱布以加大摩擦，避免牵引时滑脱，重叠移位牵引复位后另一手以拇指指腹于骨折成角顶点按压，同时在牵引下纠正远端成角移位。复位满意后根据骨折移位方向放置压垫，以掌骨板固定，再以钢托保持踝关节中立位。固定 4 ～ 6 周后根据复查 X 线片情况解除外固定，8 ～ 10 周后穿带有足弓垫的鞋子开始部分负重，3 个月后可完全负重。

3. 中药治疗：

（1）早期（2 周以内）：治疗以活血化瘀、消肿止痛为主，常用药物可选玄胡伤痛片、创伤消肿片、七味三七口服液口服。

（2）中期（2 周～ 1 个月）：治疗以和营生新、接骨续筋为主，常用药物可选血藤当归胶囊、归香正骨丸或双龙接骨丸口服。

（3）后期（1 个月以后）：治疗以强壮筋骨、补益肝肾为主，常用药物可选牛杞地黄丸或益尔力口服液、双龙接骨丸口服，郑氏舒活酊（解除夹板后）、活血散瘀洗药、软筋化坚洗药外用。

（二）手术治疗

有明显移位的骨折且手法复位困难者，应考虑手术治疗。尤其是第 1 跖骨头在任何方向上的移位均可改变前足的负重机制，从而导致前足功能损害，因此第 1 跖骨骨折一旦有移位应首先考虑切开复位内固定。

1. 第 1 跖骨骨折 有移位的第 1 跖骨骨折予以切开复位内固定。骨干骨折采用内背侧纵向切口，由于第 1 跖骨较粗，可以使用 1/3 或 1/4 管状钢板，螺钉可使用 3.5mm 或 2.7mm 的皮质骨螺钉。较长的螺旋形骨折可使用拉力螺钉垂直骨折线固定。青少年骨骺未闭合可使用克氏针固定。靠近跖趾关节或跖跗关节的粉碎性骨折如固定困难，可使用跨关节的桥式固定，维持第一跖骨的长度及跖骨头的高度，以保证前足正常的应力分布。

2. 第 2、第 3、第 4 跖骨骨折 第 2、3、4 跖骨干骨折移位较小者可不行手术治疗；严重错位，尤其是影响足弓者手法复位无效，则需切开复位。采用足背骨折相应部位的纵向切口，如相邻跖骨干骨折且骨折部位相近可以采取二者间的纵向切口，向内外侧分离则可分别处理相邻的两处跖骨骨折。跖骨干骨折的内固定可选取 1/4 管状钢板固定，螺钉使用 2.7mm 皮质骨螺钉，也可使用迷你钢板及 2.4mm 皮质骨螺钉。如果局部软组织条件欠佳或患者因经济困难等原因也可采用克氏针固定，克氏针固定分为闭合复位顺行克氏针固定及有限切开复位逆行克氏针固定。闭合复位顺行克氏针固定相对比较困难，可能需要多次调整及透视才能达到满意的复位及固定。有限切开复位逆行克氏针固定相对较容易，创伤也比较小，采取骨折部位背侧纵向切口，长度以能暴露骨折断端即可。先将骨折远端向背侧抬高，根据髓腔粗细选择 1.5mm 或 2.0mm 克氏针，将克氏针由骨折远端髓腔向跖骨头经近节趾骨跖侧穿出，注意避免为避开跖趾关节而抬高趾骨，再将克氏针近端剪断，断端呈斜面，然后将克氏针近端退至跖骨骨折远端，将骨折复位后再将克氏针向跖骨近端钻入。6 ～ 8 周骨折愈合后即可拔除克氏针。

3. 跖骨头、颈骨折移位 因跖骨头下降可造成负重部位改变而导致跖底疼痛，须行切开复位。采取跖骨远端背侧纵向切口，可考虑采取逆行克氏针固定，术后 4 ～ 6 周拔除克氏针，也可予以迷你钢板螺钉固定。跖骨头、颈骨折复位应重点考虑复位后的跖骨头相对于其他跖骨头既不抬高也不压低。

4. 第 5 跖骨骨折 第 5 跖骨骨折在所有跖骨骨折中最多见。根据骨折部位分为 4 类：基底部撕脱性骨折、干骺端骨折（Jones 骨折）、骨干骨折、远端骨折。第 5 跖骨近端骨折一般分为 3 区：Ⅰ区是茎突骨折（撕脱性骨折）；Ⅱ区是干骺端骨折（Jones 骨折），为骨干和干骺端的扭转暴力所致；Ⅲ区是骨干近侧区应力骨折（骨干近端 1.5cm 区域骨折）。其中基底部撕脱性骨折最常见，一般认为当足部急剧内翻或伴有跖屈时，腓骨短肌收缩牵拉导致第 5 跖骨基底部撕脱性骨折。移位较轻者可予以中立位钢托或石膏外固定，4 ～ 6 周后去除外固定，在护踝或支具保护下负重行走。如骨折不愈合或移位明显者（大于 2mm）则需行切开复位内固定，切口采用第 5 跖骨近端背侧纵向切口，可根据骨折情况选择张力带钢丝固定或空心螺钉固定。Jones 骨折由于此处血供较差，骨折不愈合率较高，因此要求尽量解剖复位、稳定固定、保护血供。无移位或轻微移位者予以石膏或钢托固定于中立位 6 ～ 8 周，根据复查X线片视骨折愈合情况逐步负重。如骨折不愈合则应考虑切开复位内固定。急性骨折移位或不适宜固定过久的患者可采取切开复位内固定，采用第5跖骨近端背侧纵向切口，内固定可以使用张力带技术或钩钢板（可使用1/4管状钢板塑型），使骨折得到牢固的固定以促进愈合。

第5跖骨应力骨折症状较轻者可行弹性绷带固定及适当休息3～4周，骨折线明显者则需石膏或钢托固定制动。应力骨折不愈合或有移位（较少见）者，可采取切开复位植骨内固定，可于同侧跟骨取骨，取跟骨体部外侧约2cm横向切口，剥离至骨面，以环钻取适量松质骨作为植骨。

第5跖骨远端骨折的复位及固定与其他跖骨远端骨折治疗的要求及技术相同。第5跖骨骨干骨折多为扭转暴力所致，故螺旋形骨折较多见，骨折远端容易短缩、背移，导致第5跖骨头应力分布失常，发生临近跖骨转移性跖痛，因此要求解剖复位。手法复位不满意者行切开复位内固定，采取骨折部位背侧纵向切口，一般使用1/4管状钢板及2.7mm螺钉固定，由于骨折线多为长斜形，也可考虑使用拉力螺钉技术固定。

（三）康复治疗

1. 功能锻炼

（1）骨折早期：在复位固定后当天，患者应该开始做股四头肌、股二头肌的等张收缩练习，防止肌腱粘连、肌萎缩；做患肢未固定关节的活动，包括足趾关节及跖趾关节主动屈伸练习，同侧髋膝关节主动屈伸练习，并逐渐增加运动幅度及用力程度。

（2）骨折中期：继续坚持足趾抓握锻炼及足趾的灵活性锻炼。外固定解除后及早恢复踝关节屈伸等运动，扶双拐或助行器行走。

（3）骨折后期：加强足趾抓握锻炼及足趾的灵活性锻炼，增加踝关节屈伸及内外翻等功能活动，加强下肢各肌肉肌力练习。

2. 物理因子疗法　去除外固定后给予骨折治疗仪、中频治疗仪、红外线等治疗。

三、疗效评定

1. 中华人民共和国中医药行业标准《中医病证诊断疗效标准》。

（1）治愈：骨折对位满意，有连续性骨痂形成，局部无明显畸形，无负重站立疼痛，无疼痛、肿胀，功能完全或基本恢复。

（2）好转：骨折对位欠佳，局部轻度疼痛，负重或站立时轻度疼痛，轻度畸形。

（3）未愈：骨折不愈合或畸形愈合，压痛、叩击痛存在，功能障碍。

2. AOFAS踝－后足评分系统。

四、难点分析与对策

跖骨骨折治疗难点在于跖骨远端粉碎性骨折的复位及固定，由于骨折块小且临近关节面，复位及固定困难。多数情况将跖骨头复位后，使用克氏针以逆向穿针方式经近节趾骨基底部固定，而这将导致跖趾关节的活动受限，骨折稳定后早期拔除克氏针及功能康复锻炼有助于减轻这种损害。跖骨骨折治疗的重点在于保持跖骨头不能抬高也不能降低，否则都可能导致前足应力分布失常产生相应损害，从而发生跖痛症。

（魏国华）

◆ 趾骨骨折 ◆

一、诊断

（一）病名

1. 中医病名 骨折病（TCD：BGG000）。

2. 西医病名 趾骨骨折（ICD-10：S92.301）。

（二）疾病诊断

1. 多因重物压砸、辗压或误踢硬物引起。

2. 受伤足趾肿胀、疼痛，活动受限，有挤压痛，不稳定骨折可扪及骨擦感。

3. 足部正、侧、斜位 X 线片一般可明确显示骨折的部位及形态。

（三）鉴别诊断

足趾或趾间关节软组织损伤：同样有明确的外伤史，局部疼痛、肿胀、活动受限，X 线片可明确判断有无骨折。

（四）疾病分型

1. 闭合性趾骨骨折 可分为单趾骨折、多趾骨折；横行骨折、粉碎性骨折。

2. 开放性趾骨骨折 为压砸、切割等原因所致，开放伤口内可探及骨折断端，部分开放性趾骨骨折合并有神经、血管、趾伸肌腱损伤。

二、治疗方案

（一）非手术治疗

1. 复位固定 无移位或移位较轻者予以石膏托或夹板固定 4 周，移位较大者可采取手法复位后再予以外固定。患者平卧位，助手站立于患足近侧，予以双手握住患足后侧对抗术者牵引；术者站立于患足远侧，一手握住趾骨骨折相对应的足趾远端，沿骨折移位方向顺势牵引，可于足趾上缠绕 1 ～ 2 层纱布以加大摩擦，避免牵引时滑脱，重叠移位牵引复位后另一手以拇指指腹于骨折成角顶点按压，同时在牵引下纠正远端成角移位。复位满意后根据骨折移位方向放置压垫，以小夹板固定 4 ～ 6 周。由于多数趾骨较小，骨折固定困难，可与邻近足趾固定在一起以增加稳定性。根据复查 X 线片情况解除外固定，6 ～ 8 周后穿硬底鞋开始逐步恢复负重。

2. 中药治疗

（1）早期（2 周以内）：治疗以活血化瘀、消肿止痛为主，常用药物可选玄胡伤痛片、创伤消肿片口服。

（2）中期（2 周～ 1 个月）：治疗以和营生新、接骨续筋为主，常用药物可选归香正骨丸或双龙接骨丸口服。

（3）后期（1 个月以后）：治疗以强壮筋骨、补益肝肾为主，常用药物可选牛杞地黄丸口服，郑氏舒活酊（解除夹板后）、活血散瘀洗药、软筋化坚洗药外用。

（二）手术治疗

1. 开放性趾骨骨折 彻底清创的同时可予以复位克氏针经趾间关节固定，4 周后可拔除克氏针行主动功能锻炼。

2. 第1趾近节趾骨骨折　由于踇短屈肌的牵拉，骨折可能产生向跖侧成角，后期继发局部胼胝体影响穿鞋及行走，故第1趾近节趾骨骨折的治疗要求比其他足趾要高。手法复位失败的、有明显移位的第1趾近节趾骨骨折需要切开复位内固定，采用内侧切口，骨折解剖复位后根据骨折线走向酌情选用迷你钢板及2.7mm或2.4mm螺丝钉固定，长斜形骨折可采取拉力螺钉固定。如第1趾骨远端或近端骨折导致关节面严重不平，手法复位失败可予以切开复位克氏针或迷你钢板内固定。

（三）康复治疗

1. 功能锻炼

（1）骨折早期：在复位固定后当天，患者应该开始做股四头肌、股二头肌的等张收缩练习，防止肌腱粘连、肌萎缩；做患肢未固定关节的活动，包括足趾关节及跖趾关节主动屈伸练习、同侧髋膝关节主动屈伸练习，并逐渐增加运动幅度及用力程度。

（2）骨折中期：继续坚持足趾抓握锻炼及足趾的灵活性锻炼。外固定解除后及早恢复踝关节伸屈等运动，扶双拐或助行器行走。

（3）骨折后期：加强足趾抓握锻炼及足趾的灵活性锻炼，增加踝关节屈伸及内外翻等功能活动，加强下肢各肌肉肌力练习。

2. 物理因子治疗　去除石膏外固定后给予骨折治疗仪、中频治疗仪、红外线等治疗。

三、疗效评定

1. 中华人民共和国中医药行业标准《中医病证诊断疗效标准》。

（1）治愈：骨折对位满意，有连续性骨痂形成，局部无明显畸形，无负重站立疼痛，无疼痛肿胀，功能完全或基本恢复。

（2）好转：骨折对位欠佳，局部轻度疼痛，负重或站立时轻度疼痛，轻度畸形。

（3）未愈：骨折不愈合或畸形愈合，压痛、叩击痛存在，功能障碍。

2. AOFAS踝－后足评分系统。

四、难点分析与对策

趾骨骨折绝大多数可采取保守治疗，很容易愈合，也很少有后遗症。但第1趾近节趾骨骨折的复位要求相对较高，手法复位及固定往往很难达到解剖复位及满意固定，因此多需要采取手术治疗。靠近趾间关节的骨折手术治疗可以得到满意的骨折复位及容易愈合，但也易导致趾间关节的粘连及僵硬，从而导致术后患者的不满意。因此在获得满意的复位及牢固的内固定后要注重早期的足趾功能锻炼，避免发生趾间关节的粘连及僵硬。

（魏国华）

◆ 槌状趾 ◆

一、诊断

（一）病名

1. 中医病名　伤筋病（TCD：BGS000）。

2. 西医病名 槌状趾（ICD–10：M20.501）。

（二）疾病诊断

1. 该疾病的具体原因尚不十分明确，表现为跖趾关节及近节趾间关节伸直、远侧趾间关节过屈的一种畸形。

2. 一般情况下，本病常见于第 2 趾，因第 2 趾为最长足趾，因长期穿着前部较小的鞋子受到压力所致。

3. 女性发病多于男性，可能与穿鞋习惯及拇外翻发病多有关。

（三）鉴别诊断

锤状趾：近端趾间关节为屈曲位，远端趾间关节可伸直或屈曲，以伸直为多，而跖趾关节为中立位或伸直位。

爪状趾：表现为跖趾关节过伸，而趾间关节均为屈曲位。

（四）疾病分型

1. 软性槌状趾 称其为软性槌状趾是因为足趾趾间关节尚可以活动，为可复性变形。

2. 硬性槌状趾 软性槌状趾长期未得到矫正，伸肌腱末端的伸趾作用减弱，趾长屈肌使末节足趾屈曲，导致僵硬畸形。病变趾间关节创伤性关节炎严重，关节间隙变窄甚至消失，关节僵硬固定，不能活动。由于关节固定，周围肌肉、肌腱挛缩，进一步加重畸形，通常需要外科治疗。

二、治疗方案

（一）非手术治疗

1. 在槌状趾骨突周围使用非药物治疗（矫形垫），可以减轻压力，缓解疼痛。

2. 不要穿过紧、过窄的鞋，穿鞋面较高、鞋面材料软的鞋子。

3. 非甾体类抗炎镇痛类药物和局部注射肾上腺皮质类固醇激素治疗，可以很好地缓解疼痛症状。

4. 通过穿戴特制的矫形器，甚至穿戴特制的矫形鞋，可以减轻疼痛症状，也可以防止槌状趾畸形向恶化的方向发展。

（二）手术治疗

如果采取非手术治疗的方式无效，则应采取手术。一般来说，柔软性槌状趾畸形考虑行趾屈肌腱切断术；僵硬性槌状趾畸形考虑采取的手术方式为远侧趾间关节成形、趾屈肌腱切断或远侧趾间关节融合。

1. 趾屈肌腱切断术 适用于保守治疗无效的柔软性槌状趾畸形。患者保持平卧位，可采取局部浸润麻醉或局部神经阻滞麻醉。术者坐着手术。在近节足趾跖侧做一斜切口，注意不要越过屈曲皮纹。切开皮下组织后，打开屈肌腱鞘，切断趾长、短屈肌腱，跖趾关节伸直时，趾间关节屈曲消失。术后患趾可固定于伸直位 3 周，后穿硬底鞋负重行走。

2. 远侧趾间关节成形术 适用于有明显疼痛不适的僵硬性槌状趾畸形患者，不适用于柔软性槌状趾畸形患者。手术操作要点：患者平卧位，可采取局部神经阻滞麻醉、趾根神经阻滞麻醉，如同时需进行其他部位手术亦可采取硬膜外阻滞麻醉甚至全麻，根据具体情况而定。可选择远端趾间关节背侧纵向切口或横行弧形切口，后者适用于局部有胼胝体或鸡眼等需要切除者。纵向劈开趾伸肌腱并向两侧牵开，切开关节囊，暴露中节趾骨头，用咬骨钳或微型摆锯切除中节趾骨头 6 ～ 8mm，用咬骨钳及骨锉修整趾骨残端至圆钝，复位远侧趾间关节，以一枚 1.5mm 克氏针固定，针尾置于皮外且弯曲。缝合关节囊，修复切开的趾伸肌腱，逐层缝合。术后以钢托固定患足于中立位 2 ～ 3 周，4 周后拔除克氏针并下地负重行走。

3. 远侧趾间关节融合术　适用于有明显疼痛、影响穿鞋的僵硬性槌状趾畸形患者，以及有严重疼痛且保守治疗无效的柔软性槌状趾畸形患者。手术操作要点：患者平卧位，可采取局部神经阻滞麻醉、趾根神经阻滞麻醉，如同时需进行其他部位手术亦可采取硬膜外阻滞麻醉甚至全麻，根据具体情况而定。可选择远端趾间关节背侧纵向切口或横行弧形切口，后者适用于局部有胼胝体或鸡眼等需要切除者。纵向劈开趾伸肌腱并向两侧牵开，切开关节囊，显露远侧趾间关节，以微型摆锯切除远节趾骨基底部及中节趾骨远端，使二者形态相匹配，对合紧密。复位后以一枚 1.5mm 克氏针固定，针尾置于皮外且弯曲。缝合关节囊，修复切开的趾伸肌腱，逐层缝合。术后以钢托固定患足于中立位 2 ～ 3 周，6 ～ 8 周后拔除克氏针并下地负重行走。

三、疗效评定

采用 AOFAS 前足评分系统。

四、难点分析与对策

远侧趾间关节成形术及融合术在复位时可能出现向内外侧或背侧、跖侧的移位，或者有二者轴线的偏斜，这将会导致因与相邻足趾的挤压、摩擦而产生新的胼胝体及疼痛。因此关节成形术复位时应注意远节趾骨与中节趾骨的对应关系，避免出现侧方移位或轴线的偏斜。关节融合术则要求截骨时要掌握好截骨的部位、角度及大小，在使截骨面紧密吻合的同时还要兼顾到远节趾骨与中节趾骨的轴线一致，并使接受手术的足趾与其他足趾间的关系一致。

（魏国华）

◆ 副舟骨炎 ◆

一、诊断

（一）病名

1. 中医病名　痹证（TCD：BNV090）。

2. 西医病名　副舟骨炎（ICD–10：M86.994）。

（二）疾病诊断

1. 症状　足副舟骨患者大多无临床症状，仅在 X 线片上偶然发现足副舟骨，少数患者可出现疼痛，需要治疗。副舟骨炎患者最常见的主诉为中足内侧疼痛和触痛，部分患者有穿鞋困难，严重者可有行走不便。

2. 体征　查体可见足舟骨内侧肿胀、红斑、隆起畸形及压痛，部分患者可伴有扁平足。上述表现在负重及行走时可加重。

3. 影像学检查

（1）X 线片是首选的影像学检查，怀疑有足副舟骨时应常规拍摄足正侧位片及足外侧 45°斜位片。足副舟骨常位于足舟骨内侧面的后内侧，故外侧 45°斜位片对显现足副舟骨至关重要。足内侧斜位片也能完全显现足副舟骨。标准X线片虽能诊断和分型足副舟骨，但不能提示中足疼痛的确切病因，因此准确的体格检查及其他影像学检查也是必要的。

（2）MRI 技术诊断副舟骨炎具有最高的敏感性和特异性，图像表现为骨髓和软组织水肿，故可通过是否出现水肿来鉴别足副舟骨炎与足舟骨结节骨折。

（3）CT 技术在怀疑有骨折而X线片显现不清或难以确诊时是很有帮助的，因为 CT 可以更清楚地显现足副舟骨及舟骨的解剖结构。

（4）超声一般不用于诊断副舟骨炎，但对于可疑患者，可用于鉴别纤维软骨联合的部分或完全分离及胫后肌腱的部分断裂。

（三）鉴别诊断

足副舟骨是足部最常见的副骨，病史和体格检查对足副舟骨的诊断尤为重要。副舟骨炎必须与引起足部疼痛的其他疾病，尤其是隐性骨折及退行性骨关节炎等相鉴别。大多数副舟骨炎的患者在幼年或青春期时出现疼痛等症状。幼年时多因鞋子对足副舟骨的挤压而出现疼痛，有时也可因足纵弓进行性扁平导致。成年时出现症状多是因足部创伤引起，最常见的是足部扭伤。老年患者也可出现症状，可能与胫后肌腱功能不全有关。

（四）疾病分型

根据 Dwight 分型，足副舟骨可分三型：

Ⅰ型：为圆形或卵圆形籽骨，直径大小 2 ～ 3mm，位于胫后肌腱跖侧，靠近跟舟韧带，与足舟骨无骨小梁或纤维软骨相连，由于以胫后肌腱内籽骨为特征，也称作“胫外侧骨”。Ⅰ型足副舟骨患者很少有疼痛等症状，大约占足副舟骨总数的 30%。

Ⅱ型：呈心形或三角形，直径大小 8 ～ 12mm，表面常由胫后肌腱的一部分附着，与足舟骨通过 1 ～ 2mm 纤维软骨构成关节，患者常有临床症状，易误诊为足舟骨结节撕脱性骨折，也称为“两分舟骨”。Ⅱ型又进一步分为Ⅱ a 型（足副舟骨与距骨突形成较小锐角，易受撕脱性应力作用而发生损伤）和Ⅱ b 型（足副舟骨与距骨突形成锐角，其位置较Ⅱ a 型低，易受到剪切力作用而发生损伤）。

Ⅲ型：足副舟骨与足舟骨通过骨桥相连而形成足舟骨角，理论上被认为是 Ⅱ型的终末阶段。Ⅲ型足副舟骨患者很少出现疼痛等症状。Ⅱ型及 Ⅲ 型共占足副舟骨总数的 70%左右。

二、治疗方案

（一）非手术治疗

对于副舟骨炎患者，一般应先采取保守治疗，即减少中足内侧面压力和炎症反应。具体包括：

1. 生活方式治疗，即穿宽松舒适的鞋子，改变运动方式，如避免剧烈活动。

2. 物理疗法，如第 2 ～ 5 足趾屈肌、第 3 ～ 5 足趾屈肌等长收缩锻炼，足趾抓毛巾锻炼等，即通过增加足内侧纵弓高度治疗足副舟骨炎。

3. 石膏外固定，可减少对足副舟骨直接的或源于胫后肌腱拉力的重复性微小创伤。

4. 非类固醇类抗炎镇痛药物，可减轻足副舟骨炎的疼痛和肿胀症状。

5. 局部注射皮质类固醇，可作为足副舟骨炎的治疗方法之一，但应慎用，因为长时间局部注射可影响胫后肌腱，并可诱发其出现功能不全，甚至断裂。

（二）手术治疗

对于保守治疗 6 个月以上且效果不理想、症状顽固的患者，应择期手术治疗。我们的方法是取患足内侧切口，可沿着胫后肌腱的方向延伸，暴露并切除足副舟骨，咬除及修整有明显突出的足舟骨粗隆，还要切断胫后肌腱在足舟骨的主要附着点，并将4.5mm锚钉置于足舟骨的下方跖侧，以恢复胫后肌腱的力线方向，改善足纵弓。同时若术中发现胫后肌腱出现撕裂，需要将撕裂的胫后肌腱进行缝合处理，术后将足部石膏固定于跖屈20°及内翻20°。术后石膏固定3～4周，穿行走支具下地行走，2～3周后去拐行走。

三、疗效评定

主要使用AOFAS踝－后足评分系统。

四、难点分析与对策

（一）难点提出

副舟骨炎是一种常见的足部疾病，在疾病发生发展及临床治疗过程中容易形成副舟骨源性平足症。主要临床表现为中足内侧疼痛性包块，内侧足弓塌陷伴不同程度的前足外展、后足外翻畸形。在副舟骨源性平足症的发生、发展及演进过程中，围绕胫后肌腱的不同病理变化有不同的治疗方法，包括保守治疗与手术治疗。保守治疗以支具矫形为主，手术治疗包括单纯副舟骨切除、副舟骨切除联合胫后肌腱重建、跟骨内移截骨、Evans截骨联合肌腱转位、跟骰关节融合及三关节融合等。

（二）解决对策

副舟骨源性平足手术方法存在较多争议，不同的手术方式临床疗效差异较大，没有一种手术方式适合于所有患者，而且手术治疗的适应证较窄，故如何根据不同的临床分期选择恰当的手术方式，是每位足踝外科医师需要面对的问题，应将患者的临床症状、影像学评价及医师的选择有机结合，最终做出个性化的手术方案。

（张宇）

◆ 高弓足 ◆

一、诊断

（一）病名

1. 中医病名 骨痹病（TCD：BNV090）。

2. 西医病名 高弓足（ICD-10：S52.501）。

（二）疾病诊断

1. 症状 轻度畸形者出现行走易疲劳，外侧柱和跖骨头疼痛，有胼胝体形成；中重度畸形者外形明显畸形，行走困难，前足跖侧、外侧柱及踝关节疼痛明显。

2. 体征 足弓异常增高，负重时足弓无法放平。高弓足的畸形包括跟骨倾斜度增加，后足内翻，内侧前足跖屈，前足内收。

3. 影像学检查 负重位X线示足弓增高，M'eary角大于0°，Hibbs角小于150°，跟距角小于20°。

（三）鉴别诊断

无特殊鉴别诊断。

（四）疾病分型

1. 病因学分型 分为神经肌肉性、先天性、创伤性高弓足。

2. 解剖学分型 分为高弓足、马蹄高弓足内翻足、直立行跟骨高弓足、马蹄高弓外翻足。

三、治疗

（一）非手术治疗

1. 适用于青少年进展性畸形柔韧期、爪形趾所致的前跖痛、一些肌无力患者导致的足踝畸形。

2. 对于高弓足非手术治疗多采取被动牵拉足底挛缩的筋膜、短缩的足底内在肌练习。

（1）主动锻炼：包括局部自我按摩、踩实心球、小腿滚动按摩棒、弓步锻炼。

（2）被动锻炼：包括按摩、被动牵拉练习、局部理疗。

3. 对于一些畸形程度较重的患者考虑矫形鞋垫及矫形鞋，对于肌无力患者需要全长足踝矫正器。

但是这些措施只是减轻症状，既不能矫正高弓畸形，也不能防止畸形加重，远期效果往往是失败的。

（二）手术治疗

对于一些保守治疗效果不佳，畸形较重，严重影响日常生活者均可选择手术治疗。高弓足的矫正治疗非常棘手，没有任何一种术式可以用于所有的高弓足，但是只要遵循一些基本治疗原则，高弓足畸形还是可以得到矫正的。术前评估畸形时应注意以下几点：畸形最明显的地方在哪？是中足还是前足？是前足马蹄畸形还是全足马蹄畸形？前足活动度如何？是固定畸形还是可复的畸形？手术治疗的目标是达到稳定的跖行足，减轻不适，改善功能。目前，我们手术遵循的原则是从后足向前足、先骨性处理再软组织处理。

1. 软组织手术方式

（1）跖腱膜松解：高弓足患者挛缩的跖腱膜是纵弓增高和跟骨内翻的主要原因。对保有部分柔韧度的患者，跖腱膜的松解和剥离通常可以降低纵弓高度。手术方法：切口常选取足跟内侧切口，术中注意保护跟内侧神经分支，术后可能出现切口周围麻木。

（2）第 1 趾 Jone's 手术：这一术式用来纠正胫前肌无力造成的第 1 跖趾关节过伸畸形。将踇长伸肌的止点转移至第一跖骨头，以促进踝关节背伸的同时解除了跖趾关节仰趾畸形。为了防止第 1 趾成为漂浮趾，通常需将趾间关节融合。手术技巧：横行切开关节囊，去除关节软骨，并切取踇伸肌腱，再沿第 1 跖骨纵向切开，显露跖骨颈建立骨隧道，将肌腱转位于跖骨颈。然后使用 3.5mm 全螺纹螺钉跨趾间关节加压固定。其用于爪形趾矫形，术前应判断是僵硬型还是柔软型，若为柔软型可行趾屈肌腱松解、延长术，若是僵硬型直接将各趾屈肌腱离断或加做趾间关节成形术。

（3）胫后肌腱外移：胫后肌腱转移为了纠正足的跖屈及内翻畸形。手术技巧：在舟骨内侧做一切口，自胫后肌腱止点处离断，残端处使用缝线编织长度约 5cm；内踝上约 3cm 处，再次切一伤口，分离胫后肌腱并拉出；踝关节外上方约 3cm，再次切一伤口，沿骨间膜拉出胫后肌腱；足背第 3 楔骨处做一切口，显露外侧楔骨，4.5mm 钻头钻孔，使用 5.0mm 挤压钉固定转移的胫后肌腱。踝关节固定于中立位。

2. 骨性手术 特定的骨性畸形会影响高弓足患者保持跖行足形态，但是足的其余部分还是柔韧的。骨性畸形通常是后足固定内翻畸形或第 1 跖列固定跖屈畸形。如果僵硬性畸形可以被矫正，就无须行关节融合术即可恢复跖行足。

（1）跟骨截骨术：选择跟骨外侧，腓骨肌腱外侧切口，注意保护切口下方的腓肠神经，显露跟骨做适当的周围软组织松解，大部分患者单纯截骨即可，少数患者跟骨内翻严重可能需要双平面截骨；截骨后向外侧平推 5 ～ 10mm，使用一枚 7.3mm 空心钉固定。

（2）第 1 跖骨闭合背屈截骨：一般来说，第 1 跖骨截骨术并不单独使用，而是复杂的高弓足纠正手术的一部分。随着跟骨外移、前足旋前会加重，第 1 跖骨跖屈有所增加，必须重新寻找平衡。

手术方法：我们通常采用闭合截骨，在第 1 跖骨背内侧设计切口，显露跖楔关节，在关节面 1cm 处的干骺端进行截骨。截骨呈 15°角，避免截骨量较多出现转移性跖痛。闭合截骨面，使用手足微型钢板固定。

（3）关节融合术：关节融合作为终极手术，术前一定与患者有着良好沟通，对于部分僵硬患者可以选择单关节或双关节融合，对于僵硬性患者可考虑行三关节或四关节融合。对于一些内翻较重的患者我们常采用 Chopart 关节楔形截骨融合术。最终目的是一定要获得一个跖行、无痛、稳定的足。

（4）外固定支架的运用：Llizarov 外固定的适应证为：①严重复杂的畸形；②内固定手术可能产生皮瓣问题的病例。

手术方法：首先选择合适环，术前根据患者的畸形初步设计出外架结构。术中首先确定踝关节旋转中心，以其为中心，肢体尽可能位于环的中央，先行跟骨固定针固定，再行胫骨近端环的固定，再次行前足固定，一般需要贯穿第 1 ～ 5 跖骨远端。基本构架形成后，剩余的需在胫骨端及足跟、前足适当添加导针加固。若高弓明显可先行高弓撑开，日后根据牵张情况，择期牵拉马蹄畸形。我们的经验是，对于肌肉、神经良好的患者外架可一期进行矫形，对于肌力不平衡者，外固定架可作为一期治疗，二期可能需行其他手术方案。

（三）康复治疗

1. 术后早期的功能锻炼　在术后当天给予石膏固定，患肢感觉恢复后嘱患者开始做小腿三头肌的等张收缩练习，防止肌腱粘连和肌萎缩。做患肢未固定关节的活动，包括膝、髋关节的主动屈伸练习，趾间关节的主动屈伸活动，并逐渐增加运动幅度及用力程度。

2. 术后中期的功能锻炼　去除石膏，定期复查 X 线，根据截骨处愈合的情况，嘱患者适当负重活动。

3. 术后后期的功能锻炼　逐渐去除辅助器，截骨处基本愈合后，逐渐进行体育运动，如慢跑、起跳等。

三、疗效评定

通过 AOFAS 踝 – 后足评分系统。

四、难点分析与对策

（一）难点提出

1. 高弓足患者大多数为全身复合性疾病，约 50% 患者有神经损伤，高弓足只是这些疾病在足踝部的表现，在治疗这些疾病时对医生的综合能力要求较高。

2. 高弓足目前治疗方法较多，没有一个统一及标准的术式，也没有任何一种术式可以用于所有的高弓足。选择何种术式取决于医生对疾病认识及畸形评估。

3. 对于畸形较重，软组织条件差者该如何选择术式。

（二）解决对策

1. 首先要了解病因，明确患者属于神经性，还是创伤性，或是两者同时存在。尽可能去除原发病，矫正畸形尽可能彻底，避免再次复发。

2. 医生在术前要仔细查体，全面掌握患者全身及局部病情、畸形程度、踝关节周围肌力情况、关节炎情况。

3. 手术前充分准备（医生技术及理论准备、患者心理准备），制定个体化治疗方案。

4. 对于严重畸形者需要分期手术；对于局部皮肤条件不好的患者，尽可能使用外固定治疗。

（张宇）

◆ 踇外翻 ◆

一、诊断

（一）病名

1. 中医病名　骨痹病（TCD：BNV090）。

2. 西医病名　踇外翻（第 1 跖趾骨关节炎）（ICD–10：M19.994）。

（二）疾病诊断

1. 症状　第 1 跖趾关节内侧疼痛伴有第 2 跖骨头下疼痛。

2. 体征　踇趾外翻畸形，踇趾外展受限，踇囊形成或伴有第 2 跖骨头下胼胝体形成。

3. 影像学检查　第 1 跖趾关节角大于 20°，第 1、2 跖骨间角大于 10°。

（三）鉴别诊断

痛风性关节炎：症状上主要表现为红肿热痛；实验室检查可见尿酸及炎性指标升高；X 线可见局部组织侵蚀性改变。

（四）疾病分型

1. 轻度　HVA（踇外翻角）＜ 30°，IMA（第 1、2 跖骨间角）＜ 13°，第 1 跖趾关节内侧突起，第 1 跖趾关节合适，籽骨无明显移位。

2. 中度　HVA 30°～ 40°，IMA13°～ 16°，第 1 跖趾关节不合适，内侧籽骨明显移位。

3. 重度　HVA ＞ 40°，IMA ＞ 16°，第 2 趾骑跨畸形，出现转移性跖痛症，内侧籽骨移至跖骨头外侧。

二、治疗方案

（一）非手术治疗

肌力训练：可以做赤足运动，加强足底肌肉力量，延缓踇外翻的恶化程度。每日用手指将踇趾向内侧掰动，也可以有效防止踇外翻加剧。

矫形支具：借助一些矫形器械，如肌平衡贴布配合足弓垫、踇外翻矫形器（分日用、夜用矫形器）。长期配戴踇外翻矫形器，对踇外翻有一定的治疗作用。

（二）手术治疗

1. 适应证　适用于疼痛、畸形严重，且经过保守治疗无效的患者。对于中老年踇外翻患者治疗的目的主要在于消除疼痛，恢复行走，提高生活质量，但手术要在身体状况允许的情况下进行。如有严重疾病，手术应慎重。手术方法很多，要依据畸形程度选择合适的方法。

2. 手术方式选择

（1）根据蹞外翻的病理改变仔细检查。首先检查患者是否存在第 1 跖趾关节关节炎，若存在，主要有两种手术方法：①第 1 跖趾关节融合术。切口取第 1 跖趾关节背侧切口，于拇长伸肌腱内侧进入关节，清理关节面后使用第 1 跖趾关节融合钢板固定，第 1 跖趾关节的融合角度为背伸 15°及外翻 15°，当然如果患者有特殊要求，也可以将融合角度改变。②人工关节置换术。若患者高龄，活动量小，可行第 1 跖趾关节的置换术，解决疼痛及活动度差的问题。若患者年轻，活动量大，不可以做关节置换手术，因为目前关节置换的假体（Swonsen）为硅胶材质，容易断裂，会导致整个手术失败。

（2）Lapidus 手术适合于患侧跖楔关节不稳的患者，解决蹞外翻及跖楔关节不稳定。取第 1 跖楔关节背侧切口及第 1 趾跖关节背内侧切口，若第 1、2 跖骨间角大于 20°，需要行楔骨远端截骨，将第 1、2 跖骨间角纠正；若第 1、2 跖骨间角小于 20°，可以原位融合。我们的经验是用 4.5mm 的空心钉进行融合，融合的同时注意第 1 跖骨头的高度，不能太高或降低太多；同时若患者的 DMAA 角增大，远端我们还需要加行 reverding 手术同时矫正。

（3）当第 1、2 跖骨间角小于 15°时，chevron 手术是我们最常用的手术方式，适用于轻中度的蹞外翻患者。我们的截骨处理在原有手术的基础上略有改进，跖侧截骨线更长，截骨线要求与地面平行，背侧的截骨线较短，伴有第 1 跖骨远端关节面倾斜角增大的患者需要行双平 chevron 手术。

对于此类情况，当患者年龄大于 60 岁，局部骨质疏松明显时，我们则进行骨干部位的截骨内固定术。取第 1 跖骨背侧直形切口，行骨干部“Z”形截骨术，纠正蹞外翻角及 DMAA 角，但是四川女性普遍第 1 跖骨干较细，做骨干的截骨后无法有效固定，故我们一般不行骨干部位截骨手术。

（4）近端开放截骨术及闭合截骨术适用于第 1、2 跖骨间角大于 15°的中重度蹞外翻患者。当患者的第 1 跖骨较短时，我们选择开放截骨术，可以防止第 1 跖列的进一步短缩而出现转移性跖痛症。当患者的第 1 跖骨较长时，我们选择近端闭合截骨术，可以防止第 1 跖列过度延长。截骨后固定，我们选择 2.4mm 手足钢板结合 3.0mm 空心钉，固定强度牢靠。患者术后负重不能太早，一般术后 6 周截骨端有骨痂生长，可以下地行走。

（5）对于年龄小，蹞外翻不严重的患者，需要做到籽骨的良好复位；对于高龄及重度蹞外翻的患者，由于籽骨关节的长期脱位，不强求籽骨的复位。

（6）Akin 手术是蹞外翻的补充手术，使患趾术后的外观更加美观。对于第 1 趾近节趾骨截骨部位的选择，根据拇趾趾间关节角及第 1 趾近节趾骨基底固定角的大小来选择。对于第 1 趾近节趾骨基底固定角增大的患者行第 1 趾近节趾骨近端截骨术，对于蹞趾趾间关节角增大的患者则选择第 1 趾近节趾骨远端截骨术。

（7）手术最后须检查患者是否存在跟腱或腓肠肌挛缩。如果患肢存在跟腱或腓肠肌挛缩，需要加行跟腱或腓肠肌松解手术。跟腱挛缩的松解一般在跟腱上 3 ～ 6cm 处，经皮沿着跟腱走行方向，按“内、外、内”顺序，取 3 个 1cm 小切口，背伸踝关节进行跟腱延长。腓肠肌松解则是取小腿内侧切口，在位于肌腹及跟腱交界处将腱膜切开，背伸踝关节进行松解。

将以上所有的问题都进行很好的解决，蹞外翻的手术治疗才有疗效的保障。

（三）康复治疗

术后 3 日伤口换药，2 周伤口拆线。拆线 2 ～ 3 日后，可洗浴患足，并可轻轻屈伸活动足蹞趾，但仍需用胶布或绷带维持足蹞趾于伸直位置。如合并锤状趾畸形，手术时可能在足趾中穿一枚细钢针，术后 1 个月时拔出。医生希望术后每周能检查患者，以便调整蹞趾位置，使其处于最佳状态。这对将来踇趾的外观和功能都非常重要。

三、疗效评定

对于踇外翻，疗效评定主要采用 AOFAS 前足评分系统。

四、难点分析与对策

（一）难点提出

目前针对踇外翻的手术方式约 150 多种，足见踇外翻治疗上的难度，只有针对踇外翻的病理因素制定个性化的治疗方案，才能解决踇外翻的根本问题。

（二）解决对策

踇外翻实际就是跖趾关节的脱位，我们必须纠正它所有的病理改变，如第 1、2 跖骨间角、踇外翻角、外侧软组织挛缩、外侧关节囊增生等，同时还要解决与它并存的病理改变。首先要判断患者的第 1 跖趾关节是否存在明显的骨性关节炎。若有骨性关节炎，那么我们的策略是进行关节融合或关节置换。其次要检查患肢的跖楔关节是否存在不稳。若患肢跖楔关节不稳，需要行跖楔关节截骨融合术。排除以上因素外，对于 IMA 小于 15°的轻中度踇外翻患者，若患者年龄在 60 岁以下，我们选择远端截骨内固定手术；IMA 角大于 15°的中、重度踇外翻患者，我们采取近端截骨内固定手术。当然若并存患肢腓肠肌及跟腱的挛缩，需要一并处理。这样才能使得我们的手术治疗有确切的疗效。

（张宇）

◆ 扁平足 ◆

一、诊断

（一）病名

1. 中医病名 骨痹病（TCD：BNV090）。

2. 西医病名 扁平足（距下关节炎、跟骰关节炎、趾长屈肌腱炎）（ICD-10：M19.994）。

（二）疾病诊断

1. 症状 足内侧疼痛，或长距离行走、久站后疼痛，或患侧踝关节外侧疼痛不适。

2. 体格检查

（1）压痛：最常见的压痛点位于内踝至舟骨结节、胫骨后肌腱末梢处，胫骨后肌腱也可出现压痛及叩击痛；此外，还可见外踝撞击痛、跗骨窦疼痛。

（2）多趾征：从正后方观察患足，如果外侧缘看到超过两个以上的足趾，则提示多趾征，说明前足外展畸形。

（3）跟骨外翻角：患者站立位，取跟腱轴线及跟骨轴线为角的两条边，取距骨结节位置为角的顶点，测量跟骨外翻角。

（4）提踵试验：双足站立时提起足跟，足跟内翻并可以稳定抬起为正常；不能单足提起足跟，以及完全提起足跟后仍出现后足外翻或不稳定的患者，提示有胫骨后肌腱功能不全的存在。

（5）木板试验：患者前足内侧放置 2.5 ～ 5cm 厚度的木板，观察足跟。若跟骨无外翻为柔韧性扁平足；跟骨仍外翻为僵硬性扁平足。

（6）距下关节活动度：距下关节活动正常，为柔韧性扁平足；距下关节活动受限，为僵硬性扁平足。

（7）Silfverskiold 试验（跟腱腓肠肌试验）：①跟腱挛缩：踝关节被动背伸（伸膝）小于 10°，踝关节被动背伸（屈膝 90°）小于 10°。②腓肠肌挛缩：踝关节被动背伸（伸膝）小于 10°，踝关节被动背伸（屈膝 90°）大于 10°。

3. 影像学检查 X 线测量情况如下：

（1）正位：①距舟覆盖角，正常人平均 10°（14°），扁平足平均≥ 22°。②距骨第 2 跖骨角，正常足＜ 16°（3°～ 6°）。

（2）侧位：①距骨第 1 跖骨角（Meary），正常足为 +4°～ –4°，轻度扁平足为 4°～ 15°，中度扁平足：15°～ 30°，重度扁平足＞ 30°。②跟骨倾斜角（pitch 角），足弓降低为 10°～ 20°，足弓正常为 20°～ 30°，足弓升高＞ 30°。

（3）Saltzman 位：确定胫骨长轴 E，确定跟骨长轴 F，距跟骨最低处 7mm 处做水平线，分为 3 ∶ 2，距跟骨最低处 20cm 处做水平线，分为 1 ∶ 1。正常足为 0°～ 5°；外翻足为 5°～ 10°；严重外翻足＞ 10°；内翻足为 0°～ –10°；严重内翻足＜ –10°。

（三）鉴别诊断

本病诊断依据明确，无须鉴别。

二、治疗方案

（一）保守治疗

所有扁平足患者在接受手术治疗之前均应先行保守治疗。

1. 扁平足患者可减少活动，必要时石膏固定 4 ～ 6 周。扁平足的患者应选择合适的带跟的鞋，走路不要太多，站立不要过久，尤其要尽量避免负重行走和过于劳累。平时可适度练习用足趾夹东西、用足趾行走、做屈趾运动、跳橡皮筋、跳足尖舞等运动，以加强胫骨后肌及足内肌的肌力。

2. 在鹅卵石、沙滩或凹凸不平的路上行走可帮助恢复本体感觉，促进足底的血液循环，增加肌肉的力量；同时可辅以理疗，如推拿按摩、中草药酒火疗与照灯理疗等方法，但这些疗法的疗效和可重复性差别较大。

3. 应用足弓垫治疗扁平足，可以改善足部受力，吸收地面对足底的冲击力，产生减震缓冲的作用，消除足部疼痛和疲劳感，预防和矫正足部变形。

（二）手术治疗

经过 3 个月及以上保守治疗效果不佳，足部畸形持续进展者则需行手术治疗。

1. 对于 6 ～ 14 岁的青少年扁平足患者，需行距下关节制动术，于距下关节植入 Hypercure 螺钉。

2. 对于僵硬性平足的手术方案主要是关节融合手术。

3. 对于成人获得性平足症Ⅱ期，伴有后跟外翻及距舟周围半脱位小于 30°者，选择跟骨内移截骨术加胫骨后肌腱止点重建及弹簧韧带的加强缝合。跟骨内移截骨术：我们取跟骨外侧直切口，暴露跟骨截骨处，注意保护腓肠神经及腓骨长短肌腱，使用电刀对截骨处预先标记，选择合适的骨刀截骨，助手以手触及跟骨内侧，骨刀刚刚突破跟骨内侧壁，停止截骨。跟骨截骨我们采取斜行截骨，跟骨内移 1cm 即可，2.0mm 克氏针临时固定，C 形臂透视满意后以 1 枚 7.3mm 全螺纹加压空心钉；同时我们会切除副舟骨，可吸收锚钉重建胫骨后肌腱止点，同时探查弹簧韧带，对松弛的弹簧韧带需要进行加强缝合。术后石膏固定 4 ～ 6 周，截骨处大部分愈合后，可以定做平足鞋垫后予行走支具下地行走。

4. 对于距舟周围半脱位大于 30°者，我们加行外侧柱延长术。我们的经验是，手术前先测量出距骨第 1 跖骨角，根据角度的大小来确定外侧柱延长的量。手术切口以跟骰关节为中心，取直行切口，暴露骰骨及跟骨头，截骨部位位于距跟骨前关节面 1.5 ～ 2cm 处，薄骨刀垂直骨面截骨，根据术前测量的距骨第 1 跖骨角来截骨，注意保留内侧合页，取大小合适的自体髂骨骨块置入截骨处，使用 Evans 钢板固定。术后石膏固定 4 ～ 6 周，截骨处大部分愈合后，可以定做平足鞋垫后予行走支具下地行走。

同时我们还要对第 1 跖骨进行截骨手术，将第 1 跖骨头下沉，取第 1 跖楔关节背侧直行切口，依次切开皮肤、皮下，于第 1 跖骨基底部进行开放截骨内固定，内固定选取 2.4mm 手足钢板。

5. 如果患肢存在跟腱或腓肠肌挛缩，需要加行跟腱或腓肠肌松解手术。跟腱挛缩的松解一般在跟腱上 3 ～ 6cm 处，经皮沿着跟腱走行方向，按“内、外、内”顺序，取 3 个 1cm 小切口，背伸踝关节进行跟腱延长；腓肠肌松解则是取小腿内侧切口，在位于肌腹及跟腱交界处将腱膜切开，同样背伸踝关节，进行松解。

（三）康复治疗

术后由矫形中心量身定做的支具将患足固定 6 周，支具能有效恢复足弓和后足稳定。手术次日，指导患者主动行足趾背伸、屈曲和膝关节屈伸活动，以及行股四头肌、趾长伸肌及小腿三头肌的静力性收缩活动。术后 2 周扶拐下地行走，活动时做好防跌倒护理。

6 周后拆除支具，根据骨愈合情况逐渐开始渐进性训练。第一步：60°～ 65°热水热敷足踝、跟腱、足底 3 ～ 5 分钟，2 ～ 3 次 / 天；第二步：按摩 5 分钟，按摩部位为小腿前外侧肌肉→小腿后侧肌肉群→跟腱→足底，按摩的力度由轻到重，使患者有酸胀痛感，2 ～ 3 次 / 天；第三步：斜坡站立，从 5 ～ 10 秒钟开始，持续时间以患者能够忍受为宜，2 ～ 3 次 / 天，同时，向患者解释患肢站立后，如出现红、肿、痛的情况为正常反应，反复训练后症状可逐渐减轻或消失，以消除患者疑虑；第四步：负重行走 2 ～ 3 次 / 天，一般术后 6 周负重＜ 15kg，从负重 25%体质量行走逐渐过渡到负重 50%体质量行走，至术后 3 个月足部完全负重。

三、疗效评定

根据 AOFAS 踝 – 后足评分系统。优:90 ～ 100 分；良:75 ～ 89 分；可:50 ～ 74 分；差:50 分以下。

四、难点分析与对策

（一）难点提出

成人获得性平足不同时期的处理方式存在差异，因为疾病的发生及进展、骨性结构与软组织平衡与患者术后功能的恢复密切相关。对于成人获得性平足二期的患者，手术方案的选择需要根据患者的具体病情来制定个体化的治疗方案。

（二）解决对策

术前行伤肢负重位 X 线正侧位片检查，测量术前需要的影像学指标。行跟骨负重长轴位片了解跟骨是否存在外翻，同时术前进行 MRI 检查，了解胫骨后肌腱是否存在变性、弹簧韧带是否存在肥大撕裂等改变，还要进行严格标准的体格检查。应综合考虑，为诊断获得性平足二期的患者制定个性化的治疗方案。

（张宇）

◆ 糖尿病足 ◆

一、诊断

（一）病名

1. 中医病名　脱疽（TCD：BWC200）。

2. 西医病名　糖尿病足（ICD–10：E11.503）。

（二）疾病诊断

1. 病史长，既往多有糖尿病病史。

2. 查体的阳性体征主要表现在：

（1）糖尿病肢端坏疽与大血管病变，即节段性的肢体缺血。

（2）微血管病变与微循环障碍，主要表现在肢体末梢的血供减少，皮温改变，毛细血管充盈试验往往阳性。

（3）周围神经病变，表现在肢体感觉神经功能、交感神经功能的改变，甚至运动神经功能的改变。

（4）坏疽局部感染，主要表现在局部皮温异常，皮肤完整性改变，甚至局部破溃，脓肿形成等方面。

3. 影像学检查：

（1）X 线片：骨质疏松、骨质萎缩、骨质破坏、骨质修复等改变混合出现，严重者表现为骨质破碎、关节脱位的神经营养性关节改变。

（2）CT：可以清晰显示前述骨质改变的细节，厌氧菌产生的气体部位及数量，窦道的具体情况。

（3）MRI 检查：提示反应性充血、水肿、蛋白、脂肪及骨髓组织增多，MRA 可以清晰显示足部血管异常，血管粗细不均、变细或中断。

（4）多普勒检查、血管造影：糖尿病下肢动脉改变为管腔变窄、管壁增厚，尤以足背动脉的改变最为显著；静脉改变以腘静脉为主，主要表现为静脉管腔狭窄，严重者血栓形成。

（5）神经肌肉电生理检查：肌电图、体感诱发电位、运动神经或感觉神经传导速度的测定、F/H 波传导速度等可以对周围神经功能状况进行判定。

（三）鉴别诊断

1. 骨结核：一般多侵入关节，病史较缓慢，有结核病或结核病接触史，骨干发病较少。X 线片显示以骨质破坏为主，而少有死骨形成。

2. 下肢闭塞性脉管炎：常无血糖异常，有间歇性跛行，下肢肿胀范围常大于糖尿病足。

（四）疾病分级

1. Wagner 糖尿病足分级：有症状但皮肤完整，兼有骨骼畸形为 0 级；皮肤局部有浅表溃疡为 1 级；溃疡深达肌腱、骨骼、韧带与关节为 2 级；溃疡合并深部脓肿和骨髓炎为 3 级；足趾或前足坏疽为 4 级；全足坏疽为 5 级。

2. Brodsky 糖尿病足分级：皮肤完整，有早期溃疡病变、红斑、硬结、骨突下皮内出血为 0 级；浅表溃疡达皮肤全层，但不超过皮下组织为 1 级；溃疡深达肌腱、关节囊，但未见到关节和骨骼为 2 级；溃疡深达关节、骨骼，伴骨髓炎或关节感染为 3 级。

二、治疗方案

（一）非手术治疗

1. 控制糖尿病 运用糖尿病饮食进行基础治疗，建议患者换用胰岛素，将血糖控制在目标值。

2. 扩血管、抗凝、溶栓 改善循环与微循环，使大血管及微血管再疏通，使肢端血流畅通，坏疽局部供血得到良好改善。

3. 抗感染 选用有效抗生素，控制全身或坏疽局部感染，减少局部蔓延和毒血症、败血症的发生。

4. 控制其他相关的急慢性并发症 增强患者身体素质，为保证治疗坏疽的顺利进行打好基础。

（二）手术治疗

1. 血管重建术 目前，膝以远动脉重建以自体大隐静脉移植转流通畅率最高，自体大隐静脉移植远端动脉搭桥是治疗糖尿病足缺血有效的方法，足背动脉转流可常规用于糖尿病足缺血患者。

2. 介入治疗 根据糖尿病下肢血管病变分布的特殊性，糖尿病下肢动脉缺血的介入治疗主要集中在腘动脉和胫、腓动脉。介入治疗可以改善主干动脉的缺血状态。

3. 糖尿病足截肢术 根据 Wagner 分型，1、2 级糖尿病可以通过护理和局部清创控制，而 3 型若伴气性坏疽时需截肢，4 型损害严重，一般均需截肢处理。在截肢术前，建议行动脉造影明确血液供应受累范围及其程度，以明确截肢的具体范围，避免截肢后短期内肢体再坏死或截肢残端愈合困难等并发症。

三、难点分析与对策

（一）难点提出

1. 病灶彻底清除较困难，局部感染控制不佳。

2. 截肢平面的确定，以及残端的覆盖。

3. 患者抵抗力差，感染细菌对多种抗生素耐药。

（二）解决对策

1. 建议术前行下肢动静脉血管彩超甚至造影检查，确定治疗方案是继续换药还是截肢术。

2. 结合血管病理改变，从预防短期内再坏疽、再截肢术的角度出发确定截肢平面，安排血供充足的残端软组织覆盖。

3. 采取中医辨证施治，以扶正祛邪。加强中医特色治疗，包括内服、外敷，从提高自身体质来达到抵御外邪的目的。

（徐强）

◆ 爪形趾及锤状趾 ◆

一、诊断

（一）病名

1. 中医病名 痹证（TCD：BNV090）。

2. 西医病名 爪形趾（ICD-10：M21.572），锤状趾（ICD-10：M20.401）。

爪形趾是指近端趾间关节、远端趾间关节跖屈和跖趾关节屈曲的一种足趾畸形。锤状趾一般是指足趾近侧趾间关节屈曲挛缩，跖趾关节保持过伸状态，有时伴有脱位，远端趾间关节中立或背伸的一种畸形。爪形趾常常由足弓畸形与神经肌肉疾病引起，也可以由外伤导致。锤状趾常常由于穿着各种不适的鞋子导致，也可能是由于结缔组织病及创伤等原因。

（二）疾病诊断

1. 症状　爪形趾早期无明显症状，随着足趾畸形的发生，跖骨头下的纤维脂肪垫随着跖盘的移动而向远方移动，减少了跖骨头下软组织的保护，增加了步态中跖骨头的压力，后期可能出现足底胼胝疼痛，畸形加重导致关节脱位。锤状趾的早期症状主要为跖趾关节肿胀、疼痛和关节不稳定。近侧趾间关节背面受鞋面压迫、摩擦而形成胼胝，跖骨头下方及趾尖亦可形成胼胝。这些病损可造成局部疼痛，或继发滑囊炎使症状加重。锤状趾多影响单个足趾，常见于第 2、3 趾。

2. 体征　爪形趾患者伴有近端趾间关节、远端趾间关节跖屈和跖趾关节背伸，常常累及多趾，甚至累及 5 个足趾。锤状趾患者近侧趾间关节屈曲挛缩，跖趾关节保持过伸状态，有时伴有脱位，远端趾间关节呈中立或背伸，好发于除𧿹趾外的其余 4 趾，多发于第 2 趾，可累及足趾 3 个关节。爪形趾及锤状趾患者近侧趾间关节背侧可出现硬性胼胝，伴有糖尿病或感觉减退的患者在受压部位可出现溃疡，甚至深部感染。

3. 影像学检查　X 线为爪形趾及锤状趾最常用的检查方法。

（三）鉴别诊断

锤状趾与爪形趾常相互混淆，但爪形趾畸形较严重，常影响多个足趾，甚至𧿹趾。从外观上看爪形趾与锤状趾较为相似，但是锤状趾没有远侧趾间关节的跖屈畸形，而爪形趾却常伴有远侧趾间关节的跖屈畸形。爪形趾畸形常与足弓畸形及神经肌肉病变有关联，如脊髓灰质炎、进行性肌萎缩、马尾神经疾患及高弓足畸形，类风湿关节炎亦可导致典型的爪形趾畸形。

（四）疾病分期

爪形趾和锤状趾在临床中主要有僵硬性和非僵硬性两类，根据其畸形程度二者分为三度：

1. 轻度畸形　即跖趾关节或近侧趾间关节无僵硬性挛缩，畸形随负重的增加而增加。

2. 中度畸形　即近侧趾间关节出现僵硬性跖屈挛缩，但跖趾关节未出现背伸挛缩。

3. 重度畸形　即近侧趾间关节出现僵硬性跖屈挛缩，同时伴跖趾关节背伸挛缩。重度畸形通常伴有跖趾关节的半脱位或完全脱位。

二、治疗方案

（一）非手术治疗

年轻人或轻度畸形者可试用保守治疗，可通过衬垫与固定带减轻畸形、缓解疼痛部位的压力；如果畸形时间不长且没有跖趾关节的过伸畸形，每日手法活动并固定足趾，可阻止跖趾关节背伸，也可矫正近端趾间关节的屈曲畸形。但是，一旦被动拉伸机捆扎停止，畸形则有可能复发，大多数有症状的锤状趾患者最终都需要手术治疗。

（二）手术治疗

单纯因为美观的目的而进行手术治疗是不可取的。锤状趾及爪形趾的手术方法基本相同。其手术适应证包括无法缓解的疼痛、穿鞋障碍、锤状趾伴𧿹外翻引起的重叠趾畸形、锤状趾及爪形趾导致的溃疡、跖趾关节脱位等。常用的手术方式包括软组织术式和骨与关节术式两类。单纯软组织手术无骨缩短，有可能不能达到永久的矫正；然而，对于骨骼尚未发育成熟的有症状的可复性锤状趾，或年轻人的一趾或多趾可复性屈曲畸形（仅在负重时锤状趾明显），屈伸肌转移有助于矫正畸形。可复性锤状趾及爪形趾，若没有临床症状，不用特殊处理，我们处理的主要是僵硬性爪形趾及锤状趾。僵硬性锤状趾及爪形趾畸形的手术方案如下：

1. 僵硬性锤状趾 采用近侧趾间关节成形术。取趾间关节背侧梭形切口，切除胼胝体及跖骨间关节囊，将近节趾骨远端切除 1/3 或 1/4，1.5mm 克氏针固定屈曲的趾间关节于伸直位；同时再取跖趾关节背侧直形切口，将趾长伸肌腱延长，趾短伸肌腱切断，跖趾关节背侧关节囊松解，双侧副韧带松解，于跖骨头颈交界处行由远端背侧向近端跖侧的截骨，然后使用折断钉固定。

2. 僵硬性爪形趾 采用 2 ～ 5 趾趾长屈肌腱切断术。在足趾跖侧趾长屈肌腱止点处，即约跖侧远趾间横纹处，使用尖刀经皮切断趾长屈肌腱，再取跖趾关节背侧直形切口，将趾长伸肌腱延长，趾短伸肌腱切断，于跖骨头颈交界处行由远端背侧向近端跖侧的截骨，然后使用折断钉固定。踇趾行 Jone's 手术，取踇趾跖间关节横行切口切断踇长伸肌腱及关节囊，处理软骨，沿第 1 跖骨轴线纵行切开，将踇长伸肌腱转位于跖骨颈上，趾间关节使用半螺纹拉力螺钉加压固定。

三、疗效评定

对于爪形趾及锤状趾畸形，疗效评定主要采用 AOFAS 前足评分系统。

四、难点分析与对策

（一）难点提出

锤状趾及爪形趾在不同时期及不同程度畸形下的手术治疗方案不尽相同，锤状趾及爪形趾包含一系列畸形，根据初次发现与诊断时的不同畸形阶段，手术方案有所不同。选择合适的手术方式对于术后功能的恢复具有重要意义。

（二）解决对策

对于锤状趾及爪形趾畸形，术前需行相关影像学检查，并认真评估畸形程度，结合患者的发病特点，判断锤状趾及爪形趾是僵硬性还是非僵硬性，同时结合长期积累的临床经验选择合适的方式以达到预期的手术效果。

（张宇）

◆ 寰枕关节脱位 ◆

一、诊断

（一）病名

1. 中医病名 寰枕关节脱位（TCD：BGT000）。

2. 西医病名 寰枕关节脱位（ICD–10：S13.101）。

（二）疾病诊断

1. 有明确外伤史，多发生于车祸。

2. 临床表现差异较大，可仅表现为颈部疼痛，旋转活动受限；也可表现为低位颅神经损伤或半身瘫、四肢瘫、呼吸衰竭或直接死亡。

3.X线片诊断较为困难。对于无神经、脊髓功能损伤或损伤程度不重的病例，可能X线片无明显异常。对于完全性脊髓损伤病例可能显示枕骨髁和寰椎侧块分离。若有椎前软组织肿胀影是一个警示信号。CT检查可以较准确判断脱位情况及出血情况。MRI检查可以有效评估局部软组织损伤和脊髓、脑干损伤的情况。

（三）鉴别诊断

上颈部软组织挫伤：上颈部软组织挫伤多发生于颈后方，不会有神经功能障碍，X线片无骨性结构异常。这与较轻的无神经损伤的寰枢关节脱位易混淆。X线片侧位相上有无椎前软组织肿胀影可做鉴别。

（四）病理分型

按脱位方向分为4型（Traynelis分型）：

Ⅰ型：前脱位，这是最常见的类型。

Ⅱ型：纵向脱位，不伴有前后或后方移位。

Ⅲ型：后脱位，罕见。

Ⅳ型：侧方脱位。

二、治疗方案

寰枕脱位一般合并寰枕韧带、覆膜、翼状韧带断裂，出现严重不稳定，因此现场救治时头颈部制动非常关键，现场复位可能加重损伤。

（一）非手术治疗

1.牵引治疗　对于Ⅱ型脱位是禁忌，因牵引治疗中有部分病例出现神经症状加重。牵引治疗必须在监护下小心进行。牵引首选颅骨牵引，牵引重量应少量渐加，控制在6kg以内。牵引力线先顺势牵引，复位后改为中立位牵引。牵引时间维持4～6周，摄片检查证实寰枕间相对稳定后改为支具固定。如仍不稳定，建议改为手术治疗或维持牵引。

2.头环背心（Halo-vest）　适应于无明显神经症状的儿童病例，因儿童愈合能力强，有效制动可达到较坚强的纤维愈合，无需手术。

（二）手术治疗

成人寰枕脱位一般选择手术治疗。手术方式为枕颈复位内固定植骨融合。固定融合节段以寰枕为宜，如稳定性欠佳可延至枢椎。除非解剖结构异常，一般不建议延长节段至颈3。术后多需外固定支具辅助固定，以利于融合。

手术在颅骨牵引下完成，取俯卧位，全麻。手术切口采用后正中入路，沿中线显露，剥离颅骨及寰枢椎附着的颈枕部肌肉组织，显露枕骨部颅骨和寰枢椎。显露寰枕时应注意向外显露范围不要太宽，尽可能沿寰椎下缘显露，避免损伤椎动脉。多数情况下寰椎椎弓根较细小，多采用侧块置钉。后弓下缘外侧探及侧块后止血，骨钻沿内外倾-5°～5°范围内钻入，力学测试表明寰椎侧块内置钉1cm即可满足临床力学要求。颅骨钻孔时主要控制深浅，避免失手穿破硬脑膜。固定器械一般为U型板/棒结构。如寰椎置钉不可靠或结构异常或合并骨折，可延长固定节段至枢椎甚至颈3。器械塑形时主要保持枕颈角度，保持头颈中立位，必要时多次透视明确。为确保此处植骨融合，在可能的情况下以自体髂骨结构性植骨为宜，也可使用含BMP的人工骨。

三、疗效判断

目前并无公认的寰枕关节脱位的疗效判断标准。疗效优劣判断主要取决于两方面因素：神经功能改善程度和稳定性重建程度。

四、难点分析

本病的难点在于诊断，尤其是早期无神经症状的患者，可能仅表现为颈部疼痛，活动受限。X 线片因该部位解剖结构复杂，影像重叠，且本病较为少见，非常易于漏诊。对于 X 线片侧位相提示椎前软组织肿胀影应及时 CT 扫描。如条件有限，多次 X 线片侧位像对比也有助于正确诊断。

手术治疗病例骨性融合是后期寰枕稳定的关键。因寰椎植骨面较小，不融合概率较高，因此打磨寰椎后弓时应充分，尽可能扩大植骨床，但需注意避免植骨床向外侧过大，一般以不超过中线 1.5cm 为宜，尽可能沿寰椎后弓下缘显露，避免椎动脉损伤。因寰枕间隙相对较大，为确保植骨融合，植骨材料的选择以自体松质骨为宜，自体富含松质骨的结构性骨块为佳。

（邓轩赓）

◆ 寰椎骨折 ◆

一、诊断

（一）病名

1. 中医病名 骨折病（TCD：BGG000）。

2. 西医病名 寰椎骨折（ICD–10：S12.202）。

（二）疾病诊断

1. 有明确的外伤史，多为间接暴力所致，常见于高速车祸、高处坠伤及重物击打。

2. 临床表现为上颈部疼痛，活动受限。少部分伴有相应脊髓、神经损伤的表现。

3. X 线片开口位部分可见寰椎侧块移位，侧位像可见椎前软组织肿胀影像或后弓骨折影。X 线片诊断容易漏诊，尤其是后弓与侧块结合部骨折不易发现。CT 扫描可以看见寰椎全貌，以及骨折部位、移位情况，有助于判断寰椎的稳定性。

（三）鉴别诊断

寰枢关节半脱位：多发生于儿童，发病前多有“感冒”病史。头颈向一侧偏斜，旋转受限，影像学无骨折表现，寰齿两侧间距不等。

（四）病理分型

目前通常采用 Hweiler 分型：

Ⅰ型：单纯寰椎前弓骨折。受伤机制为颈椎过伸损伤，是颈长肌收缩导致的寰椎前弓尾侧端的水平撕裂，环椎的环形结构是完整的。

Ⅱ型：单纯寰椎后弓骨折。受伤机制为颈椎过伸和轴向压缩损伤，可合并齿状突骨折，一般骨折累及后弓最脆弱的部位如双侧椎动脉沟。

Ⅲ型：寰椎前弓和后弓同时骨折（Jefferson 骨折）。受伤机制为轴向压缩应力导致侧块向侧方移位，可合并横韧带断裂或撕脱骨折。开口位两侧块侧方移位之和大于 7mm，说明横韧带断裂，骨折为不稳定骨折。

Ⅳ型：单纯环椎侧块骨折。本型骨折极为罕见。

Ⅴ型：寰椎横突骨折。本型骨折罕见。

二、治疗方案

在寰椎骨折的所有类型中，仅部分 Jefferson 骨折需要手术治疗，大部分非手术治疗即可。

（一）非手术治疗

1. 颈托固定保护　侧块无分离移位的稳定性寰椎骨折使用软性颈围保护即可，固定时间 4 ～ 8 周；而侧块移位但移位小于 7mm 的寰椎骨折需要费氏颈托固定或头颈胸支具固定，一般固定时间为 8 ～ 10 周。

2. 牵引 + 支具　对于侧块移位大于 7mm 的寰椎骨折也可非手术治疗，大部分保守治疗效果满意。先颅骨牵引 3 ～ 4 周，局部骨折初步稳定后改头环背心固定。牵引力线维持中立位即可。牵引重量根据患者体重情况为 2.5 ～ 5kg。牵引期间应注意检查钉道，避免牵引松动滑脱。牵引状态下应注意头颈部活动及头枕部清洁，避免枕骨部压疮的发生。

支具为头颈胸支具，固定时间为 4 ～ 6 周。

3. 药物治疗　药物治疗为辅助治疗，可根据骨折的三期用药原则（早期活血化瘀、消肿止痛，中期接骨续筋，后期补益肝肾、柔筋壮骨）选用适宜的药物。我院通常早期常采用七味三七口服液、创伤消肿片、玄胡伤痛片等，中期多采用双龙接骨丸等，后期多采用归香正骨丸、益尔力口服液等。

（二）手术治疗

手术指证是不稳定的两部分 Jefferson 骨折合并横韧带撕脱或断裂，或经非手术治疗寰椎仍不稳定或出现寰枢椎不稳。

1. 侧块螺钉复位固定术　颈后正中入路，显露寰枕后弓，具体方法及注意事项同前一节。分别于寰椎两侧侧块置钉，钳夹螺钉复位。透视复位满意后，固定棒连接固定两侧螺钉。术后颈托外固定保护。骨折愈合后内固定无需取出。

2. 寰枢关节融合术　较少采用，仅用于寰椎骨折愈合后出现寰枢关节失稳的情况。手术方法为颈后正中入路，显露寰枢椎。枢椎棘突附着两侧肌肉尽可能保留，难以保留时术毕需缝回原位重建。一般采用寰椎侧块和枢椎椎弓根置钉。寰椎显露尽可能沿寰椎后弓下缘显露，注意避免过度向外侧显露，避免伤及椎动脉。探及寰椎侧块后，骨钻开孔后置钉，置钉内外倾为 -5°～ 5°范围内。通常探查寰椎侧块时静脉丛出血较多，可使用压迫止血，同时显露尽可能在骨膜下进行，动作要轻柔。枢椎椎弓根置钉相对难度较大，可沿枢椎椎板内壁探及枢椎椎弓根内缘确定椎弓根位置后，沿椎弓根上壁稍作显露，直视下置钉。钉棒或钉板固定后，寰枢椎间植骨融合，建议采用自体松质骨植骨以增加植骨融合率。如枢椎椎弓根钉置钉困难也可采用椎板置钉，但椎板置钉强度较椎弓根置钉强度稍差，术后需配合较坚强的外固定。

三、疗效判断

目前并无公认的寰椎骨折的疗效判断标准，一般参照骨折复位标准判定。

解剖复位：骨折块影像学上达到完全复位，骨折愈合后外观、功能无异常。

功能复位：骨折块虽未完全复位，移位不明显接近正常，骨折愈合后外观、功能无异常。

畸形愈合：骨折块移位较明显，骨折愈合后外观或/和功能障碍，局部疼痛，部分病例需行枕颈融合术。

四、难点分析

本病的难点在于诊断，通常首诊的影像资料是X线片，因为结构的重叠及摄片因素的关系，后弓与侧块结合部骨折难以发现。而且通过X线片过伸过屈位判断骨折稳定与否并不现实，因为骨折后局部疼痛导致患者检查时的保护性姿势必然影响真实情况的判断。本病的明确诊断还是需要CT扫描。

（邓轩赓）

◆ 齿状突骨折 ◆

一、诊断

（一）病名

1. 中医病名 骨折病（TCD：BGG000）。

2. 西医病名 齿状突骨折（ICD–10：S12.103）。

（二）疾病诊断

1. 有明确的外伤史。

2. 颈部疼痛，活动受限，一般无神经、脊髓症状。

3. 如移位不大，X线片侧位仅可见咽后壁肿胀；早期过伸过屈位因疼痛常不能进行，中后期可见枢椎前后移位。CT检查可明确齿突骨折的情况。如有神经损伤，应做MRI及肌电图检查。

（三）鉴别诊断

寰枕关节脱位：部分病例早期均表现为颈部疼痛，活动受限，但无神经损伤的表现。X线片无明确异常或仅咽后壁肿胀。CT扫描可鉴别。

（四）疾病分型

一般采用Anderson–D'Alonzo分类方法，将本病分为3型。

Ⅰ型：齿状突尖骨折，也见于寰枕关节脱位时的翼状韧带撕脱骨折。

Ⅱ型：齿状突基底部骨折，可镶嵌或向后移位，容易出现骨折不愈合。

Ⅲ型：经枢椎体的齿状突骨折，骨折线位于枢椎椎体，齿状突腰部以下。本型融合率较高。

二、治疗方案

（一）非手术治疗

1. 支具治疗 适用于Ⅰ型骨折，因骨折位于寰椎横韧带以上，对寰枢关节稳定性影响不大。支具固定时间为4～8周。

2. 牵引+外固定 适用于Ⅱ型、Ⅲ型骨折。早期牵引复位后维持3～4周，局部初步稳定后改为头环背心Halo–vest固定6～8周。

（二）手术治疗

主要适用于Ⅱ型，估计愈合可能性小的病例，即齿突移位较大、高龄、骨折粉碎程度较大。

1. 前路固定　如骨折面为横行或从前上向后下，适合前路中空齿突螺钉固定，有利于保持断端稳定和骨折愈合。手术方法为从颈 4 ～颈 5 平面做横切口，根据术者个人习惯，左侧或右侧切口均可。于食管鞘和血管鞘间纵行分离，到达颈 4 ～颈 5 椎前，钝性向上剥离至可触及枢椎椎体为止。导针从颈 3 椎体前上缘中线经颈 2 ～颈 3 椎间盘前缘穿入，根据透视结果调整位置和方向，单枚导针的理想位置是前后位及侧位上均位于齿状突中间。将导针穿过齿状突折线并临时固定。测量螺钉长度，沿导针选入空心螺钉，确保螺钉螺纹通过断端。在旋螺钉过程中，助手需夹持并固定导针，避免螺钉旋转过程中尤其是螺纹通过断端后导针松动穿入延髓造成损伤。通常中国人齿状突仅能容下 1 枚螺钉。

2. 后路固定　寰枢椎固定植骨融合。既往认为固定后不融合，骨折愈合后取出内固定物可保持寰枢关节的活动性，但多数内固定取出后寰枢关节活动性未能得到有效保持。具体方法同前节。

三、疗效判断

目前并无公认的齿突骨折的疗效判断标准，可参照寰枢椎的稳定性和局部症状综合评估，以影像学资料证实齿突骨性结构愈合为宜。

四、难点分析

本病的难点主要在于手术操作层面。前路手术创伤较小，直接断端固定，保留了寰枢椎间的旋转功能，因而更有利于患者。但手术操作难度较大，主要表现在中国人的齿状突相对西方人较小，较理想置钉的位置有效，术中需要多次透视，手术人员可能需要接受一定的辐射。确定导针后在沿导针攻丝及上螺钉时，助手需要特别注意导针的稳定，避免导致向上移位损伤延髓。

后路寰枢椎固定融合手术时，存在椎动脉损伤可能，因此寰椎后弓显露应紧贴下缘，不超过术前测量宽度，避免椎动脉损伤。探查寰椎侧块及侧块置钉时，易引起静脉丛出血，操作要尽可能轻柔，术前应备用止血纤丝等止血产品。

部分病例可能出现枢椎椎弓根细小或椎动脉内聚、高跨，导致置钉困难，此时可采用椎板置钉。椎板置钉应注意椎板方向，钉头最好从椎板外层皮质穿出。开孔后注意探查椎板内层骨质的完整，C 形臂透视可采用侧位斜 45°法判断螺钉在椎板内外层皮质间位置。注意尽量避免仅仅棘突基底置钉（强度不足）。

（邓轩赓）

◆ 枢椎椎弓骨折 ◆

一、诊断

（一）病名

1. 中医病名　骨折病（TCD：BGG000）。

2. 西医病名　枢椎椎弓骨折（ICD–10：S12.102）。

（二）疾病诊断

1. 有明确外伤史，多为颈椎过伸–压缩损伤机制。

2. 一般无神经损伤的并发症，多表现为颈部疼痛、活动受限，部分病例有吞咽阻挡感。

3. X 线片可见枢椎椎弓的骨折分离影像。CT 扫描可更准确地反映骨折形态：骨折线垂直或斜行，椎弓和椎体可分离，部分病例可见颈 2 ～颈 3 成角或颈 2 向前滑移。

（三）鉴别诊断

创伤性颈 2 ～颈 3 失稳：这是因创伤导致颈 2 ～颈 3 椎间盘、关节突关节等损害而致的颈 2 相对于颈 3 或前或后的移位。二者的鉴别点在于影像学检查中，本病存在关节突关节的骨折或脱位，而枢椎椎弓骨折的骨折部位在于椎弓。

（四）病理分型

一般采用 Levine–Edward 分型。

Ⅰ型：不合并脱位，颈 2 ～颈 3 椎间隙是完整的，颈 2 ～颈 3 关节是稳定的，属于稳定性骨折。

Ⅱ型：约占 28%，骨折超过 3mm 的前滑移和不显著的成角，颈 2 ～颈 3 椎间隙破坏，颈 2 ～颈 3 关节不稳定，是不稳定的骨折。

Ⅱ A 型：是Ⅱ型的变型，颈 2 ～颈 3 间有大于 11°的成角和轻微的前移，骨折线通常是从后上到前下斜行通过枢椎椎弓，属于不稳定骨折。

Ⅲ型：有双侧椎弓骨折伴后侧小关节突的损伤，通常伴有椎弓骨折的严重移位和成角，以及一侧或两侧小关节突脱位，属于不稳定性骨折。

二、治疗方案

（一）非手术治疗

1. 支具固定 颈胸支具固定，适用于Ⅰ型骨折。固定时间为 4 ～ 6 周，固定期间颈部可配合理疗缓解局部肌肉紧张、疼痛。

2. Halo–vest（头环背心） 适用于大多数Ⅱ型骨折。头侧螺钉安置中前两钉的位置为前发际线少许，眉弓外缘上方，后外侧钉的位置为耳尖上方 2cm 左右。前方螺钉安置时应注意嘱患者闭眼，避免出现皮肤前路闭眼障碍情况发生。背心组装时，需要 1 位助手固定头颈部于中立位。头环背心的固定时间为 8 ～ 12 周。固定期间应注意观察钉道，避免松动或钉道感染。

（二）手术治疗

适用于 Halo–vest 不能维持良好复位、骨折不愈合及Ⅲ型骨折。

1. 后路椎弓根螺钉固定 适用于骨折接近枢椎下关节突且无颈 2 ～颈 3 椎间关节损伤的病例。拉力螺钉可将断端加压固定。后正中线入路，逐层切开，显露枢椎棘突、椎板及关节突。通过颈 2 椎弓根植入 1 枚长度适宜的拉力螺钉。显露及置钉方法同前节。要点是术前应仔细测量螺钉长度，螺纹需全部通过骨折线。骨折愈合后螺钉无须取出。

2. 前路融合固定（anterior cervical discectomy and fusion，ACDF） 适用于椎弓骨折分离明显，伴枢椎明显前滑移或成角。对于脱位明显的病例术前应牵引复位。手术采用平舌骨横切口，左右根据术中习惯。颈阔肌横行切开后，沿颈阔肌下方做囊状分离，扩大术野。食管鞘和血管鞘之间纵向分离，到达椎前筋膜。在切口近端多可见唾液腺及喉上神经横跨食管、血管鞘间隙，注意保护，避免损伤。此时因位置较高，且有下颌骨及神经阻挡，术野较为狭窄。助手显露咽后壁时力度适中，不要将拉钩向前勾提。如显露仍较困难，也可继续在喉上神经上方间隙分离，到达颈2椎体下缘，并将喉上神经、血管束适度游离。

显露颈2～颈3椎间盘后，切除椎间盘，清理终板软骨。因此部位多无椎管占位，大多无需切断后纵韧带。选择合适大小的融合器椎间植骨融合。钢板不宜过长，通常22mm足够。为避免钢板上缘顶挤咽后壁可将颈2椎体下缘修理平整。

3. 后路颈2～颈3固定融合　颈2采用椎弓根螺钉，颈3采用椎弓根螺钉或侧块螺钉（椎弓根螺钉稳定性更可靠，但技术要求更高），同时植骨融合。手术入路及方法同前节。侧块固定方法：进针点位于关节突内下象限，螺钉螺丝刀紧靠下位椎棘突，沿此方向旋入侧块螺钉。固定融合方法同前节。

三、疗效判断

目前并无公认的枢椎椎弓骨折的疗效判断标准，可参照症状、骨折复位、骨折愈合情况综合判断。

四、难点分析

本病的难点在于治疗选择方面，尤其是Ⅲ型骨折，涉及前后方稳定结构均被破坏。应先尽可能牵引复位，复位后选择前路固定融合，前方固定复位更为可靠，植骨融合率较高。但前路手术位置较高，显露较为困难，术中容易出现喉上神经损伤及咽后壁损伤。显露过程中颌下腺的出现是一个标志，意味着喉上神经就在附近。显露操作动作要轻柔，避免锐性切割。显露喉上神经后将神经内外层尽可能游离以获得最大牵开空间，但需避免过度牵拉。到达颈2～颈3椎前后，先钝性分离咽后壁，拉钩应垂直牵拉，避免向上钩提。因咽后壁以纵行肌束为主，环形肌束较少，向上钩提可能将咽后壁撕破。

术中还有一个细节需注意，因颈2椎呈斜面，前方钢板固定后可能出现钢板顶挤咽后壁的情况。因此安放钢板时一方面钢板要尽可能短，同时需修整颈2椎体前缘下角。

（邓轩赓）

◆ 中下颈椎骨折脱位 ◆

一、诊断

（一）病名

1. 中医病名　骨折病（TCD：BGG000）。

2. 西医病名　中下颈椎骨折、脱位（ICD-10：S12.201，S12.202）。

（二）疾病诊断

1. 有明确的外伤史。

2. 临床表现为颈部疼痛，活动受限，伴或不伴外观畸形、旋转固定，伴或不伴有相应神经、脊髓受损的表现。

3. 影像学可发现相应的骨折和（或）脱位征象。标准的颈部X线片包括正侧位及开口位（斜位片在创伤中应用价值有限）。特别注意的是颈3水平椎前软组织厚度大于7mm，椎6～椎7水平椎前软组织厚度大于21mm要高度警惕。颈椎后凸角度大于11°提示后方韧带结构损伤。CT检查是颈椎损伤检查中不可缺少的内容，可显示椎体纵行骨折线、椎管占位、椎板椎弓骨折，小关节对合情况。MRI

可显示脊髓、椎间盘、韧带的情况。

（三）病理分型

本病目前多采用AO分型：

A型：椎体压缩性骨折。轴向压缩伴或不伴有屈曲；椎体高度丢失；椎体后壁完整，后方韧带复合体结构完整（伸屈位X线片、MRI）；相对少见。

A1：嵌压骨折。A1.1：终板嵌压；A1.2：楔形嵌压。A1.2.1：上缘楔形嵌压；A1.2.2：侧方楔形嵌压；A1.2.3：下缘楔形嵌压。A1.3：椎体塌陷骨折。

A2：分离型骨折。

A2.1：矢状面或冠状面的分离型骨折；A2.2：矢状面和冠状面的分离型骨折；A2.3：钳夹样骨折。

A3：爆裂性骨折。椎体后壁破坏和短缩，椎3和棘突也可能发生垂直分离骨折，椎间盘一般也受累。A3.1不完全性爆裂骨折。A3.1.1上缘不完全性爆裂骨折；A3.1.2侧方不完全性爆裂骨折；A3.1.3下缘不完全性爆裂骨折。A3.2爆裂－分离型骨折。A3.2.1上缘爆裂－分离型骨折；A3.2.2侧方爆裂－分离型骨折；A3.2.3下缘爆裂－分离型骨折；A3.3完全性爆裂骨折。A3.3.1钳夹爆裂骨折；A3.3.2完全性屈曲爆裂骨折；A3.3.3完全性轴向爆裂骨折。

B型：前柱和后柱损伤伴有分离。一般的颈椎损伤是B型，怀疑有B型损伤时需要进行过伸过屈X线片检查。

B1：以后方韧带断裂为主，是下颈椎最典型的亚型。B1.1：伴有椎间盘横贯性断裂。B1.1.1：屈曲－半脱位；B1.1.2：前脱位；B1.1.3：屈曲－半脱位/前脱位伴有关节突骨折。B1.2：伴有椎体A型骨折。B1.2.1：屈曲－半脱位伴有椎体A型骨折；B1.2.2：前脱位伴有椎体A型骨折；B1.2.3：屈曲－半脱位/前脱位伴有关节突骨折和椎体A型骨折。

B2：后方骨性结构断裂为主。B2.1：横贯性双柱骨折；B2.2：伴有椎间盘横贯性断裂。B2.2.1：骨折线通过椎弓根和椎间盘；B2.2.2：骨折线通过峡部和椎间盘（屈曲椎体滑脱）。B2.3：伴有椎体A型骨折。

B3：经椎间盘的前方断裂（过伸－剪切损伤）。当颈椎处于后伸位时受到过伸和分离的作用力，以及轴向压缩力作用时发生过伸型损伤，表现为前纵韧带和椎间盘的断裂。椎体终板前方和骨刺的撕脱骨折也很常见。

B3.1：过伸－半脱位。B3.1.1：不伴有后柱损伤；B3.1.2：伴有后柱损伤。B3.2：过伸性椎弓断裂。B3.3：后脱位。

C型：前柱和后柱损伤伴有旋转。本型具有以下典型特征：旋转移位；冠状面水平移位；单侧关节突和横突骨折；终板侧方撕脱骨折。

C1：A型损伤伴有旋转，本型很少见。C1.1：旋转楔形骨折；C1.2：旋转分离骨折。C1.2.1：旋转矢状面分离骨折；C1.2.2：旋转冠状面分离骨折；C1.2.3：旋转钳夹样骨折；C1.2.4：椎体分裂。C1.3：旋转爆裂骨折。C1.3.1：不完全性旋转爆裂骨折；C1.3.2：旋转爆裂－劈开分离骨折；C1.3.3：完全性旋转爆裂骨折。

C2：B型损伤伴有旋转。C2.1：B1型损伤伴有旋转（屈曲分离伴有旋转）。C2.1.1：旋转屈曲－半脱位；C2.1.2：旋转屈曲－半脱位，伴有一侧关节突骨折；C2.1.3：单侧小关节骨折伴有分离；C2.1.4：单侧脱位。

二、治疗方案

（一）非手术治疗

1. 适应证 颈部软组织损伤；颈部附件骨折；椎体稳定性压缩性骨折；其他暂不具备手术条件的病例。

2. 颈托或颈胸支具外固定 适用于临时固定或稳定骨折限制活动时使用，如 A1、A2 型病例及其他型临时固定。一般固定时间 6 ～ 8 周。

3. 颅骨牵引 牵引可以即刻制动，部分骨折脱位复位，恢复部分颈椎序列，矫正后凸，适用于大部分骨折非手术治疗及手术前的准备工作。牵引时间一般 4 ～ 6 周，骨折端初步稳定后改为颈胸支具继续固定保护 4 ～ 6 周。

4. Halo-vest 外固定架 现临床应用较少，多用于不能手术的 B、C 形损伤，能有效控制颈椎旋转和移位。方法同前节。

（二）手术治疗

手术适应证为不稳定的骨折脱位和脊髓、神经功能损害的病例。

1. 前路椎间盘切除、植骨融合内固定（ACDF） 适用于无骨性结构损伤或以前方结构损伤为主的脱位，或椎间盘突出致脊髓损伤的病例。手术方法同前节。一般情况下。舌骨平颈 3 椎体，甲状软骨平颈 4 ～颈 5 椎间盘平面，环状软骨平颈 6，颈 6 横突前结节也可作为定位依据。切口应平行于颈横纹以减少瘢痕，以利美观。

2. 前路椎体次全切除、植骨融合内固定（anterior cervical corpectomy and fusion，ACCF） 适用于不稳定椎体骨折，或椎管占位明显出现相应脊髓、神经症状的病例。手术入路同前。先次全切除椎体上下方的椎间盘，处理方法同 ACDF。再沿颈长肌内缘稍偏外、钩椎关节内侧切除拟次全切的椎体。切除过程中可能出血较多，可以骨蜡涂抹止血，直至椎管前方后纵韧带。次全切除椎体的横断面应呈倒八字形态。然后再切除后纵韧带，显露硬膜囊，此时硬脊膜应完全膨出并有正常搏动。往往彻底减压后出血反而减少。测量钛网或人工椎体长度，将切除椎体的骨质装入钛网或人工椎体中做椎间支撑植骨融合。部分病例为促进植骨融合也可取髂骨块椎间植骨。固定钢板的长度应适中，避免到达上下椎间盘平面。

3. 后路复位固定融合 用于后方结构损伤者，如小关节脱位，双侧椎板、椎管、关节突骨折。常用侧块螺钉固定（椎弓根螺钉固定强度最高，但相应技术要求及风险增高）。固定节段根据复位后侧块的稳定性决定。前方无骨折、后方结构完整的稳定性好的病例固定单节段即可，关节突有缺损、前方有骨折的病例至少头尾端各固定 2 个节段。因通常需固定 2 个运动节段，融合率相对较低，常配合前路手术联合使用。如合并椎管后方占位还需部分或全椎板切除。具体手术入路同前。

4. 前后联合固定融合 适用于复杂的骨折脱位，前后结构均受到了较严重的损伤，或术前牵引无法复位的病例，或强直性脊柱炎骨折脱位者。对于术前牵引无法复位的骨折脱位病例常需前 – 后 – 前手术。

三、疗效评定

下颈椎损伤包括的范围较广，骨折脱位的类型较多，无统一、公认的疗效判断标准，可参考脊髓神经功能的恢复情况、颈椎稳定性情况、局部症状的改善情况综合判断。

四、难点分析与对策

1. 本病的难点在于手术操作上。手术的操作需要一个熟练过程，有较长的学习曲线。一方面需要有扎实的解剖知识，同时还需要不断训练、积累手术技能，培养“手感”。另一方面也需要有较好的心理素质，面对险象能冷静、客观分析病情并做出相应处理。

2. 对于颈椎骨折脱位的患者，因前后稳定结构破坏，颈椎处于失稳状态，在搬运及术中体位摆放的过程均可能出现医源性颈脊髓损伤或加重，尤其是麻醉后摆放体位时。此时应由有经验和资质的医生负责头颈部，其余助手听从指挥，使头颈部与身体成一个整体进行体位摆放，避免头颈部旋转或过度屈曲、后伸。同时，在体位变化过程中，应使头颈部保持牵引状态。

3. 前路 ACDF 中是否需切除后纵韧带一直有争议。一般认为术前如明确无椎间盘突出或疝入椎管，可以保留后纵韧带，否则均建议切除后纵韧带，显露硬脊膜。减压彻底的标准是硬脊膜完全膨出，无皱褶或凹陷，搏动明显。

4. 原始脱位程度较重的病例，因创伤反应、食道或咽后壁肿胀，术中出现咽后壁或食道副损伤的概率加大。应对的办法是合理选择手术时间，避免在水肿高峰期手术（伤后 1 周内），术前积极消肿脱水治疗；同时，术中分离椎前组织时动作应轻柔，钝性分离，避免锐器切割；拉钩末端应圆钝，牵拉应轻柔，定时放松拉钩（建议每 15 分钟放松 1 次），术毕关闭切口前检查食道。

5. 若前路术后切口肿胀，甚至部分患者出现疼痛，是该密切观察还是早期探查？这个问题一直困扰着临床一线医生。分析出现这种情况的原因多为四类：一是局部软组织肿胀，这与原始损伤程度、术中操作等因素有关，这是最常见的一类。通常患者的引流液不多，引流液性状无异常。肿胀于术后第 2 ～ 3 日最为明显，随后肿胀逐渐消退。无特殊处理，注意患者呼吸道的湿化，有利于排痰。二是脑脊液漏，多为拔出引流管后出现，渗漏量不大。局部呈软性肿胀，切口周围表面不红，无须特殊处理。肿胀明显者可以沙包局部压迫。三是切口内感染，不多见。常为术后 3 日以后出现，表现为切口表面红肿，压痛明显，血象、血沉、C 反应蛋白持续增高，多需要切开引流。四是食道漏，比较少见，也最难处理。前路手术后拔出引流管前应先进食，观察进食后的引流情况。怀疑食道漏时还可口服稀释亚甲蓝，观察引流液有无蓝染。钡餐造影也可根据情况选用。如证实出现食道漏，但肿胀不重，引流较少，如无感染，可经胃管饮食 2 ～ 3 周后，再次口服稀释亚甲蓝（一般 3 次），如无异常，密切观察下恢复经口饮食。如肿胀较重，且引流液较多，建议早期探查，并请胸外科或头颈外科医生协助修复，同时强化营养支持及抗感染治疗。

（邓轩赓）

◆ 胸腰椎骨折 ◆

一、诊断

（一）病名

1. 中医病名 骨折病（TCD：BGG000）。

2. 西医病名 胸椎骨折（ICD：S22.001）；腰椎骨折（ICD：S32.001）。

（二）疾病诊断

1. 外伤史　多为高能量暴力损伤，了解受伤瞬间脊柱所处的位置对判断受伤机制和分型很有帮助。

2. 症状　伤后局部疼痛，伴或不伴有双下肢感觉、运动障碍及大小便障碍。

3. 体征　局部畸形，肿胀，压痛，叩击痛，双下肢可伴有感觉、运动障碍，鞍区感觉障碍。

4. 影像学检查　X 线片明确受伤部位及程度。CT 及 MRI 了解骨折块与脊髓神经之间的关系，了解软组织损伤的情况。

（三）鉴别诊断

1. 与腰背部软组织损伤相鉴别。外伤后可见局部疼痛，甚至肿胀、活动受限，局部压痛，但影像学检查可鉴别有无骨折。

2. 有无复合性损伤。复合伤常合并颅脑损伤、胸腹腔脏器损伤及休克。仔细检查，应有相应的症状和体征，CT 或 MRI 等检查可协助了解损伤的情况。

3. 是否合并脊髓损伤。要系统而详细地进行神经检查，结合 CT 或 MRI 等检查来判断。若有脊髓损伤，可见相应的神经系统症状和体征。

4. 是否有病理性骨折。仔细了解既往情况，根据实验室检查，CT 或 MRI 检查可有效鉴别。

（四）骨折分型

推荐采用 AO 分型并结合 AOspine 胸腰椎损伤分类系统、TLICS 评分指导临床。

1. AO 分型

（1）A 型损伤：椎体压缩性损伤。损伤累及胸腰椎前部结构，包括横突或棘突骨折。

① A0 亚型：横突或棘突骨折。

② A1 亚型：椎体边缘压缩或嵌入骨折伴单个终板骨折，不累及椎体后壁。

③ A2 亚型：劈裂或钳夹样骨折，骨折线累及上下终板，但无椎体后壁损伤。

④ A3 亚型：椎体骨折影响单一终板伴任何累及椎体后壁和椎管的损伤。压缩暴力可能会造成椎弓根间距增加及椎板纵行骨折，后方张力带的完整性仍维持。

⑤ A4 亚型：椎体骨折累及上下终板和椎体后壁，也可能存在椎板纵行骨折，但无后方张力带的损伤。劈裂骨折累及椎体后部时归为 A4 亚型。

（2）B 型损伤：张力带损伤。损伤累及前方或后方张力带结构，此型损伤可在 A 型椎体骨折中和并存在。

① B1 亚型：后方张力带的单一骨性结构损伤延伸至前方椎体，就是常说的“Chance 骨折”。骨折可以经椎弓根延伸，于峡部后部至后方软组织分离或经椎弓根棘突延伸向后方。

② B2 亚型：后方张力带损伤伴或不伴骨性结构破坏。任何相关的椎体压缩性骨折都应根据 A 类亚型单独分类，尤其是椎体爆裂骨折合并后方张力带结构损伤的都应描述为 B2 型骨折伴 A3 或 A4 骨折。

③ B3 亚型：损伤累及限制脊柱过伸的前纵韧带。损伤可经椎间盘或椎体本身，完整的后方结构铰锁限制了整体移位。

（3）C 型损伤：移位 / 分离损伤，所有结构的破坏导致移位或脱位。特点是骨折节段头尾端在任何平面上的移位超出了正常的生理范围。C 型损伤可能出现椎体前后方结构的完全分离，若合并相关的椎体骨折、张力带损伤都应单独分类。

2. AOspine 胸腰椎损伤分类系统　分类方法基于三种基本参数的评估，即前面描述的骨折形态学分类及患者神经功能状态、临床修正参数。

（1）神经功能状态分级

N0：神经功能状态正常。

N1：短暂的神经功能障碍。

N2：存在神经根损伤的症状或体征。

N3：不完全的脊髓或马尾神经损伤。

N4：完全性脊髓损伤（ASIA 分级中的 A 级）。

NX：用来表示一些特殊患者，可能是因颅脑损伤、中毒、多发伤、气管插管或镇静而无法完成神经系统检查。

（2）临床修正参数

M1：表示骨折伴有影像学检查（如 MRI）或临床检查发现的不确定的张力带损伤情况。该修正参数对骨结构稳定，而软组织存在损伤的患者是否需要选择手术治疗有指导意义。

M2：表示患者特异的合并症，这些合并症可能会对患者的手术决策造成影响。该修正参数包括但不限于强直性脊柱炎、风湿情况、弥漫性特异性骨骼肥大症、骨质疏松或手术节段皮肤损伤等。

3. TLICS（thoracolumbar injury classification and severity score）评分系统 胸腰椎损伤分类和严重度评分系统是由以 Alexander R.Vaccaro 为首的 Spine Trauma Study Group（STSG）团队提出的分类系统，基于三种损伤特征而制定评分。三种因素包括：影像判断的损伤形态、后方韧带复合体（PLC）的完整性、神经功能状态。损伤的严重程度评分由这三个因素综合计算，根据评分指导手术或非手术治疗，并为手术治疗指导手术入路。

综合评分 3 分或以下者非手术治疗；4 分者手术或非手术治疗；5 分或以上者需手术治疗。综合考虑临床修正参数：如骨折部位明显后凸畸形、椎体明显塌陷、侧方成角、开放性骨折、软组织受损、临近多根肋骨骨折、不能佩戴支具、多系统创伤、严重颅脑损伤、胸骨骨折、强直性脊柱炎、弥漫特异性骨骼肥大症（DISH）、骨质疏松等情况。

二、治疗方案

（一）非手术治疗

1. 复位固定

牵引过伸按压法：患者俯卧硬板床上，两手抓住床头，助手立于患者头侧，两手把持腋窝处，另一助手立于患者足侧，双手握双踝，两助手同时用力牵引。足端助手在牵引的基础上逐渐将双下肢提起，使患者躯干下半部、双下肢悬离床面，脊柱呈过伸位；术者双手重叠，按压伤椎后凸的棘突复位。复位后在伤椎平面置软枕，使患者维持脊柱过伸位仰卧休息，或俯卧位休息。卧床至少 4 周后，使用支具固定逐渐下床，支具需佩戴 3 个月或更长。

双脚悬吊过伸牵引法：患者俯卧于牵引床上，用两帆布袜套紧紧缚住患者的双踝，并用粗绳通过牵引床滑轮系住帆布袜套上的环，吊起患者的双踝，使患者双踝、下肢和躯干的下半部渐渐离开床面，前胸壁紧贴在床面。患者在此姿势下，脊柱后伸。当脊柱后伸达到预计的程度时，停止牵拉，将粗棉绳紧紧缚于床头。2 ～ 3 分钟后用移动 X 线机检查复位的情况，如未满意，可加高悬吊或用手在骨折部稍加按压。骨折整复满意后即做 1 个石膏背心或支具固定。石膏定型后解除悬吊，使患者仰卧休息。

2. 中药治疗

（1）早期：如有腹胀、大便不通者系瘀血停积，宜用攻下逐瘀法，以大成汤主之；如系气滞血瘀，肿痛并见者，宜用行气消瘀法，可内服创伤消肿片、玄胡伤痛片或七味三七口服液；局部外敷二黄新伤止痛软膏。

（2）中期：治疗以接骨续筋为主，可服用归香正骨丸、双龙接骨丸。

（3）后期：应用补益法和温经通络法，常用益尔力口服液及祛风活络丸、加味地黄丸等。中后期局部可外贴丁桂活络膏。

（二）手术治疗

1. 适应证　适用于 AO 分型的 B、C 形损伤，TLICS 评分 5 分或以上的患者。

2. 手术方法

（1）胸腰椎后路椎弓根螺钉系统固定：胸腰椎骨折采用后路椎弓根螺钉和棒系统固定，在临床中广泛应用，利用节段固定、棒的外形，并给予压缩力或撑开力，能很好地复位骨折。根据 TLICS 系统的推荐，需手术治疗的患者可根据神经及 PLC 损伤情况指导手术入路选择。对于无神经损伤或神经根损伤的患者，无论 PLC 是否断裂都可行后路手术；对于完全性脊髓或圆锥损伤的患者可单独行后路或前后路联合手术；对于不完全性脊髓或圆锥损伤的患者，若 PLC 断裂，建议行前后路联合手术治疗。

将行后路手术的患者置于俯卧位，胸及髂部垫软垫，使腹部悬空并利于体位复位。C 臂 X 线机透视确定手术部位并确定切口区域，在比邻固定区域上、下一节段棘突间做后正中切口，显露固定节段的椎板、关节突关节、横突。利用 C 臂 X 线机透视确定椎弓根的准确位置并安全置入椎弓根螺钉，如果伤椎椎弓根无骨折我们常规于伤椎置入短椎弓根螺钉，螺钉的选择根据术前 CT 的测量和术中透视置入可以接受的最大直径的螺钉。选择计划撑开所需长度的棒，根据骨折部位脊柱序列适度弯棒塑形以利于复位，置入棒并采用加压（牵张损伤）或撑开复位骨折，锁紧内固定并放置横连接装置。固定节段椎板、横突后部去皮质，去除关节突关节软骨，用自体髂骨碎块或异体骨做后外侧植骨。术后佩戴支具保护逐渐下床活动，通常需佩戴支具 3 个月。

目前随着微创技术和器械的发展，对于不需行椎管减压而只需行固定手术的 A 型骨折和 B1 型骨折患者，尤其是年轻患者，可行经皮椎弓根螺钉内固定术。患者俯卧位，透视定位确定固定椎弓根位置，经皮插入导针，探查上关节突外侧，正位透视导针位于椎弓根投影外侧中部，导针位置正确后于皮肤穿刺点切约 2cm 切口，改用定位钻套进行椎弓根穿刺，当侧位透视定位钻套到达椎体后缘时，正位透视钻套未超过椎弓根投影内侧缘，钻套应与终板平行，位置准确后钻套继续进入椎体 0.5cm，拔出钻套内芯，置入导针并拔出外套管，沿导针置入导管扩张通道，留下外层导管保护软组织。通过导针及工作通道钻孔并攻丝，选取合适长度的螺钉，去除工作导管，经导针拧入椎弓根螺钉并取出导针。同样方法置入另一组或两组螺钉，选取合适长度连接棒，用置棒器置入钉尾槽内，锁紧一端螺塞，根据需要用撑开或加压器复位并锁紧另一端螺塞，用断臂器折断所有螺钉的长臂。

（2）前路椎管减压植骨内固定：对于有神经损伤而无 PLC 断裂的患者，或有 PLC 断裂需行后路手术但椎体破损严重，单纯后路手术前方支撑功能不能恢复，后路内固定可能失败的患者，需行前路椎管减压、重建手术。前路手术可以对椎管直接充分减压，可以利用植骨块或钛网等植入物连同钢板或钉棒系统重建脊柱前方正常序列，并迅速恢复脊柱的承受轴向负荷的能力。注意了解不同内植物的特点，以便准确使用。

通常采用左侧入路。患者右侧卧位，牢固固定患者以利于准确置入螺钉，减少神经血管损伤的风险。手术切口通常高于伤椎两个节段平面，胸椎为经胸入路，切除部分肋骨进入胸腔，结扎伤椎及上下各一节段的节段血管。腰椎行腹膜后入路，切断腹内斜肌及腹横筋膜进入腹膜后间隙，显露髂腰肌，经髂腰肌前部间隙分离并结扎伤椎及上下各一节段的节段血管。切除伤椎上下方两个椎间盘的大部分组织，切除伤椎中后部骨质，保留椎体前缘和前纵韧带，椎体后壁骨质去除至右侧椎弓根内壁水平以行椎管充分减压，上下方椎体终板软骨去除干净，但注意保护终板不受破坏，便于支撑植骨块或钛网。椎体间撑开纠正后凸，量取合适长度的植骨块或钛网并植入，准确安放内固定。放置胸腔闭式引流或伤口引流，关闭伤口。术后去除引流后可佩戴支具保护逐渐下床活动，通常需佩戴支具3个月以上时间。

（三）康复治疗

1. 功能锻炼 仰卧位锻炼法：让患者仰卧于木板床上，在伤椎后方畸形处垫一枕头，使之逐渐伸展，同时嘱患者进行背伸肌锻炼。第一步为五点支撑法：在木板床上患者仰卧，用头部、双肘及双足撑起全身，使背部尽力腾空后伸。第二步为三点支撑法：让患者双臂置于胸前，用头部及双足撑在床上，全身腾空后伸。第三步为弓桥支撑法：患者用双手与双足撑在床上，全身腾空呈一拱桥状。

俯卧位锻炼法：又称飞燕点水法。让患者俯卧于硬板床上，嘱患者锻炼：第一步让患者俯卧于硬板床上，双上肢置于身体两侧，抬头挺胸，两臂后伸，使头、胸、双上肢离开床面。第二步让患者在双膝关节伸直的同时，双下肢后伸，并使其尽量向上离开床面。第三步让患者头、颈、胸及双下肢同时抬高，两臂后伸，全身翘起，仅让腹部着床呈一弧形，为飞燕点水的姿势。

练功的原则为：早期练，抓紧练，循序渐进。受伤后，患者若有休克等合并症，应及时纠正，待全身情况允许时，一般为伤后1～2日，即要教会患者逐步练功。开始应讲明各部练功的要领与必要性，解除患者的思想顾虑，使患者能够刻苦练功。练功进展虽根据患者的伤势、体质与精神状态略有差别，但要争取在伤后3～6周以内完全达到练功要求。

2. 物理因子治疗 腰背部可给予中频治疗仪、TDP治疗仪及骨折治疗仪等治疗。

三、疗效评定

参照中华人民共和国中医药行业标准《中医病证诊断疗效标准》。

1. 治愈 矢状面上椎体高度大部分恢复（恢复3/4以上），后凸畸形完全纠正或cobb氏角＜5°，无侧弯畸形，骨折愈合，胸腰部无不适，截瘫恢复，功能完全或基本恢复。

2. 好转 矢状面上椎体高度部分恢复（＜2/3椎体高度恢复≤3/4），后凸畸形部分纠正或cobb氏角＜15°，骨折愈合，胸腰部疼痛基本消失，胸腰段外观较治疗前有所改善，截瘫好转。

3. 未愈 矢状面上椎体高度恢复≤2/3，后凸畸形无纠正或cobb氏角≥15°，局部仍疼痛，畸形无改善，截瘫无好转，功能活动障碍。

四、难点分析与对策

（一）难点提出

1. 使用TLICS评分系统时，PLC损伤的判断可能困难。

2.TILCS评分4分的患者治疗选择困难。

3. 单纯爆裂骨折患者是否需要手术。

4. 手术采用长节段固定还是短节段固定，是否需要植骨融合。

（二）解决对策

1. 临床判断 PLC 损伤可能出现误差，在 TLICS 评分系统内对于怀疑 PLC 损伤时给予 2 分，主要是体现 PLC 结构在脊柱稳定性维持上的重要作用。PLC 损伤的判断需要结合临床查体和影像学检查综合判断。查体检查是否有棘突间距增宽，棘突间隙是否有明显压痛，局部肿胀情况；观察 X 线片棘突间距是否明显增宽，局部后凸情况，有无椎小关节分离或棘突撕脱骨折的情况；MRI 检查可显示棘上、棘间韧带情况，对判断棘上韧带断裂较为敏感，但 MRI 临床观察有假阴性或假阳性情况，需要综合分析判断。

2. 对于一个单纯爆裂骨折无神经损伤，可疑 PLC 结构损伤的患者，依据 TLICS 评分为 4 分，为可手术也可非手术治疗的患者，或对于一个 AO 分型为 A3 或 A4 的患者是否应该选择手术治疗，临床常较为难。我们认为，需结合患者需求，结合评分系统内所提的修正因素情况，个体化选择治疗方案。对于 A4 型损伤或 A3 型损伤伴有骨质疏松或明显后凸畸形等情况的患者需要给予特别的考虑，可以参考载荷分享（loading sharing）评分评估脊柱的稳定性。只有仔细判断损伤类型，充分了解各分型系统的优缺点，结合患者的实际情况等才能做出比较好的治疗方案。

3. 手术是否进行融合及采用长节段或短节段固定的问题，仍然需要结合损伤类型及患者情况来决定。通常 AO 分型的 B 型及 C 形损伤，后方韧带结构损伤严重，常需要进行后外侧融和，C 形损伤常需要长节段固定；胸椎骨折或脱位常为高能量损伤，另外胸椎活动少，常需要长节段固定，而腰椎活动功能要尽量保留，多采用短节段固定。骨质疏松患者内固定容易松动，也需要特别考虑。对于采用手术治疗的 A3 或 A4 型骨折患者，尤其采用微创手术治疗时，可不做植骨融合而单纯行复位内固定术。

（石华刚）

◆ 肋骨骨折 ◆

一、诊断

（一）病名

1. 中医病名： 骨折病（TCD：BGG000）。

2. 西医病名： 肋骨骨折（ICD–10：23.301）。

（二）疾病诊断

1. 症状　①胸肋部的直接外伤史；②伤处局部疼痛，说话、呼吸、咳嗽时疼痛加重，严重的病例体位受限，患者伤侧不敢伸直，呼吸活动受限或深呼吸诱发疼痛；③部分损伤严重的病例可出现呼吸困难、紫绀甚至休克。

2. 体征　①局部瘀斑、肿胀；②伤处压痛，可触及骨擦感及皮下气肿，骨折移位明显时可叩及骨断端；③胸廓挤压试验阳性；④多发肋骨骨折（多根多处）者可见反常呼吸或呼吸困难；⑤严重者可伴气胸、血胸。

3. X 线检查　可明确骨折部位、移位情况、有无血气胸等，必要时需要 CT 扫描重建。

（三）鉴别诊断

1. 胸壁挫伤　胸壁受到直接暴力撞击或挤压，不足以使肋骨骨折，但可造成胸壁软组织挫伤。其临床表现有时与肋骨骨折非常相近，但肋骨骨折一般症状较重。胸壁挫伤的临床表现为胸肋部疼痛或肩背部疼痛、闷胀，痛有定处，检查时可见压痛明显，局部微肿，有时甚至可见皮下瘀斑。X 线平片或斜位片可排除肋骨骨折。但是肋骨轻微的裂纹骨折早期往往不易发现，易被误诊为胸壁挫伤。此时需要等待 10 ～ 14 日后重新摄片，才会发现骨折线（骨折端钙质吸收）。

2. 胸壁扭伤（岔气） 强力举重，用力不当，或身体扭转、咳嗽皆可出现肋下作痛，甚至胸肋部胀满，不敢深呼吸及咳嗽，俗称“岔气”。症状与肋骨骨折有相似之处，但其受伤机制及病理表现与肋骨骨折不同。肋骨骨折为肋骨本身受外力作用而受伤，有时伴有肋椎关节半脱位。胸壁扭伤后，肋间肌肉韧带撕裂，可造成组织间出血、渗血、酸性代谢产物积累，从而压迫和刺激肋间神经，引起肋间神经痛。患者往往自觉窜痛，痛无定处，有时出现带状灼痛区。X 线检查可无特殊发现，若有肋椎关节半脱位，则可见伤处肋骨稍向下移位，造成肋间隙不等宽。

（四）证候分类

参照中华人民共和国中医药行业标准《中医病证诊断疗效标准》。

1. 骨断筋伤、血瘀气滞 舌质暗。舌底脉络瘀紫，苔黄腻，脉弦。

2. 骨断筋伤、血瘀气滞、经脉受损 多伴有肢体萎软、麻木。舌质暗紫，苔薄黄，脉弦，日久可见脉细弱。

3. 肝肾亏虚、骨断筋伤 多见于老年性骨质疏松性骨折，症见舌质淡，苔薄白或黄，脉弦细。

二、治疗方案

（一）非手术治疗

1. 适应证 ①简单肋骨骨折或单根多段骨折，无严重血气胸及呼吸困难等合并症；②多发肋骨骨折，无严重合并症，无心肺功能影响；③多发肋骨骨折，症状、体征稳定，疼痛控制较理想；④多发肋骨骨折，患者无手术条件或拒绝手术者。

2. 治疗方法 复位与固定（不强调复位）。

（1）闭合复位方法：嘱患者正坐，助手在患者背后，将一膝顶住患者背部，双手握其肩，缓缓用力向后方拉开，使患者挺胸。医生一手扶健侧，一手按定患侧，用推按手法将高凸部分按平。若后支肋骨骨折，助手扶住前胸，令患者挺胸，医生在患者背后，用推接法将断骨矫正。

（2）外固定：①胶布固定法：适用于第 5 ～ 9 肋肋骨骨折，每条胶布宽 7 ～ 10cm，长度比患者胸廓半周长 10cm。患者正坐，两臂外展或上举，在呼吸末，即胸围最小时，先在后侧超过中线 5cm 处贴紧胶布，由后绕向前正中线 5cm。第 1 条贴在骨折部，而后以叠瓦状（后一条盖住前一条的 1/2）向上和向下增加 2 ～ 3 条，以跨越骨折部上、下 2 条肋骨为宜。固定时间 3 ～ 4 周。此法不利于咳嗽、咳痰，在多根骨折、老年、肥胖患者及对胶布过敏者不宜采用。②弹性胸围固定法：最常用，弹性胸围覆盖骨折肋骨，松紧适宜即可。

3. 疼痛控制 常规处理后若疼痛缓解不佳，可行肋间神经封闭术。操作方法：在患者背部距棘突 4 ～ 6cm 处进针，也可在骨折近端进针，进针后先刺中肋骨，然后下移，当针尖刚滑过肋骨下缘时，于该处注入 2% 利多卡因 2 ～ 3mL。1 根肋骨骨折需注射 3 条肋间神经，除折断的肋骨外，尚需包括上下肋各 1 条肋间神经。

（二）手术治疗

1. 适应证 ①胸壁塌陷，出现反常呼吸，连枷胸者；②多发肋骨骨折，疼痛控制不佳者；③多发伤，疼痛明显，体位、护理不便者；④肋骨骨折合并明显气胸、血胸者；⑤开放性气胸；⑥大量血气胸，呼吸窘迫者。

2. 禁忌证　①局部软组织条件差，可能影响切口愈合者；②呼吸道感染者。

3. 手术方式

（1）胸腔闭式引流术：适用于开放性气胸或大量血气胸。气胸一般在锁骨中线第 2 肋间置管，液胸多在腋中线第 8 肋或第 9 肋间置管。皮肤消毒铺巾后，0.5% ～ 1% 的利多卡因局部麻醉，皮肤切开约 1cm 左右，止血钳分离肋间肌肉组织及壁层胸膜，安置引流管并缝合固定，引流管接水封瓶。

（2）胸前抽吸排气术：适用于开放性气胸或大量气胸，位置同上。

（3）肋骨切开复位内固定胸廓成形术：通常于第 6 ～ 10 肋间固定。皮肤消毒铺巾麻醉后，根据需固定肋骨的位置及数量，设计切口，沿肋骨走行（肋间神经界面）切开。切开皮肤及皮下组织后可直接触及肋骨及骨断端。重建钢板固定需剥离断端周围骨膜，记忆合金卡环无需剥离骨膜。对于术中发现胸膜破裂的病例需留置胸腔闭式引流。

三、疗效判断

参照中华人民共和国中医药行业标准《中医病证诊断疗效标准》。

1. 治愈　骨折对位满意，骨折愈合，局部肿痛消失，咳嗽及深呼吸无疼痛，胸廓挤压试验（－）。

2. 好转　骨折对位好，基本愈合，局部轻微肿痛及压痛，咳嗽及深呼吸无明显疼痛，胸廓挤压试验（±）。

3. 未愈　骨折对位差，未愈合，局部肿痛无明显改善，咳嗽及深呼吸仍感疼痛，胸廓挤压试验（+）。

四、难点分析与对策

1. 有明确受伤史，伤处出现疼痛和功能障碍，再结合影像学资料，肋骨骨折的诊断不难，但是影像诊断容易遗漏诊断和数错肋骨部分，必要时需要 CT 扫描及骨三维重建。

2. 肋骨骨折后因胸廓的运动使得外固定作用有限，因此骨折移位的复位固定常不可靠，可以继发气胸、血胸。

3. 肋骨骨折的常见合并症与并发症是气胸、血胸、肺挫伤、肺部感染、纵隔气肿和皮下气肿。少见情况如张力性气胸、开放性气胸、进行性血胸、连枷胸、创伤性湿肺等可出现口呼吸循环危象，甚至危及生命。治疗过程中应密切观察病情，及时发现，并处理肋骨骨折的合并症与并发症。

（熊小明）

◆ 骨盆骨折 ◆

一、诊断

（一）病名

1. 中医病名　骨折病（TCD：BGG000）。

2. 西医病名　骨盆骨折（ICD-10：S32.801）。

（二）疾病诊断

1. 有明确外伤史，临床表现为局部肿胀、疼痛、功能障碍，可有皮下瘀斑。骨盆挤压分离试验阳性。

2. 骶部骨折或脱位者，肛门检查局部可有明显压痛或脱位征。

3. 严重损伤者可伴有不同程度的休克。

4. 注意是否并发膀胱、尿道、直肠、血管、神经及其他的损伤。

5. 通过影像学检查，如X线片（骨盆平片，骨盆出口位、入口位片，髋臼骨折需要加拍闭孔斜位和髂骨斜位片）、CT平扫及骨三维重建，了解骨块的移位方向及相互关系。

（三）鉴别诊断

1. 髋臼骨折合并股骨头中心性脱位需与单纯性髋关节脱位鉴别：髋臼骨折拍摄闭孔斜位及髂骨斜位片可以区别单纯性髋关节脱位。

2. 骨盆骨折导致的腹膜后血肿需与腹腔内出血相鉴别：需进行诊断性穿刺确诊。患者侧卧1分钟后取髂前上棘内上2～3cm穿刺，然后如法穿刺另一侧。若针尖刺入腹腔即抽出血液，为腹腔内出血；若无血液抽出，则为腹膜后血肿。

（四）骨折Tile分型

1. A型　稳定骨折。

A1：撕脱骨折。A1–1：髂前上棘撕脱骨折；A1–2：髂前下棘撕脱骨折；A1–3：坐骨结节撕脱骨折。

A2：移位较小的稳定骨折。A2–1：单纯髂骨翼骨折。A2–2：移位小或无移位的骨盆环骨折。常发生于骨质疏松的老年女性。A2–3：孤立前柱损伤，也称为“马鞍样骨折”或“蝶形骨折”，累及四个耻骨支而没有后方损伤。这种病例较少见，多数损伤是侧方压迫（B2型）或剪切伴后方损伤（C型）的变异。这种损伤通常意味着剪切或侧方挤压所致的高能量损伤，临诊时切记不要漏诊。

A3：骶骨和尾骨横行骨折。A3–1：尾骨骨折或骶尾脱位，可能成为持续性疼痛的原因。A3–2：无移位的骶骨横行骨折，常见于骶2平面以下的骨折。A3–3：有移位的骶骨骨折，可能合并马尾功能障碍。

2. B型　旋转不稳定、垂直稳定骨折。

B1：开书型损伤，仅髂骨外旋不稳。

B2：侧方压迫损伤，半侧骨盆内旋不稳。B2–1：同侧前方和后方损伤。侧方挤压暴力作用于髂嵴，半骨盆承受内旋应力，导致骨盆环前方损伤。当暴力持续，骶骨前方压迫损伤，但骶髂后韧带完好，盆底完整性也维持。B2–2：对侧骨折。如果耻骨支移位不是巨大，一般不手术，可行外固定架。

B3：双侧B型骨折。

3. C型　旋转及垂直均不稳定骨折（稳直剪力），同时累及前后环，其特点是整个骨盆底的破裂（骶髂复合体的破裂）。前方损伤：耻骨联合分离，单侧或双侧耻骨上下支骨折。后方损伤：髂骨骨折，骶髂关节骨折脱位（或单纯脱位），骶骨骨折，此为C型和B型的主要区别。

C1：单侧损伤失稳。

C2：双侧损伤失稳。一侧为C形，对侧为B型损伤。

二、治疗方案

正确判断血流动力学状态和骨盆骨折情况有助于最终取得良好的治疗效果，减少并发症。

血流动力学不稳定而骨盆环稳定的患者，首先控制出血、稳定血流动力学，再通过制动取得满意疗效。血流动力学稳定，骨盆环不稳定的患者，密切观察 24 ～ 48 小时确定没有潜在出血，全身状态允许下，尽快确定治疗方案。如果出现血流动力学和骨盆环均不稳定的情况，应用骨盆外固定或骨牵引，必要时行盆腔动脉栓塞，这对控制出血很有帮助。一旦血流动力学稳定，就可以着手准备有效复位和内固定。

（一）非手术治疗

1. 制动及固定治疗

血流动力学和骨盆环均稳定的患者，可通过制动缓解症状。一般卧床休息 4 ～ 6 周后即可逐渐下床活动。

（1）髂前上、下棘骨折保持屈髋屈膝位休息。坐骨结节骨折保持伸髋屈膝位休息。

（2）耻骨联合分离小于 2.5cm 时可采用帆布悬吊骨盆，固定 6 ～ 8 周。

（3）B 型骨折，骨盆稳定性好的患者可选择保守治疗。仰卧位休息，绝不能侧卧。

2. 中药治疗

（1）早期：如有腹胀、大便不通者系瘀血停积，宜用攻下逐瘀法，以大成汤主之；如系气滞血瘀，肿痛并见者，宜用行气消瘀法，可内服创伤消肿片、玄胡伤痛片或七味三七口服液；局部外敷二黄新伤止痛软膏。

（2）中期：治疗以接骨续筋为主，可服用归香正骨丸、双龙接骨丸。

（3）后期：应用补益法和温经通络法，常用益尔力口服液及祛风活络丸、加味地黄丸等。中后期局部可外贴丁桂活络膏。

（二）手术治疗

1. B1 型

（1）原则：耻骨联合分离＞ 2.5cm，可造成髂后上棘和骶骨连接处旋转不稳定，需早期复位恢复骨盆的容积，维持盆腔的血液灌注。

（2）手术治疗

外固定：以固定针固定好后，患者侧卧即可复位，锁紧外固定连杆维持复位。患者无明显不适即可下床活动。通常固定 8 ～ 12 周。去除外固定前应松掉外固定连杆，拍摄骨盆三位片确定无不稳定。

内固定：如其他原因需行骨盆手术时，可同时行钢板内固定。一般不推荐单独行切开复位内固定。

2. B2 型

（1）闭合复位困难者选择切开复位内固定。经过 Pfannenstiel 切口点式复位钳夹住耻骨上支去旋转，可使用带螺纹克氏针固定 6 周，也可使用钢板内固定。

（2）如果患者年轻，患肢短缩＞ 2cm，或存在明显不可接受的内旋畸形，就必须考虑切开复位内固定。

3.C 型　为不稳定损伤，骨盆环完全断裂。该型骨折多为高能量剪切应力骨折，死亡率较高。

（1）外固定：尽管外固定不能完全稳定骨折，但可以减少真骨盆容积，恢复骨性骨盆的填塞效应，减少出血。单纯前方外固定不能够恢复骨盆的稳定性，另外还需股骨牵引。

（2）内固定：①前方损伤：包括耻骨联合固定和耻骨上支内固定。②后方损伤：后方经皮内固定已经成为骨盆后方骨折的最佳固定技术。对于骶髂关节脱位和骨折，前路、后路都可以。前路的优点是切口小，无不愈合的情况发生。缺点是有损伤腰5神经根的风险。后路切口的不愈合率高，但当冠状面骨折线经过髂后上棘时仍然适合使用后路。

三、疗效评定

参照中华人民共和国中医药行业标准《中医病证诊断疗效标准》。

1. 治愈 骨折对位满意，骨折愈合，症状消失，功能完全或基本恢复。

2. 好转 骨折对位良好，骨折愈合，或多发性骨折者，骨盆环轻度畸形，骨折部位肿痛明显减轻，功能基本恢复或部分恢复，能自理生活。

3. 未愈 骨折对位不佳，或骨折不愈合，不能负重，功能障碍，生活不能自理。

四、难点分析与对策

骨盆骨折被认为是除颅脑与胸部损伤外由创伤致死的三大原因之一，尤其是合并有开放性骨盆骨折的严重多发伤患者的救治难度更高，临床治疗棘手。正确评估骨盆骨折并采取有效的处置措施既是该类严重多发伤患者救治中的难点，也是整个救治过程中的一个关键。对骨盆骨折大出血患者来说，急诊评估和诊疗非常重要，需要1个跨学科、能及时评估和管理患者的合作团队，如需要普外科、血管外科、骨科、介入放射科医生及血库人员的参与。

1. 合理的救治策略是治疗成功的关键 强调“边诊断、边抢救、再诊断、再进一步抢救”的原则，恢复并维持患者的生命体征稳定，才能为进一步确定性治疗创造机会。

2. 血流动力学的判断 创伤后血流动力学不稳的主要原因是颅内、胸腹腔脏器出血。处置中限制性容量复苏的同时应进行全面检查。合并胸腹腔脏器损伤时，应同时对骨盆损伤采用清创、外固定。如果是骨盆骨折导致血流动力学不稳定，而接诊单位又不具备血管栓塞技术，建议外固定支架固定加骨盆填塞，同时尽快转综合医院或请血管外科支援。

3. 掌握受伤机制及解剖关系 掌握这些知识是治疗取得成功的保证。

（1）前后方压缩/外旋损伤：暴力直接作用于耻骨联合或髂后上棘时，可能造成一侧或双侧髂骨外旋，耻骨联合断裂，甚至是骶髂前、后韧带断裂。如果暴力小，耻骨联合分离的距离不超过2.5cm，临床检查不到骨盆环后方的损伤。如果暴力较大，耻骨联合分离的距离超过2.5cm，骶髂前韧带及骶棘韧带发生断裂，骨盆环就像书一样从耻骨联合处打开。即便如此，如果骶髂后韧带的完整性没有被破坏，骨盆只能以骶髂关节为中心旋转移位而不能垂直移动，反之则出现骨盆完全失去稳定性。

（2）侧方压缩或内旋损伤：侧方暴力在骨盆损伤中最常见。暴力作用于髂骨、股骨粗隆，造成髂骨骨折、髋臼骨折或骶髂复合体骨折。如果骨盆受到侧方压缩力而没有剪切力时，骨盆环的稳定性依然存在。

侧方压缩力作用于骨盆前方时，暴力作用的半侧骨盆可能发生内旋，同侧骶骨骨折，甚至会伴有4个耻骨支的骨折和耻骨联合分离。双侧耻骨上、下支同时损伤称为“马鞍样骨折”或“蝶形骨折”。

如果骶骨侧块前方骨小梁足够坚强，同时骶髂后韧带强度也足以抵抗张应力，那么作用于髂骨翼上的侧方压缩力就会造成髂骨骨折，这种骨折线纵向走形，且通过坐骨大切迹。如果暴力持续作用到对侧，则可能发生受力侧骨盆侧向压缩、内旋，对侧骨盆外旋。

（3）垂直剪切损伤：暴力垂直向下，骨盆环所有的主要韧带结构断裂，骨折块明显移位，造成骨盆内重要脏器、血管、神经损伤。

骨盆环损伤后，确定其不稳定程度具有重要意义。按照骨盆环的稳定性，分为稳定、部分稳定和完全不稳定骨折。稳定型包括撕脱骨折、髂骨翼骨折、无移位骨折、骶尾骨横向骨折。部分稳定型定义为有旋转不稳而没有垂直不稳。完全不稳定型可以发现骨盆向后方、头侧移位超过1cm。

值得注意的是，骨盆环一侧破裂，其对侧必定也存在损伤；完全单纯骨盆环前侧损伤的病例基本不存在，多不同程度合并后部结构损伤。

（宋偲茂、熊小明）

◆ 髋臼骨折 ◆

一、诊断

（一）病名

1. 中医病名 骨折病（TCD：BGG000）。

2. 西医病名 髋臼骨折（ICD：S32.4051）。

（二）疾病诊断

1. 病史 患者常常有高处坠落、车祸等外伤史。如股骨头处于外旋位会造成髋臼前壁、前柱骨折，如股骨头处于内旋位会造成后壁、后柱骨折，如股骨头处于中立位会造成四边体骨折及股骨头中心性脱位。如车祸造成的“仪表盘损伤”，以及因高处坠落、汽车直接撞击是本病最常见的损伤原因。高能量损伤，导致髋臼骨折移位的同时多发生髂骨、坐骨、耻骨、股骨头颈、股骨干的骨折，甚至发生骶髂关节脱位、耻骨联合的分离、骶骨骨折，破坏骨盆环的稳定性，导致骨盆髋臼整体性的破坏，严重者还合并有盆腔脏器的损伤。

2. 症状及体征 伤后患髋有剧烈疼痛，肿胀，压痛，活动障碍。此外，还需检查有无血管神经损伤，以及盆腔内脏如膀胱、尿道、阴道、直肠的损伤。

3. 影像学检查

（1）X线检查需完成髋臼标准的前后位、髂骨斜位、闭孔斜位，了解髂坐线、髂耻线、U形泪滴线、髋臼前后缘线、臼顶线。

（2）CT扫描尤其是骨、血管三维重建技术的应用，对了解有无血管损伤，以及血管和骨块的关系提供更准确的信息。3D打印模型技术的应用，不仅为分型提供直观的影像根据，而且能更好地做好手术计划、手术模拟及充分的医患沟通。

（3）双下肢动静脉血管超声检查可以进一步了解有无血管内血栓形成。

（三）鉴别诊断

髋臼骨折需与髋部骨折如股骨颈、股骨粗隆部、骨盆骨折及单纯髋关节脱位相鉴别，根据X线片、CT检查可区分，但部分隐匿性髋臼后壁、后柱骨折容易漏诊，尤其仅观察X线片时。

（四）骨折分型

1. AO分型

（1）A型骨折：为部分关节骨折，仅累及髋臼关节面的一部分，但常合并股骨头脱位并发股骨头缺血坏死，后脱位发生的概率大。

A1：后壁骨折。A1.1：单个骨片；A1.2：多个骨折片；A1.3：后壁骨折伴边缘压缩。

A2：后柱骨折，部分关节面骨折。A2.1：骨折完全位于坐骨内；A2.2：骨折通过闭孔；A2.3：后壁联合后柱。

A3：前柱及前壁骨折。A3.1：单纯前壁骨折；A3.2：高位前柱骨折；A3.3：低位前柱骨折。

（2）B 型骨折：为横形及 T 形骨折。

B1 横形骨折。B1.1：低位横行骨折，骨折线低于负重的髋臼顶部；B1.2：臼顶下缘型，骨折线恰好位于髋臼关节面与臼窝上缘；B1.3：经臼顶型，预后较差。

B2：T 形骨折伴部分关节面破坏。B2.1：臼顶下型；B2.2：臼顶下缘型；B2.3：经臼顶型。

B3：前柱伴后半横行骨折。B3.1：前壁骨折；B3.2：高位前柱伴后半横形骨折；B3.3：低位前柱伴后半横行骨折。

（3）C 型骨折：为双柱骨折，关节面完全破坏，髋臼与中轴分离，又称浮髋。C1：高位型骨折线达髂嵴；C2：低位型，骨折线通常位于髂前下嵴上、下；C3：骨折线累及骶髂关节，为最严重的髋臼骨折，股骨头内移位。

2. Judet-Letournel 分型

（1）简单骨折：①后壁骨折；②后柱骨折；③前壁骨折；④前柱骨折；⑤横形骨折。

（2）复杂骨折：①后壁伴后柱骨折；②横行伴后壁骨折；③ T 形骨折；④前壁伴后半横形骨折；⑤双柱骨折。

二、治疗方案

（一）非手术治疗

1. 适应证

（1）年龄较大或骨质疏松、全身情况差、难以耐受手术者。

（2）无骨折移位，且稳定性好。

（3）轻度移位的中柱骨折（臼顶区），移位＜ 1mm，无海鸥征；单纯前、后柱壁骨折，移位＜ 2mm。

2. 治疗方法

（1）卧床休息，采用伸直外展微屈屈膝位，6 ～ 8 周后扶拐下地并逐渐负重。

（2）行骨牵引。骨折轻度移位和不稳可行股骨髁上牵引，时间 6～8 周，重量为体重的 1/10 左右。

（二）手术治疗

1. 适应证

（1）髋关节解剖结构被破坏及不稳，如股骨头前、后及中心性脱位伴前后壁、柱的骨折，合并有骨盆环不稳定的骨折。

（2）Matta 负重区（中柱）的骨折且关节面移位 3mm。

（3）关节腔内骨块及软组织嵌入致头臼匹配不佳。

（4）合并有血管、神经损伤者多需急诊手术治疗。

（5）合并有全身多部位骨折者。

2. 手术时机　伤后 4 ～ 9 日。

3. 常用的手术入路及方法

（1）Koher–Langenbeck 入路。适应证：后壁、后柱骨折，后柱伴后壁骨折，横行伴后壁骨折，以后柱为主的 T 形骨折，伴坐骨神经损伤需探查骨折。具体步骤：患者侧卧位，患侧在上，常规消毒铺巾后行 K–L 入路，切断短外旋肌止点向后翻转，保护坐骨神经，一般无需切断臀中肌止点；骨膜下剥离，显露后壁及后柱骨折块，进一步显露坐骨棘及大小切迹，如伴股骨头脱位需检查关节软骨面是否有塌陷，以及关节腔内是否有游离骨碎片，清理关节腔后可采用撬拨法复位塌陷的关节软骨面，并行软骨下植骨；复位股骨头的脱位及后壁、后柱移位的骨块，采用克氏针临时固定，骨折块较大者可以仅用几枚螺钉固定，如骨折块小螺钉无法固定或骨块较大伴有后柱的骨折则需采用重建钢板固定。

（2）Stoppa 入路。用于股骨头中心性脱位伴四边体骨折内移明显者，也可联合 K–L 入路处理部分 C 型髋臼骨折。步骤：沿耻骨联合上 2cm 行 10cm 弧形切口，适当皮下游离，沿腹直肌白线纵行切开腹直肌鞘，向外牵开腹直肌，推开腹膜外脂肪，显露耻骨上支及骨折移位的四边体内侧缘、小骨盆的弓状缘；注意保护髂外动静脉及闭孔处的“死亡冠”，必要时需结扎“死亡冠”动脉；向外推顶移位的四边体和中心性脱位的股骨头，使之复位，并使用弧形钢板固定。

（3）K–L 入路联合髂股沟入路。适应于各种双柱骨折即 C 型骨折，需采用漂浮体位以方便显露及探查。步骤：患者置于可左右翻动的手术床，患侧在上，固定好患者腰骶部及胸背部以方便患者后仰行“髂腹沟入路切口”。行前侧髂腹沟入路切口需解剖髂腹股沟管，显露髂腰肌股神经鞘及血管鞘，男性要保护好精索组织，通过前面几个手术窗口显露前壁、前柱、四边体骨折及脱位的股骨头；再调整手术床行后方的 K–L 入路，从而达到后壁、后柱的显露。通过前后联合入路可充分显露前后柱骨折的情况，并采用提拉内上移位的后柱使之复位，采用重建钢板固定，再采用顶压复位前壁、前柱并固定。

（4）微创手术治疗。适应证：髋臼前后柱、骨折间隙在 1cm 内，没有错位，头臼匹配良好者可采用 X 线透视下或手术导航引导下的闭合复位经皮螺钉内固定术。

三、疗效评定

（一）Matta 影像学评估

通过拍摄前后位、髂骨斜位、闭孔斜位了解髋臼负重顶弧区及前后柱，根据测量骨折移位程度分为：①优：移位 0 ～ 1mm。②良：移位 1 ～ 2mm。③中：移位 2 ～ 3mm。④差：移位大于 3mm。

（二）髋关节功能评分

可采用 Merle D’Aubigne 评分系统，分别从“A：疼痛”“B：运动幅度”“C：步行”三方面评价，结果为三项相加。①优：17 ～ 18 分；②良：13 ～ 16 分；③中：9 ～ 12 分；④差：8 分及以下。

（三）髋关节 Harris 评分

优：90 分以上；较好：80 ～ 89 分；可：70 ～ 79 分；差 70 分以下。

四、难点分析

1. 骨折分型　Marvin Tile 认为，髋臼骨折如此复杂以至于至今没有完美的分类方法。尽管目前通用 AO、Tile 分型，但大体分类与特殊类型的兼容性不够且含混，单纯二柱理论未将重要的臼顶负重区进行明确归属，与髋臼 Y 型软骨成形理论矛盾极易引起混乱，不利于制定个性化治疗。张春才教授提出髋臼骨折 ABC 损伤变数定位系统，提出了髋臼三柱理论，并综合了骨折损伤变数程度和骨盆环损伤变数定位、股骨近端损伤变数定位，兼容了髋臼骨折的共性及个性，分类较全面清晰，易于记忆，更趋于“类似同质语言”，便于交流和指导手术。

2. 死亡冠的处理 死亡冠由闭孔动静脉与髂外动静脉吻合构成，髂腹股沟入路或者 Stoppa 入路常能发现此结构，出现率 10% ～ 40% 不等，术中如损伤可造成难以控制的失血，应予以结扎。所幸临床中因手术损伤导致严重失血的情况并不多见，可能与中国人出现率低，伤后该动静脉闭塞，以及术中电刀止血有关。

3. 四边体骨折块复位及固定技术 四边体骨折通常伴随股骨头中心性脱位而内移，通过松解、牵引股骨头移位可获满意复位，但因解剖原因，四边体骨折复位后固定较困难。记忆合金卡环及带翼的前路钢板提供部分固定方案，也可辅助 Stoppa 入路，通过四边体骨块的内侧缘向外侧推挤复位骨折块，并行钢板固定。我们通过提骨钩联合 Schanz 钉牵引，并通过经坐骨大切迹检查技术，探查判断四边体及后柱复位的效果。术中应避免螺钉进入关节腔，造成医源性关节软骨及股骨头的损伤，除要求术者有良好的三维立体概念外，术中 C 形臂透视检查尤其重要。通常采用髂骨斜位、闭孔斜位来评价前后柱复位效果，但还不能完全判断螺钉是否进入髋臼内。我们采用标准的侧卧位，即 X 线完全从左右方向照射双侧髋部，可以在影像显示器上清楚辨认手术侧髋关节及对侧髋关节的影像，判断螺钉与关节面的关系，从而判断螺钉是否进入关节面。

4. 髋臼骨折复位固定的处理顺序

髋臼骨折复位、固定难度较高，尤其双柱骨折（C 型骨折）解剖结构复杂。髋臼骨折常合并有骨盆骨折如骶髂关节损伤等，因此除了熟练的各种复位技巧外，复位固定的顺序尤其重要，可以形象地比喻为前者是战术实施，后者是战略规划。对累及前后柱的 T 形骨折，我们的经验是通过牵拉、钩提坐骨切迹，复位内上移位的后柱，并通过探查、触摸四边体，以及腹股沟切口窗口，检查前柱、前壁。判断复位效果后，先固定后柱；伴后骶髂关节骨折脱位的 C 型髋臼骨折，应先复位、固定骶髂关节骨折脱位，再考虑复位、固定髋臼骨折；柱和壁骨折合并负重顶软骨下压缩性骨折者，首先应翘拨、复位软骨下骨折，并采用填塞植骨，再复位骨柱、骨壁。

5. 并发症的预防及治疗 髋臼骨折的并发症可分为早期并发症和晚期并发症。前者包括感染，术中的大血管、神经、精索等组织损伤，深静脉栓塞。后者包括异位骨化症、股骨头缺血性坏死、创伤性关节炎。重点预防的是术中重要组织结构的损伤，如股动静脉、髂内外动静脉、“死亡冠”及臀上下动脉的损伤，一旦发生应冷静、积极处理，根据损伤情况，行吻合或结扎。术后深静脉血栓的预防，文献报道髋臼骨折术后 VTE 发生率 61%，其中 DVT 占 68%，目前以机械压力与药物预防为主，如弹力袜、下肢充气泵、踝泵练习，虽有多种药物可用于预防 VTE，但低分子肝素的应用最为广泛且疗效最为确切。术前已发现下肢深静脉血栓者，可先行安放滤网再行手术治疗。髋臼骨折术后，如未行预防的患者异位骨化发生率 18% ～ 90%。研究表明其形成与手术入路及时间，伤后到手术的时间，以及合并症等有关；K–L 入路及伤后 1 周后手术合并有胸腹、颅脑外伤者，异位骨化发生率明显增高。积极早期手术治疗，术中微创操作及大量生理盐水冲洗，术后非甾体药物的使用是预防异位骨化的有效手段。最常用的药物有吲哚美辛、莱普生和双氯芬酸钠。

（万趸、熊小明）

◆ 脊髓损伤 ◆

一、诊断

（一）病名

1. 中医病名　损伤萎软麻木病（TCD：BGU090）；痉病（TCD：BNG090）。

2. 西医病名　颈部脊髓损伤（ICD-10：S14.101）；胸部脊髓损伤（ICD-10：S24.101）；腰部脊髓损伤（ICD-10：S34.101）；骶部脊髓损伤（ICD-10：S34.401）。

（二）疾病诊断

1. 有明确的外伤史，多为间接暴力所致。

2. 伤后相应神经平面以下出现运动、感觉功能障碍，严重者运动、感觉功能完全消失。

3. 影像学可提示骨折、脱位或椎管狭窄、占位，脊髓受压或信号改变，甚至连续性中断。

（三）鉴别诊断

脊髓炎：有病毒、细菌、螺旋体、支原体等感染，发病前有感染表现，一般无外伤。发病急骤，可在数小时至数天内出现完全性瘫痪的表现。

（四）病理分型

1. 完全性脊髓损伤　脊髓完全性损伤是指骶区感觉、运动完全消失。

2. 不完全脊髓损伤

（1）中央脊髓综合征，又称脊髓中央损伤综合征，常见于无骨折脱位型颈脊髓损伤，是颈髓损伤中比较常见的类型。本型常因脊髓挤压或缺血导致脊髓中央区受到损害。其特点是上肢受累程度较下肢重，或仅有上肢功能障碍。

（2）Brown-Sequard 综合征，又称脊髓半切综合征、脊髓半侧损伤综合征，常因单侧骨折或穿刺伤所致，旋转损伤也可引起。其临床特点是损伤侧的运动功能减弱和对侧痛温觉消失。

（3）前脊髓损伤综合征，多由椎体爆裂骨折或急性椎间盘突出冲击、压迫脊髓前方所致。其临床特点是损伤平面以下的运动和痛温觉完全丧失，深触觉、位置觉和振动觉得以保留。

（4）脊髓圆锥损伤，多为 T11 ～ L1 骨折或脱位所致，常引起大小便功能障碍和下肢功能丧失。

二、治疗方案

早期治疗的目的是抢救并保护残存的脊髓功能，防止脊髓的进一步损伤，促使残存脊髓功能的恢复，稳定脊柱，方便护理。对于完全性脊髓损伤，预后均不佳，但早期的有效手术，可以重建脊柱稳定性，方便患者护理及翻身、起坐，降低死亡率。不完全损伤早期手术减压或有效药物治疗，可能改善神经功能。后期治疗的目的是预防或改善合并症，改善残障肢体功能，提高患者的生存质量。

（一）非手术治疗

1. 早期药物治疗

（1）甲基波尼松龙冲击治疗：伤后 8 小时内，最好 3 小时内使用。可减缓或中止脊髓继发性损伤，改善功能。治疗方案为：15 分钟内按 30mg/kg 剂量静脉使用，间隔 45 分钟后，按 5.4mg/（kg·h）剂量连续静脉使用 23 小时。

（2）神经节苷脂：可促进轴突生长和轴索形成，提高神经存活率，改善神经传导速度，减少损伤后神经病变。用法：每天 100mg 静脉滴注，18 ～ 23 日后改维持量每天 20 ～ 40mg，再用 6 周。

（3）阿片受体拮抗剂：常用纳洛酮，可增加脊髓血流量、提高血液、维持电解质平衡、改善能力代谢，从而保护和恢复神经功能，改善继发性脊髓损伤的预后。用法：首次冲击量 5.4mg/kg，然后以 4mg/（kg·h）维持 24 小时。

（4）钙离子拮抗剂：常用尼莫地平，可减轻损伤导致的血管痉挛，防治周围血管舒张导致的系统性低血压，改善损伤后脊髓血流。用法：首剂 0.01mg/（kg·h），如无不良反应，24 小时后增至 0.05mg/（kg·h），应用 7 日。用药期间注意监控血压。

（5）脱水剂：常用 20% 甘露醇。用于减轻脊髓水肿，对于降低脊髓继发性损伤有一定的作用。用法：每次 250mL，30 分钟内滴完，4 ～ 6 小时可重复使用 1 次。

2. 早期非药物治疗 高压氧舱治疗：在高压氧环境下，损伤的脊髓内氧分压升高，改善脊髓组织缺氧的状况，减轻引起的激发损伤。

3. 中后期治疗

（1）中医治疗：补阳还五汤加减可用于后期脊髓不全损伤所致的肢体功能障碍。此方需重用炙黄芪，可从 30g 渐加至 240g。大量黄芪使用后需注意调整配伍，避免因使用大量黄芪出现“上火”的表现，同时服药期间需强化肢体功能康复训练。针灸治疗对于不完全脊髓损伤后期的神经功能恢复也有一定作用。针灸治疗的原则是行针必得“气感”，“气至病所”才能取得较好的疗效。在脊髓完全性损伤的远端，经一段时间的针灸治疗同样可以出现“气感”。关于针灸的取穴、取经，可根据脊髓损伤后神经障碍的表现，根据上病取下、下病取上，结合经络运行规律配伍取穴。

（2）康复治疗：主要目的是强化残存功能，保持四肢肌肉的张力，避免肌肉萎缩、关节僵直和部分肌腱挛缩。主要方法是各关节的主动、被动活动，遵循循序渐进的原则。肌力 3 级及以上的关节还应该强化肌肉的力量训练。

（3）小便功能训练：大小便功能障碍是脊髓损伤患者重返社会生活的重要障碍，大便因次数相对较少，通过药物辅助、饮食结构调整多数问题不大。因此小便功能的训练显得尤为重要。训练之初需要定时定量控制饮水规律，在下肢、会阴区或耻骨区寻找刺激排尿的“扳机点”，扳机点具体到每个人可能是一个点，也可能是一个肌腱反射，需要较长时间的寻找和建立固定的神经反射协助排尿。训练期间避免持续导尿，建议患者学习“清洁导尿技术”。“清洁导尿技术”实质上是患者或家属自助的间隙导尿技术，是在患者需要时导尿，导尿后不保留尿管。

（二）手术治疗

手术治疗包括椎管减压，以及骨折的复位、固定融合。根据损伤部位及压迫因素等情况确定前路减压或后方减压。在手术的同时还可以在椎管内使用冰盐水冷疗，减少脊髓内水肿出血，降低脊髓内氧耗。

对于无骨折脱位性脊髓损伤（多为颈椎），也应尽早手术减压，扩大椎管，解除脊髓压迫，从而减轻脊髓水肿，改善脊髓血供，减轻脊髓继发性损害。

三、疗效判断

目前普遍采用美国脊髓损伤协会（American spine cord injure association，ASIA）2000 标准。一般情况下，A 级损伤预后极差，很难有脊髓神经功能的改善，其他不完全损伤治疗及时得当可能有不同程度的改善。

四、难点分析与对策

1. 治疗问题　目前对于脊髓损伤无特别有效的治疗方案，最重要的是降低和减轻继发性损伤，因此早期的治疗尤为关键，尤其是继发性损伤启动前的时机非常重要（伤后 6 小时内，最好是 3 小时内）。脊髓损伤的治疗是综合治疗，对于不完全损伤，早期有效的综合治疗还是可以改善患者的脊髓功能状态。

2. 并发症的处理问题　在脊髓损伤患者的治疗过程中还需高度注意患者并发症的处理。如高位颈脊髓损伤的患者，常因早期呼吸功能障碍及严重生命体征失稳而死亡，常引起临床医生的高度关注。而其他颈脊髓或胸髓损伤多因生命体征“平稳”而忽视。最容易忽视的是严重的电解质紊乱——低钠血症，尤其是颈 5 水平左右的颈脊髓损伤，需引起高度重视，电解质监测的时间间隔不能太长。另外，深静脉血栓、呼吸道及泌尿道感染、压疮等并发症也需高度关注。

3. 大小便功能问题　对于完全性脊髓损伤患者重返社会生活，个人所面临的最大障碍往往是大小便功能异常，尤其是小便功能异常。通过长期刺激点训练，配合间歇性清洁导尿，可训练出患者的反射性排尿，有助于建立患者社会生活的信心。

（邓轩赓、熊小明）

第三节　学科展望

一、创伤骨科标准化和体系化建设

创新能力是创伤骨科发展的源泉。与其他疾病的救治相比，目前创伤骨科在创伤救治方面仍面临诸多问题和挑战，具体表现在以下方面：创伤尚未得到医学领域和社会的足够重视，缺乏真正意义上的创伤中心；创伤救治水平参差不齐，创伤救治人员缺乏规范化培训；缺乏科学统一、与国际接轨的救治流程和符合地域特点的区域创伤救治体系。鉴于现状及存在的问题，我们借鉴国外的成功经验，认为应该从以下 3 个方面着手逐步改变目前创伤救治的现状：①建立专门研究创伤、培养创伤人才、传播创伤相关知识的系统学科；②建立适合中国国情的创伤救治体系；③设立区域创伤及骨科诊疗中心；④积极制定并实施全国统一的专科诊疗技术标准、规范和临床评定标准，建立以“基础培养”和“针对性培养”相结合的创伤骨科专科医师培训体系；⑤建立严重创伤多学科协作诊疗模式。通过以上措施，逐步与国际接轨，促进临床诊疗水平的提高与科学化，同时可以依据标准科学、客观地评价临床工作及临床研究工作，借此提高创伤综合救治水平，降低创伤致残、致死率，进而推动我国创伤救治及创伤骨科事业更高水平的健康发展。

二、创伤骨科技术的发展方向

目前智能化、微创化、个体化、精准化将成为未来创伤骨科的重要发展方向。创伤骨科医师的双手将从传统手术中解脱出来，进入操纵内镜、微创器械及手术机器人的微创、极微创手术时代。在未来功能更加强大的计算机及其软件的支持下，可以通过计算机模拟技术深入研究各类骨与关节损伤的创伤机制，通过更加接近人体生理状态的生物力学动态仿真实验评估、筛选最适宜的骨折内固定器及最佳置放位置等；可以通过技术含量更高的快速成型机床，以及质量更好、精度更高的模型打印，直接将内植物材料三维成型；可以通过人机交互方式设计个体化内植物和关节假体。

三、对创伤骨科医生的综合能力要求更高

未来新诊疗技术的不断发展并不意味着外科医师职业的消亡，相反对外科医师而言意味着更高的要求，即医师需要掌握更扎实的现代高科技知识并不断进行知识结构的更新，经过更加严格的岗前培训和资质认证，才能为患者提供更加优质、高效的医疗服务。在强调医生的学术水平、技术水平与科学思维的同时，与之相关联的人文科学，如正确的世界观和方法论、新型的医学模式、医学心理学等的培养应予以高度重视。医生所治疗的对象是有生命、有思想的社会人，而不是需要修理的物件。因此，要求医生能够为患者创造或提供一定的有利于创伤及身心康复的条件，而绝非仅是一个单纯的外科手术治疗过程。

四、创伤骨科与循证医学

创伤骨科的临床与科研更需要循证医学（evidence based medicille）的支撑。循证医学在医学科学研究中具有十分重要的价值，近几年越来越引起临床的关注。证据是循证医学的基础，在众多临床研究结果中，首先要对证据的有效性进行评价，以确定证据的质量和可靠程度。许多国际知名的医学杂志要求投稿者提出证据等级（evidence level），即对论文的相信程度，并在论文摘要后标示可信水平。评价该论文的科研等级，有利于读者了解文中观点和结果的可靠程度。

五、骨科组织工程的问题与展望

虽然与骨科有关的组织工程发展迅速，在动物实验中取得了满意的效果，在临床应用中取得了一定的疗效，但是仍有许多问题尚需研究。①自体来源的种子细胞的免疫排斥反应问题、种子细胞的生命时限控制问题。②生物载体材料的强度能否进一步增加，逐步实现能在负重区起到支撑作用，而不影响生物相容性。③如果应用细胞因子，不同细胞因子的作用时段、作用强弱、因子间的相互作用问题还需进一步阐明。④应力对细胞作用的传递机制仍然不清楚，也还不能回答什么细胞在什么力学条件下能形成自体组织的问题等。

六、正确认识高新技术的应用

骨科的最新技术，诸如生物学技术、微创外科技术、计算机辅助骨科手术（cAOs）等高新技术均是跨学科、跨领域的综合性外科技能的具体体现。对此，几乎所有不同资历的医师都面临着再学习、不断学习、正确掌握新知识和新技术的挑战。及时了解并正确领会高新技术理念的内涵与意义，要求我们在崇尚、积极推行高新技术的同时，又要防止理解不全或技术掌握欠缺而并未给患者带来应有的疗效，甚至相反而招致意外的伤害。任一高新技术的掌握及其在外科手术中应有作用的发挥，毋庸置疑均依赖于坚实的外科手术基本功及丰富的外科手术经验。对每一个高新技术应循序渐进、科学有序地进入临床，防止追时髦一哄而起，应更好地发挥与体现高新技术为临床医学服务、为人类健康服务的真正价值和目的。

（熊小明）

参考文献

[1] Watson-Jones R.The classic："Fractures and Joint Injuries"by Sir Reginald Watson-Jones，taken from "Fractures and Joint Injuries"，by R.Watson-Jones，Vol. Ⅱ，4th ed.，Baltimore，Williams and Wilkins Company，1955.Clinical Orthop aedics &Related Research，1974，105：4-10

[2] Pretell-Mazzini J，Kelly DM，Sawyer JR，et al.Outcomes and complications of tibial tubercle fractures in pediatric patients：a systematic review of the literature.April 10，2015.Epub ahead of print

[3] Karim Sabeh，MD，Ross Wodicka，MD，Nikola Lekic，MD，et al.Tibial tubercle fractures in adolescents：a review of the Literature.J Pediatr Orthop，2015，26：475-480

[4] 胥少汀，葛宝丰，徐印坎.实用骨科学.3版.北京：人民军医出版社，2005，756-761

[5] Skeletal trauma，Bruce D.Browner，Jesse B.，Alan M.，Peter G.Trafton，Volume two，北京：科学出版社，2001，2143-2186

[6] 简国坚，谢德胜，陈峰嵘，等.开放距骨骨折脱位的手术治疗效果.临床骨科杂志，2014（4）：455-457

[7] 吴鸣，薛峰，肖海军，等.前内侧入路空心钉内固定治疗距骨骨折脱位.中国骨与关节损伤杂志，2015，30（6）：665-666

[8] 朱永东.距骨颈骨折治疗方法的选择及疗效分析.中国中医骨伤科杂志，2014（2）：47-48

[9] Peterson L，Goldie I F，Irstam L.Fracture of the Neck of the Talus.Acta Orthopaedica Scandinavica，2015，48（6）：696-706

[10] Shakked R J，Tejwani N C.Surgical Treatment of Talus Fractures.Orthopedic Clinics of North America，2013，44（4）：521-528

[11] Ohl X，Harisboure A，Hemery X，et al.Long-term follow-up after surgical treatment of talar fractures.International Orthopaedics，2011，35（1）：93-99

[12] Dale J D，Ha A S，Chew F S.Update on talar fracture patterns：a large level I trauma center study.Ajr American Journal of Roentgenology，2013，201（5）：1087-1092

[13] Fournier A，Barba N，Steiger V，et al.Total talar fracture–Long-term results of internal fixation of talar fractures.A multicentric study of 114 cases.Orthopaedics & Traumatology Surgery & Research，2012，98（4 Suppl）：S48-S55

[14] Melenevsky Y，Mackey R A，Abrahams R B，et al.Talar Fractures and Dislocations：A Radiologist's Guide to Timely Diagnosis and Classification.Radiographics A Review Publication of the Radiological Society of North America Inc，2015，35（3）：765

[15] Stake I K，Madsen J E，Hvaal K，et al.Surgically treated talar fractures.A retrospective study of 50 patients.Foot & Ankle Surgery，2016，22（2）：85-90

[16] Stirton J B，Ebraheim N A，Ramineni S K.Medial peritalar fracture dislocation of the talar body.Trauma Case Reports，2015，1（3-4）：32-37

[17] Grear B J.Review of Talus Fractures and Surgical Timing.Orthopedic Clinics of North America，2016，47（3）：625-637

[18] Robertson M W，Vallier H A.Talus Fractures// Encyclopedia of Trauma Care.Springer Berlin Heidelberg，2015：1552-1558

[19] Coughlin MJ.Sesamoids and accessory bones of the foot.In：Coughlin MJ，Mann RA，Saltzman CL eds.Surgery of the Foot and Ankle.8th，ed.Philadelphia：Mosby，2007：531-610

[20] Senses I, Kiter E, Gunal I.Restoring the continuity of the tibialis posterior tendon in the treatment of symptomatic accessory navicular with flat feet.Orthop Sci, 2004, 9(4): 408-409

[21] Jasoewocz B, Potaczek T, Kacki W, et al.Results of simple excision technique in the surgical treatment of symptomatic accessory navicular bones.Foot Ankle Surg 2008, 142(2): 57-61

[22] Malicky ES, Levine DS, Sangeorzan BJ.Modification of the kinder procedure with fusion of the primary and anccessory navicular bones.Foot Ankle Int, 1999, 20(1): 53-54

[23] Japas LM, Surgical treatment of pes cavus by tarsal Vosteotomy.Preliminary report.J Bone Jiont Surg Am, 1968, 50(5): 927-944

[24] Bentzon PGK.Pes cavus and them.peroneus longus, Acta Orthop aedica, 2009, 4(1): 50-52

[25] Hallgrimsson S.Pes cavus, seine Behandlung and einige Bemerkungen ü ber seine Ätiologie, Acta Orthop aedica, 2009, 4(1): 50-52

[26] Krause F, Windolf M.Ankle joint pressure in pes cavovarus.J Bone Joint Surg Br2007, 89(12): 1660-1665

[27] Mam RA Mann's Surgery of the Foot and Ankle.Mosby, 2014, 3(3): 157-161

[28] 王正义．足踝外科学．北京：人民卫生出版社，2006

[29] 谭雏义，孙民炎，傅浩．肌平衡贴布配合足弓垫治疗拇外翻 180 例．实用心脑肺血管病杂志，2008，16(7)：66-67

[30] Dermon A, Tilkeridis C, Lyras D, et al.Long-term results oMitchell`s procedure for hallux valgus deformity: a 5-to 20-year followup in 204 cases.Foot Ankle Int, 2009, 30(1): 16-20

[31] Coughlin M J.Hallux valgus.J Bone Joint Surg Am 1996, 78: 932

[32] Austin DW, Leventen EO.A new ostiotomy for hallux valgus.Clinical Orthopaedics, 1981, 157: 25-30

[33] Coughlin, M.J.Hallux Valgus.Journal of Bone and Joint Surgery.1996, 68A(6): 932-966

[34] Coughlin MJ, Grebing BR, Jone CP.Arthrodesis of the first metatarso-phalangeal joint for idiopathic hallux valgus: intermediate results.Foot and Ankle International, 2005, 26(10): 783-792

[35] 孔庆宏，赵庆，汤伟忠，等．改良 Keller 手术治疗老年外翻的疗效分析．临床医药实践，2010(4)：165-168

[36] Mann RA.Coughlin & Mann Surgery of the Foot Ankle.1st ed.St.Louis, Mosby, 1999: 733-767

[37] 王瑞霞，宋清涛．足弓垫治疗扁平足 106 例疗效观察．中国矫形外科杂志，2003，11(17)：1212-1213

[38] 燕晓宇，俞光荣．获得性扁平足的基础研究进展．中国矫形外科杂志，2004，12(21)：1715-1717

[39] Muphy GA, Richardson EG, Lesser toe abnomalities.In: Campbell WC, Canale ST, eds.Campbell`s Operative Orthopaedics.9 ed., Harcourt Asia Mosby, 2001: 1752

[40] Pseph TJ.Treatment of fixed deformities of the distal interphalangeal and proximal interphalangerl joint of the lesser toes.Techniques in Foot and Ankle Surgery, 2004, 3(2): 100-105

[41] Shumas PS, Sanders A.Tech Foot Ankle Sury, 2005, 4(3): 196-201

第五章　骨与关节损伤

第一节　学科概述

骨与关节损伤主要包括脊柱及四肢关节的退行性疾病及慢性劳损。随着社会的发展和人口的老龄化，骨与关节损伤成为长期严重疼痛和功能障碍的主要原因，也是老龄化社会患病率高、危害性大、容易复发的难治性、复杂性疾病。它极大地影响了人们的生活质量，导致人力资源的丧失，给家庭和社会带来沉重的经济负担。据统计，骨与关节损伤在老龄化人群中占慢性疾病的一半；骨性关节炎已成为世界范围的健康问题。

一、病理特点

骨与关节损伤具有以下病理特点：脊柱退行性疾病为脊柱关节软骨，包括关节突及椎间盘等，逐渐退化，在关节边缘及软骨下区形成新骨，即骨赘，导致椎间隙、椎间孔或椎管等狭窄，或造成关节不稳、滑脱等改变，引起颈、背、腰部疼痛，甚至上肢或下肢疼痛等症状的一组症候群，其包括椎间盘突出症、椎管狭窄症、椎体滑脱症、退变性脊柱侧凸等疾病。关节退行性疾病是以关节炎症为特征的疾病，而免疫异常、退变、代谢紊乱、感染、创伤、自身抗体、细胞凋亡等因素均可导致骨关节炎性改变。常见的炎性骨关节病包括骨关节退行变（膝、踝、髋等骨关节炎）、各种急慢性滑膜炎、脊柱关节炎（强直性脊柱炎、反应性关节炎、银屑病关节炎）、痛风性关节炎、类风湿关节炎等疾病。

二、诊断治疗难点

骨与关节损伤的诊断处理有许多难点：一是发病年龄普遍较大，多合并其他系统疾病，在处理退变问题时，要兼顾合并疾病；二是病变基础较复杂，不仅是骨与关节结构的退变，同时还伴有继发性免疫反应、炎症反应等；三是临床表现多样化且不典型，临床特点为病程长，症状复杂多变，伴有不同程度的疼痛和神经根受压而出现的下肢疼痛及麻木，多因久坐、劳累或受凉后诱发，且反复发作；四是治疗方案的选择，手术适应证的把握，手术与非手术治疗具体方案的选择。

三、治疗原则

骨与关节损伤的治疗原则：根据骨与关节退变疾病的发病特点、病因病机及预后转归，中西医结合、内外兼治、筋骨并重、动静结合、医患合作的骨折治疗原则依然适合本病。其主要目的是缓解疼痛、改善功能和延缓退变的进程。

1. 中西医结合　本诱因主要有增龄、基因、生物力学和炎症与免疫 4 个方面，但仍不能彻底解开骨与关节损伤的发病机理，正因为疾病的复杂性，单纯中医或西医治疗尚不能达到理想的治疗目的，只有将两者结合，并且充分发挥中医的优势，才能取得 1+1 ＞ 2 的疗效。

2. 内外兼治　本病的诊治是以骨科专科为基础，但有别于单纯以创伤为主要病因、以单纯手法复位或内固定手术为主要治疗手段的创伤骨科，骨与关节损伤需要外科与内科结合，综合运用骨科、风湿免疫、内分泌等专业知识去诊断、认识、治疗骨关节病。如类风湿关节炎进行抗风湿治疗、痛风性关节炎进行降尿酸治疗，在此基础上，针对不同病因所导致的滑膜炎表现，关节局部采取外敷药物、穿刺抽液、灌洗等外治措施，配合牵引、关节松动训练和肌力训练等康复治疗，最终既控制了内科原发病症，又恢复了关节正常功能。

3. 筋骨并重　筋为机体活动的动力、联络之纽带，骨为全身之支架。筋络骨，骨连筋。筋病影响肢体活动，骨病则引起负重及支架功能障碍。伤筋可影响骨，伤骨必伴有不同程度的伤筋。因此在骨与关节损伤的诊疗中强调筋骨并重，特别是在手法治疗中强调“正骨必理筋”“筋柔骨正”的理念，突出理筋手法的重要性。

4. 动静结合　骨与关节的主要功能是支撑与运动，当脊柱或四肢关节发生病变时，产生疼痛、肿胀等症状，导致正常的功能受限或丧失。急性期需要充分休养，以静为主，让损伤组织得到修复的机会，比如需要绝对卧床，禁止负重。但长期卧床休息会造成废用性肌肉萎缩、肌腱粘连、骨质疏松，进一步加重功能障碍。所以在卧床休息的同时，需要进行适当的功能训练，以保持关节活动度、增强关节周围肌群肌力。如被动的郑氏推拿手法、关节松动训练、传统关节松解术，主动的踝泵、外展 30°直抬腿等训练，传统中医功法如五禽戏、八段锦、易筋经等。

5. 医患合作　骨与关节损伤中大多数为慢性疾病，医患之间要协同配合，充分沟通，提高患者依从性，才能更好地落实已制定的诊疗方案。有研究证明，患者的依从性与临床疗效呈正相关。

骨与关节损伤的治疗是一项长期、系统和复杂的工程。总的策略要求：早诊断早治疗；既要急于缓解症状，又要着手控制疾病发展；既要因人而异辨证施治，又要动静结合促进功能恢复；既要着眼于缓解局部症状，又不忽略其他全身情况。总之，及时、合理、有效和安全地治疗，将显著提高骨与关节损伤患者的生活质量。

（吴忌、梁翼）

第二节　学科主要伤病诊疗技术

◆ 颈椎病 ◆

一、诊断

（一）病名

1. 中医病名　项痹（TCD：BNV080）。

2. 西医病名　颈椎病（ICD-10：M48.900）。

（二）疾病诊断

1. 症状及体征

（1）颈型：以头痛、颈肩背部强痛、酸胀及不适感为主。本型主要见于两种亚型：①头痛型，单侧性头痛、颈枕部压痛、颈旋转时头痛加重，由颈部起源向额眶部扩散，查体以上颈段和寰枕部压痛为主。②背痛型，临床上多见于青年女性，劳累后加重，休息后缓解，体征仅限于C6、C7、T1棘突压痛，肩胛内侧缘菱形区压痛。有时可见几种类型同时存在。

（2）神经根型：由于椎间孔处有突出物压迫颈神经所致，在各型中发病率最高、最常见，多为单侧发病，亦可为双侧，多见于30～50岁者，起病缓慢，多无外伤史，男性是女性两倍。该型具有典型的根性症状，其范围与受累节段一致，疼痛沿神经根分布区向下放射到前臂和手指，轻者为持续性酸痛、胀痛，重者可如刀割样、针刺样疼痛，有时皮肤过敏，抚摸有触电感，神经根支配区有麻木及感觉减退，臂丛神经牵拉试验和压头试验阳性。神经检查观察知觉、腱反射和肌力的改变，对确定病变部位有帮助。

（3）脊髓型：临床症状繁多，既有脊髓损害症状，又有神经根损害症状。

①典型发病者有以下表现：一般发病较慢；下肢运动障碍，最初出现下肢软弱，行路困难；下肢发紧，麻木或灼痛等；继之一侧或双侧手感觉障碍，如麻木或运动障碍，手无力不灵活，持物易坠落，也有症状先出现于上肢后出现于下肢者；躯干部感觉障碍，常在腹部或胸部有束带感；括约肌功能障碍，排尿困难，大便秘结。严重者下肢痉挛，卧床不起，生活不能自理，多无颈肩痛。

②查体：颈活动无限制，肌无紧张及压痛，上、下肢呈痉挛性瘫痪，但上肢在病损节段水平可出现弛缓型麻痹，四肢肌张力增高，折刀试验（+），四肢腱反射亢进，髌、踝阵挛（+），浅反射消失，若上肢腱反射减弱或消失则表示病损在该神经节段水平，病理反射（＋）。

（4）交感神经型：以交感神经功能紊乱症状为主要表现，多为主观症状，常误诊为神经官能症。常见的症状有以下几方面。

①交感神经兴奋症状：

头部症状：头痛或偏头痛、头沉、头昏、枕部痛或颈后痛，头转动与症状无关。

眼部症状：眼球后痛、眼干涩，视野内冒金星，视力改变，霍纳征阳性（瞳孔扩大、眼球下陷及眼睑下垂）。

周围血管症状：因血管痉挛，肢体发凉畏冷，局部温度降低，肢体遇冷有刺痒感，继而有红肿或疼痛加重。有头颈、面或肢体麻木，痛觉减退不按神经节段分布，指、趾尖痛等。

心脏症状：心律失常，心动过速，心前痛，血压升高。

发汗障碍：多汗，常出现在半侧肢体，单一肢体，头、颈、双手、双足及四肢远端等。

②交感神经抑制症状：即迷走神经或副交感神经兴奋，头昏眼花，心动过缓，血压偏低，胃肠蠕动加强或嗳气，流泪，眼睑下垂，鼻塞等。Horner 征（＋），即瞳孔缩小，眼裂变小，眼球内陷。

此型诊断比较困难，若只有单一的交感神经功能紊乱症状无法确诊本病，若有神经根或脊髓损害症状时有助于诊断。压头症状加重，牵拉头时症状减轻，则应考虑本病。

（5）椎动脉型：

①发作性眩晕：复视伴有眼震，有时有恶心、呕吐、耳鸣或失聪，这些症状多与颈部体位改变有关。

②旋颈征阳性。

③多伴有交感神经症状。

2. 影像学检查

（1）X 线检查：摄颈椎的正、侧、斜位及过伸过屈位片可以了解病理变化情况，如生理曲度改变、侧弯，钩椎关节退变增生。

（2）MRI 检查：可定性诊断，明确椎间盘的退变程度，与脊髓及神经根的关系等。

3. 其他辅助检查 肌电图的纤颤电位、正锐波、运动神经传导速度、躯体感觉诱发电位等检查可发现颈脊神经受损情况；脑血流图或三维经颅多普勒（TCD）可显示椎动脉的供血情况；椎动脉造影可显示椎动脉狭窄、闭塞或畸形改变；椎管造影可了解脊髓受压节段和程度；红外线热像图检查可发现交感神经受刺激引起周围血管痉挛，颈肩部血供受影响，颈椎两侧皮肤温度差异的改变。

（三）鉴别诊断

1. 神经根型颈椎病的鉴别诊断

（1）颈部软组织损伤：颈部的急、慢性软组织损伤均无神经根受累的症状。

（2）肩关节周围炎：以肩部疼痛、功能受限为主的临床症状，无神经根刺激或压迫出现的腱反射和皮肤感觉改变。如为颈椎病继发的肩周炎则有发病先后及颈椎病的症状和体征。

2. 脊髓型颈椎病的鉴别诊断

（1）脊髓肿瘤：症状多逐渐加重，而颈椎病症状多呈间歇性。X 线片、脊髓造影、MRI 可鉴别。

（2）脊髓空洞症：有感觉异常和锥体束损害症状，以痛、温觉减退或消失而感觉及深感觉正常为特点。颈部 X 线片多为正常，肌电图及 MRI 检查有重要意义。

（3）颈椎后纵韧带骨化症：临床表现与脊髓型颈椎病相同。鉴别点在于影像学检查可见椎体后壁连续或孤立或跳跃的后纵韧带骨化，骨化后纵韧带挤压脊髓或硬脊膜。

（4）颈椎管狭窄症：临床表现与脊髓型颈椎病相同。鉴别点在于影像学可见颈椎骨性椎管狭窄，椎管矢径小于 10mm，标准侧位 X 线片测量颈椎椎管和椎体矢状径比例小于 75%。

3. 椎动脉型颈椎病的鉴别诊断 应与梅尼埃病鉴别。该病眩晕发作有规律，以交感神经过度兴奋为特征，伴耳鸣及听力下降，与颈部活动无关，神经系统检查无异常，而前庭功能试验有异常改变。

4. 交感神经型颈椎病的鉴别诊断 应与冠心病鉴别。该病除心前区剧痛，伴胸闷气短、上肢内侧痛外，无颈部和神经根刺激体征。心电图有改变。服用硝酸甘油等药物可缓解症状。

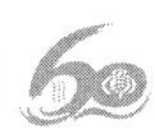

（四）证候分类

参照中华人民共和国中医药行业标准《中医病证诊断疗效标准》。

1. 风寒湿型　颈、肩、上肢窜痛麻木，以痛为主，头有沉重感，颈部僵硬，活动不利，恶寒畏风。舌淡红，苔薄白，脉弦紧。

2. 气滞血瘀　颈肩部、上肢刺痛，痛处固定，伴有肢体麻木。舌质暗，脉弦。

3. 肝肾不足　眩晕头痛，耳鸣耳聋，失眠多梦，肢体麻木，面红目赤。舌红少津，脉弦。

4. 气血亏虚　头晕目眩，面色苍白，心悸气短，四肢麻木，倦怠乏力。舌淡苔少，脉细弱。

二、治疗方案

（一）非手术治疗

1. 中药治疗

（1）风寒湿型：温经通络止痛。祛风活络丸、术桂胶囊。

（2）气滞血瘀：活血化瘀，行气止痛。七味三七口服液、制香片、玄胡伤痛片、血藤当归胶囊等。

（3）肝肾不足：益肝肾，补气血，温经通络。可用右归饮加减或牛杞地黄丸、消增强骨片、血藤当归胶囊、制香片、玄胡伤痛片等。

（4）气血亏虚：补益气血，行气止痛。方用益尔力口服液、制香片、玄胡伤痛片、血藤当归胶囊或补中益气汤加减等。

2. 针灸治疗　主穴：相应颈椎夹脊穴、阿是穴、风池、项根。配穴：颈项痛加大椎；肩痛加肩髃、肩髎、肩井；上臂痛加臂臑、手三里；前臂痛加曲池、手三里；手指麻木加合谷；头晕头痛加百会、印堂；下肢无力加足三里、悬钟；恶心呕吐加中脘、足三里、内关；耳聋耳鸣加太溪、听会。针刺得气后，留针 20 ～ 30 分钟，用平补平泻手法或用电针以连续波、疏密波治疗。

3. 推拿治疗　患者坐方凳，术者站于其背后，暴露颈部至双肩及双肩胛部；抚摸或擦法 30 秒，冬天时间为 60 秒；用揉捏手法作用于颈椎两侧肌肉，包括双侧竖脊肌、斜方肌、肩胛骨内侧，时间为 5 ～ 8 分钟；用弹拨、揉捏手法作用于条索结节状组织，时间为 2 ～ 5 分钟；用拿法拿椎旁双侧竖脊肌、斜方肌，时间约 2 分钟；用牵拉手法牵拉双侧斜方肌及颈肌，时间约 1 分钟，神经根型加用提拉手法牵引颈椎约 30 秒；用旋扳手法纠正偏歪棘突：有关节错缝、失稳或生理曲度异常等改变，则可在患椎施行扳法、旋转手法或牵拉推顶手法；手指点肩井、天宗、肩髃、曲池、手三里、内关、外关、合谷等穴位；牵抖患肢结束。

4. 中医正骨手法治疗　令患者正位端坐，低头，术者站于患者后方，充分暴露颈部。术者拇、食、中指分置颈椎两侧，由上至下仔细触摸，先诊查有无关节突、横突偏歪，压痛，结节样改变等阳性反应点，再以拇指置颈椎正中和棘突两侧触摸棘突，左右比较，确定有否棘突偏歪和棘旁压痛。具体操作如下：

（1）患者取坐位，术者以轻柔手法先放松颈项部、枕后部肌肉，以枕下肌群（头上、下斜肌，头大、小直肌）为主。以㨰法、按法、揉法放松颈部肌肉和肩部肌肉等，相关肌肉放松后准备进行手法复位。

（2）颈椎定点旋提法：以 C6 棘突左偏为例。患者取坐位，术者左手卡住 C6 棘突，右肘扣住下颌，先平牵片刻，再以左手拇指按于患椎棘突左侧，嘱患者放松，颈椎取中立位，轻轻旋转头部，待左手拇指感觉有阻碍时，右手稍稍加力旋转，稍有顿挫感，迅速返回中立位，大部分患者可闻及弹响，触之偏歪之棘突改善或已复位。

5. 牵引　除眩晕症状明显及脊髓型颈椎病禁用外，其余各型均可采用。患者取仰卧位，屈曲0～20°（可调），大重量，以患者能耐受为度，间断牵引，15～20分钟/次，每日1次。

（二）手术治疗

手术治疗适用于脊髓型颈椎病、经非手术治疗疗效不佳的神经根型颈椎病，以及部分有明确颈椎失稳的非手术治疗效果不佳、症状较重的椎动脉型或交感型颈椎病。

1. 前路手术　前路椎间盘切除、椎间植骨融合内固定术是前路手术应用最广泛的技术。单节段或椎管有狭窄者可采用前路椎体次全切除椎管减压、融合固定术。其主要适用于3个节段以内的椎间盘突出及局限型后纵韧带骨化，或者颈椎曲度不佳、单纯后路手术无法有效减压的病例。

患者全麻仰卧位，一般采用横切口，如涉及节段较多也可采用胸锁乳突肌前斜切口。体表定位标志为舌骨平C3椎体，甲状软骨平C4～C5椎间盘，环状软骨平C6椎体。下位颈椎为术中透视方便可用胶带将双肩向下拉。

无论横切口还是斜切口，均在食管鞘与血管鞘之间分离显露。左右侧根据术中习惯和左右利手决定，无绝对区分。显露椎体前方后，以“花生米”纱布钝性推开椎前筋膜，显露椎体。可以定位针扎于椎体上，透视定位。

分别以拉钩牵开保护后内侧食管鞘及外侧血管鞘后，以颈长肌内缘稍外侧为界，切除椎间盘。在处理椎间隙后方时可使用撑开器撑开以方便处理。椎间盘处理后，一般建议切开后纵韧带，显露硬脊膜，以免脱出髓核遗留。减压完成的标志是硬脊膜完全膨出，搏动明显。ACCF减压是切除中份椎体，显露椎管。切除范围两侧以钩椎关节为界。

刮匙刮出相对终板软骨面至有点状渗血，注意不要破坏终板。ACDF可取自体髂骨或融合器椎间植骨。在C4～C6节段最适宜采用零切迹融合器，可避免术后吞咽困难或吞咽异物感，缺点是价格较高、固定强度稍差。ACCF融合可采用自体髂骨块或钛网。前方固定钢板不宜过长，上下界不要到达上下椎间隙。

2. 后路手术　后路手术适用于多节段椎间盘突出或椎管狭窄、黄韧带骨化、后纵韧带骨化，也可联合前路手术进行。主要术式有椎板切除椎管减压、单开门椎板成形椎管扩大减压术以及双开门椎板成形椎管扩大减压术。目前最常用的是单开门椎板成形椎管扩大减压术。颈椎后凸患者不宜行后路手术。手术减压范围一般为C3～C7，也可根据病情选择性减压。

患者全麻俯卧，颈部稍前屈固定。从颈后正中线切开，深筋膜下沿白线切开以避免出血。术中以C2～C3棘突为定位标志，确定显露范围。分离棘突两侧肌肉后，显露两侧C3～C7椎板及关节突。开门门轴侧及开门侧位置为椎板与关节突交界处。门轴侧仅去除椎板外层皮质及部分松质骨，保留内层皮质。工具可采用高速磨钻，条件不具备时也可使用尖嘴咬骨钳。椎板开门侧内外侧皮质切断后，将椎板向门轴侧掀起，使门轴侧青枝骨折。在掀开过程中注意黄韧带的剥离，避免脊髓牵拉损伤。掀开角度为45°～90°，一般60°～70°已满足减压需要。

椎板开门后固定方式有丝线固定于门轴侧关节囊上或门轴侧关节突铆钉上，多采用开门侧迷你钢板支撑。理论上每个椎板均需支撑，因涉及费用关系，也可选择性支撑。

（三）康复治疗

1. 物理因子治疗　可配合局部理疗来改善患者症状，常见的手段如超声波疗法、短波疗法、微波疗法、蜡疗、中药熏蒸等。

2. 功能锻炼

（1）肌力训练：推墙及肩胛骨的内收外展运动，训练前锯肌及菱形肌，对稳定肩胛骨至关重要；耸肩运动，训练肩胛提肌的力量；颈部的前后抗阻屈伸及侧屈训练。

（2）柔韧性训练：肩关节的各方向运动可增强肩关节的柔韧性，提高神经根的活动度。

三、疗效评定

按照国家中医药局颁布的疗效判定标准。

治愈：原有症状基本消失，恢复正常工作、生活。

好转：原有症状部分消失，基本恢复正常工作、生活。

未愈：原有症状、体征无改善无好转。

四、难点分析与对策

1. 椎动脉型颈椎病患者的眩晕症状难以彻底消除，尤其伴交感症状或更年期女性，或者伴焦虑或抑郁精神症状者疗效欠佳，建议患者到抑郁症专科门诊就诊。

2. 有脊髓明显损伤的症状与体征者非手术方法难以奏效，需要手术干预。

3. 局部颈肌退变与劳损引发的肌筋膜炎是引起颈椎病的主要因素。解决骨骼肌紧张或痉挛状态，对颈椎病的治疗意义重大。

4. 颈椎病病情迁延，非手术及手术治疗后也容易复发，需要注意日常工作和生活中对颈椎的防护和加强颈部的功能锻炼。

（邓轩赓、黄雷）

◆ 腰椎间盘突出症 ◆

一、诊断

（一）病名

1. 中医病名 腰痛病（TCD：BNS150）。

2. 西医病名 腰椎间盘突出症（ICD–10M51.303）。

（二）疾病诊断

1. 多有外伤或劳损史，或外感风寒史。

2. 以腰臀腿疼痛、发麻为主要症状，疼痛多呈放射性。本病的症状与受累神经根密切相关。临床常见椎间盘突出症的表现有：

（1）腰5骶1椎间盘突出症：骶1神经根受累（骶1神经起始于腰5椎体中份）。出现小腿三头肌、趾屈肌萎缩、无力；小腿下1/3后外侧，外踝，足跟外侧，第4、5足趾感觉损害，其中以第5趾的损害最具特有性。

（2）腰4、5椎间盘突出症：腰5神经根受累（腰5神经起始于腰5椎体上缘）。出现胫骨前肌、腓骨长肌、腓骨短肌、踇长伸肌和第2趾肌肌力减退，其中以踇长伸肌最易发生；小腿前外侧、足背内侧面和踇趾感觉损害。

（3）腰 3、4 椎间盘突出症：腰 4 神经根受累（腰 4 神经起始于腰 4 椎体上缘）。主要表现为股四头肌肌力减退，以伸膝无力最常见；大腿前内侧、膝前、小腿前内侧出现感觉损害。

（4）中央型椎间盘大块突出：腰棘旁有深压痛、叩击痛，多有神经根放射痛症状、腰椎生理屈度改变、抗痛性侧弯等。

3. 特殊体征 ①屈颈试验（Hepu 征，也称 Soto-Hall 或 Bru-Zinski 征）阳性。②压颈静脉试验（Naffziger 征）阳性。③仰卧挺腹试验阳性。④直腿抬高试验阳性。⑤直腿抬高加强试验（Bragard 征），也称 Sicads 征阳性。⑥股神经牵拉试验（Ely 征）阳性。

4. 影像学检查

（1）X 线摄片检查：常见有脊柱侧凸，腰生理前凸消失，病变椎间隙变窄，相邻椎体骨质增生。腰 3、4 和腰 4、5 椎间盘突出，脊柱多凸向患侧；腰 5 骶 1 椎间盘突出，脊柱多凸向健侧。

（2）CT 及 MRI 检查：对椎间盘突出的定性损害程度的诊断及治疗具有重要意义。针对常规扫描之不足，应采取病变间隙加密扫描，以确定膨出、突出和脱出几种病理类型。

5. 其他检查

（1）肌电图检查：神经传导速度和 H 反射的改变可以了解神经损伤的程度，便于指导临床对治疗方法的选择。

（2）红外热像技术的运用：可以了解椎管内外的炎性刺激点，有利于临床治疗。

（三）鉴别诊断

1. 腰臀及下肢软组织疾患

（1）骨盆出口综合征：该征直腿抬高试验、屈颈试验多不典型，腰部无阳性体征。局部封闭可与腰椎间盘突出症鉴别。

（2）臀上皮神经卡压综合征：临床表现为腰痛及臀部疼痛，可扩散到大腿及腘窝，但极少涉及小腿。局部封闭可立即消除疼痛。

（3）第 3 腰椎横突综合征：第 3 腰椎横突尖端压痛明显，局部肌肉痉挛或肌紧张。局部封闭可立即解除疼痛。

（4）腰脊神经后支综合征：表现为急性或慢性腰痛，可伴大腿痛，但不过膝关节，无感觉、运动和反射异常；主诉痛区上方 2 ～ 3 节段同侧横突根部压痛。将后支神经干封闭，症状消失。

2. 骶髂关节病变

（1）骶髂关节劳损：骶髂关节多为持续局部疼痛，不敢负重，活动时加重，翻身困难，“4”字试验（Gaenslen 征）阳性。

（2）骶髂关节结核：骶髂关节结核可为单纯滑膜结核或骨关节结核。X 线检查及 CT 可帮助确诊。

3. 肿瘤及瘤样病变 临床鉴别有一定困难。临床检查多无脊柱畸形，压痛也不明显，直腿抬高试验不典型，运动、感觉、反射障碍往往不局限于单一神经根支配区。

4. 脊柱血管畸形 脊柱血管畸形最常见的为硬脊膜动静脉瘘，临床可表现为肌肉无力、萎缩、行走障碍，下腹或腹股沟以下的痛觉明显减退，多数有位置觉的障碍。

5. 脊髓型颈椎病 脊髓型颈椎病也时有被误诊为腰椎间盘突出症者。

6. 非骨科疾患

（1）盆腔内脏疾病：其疼痛常为钝痛、坠痛，具体疼痛位置不明确，腰骶部及下肢检查无明显体征，盆腔检查可帮助确诊。

（2）血栓闭塞性脉管炎：有血管性间歇性跛行的典型症状，直腿抬高时可见肢端发白（Burger's 征），足背动脉或胫后动脉减弱或消失。

（四）证候分类

1. 血瘀　腰腿痛如刺，痛有定处，日轻夜重，腰部板硬，俯仰转侧受限，痛处拒按。舌质暗紫或有瘀斑，脉弦紧或涩。

2. 寒湿　腰腿冷痛重者，转侧不利，静卧痛不减，受寒及阴雨天加重，肢体发凉。舌质淡，苔白或腻，脉沉紧或濡缓。

3. 湿热　腰部疼痛，腿软无力，痛处伴有热感，遇热或雨天痛增，活动后痛减，恶热口渴，小便短赤。苔黄腻，脉濡数或弦数。

4. 肝肾亏虚　腰酸痛，腿膝乏力，劳累更甚，卧则减轻。偏阳虚者，手足不温，少气懒言，腰腿发凉，舌质淡，脉沉细；偏阴虚者，咽干口渴，面色潮红，倦怠乏力，心烦失眠，舌红少苔，脉弦细数。

二、治疗方案

（一）非手术治疗

1. 急性期　治疗以卧床休息、床旁水平牵引为主，同时辅以药物治疗。可静脉滴注丹参注射液、地塞米松、维生素 B、维生素 C，以及七叶皂苷钠。对疼痛缓解不明显的患者，可予以椎管封闭治疗或椎间孔封闭治疗。

2. 缓解期　以多种方法综合治疗为主。在疼痛缓解以后可行腰椎电动牵引、辨证取穴针灸治疗、推拿手法治疗及郑氏髓核还纳手法治疗、各种设备物理治疗及按中医分型配合药物治疗。

（1）手法治疗：

1）解除腰背肌痉挛、松解椎间关节韧带、疏通经络镇痛手法：①按压弹拔手法：双手指呈钳形，沿足太阳膀胱经由肩胛下至骶部做按压弹拨手法 5 ～ 10 次，以松解腰背筋肉痉挛。②推压手法：用双手拇指指腹分别在棘突两侧，沿棘突排列方向进行推压，由胸至下推压脊柱至骶部，反复多次，再用手掌或掌根推压脊旁筋肉。③推揉手法：用手掌或掌根纵横揉腰背部筋肉，从上至下，由轻到重，反复多次。④弹筋拨络和经穴按摩手法：用拇指或手指指端在腰背部及臀部、膝关节肌腱上用力进行弹拨推压手法数次，拿跟腱数次。⑤经穴按摩：双拇指指针膈俞、十椎旁（郑氏经验穴第 10 胸椎旁开 5 分）、肾俞、大肠俞、臀边（髂嵴中点下 1 寸处）、秩边、委中、承山、阳陵泉、太冲等穴位，中青年患者一般宜强刺激。⑥摇晃脊柱手法：用双手虎口或双手掌重叠压住脊柱，做用力左右摇晃脊柱手法，从上至下反复多次，重点摇晃患椎脊柱。

2）髓核还纳或减压整复手法：①腰椎斜扳法：患者侧卧位，呈患侧在上，健肢自然伸直，患肢屈髋屈膝体位。术者面对患者站立，用双手或双肘分别按扶患者的肩前部及臀部，做相反方向的用力摇晃转动活动，当腰部扭转到有阻力时，再施一个增大幅度的猛推手法，常可听到“喀喀”响声，表示手法成功。②按压抖动法：患者俯卧，两助手分别把持双踝和腋部做对抗牵引 3 ～ 5 分钟，术者用双手掌或掌根重叠用力按压在患椎，做用力的上下抖动脊柱数次，按压力量由轻到重，抖动频率由慢到快。③侧卧搬腿法：患者侧卧，患侧在上，术者立于患者背后，一手抱住患者膝部，做屈膝屈髋尽力向前弯腰动作，另一手拇指指腹紧压椎间盘突出部位，然后逐渐做伸膝伸髋动作，尽力向后扳腿的同时拇指指腹用力向前顶压椎间盘突出的部位，反复操作 2 ～ 3 次。④俯卧位扳腿法：患者俯卧，术者一手掌根压住患椎棘突或棘突旁，另一手抱住患侧大腿拔伸，以患椎为支点，将患侧大腿做后扳或斜扳，或者旋转大腿，扳腿的同时，按压患椎的手部用力，使腰骶部有屈伸和旋转活动感。⑤坐位旋转复位法：以右侧为例。一助手用双手将患肢固定，术者右手从患者右腋下伸向前，用手掌压住颈后根部，拇指向下，余四指扣住左颈部，左手拇指压患椎棘突旁；然后术者右手拉颈部，做腰部前屈（最好达到 90°），向右后侧旋转活动，当脊柱旋转到腰 4 或腰 5 椎时，左手拇指顺势用力从右向左侧推顶棘突，术者可感到指下棘突轻微移动，并伴随关节响声。术后，患者端坐，腰前屈位，术者再推理脊筋数次。

（2）牵引治疗：对急性患者、肌肉痉挛明显或身体强壮者，可配合牵引治疗，有解痉、降低椎间盘内压力和减轻突出物对神经根的压迫等作用。由于存在腰骶角，故牵引体位应在屈髋屈膝位进行。

（3）中药治疗：血瘀型可口服七味三七口服液、创伤灵、玄胡伤痛片等药；肝肾亏虚型可口服腰痛丸、加味地黄丸等药；寒湿型可口服五灵二乌丸、祛风活络丸等药；湿热型可口服三妙散加减。此外，临床当根据中医辨证施治的原则，不可拘泥于上述四型，用药中注意加减调配。

（4）针刺治疗：宜选取阿是、腰痛、后溪、腰阳关、肾俞、腰 3 ～腰 5 夹脊、委中等穴；下肢疼痛可根据疼痛部位循经选取大肠俞、环跳、殷门、风市、阳陵泉、承山等穴。针刺手法用泻法或平补平泻。

3. 康复期 在综合治疗、巩固疗效的基础上，此阶段的治疗以运动疗法为主。即指导患者进行腰背肌力练习及腹肌肌力练习，指导患者培养正确的坐 、立、行、走、拾物姿势，同时养成良好的工作生活习惯。

（二）手术治疗

当非手术治疗失败，就应考虑手术治疗。出现马尾综合征伴有明显神经功能损害，尤其是大、小便功能障碍时，需要急诊行椎间盘摘除手术；其他情况下，椎间盘摘除术应是择期手术。手术成功的关键是准确的诊断和病例的选择，如出现下肢痛比腰痛明显、存在明显的根性神经症状（感觉异常）、直腿抬高试验较正常低 50% 甚至健侧直腿抬高试验或弓弦试验阳性，另外，反射改变、肌肉萎缩、肌力减弱、感觉减退四种体征至少出现两种，并且，有症状与体征相一致的影像学表现。

1. 微创手术 包括经皮椎间盘切吸术、经皮射频消融术、经皮髓核化学溶解术、椎间盘镜技术及经皮内镜下椎间盘切除术等。目前临床采用较多的是经皮内镜下椎间盘摘除术和显微椎间盘切除术。微创手术由于手术创伤小，可以减少术后疼痛、缩短术后住院时间，目前已经基本取代传统开放椎板切除腰椎间盘术。

（1）显微腰椎间盘切除术：可在局麻下手术，但大多数仍选择在全麻下手术。患者取屈膝屈髋俯卧或俯卧屈腰腹部悬空体位，术前、术中放置定位针，X 线机透视确认手术节段。从上位椎体棘突中间至下位椎体棘突上缘做长约 25mm 正中切口，切开深筋膜，椎间盘突出侧放入骨膜剥离器沿棘突和椎板剥离肌肉，显露椎板间隙和上下椎板缘，仔细电凝止血，安放微创牵开器建立工作通道并固定于手术台上，安放内镜调整至合适位置。辨认黄韧带和椎板，分离并咬除黄韧带，根据需要用椎板咬骨钳咬除部分椎板边缘、关节突内侧缘，扩大显露椎管。清晰显露神经根和硬脊膜，辨认清楚神经根，解剖分离神经根与椎间盘组织，小心向内侧牵开神经根，显露突出椎间盘组织，用神经剥离器扩大纤维环破裂口，用髓核钳取出椎间盘组织。注意钳子不能插入太深，避免穿破前方纤维环损伤前方血管和脏器，通常髓核钳进入椎间盘内不超过 15mm。冲洗椎间隙，去除疏松的椎间盘组织和软骨碎片，探查神经根和硬脊膜周围，清理椎间盘碎片。仔细止血，用可吸收线缝合筋膜和皮肤。

（2）经皮内镜下椎间盘切除术：经皮内镜下腰椎间盘摘除术（PELD）有两种入路：椎板间入路（IL）和椎间孔入路（TF）。

1）经皮内镜椎板间入路腰椎间盘摘除术（IL–PELD）

①适应证：椎管内脱出或非脱出性椎间盘突出；椎间盘突出开窗手术或内镜手术复发者；因外侧的骨、韧带结构增生导致椎管狭窄；小关节囊肿。

②禁忌证：椎间孔区域的病变；发育性椎管狭窄；需进行椎间融合的病例；马尾综合征患者。

③手术步骤：俯卧位，适当调整腰椎曲度；C 形臂透视确定责任间隙及穿刺点；做 7mm 切口，将扩张器插入椎板间隙外侧，再通过扩张器插入工作套管；移除扩张器插入内镜。术中通过内镜和工作套管进行持续灌注；暴露黄韧带，然后切开，显露神经结构，保留硬膜外脂肪；通过旋转工作套管的方向即可起到牵拉和保护神经的作用；术中使用双极射频止血。

2）经皮内镜椎间孔入路腰椎间盘摘除术（TF–PELD）

①适应证：盘源性腰痛，硬膜外激素治疗无效；存在神经组织压迫需手术减压。

②禁忌证：马尾综合征；合并发育性椎管狭窄；开窗髓核摘除术后复发（相对禁忌）。

③手术步骤：标记出进针点；穿刺角度与冠状面呈 25°～ 30°，与矢状面呈 60°～ 65°，并指向椎间孔方向。最终，穿刺针正位像位于椎间盘中央，侧位像位于髓核的后 1/3。椎间盘染色造影，并插入导丝；经导丝逐级插入扩张器；撤出扩张器，插入工作套管并放置内镜；选择性摘除染色的髓核；纤维环成形。

④术后处理：手术结束后取出手术器械，缝合伤口，无需引流；麻醉清醒后患者就可以下床而无须镇痛药；患者日间需佩戴腰围，直到术后 6 周；根据患者病情和主观感受可逐渐增加负重量；术后 2 小时鼓励患者在腰围保护下行走；非甾体抗炎药、肌松剂、普瑞巴林可持续应用至术后 1 周。

2. 切开手术椎间盘切除术

（1）适应证：复发椎间盘突出、巨大椎间盘突出。

（2）手术步骤：腰部后正中切口，以突出椎间隙为中心，长 5 ～ 8cm。切开深筋膜，在病变侧沿棘突及椎板于骨膜下剥离骶棘肌，用椎板拉钩牵开肌肉显露椎间隙，透视定位证实手术间隙无误。切除黄韧带，根据突出物大小及移位情况切除相对应部分的椎板，以达到充分显露。辨认硬脊膜及神经根，向内侧牵开神经根，取出突出髓核，如果突出物包膜完整，不能从神经根下取出，可在其外侧做十字切开后取出髓核碎块，减轻神经根张力后牵开神经根仔细探查椎管及神经根周围。经纤维环裂口或洞进入椎间隙，用髓核钳去除其他松动游离的髓核，冲洗椎间隙直至无碎块残留。当往椎间隙插入器械时深度不要超过 15mm，避免损伤脊柱前方脏器或血管。彻底止血，用可吸收缝线缝合深筋膜和皮肤。

3. 椎板切除椎管减压椎间盘切除植骨融合内固定术

（1）适应证：巨大椎间盘突出。

（2）手术步骤：伴有侧隐窝狭窄和椎间孔狭窄时，手术需要更广泛显露神经根，可能切除部分关节突，当切除超过一半时可能导致失稳，应采用植骨融合术。在马尾综合征的患者中常有中央椎管狭窄，手术需要全椎板切除减压，也应考虑融合手术。椎间盘突出伴有椎间失稳的患者应采用融合手术治疗。

三、疗效评定

参照中华人民共和国中医药行业标准《中医病证诊断疗效标准》。

1. 治愈 腰腿痛消失，直腿抬高 70°以上，能恢复原工作。

2. 好转 腰腿痛减轻，腰部活动功能改善。

3. 未愈 症状、体征无改善。

四、难点分析与对策

1. 本病的鉴别诊断较为重要，尤其警惕高龄患者对常规治疗疗效较差者需与结核、肿瘤相鉴别。

2. 对治疗方法的选择是难点，应该准确掌握各种方法的适应证及针对患者的个体性差异来选择适宜的治疗方法。

3. 非手术治疗对症状、体征的改善有重要作用，但部分患者存在复发现象。为此，应该在系统治疗中关注和解决发病原因，以及在系统治疗后加强患者的防护能力，以减少疾病的复发。

4. 脱出型腰椎间盘突出症的中医治疗是治疗难点，如何提高其疗效和加强其治疗机理研究值得进一步关注。

（石华刚、张中）

◆ 腰背肌筋膜炎 ◆

一、诊断

（一）病名

1. 中医病名 腰痛病（TCD：BNS150）。

2. 西医病名 下背肌筋膜炎（ICD–10：M54.572）。

（二）疾病诊断

1. 典型表现 腰背部疼痛，性质常为隐痛、酸胀痛，与天气变化有关，局部畏寒，受凉加重，得暖缓解，有时疼痛部位走窜不定。晨起疼痛明显，活动后可缓解，活动久后疼痛加重。

2. 查体 腰部无明显畸形，腰背部广泛压痛。病变部位可找到局限性激痛点和痉挛的肌肉，有时可扪及较硬的筋结或条索状筋束，压痛明显；腰部活动范围多属正常。

3. 辅助检查 血液检验一般正常，偶见血沉升高。X 线平片：多无异常改变。

（三）鉴别诊断

1. 臀上皮神经卡压综合征 临床表现为腰痛及臀部疼痛，可扩散到大腿及腘窝，但极少涉及小腿。局部封闭可立即消除疼痛。

2. 第 3 腰椎横突综合征 第 3 腰椎横突尖端压痛明显，局部肌肉痉挛或肌紧张。局部封闭可立即解除疼痛。

3. 腰脊神经后支综合征 表现为急性或慢性腰痛，可伴大腿痛，但不过膝关节，无感觉、运动和反射异常。将后支神经干封闭，其症状消失。

4. 骶髂关节劳损 骶髂关节多为持续局部疼痛，不敢负重，活动时加重，翻身困难，“4”字试验

（Gaenslen 征）阳性。

5. 骶髂关节结核　骶髂关节结核可为单纯滑膜结核或骨关节结核。X 线检查及 CT 可帮助确诊。

6. 盆腔内脏疾病　其疼痛常为钝痛、坠痛，具体疼痛位置不明确，腰骶部及下肢检查无明显体征，盆腔检查可帮助确诊。

7. 强直性脊柱炎　以骶髂关节和脊柱附着点炎症为主要特征。通过 CT 检查骶髂关节和血清 HLA–B27、血沉、C 反应蛋白可鉴别。

（四）证候分类

1. 血瘀　腰背痛如刺，痛有定处，日轻夜重，腰部板硬，俯仰转侧受限，痛处拒按。舌质暗紫或有瘀斑，脉弦紧或涩。

2. 寒湿　腰背冷痛重着，转侧不利，静卧痛不减，受寒及阴雨天加重，肢体发凉。舌质淡，苔白或腻，脉沉紧或濡缓。

3. 湿热　腰部疼痛，痛处伴有热感，遇热或雨天痛增，活动后痛减，恶热口渴，小便短赤。苔黄腻，脉濡数或弦数。

4. 肝肾亏虚　腰酸痛，腿膝乏力，劳累更甚，卧则减轻。偏阳虚者手足不温，少气懒言，腰腿发凉。舌质淡，脉沉细；偏阴虚者，咽干口渴，面色潮红，倦怠乏力，心烦失眠。舌红少苔，脉弦细数。

二、治疗方案

（一）手法治疗

患者俯卧位，腰背部肌肉放松。先抚摩，再以两拇指指腹按揉腰背部膀胱经。然后以揉、滚、推等手法作用于腰部两侧肌肉，自上而下，反复按摩。再以两拇指相对，按于条索状结节或筋束上，稍按压，做左右拨动。如突起明显，可用手指将筋捏住提起放下，反复数次。最后以轻揉和抚摩结束。必要时可加用斜扳、抖动、摇晃等手法。

（二）封闭治疗

使用 1% 利多卡因加曲安奈德，在痛点做封闭治疗。效果不佳时，1 周内可重复注射，一般不超过 3 ～ 5 次。

（三）中药治疗

1. 血瘀型可口服七味三七口服液、制香片、玄胡伤痛片等药；肝肾亏虚型可口服壮骨腰痛丸等药；寒湿型可口服五灵二乌丸、祛风活络丸等药；湿热型可口服三妙散加减。

2. 血瘀型可外用丁桂活络膏、活血散瘀洗药、软筋化坚洗药；寒湿型可外用芪藤软坚散。

（四）针灸治疗

1. 艾灸　安排患者取舒适体位，充分暴露治疗部位，注意保暖。灸灯温度合适时靠近治疗部位，注意观察患者反应，以防烫伤；治疗时间为 15 ～ 20 分钟。

2. 针刺治疗　宜选取阿是、腰痛、后溪、腰阳关、肾俞、疼痛节段夹脊、大肠俞、居髎、委中等穴。

（五）中药熏洗

安排患者取舒适体位，充分暴露治疗部位，注意保暖。打开熏洗机喷头开关，靠近治疗部位，注意观察患者反应，以防烫伤；治疗时间为 15 ～ 20 分钟。

（六）火罐

患者取合适体位，暴露治疗部位，点火在罐中转动，待形成负压后迅速将罐叩至治疗部位上。留罐时间为 5 ～ 10 分钟。走罐：先在治疗部位涂抹润滑剂（凡士林或外用药），将罐留住后，用手握住罐行上下移动，至皮肤潮红、充血时将罐起下。

（七）物理因子治疗

1. 微波 患者取俯卧位，裸露治疗部位；调节好辐射器与治疗部位之间的距离，使辐射器中心对准患病部位。一般距离在 5 ～ 10cm，一次治疗时间为 15 分钟。

2. 超声波 患者取俯卧位，除去身上的金属物品，暴露治疗部位，涂抹介质后，用超声治疗头环绕治疗部位做较小的同心圆运动；治疗时间为 5 ～ 10 分钟。

3. 蜡疗 患者取俯卧位，充分暴露治疗部位，将蜡块敷于治疗部位，外包塑料布保温；每次治疗时间为 20 ～ 30 分钟。

（八）小针刀

如非手术治疗无效，可采用小针刀治疗，既可解除肌肉痉挛，又可疏通经络，加速局部气血流通，促进局部炎症吸收。

患者取舒适的体位，选好操作点（一般为较明显、可触及的软组织病理样改变硬结、结节、条索状），用记号笔标记；局部无菌消毒，铺巾；用 2% 利多卡因做进针点麻醉；顺肌纤维或肌腱分布方向做铲剥；做横向或扇形的摆动动作，使纵向粘连的组织松解。每处剥离 2 ～ 5 次即可出针，两次治疗时间应间隔 3 ～ 7 日。

（九）功能锻炼

在综合治疗、巩固疗效的基础上，康复期治疗以运动疗法为主。即指导患者进行腰背肌力练习及腹肌肌力练习，指导患者培养正确的坐、立、行、走、拾物姿势，同时养成良好的工作生活习惯。

功能锻炼包括：①仰卧位牵伸训练：患者取仰卧位，一侧下肢带动腰部向另一侧旋转，上半身保持中立位，维持 10 秒，回到起始位，再反方向做同一动作。每组 10 次，每天 3 ～ 5 组。②平板支撑。③仰卧举腿。④核心力量训练。⑤五禽戏。

三、疗效评定

参照中华人民共和国中医药行业标准《中医病证诊断疗效标准》。

1. 治愈 腰腿痛消失，直腿抬高 70°以上，能恢复原工作。

2. 好转 腰腿痛减轻，腰部活动功能改善。

3. 未愈 症状、体征无改善。

四、难点分析与对策

1. 本病的鉴别诊断是重点及难点，尤其注意与结核及强直性脊柱炎相鉴别。

2. 本病的临床症状多，难以取得良好的预期治疗效果。

3. 本病的功能锻炼极其重要，经过治疗，疼痛缓解后，应及时开展功能锻炼，有助于恢复腰椎功能，防止复发。

（王雯）

◆ 腰肌劳损 ◆

一、诊断

（一）病名

1. 中医病名　腰痛病（TCD：BNS150）。

2. 西医病名　腰肌劳损（Lumbar muscle strain）（ICD–10：M54.561）。

（二）疾病诊断

1. 有长期腰痛史，反复发作。

2. 一侧或两侧腰骶部酸痛不适，疼痛时轻时重，缠绵不愈，劳累后加重，休息后减轻。一侧或两侧骶棘肌轻度压痛，腰腿活动一般无明显障碍。

3. X 线摄片、CT 或 MRI 检查一般无特殊异常，可排除腰骶部有无先天变异或退行性改变，以及腰椎间盘突出等病变。运用红外热像技术，通过热成像，可以较准确定位腰部疼痛的区域及疼痛性质，区分急慢性疼痛，有利于临床治疗。

（三）鉴别诊断

1. 臀上皮神经卡压综合征　临床表现为腰痛及臀部疼痛，可扩散到大腿及腘窝，但极少涉及小腿。局部封闭可立即消除疼痛。

2. 第 3 腰椎横突综合征　第 3 腰椎横突尖端压痛明显，局部肌肉痉挛或肌紧张。局部封闭可立即解除疼痛。

3. 腰脊神经后支综合征　表现为急性或慢性腰痛，可伴大腿痛，但不过膝关节，无感觉、运动和反射异常；痛区上方 2 ～ 3 节段同侧横突根部压痛。将后支神经干封闭，其症状消失。

4. 骶髂关节劳损　骶髂关节多为持续局部疼痛，不敢负重，活动时加重，翻身困难，“4”字试验（Gaenslen 征）阳性。

5. 骶髂关节结核　骶髂关节结核可为单纯滑膜结核或骨关节结核。X 线检查及 CT 可帮助确诊。

6. 盆腔内脏疾病　其疼痛常为钝痛、坠痛，具体疼痛位置不明确，腰骶部及下肢检查无明显体征，盆腔检查可帮助确诊。

（四）证候分类

1. 血瘀　腰痛如刺，痛有定处，轻则俯仰不便，重则因痛剧不能转侧，拒按。舌质暗紫或有瘀斑，脉弦紧或涩。

2. 寒湿　腰部冷痛重者，转侧不利，静卧痛不减，受寒及阴雨天加重，肢体发凉。舌质淡，苔白或腻，脉沉紧或濡缓。

3. 湿热　腰痛而有热感，炎热或阴雨天疼痛加重，活动后痛减，尿赤。苔黄腻，脉濡数。

4. 肾虚　腰部酸痛乏力，喜揉喜按，足膝无力，遇劳更甚，卧则减轻，常反复发作。偏阳虚者面色㿠白，手足不温，少气懒言，腰腿发凉。舌质淡，脉沉细。偏阴虚者心烦失眠，咽干口渴，面色潮红，倦怠乏力。舌红少苔，脉弦细数。

二、治疗方案

（一）一般治疗

纠正不良姿势、习惯，去除诱因。

（二）中药治疗

1. 血瘀证 内服七味三七口服液、玄胡伤痛片，外用郑氏舒活酊、丁桂活络膏。

2. 寒湿证 内服五灵二乌丸、祛风活络丸，外用温经止痛散、丁桂活络膏。

3. 湿热证 内服四妙汤加减，外用郑氏舒活酊、二黄新伤止痛软膏。

4. 肾虚证 肾阳虚者：内服壮骨腰痛丸、益尔力口服液；肾阴虚者：内服加味地黄丸、益尔力口服液。外用郑氏舒活酊、丁桂活络膏、温经止痛散等。

（三）针灸治疗

针刺以电针或普通针刺为主，取肾俞、大肠俞、腰阳关、命门、志室、委中、阳陵泉、阿是等穴。灸法以艾条灸或隔姜灸为主，取穴同针刺治疗。

（四）推拿手法治疗

推拿手法治疗以解除腰背肌痉挛、松解椎间关节韧带为主，达到疏经通络、解痉止痛的目的。手法采用㨰、揉、点、按、拿、弹拨等，中等刺激强度。

1. 沿足太阳膀胱经由胸腰段至骶部做㨰、揉手法，以松解腰背肌肉痉挛。

2. 用双手拇指指腹分别在棘突两侧，沿棘突排列方向进行推压，由上至下、由内向外推压脊柱两侧肌肉，反复多次进行。

3. 用拇指或手指指端在腰背部及臀部肌肉上用力进行弹拨推压手法数次。

4. 双拇指指针十椎旁（郑氏经验穴第 10 胸椎旁开 5 分）、肾俞、大肠俞、臀边（髂嵴中点下 1 寸处）、秩边、委中、承山、阳陵泉等穴位。

5. 最后以揉、擦、摩等轻手法结束。

（五）功能锻炼

加强腰肌背伸锻炼，如仰卧的三点、五点支撑法，拱桥式锻炼，俯卧位的飞燕式锻炼。

（六）物理因子治疗

可选用红外线、中频脉冲、微波、蜡疗、中药熏洗、中药涂擦等治疗。

（七）小针刀治疗

患者取俯卧位，腰臀部肌肉放松。在骶髂、腰椎横突、棘突等部位寻找痛点，并做标记。按要求术区消毒、铺巾后，行针刀松解。以压痛点为进针刀点，刀口线和骶棘肌纵轴平行，达骨面，先纵行剥离，再横行剥离，出针。

三、疗效评定

参照中华人民共和国中医药行业标准《中医病证诊断疗效标准》进行疗效评定。

1. 治愈 腰痛症状消失，腰部活动自如。

2. 好转 腰痛减轻，腰部活动功能基本恢复。

3. 未愈 症状未改善。

四、难点分析与对策

1. 腰痛病因较复杂，因此临床准确的诊断和对本病的鉴别诊断较为重要，应明确诊断后再行治疗。

2. 本病的发病与久坐、坐姿不良、缺乏运动等不良生活习惯相关，通过治疗缓解症状后，腰痛症状仍有可能反复发作，故而改善不良生活习惯并配合腰背肌功能锻炼是治疗的关键。

（楚福明）

◆ 腰椎滑脱症 ◆

一、诊断

（一）病名

1. 中医病名 腰痹（TCD：BGS000）。

2. 西医病名 腰椎滑脱（ICD–10：M43.171）。

（二）疾病诊断

1. 症状 多数腰椎滑脱可以长期无症状。对于有症状者，最常见的症状依次为：腰痛、神经源性间歇性跛行、下肢放射性疼痛。

（1）腰痛：特点是机械性下腰痛，即腰痛与姿势或活动有关。站立或行走时疼痛，卧床休息时缓解。

（2）神经源性间歇性跛行：这是腰椎滑脱导致腰椎管狭窄后的临床表现。主要表现为站立或行走一段距离后，出现下肢的疼痛、麻木、酸胀、无力等症状，蹲下、弯腰拾物或卧床休息片刻后症状即可缓解，症状并不一定呈根性分布。

（3）下肢放射性疼痛：多因神经根通道狭窄导致神经根受压所致，多为单侧。

（4）腰椎滑脱合并严重椎管狭窄：这种情况下也可出现马尾神经损害的症状，主要表现为鞍区麻木及大小便功能障碍。

2. 体征 腰椎滑脱的体征常是非特异性的，有些患者甚至没有阳性体征。腰部的阳性体征可有：姿势异常，患者常弯腰或屈髋行走；L4 ～ L5、L5 ～ S1 棘突间隙可有压痛；小关节退变引起的腰痛，在双侧椎旁可有深压痛；腰部活动度可因疼痛而受限。下肢的体征可有神经根支配区的感觉运动障碍，反射减弱或消失。

3. 影像学检查

（1）站立位腰椎正侧位 X 线片即可显示大多数腰椎滑脱。对于正侧位片上显示有滑脱者，可加做腰椎双斜位 X 片，以观察有无椎弓峡部裂。腰椎过伸过屈位片可显示滑脱节段是否不稳定。一般认为过伸过屈位片上前后滑移超过 4mm、成角大于 10°即有不稳定。

（2）CT 可用来鉴别引起椎管狭窄的原因是骨性的还是软组织源性的，此外，矢状面的 CT 断层扫描可以更准确地判断是否存在椎弓峡部裂。

（3）矢状面的 MRI T2 加权像可清楚地显示滑脱的节段、程度，椎间盘的退变有时可见椎间孔的狭窄。横断面上可见中央管狭窄或神经根管狭窄，以及狭窄的严重程度；还可区分引起狭窄的病理因素，如椎间盘的膨出或突出。

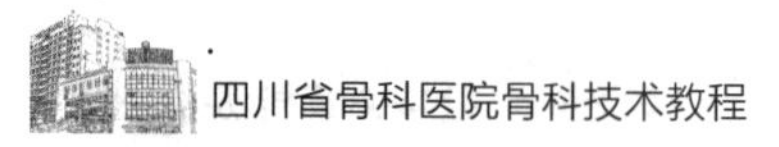

腰椎滑脱的诊断一般必须有相应的临床症状、体征及影像学表现，且三者必须相符。

（三）鉴别诊断

1. 腰椎管狭窄症（不伴有腰椎滑脱） 除腰部及神经根症状外，多数患者有间歇性跛行。CT 扫描可见椎管矢径减小，侧隐窝及神经根管狭窄。无腰椎体滑脱的 X 线特征。

2. 腰椎间盘突出症 患者可出现腰痛及下肢的放射痛，直腿抬高实验阳性，可伴下肢麻木，经卧床休息等保守治疗后症状可缓解，活动后症状加重。CT 和 MRI 检查可发现腰椎间盘突出，压迫相应神经根。无腰椎体滑脱不稳的 X 线特征。

3. 腰椎肿瘤 腰椎或腰骶椎管原发或继发肿瘤可出现腰痛及下肢痛，疼痛持续加重，可出现括约肌功能障碍。影像学无退行性改变，椎管造影及 MRI 可见椎管内占位性病变。

4. 腰椎结核 患者可有全身结核中毒症状，有较长期的腰部钝痛，休息好转，下肢疼痛较腰痛症状晚，晚期腰椎可呈后突畸形。X 线片及 MRI 可提示椎体破坏。

5. 血栓闭塞性脉管炎 血栓闭塞性脉管炎可引起血管源性间歇性跛行，可与腰椎滑脱导致椎管狭窄引起的神经源性间歇性跛行相鉴别。二者在症状上较难鉴别，但影像学检查很容易鉴别。

（四）疾病分型及分级

根据解剖特点及获得性病理情况，腰椎滑脱的 Wiltse 分型如下所示。

Ⅰ型：先天性或发育不良性腰椎滑脱。分 3 个亚型：①ⅠA：关节突部发育差，存在小关节平面轴向水平化；②ⅠB：关节突部存在矢状位发育不良，但是椎板通常完整；③ⅠC：除ⅠA、ⅠB 外的其他类型先天性椎体连接发育不良。

Ⅱ型：峡部裂异常性腰椎滑脱。分 2 个亚型：① ⅡA：峡部缺损，破坏了关节突关节间的完整，可单侧或双侧滑脱；②ⅡB：椎弓峡部延长型。

Ⅲ型：退变性腰椎滑脱，分为原发性和继发性 2 类。

Ⅳ型：创伤性腰椎滑脱，分为急性骨折和应力骨折 2 类。

Ⅴ型：病理性腰椎滑脱，分为局部疾病和全身疾病 2 类。

Ⅵ型：医源性腰椎滑脱，分为直接手术和间接手术 2 类。

按照侧位片上上位椎体在下位椎体上的滑移程度，腰椎滑脱的 Meyerding 分级如下。

Ⅰ级：前移下位椎体前后径的 1% ～ 25%。

Ⅱ级：前移下位椎体前后径的 26% ～ 50%。

Ⅲ级：前移下位椎体前后径的 51% ～ 75%。

Ⅳ级：前移下位椎体前后径的 76% ～ 100%。

Ⅴ级：前移大于 100%。

（五）证候分类

1. 风寒湿阻 腰腿酸胀重着，时轻时重，拘急不舒，遇冷加重，得热痛缓。舌淡苔白滑，脉沉紧。

2. 血瘀气滞 腰腿痛如刺，痛有定处，日轻夜重，腰部板硬，俯仰旋转受限，痛处拒按。舌质暗紫，或有瘀斑，脉弦紧或涩。

3. 湿热痹阻 腰部疼痛，腿软无力，痛处伴有热感，遇热或雨天痛增，活动后痛减，恶热口渴，小便短赤。苔黄腻，脉濡数或弦数。

4. 肝肾亏虚 腰酸痛，腿膝乏力，劳累更甚，卧则减轻。偏阳虚者，面色㿠白，手足不温，少气懒言，腰腿发凉，或有阳痿、早泄，妇女带下清稀。舌质淡，脉沉细。偏阴虚者，咽干口渴，面色潮红，倦怠乏力，心烦失眠，多梦或有遗精，妇女带下色黄味臭。舌红少苔，脉弦细数。

5. 气血亏虚　面色少华，神疲无力，腰痛，不耐久坐，疼痛缠绵，下肢麻木。舌淡苔少，脉细弱。

二、治疗方案

（一）非手术治疗

1. 卧床休息　患者卧床休息 3 ～ 5 周往往可使下腰痛及神经根症状得以减轻或缓解。卧床休息可显著减轻椎间关节的载重负荷；由于椎间关节退变及负重引起的创伤性炎症也可因卧床休息而减退。卧床可采取自由的姿势，以减轻站立所引起的负重和姿势性压迫。然而，卧床会影响工作及正常生活，因而常难以实行，应向患者说明道理。

2. 药物治疗　宜根据中医辨证，偏于肾阳虚者治宜温补肾阳，可用右归丸或补肾壮筋汤加减；偏于肾阴虚者治宜滋补肾阴，可用左归丸、大补阴丸。属寒湿腰痛者治宜祛寒除湿、温经通络，风湿盛者以独活寄生汤为主，寒邪重者以麻桂温经汤为主，湿邪偏重者以加味术附汤为主。属湿热腰痛者治宜清热化湿，用加味二妙汤为主。

患者急性发作期可服用非甾体类消炎止痛药对症治疗。疼痛严重者也可用吗啡类或其他类型的中枢镇痛药。此外，也可加用肌肉松弛剂。对于有些慢性疼痛者，可考虑加用抗抑郁药，也可采用药物封闭以缓解急性疼痛。

（二）手术治疗

1. 适应证　①持续或反复发作的腰腿痛或间歇性跛行，经正规保守治疗至少 3 个月无效，影响工作和日常生活。②进行性加重的神经功能损害。③大小便功能障碍。

2. 手术方法

（1）单纯减压术：对于以下肢疼痛，尤其是以单侧疼痛为主要症状，无明显腰痛或腰痛症状很轻，以神经根管狭窄为主，术前 X 线片显示椎间隙已明显变窄（＜ 2mm），已有明显的骨赘形成，过伸过屈位片未见明显不稳定的高龄患者，因常伴随其他内科疾病，手术耐受性差，可选用单纯减压术，并尽量选用创伤小、手术时间短的椎板间开窗减压术。如为一侧神经根管狭窄，则选择单侧开窗减压；如为双侧狭窄，则可选择双侧开窗。如为中央管狭窄，单纯开窗往往难以达到充分减压，一般需选用全椎板切除减压，而全椎板切除术对于已有滑脱的节段大多会造成稳定性的进一步破坏。因此，对于合并严重中央管狭窄的腰椎退变性滑脱病例，不建议做单纯减压术，而主张在减压的同时加做融合术。

（2）单纯融合术：①单纯后路融合术：既往单纯后路融合术主要是椎板间融合术。由于该术式本身并不能直接减压，融合率也很低，且需要长时间卧床，目前已基本弃用。②单纯前路融合术：适应证相对较窄，主要用于以腰痛为主，没有下肢症状或症状较轻的病例。腰痛症状主要出现在站立或行走时，卧床时症状明显减轻或消失。影像学上椎管狭窄不重；椎管狭窄主要由于滑脱椎体向前滑移引起，没有明显的椎间盘突出；后方黄韧带肥厚不重，下位椎的上关节突没有明显增生；年龄一般在 50 岁以下，无明显骨质疏松。也就是说，对于一部分主要表现为滑脱节段不稳定，椎管狭窄不重的病例，可以选择单纯前路椎体间融合术 ALIF 手术，以及采用腹部小切口经腹膜后间隙入路的 OLIF 手术。

（3）减压＋复位＋固定融合术：对于症状严重，滑脱节段明显不稳定，严重的中央管狭窄，需做全椎板切除才能达到充分减压，关节面呈明显的冠矢状排列，减压后可能致滑脱加重的病例，应考虑在减压的同时兼做融合。对于减压术后需要加做融合的病例，主张在减压融合的同时使用椎弓根螺钉系统提拉滑脱椎体，使之尽可能复位并行内固定。但对于少数高龄、合并多种内科疾病、一般情况较差、滑脱间隙已明显狭窄、趋于稳定、严重骨质疏松、活动度较小、要求不高的患者，也可考虑以减压为主要目的而不必强调复位的单纯固定融合术。

（4）微创技术的应用：对于部分2度及以下的可复性滑脱患者，也可考虑在微创通道下的MISTLIF技术，达到滑脱的减压、复位、固定融合；也可考虑行OLIF技术或者OLIF结合后路经皮椎弓根螺钉固定技术。

（三）康复治疗

急性期患者，可短时间佩戴腰围或支具保护腰部，应避免长时间佩戴后引起的腰背肌失用性萎缩。一旦腰腿痛减轻，应去除支具，并注意加强腰背肌功能锻炼，如五点支撑和飞燕背伸训练。

三、疗效评价

1998年侯树勋等提出腰椎滑脱疗效评价系统，根据植骨融合情况、患者疼痛改善程度、腰部活动等方面进行评估，临床应用较为广泛。

优：植骨融合良好，无腰腿疼痛和神经损害体征，腰部活动功能接近正常，恢复原工作。

良：植骨融合良好，腰腿疼痛轻微，无神经损害体征，腰部活动轻度受限，能从事原工作。

可：植骨融合良好，有轻度腰痛或腿痛，有或无轻度神经损害体征，腰部活动轻度受限，能坚持一般轻工作。

差：植骨未融合，腰腿痛或神经损害体征未减轻，腰部活动明显受限，不能从事轻工作。

四、难点分析与对策

1. 青少年椎弓狭部裂伴椎体滑脱症的处理 由于先天或外伤原因导致青少年腰椎弓根峡部不连致椎体向前滑脱者，临床工作中并不鲜见。如何处理、是否手术治疗、怎么治疗，一直存有争议。如临床仅有腰痛，可通过休息、理疗能够改善，建议临床观察腰部制动治疗。如果因外伤造成的新鲜峡部骨折，我们主张一期内固定手术，峡部自体骨植骨融合，采用椎弓根螺钉、钩板、钉钩或单纯螺钉固定，待峡部骨折愈合后取出内固定。这样达到纠正滑脱、稳定脊椎、防止进行性加重目的的同时又保留了椎间盘及该脊椎运动单元，避免了邻近节段的过早退变。

2. 超过2度的腰椎滑脱患者是否手术 对于部分患者，影像学显示腰椎2度以上滑脱及失稳，并仅以腰痛为主要临床表现，无典型下肢根性症状，我们主张根据患者意愿尽早行复位融合固定术。因为有大量资料显示该类患者的腰椎滑脱会进行性加重，并逐渐出现下肢疼痛麻木的症状。当滑脱至3度及以上程度时，会明显加大手术难度及风险。

3. 伴骨质疏松症腰椎滑脱症的处理 随着人口老年化日益加剧，伴骨质疏松症的腰椎滑脱症患者越来越多，因腰椎骨质疏松给椎弓根螺钉的置入及椎体滑脱复位和固定带来不少问题，常因为椎弓根螺钉松动而导致手术失败。我们的经验是，使用粗直径的万向椎弓根钉或骨水泥钉，手术中充分松解瘢痕及粘连，切除椎间盘组织，采用双皮质固定技术，必要时延长固定节段，适当撑开椎间隙并提拉滑脱椎体，也可达到满意的复位效果，同时使用低弹性模量的椎间融器避免融合器下沉松动。术后需规范抗骨质疏松治疗，适当延长卧床休息时间。

4. 腰椎滑脱症再手术的原因分析及对策 导致再次手术的原因多种多样。早期有一部分病例只做了椎板切除减压或椎间盘切除，而未作植骨融合，这样有可能使滑脱节段的稳定性进一步被破坏，使滑脱或节段不稳定加重，因此单纯减压术不适合于退变性腰椎滑脱患者。近年来，随着内固定的广泛使用，因此种原因导致的再次手术逐渐减少。减压不充分也是退变性腰椎滑脱再次手术的原因之一，对于有神经症状的腰椎滑脱患者，在与其他步骤结合的同时，彻底的减压尤其是神经根管的减压对术后的疗效非常重要。随着内固定器材的日趋广泛使用，植骨不融合、内固定失败，或只做内固定未做植骨而致内固定失败、滑脱复发或加重，已成为退变性腰椎滑脱再手术的最常见原因。应切记，退变性腰椎滑脱手术的主要目的是彻底减压和稳定融合脊柱，内固定只是作为一种手段，为达到上述目的创造更好的条件。内固定并不能取代植骨，良好疗效的取得最终赖于坚强的骨性融合。保证植骨融合的关键是植骨床的准备及植骨量的充分，同时应尽量使用自体骨。

腰椎滑脱症手术失败的原因，大多与滑脱节段的稳定性未能很好地的保持或加重有关。因此，对于腰椎滑脱症的再次手术，保证植骨融合、稳定脊柱就显得更加迫切。对于前次手术为前路椎间植骨、单纯椎间盘切除，或虽已行椎板切除减压但切除范围不大，也未做后外侧植骨的患者，则再次手术时仍可从后方入路，行扩大的椎板减压，后外侧横突关节突间植骨。为了促进植骨的融合，同时加用椎弓根内固定。对于前次已行广泛椎板切除术，滑椎复发，局部有后凸畸形者，尤其对再次手术又需行后路扩大减压的患者，使用椎体间融合后路椎弓根系统复位内固定（TLIF）。椎体间融合可分散脊柱后方的载荷，椎体间可提供更大的融合面积，也有利于恢复椎间高度，扩大椎间孔，缓解神经根的压迫，对恢复腰椎生理性前凸也有帮助。对于后方压迫不重，主要原因为局部不稳定，且后方减压范围已很广泛，瘢痕粘连较重者，也可选择前路椎体间融合术（ALIF）。

（万趸）

◆ 腰椎管狭窄症 ◆

一、诊断

（一）病名

1. 中医病名　腰腿痛（TCD：BNS150）。

2. 西医病名　腰椎管狭窄症（ICD–10：M48.03）。

（二）疾病诊断

1. 本病由先天性椎管狭窄或退行性病变引起的继发性狭窄所致。多发生在中年以上的人群，男性多于女性，狭窄下腰段为主。

2. 临床表现为多年的腰背痛，逐渐发展到骶尾部、臀部、下肢痛，行走站立时加重，前倾坐位、蹲位时减轻。其三大典型表现为间歇性跛行、主观症状重而客观体征相对少、腰部后伸疼痛受限。

3. 不同狭窄部位的临床表现如下：

（1）中央型腰椎管狭窄症：早期，患者自述症状明显，检查时，常无阳性体征。如下肢小腿麻木，但直腿抬高试验不受限，膝腱、跟腱反射存在；久之，症状严重后，跟腱反射常消失，有人还有括约肌的症状。括约肌功能障碍严重者可引起排尿不畅、尿频、会阴部麻木感，男性可有性功能障碍。

（2）侧隐窝狭窄症：压迫神经根，可出现较典型的坐骨神经痛，类似腰椎间盘突出症，但腰椎活动不像腰椎间盘突出症与神经根的关系那样明显，椎旁压痛也不如腰椎间盘突出症明显。其与中央型腰椎管狭窄症的区别在于神经症状较持续及相对固定定位明确，无明显走路加重、休息缓解的表现，休息时症状稍轻，活动则加重。

4. 特殊体征：腰部过伸试验阳性。

5. 影像学检查：

（1）X 线检查：X 线平片只能提供间接征象：①脊柱弧度改变，包括侧弯，生理前凸加大或减小；②椎间隙变窄；③后关节突肥大，关节突间距减少；④椎弓根变短、内聚；⑤后纵韧带钙化；⑥椎体边缘骨赘形成；⑦椎间孔高度降低伴狭窄；⑧假性椎体滑脱。

X 线平片还可行椎管测量。①横径测量：从正位片测量双侧椎弓根之间的距离，当小于 18 mm 时考虑为椎管狭窄。②矢状径测量：椎体后缘至椎板与棘突交界处的距离，当小于 13mm 时考虑为腰椎管狭窄。③脊柱指数：腰椎管矢状径、横径的乘积与同一椎椎体矢状径与横径乘积之比。

（2）椎管造影：是确定椎管狭窄最有价值的方法，直观地显示神经根管狭窄的程度，可了解狭窄的范围、硬膜囊和神经根袖的受压程度，还可排除肿瘤等其他疾患。当造影显示前后径小于 10 mm 时，则一定出现椎管狭窄症状。目前常用的造影剂为水溶性碘造影剂。

（3）CT 扫描：对该病诊断价值较大，不仅可以直接看到椎管的骨性狭窄，而且可以看到椎间盘、黄韧带等软组织情况，并能对椎管、侧隐窝进行精确测量。

（4）MRI 检查：在显示骨性椎管方面，其价值不如 CT 扫描，但可以从矢状面了解神经根管内神经根受压的情况、椎间盘及黄韧带的情况，并在鉴别诊断方面具有一定意义，可以清晰显示椎管内肿瘤、血肿等病变。

6. 其他检查：①肌电图检查非特异性检查，有神经根受损的表现时其阳性率约 80%。②此外，还有电生理检查、超声波椎管测定等。

（三）鉴别诊断

1. 腰椎间盘突出症 为最易混淆的疾患，其鉴别要点为：①单纯椎间盘突出时一般不具有三大特点。②根性症状十分剧烈，且出现相应的体征改变。③屈颈试验及直腿抬高试验多阳性，而椎管狭窄症时为阴性。④必要时可行磁共振或脊髓造影等检查。但应注意的是二者常可伴发。

2. 坐骨神经盆腔出口狭窄症 本病的特点是：①腰部多无症状，腰椎后伸范围正常。②压痛点主要位于环跳穴处。③有典型的坐骨神经干性受累症状。④如与腰椎椎管狭窄症伴发，则出现该病的三大特点等。

3. 马尾部肿瘤 早期难以鉴别，中、后期主要表现为：①以持续性双下肢及膀胱、直肠症状为特点。②疼痛呈持续性加剧，尤以夜间为甚，非用强效止痛剂不可入眠。③腰穿多显示蛛网膜下隙梗阻、蛋白定量升高及潘氏试验阳性等。④鉴别困难者可借助其他特殊检测手段，MRI 检查有确诊价值。

4. 腰段继发性粘连性蛛网膜炎 本病与腰椎椎管狭窄症具有一定的因果关系，椎管，尤其是根管长期受压可继发本病。病变多从根袖处开始，逐渐发展至全蛛网膜下隙。因此，对一个长期患腰椎椎管狭窄症的病例，需在术前与本病进行鉴别，可在术中根据硬膜囊状态决定是否行蛛网膜下隙探查术。

5. 血栓闭塞性脉管炎 属于缓慢性进行性动脉、静脉同时受累的全身性疾病，表现为下肢麻木、酸胀、疼痛和间歇性跛行，足背动脉和胫后动脉搏动减弱或消失，后期可产生肢体的远端溃疡或坏死；腰椎椎管狭窄症的患者，其足背、胫后动脉搏动是良好的，不会发生坏死。

6. 其他 本病尚应与下腰椎不稳症、增生性脊柱炎、腰椎其他先天性畸形、腰椎感染性疾患及慢性腰肌劳损等进行鉴别。

（四）证候分类

1. 风寒闭阻　腰腿酸胀重着，步履艰难，时轻时重，拘急不舒，遇冷加重，得热痛缓。舌淡苔白滑，脉沉紧。

2. 肾气亏虚　腰腿酸痛，下肢无力，步履艰难，遇劳更甚，卧则减轻，形羸气短。舌淡苔薄白，脉沉细。

3. 气虚血瘀　面色少华，神疲乏力，腰痛缠绵，不耐久行，下肢麻木。舌质瘀紫，苔薄，脉弦紧。

二、治疗方案

（一）非手术治疗

1. 理筋手法　一般可用按揉、擦、点压、提拿等手法，配合斜板法，舒筋活络、疏散瘀血、松解粘连，使症状得以缓解或消失。手法宜轻柔，禁止用强烈的旋转手法，以防病情加重。

（1）患者取俯卧位，术者从腰骶部沿督脉、膀胱经向下，经臀部、大腿后部、腘窝部至小腿后部上下往返用掌根部按揉、擦法；然后点按腰阳关、肾俞、大肠俞、次髎、环跳、承扶、殷门、委中、承山等穴；弹拨、提拿腰骶部两侧的骶脊肌及腿部肌肉。一助手握住患者腋下，另一助手握住患者两踝部，两人对抗牵引，术者两手交叠在一起置于腰骶部行按压抖动，一般要求抖动 20 ～ 30 次。

（2）患者取仰卧位，术者从大腿前、小腿外侧直至足背上下往返用掌揉、擦法；再点按髀关、伏兔、血海、风市、阳陵泉、足三里、绝骨、解溪等穴；弹拨、提拿腿部肌肉。

2. 中药治疗

（1）肾气亏虚：治宜补肾益精。偏于肾阳虚者治宜温补肾阳，可用右归丸或补肾壮筋汤加减；偏于肾阴虚者治宜滋补肾阴，可用左归丸、大补阴丸。

（2）外邪侵袭：属寒湿腰痛者治宜祛寒除湿、温经通络，风湿盛者以独活寄生汤为主，寒邪重者以麻桂温经汤为主，湿邪偏重者以加味术附汤为主。属湿热腰痛者治宜清热化湿，用加味二妙汤为主。

3. 练功活动　腰腿痛症状减轻后，应积极进行腰背肌的功能锻炼，可采用飞燕式、拱桥式练功，以增强腰部肌力；练习行走、下坐、蹬空、侧卧外摆等动作，以增强腿部肌力。

（二）手术治疗

1. 适应证　当患者生活质量降低，疼痛不能耐受，且经保守治疗无效时，可考虑手术治疗，同时要求症状和体征应与影像学检查结果相一致。单纯影像学改变绝不能作为手术适应证。

2. 禁忌证　①存在影响手术疗效的社会因素者；②存在心源性疾病者；③有感染灶者，包括全身和局部病灶；④合并风湿或类风湿症状者；⑤其他脏器功能不全影响手术耐受性者。

3. 手术方法　腰椎管狭窄的减压术式基本上分为广泛椎板切除减压和有限减压两类。减压方式分为传统开放减压手术和微创。微创技术包括后路通道下 MISTLIF 和椎间盘镜（MED）、脊柱内镜技术。脊柱内镜技术有经椎板间技术和经椎间孔技术。

经典的手术方式是椎管减压椎间植骨融合内固定，因经椎间孔椎体间植骨融合内固定术（TLIF）减压切实有效、安全、易于掌握，被愈来愈多的脊柱外科医生所采用。其简要的步骤如下：①患者采用全身复合麻醉，取俯卧位，腹部垫枕悬空。②逐层切开皮肤、皮下组织，显露双侧关节突、关节横突。③行责任椎体椎弓根螺钉置入。④行双侧椎板、黄韧带切除，减除中央椎管狭窄，并行一侧关节突关节切除（通常为症状侧或狭窄严重侧），显露硬膜囊、侧隐窝及其内的神经根，充分减压后切除椎间盘组织，刮除终板软骨。行椎间隙植入自体骨颗粒和椎间融合器，放置钛棒并行椎间加压后行横突间植骨。手术切口（长 5 ～ 7cm）以能暴露出责任椎体关节突关节及椎弓根螺钉入点即可，尽可能保留棘突及棘上、棘间韧带，并注意保护好近端关节突关节。通过上述改进可以减少手术出血，以及手术带来的创伤，减少 PJK 的发生，达到早期下地活动（术后 1 周即可下地步行），减少卧床并发症发生的目的。

基于扩张通道下的 MISTLIF 技术将传统减压植骨融合技术与现代微创理念结合可能是未来方向，通过微创的手术通道（Wiltse 肌间隙入路）以达到微创下减压固定融合的目的。步骤如下：①患者采用全身复合麻醉，并取俯卧位，腹部垫枕悬空。②透视下定位责任椎间隙及椎弓根，经棘突旁 3cm 左右（减压侧）行纵行皮肤切口，长约 3cm，经肌间隙放置扩张通道。③行同侧关节突关节、椎板、黄韧带切除，对侧潜行减压，减除中央椎管狭窄，显露硬膜囊、侧隐窝及其内的神经根，充分减压后切除椎间盘组织，刮除终板软骨，行椎间隙植入自体骨颗粒和椎间融合器。④通道下置入上、下椎体椎弓根及钛棒，并行经皮对侧椎弓根螺钉及钛棒置入，椎间适当加压。

三、疗效评定

日本学者 Nakai1997 年提出腰椎椎管狭窄手术疗效评价系统，根据患者症状、体征的改善程度及对工作和生活的影响三方面进行评估。

优：无腰腿痛和神经损害体征，腰部活动功能接近正常，恢复原工作。

良：症状、体征基本改善，劳累后偶感腰部及下肢症状，可恢复工作。

可：症状、体征改善明显，遗留轻度腰部及下肢症状，影响工作及生活。

差：症状和体征无改善，不能从事正常工作和生活。

四、难点分析与对策

1. 什么情况下进行植骨融合

（1）伴退行性变性椎体滑脱，伴有脊柱侧凸或后凸　对腰椎椎管狭窄合并退行性腰椎侧凸行广泛减压，有造成脊柱失稳或畸形加重的可能，因此有必要同时行关节融合术，但并不是所有的椎管狭窄伴侧后凸者均行融合术。是否同时行融合术，取决于 4 个方面：①弯曲的柔韧性。在侧屈位 X 线片显示弯曲可部分纠正，单纯减压有弯曲发展的危险；②弯曲若有进展就有融合的指征；③如有侧方滑脱则表明该节段不稳定，单纯减压会加重不稳定；④侧凸凹侧有明显的神经受压时，行凹侧椎板和部分小关节切除，难以达到凹侧神经充分减压，扩大减压需考虑融合术。

（2）同一平面复发性椎管狭窄　当确定再次行手术治疗时，应考虑同时行关节融合术。因再次手术需增加小关节的切除，以扩大侧隐窝和中央椎管，关节突关节切除超过 50% 会导致节段性不稳。复发性椎管狭窄伴有医源性滑脱时，再次手术要考虑植骨融合，以增加脊柱稳定性。

（3）小关节去除过多　由于手术时小关节切除或切除＞ 50% 会引起不稳定，应同时行脊柱融合术，以防术后脊柱不稳或疼痛。如果至少有一侧小关节的完整性保留，脊椎的稳定性就能维持。

2. 脊柱内固定是否必要的问题

植骨融合是否同时应用内固定器械争议较多。内固定的目的是：纠正脊柱畸形，稳定脊柱，保护神经组织，降低融合失败或提高融合率，缩短术后康复时间。其适应证为：需稳定或纠正侧凸或后凸畸形；2 个或 2 个以上平面行较为广泛的椎板切除；复发性椎管狭窄且伴有医源性椎体滑脱；动力位 X 线片示，椎体滑移超过 4mm，上、下终板成角大于 10°。内固定方法的选择应以短节段固定为主，根据术者掌握的熟练程度和患者的实际情况灵活应用。

3. 动态固定是否可行的问题

对行双侧全椎板开窗减压的患者，部分学者提出动态固定的方式，如弹性固定棒ISOBAR、DANYSIS系统，在一定程度上既能稳定脊柱又允许其有一定的活动度，并且可能会减少邻椎退变，及邻椎病的发生。使用棘突撑开器的原理是通过撑开狭窄节段的棘突达到间接扩大椎管容积、缓解椎管狭窄症状的目的，但仍需长期观察临床疗效，评估其可靠性及疗效。

4. 脊柱微创技术是否可行的问题

微创和精准是未来脊柱外科发展的方向，也是脊柱外科医生追求的目标。微创技术的关键是手术适应证的选择和把握，以及手术技术的掌握，应根据每个患者的具体情况和所在医院和医生团队的技术把握和理解程度来决定手术方案，制定个性化的手术治疗策略。腰椎管狭窄症的微创技术包括：通道下的MITLIF技术完成责任节段的充分减压、椎间融合、经皮椎弓根螺钉内固定技术；单纯的MED（椎间盘镜）下的椎管减压、侧隐窝减压、椎间盘摘除；经皮内镜下技术，如经皮椎间孔狭窄减压扩大成形技术（TESSYS Spinal Stenosis）、经皮经椎板间入路减压技术（Ilessys）。通过上述技术达到腰椎管狭窄（包括主椎管、神经根管狭窄）及脱出椎间盘的摘除减压，甚至固定融合。但应当避免的是不顾患者的具体情况和医生技术团队的情况一味强调微创技术。对于腰椎管狭窄症，充分减压、缓解患者症状是首先考虑的目标，其次评估脊柱是否失稳而行稳定性重建。

5. 手术并发症及风险的防范

由于腰椎管狭窄患者多系老年患者，常伴有多种内科疾患，如高血压病、糖尿病、骨质疏松症等。手术中发生心脑血管意外，术后发生肺部及泌尿系统感染、术后谵妄、下肢静脉血栓，以及内固定松动折断，融合器下沉等风险增加。除严格把握手术指征外，术前需请内科、麻醉科会诊评估麻醉及手术风险，同时术者必须有熟练的手术技能，尽可能缩短手术时间，减少手术创伤。

（万趸）

◆ 腰椎小关节紊乱 ◆

一、诊断

（一）病名

1. 中医病名　腰痛病（TCD：BNS150）。

2. 西医病名　腰椎关节紊乱（ICD-10：M24.885）。

（二）疾病诊断

1. 患者多有因腰部在不正确的姿势下负重或突然闪、扭致伤的病史。

2. 临床表现为腰痛或伴有臀部或骶尾部牵扯痛，腰部活动视病情轻重而受限。

3. 查体见腰肌紧张、痉挛，严重的腰部活动明显受限。

4. X线检查示部分患者可见腰生理弯曲改变或脊柱侧弯，椎体增生改变，椎间小关节密度增高。

目前对于该疾病的诊断主要以临床表现和体征的改变为主，而在影像学检查方面尚无诊断标准，但其诊断意见可以排除其他相关疾病。

（三）鉴别诊断

1. 椎间盘源性痛 椎间盘退变也可引起小关节紊乱，所以本病与椎间盘源性痛鉴别较困难。单纯小关节紊乱复位后疼痛消失快、不易复发。椎间盘源性痛多持续，难以彻底缓解。

2. 腰肌劳损 为慢性腰痛，无急性外伤史。酸胀痛经休息后减轻，反复发作。肌肉起止点附近有较固定的压痛点。

3. 棘上棘间韧带炎 为慢性腰痛，局限于腰后正中区。压痛点位于棘突和棘间，不放射。

4. 第 3 腰椎横突综合征 表现为骶棘肌痉挛、第 3 腰椎横突尖压痛。局部封闭治疗疗效好。

（四）疾病分期

1. 急性期 指发病的第 1 ～ 3 日，患者腰部疼痛剧烈，腰部活动明显受限，无法支撑站立，只能卧床休息以缓解疼痛，床上翻身时疼痛加重。

2. 缓解期 指发病的第 3 日～ 1 周，患者腰部疼痛缓解，可以以手为支撑逐渐站立，但不能长时间站立和行走，床上翻身时疼痛较急性期缓解。

3. 康复期 指发病 1 周以后，患者腰部疼痛明显缓解，腰部活动轻度受限，可以自行站立行走，基本恢复正常的工作生活。

（五）疾病分型

根据病情与病理改变将腰椎小关节紊乱症分成 3 个类型：

1. 腰椎小关节错缝（Ⅰ型） 此型可无明显外伤史，腰部以胀、痛为主，后伸腰时疼痛明显。休息或稍事活动后症状可缓解。

2. 腰椎小关节滑膜嵌顿（Ⅱ型） 有明显的闪、扭腰史，腰部疼痛较剧烈，呈强迫性体位，活动明显受限，咳嗽或打喷嚏时可引起剧痛。

3. 腰椎小关节炎型（Ⅲ型） 由上述两型治疗不当或失治，病情反复而致。表现为明显的腰酸胀痛，活动后症状加重，卧床休息后症状缓解。

二、治疗方案

本病的治疗以非手术治疗为主，治疗原则及方法根据急性期、缓解期及康复期各不相同。

急性期为发病阶段，治疗以卧床休息为主，配合针灸治疗、推拿手法治疗及郑氏腰椎斜扳手法治疗，同时辅以药物治疗，可静脉滴注丹参注射液、地塞米松、维生素 B、维生素 C，及七叶皂苷钠。

缓解期为急性期后症状、体征逐渐缓解的阶段，以多种方法综合治疗为主。疼痛缓解以后可行腰椎辨证取穴针灸治疗、推拿手法治疗及郑氏手法治疗、各种设备物理因子治疗及中医辨证分型治疗。

康复期后为疾病后期，疼痛症状明显缓解，腰部功能一定程度受限。在综合治疗、巩固疗效的基础上，此阶段的治疗以运动疗法为主。即指导患者进行腰背肌力练习及腹肌肌力练习，指导患者培养正确的坐、立、行、走、拾物姿势，同时养成良好的工作生活习惯。

1. 手法治疗 使用解除腰背肌痉挛、松解椎间关节韧带、疏通经络镇痛的手法。

（1）按压弹拨手法：用双手指呈钳形，沿足太阳膀胱经由肩胛下至骶部做按压弹拨手法 5 ～ 10 次，以松解腰背筋肉痉挛。

（2）推压手法：用双手拇指指腹分别在棘突两侧，沿棘突排列方向进行推压，由胸至下推压脊柱至骶部，反复多次，再用手掌或掌根推压脊旁筋肉。

（3）推揉手法：用手掌或掌根纵横揉腰背部筋肉，从上至下，由轻到重，反复多次。

（4）弹筋拨络和经穴按摩手法：用拇指或手指指端在腰背部及臀部、膝关节肌腱上用力进行弹拨推压手法数次，拿跟腱数次。

（5）经穴按摩：双拇指指针膈俞、十椎旁（郑氏经验穴第 10 胸椎旁开 5 分）、肾俞、大肠俞、臀边（髂嵴中点下 1 寸处）、秩边、委中、承山、阳陵泉、太冲等穴位，中青年患者一般宜强刺激。

（6）摇晃脊柱手法：用双手虎口或双手掌重叠压住脊柱，用力左右摇晃脊柱，从上至下反复多次，重点摇晃患椎脊柱。

（7）郑氏腰椎斜扳法：患者侧卧，靠床面一侧下肢伸直，另一侧下肢屈曲。嘱患者双手抱于胸前，术者一手扶于骨盆侧方，另一只手扶于同侧肩关节，反方向扭转腰椎，常可听到腰椎处弹响声，随即患者症状消失。

2. 中药治疗　血瘀型可口服七味三七口服液、创伤灵、玄胡伤痛片等药；肝肾亏虚型可口服腰痛丸、加味地黄丸等药；寒湿型可口服五灵二乌丸、祛风活络丸等药；湿热型可口服三妙散加减。此外，临床应根据中医辨证施治的原则，不可拘泥于上述四型，用药中注意加减调配。

3. 针刺治疗　宜选取阿是、腰痛、后溪、腰阳关、肾俞、腰 3 ～腰 5 夹脊、委中等穴，针刺手法用泻法或平补平泻法。

三、疗效评定

参照中华人民共和国中医药行业标准《中医病证诊断标准》。

1. 痊愈　症状消失，触诊腰椎棘突无偏歪、无压痛，腰部活动正常。

2. 显效　症状与体征基本消失，劳累后稍有腰部疼痛。

3. 有效　症状和体征有所减轻，但活动后复发，症状较前轻。

4. 无效　症状、体征无明显改善。

四、难点分析与对策

腰椎小关节紊乱症的诊断，目前仅依靠症状、体征为主要诊断依据，尚无科学、客观的诊断标准。其诊断及治疗更多地依赖医生的个人经验和水平。

（王艳杰）

◆ 急性腰扭伤 ◆

一、诊断

（一）病名

1. 中医病名　腰痛病（TCD：BNS150）。

2. 西医病名　急性腰扭伤（ICD：S33.501）。

（二）疾病诊断

1. 有腰部扭伤史，发病多见于青壮年。

2. 腰部一侧或两侧剧烈疼痛，活动受限，不能翻身、坐立和行走，常保持一定的强迫姿势，以减少疼痛。

3. 腰肌和臀肌痉挛，或可触及条索状硬状，损伤部位有明显压痛点，脊柱生理弧度改变。

4. X 线摄片、CT 及 MRI 检查均可见了腰生理性前凸消失，椎间盘可能变窄，边缘可有骨赘增生。CT、MRI 检查无椎间盘突出。

（三）鉴别诊断

1. 腰椎间盘突出症 以腰臀腿疼痛、发麻为主要症状，疼痛多为放射性，有腰痛伴下肢神经根受累的症状和体征，可通过直腿抬高试验、屈颈试验、股神经牵拉试验、仰卧挺腹试验等特殊检查进行鉴别诊断。CT 及 MRI 对椎间盘突出的定位诊断及治疗具有重要意义。急性腰扭伤可出现暂时性脊柱侧弯，下肢放射痛的假性神经痛症状，还可出现直腿抬高的保护性受限，但不存在于椎旁的压痛放射症状，屈颈试验检查为阴性，无运动神经功能障碍。

2. 棘上、棘间韧带损伤 棘突间隙有肿胀、压痛。韧带断裂者，可触及凹陷，腰部前屈或后伸活动受限。慢性劳损者，腰部酸胀不适、疼痛、压痛，棘突上能触到条索样剥离感，尤其是腰部前屈时症状明显加重。

3. 腰背部肌肉筋膜炎 是一种慢性疼痛性病症，好发于损伤之后，主要是肌肉和筋膜等纤维组织因无菌性炎症而产生粘连，并形成激痛点。该病以局部疼痛为主，疼痛的性质为隐痛、酸痛或胀痛，多数起病慢，有活动后疼痛减轻、劳累后加重的节律；腰背部肌紧张、压痛，可触及筋结、索条，查到疼痛激发点。

4. 腰椎小关节紊乱 又称腰椎关节滑膜嵌顿，或腰椎后关节紊乱症。本病是指因外伤、退行性改变等因素造成腰椎小关节的解剖位置改变，从而导致腰椎功能失常所引起的一系列临床症候群。本病多由于腰椎小关节滑膜嵌顿和部分韧带、关节囊紧张引起反射性肌肉痉挛，使关节处在不正常的位置上所致，属中医“错缝”的范畴。临床表现为腰部剧烈疼痛，不能直立弯腰，腰部肌肉痉挛，骶棘肌、棘突及棘突间压痛明显。

（四）证候分类

1. 气滞血瘀 腰部有外伤史，腰痛剧烈，痛有定处，刺痛，痛处拒按，腰部板硬，活动困难。舌质暗紫，或有瘀斑。舌苔薄白或薄黄，脉沉涩。

2. 湿热内蕴 伤后腰痛，痛处伴有热感，或见肢节红肿，口渴不欲饮，小便短赤，或大便里急后重。舌质红，苔黄腻，脉濡数或滑数。

3. 寒湿痹阻 由外邪侵袭肌肤引起，前屈姿态可不明显，疼痛遇温得减，遇寒加重。舌苔白，脉浮紧。

二、治疗方案

（一）手法治疗

1. 放松手法 患者俯卧位，腹下垫枕。医者在患者腰骶部行抚摸、揉、滚等手法进行放松治疗，然后沿骶棘肌方向自上而下施以推按、擦法进一步松解肌肉，指针肾俞、腰眼、大肠俞、八髎等穴，最后用拇指捋顺腰椎棘突旁软组织，以轻柔的叩、拍手法结束治疗。按摩手法宜轻柔。

2. 整复手法 放松手法结束后，患者左侧卧位，左侧肢体在下自然伸直、右侧肢体在上呈屈膝屈髋体位。术者面对患者站立，用双手或双肘分别按扶患者的肩前部及臀部，以相反方向的用力摇晃转动活动，当腰部扭转到有阻力时，再施展一个增大幅度的猛推手法，常可听到“喀喀”响声，表示手法成功。再取右侧卧位，依同样方法操作。

 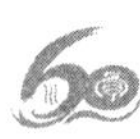

（二）电针治疗

1. 选穴　以肾俞、大肠俞、次髎、腰眼、委中为主穴；随症取配穴，腰肌痉挛者加环跳、阳陵泉，疼痛甚者加腰痛点。

2. 操作方法　常规消毒后，快速直刺进针，捻针做中等量刺激，得气后以获得由弱至强的针感为度。进行电针连接，脊椎同侧次髎、腰眼连接，共两组。电针时间 20 ～ 25 分钟，同时照射 TDP（灯头高度距腰部 30cm，以患者感到舒适为宜），每天 1 次。

（三）物理因子治疗

根据病情需要，可选用物理因子治疗，如中药离子导入、经络治疗仪、超声药物透入、电磁疗法等。

（四）其他外治法

根据病情需要还可选用熏蒸、涂擦、拔罐等外治法。

（五）药物治疗

疼痛剧烈时可选用非甾体类消炎药和肌松类药物等。

三、疗效评定

（一）评定标准

参照中华人民共和国中医药行业标准《中医病证诊断标准》。以所有观测指标的分值变化计算出改善率［（治疗前积分 – 治疗后积分）÷ 治疗前积分 ×100%］作为判定依据。临床痊愈：改善率 ≥ 90%；显效：75% ≤改善率＜ 90% ；有效：30%≤改善率＜ 75%；无效：改善率＜ 30%。

（二）评定指标及分值

1. 直腿抬高角度（SLRT）　直腿抬高角度范围 0 ～ 90°，将抬高角度 90°定为 0 分，80°～ 89°定为 1 分，依次类推每降低 10°，分值增加 1 分。

2. 手指指地距离（FGD）　以厘米为单位，从 0 到 10cm 记为 0 分，超过 10cm 后指尖离地的距离每增加 5cm，分值增加 1 分。

3. 日常生活能力（ADL）　以患者起立、翻身、持久坐位、提重、持久站立 5 个指标的自我感觉为依据，容易记为 0 分，困难记为 1 分，非常困难为 2 分，统计 5 个指标的总分值。

4. 疼痛评分（VAS）　采用视觉模拟量表法——10 分法评定疼痛程度，0 分为无疼痛，10 分为最大程度疼痛。记录患者治疗前、治疗后的静止痛和活动痛的疼痛程度，计算其平均数作为患者疼痛的评分值。

四、难点分析与对策

（一）难点分析

1. 诊断　急性腰扭伤属于非特异型的急性腰痛类型，靠病理学变化是无法诊断的，容易和腰椎间盘突出症急性期症状、腰椎小关节紊乱症等混淆。

2. 治疗及疗效评定　针灸、中医推拿治疗急性腰扭伤，已经在世界范围内被广泛运用。但针灸、推拿在具体操作上目前还没有统一的标准，如选穴、电针的使用、电针波形的选择、针刺深度、如何行针，以及推拿手法选择、顺序、力度、持续时间等。大量研究方法的质量及证据等级强度均偏低，缺乏高质量的 RCT 文献支持，缺乏远期疗效的临床报道。

（二）解决对策

急性腰扭伤作为非特异型急性腰痛，需要详细的病史、体格检查及影像检查以明确诊断。运用循证医学，多做针灸、推拿手法治疗急性腰扭伤的高质量研究，寻求统一的操作流程及疗效评定标准，形成新的临床指南。

（秦雪飞）

◆ 冻结肩 ◆

一、诊断

（一）病名

1. 中医病名 肩凝证（TCD：BNV262）。

2. 西医病名 冻结肩（ICD–10：M51.303）。

（二）疾病诊断

1. 病因 肩部原因包括：①本病大多发生在 40 岁以上中老年人，出现软组织退行病变，对各种外力的承受能力减弱；②长期过度活动、姿势不良等所产生的慢性致伤力；③上肢外伤后肩部固定过久，肩周组织继发萎缩、粘连；④肩部急性挫伤、牵拉伤后因治疗不当等。

肩外因素包括：颈椎病，心、肺、胆道疾病发生的肩部牵涉痛，因原发病长期不愈使肩部肌肉持续性痉挛、缺血而形成炎性病灶，转变为真正的冻结肩。

2. 临床表现

（1）肩部疼痛：起初肩部呈阵发性疼痛，多数为慢性发作，以后疼痛逐渐加剧或钝痛，或刀割样痛，且呈持续性，气候变化或劳累后常使疼痛加重，疼痛可向颈项及上肢扩散，当肩部偶然受到碰撞或牵拉时，常可引起撕裂样剧痛。肩痛昼轻夜重为本病的一大特点。若因受寒而致痛者，则对气候变化特别敏感。

（2）肩关节活动受限：肩关节向各方向的活动均可受限，以外展、上举、内旋、外旋更为明显。随着病情进展，由于长期废用引起关节囊及肩周软组织的粘连，肌力逐渐下降，加上喙肱韧带固定于缩短的内旋位等因素，使肩关节各方向的主动和被动活动均受限，特别是梳头、穿衣、洗脸、叉腰等动作均难以完成，严重时肘关节功能也可受影响，屈肘时手不能摸到同侧肩部，尤其在手臂后伸时不能完成屈肘动作。

（3）怕冷：患者肩部怕冷，不少患者终年用棉垫包肩，即使在暑天，肩部也不敢吹风。

（4）压痛：多数患者在肩关节周围可触到明显的压痛点，压痛点多在肱二头肌长头肌腱沟处、肩峰下滑囊、喙突、冈上肌附着点等处。

（5）肌肉痉挛与萎缩：三角肌、冈上肌等肩周围肌肉早期可出现痉挛，晚期可发生废用性肌萎缩，出现肩峰突起、上举不便、后伸不能等典型症状，此时疼痛症状反而减轻。

3. 影像学检查

（1）X 线检查：早期的特征性改变主要是肩峰下脂肪线模糊变形乃至消失。所谓肩峰下脂肪线是指三角肌下筋膜上的一薄层脂肪组织在 X 线片上的线状投影。当肩关节过度内旋位时，该脂肪组织恰好处于切线位而显示线状。肩周炎早期，当肩部软组织充血水肿时，X 线片上软组织对比度下降，肩

 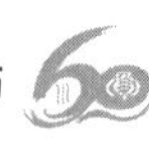

峰下脂肪线模糊变形乃至消失。

疾病中晚期，肩部软组织钙化，X线片可见关节囊、滑液囊、冈上肌腱、肱二头肌长头腱等处有密度淡而不均的钙化斑影。疾病晚期，X线片可见钙化影致密锐利，部分病例可见大结节骨质增生和骨赘形成等。此外，在肩锁关节处可见骨质疏松、关节端增生或形成骨赘或关节间隙变窄等。

（2）肩关节MRI检查：可以确定肩关节周围结构信号是否正常，是否存在炎症，可以作为确定病变部位和鉴别诊断的有效方法。

（三）疾病分期

根据本病的发病过程分为3个阶段：

1. 急性期　又称冻结肩进行期。起病急骤，疼痛剧烈，肌肉痉挛，关节活动受限。夜间疼痛加重，难以入眠。压痛范围广泛，喙突、喙肱韧带、肩峰下、冈上肌、肱二头肌长头腱、四边孔等部位均可出现压痛。X线检查一般无异常发现。关节镜观察可见滑膜充血，绒毛肥厚、增殖，充填于关节间隙及肩盂下滑膜皱襞间隙，关节腔狭窄，容量减少，肱二头肌长头腱为血管翳覆盖。急性期可持续3～10周。

2. 慢性期　又称冻结期。此时疼痛症状相对减轻，但压痛范围仍较广泛。由急性期肌肉保护性痉挛造成的关节功能受限发展到关节挛缩性功能障碍。关节僵硬，梳头、穿衣、举臂托物、向后系腰带等动作均感困难。肩关节周围软组织呈“冻结”状态，冈上肌、冈下肌及三角肌出现挛缩。X线摄片偶可观察到肩峰，大结节骨质稀疏，囊样变。关节造影示腔内压力增高，容量减小至5～15mL（正常成人容量15～30mL）；肩胛下肌下滑液囊闭锁不显影，肩盂下滑膜皱襞间隙消失，肱二头肌长头腱腱鞘充盈不全或闭锁。

3. 功能康复期　又称解冻期，盂肱关节腔、肩峰下滑囊、肱二头肌长头腱滑液鞘及肩胛下肌下滑囊的炎症逐渐吸收，血液供给恢复正常，滑膜逐渐恢复滑液分泌，粘连吸收，关节容积逐渐恢复正常。在运动功能逐步恢复的过程中，肌肉的血液供应及神经营养功能得到改善。大多数患者的肩关节功能能恢复到正常或接近正常。肌肉的萎缩需较长时间的锻炼才能恢复正常。

（四）鉴别诊断

1. 颈椎病　肩背部沉重感、上肢无力、手指发麻、肢体皮肤感觉减退等都是颈椎病的临床表现。

2. 肩关节脱位　可见持续性剧烈的肩痛。有明显的外伤史。

3. 肩胛放射性疼痛　即疼痛呈放射性传导，而且传导性的疼痛会从肢体的近心端（靠近心脏侧）向远心端放散，犹如窜电感。这就是说病变不是发生在肢体的本身，而是在颈、胸、腰部的脊髓中枢或是某个大的神经中枢或神经干部位。上肢放射性痛表明病变在颈部或肩部的神经丛。

（五）证候分类

1. 血瘀　肩痛如刺，痛有定处，日轻夜重，肩部板硬，俯仰转侧受限，痛处拒按。舌质暗紫或有瘀斑，脉弦紧或涩。

2. 寒湿　肩部冷痛重着，转侧不利，静卧痛不减，受寒及阴雨天加重，肢体发凉。舌质淡，苔白或腻，脉沉紧或濡缓。

3. 湿热　肩部疼痛，腿软无力，痛处伴有热感，遇热或雨天痛增，活动后痛减，恶热口渴，小便短赤。苔黄腻，脉濡数或弦数。

4. 肝肾亏虚　肩部酸痛，乏力，劳累更甚，卧则减轻。偏阳虚者手足不温，少气懒言，腰腿发凉。舌质淡，脉沉细；偏阴虚者，咽干口渴，面色潮红，倦怠乏力，心烦失眠。舌红少苔，脉弦细数。

二、治疗方案

1. 非手术治疗 冻结肩是慢性病，大多数患者能逐渐好转而痊愈，应使患者了解本病的过程和转归，树立战胜疾病的信心。病变早期，上肢应悬吊制动，每天轻度活动肩关节数次，口服水杨酸制剂或其他消炎止痛类药物。压痛局限者可用罗哌卡因 5 ～ 10mL 加醋酸氢化可的松 25mg 局部封闭。理疗或热敷有助于解痉、消炎、止痛。适当的推拿按摩，不仅能减轻疼痛，而且有利于增加活动范围。在疼痛能忍受的范围内，积极有计划地进行肩关节主动功能练习。随着活动范围的增加，疼痛亦逐渐减轻。侧卧时避免抱肩。

若经上述治疗肩关节功能仍无改善者，可在全麻下进行手法松解。方法是一手放在肩部向下压肱骨头，另一手握住上臂外旋，使肱骨内髁朝前，并慢慢后伸，逐渐达到最大伸展度。如此反复多次，由轻到重，此时可听到或感觉到撕裂声和肩关节突然松解的感觉。操作中手法要轻柔，防止因暴力活动而造成肩部骨折或脱位。手法完毕后，行关节腔内穿刺，抽出关节内积血，并注入罗哌卡因 10mL 加醋酸氢化可的松 25mg。术后三角巾悬吊上肢，第 2 日即开始肩部活动练习，持续 2 ～ 3 个月，预后良好。

2. 手术治疗 冻结肩经长期非手术治疗无效者，应考虑手术治疗，手术方法主要有 2 种。

（1）肱二头肌长头腱切断或固定术：冻结肩患者经长期、有计划保守治疗症状未改善，临床检查病变主要位于肱二头肌长头腱者，可做肱二头肌长头腱切断或固定术，同时做前肩峰成形术。

（2）喙肱韧带切断、关节囊松解术：正常上臂外展的同时必然伴有肱骨头的外旋，以使肱骨大结节与喙肩弓步调一致。严重冻结肩患者，由于上臂长期处于内旋位，使喙肱韧带挛缩而限制了肱骨头的外旋，影响其外展功能。若经长期保守治疗无效者，可行喙肱韧带切断术，松解粘连的关节囊可望改善上臂外旋外展功能。

本病有自愈倾向，自然病程达 6 个月至 3 年，合理的治疗可使肩关节功能提早得到康复。

三、疗效评定

按照国家中医药局颁布的《中医病证诊断疗效标准》进行疗效判定。

1. 治愈 疼痛消失，肩部功能恢复正常，能恢复原工作。

2. 好转 疼痛减轻，肩部功能恢复改善。

3. 未愈 症状、体征无改善。

四、难点分析与对策

1. 本病的鉴别诊断较为重要，尤其警惕高龄患者、对常规治疗疗效较差者需与肿瘤等疾病相鉴别。

2. 对治疗方法的选择是难点，应该准确掌握各种方法的适应证以及针对患者的个体性差异来选择适宜的治疗方法。

3. 非手术治疗对症状、体征的改善有重要作用，但部分患者会出现顽固性冻结现象。经长期正规治疗无效者可考虑手术及手法的松解术，但应考虑患肩长期疼痛、失用引起的骨质疏松，应避免医源性伤害。

（陈杭）

◆ 肩峰下滑囊炎 ◆

一、诊断

（一）病名

1. 中医病名　筋痹（TCD：BNV100）。

2. 西医病名　肩峰下滑囊炎（ICD–10：M51.303）。

（二）疾病诊断

1. 多有外伤或劳损史，或外感风寒史。

2. 表现为肩部疼痛，活动受限，劳作后加重。急性发病者，肩部广泛疼痛，肩关节活动受限，活动时疼痛加重。肩关节前方可触及压痛及肿胀的滑囊。慢性起病者，疼痛多不明显，痛点多位于三角肌止点，肩关节外展内旋时疼痛加重，肱骨大结节处可触及压痛点。

3. 特殊体征：

（1）疼痛弧征：患臂上举 60°～ 120°范围内出现疼痛或症状加重。疼痛弧征仅在部分患者中存在，而且有时与撞击征并无直接关系。

（2）肌力减弱：肌力明显减弱与广泛性肩袖撕裂的晚期撞击征密切相关。病变早期，肩的外展和外旋力量减弱，有时系因疼痛所致。

（3）撞击试验：检查者用手向下压迫患者患侧肩胛骨，并使患臂上举，如因肱骨大结节与肩峰撞击而出现疼痛，即为撞击试验阳性。

（4）撞击注射试验：以 1% 利多卡因 10mL 沿肩峰下面注入肩峰下滑囊。若注射前、后均无肩关节运动障碍，注射后肩痛症状得到暂时性完全消失，则滑囊炎引起的撞击可以确立。如注射后疼痛仅有部分缓解，仍存在关节功能障碍，则“冻结肩”的可能性较大。本方法对非撞击征引起的肩痛症可以做出鉴别。

4. 影像学检查：临床诊断应结合患者的主诉和查体，X 线检查常为阴性，MRI 可作为一种有效的辅助检查协助诊断。

（三）鉴别诊断

肩峰下滑囊炎常需与肩袖撕裂、肩袖肌腱钙化等相区别。这些疾病均存在肩部疼痛、肌无力和患侧肩关节的活动能力丧失，疼痛可放散至三角肌止点区。影像学检查是各疾病之间鉴别的有效手段，通过 X 线和 MRI 检查常可以明确肩袖肌腱钙化，而通过肩部造影和 MRI 检查可有效判断肩袖撕裂。

（四）证候分类

1. 血瘀　肩痛如刺，痛有定处，日轻夜重，肩部板硬，俯仰转侧受限，痛处拒按。舌质暗紫或有瘀斑，脉弦紧或涩。

2. 寒湿　肩部冷痛重着，转侧不利，静卧痛不减，受寒及阴雨天加重，肢体发凉。舌质淡，苔白或腻，脉沉紧或濡缓。

3. 湿热　肩部疼痛，腿软无力，痛处伴有热感，遇热或雨天痛增，活动后痛减，恶热口渴，小便短赤。苔黄腻，脉濡数或弦数。

4. 肝肾亏虚　肩部酸痛，乏力，劳累更甚，卧则减轻。偏阳虚者手足不温，少气懒言，腰腿发凉。

舌质淡，脉沉细；偏阴虚者，咽干口渴，面色潮红，倦怠乏力，心烦失眠。舌红少苔，脉弦细数。

二、治疗方案

（一）非手术治疗

1. 早期采取非手术治疗。早期用三角巾或吊带制动，在肩峰下间隙注射皮质激素和利多卡因能取得明显的止痛效果。口服非甾体类消炎镇痛剂能促进水肿消退，缓解疼痛，同时可应用物理治疗。

2. 疾病进入慢性冈上肌腱炎和慢性滑囊炎阶段，仍以非手术治疗为主。以物理治疗与体育疗法为主促进关节功能康复，并改变劳动姿势和操作习惯，平衡肩部肌肉训练等，避免肩峰下撞击刺激疾病复发。

3. 中药治疗：血瘀型可口服七味三七口服液、创伤灵、玄胡伤痛片等药；肝肾亏虚型可口服加味地黄丸等药；寒湿型可口服五灵二乌丸、祛风活络丸等药；湿热型可口服三妙散加减。此外，临床当根据中医辨证施治的原则，不可拘泥于上述四型，用药中注意加减调配。

4. 针刺治疗：宜选取阿是、肩贞、肩臑、天宗等穴。针刺手法用泻法或平补平泻法。

（二）手术治疗

手术治疗的指征是非手术治疗无法达到满意治疗效果的患者。肩峰下间隙减压手术可以由传统的开放技术或关节镜技术完成。目前肩关节镜手术的普及使得很少行切开手术。手术包括肩峰下减压、肩峰成型术。肩峰下减压术是首选，它包括清理有炎症的肩峰下滑囊，切除喙肩韧带、肩峰的前下部分。肩峰成型术是在肩峰下减压术的基础上切除增生的肩峰下骨赘。

（三）运动治疗

在综合治疗、巩固疗效的基础上，后期以运动疗法为主。即指导患者进行肩部前后肌群的平衡训练，指导患者培养正确的活动及劳作姿势，避免过度外展外旋肩关节，同时养成良好的工作生活习惯。

三、疗效评定

按照国家中医药局颁布的《中医病证诊断疗效标准》进行疗效判定。

1. 治愈 腰腿痛消失，直腿抬高 70°以上，能恢复原工作。

2. 好转 腰腿痛减轻，腰部活动功能改善。

3. 未愈 症状、体征无改善。

四、难点分析与对策

1. 本病的鉴别诊断较为重要，要做好因其他部位病变引起的肩部类似症状的鉴别。

2. 对于反复发作及经正规非手术治疗无效的患者应该进一步检查，明确伴发的损伤等病因的存在。

3. 重视肩关节平衡的训练，以期改善肩胛骨的位置，避免长期反复的肩关节外展、外旋活动，以期达到消除病因的治疗效果。

（陈杭）

◆ 肋椎关节紊乱 ◆

一、诊断

（一）病名

1. 中医病名 伤筋病（TCD：BGS000）。

2. 西医病名 肋椎关节紊乱（ICD-10：M24.995 ）。

（二）疾病诊断

1. 常发生于青壮年，一般有过度扭转外伤史、慢性牵拉或感受风寒等病史。

2. 胸背局部疼痛，甚则牵掣肩背与前胸作痛，俯仰转侧困难，常固定于某一体位，不能随意转动，疼痛随脊柱运动增大而加重，且感胸闷不舒，呼吸不畅，翻身困难。

3. 神经根症状：受损胸椎节段局部疼痛和不适，可表现为肋间神经痛、季肋部疼痛不适、胸闷、胸部压迫堵塞感，相应脊神经支配区组织的感觉和运动功能障碍。

4. 交感神经症状：受损胸椎节段相应的内脏植物神经功能紊乱，表现为心律失常、呼吸不畅、胃脘胀闷疼痛、腹胀、食欲不振、胃肠道蠕动无力或亢进等。

5. 部分患者可出现脊柱病变节段平面有关脏腑反射性疼痛，如胆囊、胃区疼痛等。

6. 影像学检查：

（1）胸椎正侧位 X 线片：一般无异常表现。部分患者可见胸椎生理曲度改变、脊柱侧弯、棘突偏歪、两侧关节突关节不对称等改变。

（2）MRI 检查：一般无特异性表现。少数急性损伤可以出现肋椎关节紊乱、关节囊轻微水肿。

（三）鉴别诊断

1. 骨科疾病 需要与以下疾病鉴别，椎体、肋骨头、横突骨折，劳损性胸椎侧凸症、强直性脊柱炎、胸腰肌筋膜炎、胸椎间盘突出症、胸椎管狭窄症等完善胸椎 DX、CT 及 MRI 等检查，易于鉴别。

2. 非骨科疾病

（1）肺部疾病：肺部感染合并胸膜炎；肺部肿瘤。

（2）心血管疾病：急性后壁心肌梗死；主动脉夹层破裂。

（3）消化系统疾病：胆囊炎、胆囊结石；胰腺炎、胰头癌等。

（4）其他恶性肿瘤胸椎骨转移。

（四）证候分类

1. 气滞血瘀 多见于发病急性期，常有外伤、扭挫伤病史。痛处固定，或胀痛不适，或痛如锥刺，活动不利，甚则不能转侧，痛处拒按。舌质暗紫或有瘀斑，脉弦涩或细数。

2. 风寒湿痹 多见于发病迁延期。冷痛重着，转侧不利，遇阴雨天或感风寒后加剧，痛处喜温喜按。舌淡苔薄白，脉沉紧或沉迟。

二、治疗方案

（一）急性期治疗

1. 治疗原则 行气活血、通络止痛，理筋整复。

2. 口服药物 院内制剂（玄胡伤痛片、制香片），疼痛明显，使用非甾体类抗炎药（NSAIDS），肌肉紧张明显的，使用骨骼肌解痉剂：盐酸乙哌立松；病程较长，关节囊水肿者，可以用糖皮质激素甾体抗炎药（SAIDS）。

3. 外用药物 二黄新伤止痛软膏。

4. 推拿治疗

（1）部位及取穴：背部督脉、膀胱经腧穴为主，如身柱、神道、灵台、至阳、风门、肺俞、厥阴俞、心俞、督俞、膈俞等。

（2）手法：一指禅推法、㨰法、按揉法、按压法、运动关节类手法等。

（3）操作：松解背部肌肉时患者俯卧位，术者立于其一侧，以一指禅推法、㨰法、按揉法等在胸背部交替操作，时间 3 ～ 5 分钟。胸椎关节整复分节段整复。T1 ～ T3 用分推法：患者取俯卧位，胸部垫枕，使颈胸段前屈，旋转头部，术者于患者头侧，一手扶头，另一手交叉扶同侧肩部，使用寸劲分推。T4 ～ T8 用胸顶提牵法，患者取坐位，双手交叉抱胸，身体轻微前屈，术者位于患者后侧，环抱患者肘部，胸部顶住患者错位关节处，向上提牵。T9 ～ T12 用坐位旋转法：患者取坐位，身体前屈，术者坐患者后侧，使用掌根部顶住错位关节，另一手从患者腋下穿过，扶对侧肩背部，以错位关节为中心行旋转活动；闻及弹响，患者疼痛缓解，则施术成功。

5. 针灸治疗 以膀胱经局部取穴为主，配合委中等远端取穴。

6. 物理因子治疗 多采用微波疗法。微波探头距离错位关节 8 ～ 10cm，功率 20W，时间 20 分钟左右，每天 1 ～ 2 次。

7. 功能训练 采用飞燕式锻炼加强腰背肌肌力训练；采用双手托天式练习肋间肌。

8. 其他 顽固疼痛，手法、药物及物理因子治疗缓解不佳可以肌骨超声定位下行紊乱关节封闭治疗。

（二）迁延期治疗

1. 治疗原则 温经通络，行气活血，强筋壮骨。

2. 口服药物 院内制剂（消增强骨片、制香片），

3. 外用药物 丁桂活络膏、郑氏舒活酊。

4. 推拿治疗

（1）部位及取穴：背部督脉、膀胱经腧穴为主，华佗夹脊、身柱、神道、灵台、至阳、风门、肺俞、厥阴俞、心俞、督俞、膈俞等。

（2）手法：一指禅推法、按法、揉法、擦法等。

（3）患者取俯卧位，术者立于其一侧，用一指禅推法在患者膀胱经一侧自上而下操作，紧推慢移。然后用以㨰法在胸背部交替操作，时间 8 ～ 10 分钟。继上势，术者沿脊柱两侧竖脊肌用按揉法、弹拨法操作，或按揉背部华佗夹脊穴，以病变节段对应区域为主，时间 3 ～ 5 分钟。暴露背部皮肤，涂上介质，沿两侧膀胱经行侧擦法，以透热为度。

三、疗效评定

本病暂无统一疗效评定标准，可参照急性腰扭伤疗效标准。

1. 治愈 胸背部疼痛消失，脊柱活动正常。

2. 好转 胸背部疼痛减轻，脊柱活动基本正常。

3. 未愈 症状无改善。

四、难点分析与对策

（一）难点提出

本病的诊断及鉴别诊断为重点、难点，鉴别诊断需要注意同非骨科疾病所导致的腰背痛鉴别，比如：肺部肿瘤、感染；急性心肌梗死、冠脉综合征；消化道溃疡、炎症等。

（二）解决对策

对策：注意仔细查体，较全面实验室、影像学检查。

（唐小松）

◆ 梨状肌综合征 ◆

一、诊断

（一）病名

1. 中医病名　腰腿痛（TCD：BNS150）。

2. 西医病名　梨状肌综合征（ICD-10：G57.001）。

（二）疾病诊断

1. 主要症状

（1）走路跛行，身体半屈曲，处于强迫体位。自觉患肢短缩，臀部有酸胀、疼痛和异常感觉，大腿后面和小腿外侧有放射性疼痛，兼或伴有小腿外侧和足趾麻木感。

（2）轻者臀部有深在性疼痛、不适或酸胀感。重者出现刀割样剧痛，不能入睡，生活不能自理。

2. 特殊体征

（1）臀中部可触及“条索状”或隆起的梨状肌，压痛明显并向下肢放射。直腿抬高试验 60°以内有明显疼痛，超过 60°反而疼痛减轻。

（2）梨状肌紧张试验：一种方法为患者取仰卧位，当直腿抬高试验受限时，再将下肢做内旋动作，若出现坐骨神经疼痛症状加重为阳性。另一种为患者取俯卧位，患肢屈膝，医生一手按抚在患者患侧臀部，另一手握住踝关节向外扳，使髋关节产生内旋动作，若出现坐骨神经疼痛症状加重则为阳性。

3. 影像学检查　X 线检查多无异常表现，作为与其他疾病的鉴别点。

4. 其他检查

（1）肌电图检查：神经传导速度和 H 反射的改变可以了解神经损伤的程度。

（2）红外热像技术的运用：可以了解椎管内外炎性刺激点，以炎性刺激点作为手法、针刺治疗的靶点，有利于临床治疗。

（三）鉴别诊断

1. 腰椎间盘突出症　直腿抬高试验、屈颈试验和颈静脉压迫试验阳性，且腰部多有阳性体征，神经根损伤症状明确，下肢腱反射减弱。梨状肌局部封闭可与腰椎间盘突出症鉴别。

2. 骶髂关节炎　可因外伤、劳损、分娩或结核、类风湿等原因引起。其主要症状为骶髂关节区疼痛，有压痛、叩击痛。床边单髋过伸试验和“4”字试验阳性。X 线检查多提示骶髂关节骨质硬化、增生、关节间隙模糊或骨质破坏等改变。

3. 慢性盆腔炎 有盆腔炎症病史。妇科检查检查有阳性体征，梨状肌症状因盆腔炎症或充血刺激引起，症状轻重与盆腔炎症相关。

（四）证候分类

1. 血瘀气滞 多为急性外伤后发作，局部轻度肿胀，刺痛，压痛点固定不移，动则痛甚，关节不敢活动。舌暗，脉弦。

2. 寒湿痹阻 臀部隐痛，遇阴雨天则加剧，关节屈伸不利，伴麻木，喜热畏寒。舌淡苔薄白，脉弦滑。

3. 湿热阻络 臀部胀痛，反复肿胀，时轻时重，或有灼热，活动加剧。舌红苔黄腻，脉滑数。

4. 肝肾亏虚 臀部酸痛，腿膝乏力，劳累更甚，卧则减轻。偏阳虚者面色无华、手足不温。舌质淡，脉沉细；偏阴虚者，面色潮红，五心烦热。舌红少苔，脉弦细数。

二、治疗方案

（一）非手术治疗

治疗关键是缓解梨状肌痉挛，减轻充血、水肿，松解粘连。

1. 手法治疗

（1）急性损伤：急性损伤通常病程较短，且有明确外伤史，辨证多为血瘀气滞证。急性损伤局部不宜施重手法刺激，可行经穴按摩，选取秩边、委中、阳陵泉、风市、丘墟等穴；以郑氏舒活酊为介质，用双手拇指指腹在穴位及痛点按压约 10 分钟，并提拿跟腱数次，以解痉镇痛。

（2）慢性损伤：慢性损伤通常病程较长，多以劳损或受凉为诱因。因局部筋肉变性粘连，筋脉不舒，以郑氏舒活酊为介质，宜先用揉推、深部按摩手法对臀部筋肉和骶骨缘进行大面积按摩，然后患者取侧卧或俯卧位，用双手拇指指腹在梨状肌区域由近及远行分筋揉推手法，沿梨状肌走行方向行推压理筋手法，用双手拇指指腹在穴位及痛点按压约 10 分钟，最后行经穴按摩，取穴同急性损伤，提拿跟腱，并屈髋拉腿、摇晃髋关节数次，以达舒筋活络、通调气血、松解粘连、解痉止痛的目的。

2. 中药治疗

急性损伤者多为血瘀气滞证，宜以活血散瘀、行气止痛为主，血瘀痛甚者选服七味三七口服液、玄胡伤痛片等，气滞痛甚者选服制香片、祛风活络丸等，局部配合外敷丁桂活络膏、二黄新伤止痛软膏；慢性损伤者多为寒湿痹阻证、湿热阻络证与肝肾亏虚证，因劳损或久伤不愈，多气血凝滞、筋脉不舒，宜以舒筋活血、通络镇痛为主，可选服血藤当归胶囊、祛风活络丸等，局部外敷丁桂活络膏等。

3. 针刺治疗

针灸多选取阿是穴、环跳、殷门、承扶、阳陵泉、足三里等，用泻法。针感不明显者可加强捻转，或配合电针疗法。

4. 封闭治疗

选取梨状肌局部痛点为治疗部位，以曲安奈德注射液 20 ～ 40mg（或复方倍他米松等）配合 1% 利多卡因 2 ～ 5mL 局部封闭注射。每周 1 次，一般不超过 3 次。

5. 针刀治疗

标记梨状肌体表投影部位后，局部寻找压痛点或“条索状”结节，标记定点后常规消毒铺巾，戴无菌手套，局部皮下麻醉后，选用 40×0.6mm 针刀，针刃与臀大肌肌纤维平行，刺入并缓慢进针，突破深筋膜层且出现得气针感后停止进针，纵向剥离 2 ～ 3 针后出针，局部无菌敷料覆盖，48 小时内局

部保持清洁干燥。

（二）手术治疗

对保守治疗3个月以上无效者，可以行梨状肌松解术或切断术，解除对坐骨神经的压迫。采用全麻，患者取侧俯卧位，患肢呈屈髋屈膝位。于髂后上棘前5.0cm处向外下方做一弧形切口至股骨大转子。切开皮肤、皮下组织后沿臀大肌纤维方向钝性分开臀大肌，在臀区深层脂肪组织中找出坐骨神经干。探查坐骨神经与梨状肌的关系。游离梨状肌并从大转子附近的腱性部分切断，让其自由回缩，若对坐骨神经仍有压迫，行梨状肌部分切除。留置负压引流，逐层关闭切口。

（三）康复治疗

功能锻炼以坐位自我牵伸梨状肌为主要方式，以牵伸左侧梨状肌为例，具体方法如下：患者坐在椅子边缘，把左踝搭在右膝上，保持脊柱伸直。髋关节屈曲，感觉臀部深处肌肉受到牵拉。向右大腿方向推压左踝，等长收缩梨状肌6秒，此时，用左手推压左膝内侧，结束后放松，深吸气。上述动作重复2～3次。

三、疗效评定

参照中华人民共和国中医药行业标准《中医病证诊断疗效标准》。

痊愈：疼痛完全消失，行走活动自如，梨状肌牵拉试验阴性，局部无压痛。

显效：疼痛基本消失，行走活动无障碍，局部有轻微压痛。

有效：疼痛有减轻，但行走活动仍有轻度障碍，梨状肌牵拉试验阳性，局部有压痛。

无效：治疗后疼痛无减轻，各种症状仍存在。

四、难点分析与对策

1. 本病的鉴别诊断较为重要，详细了解病史及系统查体有助于鉴别诊断。

2. 对治疗方法的选择是难点，应该准确掌握各种方法的适应证，以及针对患者的个体性差异来选择适宜的治疗方法。

（吴忌）

◆ 脊柱退行性骨关节炎 ◆

一、诊断

（一）病名

1. 中医病名 骨痹病（TCD：BNV090）。

2. 西医病名 脊柱退行性骨关节炎（ICD–10：M47.992）。

脊柱退行性骨关节炎是一种慢性退行性非炎症性关节疾病，以腰椎退行性关节炎最为常见，也是中老年人腰痛最为常见的病因之一，属于中医“骨痹”范畴。其主要表现为腰部疼痛，关节活动受限。从中医角度而言，其内因多为肾气亏损，精血不足，髓海空虚，骨失所充，经脉失养；外因责之于风寒湿邪侵袭，髓海空虚。其主要病机是中老年人正气不足，感受风寒湿等外邪，兼操劳受损，导致气血不利，痹阻于经脉关节。

（二）疾病诊断

1. 中医诊断 参照《中华人民共和国中医药行业标准——中医病证诊断疗效标准》中骨痹的诊断依据进行初步诊断。

（1）初起多见腰腿、腰脊、膝关节等隐隐作痛，屈伸、俯仰、转侧不利，轻微活动稍缓解，气候变化时加重，反复缠绵不愈。

（2）起病隐袭，发病缓慢，多见于中老年人。

（3）局部关节可轻度肿胀，活动时关节常有咯喇声或摩擦声。严重者可见肌肉萎缩。关节畸形，腰弯背驼。

（4）X 线检查：示骨质疏松，关节面不规则，关节间隙狭窄，软骨下骨质硬化，以及边缘唇样改变，骨赘形成。

（5）CT 和 MRI 检查：检查椎管内容积情况，了解脊髓、黄韧带、神经根受压迫程度，排除肿瘤。

（6）查血沉、抗“O”、黏蛋白、类风湿因子等，与风湿痹、尪痹相鉴别。

2. 西医诊断 参照《实用骨科学》（田伟 . 人民卫生出版社，2013）标准。

（1）逐渐发生的腰椎关节或腰部疼痛，疼痛在休息后可缓解。多活动或负重后腰痛又加重，以酸胀、不适为主。

（2）晨起和劳累时出现短暂的关节僵硬，多无全身症状。

（3）腰部叩击有舒服感。

（4）不伴神经压迫体征。

（5）X 线显示关节间隙变窄、骨赘形成或软骨下骨密度增高和囊肿，无其他明确原因者。

3. 鉴别诊断

（1）风湿性关节炎：有链球菌感染史，并常因链球菌感染后复发。表现为游走性疼痛，活动期血沉加快，抗“O”阳性。X 线检查多无异常发现。

（2）类风湿关节炎：任何年龄均可发病，女性多于男性。受累关节疼痛剧烈，伴游走性疼痛，多有肌萎缩；晨僵明显，至少 1 小时，好发于四肢小关节。活动期血沉增快，类风湿因子多为阳性，X 线片可见骨质疏松及不同程度骨质破坏。滑液呈黄色或绿色混浊样，黏度低，白细胞计数可轻度增高，类风湿因子可呈阳性。

（3）强直性脊柱炎：强直性脊柱炎以男性多发，并且以青年人为主。以下腰痛为早期主要症状，X 线片上病变以骶髂关节炎为主，并且晚期可出现“竹节样”脊柱。90% 的患者为 HLA-B27 阳性，可以与骨关节炎鉴别。

（4）肿瘤及瘤样病变：临床多为无明显原因的腰背疼痛、功能障碍。通过 X 线、CT、MRI 检查及肿瘤标志物等检查可协助诊断。

（5）结核：患者常有消瘦、面色苍白、盗汗和低热症状，白细胞计数稍高；连续 X 线片常可显示进行性骨质破坏；结核菌素试验呈强阳性；关节液检查或取得病变滑膜组织做活检可确诊。

（三）证候诊断

1. 肾虚髓亏 关节隐隐作痛，腰膝酸软，腰腿不利，俯仰转侧不利。伴有头晕，耳鸣，耳聋，目眩，舌淡红、苔薄白，脉细。

2. 阳虚寒凝 肢体关节疼痛重着，屈伸不利，天气变化时加重，昼轻夜重，遇寒痛增，得热稍减。舌淡，苔白，脉沉细缓。

3. 瘀血阻滞 关节刺痛，痛处固定，关节畸形，活动不利，或腰弯背驼，面色晦暗。唇舌紫暗，脉沉或细涩。

（四）康复分期

1. 急性期 3～7日，康复目标为减轻疼痛。

2. 恢复期 2～3周，康复目标为继续减轻疼痛；在无痛范围内活动，开始肌肉牵拉练习，适当核心力量训练，适当保护。

3. 康复期 3～6周。康复目标为逐渐恢复正常活动，训练的要求及内容为使腰椎功能大致完全恢复，能承受运动及日常生活上的动作，康复训练为专项动作训练。该病多见于老年患者，运动康复锻炼切忌超负荷。

二、治疗方案

（一）内服药

1. 寒湿阻络

治法：散寒除湿，温经通络。

推荐方药：独活寄生汤加减。独活、桑寄生、杜仲、牛膝、细辛、秦艽、茯苓、肉桂心、防风、川芎、人参、甘草、当归、芍药、干地黄等。

中成药：消增强骨片配合血藤当归胶囊。

2. 湿热蕴结

治法：清热利湿，舒筋活络。

推荐方药：二妙散加减。苍术、黄柏、牛膝等。

中成药：祛风活络丸、归香正骨丸。

3. 血瘀气滞

治法：活血化瘀，理气止痛。

推荐方药：身痛逐瘀汤加减。秦艽、川芎、桃仁、羌活、没药、五灵脂、香附、牛膝、地龙等。

中成药：七味三七口服液、玄胡伤痛宁片。

4. 肾虚

（1）肾阴虚

治法：滋补肾阴，濡养筋脉。

推荐方药：左归丸加减。熟地黄、山药、山茱萸、菟丝子、鹿角胶、龟甲胶、川牛膝等。

中成药：牛杞地黄丸。

（2）肾阳虚

治法：补肾壮阳，温经通脉。

推荐方药：右归丸加减。熟地黄、山药、山茱萸、杜仲、枸杞子、菟丝子、鹿角胶、肉桂、附子、当归等。

中成药：壮骨腰痛丸。

（二）外用药

1. 外敷药 急性期可用二黄新伤止痛软膏，中期可用红花、延胡索、白芷、海桐皮、川芎、牛膝、土鳖虫，后期采用旧伤舒筋散。如局部发硬，可用芪藤软坚散。

2. 熏洗药 康复期（7～10 日）可用四川省骨科医院验方 1 号熏洗药熏蒸腰部，20 分钟 / 日。

3. 外搽药 选用郑氏舒活灵、云南白药外搽。

4. 中药溻渍 中后期局部发硬、腰部关节不利者，可用软筋化结药水溻渍 20 分钟。

5. 中药热罨包 中后期使用，20 分钟 1 次，有祛风活络、通经止痛的功效。

（三）手法治疗

1. 损伤初期 手法以抚摸及揉法为主，活血化瘀、柔筋止痛。

郑氏经验穴运用：手指点穴，双拇指指针膈俞、第 10 椎旁（郑氏经验穴第 10 胸椎旁开 5 分）、肾俞、大肠俞、臀边（髂嵴中点下 1 寸处）、秩边、委中、承山、阳陵泉、太冲等穴位。操作时，对老年患者刺激强度要轻，活动受限明显者要使用 PT 床或取侧卧位。

2. 恢复期 采用解除腰背肌痉挛、松解椎间关节韧带、疏通经络、镇痛手法。

（1）用双手掌，自 T_{12} 椎平面至大腿做大面积轻手法抚摸治疗 5～10 次，以松解腰背筋肉痉挛。

（2）推压手法：用双手拇指指腹分别在棘突两侧，沿棘突排列方向进行推压，由胸至下推压脊柱至骶部，反复多次，再用手掌或掌根推压脊旁筋肉。

（3）推揉手法：用手掌或掌根纵横揉腰背部筋肉，从上至下，由轻到重，反复多次。

（4）斜推脊柱手法：双手拇指重叠，沿腰椎椎旁斜 45°向内下推至最大范围，维持 5～10 秒，反复多次，再以轻手法放松治疗。

（5）手法牵引：双前臂交叉，用两手掌根置于腰椎两端或两手掌根置于双臀部向远端用力。

（6）手指点穴：双拇指指针膈俞、第 10 椎旁（郑氏经验穴第 10 胸椎旁开 5 分）、肾俞、大肠俞、臀边（髂嵴中点下 1 寸处）、秩边、委中、承山、阳陵泉、太冲等穴位，老年患者一般不宜强刺激。

3. 康复期 治疗方式可同恢复期，刺激强度可增大，如患者无明显骨质疏松，生命体征稳定，可增加以下手法治疗。

（1）腰椎斜扳法：患者侧卧位，成患侧在上、健肢自然伸直、患肢屈髋屈膝体位。术者面对患者站立，用双手或双肘分别按扶患者的肩前部及臀部，做相反方向的轻微摇晃转动活动，不强求腰椎复位声响。

（2）摇晃脊柱手法：用双手虎口或双手掌重叠压住脊柱，做用力左右摇晃脊柱手法，从上至下反复多次，重点摇晃患椎处脊柱。

（3）按压抖动法：患者俯卧，术者用双手掌或掌根重叠，用力按压在患椎，用力上下抖动脊柱数次，按压力量由轻到重，抖动频率由慢到快。

（4）手指点穴：双拇指指针膈俞、第 10 椎旁（郑氏经验穴第 10 胸椎旁开 5 分）、肾俞、大肠俞、臀边（髂嵴中点下 1 寸处）、秩边、委中、承山、阳陵泉、太冲等穴位，中青年患者一般宜强刺激。

（5）反悬牵引：在牵引过程中，嘱患者做改良式麦根斯动作，如背伸、腰部旋转等，背伸和腰部旋转交替进行，有明显松解肌肉的作用（详见本章腰椎间盘突出症诊疗方案）。

（四）针灸治疗

1. 急性期 首先应选择侧卧位。电针突出节段夹脊、大肠俞、肾俞、髂腰、秩边、次髎、居髎、环跳、委中、承山等，实证采用泻法，虚证用补法。并配合 TDP 局部照射，20 分钟 / 次，小强度。

2. 恢复期和康复期 选穴及治疗方法同上一阶段。但电针刺激强度可随患者的耐受程度有所加大。

（五）物理因子治疗

根据局部肿胀、疼痛、腰背部压痛程度和设备来源选择使用。

1. 超声波　急性期 1W/cm^2, 75%, 5 ～ 10 分钟, 1 次 / 日。康复期和恢复期可视局部情况增加剂量，超声波 1 ～ 1.2W/cm^2，75%，5 ～ 10 分钟，1 次 / 日。

2. 短波　急性期选用短波脉冲 100Hz，15 分钟，1 次 / 日，侧卧位；微波 15 ～ 20W，15 分钟，1 次 / 日。急性期峰值固定，100Hz，15 分钟。康复期和恢复期可视局部情况增加剂量，短波连续 40W，15 分钟，1 次 / 日。

3. 激光　氦氖激光痛点照射，早期采用 8 ～ 10J，照射 5 ～ 10 分钟；中后期 10 ～ 12J，5 ～ 10 分钟。可每日 1 ～ 2 次。

4. 中频电疗　中后期使用，强度以能耐受为宜，20 分钟，可每日 1 ～ 2 次。

5. 蜡疗　蜡饼法，20 分钟 / 日。

（六）运动治疗

1. 急性期　应绝对卧床休息。选择硬板床，保持身体处于舒适体位。下床时护腰保护行走。不适宜进行运动疗法。但在不加重患者病情的情况下可进行轻微的腰腹肌等长收缩。

2. 恢复期　该病多见于老年患者，在疼痛症状初步消退后可适当进行卧位腰背肌和腹肌肌力训练，宜做腰背肌和腹肌的等长收缩训练，和以恢复生理曲度为目的的动力性训练。如患者训练后症状加重，可减少训练量或停止训练。

（1）拱桥训练：仰卧位，双侧屈肘、屈髋、屈膝，以头、双肘、双足五点支撑，做用力挺腹伸腰的动作，使身体呈拱桥状，反复多次，经一段时间练习，力量增强后可做双手放于胸前，以头、双足三点支撑的拱桥式锻炼。

（2）巴氏球牵伸训练：患者仰卧位，双上肢外展 90°置于体侧，双下肢屈髋屈膝置于一巴氏球上，身体躯干及上肢保持不动，双下肢随巴氏球向体侧运动至最大范围，维持该姿势 10 秒左右，回到起始位，再反方向完成该动作为一次训练。每日 3 组，每组 10 次。

（3）牵伸训练：患者仰卧位，双上肢外展 90°置于体侧，双足尖与肩同髋，身体躯干及上肢保持不动，右下肢内收内旋至左体侧最大范围处维持 10 秒左右，回到起始位。再反方向完成该动作为一次训练。每日 3 组，每组 10 次。

3. 康复期　宜增加松解粘连、恢复脊柱功能的锻炼，同时宜增加有氧运动及核心肌力训练，恢复脊柱稳定性。功能训练强度逐渐增大，每日进行，可长期维持，以后适当进行巩固性训练。

（1）俯卧桥式训练：首先，双肘和双膝着地，双手抱在一起。然后伸直双腿，抬高身体，脚尖支撑地面，双足分开，与肩同宽。面向地板，后背不弓起，屁股不上翘。最初锻炼争取保持 45 秒，之后可逐渐延长时间。

（2）坐位巴氏球训练：患者端坐于巴氏球之上，挺胸收腹，保持腰部紧张，双手置于大腿上，双足分开，与肩同宽，保持身体平衡。训练适应后逐渐开始单臂向外向后伸展或单足离开地面等，训练过程中躯干保持挺直。完成动作时训练球不应移动。

（3）膝胸卧式：患者双膝平跪，两手撑床，先做挺腹塌腰，再做收腹拱背、后拉臀部向足的活动，尽量使膝胸相贴，腰背筋肉充分得到牵张。要求持续数秒或更长时间，反复数次。

（4）屈伸牵伸训练：双足左右开立，与肩同宽，上体前屈，双腿伸直，左手抓握右手，右手经左足面抓握左足跟或至最大范围处，保持该姿势 30 秒左右后回到起始位。双手支撑大腿后部，腰部后伸至最大范围，保持该姿势 30 秒左右后回到起始位，完成该动作为一次训练。每日 3 组，每组 10 次。

（5）八段锦——双手攀足固肾腰：直立，并足，两膝挺伸，上身前俯，以两手攀握两足趾（如碰不到，不必勉强），头略昂起。然后恢复直立姿势，同时两手握拳，并抵于腰椎两侧，上身缓缓后仰，再恢复直立姿势。反复进行。

（6）八段锦——摇头摆尾去心火：两足分开，相距约三个足底的长度，屈膝半蹲成骑马势。两手张开，虎口向内，扶住大腿前部。头部及上体前俯，然后做圆环形转摇，转动数圈后再反方向转摇。在转腰的同时适当摆动臀部。如配合呼吸，则在转腰时吸气，复原时呼气。

三、疗效评定

（一）疗效评定标准

参照中华人民共和国中医药行业标准《中医病证诊断疗效标准》。

1. 腰部活动度：采用量角器对腰部前屈、背伸、左右侧弯及旋转等角度进行测量，比较康复前后的进步。

2. 肌力：采用 M.M.T 徒手肌力评定法，比较康复前后肌力的增加程度。

3. JOA 腰痛评分表：比较康复前后的改善情况，应分项进行比较。

4. Oswestry 功能障碍指数问卷表：比较康复前后的改善情况。

5. 日常生活活动能力（ADL）评定。

（二）疗效判定标准

1. 治愈 腰部疼痛消失，活动自如，无复发。

2. 好转 腰部疼痛减轻，活动时稍有不适。

3. 未愈 症状无改善。

在评价时可采取尼莫地平法计算公式：疗效指数＝［（治疗前积分 – 治疗后积分）/ 治疗前积分］×100%

四、难点分析与对策

腰椎退行性骨关节病为一种退行性疾病，目前尚无有效的根治方法。可通过各种治疗干预方法来达到减轻疼痛、保持和改善关节活动度及预防关节功能障碍的目的。

（一）患者教育困难

1. 难点提出 由于该病的发生与患者的年龄、体重、遗传、代谢、生活经历等因素有关，目前尚无有效的根治方法，且退行性骨关节病系自身自然退化的过程，但许多老年患者因文化程度、年事高、思维减退等影响，不能理解医师对患者疾病预后结果的解释，对该病认识不够，仍抱有治愈的希望，对治疗效果期望值高，可能对医生、医院产生不满意。

2. 解决对策 主管医生及护士应耐心地多次、反复向患者宣教疾病的产生、发展及预后，使患者能逐渐认识疾病。如患者仍不能理解，可向其亲属做好解释工作，避免不必要的矛盾。

（二）锻炼执行困难

1. 难点提出 该病患者多系中老年患者，执行运动疗法依从性相对年轻人低。首先因年事高，本就手脑不协调，不能规范完成主管医生布置的训练；再者，记忆力下降，忘记运动锻炼或忘记动作要领是常有的事情。

2. 解决对策 肌肉协调运动和肌力增强可减轻腰部疼痛症状。研究发现，腰痛患者在医生指导下进行 12 周的有氧运动后，其运动耐力、灵活性较对照组有明显提高。因此在医生指导下改善步态，同

时进行以减肥为目的的步行，对提高腰部关节的活动功能也有较重要的意义。所以医生及治疗师应时常检查患者的训练动作，以及提醒患者完成运动练习。并且，医生及治疗师应因人而异制订出正确方式、强度的运动锻炼方案。

（三）休息不够

1. 难点提出　该病患者较多是因为家务操劳、不正确的锻炼方式等诱发，又因不能足够休息使得病情加重。许多患者出院后仍要从事较重的家务劳动，使得疾病复发快。

2. 解决对策　耐心、积极地教育患者规律生活，首先应避免过重的负荷，调整劳动强度。对体重指数超标的患者应指导其适当减轻体重。并且宣教使用手杖等减轻关节负荷的好处。

（陈罗西、张鑫）

◆ 膝骨关节炎 ◆

一、诊断

（一）病名

1. 中医病名　膝痹病（TCD：BNV090）。

2. 西医病名　膝骨关节炎（ICD–10：M19.992）。

（二）疾病诊断

1. 症状

（1）疼痛：始动痛、负重痛、主动活动痛及休息痛。

（2）活动障碍：膝关节僵硬、不稳、活动范围减少，步行能力减弱等。

2. 体征

（1）膝关节肿胀：可由滑膜肥厚、脂肪垫增大、骨赘增生等引起。

（2）肌肉萎缩。

（3）关节压痛：关节间隙、关节边缘及韧带附着处压痛。

（4）关节运动受限及关节活动度异常。

（5）摩擦音或摩擦感：屈伸关节时出现摩擦感。

（6）关节畸形：多见于晚期患者。

3. 影像学检查

（1）X 线检查：膝关节间隙逐渐变窄，间隙狭窄可呈不均匀改变。负重软骨下可见骨质囊性变。关节边缘及软组织止点可有骨赘形成，或见关节内游离体、骨质疏松、骨端肥大、软组织肿胀阴影等。

（2）MRI：能准确发现软骨损伤的范围、程度及软组织改变。

（三）鉴别诊断

1. 类风湿关节炎　可发病于任何年龄，女性多于男性。受累关节疼痛剧烈，伴游走性，多有肌萎缩，晨僵至少 1 小时，好发于四肢小关节。活动期血沉增快，类风湿因子多为阳性，抗环瓜氨酸肽抗体（抗 CCP 抗体）阳性。

2. 痛风性关节炎　表现为单关节突发性炎性关节炎，局部红肿热痛，伴有血尿酸水平的增高。

3. 结核性关节炎　患者常有消瘦、面色苍白、盗汗和低热症状，白细胞计数稍高；连续 X 线片常可显示进行性骨质破坏；结核菌素试验呈强阳性；关节液检查或取得病变滑膜组织做活检可确诊。

（四）疾病分期

1. 膝骨关节炎发生前期 关节在活动后稍有不适，剧烈活动后伴有关节的疼痛及肿胀。X 线及 CT 检查看不到明显软骨损害迹象。

2. 膝骨关节炎发病早期 活动后有明显的疼痛，休息后减轻。X 线观察改变较少，只有 CT 可见软骨轻度损害。

3. 膝骨关节炎的中期（进展期） 骨软骨进一步损害，造成关节畸形，功能部分丧失。X 线观察可见关节间隙变窄，关节周围骨的囊性变，有时有游离体出现。

4. 膝骨关节炎的晚期 骨赘形成，软骨剥脱，以及功能的完全丧失，关节畸形明显。X 线示关节间隙变窄，增生严重，关节变粗大，甚至骨塌陷。

（五）证候分类

1. 肝肾亏虚 常见于老年人，膝部酸痛、肿胀反复发作，无力，关节变形，或有膝内外翻，伴有耳鸣、腰酸。舌质淡，苔白，脉细或弱。

2. 瘀血痹阻 受累关节刺痛，痛处固定，局部有僵硬感或麻木不仁。舌质紫暗，苔白而干涩。

3. 风湿热痹 红肿热痛，灼热感，得冷则舒，得温痛剧，痛不可近，关节不能活动，小便黄赤。舌红，苔黄腻，脉滑数。

4. 风寒湿痹 关节肿胀，酸重沉着，疼痛缠绵，活动不便，阴雨寒湿天气加重。舌质淡红，苔白腻，脉濡缓。

二、治疗方案

（一）非手术治疗

1. 中医内治

（1）肝肾亏虚：补气血，益肝肾，温经通络。可用四川省骨科医院院内制剂如牛杞地黄丸、消增强骨片、益尔力口服液、抗骨质疏松胶囊、制香片、玄胡伤痛片，或用右归饮加减。

（2）瘀血痹阻：活血化瘀，舒筋止痛。方用桃红四物汤加减，或者四川省骨科医院院内制剂如制香片、玄胡伤痛片、血藤当归胶囊、七味三七口服液等。

（3）风湿热痹：清热利湿，化瘀止痛。四妙散加减，如大黄、石膏、防己、薏苡仁、泽泻、三棱、莪术、丁香、薄荷，或者四川省骨科医院院内制剂祛风活络丸等。

（4）风寒湿痹：祛风胜湿，温经通络。独活寄生汤加减或祛风活络丸等。如以关节游走性疼痛为主的行痹者，可加防风、威灵仙；痛痹者，可加制川乌、肉桂；着痹者，可加防己、川萆薢、秦艽。

对伴有气血不足者可以随症加减，如选用四川省骨科医院院内制剂益尔力口服液、血藤当归胶囊、消增强骨片、牛杞地黄丸；对疼痛剧烈者，可加用玄胡伤痛片、制香片等；对关节畏寒喜温，寒湿较重者，可加用冷膝口服液。

静脉滴注中药注射液，可依据病情选择丹参注射液、血塞通注射液、血栓通注射液、红花注射液等，以加强活血化瘀通络作用，达到“通则不痛”的目的。

2. 中医外治

（1）电针：可选血海、梁丘、膝阳关、犊鼻、阳陵泉、足三里、阿是穴等穴位。针刺得气后，连

 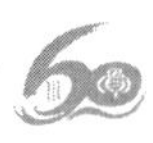

接电针仪，根据患者耐受度，选取合适的电流频率治疗，以疏经通络、解痉止痛，时间约 20 分钟。

（2）熏洗：针对关节冷痛，辨证属风寒痹阻者，可辨证选用祛风寒湿、活血祛瘀、软坚散结洗药熏洗患处，每日 1 ～ 2 次。

（3）艾灸：对关节畏寒喜暖、寒湿较重、肝肾亏虚明显者，可灸足三里、气海、关元等穴，对关节肿胀明显者，可灸三阴交、阴陵泉等穴。

（4）小针刀：对于顽固性关节局部疼痛的患者，可确定局部痛点及高应力点并标记，常规消毒后，应用一次性针刀快速刺入皮肤、皮下及高应力点，做上下左右松解、减压，然后出针，无菌敷料外敷 24 小时。针刀操作中应禁止进入关节腔。

（5）中药外敷：用自制中药或三黄水等局部贴敷，每次 1 ～ 2 小时，每日 1 ～ 2 次，缓解关节肿胀、疼痛可作为首选。

虚寒者可选生草乌、生川乌、黄芪、杜仲、仙茅、金毛狗脊、锁阳、川芎、当归、白芷、苍术、防己、牛膝、甘松、五加皮、木香、松香、细辛、肉桂、艾叶。将药物研成粉末，配合二黄新伤止痛软膏，用蜂蜜调制后外敷。本法需辨证施治，针对局部关节情况选择组方。

（6）郑氏推拿手法：宜以舒筋活络、通调气血、通络止痛为治则。按摩时，可配合郑氏舒活酊涂擦进行。

3. 物理因子治疗　针对部分常规疗效欠佳者，还可配合部分局部理疗方法来改善患者症状。常见的理疗手段如牵引、超声波疗法、中频电疗法、短波、微波、音频电疗法、磁疗法、蜡疗法、热疗、冰敷、水疗、中药熏蒸、手指点穴、穴位贴敷、耳穴埋豆等。

4. 功能锻炼

（1）保持及增加关节活动度的运动：这类运动主要是伸展运动，即在关节最大活动范围内尽量做伸展运动，使其活动度大到引起痛感时还要再超过一些。

（2）增强肌力的运动：这类运动实质上是静力锻炼，即等长运动。其要领是保持关节不受压力，运用肌肉力量去推、拉某一固定的物体。等长运动的优点是不必做太多的活动便能获得锻炼效果，对增强肌力很有好处。

（3）增强耐力的运动：这类运动主要是指户外活动。增强耐力运动的项目很多，不是每项运动都适合患者。建议患者在开始锻炼前与专科医生商议，并制订出一套适合患者自身的个性化锻炼方案，包括运动时间与运动强度等。

5. 西医治疗

（1）关节腔内治疗

①关节内黏弹性补充疗法：行膝关节穿刺后，先回抽观察是否有关节积液。如无关节积液，再注入玻璃酸钠或透明质酸钠 2mL，弹力绷带加压包扎，5 ～ 7 日 1 次，5 次为 1 个疗程。

②关节腔冲洗：对关节肿胀明显、病程较久者可以选用该方法。取髌骨内外上角下 1cm 为穿刺点，局麻后进针，冲洗液用生理盐水或其他药物，一次冲洗 500mL 左右，严格无菌操作。

（2）为了防止骨关节炎的发生、发展或延缓其病理过程，可服用关节软骨保护性药物，如氨基葡萄糖、硫酸软骨素等。对于骨关节炎疼痛明显的患者，可用非甾体类制剂（NSAIDs）或其他止痛剂，如曲马多、阿片类制剂等。改善病情的药物可选用双醋瑞因胶囊（IL–1 受体抑制剂）。

（二）手术治疗

1. 关节镜检及镜下关节清理术。

2. 截骨术及各种矫形截骨术，必要时可配合关节镜下清理术。

3. 关节置换术（单髁置换或全关节置换）。

三、疗效评定

（一）评价指标

症状、体征及 X 线表现，计算中医证候积分，关节功能分级，WOMAC（WAS）评价。骨关节病放射学分级采用 Kellgren 和 Lawrence 标准。

（二）评定方法

根据患者膝骨关节炎的不同分期、不同入院时间，选用相应的评定方法、评价量表进行评价。

1. 中医证候积分分级量化评分。

2. 关节功能分级，结合 WOMAC（WAS）评价。

3. 骨关节病放射学分级、采用 Kellgren 和 Lawrence 标准。

四、难点分析与对策

（一）难点提出

1. 膝关节作为解剖结构颇为复杂的负重关节，其退行性骨关节病的发生尤为常见。该类疾病发病诱因尚不完全清楚，病理生理学机制复杂，临床症状多样化，严重影响患者的日常生活。不系统的治疗或单用一种治疗技术，往往效果不确切。

2. 伴有骨髓水肿的膝骨关节炎的患者通常处于疾病发展的中后期，其夜间疼痛不适尤为突出。依据笔者长期临床观察，伴骨髓水肿的膝骨关节炎患者的症状相应较重，预后较差，病情控制难度大，肿痛症状易反复。

3. 顽固性滑膜积液的膝骨关节炎的患者，以膝关节反复肿胀，经久不愈为特点，严重影响患者的运动能力。绝大多数患者由于关节反复肿胀，长期治疗效果欠佳，渐渐对治疗失去信心，更加大了临床康复的难度。

4. 膝骨关节炎的患者大多数伴有膝伸直障碍的问题。如不引起高度重视，会加重对髌股关节面的磨损，加快膝关节退变趋势，使患者迅速进入关节退变晚期，严重影响患者的日常生活。

（二）解决对策

1. 针对年龄大、症状重的膝骨关节炎患者，务必做到筋骨并重、内外兼治、动静结合及医患合作。对患者病情进行精确评估，拟定出非手术治疗及手术治疗的大方向。同时灵活运用郑氏伤科方药、郑氏经验穴及推拿手法综合治疗，以期取得良好效果。

2. 对于伴有骨髓水肿的膝骨关节炎，采用序贯性阶梯治疗方案，如中药塌渍（痛痹）方联合二黄新伤止痛软膏加味外治，内服活血药联合抗骨质疏松药物等手段，采取综合序贯分期治疗的中西医结合方式，改善骨质供血情况，消除骨髓水肿。

3. 对于针对伴有顽固性膝滑膜炎的膝骨关节炎，采用膝关节冲洗术，刺激滑膜细胞收缩与舒张功能，恢复其重吸收活性，并冲洗关节腔内的慢性炎性产物，同时配合功能煅烧与药物治疗，再配合中药内服，可取得良好的临床疗效。

4. 对于伴膝伸直障碍的膝骨关节炎，首先明确病因。如果是结构性问题，如腘窝囊肿等，则建议手术或者彩超引导下穿刺配合局部加压包扎治疗。如果没有结构性病变，考虑后侧韧带粘连者，则采

用骨科用的膝关节被动伸直治疗器械，配合郑氏传统手法松解及关节松动术训练，可取得良好的临床疗效。

（余文景、梁翼）

◆ 类风湿关节炎 ◆

一、诊断

（一）病名

1. 中医病名　尪痹（TCD：BNV070）。

2. 西医病名　类风湿关节炎（ICD–10：M05.901）。

（二）疾病诊断

1. 症状和体征　类风湿关节炎（RA）的主要临床表现为对称性、持续性关节肿胀和疼痛，常伴有晨僵。受累关节以近端指间关节、掌指关节、腕、肘和足趾关节最为多见；同时，颈椎、颞颌关节、胸锁和肩锁关节也可受累。中、晚期的患者可出现手指的“天鹅颈”及“纽扣花”样畸形，关节强直和掌指关节半脱位，表现为掌指关节向尺侧偏斜。随病程进展，很多患者也可伴有骨质疏松症。除关节症状外，RA 患者还可出现皮下类风湿结节、血管炎等表现，晚期可出现心包炎、心内膜炎、心肌炎、肺纤维化、类风湿尘肺等多系统损害。

2. 实验室检查　RA 患者可有轻至中度贫血，红细胞沉降率（ESR）增快，C 反应蛋白（CRP）、免疫球蛋白升高，多数患者血清中可出现 RF、抗 CCP 抗体、抗突变型瓜氨酸化波形蛋白（MCV）抗体、抗瓜氨酸化纤维蛋白原（ACF）抗体、抗角蛋白抗体（AKA）或抗核周因子（APF）等多种自身抗体。这些实验室检查对 RA 的诊断和预后评估有重要意义。

类风湿关节炎患者的滑液一般呈淡黄色、透明，黏稠度低，滑液中白细胞升高，早期以单核细胞为主，晚期以中性粒细胞为主。滑液内可测出 RF、抗Ⅱ型胶原抗体及免疫复合物，细菌培养为阴性，可与感染性关节炎鉴别。

3. 影像学检查

（1）X 线检查：双手、腕关节及其他受累关节的 X 线片对本病的诊断有重要意义。早期 X 线表现为关节周围软组织肿胀及关节附近骨质疏松，关节面模糊、毛糙及囊性改变；随病情进展可出现关节软骨囊状破坏、骨侵蚀、关节间隙狭窄、关节半脱位等畸形。

（2）磁共振成像（MRI）：MRI 在显示关节软组织病变方面优于 X 线。MRI 可以显示关节炎性反应初期出现的滑膜增厚、血管翳形成、骨髓水肿和轻度关节面侵蚀，有益于 RA 的早期诊断。

（3）CT 检查：有助于发现 RA 早期骨端关节面的侵蚀性缺损和骨质破坏，对需要分辨累及脊柱关节间隙、椎间盘、椎管及椎间孔病变的 RA 患者有鉴别诊断的价值。

（4）超声检查：高频超声能清晰显示关节腔、关节滑膜、滑囊、关节腔积液、关节软骨厚度及形态等。彩色多普勒血流显像（CDFI）和彩色多普勒能量图（CDE）能直观地检测关节组织内血流的分布，反映滑膜增生的情况。超声检查还可以动态判断关节积液量的多少和距体表的距离，用以指导关节穿刺及治疗。

4. 评分　采用 RA 分类标准和评分系统。评分总得分 6 分以上，可确诊 RA。

RA 分类标准和评分系统：中大关节，受累 1 个关节，积 0 分，受累 2 ～ 10 个关节，积 1 分；小关节，受累 1 ～ 3 个关节，积 2 分，4 ～ 10 个关节，积 3 分；全身多关节受累（＞10 个），至少为 1 个小关节，积 5 分。类风湿因子（RF）或抗环瓜氨酸肽抗体（抗 CCP）均阴性，积 0 分；RF 或抗 CCP 抗体至少 1 项低滴度阳性，积 2 分；RF 或抗 CCP 抗体至少 1 项高滴度（＞正常 3 倍以上）阳性，积 3 分。滑膜炎持续时间＜6 周，积 0 分；＞6 周，积 1 分。C 反应蛋白（CRP）或血沉（ESR）均正常，积 0 分，CRP 或 ESR 增高，积 1 分。

（三）鉴别诊断

1. 骨关节炎（OA） 主要累及膝、髋等负重关节。活动时关节痛加重。骨关节炎患者很少出现对称性近端指间关节、腕关节受累，无类风湿结节。此外，骨关节炎患者的 ESR 多为轻度增快，RF 阴性。X 线显示关节边缘增生或骨赘形成，晚期由于软骨破坏，出现关节间隙狭窄。

2. 痛风性关节炎（GA） 常表现为关节炎反复急性发作。好发部位为第一跖趾关节，也可侵犯膝、踝、肘、腕及手关节。本病患者血清自身抗体阴性，而血尿酸水平大多增高。慢性重症者可在关节周围和耳廓等部位出现痛风石。

3. 强直性脊柱炎（AS） 本病以青年男性多发，主要侵犯骶髂关节及脊柱，部分患者可出现以膝、踝、髋关节为主的肿痛。该病常伴有肌腱端炎，人类白细胞分化抗原 B27（HLA-B27）阳性而 RF 阴性。骶髂关节炎及脊柱的 X 线改变对诊断有重要意义。

4. 其他疾病所致的关节炎 干燥综合征（SS）及系统性红斑狼疮（SLE）等其他风湿病均可有关节受累，但是这些疾病多有相应的临床表现和特征性自身抗体，一般无骨侵蚀。不典型的 RA 还需要与感染性关节炎相鉴别。

（四）疾病分期

根据类风湿关节炎不同阶段的 X 线表现可分为 4 期：Ⅰ期，关节端的骨质疏松；Ⅱ期，关节间隙因软骨的破坏而变得狭窄；Ⅲ期，关节面出现虫凿样破坏性改变；Ⅳ晚期，则出现关节半脱位和关节破坏后的纤维性和骨性强直。

（五）证候分类

1. 风湿痹阻 肢体关节疼痛、沉重、肿胀，痛处游走不定，关节屈伸不利。舌质淡红，苔白腻，脉濡或滑。

2. 寒湿痹阻 肢体关节冷痛、重着、肿胀，关节拘挛，屈伸不利，畏寒。舌质淡暗，苔白腻或白滑，脉弦缓或沉紧。

3. 湿热痹阻 关节肌肉局部肿痛，触之灼热或有热感，口渴不欲饮，心烦，或有发热。舌质红，苔黄腻，脉濡数或滑数。

4. 痰瘀痹阻 关节疼痛肿大，晨僵，活动不利，关节或皮下有结节。舌暗淡，苔白厚或厚腻，脉沉、细、涩或沉滑。

5. 气阴两虚 关节肿大，口干、眼干，神疲无力，或有肌肉瘦削。舌红少津有裂纹，或舌胖大，有齿痕，苔薄白，脉沉细弱或沉细。

6. 肝肾不足 关节肌肉疼痛，关节肿大或僵硬变形，关节屈伸不利，腰膝酸软无力，关节发凉或局部发热。舌红，苔薄白，脉沉弱。

7. 瘀血阻络 关节疼痛，或夜间痛甚，刺痛，肌肤干燥无泽或甲错。舌质暗。舌边尖有瘀点，苔薄白，脉细涩。

二、治疗方案

（一）中医内治

1. 风湿痹阻　治以祛风除湿，通络止痛。用羌活胜湿汤加减。根据病情可加减我院院内制剂，如冷膝口服液、祛风活络丸、五灵二乌丸等。

2. 寒湿痹阻　治以温经散寒，宣痹通络。用乌头汤合防己黄芪汤加减。根据病情可加减我院院内制剂，如风湿木瓜酒、祛风活络丸、术桂胶囊等。

3. 湿热痹阻　治以清热利湿，宣痹止痛。用四妙丸合宣痹汤加减。根据病情可加减我院院内制剂，如牛杞地黄丸等。

4. 痰瘀痹阻　治以活血化瘀，散结止痛。用二陈汤合桃红四物汤加减。根据病情可加减我院院内制剂，如强筋片、玄胡伤痛片、七味三七口服液等。

5. 气阴两虚　治以益气养阴，活血通脉。用四神煎加减。根据病情可加减我院院内制剂，如益尔力口服液、血藤当归胶囊、补气益神胶囊等。

6. 肝肾不足　治以补益肝肾，强筋壮骨。用独活寄生汤加减。根据病情可加减我院院内制剂，如消增强骨片、抗骨质疏松胶囊等。

7. 瘀血阻络　治以活血化瘀，疏通经络。用身痛逐瘀汤加减。根据病情可加减我院院内制剂，如血藤当归胶囊、强筋片、祛风活络丸等。

（二）中医外治

1. 针灸治疗　以循经取穴与患处局部取穴为主，亦可采用阿是穴。行痹、热痹用毫针泻法，浅刺；痛痹多加灸法；着痹针灸并施，或兼用温针和拔罐等法。属热者不灸，行针用泻法；肝肾阴亏者，行针用补法。

2. 中药外敷

（1）法用自制痛痹方、着痹方或行痹方等局部贴敷，每次 1 ～ 2 小时，每日 1 ～ 2 次，对缓解关节肿胀、疼痛有效。

（2）寒重者可辨证施治，针对局部关节情况选择不同药物。寒重者选草乌、川乌、杜仲、牛膝、细辛等，湿重者选用威灵仙、苍术、独活等，风重者可选用防风、细辛，湿热痹者可选苍术、防己、牛膝、黄柏等，瘀血重者选用甘五加皮、莪术、红花等。将药物研成粉末，配合二黄新伤止痛软膏，用蜂蜜调制后外敷或封包。

3. 郑氏推拿手法　舒筋活络、通调气血、通络止痛。按摩时，可用舒活酊或活络酒涂擦，配合郑氏手法之掌揉法、点按法、拿法及一指禅推法操作。

（三）西医治疗

1. 药物治疗

（1）非甾体抗炎药（NSAIDs）：主要包括阿司匹林、吲哚美辛（消炎痛）、布洛芬、双氯芬酸、美洛昔康、塞来昔布。一般可根据治疗反应选择用药，一种非甾体抗炎药效果不佳或不耐受，可换用其他药物。联合使用抗炎药会增加胃肠刺激及对肝肾功能的影响。胃溃疡等患者可选用塞来昔布等环氧化酶 –2（COX–2）抑制剂，减少胃肠反应。

（2）改善病情抗风湿药（DMARDs）：包括甲氨蝶呤、柳氮磺吡啶、来氟米特、羟氯喹等。早中期类风湿关节炎推荐单用甲氨蝶呤或来氟米特，对病情较重及一种药物效果不佳时可联合应用。根据患者治疗反应选择用药，如甲氨蝶呤加羟氯喹、甲氨蝶呤联合来氟米特等，但应注意对肝肾功能的影响及其他副作用。

（3）生物制剂：可治疗 RA 的生物制剂主要包括（TNF）－α 拮抗剂，如益赛普、修美乐。一般使用一种生物制剂或几种生物制剂联合改善病情药物使用。可根据患者治疗反应选择用药。

（4）糖皮质激素：可给予短效激素，剂量依病情严重程度而定。针对关节病变，如需使用，通常为小剂量激素（泼尼松≤ 7.5 g）。激素通常可用于以下几种情况：①伴有血管炎等关节外表现的重症 RA。②不能耐受 NSAIDs 的 RA 患者作为“搭桥”治疗。③应用其他治疗方法效果不佳的 RA 患者。④伴局部激素治疗指征（如关节腔内注射）者。激素治疗 RA 的原则是小剂量、短疗程。使用激素必须同时应用 DMARDs。

（5）植物药制剂：包括雷公藤、白芍总苷等。

2. 功能锻炼 病情活动期应注意休息，减少活动量，待病情好转后及时注意关节功能锻炼，避免关节僵硬，防止肌肉萎缩，恢复关节功能。其主要内容包括关节周围肌力锻炼、肌肉牵拉、关节松动等，以促进肌力、肌张力的恢复和关节活动功能的恢复。

3. 手术治疗 RA 患者经过积极内科正规治疗病情仍不能控制，为纠正畸形、改善生活质量，可考虑手术治疗。但手术并不能根治 RA，故术后仍需药物治疗。常用的手术有滑膜切除术、人工关节置换术、关节融合术及软组织修复术。

三、疗效评定

（一）评定标准

目前临床上应用的疾病活动性指标为改良 DAS 28 评分（DAS28）。DAS28 评价系统因使用简单，且能从症状及炎症指标等多方面综合反映病情被广泛采用。

类风湿关节炎临床缓解指标有：①晨僵时间低于 15 分钟；②关节肌肉无疲劳感；③无关节痛；④活动时无关节痛或关节无压痛；⑤无关节或腱鞘肿胀；⑥血沉（魏氏法），女性＜ 30mm/h，男性＜ 20mm/h。符合 5 条或 5 条以上并至少连续 2 个月者考虑为临床缓解，有活动性血管炎、心包炎、胸膜炎、肌炎和近期无原因的体重下降或发热，则不能认为缓解。

（二）评定方法

1. 中医证候疗效评价

判断方法：疗效指数 =［（治疗前积分 – 治疗后积分）/ 治疗前积分］×100%

临床控制：关节局部症状消失或基本消失，证候总积分较治疗前减少≥ 95%。

显效：关节局部症状明显好转，证候总积分较治疗前减少≥ 70%。

有效：关节局部症状减轻，证候总积分较治疗前减少≥ 30%。

无效：关节局部症状无明显好转或加重，证候总积分较治疗前减少＜ 30%。

2. 疾病活动性评分（disease activity score，DAS） DAS28 的分数最低为 0.7，最高为 9。可按照 DAS28 将疾病的活动性分为四级：缓解（＜ 2.6），轻度活动（2.6 ～ 3.2），中度活动（3.2 ～ 5.1）和重度活动（＞ 5.1）。

四、难点分析与对策

（一）难点提出

1. 早期诊断困难，容易漏诊、误诊　类风湿关节炎患者因早期症状不典型，常常前往骨科、疼痛科就诊。对早期类风湿关节炎认识不足，警惕性不够，容易造成漏诊、误诊。

2. 对患者教育不足、依从性差　类风湿关节炎的治疗周期长，效果缓慢，容易反复。患者对该病的认识不足，能坚持遵医嘱随访及治疗的患者比例低。如何与患者保持良好沟通、提高患者的依从性、增强患者的信心需要重视。

3. 患者关节变形，功能丧失　中晚期类风湿关节炎患者外周关节僵硬、变形致残、失去劳动生活能力是临床治疗的难点。很多患者在基层治疗，不规范、不合理使用激素加大了临床治疗的难度，同时更容易造成关节变形、僵硬。

4. 抗风湿治疗与康复锻炼结合不足，功能锻炼形式化　RA 的康复与功能锻炼十分重要，目前推荐给患者的锻炼模式过于公式化，未做到个体化，部分锻炼方法对于中晚期患者无法完成。患者缺乏监督和指导，无法长期坚持。

5. 伴骨质疏松症的风险　RA 患者长期使用激素，继发骨质疏松现象普遍。加之早中期因疾病活动度过高，导致脊柱及关节骨密度丢失，女性患者绝经后激素水平改变，加重骨质疏松的病情，增加了易跌倒、骨折等意外风险。

6. 贫困患者长期治疗的经济负担　类风湿关节炎治疗周期长，经济负担较重。生物制剂价格昂贵，影响其广泛应用。如何合理用药，提高药品效能，应用中医中药缩短免疫抑制剂和生物制剂的疗程、降低费用，都是值得探索和研究的问题。

（二）解决对策

1. RA 的早期诊断　不单以 RF 作为诊断依据，提倡早期筛查抗 CCP 抗体、角蛋白抗体（AKA）及其他特异性抗体。联合抗体的检查能有效提高诊断效率。结合患者症状、体征，争取早发现、早诊断。对于部分疑难病例，应密切观察病情变化，定期监测血清学指标。

2. RA 患者的沟通与教育　帮助患者了解病情，明确治疗目标与治疗目的。提高早期抗风湿方案的疗效，尽早控制病情，增强患者的信心。制订个体化长期治疗方案，争取患者的积极配合。

3. 关节功能保护　提高早期诊断率，尽早、足量、规范治疗，防止致残和生物制剂。适当使用软骨营养药物。对于晚期已经发生关节变形的患者，加强后期抗风湿治疗，防止进展。

4. 康复锻炼　RA 的康复锻炼可寻求康复科及其他科室的配合，制订个性化的康复训练方案。提倡应用八段锦、易筋经、五禽戏等中医传统功法，结合现代康复锻炼。特别是膝、手、腕等关节变形的患者，要增强关节周围肌群肌力，改善关节活动功能。

5. 抗骨质疏松　监测骨密度，对使用激素的患者尽早进行预防性治疗。可采用钙剂联合骨化醇类药物及骨代谢调节药物。对于已发生骨质疏松的患者，可使用鲑鱼降钙素、二膦酸盐等。配合补肝肾、强筋骨的中药内服药物等。同时使用手杖等工具，预防跌倒，防止骨折。

6. 贫困 RA 患者的抗风湿治疗　积极使用本院院内制剂及中医外治法，以缓解症状，缩短活动期的疗程。采用生物制剂序贯性减停方案，联合中医外治与中药内治。减少生物制剂的使用疗程，采用中药外用、理疗、针灸等方法控制症状，减少停药后病情反弹和复发。

（王磊、梁翼）

◆ 弥漫性特发性骨肥厚 ◆

一、诊断

（一）病名

1. 中医病名 骨痹（TCD：BNV080）。

2. 西医病名 弥漫性特发性骨肥厚（ICD–10：M48.193）。

（二）疾病诊断

1. 症状 弥漫性特发性骨肥厚（DISH）起病隐袭、缓慢，症状较轻，疾病早期一般无特殊不适，劳累、受凉或长途乘车后因活动受限，导致颈、腰背和外周关节的僵硬及四肢疼痛。

2. 体征 主要为脊柱活动受限，尤其是胸椎侧弯。Heberden 结节和 bouchard 结节常见。此外尚可出现四肢肌腱端部位广泛压痛，复发性跟腱炎、肩滑囊炎等。在跟骨、鹰嘴和髌骨部位可触及的骨性突起，四头肌、髌骨或腱鞘附近的软组织包块。

3. 影像学检查

（1）至少 4 个以上邻近椎体的前外侧面发生波浪形钙化或骨化。

（2）在受累的脊椎部分，椎间盘高度不受影响，影像学表现无广泛的退行性椎间盘病变。

（3）无椎间关节骨性强直，无骶髂关节破坏、硬化或关节内骨性融合。

（三）鉴别诊断

1. 强直性脊柱炎（AS） 多见于青壮年，绝大多数患者 HLA–B27 阳性，临床上较早出现典型的炎性下腰痛，骶髂关节炎是确诊的必要条件。典型和早期的病理不难鉴别，对于晚期出现脊柱强直、X 线表现为竹节样外观时，两者鉴别存在一定的难度。鉴别要点是晚期强直性脊柱炎的椎体前沿有明确方形变，骨化的纵韧带纤细而狭长，与椎体边缘几乎平齐。此外，AS 的椎小关节也存在明显的炎性改变，包括脊柱的骨突关节破坏、间隙狭窄和融合，此外最重要的一点是强直性脊柱炎存在骶髂关节炎的影像学证据，而 DISH 则没有上述表现。

2. 脊柱骨关节炎 严重的脊柱骨质增生可形成多发性严重的骨赘，与形成连续性 4 个椎体间流线样骨化之 DISH 的区别在于前者的骨赘是椎体边缘的增生，伴有椎小关节的增生，而 DISH 则是前纵韧带的骨化，在胸椎上具有偏心的特点。

3. 褐黄病性关节病 本病是由于尿黑酸氧化为褐黄色类，沉积于结缔组织，尤其是椎间盘和软骨，导致腰椎继发性骨关节病，有时可出现椎体间骨赘，需要与 DISH 相鉴别前者的最大特点是脊椎椎间盘进行性钙化和空泡化，X 线表现为椎间隙显著狭窄，而 DISH 的椎间盘多不受影响，因而椎间隙无明显变窄的现象。

（四）疾病分期

DISH 的病情发展缓慢，可分为早、中、晚三期。早期为沿纤维环延伸的轻度炎症反应；到中、晚期，纤维环附近的前纵韧带和脊柱周围间隙局部新骨沉积，导致脊柱韧带广泛骨化，邻近骨皮质骨肥厚，大体标本形成“烛泪样”外观。

早、中期可无症状或仅有轻微症状。晚期主诉主要为疼痛，累及颈椎、胸椎、下腰和四肢，中轴受累多于四肢；胸背痛最常见，伴有晨僵，可导致脊柱活动受限甚至强直。

（五）证候分类

1. 风寒湿痹　项背部疼痛，痛处固定，屈伸不利，昼轻夜重，怕风冷，阴雨天加重，酸胀沉重，得温则减，苔薄白或白腻，脉象弦紧。

2. 肝肾亏虚　腰部疼痛，僵硬拘急，转侧不利，俯仰艰难。腹股之间牵动则痛，或有骨蒸潮热，自汗盗汗。舌尖红，苔白少津，脉象沉细或细数。以腰髋疼痛、脊柱僵硬拘紧为辨证要点。

3. 痰瘀互结　形体肥胖，全身乏力，颈、胸、腰部难以屈伸，痛处固定，刺痛或夜间疼痛，动则痛剧。舌质紫暗或有瘀斑，苔多白腻，脉象沉滑或涩。

二、治疗方案

（一）非手术治疗

对于该病的治疗的目的是缓解疼痛与僵硬，预防、延缓或阻止其发展，纠正相关代谢异常，预防原发表现和继发异常。

1. 中医内治

（1）风寒湿痹

治法：散寒除湿，祛风通络。

方药：薏苡仁汤加减。薏苡仁、川芎、当归、麻黄、桂枝、羌活、防风、制川乌、川牛膝等。

（2）肝肾亏虚

治法：补益肝肾，散风强督。

方药：大补元煎加减：川续断、金毛狗脊、淫羊藿、杜仲、鹿角霜、制附片、桂枝、骨碎补、生地黄、熟地黄、赤芍、白芍、薏苡仁、伸筋草、白僵蚕、土鳖虫、知母、麻黄、干姜、羌活、独活、草乌、防风、牛膝等。

（3）痰瘀互结

治法：补益气血，化痰逐瘀。

方药：身痛逐瘀汤加减。桃仁、红花、制乳香、制没药、土鳖虫、全蝎、白芥子、天南星、法半夏、苍术、川牛膝等。

对伴有气血不足者可以随症加减，如本院制剂益尔力口服液、血藤当归胶囊、消增强骨片、牛杞地黄丸、补气益神胶囊等；对疼痛剧烈者，可加用玄胡伤痛片、制香片；寒湿较重者可加用术桂胶囊等。

2. 中医外治

（1）中药离子导入法：采用电流密度为 0.01 ～ 0.05mA/cm^2，每次 15 ～ 20 分钟，每日 1 次，把药物导入肾俞、环跳等穴位深部。

（2）中药贴敷法：用自制中药或三黄水等局部贴敷，每次 1 ～ 2 小时，每日 1 ～ 2 次，对缓解脊柱关节肿胀、疼痛属首选疗法。

（3）中药熏洗法：可辨证选用祛风寒湿、活血祛瘀、软坚散结洗药熏洗患处，每日 1 ～ 2 次。对关节冷痛适用。

（4）中药外敷法：偏虚寒者可选生草乌、生川乌、黄芪、杜仲、仙茅、金毛狗脊、锁阳、川芎、当归、白芷、苍术、防己、牛膝、甘松、五加皮、木香、松香、细辛、肉桂、艾叶；偏痰瘀者可选用红花、赤芍、大黄等配合二黄新伤止痛软膏，将药物研成粉末，用蜂蜜调制后外敷。本法需辨证施治，

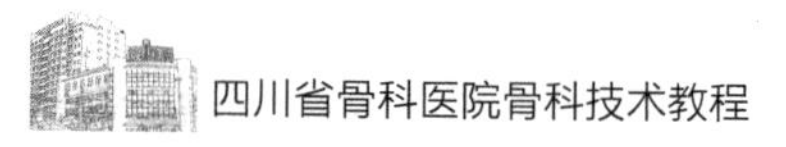

针对局部情况选择组方。

（5）艾灸治疗：以项背部、腰骶部、命门、肾俞等位置为主。

（6）电针治疗

风寒湿痹：取肝俞、肾俞、膈俞、大椎、风池、腰阳关等，用泻法。

肝肾亏虚：取肝俞、肾俞、膈俞、大椎、风池、腰阳关、环跳、合谷等，用补法。

痰瘀互结：取大椎、风池、肝俞、膈俞、血海、丰隆、脾俞等，用泻法。

（7）推拿治疗：推拿治疗能缓解疼痛，帮助脊椎恢复运动功能，减轻僵硬，减缓畸形的发展。晚期脊柱韧带广泛骨化，推拿治疗通常是无效的。治疗原则为疏经通络，滑利椎骨。常用手法如掌根按揉法、指压法、指揉法、拿法、擦法等，四肢肌腱端部位可采用弹拨法。

（8）其他：针对部分常规治疗疗效欠佳，者还可配合部分局部中医理疗方法来改善患者症状。常见的理疗手段如牵引、小针刀、腰背部游走罐、中药熏蒸、穴位贴敷、耳穴埋豆等。

3. 健康教育和功能锻炼

（1）对患者及其家属进行疾病知识的教育是整个治疗计划中不可缺少的一部分，有助于患者主动参与治疗并与医师合作。长期计划还应包括关注患者的社会心理和康复的需要。

（2）劝导患者要谨慎而不间断地进行体育锻炼，控制体重，维持脊柱关节的最好位置，增强椎旁肌肉，增加肺活量，其重要性不亚于药物治疗。

（3）站立时应尽量保持挺胸、收腹和双眼平视前方的姿势。坐位时也应保持胸部直立。应睡硬板床，多取仰卧位，避免加重屈曲畸形的体位。枕头要矮，一旦出现上胸或颈椎受累应停用枕头。

（4）针对颈椎受累，指导患者进行颈椎操练习；针对胸椎受累，指导患者进行扩胸运动、吹气球训练；针对腰椎受累，指导患者进行双飞燕、猫背运动等训练等。

（5）减少或避免引起持续性疼痛的体力活动。定期测量身高，坚持记录身高是防止不易发现的早期脊柱弯曲的一个好措施。

（二）手术治疗

对于非手术治疗无效、出现严重并发症（如颈椎、胸椎的脊髓病变或马尾综合征）时则需手术治疗，如骨切除术。在骨切除术后应行脊椎融合术，以降低骨化的复发。

三、疗效评定

目前尚无该病的疗效评定标准，我科根据腰椎间盘突出症 Macnab 疗效评定标准进行了如下修正。

显效：恢复工作能力，偶有腰背部疼痛，对止痛药无依赖性，体能活动良好。

有效：工作能力基本恢复，间歇性轻度腰背部疼痛，对止痛药物有依赖性，体能活动良好。

无效：无工作能力，继续疼痛，不能停止使用止痛药，体能受限。

四、难点分析与对策

（一）难点提出

1. 对于不典型的骨关节炎（如累及肘关节的骨关节炎）、肥大性骨关节病，以及有较大肌腱端炎和不明原因神经卡压病变的患者，均应怀疑本病。

2. DISH 患者同时合并有多种心血管危险因素时，发生心血管并发症的危险性大大增加。

（二）解决对策

1. 胸部影像学检查可以作为 DISH 的筛查工具，其敏感性约为 77%，特异性约为 97%。

2. 对于 DISH 同时合并有多种心血管并发症危险的患者，应对已知的危险因素进行筛查，并适时进行治疗。

（王翠平、梁翼）

◆ 强直性脊柱炎 ◆

一、诊断

（一）病名

1. 中医病名　大偻（TCD：BNV070）。

2. 西医病名　强直性脊柱炎（ICD–10：M45.991）。

（二）疾病诊断（根据 1984 年修订的纽约标准）

1. 下腰背痛的病程至少持续 3 个月，疼痛随活动改善，但休息后不减轻。

2. 腰椎在前后和侧屈方向活动受限。

3. 胸廓扩展范围小于同年龄和性别的正常值。

4. 双侧骶髂关节炎Ⅱ～Ⅳ级，或单侧骶髂关节炎Ⅲ～Ⅳ级。

如果患者具备 4 并分别附加 1 ～ 3 条中的任何 1 条，可确诊为强直性脊柱炎（AS）。

（三）鉴别诊断

1. 类风湿关节炎（RA）　RA 患者以女性居多，骶髂关节很少受累，只侵犯颈椎，且为多关节、对称性，四肢大小关节均可发病；可见类风湿结节。

2. 椎间盘突出症　椎间盘突出是引起炎性腰背痛的常见原因之一。该病限于脊柱，无疲劳感、消瘦、发热等全身表现，所有实验室检查包括血沉均正常。它和 AS 的主要区别可通过 CT、MRI 或椎管造影检查得到确诊。

3. 结核　对于单侧骶髂关节病变，要注意同结核或其他感染性关节炎相鉴别。

4. 弥漫性特发性骨肥厚（DISH）　该病发病多见于 50 岁以上男性，患者也有脊椎痛、僵硬感及逐渐加重的脊椎运动受限，其临床表现和 X 线所见常与 AS 相似。但是，该病 X 线表现可见韧带钙化，常累及颈椎和低位胸椎，经常可见连接至少 4 节椎体前外侧的流注形钙化与骨化，而骶髂关节和脊椎骨突关节无侵蚀，晨起僵硬感不加重，血沉正常及 HLA–B27 阴性。根据以上特点可区别该病和 AS。

5. 髂骨致密性骨炎　本病多见于青年女性，其主要表现为慢性腰骶部疼痛和发僵，临床检查除腰部肌肉紧张外无其他异常。诊断主要依靠 X 线后前位平片，其典型表现为在髂骨沿骶髂关节之中下 2/3 部位有明显的骨硬化区，呈三角形者尖端向上，密度均匀，不侵犯骶髂关节面，无关节狭窄或糜烂，故不同于 AS。

6. 其他　AS 是血清阴性脊柱关节病的原型，在诊断时必须与骶髂关节炎相关的其他脊柱关节病如银屑病关节炎、肠病性关节炎或赖特综合征等相鉴别。

（四）疾病分期

常依据骶髂关节影像学 X 线进展分为 5 级：0 级为正常，Ⅰ级可疑，Ⅱ级有轻度骶髂关节炎，Ⅲ

级有中度骶髂关节炎，Ⅳ级为关节融合强直。其中0－Ⅰ级为早期，Ⅱ－Ⅲ级为中期，Ⅳ级为后期。

（五）证候分类

参照中华人民共和国中医药行业标准《中医病证诊断疗效标准》。

1. 肾虚督寒 腰骶、脊背疼痛，痛连颈项，背冷恶寒，肢节游走疼痛，酸楚重着；或晨起腰骶、项背僵痛；或僵硬弯曲，活动不利，得温痛减；舌淡，苔薄或白，脉沉弦或细迟。

2. 肾虚湿热 腰背疼痛，腰骶及项背强直畸形，活动受限，胸廓不张，身热不扬，绵绵不解。汗出心烦，口苦黏腻或口干不欲饮，或见脘闷纳呆，大便溏软或黏滞不爽，小便黄赤，或伴见关节红肿灼热疼痛或有积液，屈伸活动受限。舌质偏红，苔腻或黄腻或垢腻，脉沉滑、弦滑或弦细数。

二、治疗方案

（一）非手术治疗

1. 一般治疗

（1）对患者及其家属进行疾病知识的教育是整个治疗计划中不可缺少的一部分，有助于患者主动参与治疗并与医师合作。长期计划还应包括关注患者社会心理和康复的需要。

（2）劝导患者要谨慎而不间断地进行体育锻炼，以取得和维持脊柱关节的最好位置，增强椎旁肌肉和增加肺活量，其重要性不亚于药物治疗。

（3）站立时应尽量保持挺胸、收腹和双眼平视前方的姿势。坐位时也应保持胸部直立。应睡硬板床，多取仰卧位，避免加重屈曲畸形的体位。枕头要矮，一旦出现上胸或颈椎受累应停用枕头。

（4）减少或避免引起持续性疼痛的体力活动。定期测量身高。坚持记录身高是防止不易发现的早期脊柱弯曲的一个好措施。

（5）对疼痛或炎性关节或其他软组织，选择必要的物理治疗。

2. 药物治疗

（1）非甾体抗炎药（NSAIDs）：常用药物主要包括吲哚美辛、双氯芬酸、美洛昔康、塞来昔布，但仅能选其中一种药物治疗。

（2）改善病情抗风湿药：甲氨蝶呤、柳氮磺吡啶、来氟米特、沙利度胺。一般选上述2种药物联合使用，但须评估肝肾功能和具体的AS受累关节。中轴型的多选沙利度胺，缓慢加量；外周型的可选用柳氮磺吡啶、来氟米特、甲氨蝶呤等。

（3）生物制剂：益赛普、修美乐。作为强效抗风湿药物，须在患者知情同意后优先使用。用前须严格评估感染及肿瘤风险，此药仅限于专科使用。

3. 中医治疗

（1）中医辨证施治

①肾虚督寒

治法：补肾强督，温经散寒，活血化瘀。

方药：补肾强督治尪汤加减：川续断、金狗脊、淫羊藿、杜仲、鹿角霜、制附片、桂枝、骨碎补、生地黄、熟地黄、干姜、羌活、独活、草乌、防风、牛膝等。

②肾虚湿热

治法：补肾强督，清热利湿：

方药：三妙散加减。狗脊、苍术、黄柏、牛膝、薏苡仁、忍冬藤、桑枝、络石藤、白蔻仁、藿香、防风、防己、萆薢。

另可随症加减：对伴有气血不足者，可用本院制剂如益尔力口服液、血藤当归胶囊、消增强骨片、牛杞地黄丸、补气益神胶囊等；对疼痛剧烈者，可加用玄胡伤痛片；对伴有关节肿胀厉害者，可以加用膝伤一号方等；对关节怕冷、寒湿较重者，可加用冷膝口服液等。

（2）针灸治疗

①肾虚湿热：取肝俞、肾俞、膈俞、大椎、风池、腰阳关、环跳、合谷等，用泻法，每日 1 次，10 日为 1 个疗程。

②肾虚督寒：肝俞、肾俞、膈俞、阳陵泉、三阴交、关元等，用补法，用法同上，每次留针 25 分钟。

（3）手法治疗。推拿手法对早期强直性脊柱炎是有效的。能缓解疼痛，帮助恢复脊椎及双髋关节的运动功能，减轻僵硬，防止圆背畸形的发生或减缓畸形的发展。治疗原则为疏经通络，滑利椎骨。常用穴位及部位如脾俞、胃俞、肾俞、膏肓、命门、八髎、环跳、足三里、阳陵泉、绝骨、膻中等，背部、骶部、髋关节等。常用手法如㨰法、掌根按揉法、指压法、指揉法、拿法、弹拨法、擦法等，及脊柱、髋关节被动运动法。

（4）外用中药：可选生草乌、生川乌、黄芪、杜仲、仙茅、金毛狗脊、锁阳、川芎、当归、白芷、苍术、防己。将药物研成粉末，配合二黄新伤止痛软膏，用蜂蜜调制后，用以外敷。

（二）手术治疗

1. 髋关节受累引起的关节间隙狭窄、强直和畸形是本病致残的主要原因。为改善患者关节功能和生活质量，可行人工关节置换术。

2. 晚期强直性脊柱炎伴有明显脊柱侧弯，驼背畸形后期可考虑脊柱矫形手术。

三、疗效评定

（一）评定标准

1. 中医疗效标准

临床痊愈：临床症状、体征消失或基本消失，证候积分减少≥ 95%。

显效：临床症状、体征消失或基本消失，证候积分减少≥ 70%。

有效：临床症状、体征消失或基本消失，证候积分减少≥ 30%。

无效：临床症状、体征消失或基本消失，证候积分减少＜ 30%。

2. 西医疗效标准

（1）强直性脊柱炎疾病活动性指数评分采用 ASDAS 或 BASDAI。

（2）强直性脊柱炎疗效改善标准采用 ASAS20。

（3）强直性脊柱炎机体功能情况评估标准采用 BASFI。

（4）强直性脊柱炎脊柱活动度评定标准采用 BASMI。

（二）评定方法

1. 中医疗效计算方法 ［（治疗前积分 – 治疗后积分）/ 治疗前积分］×100%

2. 西医疗效计算方法 目前国际上流行的关于强直性脊柱炎的疗效判定方法是 ASDAS 评分。

ASDAS ＜ 1.3，疾病不活动。

ASDAS ＜ 2.1，中度活动。

ASDAS < 3.5，高度活动。

ASDAS ≥ 3.5，非常活动。

四、难点分析与对策

（一）难点提出

1.“贫困性、高活动性”强直性脊柱炎患者 临床中存在大量高活动性 AS 患者因经济贫困，无法坚持足量、足疗程的生物制剂使用，以及生物制剂在治疗期间的高应答率与停药后的高复发率等，无法让患者更好地接受长期治疗。

2. 特色性 AS 的运动处方开发 功能锻炼在 AS 的长期治疗中地位十分重要。目前推荐给患者的锻炼模式过于公式化，未做到个体化。部分锻炼方法中晚期患者无法完成；部分煅烧方法对于女性 AS 患者亦无法完成；部分体能基础水平较高、疾病处于早中期的男性 AS 患者对推荐的运动方式感觉过于简单无趣。

3. 伴脊柱僵硬的中晚期强直性脊柱炎处置 中晚期强直性脊柱炎以脊柱的僵直与变形为其难题，而因广泛的骨化导致的僵硬、疼痛很难通过抗炎治疗后缓解。

4. 阳虚体质强直性脊柱炎稳定期的调摄 AS 属于慢性病，稳定期时绝大多数患者处于脾肾阳虚状态，随着西药的减停，患者需要长期进行身体的调摄，这是中医的优势，但汤药煎煮及长期服用依从性欠佳。

5. 强直性髋关节损害的处置 髋损害是 AS 关节病变中预后最差的类型，且尢有效治疗手段及长期控制方案，部分患者因此而导致低龄关节置换。

6. 伴骨质疏松的强直性脊柱炎的识别与处理 AS 好发于年轻患者，继发的骨质疏松容易被忽略。早、中期因疾病活动度过高，导致脊柱及髋关节骨密度丢失，疾病晚期因不均匀骨硬化和局部骨质疏松共存而致易跌倒、骨折等发生，均增加 AS 意外风险。

7. AS 晚期手术时机识别 AS 患者长期口服免疫抑制剂，并伴有脊柱硬化、解剖间隙消失等问题，若因关节置换选择手术，面临麻醉插管困难、术前免疫抑制剂导致的术后感染发生率高，如何在围手术期减停免疫抑制剂、控制疾病活动度、纠正置换骨区骨密度、提高假体使用寿命，都是值得风湿科与手术科室合作关注的问题。

（二）解决对策

1.“贫困性、高活动性”强直性脊柱炎处理 我科采用生物制剂序贯性减停方案联合阶梯式中医外治与中药内治相结合模式治疗此类患者：具体是当炎症达标后即开始规律减停生物制剂，并早期序贯联合口服抗风湿药物的方案，同时配合定期中医外治与补肾活血通络中药内服，如我院的壮骨腰痛丸（中轴型）、牛杞地黄丸（外周型）、术桂胶囊（脾胃虚寒者）、抗骨质疏松胶囊（肾虚督寒者）、血藤当归胶囊（血瘀者）等，取得良好临床疗效，患者减停生物制剂后复发率较以往明显降低。

2. 特色功能锻炼 功能锻炼对本病病情的稳定和药物的减量有着重要作用，其锻炼的目标应秉持可行性原则，因人而异，因病程而异，因治疗反应而异。男性早中期患者应强调肌力训练，女性早中期患者应强调柔韧性训练。如强直性脊柱炎瑜伽操，尤其适合早、中期尚未出现明显畸形和骨质增生的女性或体能较差的男性 AS 患者，可以有效提高其运动锻炼的积极性，并且可有效牵拉脊柱和关节肌群，有效提高基础耗氧量，从而有利于病情改善，延缓关节增生和硬化；晚期患者则强调心肺功能训练。

3. 晚期 AS 脊柱僵硬的综合治疗 采用小针刀松解联合背部伸展负重训练，配合抗炎药、局部艾

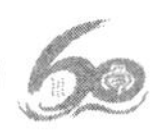

灸、蜡疗、穴位贴敷、中药熏药等处理。

4. 阳虚体质强直性脊柱炎的稳定期调摄处理　大多数强直性脊柱炎患者在稳定期均属于肾虚督寒证型，都存在一定阳气虚弱的表现，为简便有效地改善此类患者的体质，从而减少患者因外感风寒湿邪等不良诱因而诱发反复发作的问题，我科采用“三伏灸”与“三九灸”特定穴位与“补肾强督”膏方相结合的治疗方案，取得良好的临床疗效。

5. 强直性髋关节损害的综合治疗　MRI 分为滑膜炎期、破坏期、融合期三期，分别采用局部牵引减压，减轻负重，生物制剂联合甲氨蝶呤抗风湿，外用着痹方外敷，针刺环跳、秩边、肾俞、足三里等，后期用补肾强督之法。

6. 强直性脊柱炎伴骨质疏松的治疗　做 BMD 评估，强化抗风湿方案，同时联合使用降钙素、二膦酸盐类药物治疗。中医配合补肾填髓抗骨质疏松胶囊、腰背部艾灸等手段。

7. 强直性脊柱炎矫形手术　术前积极控制炎症，一旦稳定后，可选择髋关节置换，再行脊柱矫形支撑处理。术后 2 周，继续抗风湿与补肾养骨的治疗。

（李敏、梁翼）

◆ 痛风性关节炎 ◆

一、诊断

（一）病名

1. 中医病名　痛风（TCD：BNV050）。

2. 西医病名　痛风性关节炎（ICD–10：M10.991）。

（二）疾病诊断

参照 1977 年美国风湿病学会（ACR）的分类标准。

1. 关节液中有特异性尿酸盐结晶。

2. 或用化学方法或偏振光显微镜证实痛风石中含尿酸盐结晶。

3. 或具备以下 12 项（临床、实验室、X 线表现）中的 6 项。

（1）临床表现：①急性关节炎发作＞ 1 次；②炎症反应在 1 日内达高峰；③单关节炎发作；④可见关节发红；⑤第一跖趾关节疼痛或肿胀；⑥单侧第一跖趾关节受累；⑦单侧跗骨关节受累；⑧可疑痛风石。

（2）实验室检查：高尿酸血症；关节炎发作时，关节液微生物培养阴性。

（3）X 线表现：不对称关节内肿胀（X 线证实）；无骨侵蚀的骨皮质下囊肿（X 线证实）。

（三）鉴别诊断

1. 蜂窝织炎及丹毒　该类疾病主表现为感染症状，如畏寒、发热及白细胞升高等全身症状突出，局部皮下软组织肿胀明显而关节无疼痛、肿胀和压痛，不经治疗不会自行缓解，且对秋水仙碱治疗无效等，以上特点可与痛风性关节炎区别。

2. 其他晶体性关节炎　有焦磷酸钙、磷灰石、胆固醇、类固醇及夏科 – 雷登结晶也可引起关节炎，多见于老年人。

3. 银屑病关节炎　该关节炎有少关节型及典型的累及手和足的远端指间关节型，同时约有 20% 的患者伴有血尿酸增高，受累关节及关节周围无大范围发红和发热区，无剧痛及有银屑病疹，可与痛风性关节炎区别。

（四）疾病分期

1. 无症状高尿酸血症 该期仅有血尿酸持续性波动或波动性增高，即男性和绝经后女性的血尿酸分别大于 420μmol/L（7mg/dL）和 350μmol/L（5.8mg/dL）而无任何症状。其中 5%～ 12%的高尿酸血症患者最终发展为痛风。

2. 急性痛风性关节炎 痛风性关节炎一旦发作即标志着无症状高尿酸血症的结束。常见临床特点如下。

（1）诱因：关节局部损伤、扭伤、鞋过紧、外科手术、饱餐、饮酒、进食高嘌呤食物、过度疲劳、受凉、感染等均可诱发痛风性关节炎的发作。

（2）起病：多起病急骤，多在夜间或清晨骤然发病，疼痛一般在数小时内发展至高峰。

（3）关节疼痛：关节疼痛是急性痛风性关节炎的典型临床表现，疼痛剧烈难忍，常有活动受限。初次发病时仅侵犯单个关节，其中以第一跖趾关节最为常见，偶可同时发生于多个关节。受累关节及周围软组织呈暗红色，明显肿胀，局部皮温高，压痛明显。

（4）持续时间：急性关节炎初次发作多具有自限性，轻微发作一般经数小时至数日后即可缓解，症状严重者可持续 7 ～ 14 日或更久。

（5）发作周期：急性关节炎症状以春季和夏季较为多见，秋季发病相对较少。

3. 间歇期痛风 该期患者可无任何关节症状，血尿酸可正常或升高，在发作过的关节中可检测出尿酸盐结晶。62%的患者首次关节炎发作后到第二次关节炎再发的间隔期在 1 年内。

4. 慢性痛风石性痛风 该期患者的特点呈持续性、多发性、对称性和破坏性关节炎，单发或多发痛风石，泌尿系结石，及持续性高尿酸血症，X 线显示更加严重的破坏征象。

5. 痛风性肾病 痛风累及肾的主要表现为急性尿酸盐肾病和慢性尿酸盐肾病。根据典型病史、临床症状和实验室检查可诊断。

（五）证候分类

参照中华人民共和国中医药行业标准《中医病证诊断疗效标准》。

1. 湿热蕴结 下肢关节卒然红肿热痛，拒按，局部灼热，可伴发热口渴，心烦。舌红，苔黄腻，脉滑数。

2. 痰瘀阻滞 关节红肿刺痛，局部肿胀变形，屈伸不利。肌肤色紫暗，按之稍硬，病灶周围可有硬结。舌质暗或有瘀斑，苔薄黄，脉细涩或沉弦。

3. 肝肾阴虚 病久屡发，关节肿痛，局部变形，昼轻夜重，肌肤麻木不仁，步履艰难，筋脉拘急，屈伸不利，头晕耳鸣。舌红少苔，脉弦细或细数。

二、治疗方案

（一）非手术治疗

治疗目的：①迅速控制痛风性关节炎的急性发作；②预防急性关节炎复发；③纠正高尿酸血症，预防尿酸盐沉积造成的关节破坏及肾损害；④手术剔除痛风石，对毁损关节进行矫形手术，以提高生活质量。

1. 一般治疗

（1）饮食控制：痛风患者应采用低热能膳食，保持理想体重，同时避免高嘌呤食物。嘌呤含量较高的食物主要包括动物内脏、沙丁鱼、蛤、蚝等海味及浓肉汤，其次为鱼虾类、肉类、豌豆等，而各种谷类制品、水果、蔬菜、牛奶、奶制品、鸡蛋等含嘌呤最少。严格戒饮各种酒类，每日饮水应在2000mL以上。

（2）避免诱因：避免暴食酗酒、受凉受潮、过度疲劳、精神紧张；穿鞋要舒适，防止关节损伤；慎用影响尿酸排泄的药物，如某些利尿剂、小剂量阿司匹林、维生素 B_1、维生素 B_{12} 等。

（3）防治伴发疾病：同时治疗伴发的高脂血症、糖尿病、高血压病、冠心病、脑血管病、肥胖等。

2. 中医内治

（1）湿热蕴结：治法为清热利湿，方用四妙散加减。选用石膏、苍术、黄柏、生地黄、萆薢、薏苡仁、牛膝、茯苓、忍冬藤、连翘、蒲公英、紫花地丁、白花蛇舌草、紫背天葵、葛根、知母、红花、丹参、牡丹皮、百合、金钱草、泽泻等，水煎服，每日1剂，15日为1个疗程。或内服我院制剂抗痛风一号方，150mL/次，3次/日。

（2）痰瘀阻滞：治法为化痰祛瘀，方用桃红承气汤合二陈汤加减。选用柴胡、当归、桃仁、红花、制大黄、穿山甲（代）、乌梢蛇、羌活、苍术、白术、秦艽、连翘、半夏、威灵仙、皂角刺、制川乌、制草乌、桂枝、细辛、薏苡仁、萆薢、地龙等，水煎服，每日1剂，15日为1个疗程。

（3）肝肾阴虚：治法为滋养肝肾，方用知柏地黄丸加减。知母、黄柏、生地黄、龟甲、枸杞、山茱萸、牡丹皮、白芍、忍冬藤、络石藤、海桐皮、独活、川牛膝、红花等，水煎服，每日1剂，20日为1个疗程。

对伴有气血不足者可以随症加减，如本院制剂益尔力口服液、血藤当归胶囊、消增强骨片、牛杞地黄丸、补气益神胶囊等；对疼痛剧烈者可加用玄胡伤痛片、七味三七口服液；对关节肿胀厉害者可以加用本院制剂抗痛风一号方、创伤消肿片、制香片等；对关节怕冷、寒湿较重者可加用冷膝口服液、祛风活络丸等；对伴有大量痛风石等慢性顽固性痛风患者可以选用本院制剂抗痛风2号方。

3. 中医外治

（1）中药离子导入法：黄柏、大黄、丹参等煎剂透入，电流密度为0.01～0.05mA/cm^2，每次15～20分钟，每日1次，15次为1个疗程。

（2）中药外敷法：急性期用三黄水加三妙散等外敷。久病虚寒者可选生草乌、生川乌、防己、牛膝、甘松、五加皮、木香、松香、细辛、肉桂、艾叶等外敷。

（3）熏洗法：辨证选用祛风寒湿、活血祛瘀、软坚散结洗药熏洗患处，每日1～2次。

（4）电针治疗：可选用关节及周围穴位针刺得气后施行泻法，留针15～20分钟，每日或隔日1次，10次为1个疗程。

4. 冰敷 消肿止痛，控制炎症反应，可采用冰袋冰敷肿胀部位，每次15～20分钟，每日3～4次。

5. 中频电疗 适用于因关节疼痛较久导致肌肉萎缩者，可以防止肌肉萎缩，缓解疼痛。

6. 关节灌注冲洗 适用于关节反复肿胀、滑膜肥厚，且常规方法治疗无效、病程较久者。

7. 西医治疗

（1）急性发作期

①一般治疗：卧床休息，抬高患肢，避免负重。暂缓使用降尿酸药物，以免引起血尿酸波动，延长发作时间或引起转移性痛风。

②药物治疗

非甾类抗炎药：比秋水仙碱更多用于急性发作，通常开始时使用足量，症状缓解后减量。可以使用吲哚美辛、双氯芬酸等。最常见的副作用是胃肠道症状，也可能加重肾功能不全，影响血小板功能等。活动性消化性溃疡者禁用。有消化系统病史的患者可选用塞来昔布胶囊。

秋水仙碱：可抑制炎性细胞趋化，对控制炎症、止痛有特效。应及早使用，大部分患者于用药后24小时内疼痛可明显缓解，依据ACR/EULAR指南，目前推荐小剂量口服方案，即发作12小时内首次剂量1mg，1小时后再用0.5mg，12小时后按每日1～2次服用。

糖皮质激素或ACTH：通常用于秋水仙碱和非甾体抗炎药无效或不能耐受者。

生物制剂（白介素－1β受体拮抗剂）：最新研究发现白介素-1β（IL-1β）是参与急性痛风关节炎发作时的主要细胞因子，白介素-1β受体拮抗剂可用于难治性痛风或常规治疗无效及存在禁忌的患者，包括卡纳单抗、利纳西普、阿那白滞素。

双醋瑞因：持续减轻IL-1水平，减少痛风发作及炎性程度。

（2）间歇期和慢性期

①促尿酸排泄药物

苯溴马隆（benzbromarone）：一种促尿酸排泄药。50mg，每日1次，渐增至100mg，每日1次。主要副作用为胃肠道反应如腹泻，偶见皮疹、过敏性结膜炎及粒细胞减少等。

②抑制尿酸生成药物

别嘌醇（allopurinol）：100mg，每日1次；渐增至100～200mg，每日3次，300mg以内也可每日1次；超过300mg，分次口服。一日最大剂量800mg。主要副作用为胃肠道反应、皮疹、药物热、骨髓抑制、肝肾功能损害等，偶有严重的毒性反应和过敏反应。对于肾功能不全者应减量使用。使用前常规行HLA-5801基因检测；应定期检查肝肾功能、血尿常规等。

非布司他片：适用于高尿酸血症合并痛风的长期治疗，尤其适于别嘌醇过敏、不能耐受或有禁忌。以及别漂醇治疗不达标的患者。口服每日1次，轻重度肾功能不全者不需调整剂量，起始剂量40mg，2周后监测尿酸水平，血尿酸不达标者加量至80mg，常用剂量40～120mg。

③碱化尿液药物

碳酸氢钠片：价格低廉，是临床最常用药物，常用剂量为每日3次，每次2片（1g），需与其他药物间隔1～2小时服用。

枸橼酸氢钾钠颗粒：运用枸橼酸氢钾钠颗粒口服碱化尿液，溶解尿酸结石和防止新结石的形成，从而减轻患者痛苦，提高患者生活质量。常规用法为每日10g（4袋），分3次饭后服用，早晨、中午各1袋，晚上2袋。根据患者尿液pH调节剂量，第1次服药需测定新鲜尿液pH，并将结果记录在表格上。开始用药按常规剂量或遵医嘱服用，用药后第2日上午服药前再次测定pH，如果pH低于推荐范围，晚上剂量需增加半袋；如果pH高于推荐范围，晚上需减少半袋；如果pH保持推荐范围内，说明用药剂量恰当。用药1周后可重复上述过程，以检查是否需要再次调整用量。

④兼有降尿酸作用的其他药物

氯沙坦和氨氯地平：兼有降尿酸和降压作用，尤其适于有高血压的高尿酸血症和痛风患者。

非诺倍特：兼有降尿酸及降三酰甘油作用，对同时有高脂血症和高尿酸血症的患者优先使用。

阿托伐他汀：降低血胆固醇同时兼有降尿酸作用，适于合并高胆固醇血症的痛风患者。

⑤活性炭类吸附剂：如爱西特，可吸附尿酸等有害物质，促进肠道排泄，用法为1.2～1.5g，每日3次，一般无明显不良反应，尤其适于肾功能受损的患者。

（3）肾脏病变的治疗：除积极控制血尿酸水平外，碱化尿液、多饮多尿十分重要。对于痛风性肾病，在使用利尿剂时应避免影响尿酸排泄的噻嗪类利尿剂、呋塞米（速尿）、利尿酸等，可选择螺内酯（安体舒通）等。

（4）无症状高尿酸血症的治疗：对于血尿酸水平在535μmol/L（9.0mg/dL）以下、无痛风家族史者一般无需用药治疗，但应控制饮食，避免诱因，并密切随访。如果伴发高血压病、糖尿病、高脂血症、心脑血管病等，应在治疗伴发病的同时，适当降低血尿酸。

（二）手术治疗

适用于痛风反复发作，症状严重，形成较大痛风石而严重影响功能者，经非手术治疗无效，进行性活动受限，可采取手术治疗。

1. 关节清理术　行关节镜检及镜下关节清理术，手术方案建议有限化清理。适用于症状时间短、关节力线排列正常、中度症状的骨关节炎。

2. 切开痛风石去除术　适用于痛风石较大，严重影响功能者。必要时可配合关节镜下清理术。

三、疗效评定

（一）评定标准

1. 中医疗效评定标准

临床痊愈：临床症状、体征消失或基本消失，证候积分减少≥ 95%。

显效：临床症状、体征消失或基本消失，证候积分减少≥ 70%，＜ 95%。

有效：临床症状、体征消失或基本消失，证候积分减少≥ 30%，＜ 70%。

无效：临床症状、体征消失或基本消失，证候积分减少＜ 30%。

2. 西医疗效评定标准　痛风性关节炎的疗效评定国内外目前没有统一标准，一般急性期采用患者自我疼痛度的 VAS 评分评定，缓解期根据患者的血尿酸水平来判定，一般来说具体指标如下。

临床缓解，VAS ≤ 2.5 分。

轻度活动，VAS ≤ 5 分。

中度活动，VAS ≤ 7.5 分。

重度活动，VAS ＞ 7.5 分。

（二）评定方法

1. 中医疗效计算方法　[（治疗前积分 – 治疗后积分）/ 治疗前积分] ×100%

2. 痛风性关节炎的疗效评定　国内外目前没有统一标准，一般急性期采用患者自我疼痛度的 VAS 评分评定。

四、难点分析与对策

（一）难点提出

1. 中晚期患者痛风石形成合并急性关节炎发作，常规抗炎镇痛及降尿酸治疗方案疗效欠佳。

2. 低龄性、家族性、超高尿酸性痛风的发病率急剧增加，处理难度日趋加大。

3. 部分非正规降尿酸治疗的长疗程痛风患者多出现急性关节炎频繁发作，每年急性发作超过 5 次，且降尿酸过程中频繁发作，使降尿酸治疗难度加大，患者依从性差，不利于降尿酸达标方案实施。

4. 部分痛风患者因反复膝关节积液及尿酸盐沉积于膝关节腔内，关节功能受损，严重影响患者的工作、生活，甚至造成家庭及社会负担。

5. 晚期痛风患者多伴有肾损害，严重限制降尿酸方案的实施，肾功能损害又加重体内尿酸沉积，形成恶性循环，严重时甚至有致命危险。

（二）解决对策

1. 伴有痛风石性痛风性关节炎的处理 对于形成痛风石的痛风性关节炎患者，常规采用促尿酸排泄药物（苯溴马隆）结合抑制尿酸生成的药物（别嘌醇、非布司他）联合降尿酸。我科自拟化痰散结方结合降尿酸西药治疗痛风石性痛风，疗效确切，且可明显减少降尿酸药物的不良反应，使痛风石迅速溶解，且无明显不良反应。

2. 低龄性、家族性、超高尿酸性痛风的处置 针对目前代谢性关节炎患者发病率增加和发病年龄越发提前的现状，我科在建设周期内诊治了大量发病年龄＜ 30 岁、初始尿酸≥ 650μmol/L，伴有痛风家族史的患者。针对这类人群，我科开展了家庭式赋能教育，提高其整个家族对本病及相关内分泌和心血管风险的认识与自我管理和教育，采用以抑制尿酸生成为主要降尿酸策略的治疗方式，同期配合中西医结合改善关节骨质代谢的理念，强化此类人群的尿酸达标治疗，并开展长期随访工作，取得良好的临床和社会效益。

3. 频发性痛风性关节炎的处理 针对中长病程的痛风患者，痛风急性发作，常规抗炎处理后局部肿胀消退不明显；或短期内频繁发作，受累关节局部肿胀、功能受限等问题，我科采用在强效抗炎基础上，如局部关节内注射激素，同期采用活血药、碳酸氢钠、小剂量维生素 C 联合静脉水化、碱化，联合苯溴马隆促排泄的治疗方案，取得良好疗效。

4. 顽固性膝关节滑膜积液的痛风性关节炎的处理 针对痛风致膝滑膜炎，以膝关节反复积液为主要临床表现的患者，推荐采用床旁输液式膝关节腔冲洗术，必要时用 5% 碳酸氢钠溶液为冲洗液，针对炎性膝关节滑膜进行清洗，此法能迅速碱化膝关节腔内酸性环境，使囤积在滑膜表面的尿酸盐结晶迅速溶解，并随冲洗液快速排出体外，同时也清理膝关节腔内的慢性炎性产物，以达到控制关节腔内炎症、快速缓解滑膜炎症状的目的。

5. 伴肾功能异常的痛风性关节炎处理 我科开展中药灌肠配合保肾降肌酐，联合局部清热解毒外治疗法综合治疗，取得良好疗效。

（梁翼）

◆ 纤维肌痛综合征 ◆

一、诊断

（一）病名

1. 中医病名 肌肉痹（TCD：BGS000）。

2. 西医病名 纤维肌痛综合征（ICD–10：M79.098）。

（二）疾病诊断

1. 诊断依据

（1）持续 3 个月以上的全身性疼痛，包括身体的左右侧、腰的上下部及中轴（颈椎或前胸或下背部）同时疼痛。

（2）压痛点用拇指按压，按压力约为 4kg，按压 9 对压痛点至少 11 个点疼痛。

9 对压痛点为：颈肌枕部附着点；斜方肌上缘中点；第 5 ～ 7 颈椎横突间隙前面；冈上肌起始部，肩胛冈上方近内侧缘；肱骨外上髁远端 2cm 处；第 2 肋骨与软骨交界处的外上缘；臀外上象限的臀肌前皱襞处；大粗隆后方（大转子后 2cm）；膝内侧脂肪垫关节褶皱线的近侧（膝内侧鹅足肌腱滑囊区）。

同时满足上述两条件者，可诊为纤维肌痛综合征。伴特征性表现，如失眠、疲劳和晨僵等症状，各项实验室检查无异常，有助于本病的诊断。

2. 辅助检查

（1）实验室检查：除非合并其他疾病，纤维肌痛综合征一般无实验室异常。

（2）其他辅助检查：约 1/3 患者有雷诺现象，该类患者可有抗核抗体阳性、C3 水平降低。

（3）排除可导致患者症状的其他疾病：如慢性疲劳综合征、风湿性多肌痛、肌筋膜疼痛综合征等。

（三）鉴别诊断

1. 慢性疲劳综合征 本病与纤维肌痛综合征非常相似，也可出现疲乏、睡眠障碍，肌肉骨骼疼痛、记忆力和注意力受损及较轻的抑郁症和焦虑症，但慢性疲劳综合征更容易出现提示病毒性疾病的症状，包括低热、咽痛，以及腋下、颈前、颈后淋巴结疼痛。其发病通常较为突然，患者常可说出具体日期。

2. 肌筋膜疼痛综合征 该病压痛点常为激发点，多处于肌肉，按压后疼痛会放射到肌肉其他部位，患者虽感觉疼痛，但感觉不到激发点位置。肌筋膜疼痛综合征的激发点较少，受累肌肉活动受限，除激发点处肌肉外，无纤维肌痛综合征的弥漫性疼痛。

3. 风湿性多肌痛 多见于 60 岁以上的老人，表现为广泛性颈、肩胛带、背部及骨盆肌肉疼痛，但根据实验室检查出现血沉快、滑膜活检示炎性改变、C 反应蛋白升高等，可作鉴别。

（四）证候分类

参照中华人民共和国中医药行业标准《中医病证诊断疗效标准》。

1. 气滞血瘀 周身走窜胀痛，痛点拒按，胸胁胀闷，烦躁易怒，失眠多梦，皮肤粗糙，色暗发斑，四肢关节疼痛或屈伸不利。舌质暗、少津或青紫有瘀点，脉细涩。

2. 湿痰痹阻 四肢筋肌酸痛，阴雨天加重或见脘闷纳呆、抑郁失眠。舌苔白腻，脉弦滑。

3. 肝脾失和 周身筋肌僵痛，倦怠乏力，失眠多梦，抑郁心烦，纳差便溏。舌淡红，苔薄白，脉细弦。

4. 气血亏虚 筋肌隐痛、挛急，肢麻倦乏，夜卧多惊或见抑郁多梦、心悸目眩，面色萎黄。舌质淡，苔薄白，脉细弱或细弦。

5. 肝肾不足 肝肾阴虚者见筋肌烦痛，入夜尤甚，筋脉拘急，腰膝酸软无力，头晕目眩，虚烦不寐。舌红少苔，脉细数。肾阳不足者见筋脉拘挛冷痛，巅顶痛，惊恐忧郁，夜卧多惊。舌淡苔白，脉沉弦无力。

二、治疗方案

（一）中医治疗

1. 内治

（1）气滞血瘀：治法为疏肝理气，舒筋通络止痛。以柴胡疏肝散加减。基本方柴胡、枳壳、白芍、赤芍、当归、制乳香、制没药、鸡血藤、首乌藤（夜交藤）、制香附、酸枣仁、全蝎等。

（2）湿痰痹阻：治法以祛湿蠲痹、化痰理气，舒筋通络为主。以温胆汤加减。基本方薏苡仁、羌活、防风、法半夏、制天南星、白芥子、茯苓、泽泻、枳实、竹茹、当归、木瓜、威灵仙、炙远志等。

（3）肝脾失和：治法以疏肝健脾。舒筋活络为主。小逍遥散加减。基本方柴胡、茯苓、白术、当归、白芍、郁金、薄荷、酸枣仁、木瓜、羌活、秦艽、葛根、伸筋草等。

（4）气血亏虚：治法以益气养血、舒筋活络为主。以三痹汤加减。基本方黄芪、党参、茯苓、熟地黄、当归、白芍、杜仲、秦艽、防风、独活、木瓜、鸡血藤、龙眼肉、酸枣仁等。

（5）肝肾不足：肝肾阴虚者治以滋补肝肾、强壮筋骨为主。以景岳大造丸加减。基本方紫河车、龟甲、黄柏、生地黄、熟地黄、麦冬、五味子、百合、白芍、当归、枸杞、杜仲、牛膝等。肾阳不足者治宜补肾益肝、温阳散寒、舒筋活络。以补肝汤加减。基本方熟附片、肉桂、山萸肉、制川乌、桂枝、茯苓、吴茱萸、细辛、防风、独活、木瓜、当归、白芍、生姜等。

对伴有气血不足者可以选用本院制剂益尔力口服液、血藤当归胶囊、消增强骨片、牛杞地黄丸等；对疼痛剧烈者可加用玄胡伤痛片、制香片等。

2. 外治

（1）中药贴敷法：用自制中药或三黄水等患处局部贴敷，每次 20 分钟，每日 1 ～ 2 次，对缓解局部肿胀疼痛有效。

或选生草乌、生川乌、黄芪、杜仲、仙茅、金毛狗脊、锁阳、川芎、当归、白芷、苍术、防己、牛膝、五加皮、木香、松香、细辛、肉桂、艾叶，将药物研成粉末，配合二黄新伤止痛软膏，用蜂蜜调制后外敷。

（2）熏洗法：针对关节冷痛，可选用祛风寒湿、软坚散结洗药熏洗患处，每日 1 ～ 2 次。

（3）艾灸：对关节畏寒喜暖、肝肾亏虚明显者，可以灸足三里、气海、关元等穴。

（4）中频电疗：对因肌肉疼痛较久而导致肌肉萎缩者适用。将中频治疗仪正负电极板放置于疼痛肌肉部位，放置好衬垫，缓慢增加电流，至患者最大耐受量为止，每次治疗 20 分钟，每日 1 次。

（5）电针：可取局部阿是穴围刺。气血痹阻选血海、膈俞，脾肾阳虚选足三里、太溪，肝郁选太冲、期门等，根据患者耐受度，选取合适电流频率，疏经通络、解痉止痛，时间约 20 分钟。

（6）郑氏推拿手法治疗：宜以舒筋活络、通调气血、通络止痛为治则。按摩时使用揉搓手法，配合舒活酊或活络酒涂擦进行，轻至中强度刺激。

（二）西医治疗

1. 疾病教育 患者并非有心里异常，本病不引起畸形，对生命无威胁，减轻心理压力，增强自信。

2. 体育锻炼 有氧运动如步行、水上运动和肌肉强化训练，每周至少 3 次，每次 30 分钟，避免夜间锻炼。

3. 药物治疗 本病治疗首先是改善睡眠质量。

（1）镇静催眠类：可选阿普唑仑片 0.4 ～ 0.8mg，每晚 1 次；或艾司唑仑片 1 ～ 2mg，每晚 1 次。使用时应坚持间断、短期使用最小剂量、停药缓慢的原则。

（2）阿片类：因非甾体抗炎药对中枢性变异性疼痛几乎无效，故不适用于治疗原发性纤维肌痛综合征。若有中重度疼痛，可使用阿片类药，如氨芬曲马多等。

4. 其他治疗 心理咨询、放松术、痛点封闭或注射糖皮质激素、局部热疗和冷疗、推拿或针灸等。

三、疗效评定

我科使用弥漫性疼痛指数（WPI）和症状严重程度（SS）评分来进行疗效评定。

1. 弥漫性疼痛指数（WPI） 指过去一周中 19 个部位发生疼痛的数量，总分 0 ～ 19 分。

左侧肩胛带　　左侧臀部（包括臀大肌及粗隆部）　　左侧颌部　　上背部

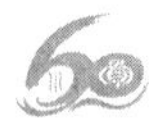

右侧肩胛带	右侧臀部（包括臀大肌及粗隆部）	右侧颌部	腰背部
左侧上臂	左侧大腿	胸部	颈部
右侧上臂	右侧大腿	腹部	
左侧下臂	左侧小腿		
右侧下臂	右侧小腿		

2. 症状严重程度（SS）评分　疲劳，无恢复性睡眠，认知症状。

通过对过去 1 周时间内上述 3 种症状每个症状的严重程度评分，总分 0 ～ 9 分。

0 分 = 无。

1 分 = 存在轻微或轻度问题，一般轻度或间歇性出现。

2 分 = 存在中度问题，相当大的问题，经常出现并且（或）维持在中等水平。

3 分 = 存在严重问题：普遍的，持续性的，影响生活的。

四、难点分析与对策

（一）难点提出

1. 因该病是一个综合征，没有特异化验检查及其他辅助检查作为诊断标准，临床上多根据临床特征及典型压痛点来进行确诊，世界各国也存在不同的诊断标准，根据环境和医生关于该病的认识程度，该病的诊断方法也有所不同，因此易造成疾病的误诊、漏诊或混淆，难点主要在鉴别诊断上。

2. 因纤维肌痛综合征是一种特发性疾病，其病理生理至今不明，发病机制尚不清楚，因此对它的治疗方法也具有相对局限性。目前临床对该病主要致力于改善睡眠状态、减低痛觉感受器的敏感性、改善肌肉血流等对症治疗。

（二）解决对策

1. 进行必要的实验室检查及影像学检查，排除可导致患者症状的其他疾病，如慢性疲劳综合征、风湿性多肌痛、肌筋膜疼痛综合征等。充分掌握疾病特点，排除其他疾病。

2. 治疗上，充分发挥中西医结合的治疗优势。中医学采取辨证施治，扶正祛邪，中医调理，加强中医特色治疗，包括内服、外敷等，配合西药治疗，使患者自身体质得以提高，从而达到抵御外邪、使疾病自愈的目的。

（吴佳、梁翼）

◆ 髋关节发育不良 ◆

一、诊断

（一）病名

1. 中医病名　骨痹（TCD：BNV090）。

2. 西医病名　髋关节发育不良（ICD–10：M16.2）。

（二）疾病诊断

1. 症状　早期髋关节活动时隐痛和酸胀不适感，长时间行走会加重疼痛症状，休息后症状消失。后期症状加重，经休息后疼痛不能缓解。少数患者髋关节有交锁症状。

2. 体征

（1）关节活动度：单纯髋关节发育不良患者的关节活动度通常是正常的，随着股骨头包容度的下降和髋关节半脱位的程度增加，髋关节的活动度也随之增大，完全脱位的活动度则极度异常增大。当出现不同程度的继发性髋骨关节炎后，关节活动度会逐渐下降。

（2）肌力：单纯髋发育不良的患者，髋关节周围肌力完全正常。随着半脱位程度的增加，外展肌力将随之下降，完全性脱位可以表现为完全性的外展肌无力，同时伴有髂腰肌和内收肌的力弱，但是臀大肌和股四头肌的肌力正常。

（3）肢体长度：双侧对称性病变的患者双下肢等长。单侧病变的患侧因半脱位的程度或完全脱位而出现患肢短缩。单侧完全性脱位的患者虽然表现为患肢外观的缩短，但是绝对长度（双下肢全长片的骨性测量）常常增加。

（4）步态：髋关节完全性脱位的临床表现为行走时呈现典型的“鸭步”步态；单侧脱位表现为患侧的短肢和臀肌步态，躯干向患侧晃动。

3. 特殊检查

（1）Trendelenburg 试验：检查髋关节的外展肌力。检查者在患者的后方，让患者患侧单腿站立，对侧屈髋屈膝 90°，观察双侧髂后上棘的水平。正常情况下对侧髂后上棘的水平高于站立侧，如果出现患侧髋外展肌无力，则对侧髂后上棘的水平明显低于站立侧。

（2）Alice 征：观察双下肢是否等长。患者平卧位，双膝屈曲 90°，观察双侧膝关节高度是否在同一水平，并能够判断肢体不等长的发生部位是在胫骨（双小腿不等长）、股骨或髋关节（双小腿等长，大腿不等长）。

4. 影像学检查

（1）常规 X 线片检查：髋关节发育不良患者常规 X 线片检查包括骨盆前后位片和侧位片，以及髋关节外展功能位片。

① Wiberg 外侧 CE 角：异常的 Wiberg 外侧 CE 角是诊断髋关节发育不良的标准之一。这个角度用来评估骨性髋臼在股骨头上方和外侧的覆盖。Wiberg 报道，正常髋关节的外侧 CE 角均大于 25°，20°～ 25°为临界值，而小于 20°则可诊断为髋关节发育不良。

②臼顶倾斜角（Acetabular Index Angle）：臼顶倾斜角被用来评价冠状位上髋臼顶的方向，和股骨头外上方的覆盖。髋臼的关节承重面在 X 线片上表现为外形类似“眉弓”的硬化带。正常的臼顶倾斜角在 0°～ 10°。髋关节发育不良的患者，该角度通常＞ 10°。

③ Shenton 线：即股骨颈内侧缘与闭孔上缘之间的连线。正常髋关节的 Shenton 线是连续的弧线，如果该弧线不连续，说明髋关节有不同程度的半脱位。

④髋臼角（Sharp 角）：观察髋臼倾斜的程度，即髋臼外缘与泪滴下缘之间的连线骨盆水平线之间的夹角。正常值＜ 40°。

⑤股骨头覆盖率：股骨头覆盖率是指股骨头被骨性髋臼覆盖的百分比，即股骨头内缘至髋臼外缘的距离与股骨头内外缘之间距离的百分比。正常时超过 80%。＜ 75% 为病理性髋臼覆盖不良。

⑥股骨头外移和上移的程度：测量股骨头向外侧和向上移位的程度，并与对侧做比较。股骨头向外侧移位的距离可通过测量股骨头内缘和髂坐线或泪滴外缘的最短距离来确定；股骨头向上移位的程度则通过测量股骨头下缘与髋臼下缘的最短距离来表示。

⑦骨关节炎的程度：骨关节炎的存在及程度用 Tnnis 分期（1987）评估。

0 期：没有髋关节骨关节炎的表现。

1 期：股骨头与髋臼出现轻度的骨硬化，关节间隙轻度狭窄或股骨头形态轻度变形。

2 期：股骨头内小囊性变，关节间隙中度狭窄，股骨头形态中度变形。

3 期：股骨头或髋臼大囊性变，关节间隙重度狭窄，髋关节严重畸形。

⑧ X 线片根据脱位程度进行分期。

Ⅰ期：股骨头半脱位，半脱位的高度＜ 50%股骨头垂直高度。

Ⅱ期：股骨头半脱位，半脱位的高度为 50%～ 75%股骨头垂直高度。

Ⅲ期：股骨头半脱位，半脱位的高度为 75%～ 100%股骨头垂直高度。

Ⅳ期：股骨头完全脱位，脱位高度＞ 100%股骨头垂直高度。

（2）CT 检查：对于 X 线片显示有髋关节发育不良征象或是准备行髋臼截骨术矫正的患者，CT 是一项非常有用的检查，它较普通 X 线片能够提供更多的信息。三维重建可呈现骨性骨盆的具体细节，有利于术者对患者前方、后方、外侧的股骨头覆盖缺损有整体的认识。对于髋关节明显异常，并准备行人工关节置换术的患者来说，手术前的 CT 检查不但能够观察髋臼的形态、髋臼的骨量，还能够测量股骨前倾角的变化，为假体的选择和手术的操作提供重要资料。

（3）MRI 关节造影：MRI 关节造影主要用于发现是否存在盂唇病变，包括盂唇撕裂、退行性变、囊肿形成等，而后者常是退行性变的先兆。这项技术也可更好地发现关节软骨的损伤。

（三）鉴别诊断

1. 股骨头缺血坏死 股骨头缺血坏死在男性常见，多有酗酒史和（或）激素使用史。其病程发展迅速，疼痛较重。髋关节旋转活动明显受限。在股骨头未出现塌陷时，X 线片表现为股骨头轮廓正常，但是股骨头内骨小梁模糊，大量不规则囊性改变。髋臼覆盖正常，关节间隙正常。

2. 扁平髋 “扁平髋”畸形是指 Legg–Calvé–Perthes 病（儿童原发性股骨头缺血坏死）修复后，髋关节形态学改变的病理过程。由于儿童期骨坏死后修复能力很强，修复后表现为股骨头不同程度的扁平样改变，髋臼覆盖亦受到较大影响，但是几乎不影响关节软骨，关节间隙变化不著。扁平髋典型的 X 线特点为股骨头不同程度的扁平畸形，股骨头下缘出现“绳襻征”，股骨颈很短，大粗隆高位，髋臼继发性覆盖不良。

二、治疗方案

（一）非手术治疗

患者加强休息，附以多种方法综合治疗。如辨证取穴针灸治疗、推拿手法治疗、各种物理因子治疗及中医配合药物治疗。

（二）手术治疗

1. 成人重建性髋臼截骨术 主要包括伯尔尼髋臼周围截骨术和髋臼旋转截骨术。

（1）手术适应证

①髋关节疼痛，但关节的活动度正常或基本正常。

②年龄应在 40 岁以下。

③ X 线片呈 Crowe Ⅰ期轻度脱位。

④股骨头变形不显著，外展位片示髋臼与股骨头的对应关系较好；骨关节炎较轻，关节间隙基本正常。

（2）手术禁忌证

①年纪小，髋臼骨骺尚未愈合（相对禁忌）。

② Crowe Ⅲ、Ⅳ期的严重半脱位与脱位。

③外展位X线片上股骨头变形明显，髋臼与股骨头的对应关系差，预测术后头臼对合关系仍不能达到满意。

④ X线片上骨性关节炎较重，关节间隙狭窄。

（3）伯尔尼髋臼周围截骨术：伯尔尼髋臼周围截骨术采用髋关节前方的 Smith–Peterson 入路。首先在坐骨支前上方的髋臼下沟做坐骨支的不全截骨，再做耻骨外缘的完全切断，之后在髋臼上缘做髂骨截骨，在弓状线水平转向髋臼内壁后下方沿坐骨大切迹做截骨，最终与坐骨支的截骨回合，完成髋臼周围的完全截骨。之后按手术前的设计要求旋转截骨块，达到满意的股骨头覆盖，使用螺丝钉做稳定的固定。

伯尔尼髋臼周围截骨术的优点在于：利用一个手术入路完成全部手术；截骨块游离度好，髋臼畸形纠正彻底，并可以防止术后股骨头中心的外移；髋臼血循环保持完整，髋臼骨坏死的可能性很小；由于与坐骨大切迹相平行的髂骨仍然完整，骨盆的机械完整性得以保存，内固定方法简单可靠，术后患者不须任何外固定即可以早期下地扶拐行走；真骨盆未受到结构性破坏，不影响年轻女性患者的产道。

（4）髋臼旋转截骨术：手术时患者取侧卧位，以股骨大转子下缘为最低点做U形切口，做股骨大转子截骨。将大转子骨块连同臀中肌和臀小肌一起翻向髂骨翼，显露关节囊（不切开）。在X线片或C形臂的监测下，距关节间隙1.5cm左右，使用专用弧形截骨刀环绕髋臼关节面截骨。随着骨刀的弧度将髋臼与骨盆分离。要特别注意不要在臼顶负重区出现骨折，也不要损伤关节软骨；在髋臼内、下壁穿透关节则无害。在截断髋臼后将髋臼向外和前方旋转，在X线片C形臂的监测下，髋臼覆盖满意后从髂骨翼或大转子截骨处取骨，植到臼顶处，然后使用两枚粗克氏针固定，之后将股骨大转子固定回原处。

（5）股骨粗隆下内翻截骨术：部分髋关节发育不良的患者除髋臼覆盖不良外，股骨颈干角明显增大，出现髋外翻畸形。对于这类患者可以考虑选择股骨粗隆下内翻截骨术纠正异常增大的股骨颈干角，同时还能改善髋臼对股骨头的覆盖，因此常常无须做髋臼侧的截骨术。由于股骨近端截骨术后会改变股骨近端的解剖形态，增加人工关节置换术的手术难度，对于年龄偏大的患者应慎重选择。

2. 人工关节置换术　对于出现严重关节疼痛和功能障碍，骨关节炎发展到晚期的髋关节发育不良的患者，人工关节置换术将成为缓解疼痛、保留关节活动和稳定关节的最佳治疗选择。然而，严重半脱位和完全脱位的全髋置换术是最具挑战性的手术，要求医生具有丰富的全髋置换手术的基础知识和手术经验，认真详尽的术前准备，严密精确的手术技术，术中和术后并发症的预防和处理措施，以及手术后的功能训练计划等。

（1）术前计划：术前计划非常重要，术前摄下肢全长片，髋部CT平扫及重建，评估髋部骨质情况、肢体长短，根据评估情况，术前明确手术入路、假体类型、假体植入位置及型号；明确股骨近段是否需要截骨及截骨入路、方式及长度；手术过程中是否植骨。

（2）手术入路：常规采取髋后外侧入路，该入路几乎能够满足所有DDH关节置换手术操作要求。后外侧入路方便进行后外侧软组织松解，髋关节显露清楚，利于手术操作。对于先天性髋关节脱位者，也可采用大转子截骨或滑移截骨，可以有效暴露髋关节上方区域，并可通过下移大转子重建外展肌力，采用钢丝环扎固定截骨骨块，但该方式增加了手术创伤，后期有骨折不愈合的可能。如果采取组配式假体，大转子截骨会影响股骨近端袖套的稳定性，进而影响假体柄的稳定性。

（3）手术操作

①髋臼重建：髋臼假体理想的安装位置应位于真臼内，高位但不外偏位也可以接受。高位髋臼可减少对植骨的需求，且手术操作较确定真臼简单。但是高位臼杯存在着下肢跛行及高脱位率的风险，后期更容易松动。因为 DDH 患者髋部骨量较差，为了保证髋臼的稳定，往往需要选择小号的臼杯或者适当的髋臼内陷。但选用小号臼杯往往导致头颈比率和摩擦性能降低；高位臼杯往往因无法获得正常的肢体长度且翻修时骨量丢失而极为困难。DDH 患者行关节置换时髋臼侧骨量缺损最为常见，术中根据情况可采取用高位臼杯、臼杯内移或内陷位置入方法来解决，或采取前外侧结构性植骨等方法。

②股骨重建：严重的 DDH 患者，股骨近端发育畸形，如股骨髓腔较小、前倾过大或后置、大转子位置偏后等。根据患者股骨近端发育情况选择合适的假体。轻度的 DDH 患者可选择小号的标准股骨假体；对于严重的 DDH 患者，可选用内侧弧度小且较窄的直柄假体。当髓腔过细，颈干角及前倾角明显异常者，可选用组配式假体。如行旋转中心下移，则可能需要进行股骨短缩截骨，以防过分牵拉而造成血管神经损伤，尤其是对坐骨神经的损伤。

三、疗效评定

功能评定采用 Harris 髋关节评分表进行综合评分。

优：90 ～ 100 分；良：80 ～ 89 分；可：70 ～ 79 分；差：70 分以下。

四、难点分析与对策

1. 本病的初诊及鉴别诊断较为重要，早期诊疗对该病的治疗极其重要。

2. 对各种截骨手术方法的选择是难点，应该准确掌握各种方法的适应证，以及针对患者的个体差异来选择适宜的治疗方法。

3. 非手术治疗对症状、体征的改善有一定作用，但不能解决根本问题，非手术治疗无效则应积极考虑手术治疗。

4. 高位脱位的成人髋关节发育不良是治疗难点，如何行手术治疗及手术方式的选择是现今临床上讨论的热点。

（张鹏）

第三节　学科展望

随着社会的发展和人口的老龄化，骨与关节退变及损伤类疾病成为导致长期严重疼痛和功能障碍的主要原因，也是致残率最高的疾病，极大地影响了人们的生活质量，导致人力资源的丧失，给家庭和社会带来沉重的经济负担。

通过系统性基础与临床研究，探索骨与关节退变疾病的内在规律，提高临床疗效，降低手术率及医疗费用，形成标准化的骨与关节退变疾病防治体系，同时要充分体现中医药在防治骨与关节退变疾病中的价值和地位，将是未来的发展趋势。

一、继承发扬基于传统中医理论的诊疗方式

随着对传统中医理论的深入学习，中医理论逐步发展完善，现代中医学对骨与关节退变性疾病的基础研究及辨证治疗不断进步。

基础研究方面，研究者先后建立了“动、静力失衡性大鼠颈椎间盘退变模型”“去前肢诱导动、静力失衡性大鼠腰椎间盘退变模型”“脊髓慢性压迫性损伤模型”，以及“脊髓慢性压迫性损伤减压模型”等多种骨与关节退变性疾病动物模型，提出并证实“动力失衡为先，静力失衡为主”是脊柱、骨与关节退行性病变发生与发展的力学生物学基础，建立了“恢复脊柱平衡”和“恢复筋骨平衡”的预防与治疗学思想体系，解决了骨与关节退变疾病研究的瓶颈。

围绕肝肾亏虚为本、寒湿血瘀为标的病机，中医治疗思路为病证结合、复法施治、防治并重。筋骨并重、补虚祛邪为选择治疗方法的基本原则。内服采用中药汤剂、中成药；外治采用熏洗、敷贴、针灸、推拿等，所用药物以祛风湿药、活血化瘀药、补肝肾强筋骨药等为主。针灸取穴采取标本辨证取穴法、以痛为腧取穴法、特定穴取穴法等。推拿的基本手法有揉、担、𢶍、按、推、拿等。

二、微创外科技术在脊柱退行性疾病的治疗中优势显著

近年来，脊柱内镜技术的应用给脊柱退行性疾病的微创治疗带来了革命性的进展。脊柱内镜分为椎间盘镜和椎间孔镜两大类。椎间盘镜经过多年发展，技术日臻成熟，已广泛应用于前后路颈椎神经根孔减压术、椎板开窗腰椎间盘切除术、单侧入路椎板开窗腰椎管减压术等术式中，在一定程度上可以取代手术显微镜，但术后疗效比较尚待进一步研究。自 Yeung 完善椎间孔镜的设计和相应操作工具后，椎间孔镜获得了广泛的临床应用，在治疗腰椎间盘突出症和腰椎间孔狭窄方面取得了确切疗效，并成为治疗此类疾病最为微创的手术技术之一。随着内镜下动力系统的进一步完善，椎间孔镜技术正在逐渐应用于颈椎间盘突出症、颈椎神经根孔减压甚至腰椎管狭窄的治疗。尽管对椎间孔镜技术的适应证尚存争议，但该项技术的进一步完善并更广泛地应用于脊柱退行性疾病的治疗已是大势所趋。

三、生物技术及组织工程技术在风湿相关骨关节疾病中的应用

随着学科发展和技术进步，特别是“生物制剂”应用的逐渐普遍，“生物技术”被看作是目前风湿病诊治最具前景的技术方向。中医中药联合“生物制剂”治疗风湿病可发挥“减毒增效”的作用。

组织工程技术近年来也更多运用于治疗风湿相关骨关节疾病。随着生命科学技术的发展，对于无关节畸形的单纯软骨损伤正倾向于应用组织工程学技术来治疗。目前，许多国内外实验室研究已证实组织工程软骨的确切疗效。近年来，已有组织工程软骨初步应用于临床，如胶原膜复合自体软骨细胞移植、透明质酸钠复合自体软骨细胞移植、自体骨髓间充质细胞—胶原凝胶复合物移植等。修复组织活检组化分析主要为透明软骨样组织，但软骨基质含量、细胞数量及排列等均与正常关节透明软骨有明显差别，并存在软骨细胞的流失等问题，长期效果尚无法定论。

四、运动疗法在骨与关节退变性疾病的防治中将发挥重要作用

运动疗法运用肌肉链理论，综合全身整体运动，针对肌群协同训练，强调肌肉链中的肌肉之间及不同肌肉链之间的相互平衡和协调对骨与关节稳定性及运动功能有着重要的作用。运动疗法的抗炎作用已经达成共识，但其抗炎途径尚未完全明确，大量的实验研究更支持局部抗炎作用。

运动疗法能显著降低关节滑液中高敏C反应蛋白、MMP-3、TNF-α的水平，并能改善关节功能。适当的力学刺激可促进软骨的增殖，可能与外源性压应力激活软骨细胞表面的压力敏感性离子通道，刺激细胞释放 Ca^{2+}、cAMP 等第二信使，促使蛋白磷酸化生长因子分泌增加，从而促进细胞增殖和细胞外基质的分泌有关。

（吴忌、梁翼）

参考文献

[1] 施桂英，栗占国.关节炎诊断与治疗.北京：人民卫生出版社，2009

[2] 荀亚博，黄国松.脊椎手疗法大全（图解）.北京：中国科学技术出版社，1998

[3] 伊智雄，刘春英.实用颈背腰痛中医治疗学.北京：人民卫生出版社，1997

[4] 邓晋丰.骨伤科专病中医临床诊疗.2版.北京：人民卫生出版社，2005

[5] 栾长业.常见腰腿痛病与手法治疗.2版.北京：人民卫生出版社，2008

[6] 刘波.骨伤康复技术操作手册.成都：四川大学出版社，2013

[7] 中华医学会风湿病学分会.类风湿关节炎诊断及治疗指南.中华风湿病学杂志，2010，14（4）：265-270

[8] 中华医学会风湿病学分会.类风湿关节炎的诊疗指南.中华风湿病学杂志，2003，4（7）：250-254

[9] 王承德，沈丕安，胡荫奇.实用中医风湿病学.北京：人民卫生出版社，2009

[10] 董碧蓉.类风湿关节炎诊治进展.现代临床医学，2006，32（2）：20-28

[11] 侯丽萍.类风湿关节炎.太原：山西科学技术出版社，2006

[12] 李昕秀.类风湿关节炎的中医辨证治疗.中国中医药现代远程教育杂志，2008，6（12）：1522

[13] 姜泉，曹炜，等.475例类风湿关节炎患者中医临床证候分析.中医杂志，2007，48（3）：253-255

[14] 杨莉.类风湿关节炎活动期的中医治疗思路和方法.四川中医，2007，25（2）：29

[15] 王义军，胡荫奇.清热解毒活血通络法治疗活动性类风湿关节炎初探.陕西中医，1999，20（11）：508

[16] 郭齐，白晶，王蕊，等.类风湿关节炎中医治法探讨.中国中医药杂志，2010，25（3）：419

[17] 郑小波，刘维.中医药治疗类风湿关节炎的体会.江西中医药，2008（3）：11-13

[18] 江武，夏敏.针灸治疗类风湿关节炎的临床研究.新疆中医药，2005，23（6）：28-30

[19] 汪庆生.中医治疗类风湿关节炎的进展.右江民族医学院学报，2010，32（1）：83-84

[20] 田新平，曾小峰.哈里森风湿病学.北京：人民卫生出版社，2009

[21] 刘湘源.难治性痛风石性痛风的治疗.中华临床医师杂志，2008，2（6）：619 — 622

[22] Neogi T，Jansen TL，Dalbeth N，et al.2015 Gout classification criteria：an American College of Rheumatology/European League Against Rheumatism collaborative initiative.Ann Rheum Dis，2015，74（10）：1789-1798

[23] 邹和建，姜林娣.2012年美国风湿病学会痛风治疗指南评析.内科理论与实践，2012，7（6）：458 — 460

[24] Dalbeth N，Fransen J，Jansen TL，et al.New classification criteria for gout：a framework for progress.Rheumatology（Oxford），2013，52（10）：1748-1753

[25] 中华医学会风湿病学分会.原发性痛风诊断和治疗指南.中华风湿病学杂志，2011，15（6）：410-413

[26] Ogdie A，Taylor WJ，Weatherall M，et al.Imaging modalities for the classification of gout：systematic literature review and meta-analysis.Ann Rheum Dis，2015，74（10）：1868-1874

[27] 郭立新.从《高尿酸血症和痛风治疗中国专家共识》谈高尿酸血症的治疗.药物与临床，2014，11（1）：21-23

[28] 李长贵，伍沪生，邹和建，等．实用痛风病学．北京：人民军医出版社，2016

[29] 朱婉华，顾冬梅，蒋恬．浊瘀痹——痛风中医病名探讨．中医杂志，2011，52（17）：1521-1522

[30] 潘嫦敏．高尿酸血症分型与中医体质类型的相关性研究．辽宁医学杂志，2015，29（4）：216-219

[31] 胥少汀，葛宝丰，徐印坎．实用骨科学.3版．北京：人民军医出版社，2006

[32] 毛宾尧，张学义．膝关节外科．北京：人民卫生出版社，1999

[33] 吴海山．膝关节镜外科．上海：上海科学技术文献出版社，1992

[34] 崔豫．超短波治疗膝关节骨性关节炎临床疗效观察．中国实用神经疾病杂志，2009，12（23）：75

[35] 崔红霞，王卫卫，孟丽华．盐酸氨基葡萄糖治疗骨关节炎的临床观察．中国实用医药，2008，3（34）：163-164

[36] 方洪松，明江华，周月容，等．鹿瓜多肽注射液治疗膝关节骨关节炎的临床观察．中国骨与关节损伤杂志，2007，22（2）：168-169

[37] 芮云峰，张晓玲，王友．骨关节炎治疗相关基因研究进展．国际骨科学杂志，2007，28（2）：77-80

[38] 黄柏强．补肾壮骨方治疗膝骨性关节炎的临床观察．湖北中医杂志，2009，31（11）：38-39

[39] 张世忠．自拟祛痹汤治疗膝骨性关节炎60例疗效观察．中医药临床杂志，2010，22（2）：162-163

[40] 余超刚．补肾化瘀法治疗膝骨关节炎的临床疗效观察．成都中医药大学学报，2009，32（3）：33-35

[41] 孙铜．膝关节骨性关节炎的手法治疗．中国骨伤，2002，15（5）：318-320

[42] Yunus MB，燕铁斌．纤维肌痛综合征的病因、诊断及治疗新知．国外医学（物理医学与康复学分册），1990(1)：19-25

[43] 杨立强．纤维肌痛综合征．中国全科医学，2006，9（12）：965-967

[44] 褚大由．纤维肌痛综合征的诊断与鉴别诊断．颈腰痛杂志，2002，23（2）：160-161

[45] 朱婉华．朱良春益肾蠲痹法治疗风湿病．北京：科学出版社，2016

第六章　骨病、骨感染及相关血管疾病

第一节　骨病学概述

骨病即是发生在人体骨骼、关节、筋肉等运动系统相关疾病的统称。骨病学是在中国传统医学的基础上，结合现代医学知识，研究人体骨骼、关节、筋肉等运动系统疾病的诊断与治疗的一门学科。骨病学涉及范围较广，包括骨与关节的感染性疾病；骨的内分泌、营养、代谢功能障碍性疾病；骨与关节结核；骨骼附属肌肉、肌腱、滑囊等软组织疾病；神经性骨疾病；骨肿瘤、骨瘤样病变、滑膜（关节滑囊、腱鞘）肿瘤等，以及因骨与软组织损伤所带来的血管损伤、闭塞等血管性疾病。

一、骨病基本特点

一是病种较多，病情复杂，对从事骨病临床诊断和治疗的医生要求高。以收治的病种为例，诊治骨感染不仅需要医生具备骨科领域丰富的临床经验和理论知识，还必须充分了解微生物的病理生理学和抗菌治疗的最新专业技术。

二是发病年龄范围大。从新生儿到老年人均有可能罹患不同的骨病，过大的年龄跨度要求临床医生能熟练把握每个年龄段的骨骼、肌肉特点，以便个体化施治。

三是典型症状与非典型发病共存，疾病早期诊断和鉴别诊断较为困难，极易造成漏诊或误诊，以致延误病情，造成更大的伤害，如绝大多数就诊的骨肿瘤患者往往是因为病理性骨折才被发现。

四是某些疾病高发病率与低就诊率共存，这种现象在基层和贫困、边远地区较为多见，许多骨结核患者确诊时常常已出现了全关节的损害。

五是某些疾病可表现为较强的家族遗传性与地域性共存，如骨结核。

六是疾病治疗难度大，任何单一的治疗都不能获得较为理想的效果，往往需要多学科、跨专业的综合治疗方案。如骨结核、合并血管损伤的骨感染等，其治疗需要多学科协作进行，综合治疗单元的重要性尤为突显，不仅能加快治疗周期、缩短疗程、节约人力，也避免了各独立科室的偏颇性治疗。

七是医治不及时或治疗方法不得当，可能会导致各种器官功能障碍或系统功能障碍，甚至引发其他的并发症，高致残率，甚至危及生命。如肌肉骨骼系统感染，特别是伴有人工关节假体或内固定材料等内植物时，可引起严重的局部和全身性并发症。若治疗不当，甚至可能需要取出内植物，从而引起严重的功能障碍，甚至截肢、发生癌变。

八是某些疾病治疗周期较长，易于复发，缠绵难愈，容易对运动功能造成不可逆的损害，且对人力、财力挑战较大，如慢性骨髓炎等，如何缩短疗程，降低复发率是骨科医生面临的难题。

九是有些骨病可继发于内科疾病。

十是疾病导致的骨骼残缺、皮肤损坏、骨骼不愈等所致的功能障碍与丧失，后续所需的重建与修复难度大，治疗棘手。

二、骨病处理难点

以骨结核及骨与关切感染性疾病为例叙述如下。

（一）骨结核处理难点

一是骨结核的发病呈区域性分布，目前在少数民族地区、偏远山区等发病率较高，但基于医疗水平、人群关注度、经济等多种原因，大多数骨结核发现时往往已经形成了全关节结核，延误了病情，对患者造成了不可逆的严重损害，因此如何早期发现是面临的困难之一。

二是骨结核病情复杂，临床表现多样，细菌数低，病原学标本难以获取，缺少病原学确诊证据，其诊断一直是临床难题，对专科的要求较高。

三是治疗方案的制订较为困难，不规范的治疗或治疗不彻底极易导致耐药性的产生，进而加大治疗难度。

四是结核合并 H Ⅳ 双重感染是结核病防治工作的一大难题，两种疾病往往相互影响、相互促进，对人体的免疫系统造成损毁性的破坏；而从治疗的角度讲，抗病毒药物与抗结核药物相互影响，加速病情，治疗极其困难。

五是骨结核治疗周期较长，标准化的抗痨药物治疗所带来的副作用巨大，不容忽视。

六是骨结核病情变化多端，如合并脓肿、破溃、全身中毒反应等，需视每个阶段具体情况而决定治疗手段，对于专科医生的要求极高。

七是结核后期全骨的破坏所带来的功能损毁较为严重，往往导致患骨与关节功能的丢失，给患者造成不可逆的伤害，如何修复其功能始终是骨科领域的一大难题。

（二）骨与关节的感染性疾病处理难点

一是病灶彻底清除较困难，若清创不彻底，则局部感染控制不佳。

二是病灶清除后全身应用抗生素的疗程长短历来具有争议，且抗生素在骨中浓度较低。使用时间不足，抗生素在病灶局部不能达到足够的杀菌浓度，达不到理想的抗感染效果。然而，若过长时间使用抗生素，则又容易造成耐药现象的出现。

三是病灶清除后面临的骨缺损、骨不连的治疗一直是骨科领域的难点和热点问题，如何重建和修复骨骼，恢复患骨与关节的功能，是未来骨与关节感染性疾病所面临的重要课题。传统的自体骨移植、异体骨移植、人工替代物延长及骨延长术等修复技术虽都已在临床得以应用，但仍然存在许多问题，例如人工骨排异反应，又如骨延长术后长期携带外固定支架不仅不便，且对患者的心理造成伤害，还容易出现钉道的感染而反复入院。

四是顽固性感染所形成的窦道等炎性难愈性创面治疗难度大，治疗周期长，其在发病机制、病理学变化、创面部位、创面深度及局部情况等方面个体化差异大，传统换药技术难以满足治疗需要，治

疗尤其棘手。

五是较为复杂的感染通常并非一期治疗即可，往往需要多期、多次手术治疗，治疗方案的选择和制订，以及对于治疗周期的要求是一大难题，如何优化治疗方案，寻求合理、步骤少的新技术、新方案是骨科人面临的问题。

六是病情容易反复，疾病的复发与否与个体的免疫力水平密切相关，如何运用合理的方案提高患者的免疫力对于病后防复极其重要。

三、四川省骨科医院特色简介

我院骨病科是四川省唯一一个以骨关节与软组织感染为专业的科室，科室下设骨病和血管外科专业技术组，以急性骨髓炎、慢性骨髓炎、化脓性关节炎、创伤骨折后感染、骨结核、骨肿瘤、静脉血栓、动脉闭塞、静脉曲张等为主要收治病种。在治疗上，始终坚持运用中西医结合方法，非手术与手术治疗相续贯的原则，结合现代医学新技术新进展，深挖祖国传统医学之精华，充分发挥中西医结合治疗的优势，将现代治疗手段与传统医学紧密结合，形成了较为完备的治疗单元。对于多数骨病，目前已经积累了较为成熟的临床经验，能够根据发病年龄、典型症状、影像学表现、家族史、病理表现等进行快速和准确的诊断，辨证施治，选择科学有效的个体化治疗方案。

迄今为止，在感染性疾病的治疗上，科室已广泛开展治疗骨与软组织感染的多种国内、国际现代化先进技术，如 Ilizarov 骨搬运技术、一期载抗生素 CPC 植骨术、骨水泥链珠植入、Masquelet 膜诱导技术、病灶清除术、湿性伤口换药技术、封闭负压引流术等。在骨肿瘤的治疗上，广泛开展骨肿瘤切除术、植骨内固定术，骨肿瘤广泛切除、人工关节重建术，脊柱、骨盆肿瘤切除、重建术等保肢手术。同时，科室立足于中医整体观念和辨证论治，将现代技术与传统治法深度结合，辨证与辨病相结合，强调辨虚实、适攻补，分期论治，以清热解毒、托里透脓、补肾健脾、活血化瘀、化湿和营等为治则，采用中药汤剂内服的同时，充分发挥中药外治的优势，辅以局部中药外敷、中药涂搽、中药湿敷、中药泡洗等诸多手段。在疾病的不同阶段强调分期论治，并结合电针、艾灸、耳穴埋豆、穴位贴敷等其他外治手段以改善机体循环、调节机体免疫、调畅患者情志，视具体情况个体化选用，整体扶正与局部祛邪同施，内外兼治，中西并重。同时，针对骨病患者容易出现的肌肉萎缩、关节僵硬痉挛等问题，科室强调在围手术期进行早期康复指导，尽最大可能保护患肢功能，提高患者的生活能力和生活质量，为其重返社会打下基础。科室的中西医结合治疗方式为疾病的治疗提供了新模式、新思路，大大提高了治疗各类骨关节疾病的总有效率，一定程度上阻止了病情的恶化，减少了并发症的发生率，降低了致残率，为骨病学科的进一步发展提供了临床素材，奠定了基础。

（喻杉、袁峰）

第二节　学科主要伤病诊疗技术

◆ 急性骨髓炎 ◆

一、诊断

（一）病名

1. 中医病名　急性附骨疽（TCD：BWC131）。

2. 西医病名　急性骨髓炎（ICD–10：A18.046+）。

（二）疾病诊断

1. 病史　常有疖、痈、毛囊炎，或呼吸道、泌尿系等原发病灶感染史。有的可有局部受伤史。一般起病较急。

2. 分期

（1）初期：主要表现为明显的全身中毒症状，如全身不适、烦躁不安，有时尚有头痛、呕吐、惊厥、恶寒发热等，继而寒战高热，体温可高达 39 ～ 40℃，汗出而热不退，胃纳差，尿赤，便秘，甚则恶心、呕吐，脉象洪数。舌苔薄白渐转黄腻。2 日内患肢剧痛，患儿经常啼哭，局部深压痛，肿胀局限在骨端。

（2）成脓期：发病后 3 ～ 4 日，上述症状、体征明显加剧，全身虚弱，壮热不退，甚至烦躁不安、神昏谵语等，患肢剧痛或跳痛，环形漫肿，压痛显著，皮温增高，约持续 1 周，剧痛可骤然减轻（此乃骨膜下脓肿破裂之征），但局部压痛剧烈，整个患肢水肿，皮肤红热，可触及波动感，局部穿刺抽出脓液。

（3）溃后期：骨膜下脓肿破裂后，脓液流到软组织内，引起软组织感染化脓，3 ～ 4 周穿破皮肤而外溃，形成窦道。疮口流脓，初多稠厚，渐转稀薄。此时，身热和肢痛均逐步缓解，但全身衰弱征象更加突出，神情疲惫，少气无力，形体瘦弱。舌淡苔少，脉细数。

3. 实验室检查　白细胞计数和中性粒细胞计数增高，血沉增快。

4. 穿刺检查　局部分层穿刺获得脓细胞或细菌可确定诊断。

5. 影像学检查　病初 2 周内 X 线无明显异常发现，4 周以后有明显骨质破坏，范围广泛。病变继续发展，可见到新生的骨包壳围绕病变骨干周围，继而死骨形成。CT 早期可发现骨髓腔密度增高现象，并可清楚显示软组织的变化。MRI 检查图像可更早见到骨髓腔透亮度下降的信号异常变化。

（三）鉴别诊断

1. 急性风湿热　呈多关节游走性肿痛，局部症状和体征主要在关节而不在干骺端，且患者多呈慢性病容，心悸，心脏听诊闻及杂音。

2. 化脓性关节炎　疼痛、压痛在病变关节面而不在骨骺端。关节肿胀较早出现，早期关节活动受限，继而关节功能障碍，关节腔穿刺可抽出炎性浊液或脓液。

3. 软组织化脓性感染　虽有化脓性感染的全身和局部表现，但大多数全身症状较急性化脓性骨髓

炎为轻，局部红、肿、热、痛较表浅，且多偏于肢体一侧。

4. 骨结核　发病隐渐，初起全身和局部症状均不明显，晚期患者全身呈慢性消耗性病态，溃后脓液清稀且夹有絮样杂物。

5. 骨肉瘤　多发于 10 ～ 25 岁的青少年，开始为隐痛、阵痛，迅速转化为持续剧痛，不能忍受，尤以夜间为甚，肿块坚硬，压痛明显，表明有静脉怒张，发热不似化脓性骨髓炎严重，白细胞计数稍升高，血清碱性磷酸酶、乳酸脱氢酶常增高。

二、治疗方案

（一）非手术治疗

1. 中医内治

（1）初期：初起热在卫分，恶寒发热，肢痛不剧，苔薄白，脉浮数。治以清热解毒、活血通络。主方仙方活命饮加减。

热在营分，高热寒战。舌质红，苔黄腻，脉滑数。治以清热解毒、清营凉血退热。主方黄连解毒汤加五味消毒饮，加乳香、没药。

（2）成脓前期：高热，患处剧烈胀痛。舌质红，苔黄腻，脉滑数。治以清营解毒、透脓止痛。主方透脓散、五味消毒饮合黄连解毒汤加减。

湿遏热伏，脓出不畅，患部焮肿日增，疼痛，寒热交替，口干不甚喜饮。舌苔黄腻，脉滑数。治以清热化湿、和营托毒。主方金银花散加减。

体虚邪盛，脓毒不易外达，患处环形胖肿，红热疼痛。治以托毒消肿、补益气血。主方托里消毒散和透脓散加减。

（3）溃后期：初溃脓多稠厚，略带腥味，气血尚充实。治以托里排脓。方选托里消毒散加减。

溃后脓液清稀，量多质薄，气血尚虚弱，治以补益气血。方选八珍汤加减。

2. 中医外治

（1）初期：局部外敷拔毒消疽散。

（2）成脓期：疮口可选用冰黄液冲洗。

（3）溃后期：疮口腐肉已脱，脓水将尽时，选用八宝丹、生肌膏，促其生肌收口。

3. 抗生素应用　一般选用广谱抗生素，采用静脉滴注，高效联合，原则上不局部应用抗生素。根据药敏试验结果选择性应用抗生素。一般血源性感染的致病菌以金黄色葡萄球菌最多，外伤性感染以绿脓杆菌最多。停药时间为体温降至正常后 2 ～ 3 周。

（二）手术治疗

1. 目的　解除骨内脓肿的压力，避免其向髓腔扩散，防止及减轻死骨形成。

2. 手术方法

（1）穿刺抽吸及抗生素局部注入术：适用于急性化脓性骨髓炎早期，抽出脓液既可减轻髓腔内压力，又可对脓液进行检验及药敏试验。

（2）钻孔及开窗引流术：适用于经短暂非手术治疗无显著疗效者，或者病变处脓液较多、X 线片显示骨质破坏者。

①钻孔引流术：在干骺端压痛最明显处做纵行切开，切开骨膜。病变区皮质骨常较粗糙，色泽失光亮而灰白，选择病变明显处在骨皮质上钻数个孔，直达骨髓腔。

②开窗引流术：钻孔后髓腔内如有脓液流出，可再钻数孔，并使之连成沿骨干方向走行的矩形，用骨刀或摆锯切除矩形皮质骨，是为“开窗”。可用吸引器将髓腔内脓液和坏死组织彻底吸引干净，但不可用刮匙在髓腔内搔刮，以防止化脓性感染扩大。创腔充分冲洗后，放入庆大霉素链珠，能起到引流和填充的作用，并放置橡皮膜引流，一期缝合切口。对脓液多、局部炎症重、全身中毒症状重者，置放凡士林、碘仿纱条引流，切口开放，争取二期缝合。

（3）闭合性持续冲洗－吸引疗法

①适应证：对于急性化脓性骨髓炎，发病 7 ～ 12 日才确定诊断者，病情严重，穿刺吸出的脓液黏稠，应在切开排脓、病灶彻底清除后采用闭合性持续冲洗－吸引疗法。

②手术方法：在手术中清除脓肿后，以灭菌生理盐水冲洗创面，在骨髓脓腔内放置两根直径 0.8 ～ 1.0cm 的硅胶管，置于脓腔底部以利引流，另一端自旁距手术切口约 5cm 处戳孔斜行引出。这样，一条可作为进液管，即冲洗管，吸引管要比冲洗管粗些。必要时，可用 4 根管（2 根一套）分别作为冲洗、吸引管。切开，一期缝合，要求伤口不漏水。冲洗、吸引管放入骨腔后，立即将冲洗管连于盛冲洗液的吊瓶上或密封的生理盐水瓶，将吸引管连于负压吸引器上，调整冲洗液流入速度和吸引力量。此刻即开始使用抗生素生理盐水冲洗（生理盐水 1000mL 加入庆大霉素 8 万～ 16 万 U，或其他高度敏感抗生素）。术后 12 ～ 24 小时流入速度应快些，以后每分钟 50 ～ 60 滴即可,24 小时连续滴注。一般来说，每日冲洗量为 1500 ～ 3000mL，术后前 3 日量可达 5000mL 左右。如果管道不通畅，应注意调整管的位置，加大吸引力，或加压冲洗。

有效的冲洗标志是：滴入与流出量基本相同，手术切口处无液体渗漏，无明显肿胀，体温下降，疼痛减轻。

手术后 1 ～ 2 日流出液体为血性液，以后渐变为浑浊液体，当患者全身中毒症状明显好转，局部肿胀消退、疼痛减轻时即可停止冲洗。拔管的指征为：患者体温正常，伤口局部无炎症，流出的液体清稀透明。

拔管前一日停止注入冲洗液，但应继续吸引 1 ～ 2 日，以吸出伤口内残留的冲洗液，而后拔管。一般冲洗 3 ～ 7 日，或达 2 周。拔管后，引流口皮肤一般 3 ～ 5 日即可闭合。

三、疗效评定

1. 有效 全身无中毒症状，体温降至正常 2 周以上，局部无红、肿、热、痛等炎症反应，无自觉疼痛及压痛，患肢活动恢复正常。血常规持续 2 周正常。X 线片示骨质修复正常，无骨膜反应，无新骨破坏。

2. 无效 转为慢性化脓性骨髓炎，全身症状虽明显好转，但骨质破坏，形成死骨及窦道。

四、难点分析与对策

（一）难点提出

早期不容易诊断诊断，容易误诊；常常发病急，症状重，治疗不及时，延误病情。

（二）解决对策

详细查体，注意深部压痛，早期行 MRI、ECT 检查、诊断性分层穿刺，明确诊断；有效广谱抗生素治疗，及时切开引流。

（郎志刚、梁玉祥）

◆ 慢性骨髓炎 ◆

一、诊断

（一）病名

1. 中医病名　慢性附骨疽病（TCD：BWC131）。

2. 西医病名　慢性骨髓炎（ICD-10：M86.691）。

（二）疾病诊断

1. 病史超过 4 周，既往多有急性发作病史，或曾经患有急性骨髓炎。

2. 急性期局部出现红肿热痛等感染症状。

3. 慢性期局部有窦道，长期迁延不愈，且伴有脓液、死骨流出。

4. 血常规示白细胞计数增高，血沉、C 反应蛋白不同程度升高。绝大多数患者 ESR 和 CRP 增高，但慢性期患者白细胞不一定升高。

5. X 线、CT、MRI 检查提示病变骨不规则增粗、增厚，密度增高，有大小不等的死骨形成，有助于确诊。

6. 病理检查为金标准，可最直接确诊慢性骨髓炎，但开展较少，往往通过病史、症状和影像学资料已能确诊。

慢性骨髓炎的诊断需要综合病史、症状、体征和辅助检查来诊断，其诊断并不难，特别是出现典型的窦道、死骨时，则诊断更为容易。

（三）鉴别诊断

1. 骨结核　一般多侵入关节，病史较缓慢，有结核病或结核病接触史，骨干发病较少。X 线片显示以骨质破坏为主而少有死骨形成。

2. 骨样骨瘤　常易诊断为局限性脓肿，但以骨干好发，其特征为经常性隐痛，夜间疼痛较重，局部压痛明显，但无红肿，少有全身症状。X 线片以局部骨皮质增厚为主，骨增生区中心的“巢穴”呈圆形或卵圆形透明区。

3. 骨肉瘤　局部及 X 线片表现偶可与骨髓炎混淆，但根据发病部位、年龄、临床表现及 X 线片特征可资鉴别。

（四）疾病分期

1. 慢性炎症期　炎症较为稳定，以局部症状为主，一般不伴有全身症状。局部肢体增粗、变形，可有过长、过短、弯曲等畸形。病灶肢体轻度肿胀、压痛，肤色暗黑，皮肤薄而易破，破后形成溃疡，愈合缓慢，有的长期不愈或反复发作形成窦道，窦道口常有肉芽组织增生，表皮则向内凹陷，长入窦道口边缘，有时小的死骨可自窦道排出。

2. 急性发作期　临床症状类似于急性骨髓炎，除了局部红肿、发热、疼痛、功能障碍，大多数患者会出现全身中毒症状，如发热、畏寒等。其白细胞计数和中性粒细胞计数、血沉、C 反应蛋白也会相应升高。

（五）证候分类

1. 血虚寒凝　患肢长期隐痛、酸痛，时轻时重；局部压痛、叩击痛，皮肤上有长期不愈或反复发作的窦道，脓水稀薄，创口组织色淡。舌淡，苔薄白，脉细弱。

2. 气血两虚 病变经年累月，局部窦道经久不愈，局部肌肉萎缩，形体消瘦，面色㿠白，神疲乏力，食欲减退。舌淡，苔薄白，脉虚弱。

3. 肝肾不足 皮肤上有凹陷性窦道，紧贴骨面，周围有色素沉着，肢软无力，低热盗汗或自汗。舌红少苔，脉细数；或面色白，膝酸肢软，畏寒怕冷。舌淡胖，苔薄，脉虚弱。

4. 热毒蕴结 疮口愈合数月或数年后，或窦道脓液排出不畅，局部突发肿痛、红热，全身恶寒发热，脓出稠厚、量多。舌红苔黄，脉数。

二、治疗方案

（一）非手术治疗

1. 中医内治

（1）血虚寒凝：治法为温经散寒、养血通络。方药为独活寄生汤加减。药物有独活、细辛、桂枝、桑寄生、牛膝、茯苓、防己、当归、川芎、白术、生甘草。体虚者加党参、杜仲；病在上肢加羌活、姜黄。

（2）气血两虚：治法为补益气血。方药为十全大补汤或人参养荣汤加减。药物有党参、白术、茯苓、当归、白芍、熟地黄、黄芪、肉桂、炙甘草。

（3）肝肾不足：治法为阴虚者，养阴清热；阳虚者，温阳散寒。阴虚者，秦艽鳖甲汤加减。药物有地骨皮、柴胡、秦艽、知母、鳖甲、当归、玄参。阳虚者，阳和汤加减。药物有熟地黄、白芥子、炮姜、麻黄、甘草、肉桂、鹿角胶、补骨脂、白术、茯苓。

（4）热毒蕴结：治法为清热解毒、托里透脓。方药为五味消毒饮合托里透脓散加减。药物有金银花、连翘、野菊花、紫花地丁、党参、白术、生黄芪、当归、穿山甲、皂角刺。热盛者加黄连、黄芩、栀子，去党参、白术、生黄芪。

2. 中医外治 患处皮肤完整者，可视其寒热分别运用具有清热解毒、活血化瘀、清利湿热或补血活血、温经散寒等功效的中药外敷、湿敷、熏洗。局部因循环不畅而致肿胀、疼痛者，可采用针灸方法疏经通络，活血行气。病久及表现为虚证者，运用艾灸疗法扶助正气、温通经脉。皮肤破溃者，可采用清热解毒汤剂外用冲洗，并运用丹药收敛生肌。

3. 其他治疗 全身支持及对症治疗，补充维生素。中毒症状明显者可给予少量多次输血、降温、止痛等治疗。

（1）急性期：及时、足量、联合应用敏感抗生素。通常选用一种广谱抗生素和一种针对革兰阳性球菌的抗生素联合应用，待检出致病菌后再调整。建议静脉输入抗生素 2 周，口服抗生素 4 周，若有呼吸道及其他系统感染，须及时并追加使用抗生素。用石膏、夹板、皮牵引、骨外固定支架等行患肢抬高和制动。

（2）慢性期：增强患者免疫力及机体抵抗力，应用胸腺肽等药物治疗。避免患肢过度负重劳累，调整作息时间，戒烟戒酒，改正生活不良作息，适度户外锻炼。

（二）手术治疗

1. 目的 清除病灶，消灭死腔，封闭窦道，重建骨与软组织。

2. 手术方法

（1）病灶清除术：将死骨、感染和瘢痕化的骨质及软组织彻底清除，并对创面大量脉式冲洗，是

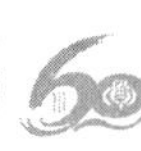

开展最为广泛的治疗慢性骨髓炎的基础手术。

（2）碟形手术（Orr's 术）：先按死腔或病灶大小设计需凿除的骨质。然后，用骨刀沿死腔边缘凿除骨质，直至成为浅碟状为止。为防止开槽时引起骨折劈裂，可在预定切除骨的四周钻孔，再沿孔间凿开，凿骨应达骨腔壁出血。但应注意切勿凿除过多正常骨质，以免影响骨的坚固性而发生病理性骨折。

（3）封闭负压冲洗引流术：用于病灶清除术后，在髓腔内置管，持续 24 小时抗生素冲洗，并对创面进行封闭负压引流，一般需冲洗 2 周左右，达到局部杀菌的目的。

（4）植骨术：对于骨髓炎病灶空腔或者清除病灶后所留腔隙可局部植骨，包括一期带菌植骨术和二期植骨术。其中一期带菌植骨术对于植骨条件要求较苛刻，需对渗出物或病灶细菌培养 3 次以上无阳性感染，所以临床上多采用二期待感染控制后植骨。

（5）抗生素磷酸钙植入术：在一些非负重区域的骨髓炎部位，清除病灶后可根据药敏实验选择敏感抗生素与磷酸钙粉末混合制成抗生素载体，可一期植入，消灭死腔，释放抗生素持续杀灭细菌、磷酸钙作为人工骨的一种类型，具有良好的组织相容性和骨诱导能力，能帮助骨缺损区重建成骨。

（6）显微手术：包括皮肤移植、皮瓣转移、吻合血管的肌肉移植、肌瓣、骨瓣和骨皮瓣的移植等，但由于骨髓炎本身周围组织条件较差，手术效果不尽人意，开展率逐渐降低。

（7）Ilizarov 骨搬运术：骨搬运技术的出现，使慢性骨髓炎根治成为现实。Ilizarov 骨搬移技术应用张力 – 应力法则，即通过持续、稳定、缓慢牵拉作用刺激细胞分裂、组织再生，进而修复肢体缺损，将病灶骨段彻底切除，利用特殊外固定支架将正常骨搬运至骨缺损区，并形成新骨。该技术利用环型外固定器具有的加压、延长、去成角、去旋转和横向移位等功能进行骨膜下截骨、外固定器固定截骨断端，截骨后 7 ～ 10 日每日延长 1 mm，通过张力 – 应力作用刺激自身局部组织细胞的分裂再生潜能，牵引延长骨痂组织，促进骨愈合，减少应力遮挡，从而修复骨缺损，矫正畸形，修复缺损，完成肢体重建等。

（8）Masquelet 技术：该手术技术分为二期手术。

第 1 期：首先对骨缺损区进行彻底清创，切除死骨、无血运的骨和硬化骨，消除感染，必要时行皮瓣或肌皮瓣转移覆盖修复软组织，然后在骨缺损区用 PMMA 骨水泥混入抗生素（通常是万古霉素），填充塑形为棒状并连接骨断端，用软组织包裹骨水泥，缝合筋膜和皮肤，并用外固定架固定骨缺损两端。

第 2 期：在第 1 期术后 6 ～ 8 周，软组织愈合良好、感染控制的情况下，去除外固定支架，切开软组织，切开形成的诱导膜，显露骨水泥，然后小心取出骨水泥（避免膜受损），可见一层白色的纤维膜，之后打通纤维膜两端，使骨髓腔与膜囊腔相通，同时在膜腔内填满切碎的自体骨（一般为松质骨），然后缝合诱导膜，选用合适的内固定物固定骨断端。再用血供丰富的软组织覆盖，缝合皮肤。

三、疗效评定

（一）评定标准

参考 2008 年《黄家驷外科学》制订的骨髓炎疗效评定标准。

（二）评定方法

1. 治愈　全身症状消失，肢体外形与功能正常，无疼痛；恢复原工作；瘢痕柔软，与周围组织无粘连，窦道闭合；炎性指标完全恢复正常。X 线片检查示骨质病灶已修复或稳定，骨质密度均匀，无死骨死腔，随访6个月无复发。

2. 好转 全身症状消失，肢体外形基本正常，无疼痛，功能良好，能完成一般工作；窦道基本稳定；炎性指标部分正常。X线片检查示骨质病灶稳定，骨质密度均匀，局部骨质硬化，无死骨死腔；随访6个月无复发。

3. 无效 全身症状减轻或无变化，肢体畸形和功能障碍均较显著，时有疼痛，工作需要特殊照顾，窦道不稳定，或遗留窦道长期不愈。X线片检查示骨质病灶不稳定，骨质密度不均匀，局部骨质硬化，有死骨死腔。

四、难点分析与对策

（一）难点提出

1. 病灶彻底清除较困难，局部感染控制不佳。

2. 病灶清除后骨缺损的修复重建。

3. 窦道等炎性创面的修复重建。

4. 患者抵抗力差，感染细菌对多种抗生素耐药。

（二）解决对策

1. 开展骨搬运技术、载抗生素磷酸钙（CPC）植入技术和Masquelet膜诱导技术，大胆、彻底地清除病灶。小的骨缺损采取CPC植入重建，大的骨缺损利用骨搬运技术行骨的牵张延长或Masquelet技术，最终达到彻底清除感染病灶，重建骨缺损。

2. 有针对性地开展皮肤移植、皮瓣转移，吻合血管的肌肉移植，肌瓣、骨瓣和骨皮瓣的移植等。

3. 采取辨证施治，扶正祛邪，中医调理，加强中医特色治疗，包括内服、外敷，提高患者的自身体质来达到抵御外邪的目的。

（梁玉祥、郎志刚）

◆ 硬化性骨髓炎 ◆

一、诊断

（一）病名

1. 中医病名 骨疽病（TCD：BWC131）。

2. 西医病名 硬化性骨髓炎（ICD–10：M86.892）。

（二）疾病诊断

1. 病史较长，病变可反复发作，使病程拖延数年或数十年。

2. 一般患者均无明显的全身症状，起病时可有轻度畏寒、发热和全身不适等症状。常见的局部表现为患肢逐渐发生局限性增粗，局部持续胀痛，夜间或活动过多时，胀痛加重；有时疼痛呈间歇性加剧，局部有明显压痛，但不甚严重，往往深压才能出现。一般无明显组织炎性表现，皮肤不发红，但温度可略高。

3. 呈慢性病程，可无任何自觉症状，局部表现也很轻微，但往往可因创伤、感冒或其他疾病而激发或加剧。少数病例可因病变累及形成慢性溃疡或窦道。一般关节功能无明显障碍，但病变邻近关节

者，可因骨质增生而发生关节骨性强直。

4. 辅助检查，X 线初期可见到长骨一段骨干皮质增厚硬化，无破坏或死骨。严重时，髓腔狭窄，甚至消失，整个病骨密度增高，体积增大，骨干常呈梭形，边缘较光滑或略不规则，在骨质硬化区偶有小而不规则的骨质破坏，周围软组织无肿胀阴影。

（三）鉴别诊断

1. 畸形骨髓炎　系骨代谢性紊乱性疾病，一般多骨同时发生，骨增生的密度不均匀，骨小梁粗大、不规则。

2. 尤因瘤　进展快，疼痛剧烈，骨髓腔破坏或膨大，有葱皮样骨膜反应。

3. 硬化性骨肉瘤　有放射状骨膜增生和破坏性骨肿瘤组织，病变可穿入软组织引起脓块。

（四）证候分类

1. 气滞血瘀　骨质增厚硬化，局部疼痛、压痛，不红不热。舌淡红，苔薄，脉弦。

2. 正虚邪实　病程长，骨质硬化区有小而不规则的骨质破坏，局部疼痛、压痛，并有轻微的红热。

二、治疗方案

（一）非手术治疗

1. 中医内治

（1）气滞血瘀：治法为活血行气，清热解毒。方药为桃红四物汤合仙方活命饮加减。药物有桃仁、红花、当归、川芎、赤芍、白芍、金银花、贝母、天花、连翘、玄参、生甘草。

（2）正虚邪实：治法为清热托毒，佐以活血通络。方药为五味消毒饮合透脓散加减。药物有金银花、连翘、野菊花、蒲公英、生黄芪、当归、穿山甲、皂角刺、丹参。

2. 中医外治　拔毒生肌散外敷；阳和解凝膏、蟾蜍丸末，外贴肿硬处。

3. 其他治疗

（1）药物治疗：术前、术后均应给予足量有效的抗生素，所应用的抗生素应根据细菌培养及药敏试验结果确定。

（2）支持治疗：给予液体支持，配合高蛋白营养饮食。必要时输血、人体白蛋白、氨基酸和维生素等制剂。

（3）局部制动：急性发作期给予牵引或石膏、夹板外固定，以及患肢制动等处理。

（二）手术治疗

（1）开窗减压清除病灶术

适应证：长管骨慢性硬化性骨髓炎，由于病变范围广，波及整个骨的全长或大部，骨髓腔闭塞，因此，患者往往自觉症状较重。持续疼痛者可采用病骨开窗减压病灶清除术。

手术方法：病骨暴露后，先用骨钻沿骨纵轴钻两排孔，其宽度为骨干周径的 1/3 左右，两孔之间的距离不宜超过 0.5cm，同时在两端钻 2 ～ 4 孔。然后用骨凿凿去两排孔之间的骨质，深度为骨干的半径，长度以暴露出髓腔为度。操作时应轻柔，不可用力过猛、过大，以免造成骨折。开窗后清除残留病变组织，反复盐水冲洗，置入敏感抗生素，一期缝合切口。

（2）闭合性持续冲洗 – 吸引疗法

适应证：慢性化脓性骨髓炎急性发作期，髓腔内有脓肿形成，在切开排脓的同时也可行闭式持续冲洗 – 吸引疗法。

手术方法：参见本章《急性骨髓炎》中相关论述。

三、疗效评定

痊愈：全身及局部症状消失，患肢无疼痛，活动无障碍。X线显示骨质修复整齐，无死骨，髓腔疏通。

显效：全身及局部症状消失，患肢无疼痛，活动稍有障碍。X线显示骨质基本修复，无死骨，髓腔基本疏通。

好转：全身症状消失，局部症状减轻。X线显示骨质基本修复，死骨仍然存在或髓腔改变不大。

无效：全身及局部症状略减轻或加重，疼痛存在，活动受限。X线阳线征明显。

四、难点分析与对策

（一）难点提出

骨质硬化，血供极差，髓腔闭塞严重，常规输液、手术效果差，常常不能彻底清除病灶。

（二）解决对策

提高患者的自身抵抗力，加强营养，做好中医调理。能做骨搬运者尽量做骨搬运切除硬化病灶。

（郎志刚、袁峰）

◆ 化脓性关节炎 ◆

一、诊断

（一）病名

1. 中医病名 无头疽（TCD：BWC130）。

2. 西医病名 化脓性关节炎（ICD-10：M00.992）。

（二）疾病诊断

1. 有关节手术史、关节外伤、关节火器伤、无菌要求不严格等关节内注射或关节周围软组织有感染等病史。

2. 急性发病，全身有寒战、高热等不适表现。受累关节局部皮肤灼热，红肿明显，压痛，肢体由于肌肉痉挛和关节屈曲畸形，久之可发生关节挛缩，甚至有半脱位或脱位。

3. 肢体呈环状压痛。

4. 辅助检查

（1）实验室检查：白细胞计数升高，血培养为阳性。

（2）穿刺检查：关节穿刺和关节液检查是明确诊断和选择治疗方法的重要依据。若涂片检查发现大量白细胞、脓细胞和细菌，即可确诊；发病处于不同阶段，关节液可为浆液性、黏稠浑浊或脓性，若白细胞计数超过 5×10^9/L，中性多形核白细胞占 90%，即使涂片未找到细菌或穿刺液培养为阴性，也应高度怀疑化脓性关节炎。

（3）X线检查：早期见关节肿胀、积液，关节间隙增宽；以后关节间隙变窄，软骨下骨质疏松破坏；晚期有增生和硬化，关节间隙消失，发生纤维或骨性强直，有时尚可见骨骺滑脱或病理性脱位。

（4）CT 或 MRI 及超声检查：CT 早期可发现骨关节软骨面和关节间隙变化。MRI 及超声检查图像可更早发现关节腔渗液异常变化。

（三）鉴别诊断

1. 关节结核 发病缓慢，有低热、盗汗等全身结核中毒表现，局部炎症表现不明显，偶有全关节结核急性发作伴高热，不易鉴别。

2. 类风湿关节炎 常为多个关节肿痛，且呈对称性，经常伴有双手小关节症状。儿童病例可有发热。单关节病者鉴别诊断有一定困难，血液检查，白细胞计数及中性粒细胞计数不增高，血液及关节液的类风湿因子检查有助于诊断。

3. 风湿性关节炎 常为多发性、对称性、游走性关节肿痛，且往往伴有心脏病，也可有高热，血液化验检查及关节液检查无细菌，病程虽长但不留有关节功能障碍。

4. 创伤性关节炎 有外伤史，无发热等全身症状。病程较短者关节穿刺液为血性液，病程较长者关节穿刺液可为澄清液或淡血性液。

（四）证候分类

1. 火毒内蕴 病变处于初期。恶寒发热、全身不适，病变关节疼痛、压痛，不能完全伸直，活动受限，局部肿胀，灼热。关节穿刺抽出浆液性渗出液。舌苔薄黄，脉数。

2. 湿热酿脓 病变处在成脓期。寒战、高热，汗出热不退。病变关节红肿剧痛、灼热、拒按，彻夜难眠。病变关节畸形，不能活动。关节穿刺液呈絮状浆液，或镜下有脓细胞。舌红，苔黄腻，脉数。

3. 正虚邪实 病变处成脓未溃或已溃毒邪未解之时。发热，全身不适，局部红肿热痛，关节穿刺呈脓液，或溃后有大量厚稠脓液，疼痛减轻。舌红苔黄，脉数。

4. 气虚血瘀 病变处在后期。热退身凉，神疲乏力，面色无华，关节挛缩肿痛。舌淡，苔薄，脉细或涩。

二、治疗方案

（一）非手术治疗

1. 中医内治

（1）火毒炽盛：治法为泻火解毒。方药为黄连解毒汤加减。药物有黄连、黄芩、黄柏、栀子、玄参、蒲公英、紫花地丁等。

（2）湿热酿脓：治法为清热利湿透脓。方药为五神汤合透脓散加减。药物有金银花、紫花地丁、车前子、茯苓、萆薢、穿山甲、皂角刺、生黄芪、当归等。

（3）正虚邪实：治法为补益气血、托里透脓。方药为托里透脓散加减。药物有生黄芪、当归、穿山甲（代）、皂角刺、青皮、陈皮、蒲公英、紫花地丁等。

（4）气虚血瘀：治法为益气化瘀、通经活络。方药为补阳还五汤加减。药物有黄芪、当归、赤芍、川芎、桃仁、红花、地龙。

2. 中医外治

初期，用金黄膏或玉露膏外敷；溃后用中药湿敷、外洗，选用五加皮、蒲公英、紫花地丁、芒硝，水煎湿敷。腐肉未脱之时用八二丹或九一丹药线引流；腐肉脱落、新肉将生之时，用生肌散或八宝丹、太乙膏盖贴。关节肿痛者用太乙膏掺阳毒内消散外敷。关节僵硬可用五加皮汤或海桐皮汤熏洗。

3. 其他治疗

（1）药物治疗：一般选用广谱抗生素，采用静脉滴注，高效联合，原则上不局部应用抗生素。选择抗生素的原则是采用最有效的抗生素，通常是通过细菌培养和药物敏感试验筛选，有时尚需通过临床验证。一般血源性感染的致病菌以金黄色葡萄球菌最多，外伤性感染以绿脓杆菌最多。

（2）饮食与休息：休息要适当，多吃高热量、高蛋白质饮食。有选择地补充维生素。休息不单纯是体力休息和对某一肢体或关节的制动，还包括减少患者对疾病心理上的顾虑。

（3）局部制动：局部制动使病变部位负重减轻，活动减少，既能减轻疼痛，又能防止病变扩散，有利于组织修复，缓解疼痛和肌肉痉挛。制动有石膏固定、牵引、夹板等方法，可根据病情程度及部分分别采用。

（二）手术治疗

1. 关节腔内注射抗生素　关节腔穿刺抽出关节液后注入抗生素，每日 1 次，连续 3 ～ 4 日。若局部症状缓解，抽出液逐渐变清，说明有疗效，可继续用至关节积液消失、体温正常，否则应及时改为灌洗或切开引流。

2. 抗生素溶液灌洗　适用于较大关节，有足够的关节腔，容许置管者。

3. 关节切开引流　适用于较深的、穿刺插管不易成功的大关节，或者穿刺冲洗后症状控制不满意者。

4. 关节后遗症治疗　化脓性关节炎后期，关节不可避免地遭受破坏，挽救关节功能困难。若关节破坏严重，骨性融合不可避免时，应将关节固定在功能位直至融合。若关节已经骨性融合在非功能位，对功能造成明显影响者，应考虑行矫形手术，但手术时机不可过早，以免感染复发，手术应在炎症完全消退 1 年后进行。

三、疗效评价

1. 有效　全身无中毒症状，体温降至正常 2 周以上，局部无红肿热痛等炎性反应，无自觉疼痛及压痛，患肢活动恢复正常，血常规持续 2 周正常，X 线示关节软骨面明显破坏，关节间隙恢复正常。

2. 无效　转为慢性，全身症状虽明显好转，但关节软骨面有破坏，甚至形成关节畸形或留有关节功能障碍。

四、难点分析与对策

（一）难点提出

炎性组织造成关节骨损害是不可逆的，可致后期的关节功能障碍，以及骨感染后长期形成窦道。

（二）解决对策

早发现、早治疗，早期及时清创，保留关节功能；关节骨已严重破坏，感染控制不佳时，可行病灶彻底清创，关节融合；长期感染致有恶变可能者，可行截肢术。

（郎志刚、袁峰）

 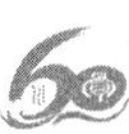

◆ 脊柱结核 ◆

一、诊断

（一）病名

1. 中医病名　流痰（TCD：BWC110）。

2. 西医病名　脊柱结核（ICD–10：A18.046+）。

（二）疾病诊断

1. X 线摄片　在病变早期多为阴性，起病 6 个月左右，当椎体骨质约 50%受累时，常规 X 线片才能显示出来，征象包括椎间隙变窄、椎体骨质稀疏，随后有死骨和椎旁阴影扩大等。

2. CT 检查　能早期发现并确定病变范围，特别是在椎旁扩大影中有钙化灶或小骨碎片时，有助于脊柱结核的诊断。

3. MRI 检查　早期诊断更为敏感。

（三）鉴别诊断

1. 脊椎化脓性骨髓炎　化脓性骨髓炎比脊柱结核发病率低，病变常侵犯附件，而脊柱结核则很少侵犯。最常发生的部位为腰椎，病原菌大多为金黄色葡萄球菌。发病多急骤，体温迅速升至 39 ～ 40℃，中毒症状明显。白细胞及中性粒细胞升高，受累部位疼痛明显，脊柱活动严重受限，局部软组织肿胀，压痛明显。X 线检查，在椎体破坏的同时可见骨膜反应性增生，椎间隙狭窄或消失，常有死骨形成，晚期可见骨质增生及硬化。亚急性型骨质破坏不明显，主要表现为椎体浸润致密、骨质硬化，椎间隙变窄。

2. 强直性脊柱炎　该病多见于青壮年男性，脊柱活动广泛受限，腰椎板直且多伴有骶髂关节病变，甚至髋关节也受累。病变脊椎发生强直。X 线早期仅见骨质疏松，无骨质破坏，更无死骨形成。晚期可见脊椎韧带钙化、椎间盘软骨骨化，呈竹节样改变。

3. 椎体肿瘤　该病多见于较年轻的患者，通常是突然发生脊椎压陷，且常伴有脊髓或神经根压迫症状。X 线最初表现为外形模糊，骨质结构不均匀，显著的骨质疏松及部分骨质硬化，继之椎体似有膨胀，伴有大的透光区，后期发生椎体明显压缩，但椎间隙无改变。

（四）疾病分期

依据初起病变所在的部位不同，可将脊椎结核分为以下四型。

1. 中心型　结核分枝杆菌经 Batson 静脉丛到达椎体中心，松质骨塌陷呈楔形。多见于儿童，此型应与椎体肿瘤特别是转移癌鉴别。

2. 骨骺型　最常见，结核分枝杆菌经小动脉至两相邻椎体的骺部同时受累，X 线示椎体终板受累，椎间盘狭窄。

3. 骨膜下型　常见于胸椎椎体前缘，常为多椎体四周侵蚀性破坏，脓肿在前纵韧带和骨膜下，纵向广泛剥离，这类型应与胸主动脉瘤侵蚀椎体相鉴别。

4. 附件型　系指椎体没有病变，病变局限于棘突、横突、椎板或上下关节突等致密骨处。

（五）证候分类

中医认为，先天不足，三阴亏损，久病产后体虚，或有所伤，气不得升，血不得行，凝滞经络，遂发为此病。

1. 阳虚痰凝 初起患处红、肿、热不明显，病变处隐隐酸痛，继则关节活动障碍，动则疼痛加重，病变初期全身症状不明显。舌淡，苔薄，脉濡细。

2. 阴虚内热 病变发展，在病变部位形成脓肿，脓肿可流向附近或远处。若病变表浅，可见漫肿。皮色微红，伴有午后潮热、颧红、夜间盗汗、口干舌燥、食欲减退或咳痰咯血等。舌红，苔少，脉细数。

3. 肝肾阴虚 病变进一步发展，脓肿破溃后排出稀薄脓液，有时夹有干酪样物，形成窦道，可出现颈或腰背强直，甚或出现瘫痪，形体消瘦，面色无华，畏寒，心悸，失眠，自汗。舌淡红，苔白，脉细数或虚数。

二、治疗方案

（一）非手术治疗

1. 中医内治：

（1）阳虚痰凝：治法为补肾温经，散寒化痰。方药为阳和汤。药物有熟地黄、鹿角胶、肉桂、麻黄、白芥子等。

（2）阴虚内热：治法为养阴清热托毒。方药为六味地黄丸和透脓散。药物有熟地黄、山茱萸、山药、泽泻、牡丹皮、茯苓、黄芪、白芷、皂角刺、甘草等。

（3）肝肾阴虚：治法为补益肝肾。方药为左归丸。药物有菟丝子、山药、熟地黄、生地黄、吴茱萸、肉桂、牛膝、龟甲、枸杞等。

2. 局部制动 所有脊椎结核患者均应局部制动。低热和脊背痛患者，应卧硬板床休息。

3. 脓肿穿刺 体表有脓肿，可行穿刺抽脓。

4. 局部注射抗结核药物 具有药物浓度高和全身不良反应少的优点，常用药物有异烟肼，有时配合链霉素。

（二）手术治疗

在全身结核中毒症状减轻后，可择期施行病灶清除术。手术应根据病情、客观条件和术者所熟悉的途径选取适当入路。胸椎结核一般采用胸膜外入路。年龄 60 岁以下，其心肺功能尚可，椎旁脓肿大、椎体破坏 4 ～ 6 个、死骨多，要准备椎前植骨者，或椎旁脓肿穿入胸腔或肺脏者，可考虑经胸腔病灶清除。腰椎结核经腹膜外途径。如腰大肌等脓腔较大，术毕可置硅胶管闭式引流，术后 48 ～ 72 小时拔除引流管。

脊椎多段（跳跃型）结核病灶清除的原则：①优先处理可能引起截瘫的病灶；②两段病灶严重性相近者，先处理上段，而后处理下段；③轻重两处病灶，优先处理重者；④颈椎结核血供好，不手术可治愈。脊椎结核并发窦道，经非手术治疗 3 个月未愈者，可行手术治疗。

三、疗效评定

（一）评定标准

参考人民卫生出版社《骨与关节结核》中结核病灶治愈标准。

（二）评定方法

符合以下条件者，可认为治愈。

1. 患者体温正常，食欲好。

2. 病灶局部温度正常，无压痛、无肌痉挛、无脓肿、无窦道、活动时无痛。

3. 血沉或 C 反应蛋白重复检查正常或趋于正常。

4. X 线摄片或 B 超检查，必要时可行 CT 或 MRI 检查，脓肿消失，骨质疏松好转，骨小梁恢复，病灶边缘轮廓清晰。

5. 治疗结束，继续每 2 ～ 3 个月、3 ～ 6 个月和 1 年等随访 3 年无异常者。

四、难点分析与对策

（一）难点提出

结核诊断及化疗方案制订较为困难，且脊柱病灶区域较深，局部结核取样及细菌培养极为困难，在一定程度上对疾病的诊断治疗产生极大影响。

（二）解决对策

结核 γ 干扰素抗体及其他结核特异性抗体实验室检查一定程度上有助于结核诊断。

（袁峰、梁玉祥）

◆ 关节结核 ◆

一、诊断

（一）病名

1. 中医病名 流痰（TCD：BWC110）。

2. 西医病名 关节结核（ICD-10：A18.008+）。

（二）疾病诊断

1. 关节结核多见于青壮年，尤其是 20 ～ 30 岁。

2. 关节结核早期，在大关节处的病变，其关节及周围有轻度肿痛，但一般不伴有其他症状；若在小关节处，红肿更加剧烈，这也是本病早期诊断的可靠体征之一。

3. 关节结核早期，血常规及血沉检查常无明显异常，但可排除包括化脓性关节在内的其他疾患。

4. X 线检查，单纯骨结核在关节处的关节面及骨质为中心型破坏，并常有死骨形成。边缘型关节结核以溶骨性破坏为主，死骨形成较少；中心型或呈多囊性破坏，X 线片上表现为多数指压痕，或有明显死骨形成。病变侵犯软骨下骨板时，则关节边缘模糊，早期关节内积液时可见关节间隙扩大增宽，以后因软骨受侵蚀破坏则关节间隙变窄，最后关节间隙消失，此时关节呈纤维性或骨性强直。CT 检查，早期发现骨结核病灶与关节边缘骨破坏。后期可显示出寒性脓肿部位与流动的方向。MRI 检查可以更早期发现骨内炎性浸润性异常信号，以及滑膜、肌腱韧带损伤情况。

（三）鉴别诊断

1. 退行性无菌性关节炎 本病多见于 50 岁左右的患者，女性多于男性，部分患者有扭伤史及长期重体力劳动史。主要表现为关节部位疼痛，以夜间活动时加重，关节各方向主动与被动活动均不同程度受限。X 线片可常有骨质疏松，但无骨质破坏。

2. 类风湿关节炎 单独侵犯单一关节者少见，常为四肢或其他关节相继发病。单发者不易与肩关节滑膜结核相鉴别，须根据病史、体征、X 线检查及穿刺抽吸关节液培养、抗酸染色、切取滑膜组织病理检查，有时还需进行试验治疗方可确定诊断。患类风湿关节炎时类风湿因子常呈阳性。

3. 化脓性关节炎 起病急骤，高热，白细胞增多，全身中毒症状严重，局部炎症现象明显。多迅速形成脓肿或破溃形成窦道。X 线片早期见关节间隙增大，以后可能发生关节处的骨质破坏，也可发生病理脱位或半脱位，关节间隙变窄或消失。关节液呈脓性，脓液培养常有一般化脓菌生长。

4. 亚急性化脓性骨髓炎 长骨干骺端的亚急性化脓性骨髓炎多发生于儿童，与该部位的单纯骨结核一样，在局部有疼痛及功能障碍，但在关节结核时常出现显著的肌肉萎缩，此外在化脓性骨髓炎时，局部多有炎症浸润而出现红肿。X 线片表现，化脓性骨髓炎为局限性有硬化边缘的骨病灶，伴有死骨生成及骨膜反应性增生。骨质疏松及肌萎缩不明显。

（四）疾病分期

临床上将关节结核分为 3 期，即单纯滑膜结核、单纯骨结核和全关节结核。

（五）证候分类

无确切的证候分类。

二、治疗方案

（一）非手术治疗

1. 休息、制动和营养 全身情况的好坏与病灶的好转与恶化有着密切的关系。休息和营养作为改善全身情况的一个重要步骤，是治疗关节结核所不可缺少的。贫血患者可给予补血药对症治疗；重度贫血或者反复高热不退，可间断输成分血治疗；混合感染的急性期可给予抗生素治疗。

2. 抗结核药物的应用 在增强机体抵抗力的基础上，选择适当的药物来治疗各类结核病，可同时给予两种或两种以上抗结核药物。局部用药可给予异烟肼与链霉素，每周 1 ～ 2 次。成人每次关节注射异烟肼 200mg，链霉素 1g，可从关节前方进针。局部用药后关节疼痛加重者，可加用 1% 普鲁卡因 2 ～ 4mL。全身和局部用药以 3 个月为 1 个疗程。根据病情，全身用药可持续 2 ～ 4 个疗程，局部用药 1 ～ 2 个疗程。

（二）手术治疗

1. 病灶清除术 选择合适入路，暴露整个关节腔，手术清除脓肿、干酪样物质、死骨，切除肥厚的滑膜组织，凿除硬化的骨空洞壁等。清除病灶区后骨腔较大且在非负重区域时，可用链霉素混合磷酸钙填至空腔，并安置引流管，引流量每日小于 20mL 即可拔除。术后仍需患肢制动及配合相应抗结核治疗。

2. 病灶清除加压融合术 关节破坏严重，症状日益加重，保守治疗无效患者可用此手术方法，即将关节处结核病灶、死骨、滑膜等清除后，对关节处的骨质予以修整截骨。尽量在远离病灶区 3cm 以外，去除相应关节连接韧带及软组织，然后选取合适的内、外固定加压融合固定。

3. 矫正畸形和功能重建术 适用于晚期全关节结核，特别是局部病灶已治愈，关节仍能活动或已强直但处于非功能位时，可采取截骨术矫正畸形，以保证关节处于功能位。

三、疗效评定

（一）评定标准

参考人民卫生出版社《骨与关节结核》所载结核病灶治愈标准。

（二）评定方法

符合以下条件者可认为病灶治愈。

1. 患者体温正常，食欲好。

2. 病灶局部温度正常，无压痛、无肌痉挛、无脓肿、无窦道，活动时无痛。

3. 血沉或 C 反应蛋白重复检查正常或趋于正常。

4. X 线摄片或彩超检查，必要时可行 CT 或 MRI 检查，脓肿消失，骨质疏松好转，骨小梁恢复，病灶边缘轮廓清晰。

5. 治疗结束，继续每 2 ～ 3 个月、3 ～ 6 个月和 1 年等随访 3 年无异常者。

四、难点分析与对策

（一）难点提出

结核诊断及鉴别诊断一直是一个比较棘手的问题，关节结核相对于其他部位的结核取样相对要容易些，但结核菌培养极为困难，在一定程度上对疾病的诊断治疗产生极大影响。

关节功能的保留对于结核患者和医生是个极大考验，特别是上肢及短骨的功能活动要求往往更高一些，因此针对关节结核需要思考的内容更多。

（二）解决对策

结核 γ 干扰素抗体及其他结核特异性抗体的实验室检查及病理学检查，一定程度上有助于结核诊断。

加强对患肢的功能重建及康复手段，必要时根据患病情况对手术术式予以适当改良。无论是手术治疗或者非手术治疗，在清除及控制结核病灶蔓延的前提下，尽可能保持甚至修复患肢功能。

（袁峰、梁玉祥）

◆ 下肢深静脉血栓 ◆

一、诊断

（一）病名

1. 中医病名 股肿（TCD：BWC220）。

2. 西医病名 下肢深静脉血栓（ICD–10：T82.902）。

（二）疾病诊断

1. 诊断依据

（1）多见于外伤、制动状态（尤其是骨科大手术）、长期卧床、盆腔手术、肿瘤的患者。

（2）起病急，患肢肿胀、疼痛，活动后加重，常伴有发热、脉快。

（3）血栓部位压痛，血栓远侧肢体或全肢体肿胀，皮肤青紫，皮温降低，足背、胫后动脉搏动减弱或者消失，或出现静脉性坏疽。血栓发生在小腿肌肉时，Homans 征和 Neuhof 征阳性。

（4）后期血栓机化吸收，常遗留静脉功能不全，出现浅静脉曲张、色素沉着、溃疡、肿胀等，称为深静脉血栓形成后综合征。分为中央型、周围型、混合型。

（5）血栓脱落可致肺栓塞。

（6）多普勒超声有助于诊断。静脉造影是金标准。

2. 辅助检查

（1）实验室检查：血常规、D– 二聚体（D–dimer）、凝血试验、肿瘤标志物、尿常规、血糖、肾功、电解质、肝功能、血脂、血气分析等。

（2）功能检查：胸部 X 线、心电图、血管彩超，CTV 具有更高的鉴别诊断价值。

（三）鉴别诊断

1. 下肢局部血肿　下肢外伤后，局部如形成血肿，也表现为下肢肿胀，但血肿大多有外伤史，肿胀局限，极少累及整个下肢，伴有疼痛，后期皮肤可见瘀斑或皮肤泛黄，彩超检查有助于鉴别。

2. 全身性疾病　下肢水肿通常是双侧、对称的，无浅静脉怒张也无皮肤颜色改变。可资鉴别。

（四）证候分类

参照中华人民共和国中医药行业标准《中医病证诊断疗效标准》。

1. 血瘀湿热　病变在髂股静脉时，下肢肿胀疼痛发热，皮肤苍白或发绀，扪之灼热；舌暗或有瘀斑，苔腻，脉细涩。病变在小腿深静脉时，腓肠肌胀痛、触痛，经踝肿胀，行走困难，可伴低热。

2. 血瘀气虚　患肢肿胀，日久不消，按之木硬而无明显凹陷，沉重麻木，皮肤发紫或苍白，青筋显露，倦怠乏力。舌淡有齿痕或瘀斑，苔薄白，脉沉涩。

二、治疗方案

（一）中医治疗

1. 血瘀湿热　治法为理气活血，清热利湿。方药为通络活血汤。药物有黄芩、滑石、木通、车前子、木瓜、甘草、当归、赤芍、牛膝、防己、赤苓皮等。

2. 血瘀气虚　治法为活血益气通阳。方药为补阳还五汤。药物有赤芍、川芎、当归尾、地龙等。

（二）西医治疗

1. 抬高患肢，立即给予抗凝治疗。

2. 解除可能存在的压迫或占位因素。

3. 对于症状严重且出血风险低的患者，可给予腔静脉滤器置入，插管溶栓。滤器有临时性腔静脉滤器和永久性腔静脉滤器。在滤器置入时均需行下腔静脉造影，以了解下腔静脉管径、有无弯曲、有无血栓，并确定双肾静脉开口位置。滤器一般由健侧股静脉置入。由于滤器本身也是一种静脉异物，故需长期抗凝。做各种取栓治疗前宜选择临时性滤器，有肺梗死倾向者则选用永久性滤器。

4. 溶栓成功后，对髂静脉或下腔静脉局部狭窄部位（管腔残余狭窄超过邻近正常管腔直径 30% 以上）可以行球囊扩张或支架置入术。支架置入术中维持足量的肝素化，置入后口服抗凝治疗至少 6 个月，术后 1 个月、3 个月、12 个月造影或多普勒超声复查支架通畅情况。

（三）预防

各种手术是导致下肢深静脉血栓形成的主要原因，术后应鼓励患者抬高下肢和早期下床活动，是预防下肢深静脉血栓形成的可靠措施，但对血栓形成的高危患者，无显著临床意义。手术时应彻底止血，术后常规使用止血药物以预防术后出血的错误观念可能促使血栓形成。目前常用的预防措施包括药物预防和机械预防两大类。

1. 药物预防　常用药物包括一些口服抗凝和抗血小板药物，主要为小剂量肝素（LDH）和低分子肝素（LMWH）。

口服抗凝药物虽有较好的预防效果，但其缺点是有导致出血的可能，因而在服药期间必须做凝血机制的监测。

2. 机械预防　机械预防包括循序减压弹力袜（GEC）和患肢间断气囊压迫（IPC）等。其作用机

制是阻止深静脉扩张，从而保护静脉内膜不致损伤。此外，还可防止足和股部的静脉血流滞缓，促使血液回流，增加静脉血的流速。

三、疗效评定

1. 临床治愈　水肿、肿胀、疼痛完全消失，顺行静脉造影显示下肢深静脉通畅。

2. 显效　下肢疼痛消失，水肿、肿胀症状明显缓解，造影示栓塞段有充盈缺损。

3. 好转　下肢疼痛、水肿、肿胀症状有改善。

4. 无效　症状无减轻。

四、难点分析与对策

静脉造影被认为是下肢深静脉血栓诊断的金标准。但要指出的是，血管彩超检查正常，但下肢肿胀及疼痛的患者中，仍有部分存在深静脉血栓的可能，需进一步行静脉造影检查以排除。

（乔勇、喻杉）

◆ 单纯性下肢静脉曲张 ◆

一、诊断

（一）病名

1. 中医病名　筋瘤（TCD：BWN080）。

2. 西医病名　单纯性下肢静脉曲张（ICD-10：I80.301）。

（二）疾病诊断

1. 临床表现　发病早期，多为下肢酸胀不适及钝痛感，同时有肢体沉重感，易乏力。多在久站后上述感觉加重，通过平卧、肢体抬高则可缓解。病变中后期，静脉壁受损，静脉隆起、扩张、迂曲，呈蚯蚓样外观，以小腿内侧大隐静脉走行区明显。病程长者，肢体皮肤出现营养性改变，如脱屑、瘙痒、色素沉着等，甚至形成湿疹及溃疡。随着病情的演变，可出现伴随血管走行的疼痛、下肢肿胀、瘀积性皮炎、浅静脉血栓等症状。

2. 特殊检查

（1）大隐静脉瓣膜功能试验（Trendelenburg 试验）：①嘱患者仰卧于检查床上，显露下肢。②抬高患肢，使浅静脉血液回流完全排空。③于腹股沟下扎缚止血带，或以拇指按压卵圆窝。压力大小应仅能阻断大隐静脉回流，不妨碍深静脉回流。④嘱患者起立，先观察检查肢。正常情况下，大隐静脉由下方静脉回充，血流经微血管进入静脉系统，费时约 35 秒。35 秒内血流回充，则测试为阳性（+）。⑤患者站立 20 秒之后，将止血带解开（压迫松开），并寻找是否有突然额外的静脉血液回充。

结果判读：①阳性：松压后可见浅静脉内血液迅速自上而下倒流，静脉自上而下变为充盈，则测试为阳性（+）。阳性者提示大隐静脉瓣膜功能不全。浅静脉瓣膜功能试验有助于选择手术方法。②阴性：松压后浅静脉充盈缓慢，并非自上而下的顺序。

（2）交通静脉瓣膜功能试验（Pratt 试验）：患者仰卧，抬高下肢，在大腿根部扎止血带，然后从足趾向上至腘窝缠缚第一根弹力绷带，再自止血带处向下，缠绕第二根弹力绷带；让患者站立，一边向下解开第一根弹力绷带，一边向下缠缚第二根弹力绷带，如果在二根绷带之间的间隙内出现曲张静脉，即意味着该处有功能不全的交通静脉。

（3）深静脉通畅试验（Perthes 试验）：用止血带阻断大腿浅静脉主干，嘱患者用力踢腿或做下蹬活动，连续 10 余次。此时，由于小腿肌泵收缩，迫使静脉血液向深静脉回流，使曲张静脉排空。如在活动后浅静脉曲张更为明显，张力增高，甚至有胀痛，则表明深静脉不通畅。

3. 彩色多普勒血管超声 了解深静脉是否通畅，浅静脉是否合并血栓阻塞，并了解深静脉瓣膜、交通支瓣膜和浅静脉瓣膜的功能状况。

4. 静脉造影 下肢静脉顺行造影仍是诊断下肢静脉疾病的金标准。

（三）鉴别诊断

1. 原发性下肢深静脉瓣膜功能不全 原发性下肢深静脉瓣膜功能不全均继发有下肢浅静脉曲张，但其临床表现比较重，患者久站时出现肿胀和疼痛明显，下肢静脉造影和彩超可确诊。

2. 下肢深静脉血栓形成后综合征 患者出现均匀一致性肿胀，向背侧用力时即感腓肠肌疼痛，Perthes 试验呈阳性改变，血管超声及深静脉造影发现深静脉血栓形成。多数患者既往有明确的下肢深静脉血栓史。

（四）疾病分期

依据美国静脉论坛（AVF）的分类标准 C0–6，如下所示。

0 级：无可见或可触及的静脉疾病体征。

1 级：有毛细血管扩张或浅静脉呈网状分布、踝部潮红。

2 级：有静脉曲张。

3 级：有水肿，但无静脉疾病引起的皮肤改变，如色素沉着、湿疹和皮肤硬化等。

4 级：有静脉疾病引起的皮肤改变。

5 级：有静脉疾病引起的皮肤改变和已愈合的溃疡。

6 级：有静脉疾病引起的皮肤改变和正发作的溃疡。

（五）证候分类

1. 血瘀气虚 患肢肿胀，日久不消，按之硬而无明显凹陷，沉重麻木，皮肤发紫，青筋显露，倦怠乏力。舌淡有齿痕或瘀斑，苔薄白，脉沉涩。

2. 寒湿凝筋 皮色紫暗，喜暖，下肢轻度肿胀，伴形寒肢冷，口淡不渴，小便清长。舌淡暗，苔白腻，脉弦细。

二、治疗方案

（一）中医治疗

1. 血瘀气虚 治法为活血益气通阳。方药为桃红四物汤加减。药物有桃仁、红花、赤芍、当归尾、枳壳等。

2. 寒湿凝筋 治法为暖肝散寒，益气通脉。方药为暖肝煎合当归四逆汤。药物有肉桂、茴香、当归、枸杞、乌药、陈皮、茯苓、生姜、桂枝、芍药、细辛、通草、甘草、大枣。

（二）西医治疗

1. 非手术疗法

适应证：妊娠妇女，早期轻度静脉曲张，或全身情况较差难以耐受手术的患者。

措施：适当卧床休息，避免久站久坐，适时抬高患肢。可根据病情选择合适的医用弹力袜（踝部压力 20 ～ 60mmHg 的弹力袜）或者充气加压带等机械性梯度压力装置，加压治疗。

2. 硬化剂注射疗法

适应证：适于分支浅静脉曲张，膝下浅静脉曲张，网状浅静脉曲张，直径 4mm 以下的浅静脉曲张；术后残留和术后复发的静脉曲张。一些不愿接受手术的高龄患者也可彩该法。

措施：常使用聚桂醇注射液等硬化剂注入曲张静脉，注射后予以弹力绷带包扎压迫，以避免硬化剂渗漏引起组织炎症、坏死，或进入深静脉导致并发血栓形成。

3. 手术治疗

适应证：①大范围的静脉曲张；②确定隐静脉有轴性反流；③大腿中或前内侧静脉曲张形成；④伴有疼痛、肢体酸胀感和长时间站立或坐位产生小腿疲劳感；⑤反复发作浅静脉血栓性静脉炎；⑥浅表静脉血栓形成；⑦湿疹性皮炎，色素沉着，脂质性硬皮改变；⑧静脉破裂出血；⑨静脉性溃疡形成。

单纯性下肢静脉曲张的手术治疗我科一般应用“大隐静脉高位结扎 + 经皮静脉激光成形术 + 泡沫硬化剂注射术”。术后弹力绷带加压包扎，抬高患肢 30°平卧。鼓励术后早期活动，48 小时后松解弹力绷带，术后穿弹力袜 3 个月。术后 1 个月、3 个月、6 个月行多普勒超声检查深静脉通畅情况。

三、疗效评定

参照中华人民共和国中医药行业标准《中医病证诊断疗效标准》。

1. 治愈　治疗后曲张静脉消失，溃疡愈合，症状、体征消失，切口愈合。

2. 好转　治疗后静脉曲张减轻，症状、体征改善，溃疡缩小。切口愈合。

3. 未愈　经治疗症状与体征无改善，甚至加重，溃疡无缩小。

四、难点分析与对策

1. 难点分析　下肢静脉曲张的形态具有鲜明特征，诊断并不困难，但有时患者是以并发症为主，如何鉴别原发性和继发性是个难题。

2. 解决对策　应进一步检查，以做出静脉曲张和并发症的诊断。由于下肢静脉曲张可以继发于其他疾病，因此在静脉曲张的诊断确立后，还应进一步追查病因，以区别静脉曲张是原发性的或是继发性的。在确定为原发性浅静脉曲张后，尚需通过检查，如浅静脉功能试验、交通支瓣膜功能试验和深静脉功能试验等以明确病变类型，进行正确的治疗。

（乔勇、喻杉）

◆ 下肢动脉硬化闭塞症 ◆

一、诊断

（一）病名

1. 中医病名　脱疽病（TCD：BNW031）。

2. 西医病名　下肢动脉硬化闭塞症（ICD–10：T170.203）。

（二）疾病诊断

1. 多发于 40 岁以上的中老年人。

2. 多有高血脂、高血压病史。

3. 下肢动脉慢性缺血性改变（发凉、疼痛、溃疡、坏疽等）。

4. 动脉搏动减弱或消失。

5. 踝 / 肱动脉压力比值≤ 0.9。

（三）疾病分期

按 Fontaine 法分为四期。

I 期：患肢无明显临床症状，或仅有麻木、发凉自觉症状。检查发现患肢皮肤温度较低，色泽较苍白，足背和（或）胫后动脉搏动减弱；踝 / 肱指数≤ 0.9。但是，患者已有局限性动脉狭窄病变。

Ⅱ期：以间歇性跛行为主要症状。根据最大间跛距离分为Ⅱ a 和Ⅱ b 两类，Ⅱ a ＞ 200m；Ⅱ b ＜ 200m。患肢皮温降低、苍白更明显，可伴有皮肤干燥、脱屑、趾（指）甲变形、小腿肌萎缩。足背和（或）胫后动脉搏动消失。下肢动脉狭窄的程度与范围较 I 期严重，肢体依靠侧支代偿而保持存活。

Ⅲ期：以静息痛为主要症状。疼痛剧烈且持续，夜间更甚，迫使患者辗转或屈膝护足而坐，或借助肢体下垂以求减轻疼痛。除Ⅱ期所有症状加重外，趾（指）腹色泽暗红，可伴有肢体远侧水肿。动脉狭窄广泛、严重，侧支循环已不能代偿静息时的血供，组织濒临坏死。

Ⅳ期：症状继续加重，患肢除静息痛外，出现趾（指）端发黑、干瘪、坏疽或缺血性溃疡。如果继发感染，干性坏疽转为湿性坏疽，则出现发热、烦躁等全身毒血症表现。病变动脉完全闭塞，踝 / 肱指数＜ 0.4。侧支循环所提供的血流已不能维持组织存活。

（四）鉴别诊断

1. 血栓闭塞性脉管炎 多见于青壮年，主要为肢体中、小动脉的节段性闭塞，往往有游走性浅静脉炎病史，不伴有冠心病、高血压、高脂血症与糖尿病。

2. 多发性大动脉炎 多见于青年女性，主要累计主动脉及其分支起始部位，活动期常见红细胞沉降率（ESR）增高及免疫检测异常。

3. 糖尿病足 与糖尿病及其多脏器血管并发症同时存在为特点，除了因糖尿病动脉硬化引起肢体缺血的临床表现外，还存在由感觉神经病变引起的肢体疼痛、冷热及振动感觉异常或丧失，运动神经病变引起的足部肌无力、萎缩及足畸形，交感神经病变引起的足部皮肤潮红、皮温升高与灼热痛。感染后引起糖尿病足溃疡或坏疽，多见于趾腹、足跟及足的负重部位，溃疡常向深部组织（肌腱、骨骼）潜行发展。

（五）证候分类

1. 寒凝血瘀 肢体明显发凉、冰冷，呈苍白色，遇寒冷则症状加重，步履不利，间歇性跛行，多走时疼痛加重，小腿酸胀，休息痛减。舌质淡，苔薄白，脉沉迟。

2. 血脉瘀阻 肢体发凉怕冷，疼痛，步履沉重乏力，活动艰难，严重者持续疼痛，夜间尤甚、彻夜不寐。肢端、小腿有瘀斑，或足紫红色、青紫色。舌有瘀斑或舌质绛，脉弦涩。

3. 气血亏虚 患肢皮肤干燥、脱屑、光薄、皲裂，趾（指）甲增厚、变形、生长缓慢，汗毛脱落，肌肉萎缩。身体消瘦而虚弱，面色苍白，头晕心悸，气短乏力。舌质淡，苔薄白，脉沉细无力。

二、治疗方案

（一）中医治疗

1. 寒凝血瘀　治法为温经通脉。方药为阳和汤加减。药物有麻黄、熟地黄、鹿角胶（烊化）、白芥子、炮姜炭、甘草、肉桂、鸡血藤、当归、延胡索、川牛膝、红花。

2. 血脉瘀阻　治法为活血祛瘀。方药为桃红四物汤.药物有桃仁、红花、熟地黄、当归、川芎、赤芍、水蛭、地龙、蜈蚣、川牛膝、鸡血藤、延胡索、生甘草。

3. 气血亏虚　治法为补益气血。方药为八珍汤合补阳还五汤。药物有熟地黄、当归尾、茯苓、党参、白术、甘草、川芎、地龙、黄芪、桃仁、红花、赤芍、牛膝。

（二）西医治疗

1. 一般治疗

（1）抗血小板治疗：如果没有禁忌证，有症状的下肢动脉硬化性闭塞症患者都应该进行抗血小板药物治疗。阿司匹林和氯吡格雷是常用的抗血小板药物，此外还有西洛他唑及盐酸沙格雷酯（安步乐克）等药物。

（2）扩血管治疗：前列腺素 E_1（PGE_1）具有较强的扩血管作用，还可以抑制血小板聚集和释放。应用时刺激性较大，可能会导致静脉炎。

（3）溶栓治疗：对动脉硬化闭塞症合并急性动脉血栓形成者，局部药物溶栓是有效的治疗手段。溶栓治疗需早期应用，同时辅以扩张血管和抗凝治疗。常用溶栓药物如尿激酶（UK）、人体重组组织纤溶酶原激活剂（rt–PA）等。

此外还包括镇痛治疗，控制危险因素如戒烟、控制血压、降血脂治疗、控制血糖等。注意足部护理，保暖，避免肢体损伤。

2. 手术治疗　对于 TASC 分级中 A 级、B 级和部分 C 级病变，通常以血管腔内治疗为首选。腔内治疗具有创伤小、恢复快和可重复性的特点，尤其对于老年或不能耐受传统手术的患者，腔内治疗是一种很好的选择。该方法经动脉穿刺，输送球囊导管至动脉狭窄或闭塞的部位，扩张、重建动脉管腔，结合血管腔内支架的使用，可获得较好的临床效果。以往该技术仅应用于短段病变，随着技术的进步，目前对于长段闭塞性病变也可成功开通。目前是首选的一线治疗方法。

三、疗效评定

（一）评定标准

1. 临床治愈　临床症状基本消失；步行速度 80 ～ 100 步 / 分，并能持续步行≥ 1000m 无不适者；肢体血流踝 / 肱比值（ABI）或经皮氧分压（$TcP0_2$）明显改善。

2. 显著有效　临床症状明显改善；步行速度 80 ～ 100 步 / 分，持续步行≥ 500m；肢体血流踝 / 肱比值（ABI）或经皮氧分压（$TcP0_2$）有改善。

3. 进步　临床症状减轻；步行速度 80 ～ 100 步 / 分，行走距离≥ 200m。

4. 无效（包括恶化）　症状及体征无进步或病情继续发作。

（二）评定方法

1. 症状评价指标　应用量化评分表评定治疗前后患肢症状改善情况。

（1）疼痛。

（2）麻木。

（3）皮肤温度。

（4）间歇性跛行。

2. 客观性评定指标

（1）治疗前后踝 / 肱比值（ABI）。

（2）经皮氧分压测定（$TcP0_2$）。

3. 转归预后指标

（1）患肢存活率。

（2）截肢率。

四、难点分析与对策

（一）难点分析

1. 本病大多数呈慢性发病经过，只有在分支小动脉急性栓塞，侧支循环未能代偿时才出现症状，因此，如何早期诊断是个难题。

2. 动脉搭桥或静脉动脉化术后，若长期服用抗凝药物如华法林，易致出血。

（二）对策

1. 对高龄患者，尤其是男性，只要存在血液高凝状态，应早期按动脉硬化闭塞症防治。同时，应加强对本病动脉栓塞好发部位的动态观察，对这些部位动态听诊观察，根据搏动正常、出现杂音、搏动减弱或消失，及时采取相应的降黏、祛聚、解凝、扩张血管的治疗措施。

2. 可采用中医辨证施治，遣方用药，降低血黏度，消除粥样斑块，增强血管内皮细胞活性。

（乔勇、喻杉）

◆ 急性肢体动脉栓塞 ◆

一、诊断

（一）病名

1. 中医病名 脱疽（TCD：BWC200）。

2. 西医病名 急性肢体动脉栓塞（ICD–10：I74.901）。

（二）疾病诊断

1. 有心房颤动病史或近期发生心肌梗死；近期行动脉手术；恶性肿瘤病史等。突然出现 5“P”征象，即疼痛（pain）、无脉（pulse–lessness）、苍白（pallor）、感觉异常（paresthesia）、麻痹（paralysis）。

2. 皮温测定。

3. 踝肱指数。（ABI）和阶段性动脉压力测定。

4. 彩色多普勒超声检查可了解栓塞部位，下游动脉通畅情况，是否同时存在其他血管病变和外压性病变。

5. 动脉造影及数字减影血管造影（DSA）仍是诊断的“金标准”。

6. 磁共振血管造影（MRA）可提供肢体动脉的全貌。

7. CT 动脉血管成像技术（CTA）可了解栓塞部位，栓子形态，下游远侧动脉是否通畅，侧支循环状况，有无继发血栓形成等情况。

（三）鉴别诊断

1. 主动脉夹层　主动脉夹层也可引起急性下肢缺血，但常伴有胸痛或后背痛，有高血压或 Marfan 综合征病史。

2. 急性深静脉血栓　深静脉血栓肢体肿胀严重时，动脉常触诊困难，易误认为搏动消失，病情加重时可能继发动脉血供障碍，深静脉彩超可发现血栓。

（四）证候分类

1. 寒湿阻络　面色暗淡无华，喜暖怕冷，患肢沉重。酸痛、麻木，小腿有抽搐，以致跛行或停止行走，休息后疼痛逐渐消失，趺阳脉减弱消失，局部皮肤苍白，触之冰凉。舌淡苔白腻，脉沉细。

2. 瘀阻脉络　患肢暗红或青紫，下垂则甚，抬高则见苍白，足背毳毛脱落，皮肤肌肉萎缩，趾甲变厚，趺阳脉消失，静息痛，尤以夜间为甚。舌红或紫暗，苔白薄，脉沉细而涩。

3. 热毒入络　患肢皮肤暗红而肿，趺阳脉消失，患趾如煮熟的红枣，渐变紫黑，破溃腐烂，疼痛异常，伴发热、口干、便秘、尿黄赤。舌质红，苔黄腻，脉洪数或细数。

4. 气血两虚　病久体衰，面容憔悴，神情倦怠，心悸气短，患肢肌肉萎缩，皮肤干燥脱屑，患肢坏死组织脱落后疮面经久不愈，肉芽暗红或淡红不鲜。舌质淡，脉沉细弱。

二、治疗方案

（一）中医治疗

1. 寒湿阻络　治法为温阳通络，散寒祛湿。方剂为阳和汤合独活寄生汤加减。药物有熟地黄、肉桂、麻黄、鹿角胶、白芥子、姜炭、生甘草。

2. 瘀阻脉络　治法为活血化瘀，通络止痛。方剂为桃红四物汤加减。药物有熟地黄、当归、白芍、川芎。

3. 热毒入络　治法为清热解毒、消肿止痛。方剂为四妙勇安汤、顾步汤加减。药物有金银花、玄参、当归、甘草。

4. 气血两虚　治法为补气养血。方剂为人参养营汤、十全大补汤加减。药物有人参、当归、黄芪、白术、茯苓、肉桂、熟地黄、五味子、远志、陈皮、杭白芍、甘草。

（二）西医治疗

1. 非手术治疗

（1）抗凝治疗：普通肝素或低分子肝素进行全身抗凝治疗。急性动脉栓塞诊断一经确立，需立即开始抗凝治疗，手术或溶栓后仍须继续口服抗凝剂 3 ～ 6 个月。

（2）抗血小板治疗：抑制血小板黏附、聚集和释放反应。

（3）溶栓治疗：如使用链激酶、尿激酶、组织型纤溶酶原激活物等，需监测凝血功能。

（4）血管扩张剂：目的是解除血管痉挛。

2. 手术治疗

（1）手术取栓：是治疗下肢动脉栓塞的重要方法。

适应证：原则上动脉栓塞除肢体已发生严重坏疽者，或栓塞的动脉支较小，远端已建立良好的侧支，不影响血供者外，只要患者全身情况许可，均应积极施行取栓术。发病时间的长短与栓子摘取术效果有密切关系，手术施行愈早，效果愈好，一般认为最好争取在发病后 6 ～ 8 小时施行。但也有对发病数天或更长时间的患者施行取栓术而取得良好效果的。因此只要肢体还存活或濒于坏疽，仍应施行后期取栓，争取挽救肢体。

措施：使用 Fogarty 管插入栓塞动脉，导管尽量插向远端，然后一手按管壁标明的容量注入生理盐水，另一手在体表按住导管并逐渐拉出导管。栓子即能从动脉切开处取出。Fogarty 导管不可能进入每一个动脉分支，因此取栓后可在远侧动脉内注入 5 万～ 6 万 U 尿激酶，阻断 10 分钟。

（2）导管溶栓：目前，介入下动脉导管溶栓是溶栓治疗的主要手段，采用穿刺置管于栓塞近端血管做诊断性动脉造影，再将导管继续插入血栓近端或血栓内，术中常使用尿激酶。术后给予低分子肝素皮下注射，需要监测凝血象。另外应用阿司匹林、氯吡格雷（波利维）、西洛他唑（培达）等抗凝、祛聚、扩动脉药物维持 6 个月以上。治疗期间主要并发症为出血，须严密观察穿刺伤口有无渗血、血肿，皮肤、黏膜有无出血点，有无牙龈出血、鼻衄及血尿，嘱患者用软毛牙刷刷牙。一般术后间隔 24 小时予动脉造影 1 次，显示血供恢复即可拔管，留管时间一般不超过 72 小时。

三、疗效评定

（一）评定标准

1. 临床有效　临床症状减轻；肢体血流踝 / 肱比值（ABI）或经皮氧分压（$TcP0_2$）明显改善。

2. 临床无效（包括恶化）　治疗后，症状及体征无进步或病情继续发作。

（二）评定方法

1. 症状评定指标

（1）疼痛。

（2）脉搏恢复。

（3）皮肤颜色及温度。

（4）肢体感觉情况。

（5）肢体运动情况。

2. 客观性评定指标

（1）治疗前后踝 / 肱比值（ABI）。

（2）经皮氧分压测定（$TcP0_2$）。

3. 转归预后指标

（1）患肢存活率。

（2）截肢率。

四、难点分析和对策

（一）难点提出

本病发病急骤、危险程度高，如何早期诊断、早期治疗是临床医生需关注的问题。

（二）解决对策

对于高危人群，可早期进行血管筛查，尽早干预，以防止本病的发生。

（乔勇、喻杉）

◆ 血栓闭塞性脉管炎 ◆

一、诊断

（一）病名

1. 中医病名　脱疽（TCD：BWC200）。

2. 西医病名　血栓闭塞性脉管炎（ICD–10：I77.605）。

（二）疾病诊断

1. 疾病特点　①青壮年男性好发；②有长期大量吸烟史；③肢体缺血症状（疼痛、肢体感觉异常、肢体皮肤色泽变化、肢体动脉搏动减弱或消失、游走性血栓性浅静脉炎、肢体营养障碍）。

2. 血管彩超　检查显示中远端动脉管腔变窄或闭塞。

3. CTA、MRA 或 DSA　中远端动脉管腔变窄或闭塞，病变从远端逐渐向近端进展，闭塞部位管腔光滑，无明显充盈缺损，钙化少见，侧支循环发达。

（三）鉴别诊断

1. 下肢动脉硬化闭塞症（ASO）　患者多有高血压、高血脂、糖尿病及吸烟史等病史。不只局限于肢体动脉。具有典型的 Fontaine4 个临床分期的症状。DSA 仍然是诊断动脉闭塞性疾病的金标准，其影像学特征为：受累动脉严重钙化，血管伸长，扭曲，管腔弥漫性不规则“虫蛀状”狭窄或节段性闭塞。

2. 急性动脉栓塞　起病急骤，症状明显，进展迅速，预后严重，需积极处理。临床表现可概括为 5“P”，即疼痛（pain）、无脉（pulse–lessness）、苍白（pallor）、感觉异常（paresthesia）、麻痹（paralysis）。多数患者有房颤、风湿性心脏病或心肌梗死病史，突发下肢剧烈疼痛，皮肤苍白，动脉搏动消失，缺血加重可出现肢体运动神经麻痹，感觉迟钝和坏疽，发病前无间歇性跛行史。

（四）疾病分期

按患肢缺血的程度可分为局部缺血期、营养障碍期、坏疽期。

1. 局部缺血期　患肢麻木、发凉、轻度间歇性跛行，可以反复出现游走性浅静脉炎。检查发现患肢皮温稍低，色泽较苍白，足背或胫后动脉搏动减弱。

2. 营养障碍期　症状加重，间歇性跛行明显，疼痛较为持续性，静息痛，夜间剧烈。检查患肢皮温显著降低，色泽花白，或出现紫斑、潮红；小腿肌萎缩，足背或胫后动脉搏动消失。

3. 坏死期　症状继续加重，患肢趾（指）端发黑、坏疽、溃疡形成，疼痛剧烈呈持续性。

（五）证候分类

参见本章“急性肢体动脉栓塞”部分内容。

二、治疗方案

（一）中医内治

参见本章“急性肢体动脉栓塞”部分内容。

（二）西医治疗

处理原则主要是防止病变进展，改善和增加患肢的血液循环。

1. 一般疗法 在血栓闭塞性血管炎的治疗中，戒烟是所有治疗方法的基础。其次需防止受冷、受潮和外伤。患肢不宜过热（不宜热敷、热水浸泡等），以免增加患肢缺血组织的需氧量而引起肢端溃烂和坏疽。疼痛剧烈时可酌情暂时适当使用镇静剂。患肢的运动疗法对减轻临床症状和体征有一定的疗效。

2. 药物治疗 可选用的内科治疗药物，包括激素、抗生素、血管扩张剂、前列腺素、抗血小板药、抗凝和祛聚药物等。

3. 高压氧治疗 高压氧治疗可增加患肢的供氧量。

4. 手术治疗 对有合适流入及流出道的患者应积极采取腔内或手术重建血管，对无法挽救的肢体必要时应截肢。

三、疗效评定

（一）评定标准

1. 临床有效 临床症状减轻；肢体血流踝 / 肱比值（ABI）或经皮氧分压（$TcP0_2$）明显改善。

2. 临床无效（包括恶化） 症状及体征无进步或病情继续发作。

（二）评定方法

1. 症状评定指标 应用量化评分表评价治疗前后患肢症状改善情况。

（1）疼痛。

（2）麻木。

（3）皮肤温度。

2. 客观性评定指标

（1）治疗前后踝 / 肱比值（ABI）。

（2）经皮氧分压测定（$TcP0_2$）。

3. 转归预后指标

（1）患肢存活率。

（2）截肢率。

四、难点分析与对策

血栓闭塞性脉管炎有明显的临床症状和体征，诊断一般并不困难，暂无根治的办法。叮嘱患者戒烟。

（乔勇）

第三节 学科展望

随着时代的变迁，人类生活方式的改变，骨病的疾病谱发生了很大的变化，现代交通工具及高能量损伤所带来的骨与软组织损伤虽呈上升趋势，但因为现代医疗技术尤其是手术技术的进步骨关节感染性疾病的发病率在一定程度上有所减少，然而每年仍有相当数量的骨与软组织感染发生。同时，随着人口的老龄化，骨肿瘤、血管病变等已成为全世界普遍关注的医学与社会问题；种类繁多的骨结核

多累及骨关节系统；恶性骨肿瘤仍然严重威胁着人们的生命，进一步提高疗效与患者的生存质量任务仍十分艰巨，因此骨与关节感染、血管问题等将成为未来骨病科的大病种。当今世界科学技术的发展非常迅速，学科之间互相渗透十分明显，很多新理论、新技术为骨病学的发展发挥了重要的作用。如分子生物学技术及其在中医药领域的应用、中药血清药理学技术、生物力学、材料学、组织工程学、基因技术、影像诊断技术、关节镜技术、微创外科技术、人工关节置换技术、康复技术及矫形器械的进步，为研究骨病提供了许多新的手段，诊断和治疗水平亦显著提高。在应对未来变化中，应从以下几方面来重点把握。

一、深度把握现代科技新进展、新技术在骨病领域的运用

智能化、微创化、个体化、精准化将成为未来骨病学技术的重要发展方向。骨科医师的双手将从传统手术中解脱出来，进入操纵微创器械及手术机器人的微创 / 极微创手术时代。在未来功能更加强大的计算机及其软件的支持下，可以通过计算机模拟技术深入研究各类骨与关节损伤的机制，通过更加接近人体生理状态的生物力学动态仿真实验评估、筛选最适宜的手术方法等；可以通过技术含量更高的快速成型机床，以及质量更好、精度更高的模型打印，直接将内植物材料三维打印成型；可以通过人机交互方式设计个体化内植物和关节假体。个体化治疗是未来医学发展的方向，也是骨病领域的重要发展方向之一。随着 3D 打印技术的不断成熟及相关基础研究的发展进步，骨组织修复的个体化治疗将是解决该类临床问题的最佳方案之一。

近年来，组织工程与再生医学技术的快速发展为运动系统的损伤修复带来新的治疗理念和治疗手段。外科学也从过去的 3R［切除（Resection）、修复（Repair）、替代（Replacement）］进入 4R 时代［再生（Regenerative）］。创伤小、副作用少的基因疗法、再生技术也是未来的趋势之一。通过采集自体骨髓干细胞、外周血等提取有效基因进行再生技术治疗，在骨缺损、骨不连、难愈性创面等骨病的治疗上亦有其可取之处。

二、不断强化中医药在骨病治疗中的独特地位

辨证论治是中医体系的精髓，也是中医治疗骨病思想的核心。其以个体化原则为主要特征，条分缕析，执简驭繁，往往能受到满意的治疗效果。在骨病科诸病种的治疗中，不断探索现代化技术固然是不可缺少的，但是，对于祖国传统中医中药的深度挖掘与分析总结同样有着举足轻重的作用。数千年来，中医学在骨病如附骨痈、附骨疽、骨瘤、骨痨等的认识和治疗上积累了较为丰富的经验，形成了多样的治疗手段，汤、膏、丸、散、丹、针、罐等相关记载众多。中医治法以其独特的疗效和无可替代的优势成为治疗单元中不可或缺的一环。尤其是中医外治法具有悠久的历史，是中医治疗骨病的重要手段，疗效好、起效快、作用直接、不良反应轻微是其主要特点。

在骨病科未来的发展中，针对中医药治疗急慢性骨髓炎、骨肿瘤、骨结核等病的研究有可能取得进一步突破。另外，应该继续发扬传统医学的优势，发掘中医治法的独到之处，与现代治疗手段深度结合，鼓励临床工作者不断推陈出新，根据临床需求吸纳新方法，发明新仪器，进行科研创新，优化方案，提高疗效，并将形成的方案在基层进一步推广应用，以提高广大基层医生的诊疗技术。

三、早期骨科康复介入仍是骨病治疗的重点

骨科康复学是一门研究骨与关节、肌肉、神经系统和软组织的损伤、畸形和疾病所致的功能障碍

及康复处理的学科。在骨病科诸病种治疗中，骨科康复是不可忽略的治疗手段，它能够预防和改善骨病患者的运动功能障碍。骨病科治疗手段与骨科康复方法深度结合，康复治疗手段早期介入，可以明显减轻骨病导致的残疾和因残疾带来的后果，提高患者的功能恢复程度。骨病科内开展骨科康复，把骨科医生和康复医生各自为政转变为合作治疗，使临床骨科医生、负责康复治疗的医生和护士组成一个治疗小组，将患者的治疗和康复融为一体，将治疗和功能恢复有机结合在一起，能够使患者更好、更快、更全面、更有效地康复，尽快重返社会。

（喻杉）

参考文献

［1］张安桢．中医骨伤学．上海：上海科学技术出版社，1997

［2］张俐，何伟．中医骨病学．上海：上海科学技术出版社，2012

［3］李曰庆．中医外科学．北京：中国中医药出版社，2002

［4］唐农轩．实用骨病学．北京：人民军医出版社，2006

［5］李红旗．临床实用骨科学．长春：吉林科学技术出版社，2012

［6］田伟．实用骨科学．北京：人民卫生出版社，2011

［7］胥少汀，葛宝丰，徐印坎．实用骨科学．北京：人民军医出版社，2005

［8］蒋位庄．中医骨病学．北京：人民卫生出版社，1990

［9］王义祁．中医方剂学．北京：人民卫生出版社，2009

［10］S.Terry Canale，James H.Beaty. 坎贝尔骨科手术学．北京：人民军医出版社，2013

第七章 骨科康复

第一节 学科概述

在中医学中，康复医学、预防医学与骨伤医学之间并没有严格界限，相互之间很大程度上都是相互依存的。运动系统、关节肌肉损伤和疾患的康复治疗是康复医学的重要内容。早在现代康复医学诞生之前，各国骨科专家已十分重视骨折和骨关节病患者的功能康复训练。中医骨伤科常用的练功、医疗矫正体操、针灸推拿手法、关节体操、器械治疗等就是骨伤康复运动治疗的基础。

一、骨科康复的范畴

骨科康复是对骨伤科患者进行综合性康复治疗，既是康复医学的一个分科，也是骨科学的一个分支。中医骨伤康复则是在临床骨科诊疗的基础上，运用中医理论、中医疗法、中医练功、结合物理因子治疗、运动疗法、矫形支具、职业训练等综合手段，以最大限度改善或代偿运动系统功能，促进患者回归社会，提高生活质量。

骨伤科治疗的最终目标是功能恢复。骨科的药物、手术治疗为患者提供了一个有利于功能恢复的基础，科学地介入康复治疗，特别是有效的计划性功能锻炼、合理的辅助支具、理疗等，方能使患者最大可能地恢复功能，回归社会。所以骨伤科医师应把骨科康复视作自己基本工作的一部分，关心康复锻炼，促进术后功能恢复。骨科治疗能为患者提供一个有利于功能恢复的基础，而康复锻炼能有效改善和解决患者术后功能障碍问题，提高手术疗效，促进功能恢复，提高生活质量。

二、骨科康复的主要任务

提高患者体能，增加关节活动度，增强肌力，减轻疼痛，改善步态，提高日常生活活动能力（ADL），从而提高患者的生存质量。

三、中医康复学的特点

（一）辨证康复

中医康复学是指在中医学理论指导下，运用调适情志、娱乐、传统体育、沐浴、食疗、针灸推拿、练功、药物等多种方法，针对骨伤疾病的病理特点进行辨证康复的综合应用学科。以整体观念和辨证论治为指导，在强调整体康复的同时主张辨证康复，总结出中药、针灸、按摩、熏洗、气功、导引、食疗等行之有效的方法。中医康复学在观念和方法上的特点，一方面来自中医、中药的优势，同时也与中国的社会传统文化有关，这些特点也是中医康复学的优势。

（二）整体与个体

中医康复学既重整体的协调，又重个体的纠偏，这是中医康复学最根本的特色与优势，符合现代医学模式的发展。

中医康复学应大力引进现代康复学的功能评估和分析方法，规范诊断与疗效评估的量化标准——客观的评定标准。中医康复评价首先是中医诊断辨证，但康复医学的作用对象是功能障碍，而通过四诊进行一般辨证所得证候很难反映功能障碍的性质和程度，因此建立中医康复学障碍评定体系是中医康复学走向成熟的重要一步。近年在研究中医康复疗法的疗效时，多在中医辨证的基础上借鉴现代康复医学功能评估和分析方法，评价功能障碍的性质和程度，并观察康复疗效，这是中医康复学的一种发展趋势。

四、骨科康复学的发展趋向

1. 寻找和开发骨科康复患者适用的评估工具。

虽然骨科康复界越来越重视功能评估的意义，临床也用 FIM（功能独立性评估）、SF-36（测量生存质量的量表），在儿童骨科康复方面也有诸如“Pediatric orthopaedic Society Outcome Scale”，但还不足以全面反映残疾患者参与社会的功能。2001 年，国际功能残疾健康分类（ICF）正式颁布并投入使用。近年来，因 ICF 是最完整的国际通用的分类架构，国际上许多评估工具都能与之匹配，因此 ICF 越来越多地作为评估工具被运用于骨科康复的科研及临床。

2. 深化对骨关节病病因的临床生物学研究，阐明骨关节力学环境的改变与组织适应、破坏、修复的关系，从而为选用适当的运动疗法谋求最佳的防治效果提供依据。

3. 研发新的康复治疗技术和方法，特别是对发展中国家，要提倡有效的、费用低廉的、使用方便的功能训练方法。

4. 研发新的辅助器具（矫形器、夹板、特殊座椅、轮椅及其他功能辅助用品用具），提倡医工结合，骨科医师、康复医师与康复工程师密切结合，一方面推进新型的、高科技的假肢和矫形器；另一方面，按照适用技术的原则，提供实用、有效、简单而廉价的假肢和矫形器的设计和产品，使更多残疾人受惠。

5. 发展工伤康复，中国在这一领域已开创了一个新模式，即结合社会劳动保障设立工伤康复中心。目前四川省正在探索创建的工伤康复医院就是尝试。在此基础上，预计今后国内将逐渐会把工伤的后期康复与早期康复有系统地连接起来，提供工伤康复连续而完整的服务。在此过程中，我国工伤康复技术预计也将迅速实现现代化。

6. 骨科康复从医院走向社区和家庭。在国际范围内有一种新的趋向，即重视在家里给骨科患者（包括术后患者）提供良好的护理和康复。因为大多数骨科患者的康复过程是长期的，无法在康复医疗机构内长期住院完成。有学者观察了一批髋、膝关节置换术后住院康复患者和家庭康复患者的功能恢复结果，发现两者近乎相同。类似的研究提示：只要加以指导和监测，家庭康复和社区康复对骨科康复来说是有益和有效的。

7. 在实现骨科康复治疗和服务的组织形式上，多学科合作的机制和工作方法有待进一步探索和完善。从理论上说，多学科性团队是必要的和有用的，但这个团队的工作方式是否以会诊、联合查房、病例讨论或临时性的“团队会议”为主？结合具体病例的临时合作和长期而系统的合作和研讨如何结合起来？如何把手术、功能锻炼和假肢、矫形器辅助治疗更好地结合起来？都有待探索和研究。

8. 中医康复技术运用和推广。在中医康复基础上结合骨科康复技术，以中医理论为基础，在骨科康复实践中大量运用针灸、推拿、拔罐、中药内外治、中药热疗和练功方法，丰富和发展中西医结合骨伤康复学。

五、骨科临床与骨科康复的关系

骨科临床治疗的重点是复位和促进骨折愈合，但是对患者来说，治疗的最终目的是功能恢复。在临床治疗为功能恢复创造必要的条件之后，必须进行康复治疗，特别是通过功能锻炼才能实现功能的最大恢复，达到最佳疗效，二者相辅相成，缺一不可。

（刘波）

第二节 学科主要伤病诊疗技术

◆ 肩关节僵硬 ◆

一、病名

1. 中医病名 肩痹病（TCD：BNV090）。

2. 西医病名 肩关节僵硬（ICD-10：M25.691）。

二、功能评定

1. 关节活动度测量：采用量角器对肩关节前屈、后伸、外展、内收、内外旋角度进行测量。

2. 关节肿胀：目测法（轻、中、重度）。

3. 肩胛骨活动度：与健侧肩关节相比，记录患侧肩胛骨外移是否受限。可有肩关节撞击综合征试验、肩肱节律异常征、Neer’s 征阳性。

4. 肩关节肌力评定：采用 MMT 徒手肌力评定法对肩关节外展肌群进行肌力评定。采用等速肌力测试系统对肩关节前屈、外展肌力进行评定。

5. 日常生活活动能力（ADL）评定。

6. JOA 肩关节功能评定。

7. 疼痛评定：采用目测类比评分法（VAS）。

三、康复方案

（一）急性期康复方案

康复时间控制为发病后 1 ～ 2 周。康复目标为减轻肿胀、疼痛，防止再次损伤，并维持适度锻炼，避免制动加重粘连。

1. POLICE 原则

（1）保护（Protect）：利用护具、支持带、肌内效贴布等进行保护，预防和减少损伤的发生。

（2）适当运动（Optimal Loading）：尽量安排不引起肩关节疼痛的动作，避免肩关节损伤制动带来的功能下降。

（3）冷敷（Ice）：用冰块或冰水冷敷可使局部血管收缩，减轻出血肿胀，也可减轻疼痛。可每小时使用 20 分钟，每日 3 ～ 4 次，使用 3 日。也可使用冷风机。

（4）加压固定（Compression）：使用各种弹力绷带、悬吊带等短时间固定，以减轻肿胀疼痛，使患者感觉更舒适。

（5）抬高上肢（Elevation）：促进淋巴回流，减轻肢体水肿。

2. 运动疗法

（1）钟摆动练习：患者站立，弯腰或俯卧，将患肩垂于床外，患肢自然下垂放松，以肩关节为轴心做前、后，内、外绕臂摆动练习。活动幅度可逐渐加大。每日数次，每次练习直至肩感觉较为舒适。

（2）耸肩练习：患者站位或坐位，双上肢自然放松，双侧肩关节耸肩至最大位置，每次持续 5 ～ 10 秒，每组 10 次，共 3 组。

（3）远端关节活动：患者在肩部制动保护下，坚持行肘关节、腕关节、掌指、指间关节主动活动，促进血供循环。

（二）缓解期康复方案

康复时间控制为发病后 3 ～ 6 周。康复目标为在被动治疗基础上逐渐增加主动功能训练，在无痛范围内活动，开始肌肉牵拉练习，适当保护。

1. 肩关节活动度练习　继续前期主动关节范围活动训练，在其基础上增加进行肩梯练习、滑轮练习、体操棍训练。

2. 肩部牵伸练习　进行牵伸训练以防止和减少关节囊等的粘连。具体包括后拉练习、搭肩练习、前屈练习、仙人靠练习等。

（三）恢复期康复方案

康复时间控制为发病 6 周以后，康复目标为恢复正常活动，加强肩部肌力训练，如有轻度关节不稳定，予以保护，并继续练习。

1. 肌内效贴布　此是为治疗关节和肌肉疼痛而开发的贴布，具伸缩性，可使皮肤下的血液和淋巴液畅通，有治疗肌肉疼痛的效用。

2. 运动疗法

（1）关节活动度训练：继续主动、被动关节活动度练习，包括推墙、抱头张肩等。

（2）关节周围肌力训练：包括哑铃训练、弹力带练习。

3. 肩关节本体感觉训练　患者在医师或治疗师指导下，徒手或借助巴氏球、悬吊系统（SET）、平衡半球等辅助设备练习，以维持和改善肩关节本体感觉。

4. 等速运动训练　先进行测评，然后采用 80% 强度开始训练，可先选择 60°～ 120° / 秒的速度，每组 20 次，每日 2 ～ 3 组，每周 3 次。

5. 日常功能训练　根据患者生活、学习和工作的需要，设计相应的动作训练活动，如梳头、穿衣、洗漱、铺床等，每次 10 个，每日 3 组。

四、难点分析与对策

肩关节僵硬在骨科创伤中比较常见，也是骨折、脱位等损伤后易引起关节僵硬的一个关节。肩关节是人体关节活动度最大的关节，日常生活要求的功能度较高，损伤后患者的治疗需求也高。伤后肩部疼痛明显，致关节功能恢复缓慢、反复，强力扳动易损伤肩袖，肩关节不稳定，面临诸多康复难点。

（一）疼痛

1. 难点提出 肩关节疼痛，尤其以夜间疼痛加重，轻者肩部酸胀，劳累后疼痛加重，遇寒痛剧，得温痛缓。在恢复肩关节功能及训练的同时肩部疼痛反复。

2. 解决对策 综合应用中药、针灸、推拿、艾灸、热疗等中医理疗项目作为常规治疗手段，并配合现代的康复理疗手段以缓解本病的顽固性疼痛。必要时口服非甾体抗炎药，在发病早期及时控制疼痛。此外，本病由于病情易反复，所用中西医药物有胃肠道副作用，故需要准确掌握药物使用的注意事项。也可采用冷疗缓解疼痛。

（二）关节活动受限

1. 难点提出 因肩部损伤后或术后，肩关节制动或患者因惧痛而不敢活动等原因引起的局部肌腱组织粘连、关节囊挛缩，造成不同程度的关节活动度减少甚至关节僵硬。关节活动度的减少会导致肩关节生物力学、运动学和动力学异常，从而影响肩关节的功能，包括前屈、外展、内外旋受限。尤其以 90°后上举受限为明显，且不易恢复。

2. 解决对策 肩部损伤或术后，在不加重损伤或疼痛的情况下要及早进行被动的、助动的或主动的肩关节各方向活动。诊疗方案中制订肩部损伤后的关节粘连程序，鼓励患者早期主动进行关节活动范围练习。采用中医活血化瘀、疏通经络等内外治法减少疼痛、肿胀和粘连，并注重冷疗的应用，还可采取我科特色中医关节粘连传统松解手法对盂肱关节进行松动练习。除了常用的中医手法外，要特别重视肩锁关节、胸锁关节、肩胛胸壁关节的滑动手法，以及肩胛提肌、上斜方肌、中斜方肌、胸大肌、胸小肌、前锯肌、肩胛下肌、背阔肌、后关节囊的牵伸，通过以上的努力，可以较好地解决关节功能受限。

（三）肩周肌力下降

1. 难点提出 由于长期制动及伤后惧痛，肩袖损伤的患者存在三角肌、肩袖及肩带肌肌力减弱，由此出现的肌肉间不协调，盂肱关节和肩胛胸壁关节控制无力，加剧关节活动受限和畸形。肩部肌力下降后，常常继而造成肩关节不稳定现象。

2. 解决对策 肌力缺陷可以在日常肌力训练中得到恢复。重视肌力训练是解决肩袖损伤后肌力下降的关键。针对三角肌、肩袖、肩胛骨周围的菱形肌、斜方肌、背阔肌、前锯肌等，在治疗方案中始终贯彻无痛范围、肩胛骨平面的等长、等张抗阻等练习，以解决肌力下降问题。

（四）协调性下降

1. 难点提出 上肢的功能以灵活性为主，由于疼痛、肌力下降、活动度受限、肩关节不稳定等原因，肩袖损伤的患者存在协调性异常。

2. 难点对策 针对肩关节协调性下降的问题，我们在诊疗方案中将功能性力量练习、肩胛稳定性训练、闭链训练列为肩袖损伤的康复治疗计划。肩袖损伤后，可以在无痛的情况下进行肩胛稳定性训练，随着关节活动度的改善，逐渐进行功能性力量练习和肩关节闭链训练，以提高肩关节的协调性。

（刘波、付婷婷）

◆ 肩袖损伤 ◆

一、病名

1. 中医病名 肩部伤筋病（TCD：BGS000）。

2. 西医病名 肩袖损伤（ICD-10：S46.051）。

二、功能评定

1. 疼痛评定：采用目测类比评分法（VAS）。
2. 关节活动度：采用量角器对肩关节外展、前屈、内外旋等角度进行测量。
3. 肌力：采用 MMT 徒手肌力评定法，根据情况选用等速、等张及等长肌力测评。
4. 本体感觉评定：采用位置觉或运动觉进行评定。
5. 日常生活活动能力（ADL）评定：采用 Barthel 指数评定量表。
6. UCLA 肩关节评分系统。
7. JOA 肩关节疾患治疗成绩判定标准。

三、康复方案

（一）非手术康复方案

对病程较短（3 个月内）、撕裂较小、Neer 分期 I 期的患者、老年人对肩部功能要求不高者，可改变运动方式，采用非手术康复。

1. 急性期 临床以肩关节疼痛为主要表现，首先采用 POLICE 原则。

（1）POLICE 原则

①保护（Protect）：利用护具、支持带、肌内效贴布等进行保护，预防和减少损伤的发生。

②适当运动（Optimal Loading）：尽量安排不引起肩关节疼痛的动作，避免肩关节损伤制动带来的功能下降。

③冷敷（Ice）：用冰块或冰水冷敷可使局部血管收缩，减轻出血肿胀，也可减轻疼痛。可每小时使用 20 分钟，每日 3 ～ 4 次，使用 3 日。也可使用冷风机。

④加压固定（Compression）：使用各种弹力绷带、悬吊带等短时间固定，以减轻肿胀疼痛，使患者感觉更舒适。

⑤抬高上肢（Elevation）：促进淋巴回流，减轻肢体水肿。

（2）贴扎支持：如疼痛不重，可在支持带或肌内效贴布保护下活动肩关节，以减少本体感觉损伤，减轻肌肉萎缩，维持关节活动度。肌肉的主动活动也有利于肿胀的消退。如果疼痛减轻，可进入缓解期康复。

（3）中医治疗

①中药：瘀滞型，内服七厘散、七味三七口服液、血藤当归胶囊，或桃红四物汤加味；虚寒型，内服理中汤加味。外敷药可用二黄新伤止痛软膏。选用郑氏舒活酊、云南白药外搽。

②手法：急性期不宜用重手法，应以抚摩、推压、揉、捏为主的轻手法对肱二头肌、肱三头肌、

三角肌、肩袖肌、斜方肌、胸大肌等做从远端到腋窝方向的治疗，每块肌肉做 3 次。

③针灸：常用穴位有阿是穴、肩髃、肩髎、肩贞、肩前、臂臑等，电针 20 分钟，疏密波。

（4）物理因子治疗

①超声波：0.6 ～ 0.8W/cm^2，5 ～ 10 分钟，每日 1 ～ 2 次，可采用二黄新伤止痛软膏做偶合剂或 0.1%地米地宽米松偶合剂。

②短波：峰值固定，100Hz，15 分钟。

③微波：8 ～ 10W，15 分钟。

④偏振光：脉冲 40%，10 分钟。

（5）运动疗法：以不加重疼痛为原则，锻炼后及时冷敷。

①耸肩练习：站位或坐位，双上肢自然放松，双侧肩关节耸肩至最大位置，回到起始位。

②前后钟摆：双足弓步站立位，健侧下肢在前，双上肢屈肘 90°，健侧手托住患侧肘部，弯腰使双上肢悬空，通过肢体重力及惯性，健侧手部带动患肢似“钟摆”样自然前后摆动。

③左右钟摆：双足弓步站立位，患侧下肢在前，双上肢屈肘 90°，健侧手托住患侧肘部，弯腰使双上肢悬空，通过肢体重力及惯性，健侧手部带动患肢似“钟摆”样自然左右摆动。

2. 缓解期　此期患者疼痛明显减轻，肩关节活动范围稍受限，可以手法治疗和运动疗法为主，配合其他中医治疗和物理因子治疗。

（1）护具：根据局部情况选用护具和弹力绷带、肌内效贴布。

（2）中医治疗

①中药：外敷药用红花、延胡索、白芷、海桐皮、川芎、牛膝、土鳖虫等。可用 1 号熏洗药，有硬结粘连者可用 3 号熏洗药，但切记温度不宜过高，以 40℃左右为宜。中药热罨包，20 分钟一次，可在手法治疗之前软筋化结。外搽郑氏舒活酊。

②手法：以揉、捏为主的中度手法对肱二头肌、肱三头肌、三角肌、肩袖肌、斜方肌、胸大肌、菱形肌等做放松治疗，并以拿、掐、揉等手法在相应肌肉的主要穴位上指针穴位，以行气活血、舒筋通络，每块肌肉或穴位做 3 次。做肩关节分离牵引，由肩关节活动起始端、终末端做前后、后前向、头尾向有节律的郑氏牵抖手法，肩关节活动范围内的郑氏摇晃手法，以及肩胛骨上下、内外、上回旋、下回旋推动，最后以表面抚摩手法结束治疗，每日或隔日手法治疗 1 次，每次 15 ～ 20 分钟。

③针灸：根据局部情况选用，常用阿是穴、肩髃、肩髎、肩贞、肩前、臂臑等，电针 20 分钟，疏密波。

（3）物理因子治疗

①超声、短波和微波疗法：在急性期基础上可视局部情况增加剂量。

②偏振光疗法：脉冲 60%，10 分钟。

③中频电疗法：强度以患者能耐受为宜，20 分钟，每日 1 ～ 2 次。

④蜡疗法：蜡饼法，20 分钟 / 次。

⑤磁热疗法：强度以患者能耐受为宜，20 分钟，每日 1 ～ 2 次。

⑥冲击波疗法：每周 1 次，治疗频率 5 ～ 10Hz，治疗压力根据患者的耐受情况而定，一般在 0.016 ～ 0.040Pa，每次治疗冲击 1000 ～ 2000 次，治疗部位为患者疼痛程度最严重的点。治疗后立即冰袋冰敷 5 ～ 10 分钟。

（4）运动疗法：对肩关节屈、伸、内收、外展、内旋、外旋肌群进行肌肉牵伸。前屈、肩胛骨平面的外展活动度训练、肌力训练，以及内外旋和肩带肌的力量训练。

①外旋、内旋体操棍：站立位，双肩关节中立位，肘关节屈曲 90°，患侧前臂旋后位紧贴胸廓，双手各持体操棍一端，通过健侧用力，带动患侧肩关节外旋、内旋，至被牵拉的肌肉有拉紧的感觉，维持该姿势 10 ～ 15 秒，然后放松。

②后伸牵伸：站立位，双上肢自然下垂，手心向后，双上肢后伸、外展，似“飞翔”姿势，至被牵拉的肌肉有拉紧的感觉，维持该姿势 10 ～ 15 秒，然后放松。

③体操棍前屈：站立位，双侧肩关节屈曲 90°，肘关节伸直，前臂旋前，双手各持体操棍一端，健侧肩关节前屈带动体操棒，使患侧肩关节同时前屈，在极限位置维持 10 ～ 15s。

④外展：站立位，双侧肘关节伸直，肩关节外旋使大拇指朝上，在肩胛骨平面外展双侧肩关节至最大位置，每次持续 5 ～ 10 秒。

⑤抗阻外旋：站立位，患侧肩关节中立位，肘关节屈曲 90°紧贴胸廓，健侧肘关节屈曲，手握患肢前臂背侧，患侧肩关节用力外旋，健侧手对向用力，维持位置不变，每次持续 5 ～ 10 秒。

⑥抗阻内旋：站立位，患侧肩关节中立位，肘关节屈曲 90°紧贴胸廓，健侧肘关节屈曲，手握患肢前臂中下部，患侧肩关节用力内旋，健侧手对向用力，维持位置不变，每次持续 5 ～ 10 秒。

⑦推墙：面对墙站立位，双侧肩关节前屈 90°，双肘关节伸直，前臂旋前，双侧手掌背伸支撑于墙壁上，身体及双前臂用力推墙，每次持续 10 秒。

⑧菱形肌肌力训练：站立位，双侧肩关节前屈、外展 90°，双肘关节屈曲 90°，用力使双侧肩胛骨向脊柱靠近，每次持续 10 秒。

⑨斜方肌肌力训练：站立位，双肘关节伸直，肩关节分别在外展约 120°、90°、45°向后用力，每次持续约 10 秒，分别锻炼下、中、上斜方肌。

3. 康复期　此期患者肩关节疼痛、活动范围明显改善，主要表现为肩关节周围肌力和协调性下降。本期治疗主要以运动疗法为主，当训练后出现症状时，配合中医治疗和物理因子治疗。

（1）护具：根据局部情况选用护具和弹力绷带、肌内效贴布。

（2）中医治疗

①中药：外敷旧伤舒筋散。如局部发硬可用芪藤软坚散，隐痛不适可用丁桂活络膏。外搽用郑氏舒活酊。局部发硬，关节不利者可用软筋化结中药药水溻渍 20 分钟。熏洗药、中药热罨包参见缓解期。

②手法：注意肌肉（肱二头肌、肱三头肌、三角肌、肩袖肌、斜方肌、胸大肌、菱形肌）、肌肉——肌腱交界处、腱止点中的硬结或条索状物，施以弹拨为主的重手法治疗，每个激痛点弹拨 1 分钟。在肩胛骨外侧缘的肩胛下肌做轻柔的指压与横向按摩，放松肩胛下肌，1 分钟。肩关节活动终末端内、外旋时分别做前后向、后前向、头尾向有节律的郑氏牵抖手法，肩关节活动范围内的郑氏摇晃手法，以及肩胛骨上下、内外、上回旋、下回旋推动。最后以表面抚摩手法结束治疗。每日或隔日手法治疗 1 次，每次 15 ～ 20 分钟。

③针灸：参见缓解期治疗。

（3）物理因子治疗

①超声、短波和微波疗法：在急性期基础上，可视局部情况增加剂量。

②偏振光疗法、中频电疗、蜡疗、磁震热疗法、冲击波治疗参见缓解期。

③水疗：可在水中做肩关节各方向的抗阻运动。

（4）运动疗法：进行肩胛骨平面的外展、内外旋抗阻训练及肩胛胸壁关节的神经肌肉控制训练。

①前屈哑铃训练：站立位，肘关节伸直，手握1～2kg哑铃，在肩前屈45°、90°、135°，分别持续5～10秒，缓慢放下。

②外展哑铃训练：站立位，肘关节伸直，手握1～2kg哑铃，肩关节外旋使大拇指朝上，在肩胛骨平面外展肩关节至不同角度，每次持续5～10秒。

③外旋哑铃训练：侧卧位，患肢前臂中立位，屈肘90°，肘部与身体间夹一软垫，手握1～2kg哑铃，肩关节外旋至最大位置，每次持续5～10秒。

④内旋哑铃训练：侧卧位，患肢前臂中立位，屈肘90°，手握1～2kg哑铃，肩关节内旋，每次持续5～10秒。

⑤球类练习

夹球练习：背靠墙壁站立，双侧肩胛骨中间放一巴氏球，双手握拳，屈肘，肩关节后伸夹球，在极限位置维持10～15秒。

推球练习：站立位，患侧靠墙，患肢屈肘90°，前臂中立位，在前臂和墙之间放一巴氏球，患侧前臂及手部用力推球，在极限位置维持10～15秒。

压球练习：站立位，健侧靠墙，患侧肩关节屈曲90°，前臂中立位，在前臂和墙之间放一巴氏球，患肢前臂及手部用力压球，在极限位置维持10～15秒。

控球练习：站立位，墙面放一巴氏球，肩关节外展或前屈位，在墙面上小范围滚动巴氏球。

⑥振动棒练习：站立位，手握一振动棒，在前屈、外旋、外展不同位置不同角度，通过肩关节小范围的抖动使振动棒振动，肩带肌肉协同用力，控制振动棒的振动。

⑦悬吊训练

俯卧悬吊训练：俯卧于悬吊床上，双足支撑，双下肢伸直，双手或肘部置于悬吊绳上，每次持续10～20秒。

侧卧悬吊训练：侧卧于悬吊床上，双足置于悬吊绳上，双下肢伸直，双手或肘部在床上支撑，挺直腰腹部，每次持续10～20秒。

⑧平衡半球训练

俯卧撑平衡半球训练：双手或单手置于平衡半球上做静态或动态的俯卧撑练习，上半身左右晃动以增加练习难度，每次持续10～20秒。

侧支撑平衡半球训练：侧卧位，患手或肘部置于平衡半球上做静态支撑练习，上半身左右晃动以增加练习难度，每次持续10～20秒。

（二）术后康复方案

肩袖损伤手术康复方案各期的中医治疗和物理因子治疗，可参考非手术康复方案的各期治疗。术后第一阶段可参考急性期，术后第二、三阶段可参考缓解期，术后第四阶段可参考康复期。

1. 术后第一阶段　最大限度保护（0～3周）。

（1）悬吊制动：指导患者正确穿脱悬吊带。

（2）冷敷：每间隔1小时进行10～20分钟。

（3）关节活动度训练：在允许的限制内进行被动关节活动度训练，仰卧位用对侧肢体协助进行主动关节前屈，仰卧位使用体操棒进行肩胛骨平面内的内外旋训练、钟摆训练。

（4）腕、手、前臂、肘关节的主动活动度练习。

（5）肩胛骨后缩练习。

（6）中立位亚极量三角肌短力臂等长收缩。

（7）肩胛骨上下、内外、上回旋、下回旋松动。

2. 术后第二阶段　中度保护（3～7周）。

（1）主动辅助活动范围练习：仰卧位肩胛骨平面体操棒前屈练习，体操棒内外旋练习。

（2）关节松动术（Ⅰ、Ⅱ级）。

（3）水平面以下的肩胛骨稳定性练习：双上肢低于水平面支撑在治疗球上。

（4）等长收缩练习：改良中立位的亚极量内外旋练习，中立位的长力臂三角肌等长收缩。

3. 术后第三阶段　早期功能和肌力增强（7～13周）。

（1）体操棒内外旋、屈曲练习。

（2）关节松动术（Ⅲ、Ⅳ级）。

（3）水平内收牵伸后侧关节囊。

（4）肩带等张肌力练习：肩胛骨前伸、后缩练习。

（5）肩袖等张肌力练习：侧卧位外旋，改良中立位弹力带内外旋练习。

（6）功能性力量练习：由仰卧位主动前屈练习过渡到站立位前屈练习。

（7）闭链训练：低于水平面单侧上肢支撑在治疗球上；肩关节水平面的双上肢支撑。

4. 术后第四阶段　后期肌力强化（14～19周）。

（1）肩带肌及肩袖等张肌力练习。

（2）侧卧位牵伸后关节囊。

（3）强化肩胛稳定性训练。

四、难点分析与对策

（一）疼痛问题

1. 难点提出　肩关节疼痛，尤其在夜间疼痛加重。轻者肩部酸胀，劳累后疼痛加重，遇寒痛剧，得温痛缓。

2. 解决对策　明确肩袖损伤的原因（撞击综合征或肩关节不稳）、损伤的范围、损伤分期、关节内损伤情况、骨结构有无异常，以及患者的活动水平。在明确诊断、分期和损伤严重程度的基础上，分期综合应用制动、冷疗、中药内服、针灸、推拿、中药热疗等中医理疗项目作为常规治疗手段，并配合现代康复理疗手段以缓解本病的顽固性疼痛。必要时口服非甾体抗炎药或局部封闭治疗，在发病早期及时控制疼痛。此外本病由于病情易反复，所用中西药物有胃肠道副作用，故需要准确掌握药物使用的注意事项。同时指导患者正确的锻炼方式，在维持关节活动范围和肌力的基础上避免疼痛加重。

（二）被动或主动关节活动范围受限

1. 难点提出　因肩袖损伤后或术后，肩关节制动或患者因惧痛而不敢活动等原因，引起局部肌腱组织粘连、关节囊挛缩，造成不同程度的被动或主动关节活动度减少甚至关节僵硬。关节活动度的减少会导致肩关节生物力学、运动学和动力学异常，从而影响肩关节的功能，主要表现在前屈、外展、内外旋受限。

2. 解决对策　肩袖损伤或术后，关节活动受限是常见的症状。在不加重损伤或疼痛的情况下要及早进行被动的、助动的肩关节各方向活动。康复方案中制订肩部损伤后的手法治疗和运动疗法，鼓励患者早期进行关节活动范围练习，并注重冷疗的应用。采取中医内外治法活血化瘀、疏通经络，以减少疼痛、肿胀和粘连，并采取我院特色中医关节粘连传统松解手法“摇晃、摆动”盂肱关节进行松动练习。除了常用的中医手法外，要特别重视盂肱关节、肩锁关节、胸锁关节、肩胛胸壁关节的滑动手法，以及肩胛提肌、上斜方肌、中斜方肌、胸大肌、胸小肌、前锯肌、肩胛下肌、背阔肌、后关节囊的牵伸，综合应用以上手法和运动疗法，可以较好地解决关节功能受限的问题。

（三）肩周肌力和协调性下降

1. 难点提出　由于长期制动及伤后惧痛，肩袖损伤的患者存在肩袖、肩带肌、三角肌肌力减弱，由此出现肌群间不协调。上肢的功能以灵活性为主，由于疼痛、肌力下降、活动度受限、肩关节不稳定等原因，肩袖损伤的患者存在盂肱关节和肩胛胸壁关节控制无力、协调性下降，加剧了关节活动范围的受限和畸形。

2. 解决对策　肌力缺陷可以在日常肌力训练中得到恢复。重视肌力训练是解决肩袖损伤后肌力下降的关键。针对三角肌、肩袖、肩胛骨周围的菱形肌、斜方肌、背阔肌、前锯肌等，在治疗方案中始终应贯彻无痛范围、肩胛骨平面的等长、等张抗阻等练习，并将肩关节的肩胛稳定性训练、闭链训练、功能性力量练习列入肩袖损伤的康复治疗计划之中。肩袖损伤后，可以在无痛的情况下进行肩胛稳定性训练，随着关节活动度的改善，逐渐进行功能性力量练习和肩关节闭链训练，以提高肩关节的协调性。

（刘辉）

◆ 肘关节僵硬 ◆

一、病名

1. 中医病名　肘痹病（TCD：BNV080）。

2. 西医病名　肘关节僵硬（ICD-10：M25.661）。

二、功能评定

1. 疼痛　采用目测类比评分法（VAS）。

2. 关节活动度　采用量角器对肘关节屈伸角度进行测量。

3. 关节肿胀　目测法或容器法。

4. 肌力　采用 MMT 徒手肌力评定法或等速评定。

5. 日常生活活动能力（ADL）　采用 Barthel 指数评定量表。

6. 肘关节 HSS 评分。

7. 常用 Mayo 肘关节评分。

三、康复方案

（一）急性期方案

急性期由于外伤、感受风寒或退变等导致疾病的急性发作，主要表现为肘关节疼痛肿胀剧烈，功能活动障碍。静息痛，夜间痛，局部皮温增高，肘关节周围广泛压痛。关节屈伸受限明显。包括受伤早期和术后早期（伤后或术后 2 周以内），此刻肢体局部处于炎症水肿状态，临床治疗以消炎消肿止痛为主，应早期预防异位骨化，从而防止发生肘僵硬。对肘骨折或骨折脱位进行有效内固定有助于早期功能锻炼，可防止肘僵硬。不合并肘部其他部位骨折的单纯肘后脱位，复位后其制动时间不应超过 1 周。

1. 异位骨化的预防 包括药物和放疗。最常用的药物为非甾体类抗炎药（NSAIDs），如吲哚美辛、氨糖美辛等，应在肘创伤后 24 小时内应用。低剂量放疗也被用来预防异位骨化，是一种局部治疗，主要通过抑制成骨性前体细胞的形成发挥作用，目前已在术前或术后用于预防肘部异位骨化。

2. RICE 疗法

（1）休息（Rest）：避免活动可减轻疼痛。

（2）冷敷（Ice）：用冰块或冰水冷敷可使局部血管收缩，减轻出血肿胀，也可减轻疼痛。可每小时使用 20 分钟，每日 3 ～ 4 次，使用 3 日。也可使用冷风机。

（3）加压固定（Compression）：使用各种弹力绷带、支具等短时间固定，以减轻肿胀疼痛，使患者感觉更舒适。

（4）抬高患肢（Elevation）：促进淋巴回流，减轻肢体水肿。

3. 中医治疗

（1）中药：气滞血瘀型，内服七厘散、七味三七口服液或桃红四物汤加味；寒湿阻络型，内服蠲痹汤加味、祛风活络丸；湿热痹阻型，内服加味二妙散加减；肝肾亏虚型，内服肾气丸加减、抗骨质增生片（丸）等；外敷药可用二黄新伤止痛软膏。选用郑氏舒活酊、云南白药外搽。

（2）手法：采用传统关节粘连松解程序，以抚摩、推压为主的轻手法对整个上肢做从手到腋窝方向的向心性治疗，以行气活血、消肿止痛，屈侧、伸侧各 3 次。

（3）针灸：手术治疗后的患者应选择避开手术伤口，穴位取曲池、手三里、手五里、尺泽、曲泽、少海、小海等，疏密波，20 分钟。非手术治疗的患者，常规选穴或选择肿胀部位周围，围刺进针。

4. 物理因子治疗

（1）超声波：0.6 ～ 0.8W/cm^2，5 ～ 10 分钟，每日 1 ～ 2 次，可采用二黄新伤止痛软膏做偶合剂，或 0.1%地塞米松偶合剂。（有内固定者禁用）和毫米波

（2）短波：峰值固定，100Hz，15 分钟。（有内固定者禁用）

（3）微波和毫米波：微波 8 ～ 10W，毫米波 40mW，15 分钟。（有内固定者禁用）

（4）激光：氦氖激光痛点照射，8 ～ 10mJ，照射 5 ～ 10 分钟。

5. 运动疗法 此期运动疗法以促进肿胀消退、防止肌肉萎缩为主。如和毫米波术后 3 日的疼痛期内，可进行肘关节远近肌群的等长收缩，肩、腕和手指各关节的全幅度活动度被动与主动练习；术后 3 ～ 7 日，即可增加轻柔的小幅度的肘关节被动活动，以健肢帮助及不引起明显疼痛为度，并尽快过渡到主动活动度（ROM）训练。切忌由他人做过度的扳动，以防止异位骨化的发生。

（二）恢复期康复方案

术后及损伤后 2 ～ 8 周，以关节活动范围障碍为主，部分遗留肿胀疼痛，可在被动治疗基础上逐渐增加主动功能训练，尤其要重视非骨折部位邻近关节的运动。

1. 护具 根据局部情况选用护具和弹力绷带、肌内效贴布。

2. 中医治疗

（1）中药：气滞血瘀型，内服七厘散、七味三七口服液或桃红四物汤加味；寒湿阻络型，内服蠲痹汤加味、祛风活络丸；湿热痹阻型，内服加味二妙散加减；肝肾亏虚型，内服肾气丸加减。后期采

用旧伤舒筋散，如局部发硬可用芪藤软坚散。隐痛不适可用丁桂活络膏。选用郑氏舒活酊、云南白药外搽。

（2）手法

①放松手法：以揉、揉捏为主的中度手法对肩关节屈、伸肌群，前臂屈、伸肌群，特别是尺骨鹰嘴两侧做放松治疗，并以拿、捏、揉等手法在相应肌肉的主要穴位上指针穴位，以行气活血、舒筋通络，每个肌群或穴位做3次。

②弹拨手法：术者一手握住患者的前臂近腕关节处，另一手置于其肘部，用拇指与示指的指腹部沿与肌纤维垂直的方向分别弹拨肱肌、肱二头肌、肱三头肌、肘肌、旋前圆肌、肱桡肌和旋后肌，每条肌肉每次弹拨2～3分钟，每日1次。

③郑氏摇晃手法：一手握着患肢的腕部，另一手托着肘关节后部，然后使前臂旋后，同时屈肘，待屈至一定程度（以患者不痛为限）后再伸肘，屈伸范围以患者能忍受为度。

④郑氏牵抖手法：一手握患者的手，另一手握着肘关节上部，患者微微屈肘，缓和地作左右或上下方向的抖动。

（3）针灸：穴位取曲池、手三里、手五里、尺泽、曲泽、少海、小海等，选疏密波，20分钟/日。

3. 物理因子治疗

（1）超声波、短波和微波疗法：在急性期基础上，可视局部情况增加剂量。

（2）激光疗法：氦氖激光痛点照射，10～12mJ，5～10分钟，每日1～2次。

（3）中频电疗法：强度以能耐受为宜，20分钟，可每日1～2次。

（4）蜡疗：蜡饼法，20分钟/日。

（5）冲击波治疗：每周1～3次，治疗频率5～10Hz，治疗压力根据患者的耐受情况而定，一般在0.016～0.040Pa，每次治疗冲击1000～2000次，治疗部位为患者疼痛程度最严重的点。治疗后立即冰袋冰敷5～10分钟。

（6）水疗

①冷热交替：先将受伤的肘部浸于温水（36～40℃）中浸4分钟，然后行肘的全范围活动数次，再放入冷水（约10℃）浸泡1分钟。反复约3次，于冷水结束。若浸泡期间发生肿胀，可延长冷水浸泡的时间。

②漩涡浴：适合于肘部反复肿胀。温水（36～38℃）漩涡浴，将肘部浸泡在温水中，增大了治疗面积，能充分发挥热疗的作用。

4. 运动疗法　此期症状逐渐缓解，应加强肘关节功能锻炼。故在维持急性期运动疗法的基础上，主要增加关节活动度练习和肘关节牵伸训练。

（1）屈肘肌群徒手牵伸：平躺，肘后垫枕，手握拳，腕关节背伸，向下牵拉肘前侧肌群，至出现牵拉样疼痛但可忍受的程度，维持该姿势10～15秒。

（2）屈肘肌群负重牵伸：平躺，肘后垫枕，手握哑铃，腕关节背伸，向下牵拉肘前侧肌群，至出现牵拉样疼痛但可忍受程度，维持该姿势10～15秒。

（3）伸肘肌群牵伸：站立位，上肢伸直上举，手持哑铃，肘关节屈曲向后，至出现牵拉样疼痛但可忍受程度，维持该姿势10～15秒。

（4）徒手屈肘训练：站立位，双上肢自然下垂置于身体两侧，患肘关节屈曲90°，健侧手置于腕关节上做对抗，每次持续5～10秒，每组10次，共3组。见图2-3-4

（5）徒手伸肘训练：站立位，双上肢自然下垂置于身体两侧，患肘关节屈曲 90°，健侧手置于腕关节下做对抗，每次持续 5 ～ 10 秒，每组 10 次，共 3 组。

（三）康复期方案

术后 / 损伤后 2 个月，肿胀、疼痛及活动受限较前改善，为改善肘部功能，可在医生指导下进行相应的肘部功能锻炼。

1. 护具 根据局部情况选用护具和弹力绷带、肌内效贴布。

2. 中医治疗

（1）中药：气滞血瘀型，内服七厘散、七味三七口服液或桃红四物汤加味；寒湿阻络型，内服蠲痹汤加味、祛风活络丸；湿热痹阻型，内服加味二妙散加减；肝肾亏虚型，内服肾气丸加减、抗骨质增生片（丸）等。后期采用旧伤舒筋散，如局部发硬，可用芪藤软坚散。隐痛不适，可用丁桂活络膏。选用郑氏舒活酊、云南白药外搽。

（2）手法：采用关节粘连传统松解术的后期手法，主要治疗肘关节周围肌肉中的硬结或条索状物。在恢复期松动手法基础上，以关节起始端、终末端旋前或旋后位时的牵引和滑动，以及肘关节屈伸肌群牵伸为主。

（3）针灸：穴位取曲池、手三里、手五里、尺泽、曲泽、少海、小海等，疏密波，20 分钟 / 次。

3. 物理因子治疗

（1）超声波、短波和微波疗法：在急性期基础上，可视局部情况增加剂量。

（2）激光疗法：氦氖激光痛点照射，10 ～ 12mJ，5 ～ 10 分钟，每日 1 ～ 2 次。

（3）中频电疗法：强度以能耐受为宜，20 分钟，每日 1 ～ 2 次。

（4）蜡疗：蜡饼法，20 分钟 / 日。

（5）冲击波治疗：每周 1 ～ 3 次，治疗频率 5 ～ 10Hz，治疗压力根据患者的耐受情况而定，一般在 0.016 ～ 0.040Pa，每次治疗冲击 1000 ～ 2000 次，治疗部位为患者疼痛程度最严重的点。治疗后立即冰袋冰敷 5 ～ 10 分钟。

（6）水疗

①冷热交替浴：先将受伤的肘部浸于温水（36 ～ 40℃）中浸 4 分钟，然后做肘的全范围活动数下，再放入冷水（约 10℃）浸泡 1 分钟。反复约 3 次，于冷水结束。若浸泡期间发生肿胀，可延长冷水浸泡的时间。

②漩涡浴：适合于肘部反复肿胀。温水（36 ～ 38℃）漩涡浴，将肘部浸泡在温水中，增大了治疗面积，能充分发挥热疗的作用。

4. 运动疗法 此期肘关节功能基本恢复，运动疗法在前阶段基础上采用抗阻肌力练习。

（1）屈肘哑铃训练：坐位或站位，单手持哑铃，持哑铃之手屈曲肘关节至最大角度或感到疼痛为止，每次持续 5 ～ 10 秒，每组 10 次，共 3 组。

（2）伸肘哑铃训练：站立位，上肢伸直上举，手持哑铃屈肘，做肘关节伸直动作，每次持续 5 ～ 10 秒，每组 10 次，共 3 组见。

（3）屈肘阻力带训练：坐位或站位，脚踩阻力带一端，同侧手持阻力带另一端，屈曲肘关节至最大角度或感到疼痛为止，每次持续 5 ～ 10 秒，每组 10 次，共 3 组。

（4）伸肘阻力带训练

①站位伸肘阻力带训练：健侧手持阻力带一端置于腰背部，患侧手持阻力带另一端，向上牵拉阻

力带至肘关节伸直，每次持续 5 ～ 10 秒，每组 10 次，共 3 组。

②跪位伸肘阻力带训练：双膝触地，健侧手按压阻力带，患侧手向后牵拉阻力带至肘关节伸直，每次持续 5 ～ 10 秒，每组 10 次，共 3 组。

四、难点分析与对策

肘关节僵硬在骨科创伤中比较常见，骨折、脱位等损伤后易引起关节僵硬。多方面证据表明，肘关节是一个对创伤非常敏感的关节，由于其结构特殊性，屈伸活动恢复缓慢，极易引起骨化性肌炎，不能强力扳动，面临诸多康复难点。

（一）制动带来的关节僵硬

1. 难点提出　因损伤后肢体长期固定或患者因惧痛而不敢活动等原因，引起局部组织瘢痕增殖、肌腱组织粘连、关节囊挛缩，造成不同程度的关节活动度减少甚至关节僵硬。关节活动度减少从而影响了肘关节的功能。

2. 解决对策　肘关节损伤后最首要和最重要的是尽早进行关节活动度的训练，也就是在不加重损伤的情况下要及早压关节，进行被动的、主动的肘关节屈伸活动。诊疗方案中制订应对肘部损伤后关节粘连的程序，鼓励患者早期主动进行关节活动练习。中医治以活血化瘀、疏通经络，以减少水肿和粘连，并注重冷疗的应用。除了常用的中医手法外，要特别重视滑动手法。减少关节制动时间。通过以上努力，可以较好地减少或减轻关节僵硬程度。

（二）肌力下降

1. 难点提出　由于长期制动及伤后惧痛，普遍认为肘关节损伤的患者存在前臂伸屈腕肌力减弱的问题。

2. 解决对策　肌力缺陷可以在日常肌力训练中得到恢复。重视肌力训练是解决肘关节损伤后肌力下降的关键。针对前臂伸腕、屈腕肌群，在治疗方案中可采用等长、等张抗阻等练习。

（三）骨化性肌炎

1. 难点提出　肘部直接创伤是肘周围异位骨化最常见的原因，其他因素包括头部损伤、神经轴索损伤、烧伤、遗传易感性、进行性骨纤维结构不良、弥散性特发性骨质增生病史、强直性脊柱炎、Paget’s 病、肥大性骨关节炎，以及曾经有过异位骨化病史等。继发于肘部创伤的异位骨化的发生率为 1.6%～ 56%，该发生率可依据损伤的类型不同而不同，随骨折严重程度的增加而增加，还有其他未注意的骨软骨骨折。由于手法整复或反复强力的被动活动及按摩，反复的关节损伤，肿胀长期不消退，且伴有疼痛及局部温度升高，易导致骨化性肌炎。

2. 解决对策　骨化性肌炎在肘关节损伤中常见，通过口服吲哚美辛胶囊，避免强力扳动关节，急性期禁止热疗，训练后及时正确冰敷，均可达到延缓或减少骨化性肌炎发生的目的。

（赵卫侠）

◆ 网球肘 ◆

一、病名

1. 中医病名　肘痹病（TCD：BNV080）。

2. 西医病名 网球肘（ICD–10：M77.121）。

二、功能评定

1. 握力指数。
2. Mayo 肘关节功能评分。
3. 疼痛评定，采用目测类比评分法（VAS）。

三、康复方案

（一）急性期康复方案

1. 制动休息

（1）保护：利用护具、支持带、肌内效贴布等进行保护，减少损伤加重。

（2）休息：避免活动可减轻疼痛。

2. 中医治疗

（1）中药：根据辨证分型，风寒阻络，选用祛风活络丸；湿热内蕴，选用加味二妙散加减；气血亏虚，选用益尔力口服液；瘀血阻络，选用玄胡伤痛片。外用药选用二黄新伤止痛软膏、芷香新伤膏。

（2）手法：施轻手法，以抚摸、推压等为主，向心性操作，点按肘髎、手三里、外关、内关、合谷等穴。

（3）针灸疗法：穴位取阿是穴、肘髎、手三里、外关、内关、合谷等穴，普通针刺或低强度电针 20 分钟，刺激强度以能够耐受且不引起疼痛、肿胀加剧为度。

3. 物理因子治疗 根据局部肿胀、疼痛和设备来源选择使用。

（1）超声波疗法：急性期 0.6W/cm^2，5 分钟，每日 1 ～ 2 次，可采用二黄新伤止痛软膏做偶合剂使用，或 0.1% 地塞米松偶合剂。

（2）短波疗法：急性期峰值固定，100Hz，15 分钟。

（3）微波疗法：急性期 8 ～ 10W，15 分钟。

（4）激光疗法：氦氖激光痛点照射，8 ～ 10mW，照射 5 ～ 10 分钟。

（5）蜡疗法：蜡饼法，20 分钟 / 日。

（二）缓解期康复方案

患者多为慢性劳损，或急性期经过治疗肘关节肿胀、疼痛逐步减轻，肱骨外上髁、环状韧带、前臂伸肌群压痛存在，活动痛。此期应以局部治疗为主以缓解症状，同时予以运动疗法恢复功能。

1. 中医治疗

（1）中药：内服药同急性期。外用药选用丁桂活络膏外贴，选用郑氏舒活酊外搽。可用四川省骨科医院验方 1、3 号熏洗药，但切记温度不宜过高，以 50°左右为宜。

（2）手法：用郑氏舒活酊，在前臂和肘外侧酸痛筋肉区做揉捏手法，反复做 30 ～ 60 次。拇指点压、揉掐天鼎、缺盆、曲池、手三里、小海、合谷等穴。

患者肘伸直，前臂旋后位，术者用一手拇指压住肱骨外上髁痛点，另一手握住腕部做屈肘活动，同时拇指在外上髁上向前滑动，分拨筋腱；然后，做伸肘、前臂旋前活动，同时拇指由前向后滑动，拨动筋腱，反复做 5 ～ 10 次。

做肘关节的旋转活动 10 ～ 15 次。术者用双手握住患者手部，牵拉肘关节 1 ～ 2 分钟。术者双手搓揉患者肘、前臂筋肉 1 ～ 2 分钟。最后以揉捏、表面按摩 1 ～ 2 分钟结束治疗。

（3）针灸：根据局部情况选用，常用穴位阿是穴、肘髎、手三里、外关、内关、合谷等。

（4）中药热罨包：20 分钟一次。

2. 物理因子治疗 根据局部肿胀、疼痛和设备来源选择使用。

（1）超声波、短波和微波：在急性期基础上，可视局部情况增加剂量。

（2）激光：10 ～ 12mW，5 ～ 10 分钟，每日 1 ～ 2 次。

（3）中频电疗：强度以能耐受为宜，20 分钟，每日 1 ～ 2 次。

（4）蜡疗：蜡饼法，20 分钟 / 日。

（5）冲击波：每周 1 ～ 3 次，治疗频率 5 ～ 10Hz，治疗压力根据患者的耐受情况而定，一般在 0.016 ～ 0.040Pa，每次治疗冲击 1000 次，治疗部位为患者疼痛最严重的点。治疗后立即冰袋冰敷 5 ～ 10 分钟。

3. 运动疗法 此期症状逐渐缓解，应加强功能锻炼。

（1）护具：在前臂使用加压抗力护具，可以限制前臂肌肉产生的力量。

（2）牵伸：伸肘、极度屈腕、前臂旋前，与健侧手腕交叉，手指分开与健手指交叉，牵伸伸腕肌群，每次 10 ～ 20 秒，每天数次或数十次。

（3）腕背伸、腕屈和桡偏训练：握 500g 哑铃，做腕背伸、腕屈和桡偏的训练，每个动作 3 ～ 4 组。每组练习有效的指标就是肌肉感觉足够疲劳。休息 1 ～ 2 分钟，然后重复下一组。

（二）恢复期康复方案

恢复期患者的肘关节功能基本恢复，主要是指导患者通过运动疗法恢复日常生活能力。针对患者的局部症状可继续对症处理，同缓解期。

1. 运动疗法

（1）牵伸：同上所述。

（2）俯卧撑训练：肌力较强的患者可做此练习，每日 2 组，每一组尽全力完成达最多次数，休息 5 分钟后进行第 2 组练习，要求尽量达到第 1 组完成的次数，最好在第 2 日练习时超过第 1 组的次数。一般顽固性网球肘练习 1 ～ 2 个月可获得痊愈。肌力稍差的患者可支撑床面或桌面进行练习。

（3）弹力棒训练

①用患侧手垂直握住弹力棒下端，腕关节伸直。

②健侧手手心向外握住弹力棒另一端。

③通过健侧腕关节的屈曲，扭转弹力棒（此时患侧肩关节受负荷）。

④保持弹力棒扭转状态，向前伸直双肘关节。

⑤控制患侧的用力，使弹力棒慢慢回到非扭曲状态（此动作患侧腕伸肌离心收缩）。

2. 逐渐恢复运动 按医生建议，开始锻炼运动项目（工作活动）需要的手臂运动（如网球中的抽球、高尔夫球的挥杆、油漆工的动作等）。

四、难点分析与对策

（一）难点提出

网球肘适宜的治疗技术较多，但是该病复发频率较高。经常做旋转前臂和伸屈肘、腕关节的劳动者，如家庭妇女、木工、砖瓦工、钳工、水电工、运动员，由于工作或动作需要，前臂反复旋转及屈伸肘、腕用力过度，容易出现复发，严重者影响患者的日常生活。

（二）解决对策

肘部平时注意保暖，避免受凉，减少致病因素，通过护肘、改变肘部姿势，改变受力力线。缓解期和康复期过后，加强腕伸肌肉牵伸和力量的训练。最简单的离心训练方法是做俯卧撑，每日2组，每组要竭尽全力，坚持1～2个月。对于妇女和老年人，在对其心功能和全身情况评估后，可耐受运动者可采取改良俯卧撑练习，即双手支撑在桌面上进行俯卧撑练习。工作和活动时可使用肌贴保护。

（赵卫侠）

◆ 腕部腱鞘炎 ◆

一、病名

1. 中医病名　伤筋病（TCD：BGS000）。

2. 西医病名　腱鞘炎（ICD–10：M65.992）。

二、功能评定

1. 疼痛评定　目测类比评分法（VAS）。

2. 关节活动度　量角器对相应关节屈伸等角度进行测量。

3. 关节肿胀　目测法（轻、中、重度）或容器法。

4. 肌力　采用MRC肌力分级法。

5. 测评表　掌指关节评分表。

6. 日常生活活动能力（ADL）评定　Barthel指数评定量表总分100分。良：＞60分，生活基本自理；中度残疾：60～40分，有功能障碍，生活需要帮助；重度残疾：40～20分，生活依赖明显；完全残疾：＜20分，生活完全依赖。

Barthel指数40分以上者，康复治疗效益最大。

三、康复方案

采取三期论治原则，早期活血化瘀、消肿止痛，中期祛瘀生新，后期补益肝肾。

（一）内服中药

1. 瘀滞型　治法为活血理气，祛瘀止痛。口服七味三七口服液、玄胡伤痛片。

2. 虚寒型　八珍汤加减。或服强筋片、益尔力口服液。

（二）外用中药

1. 外敷药　早期可用二黄新伤止痛软膏，中期可用红花、延胡索、白芷、海桐皮、川芎、牛膝、土鳖虫。后期采用旧伤舒筋散，如局部发硬，可用芪藤软坚散。

2. 熏洗药　海桐皮汤加减。

3. 外搽药　选用郑氏舒活灵、云南白药外搽。

4. 中溻渍　中后期局部发硬，关节不利者可用软筋化结药水溻渍20分钟。

5. 中药热罨包　中后期使用，20分钟一次，可在手法治疗之前软化筋节。

（三）手法

患者取坐位，患肢置于治疗桌上，腕下垫枕，在前臂掌侧病变部施以理筋手法。术者一手捏住患者手指，另一手拇指按压在肥厚的腱鞘结节上，用拇指指端做上下及左右的分筋手法，然后在掌指关节的掌侧屈指肌腱压痛肥厚部位施以指揉和弹拨，并配合掌指关节屈伸的被动运动；揉屈指肌腱，捻屈指肌腱，摇动关节。可适当配合屈腕和诸指的屈伸运动，5 ～ 10 分钟。如病程较长，可抚摸患指及其周围，然后术者一手捏住患手，另一手拇指在痛点做与腱鞘平行方向的推压约 1 分钟，再做腱鞘与垂直的弹拨 10 次左右。如为屈拇肌腱腱鞘炎，可同时按揉鱼际，再做手指的纵向牵引，最后以柔和抚摸手法结束。

（四）针灸疗法

桡骨茎突狭窄性腱鞘炎，取列缺、外关、手三里、阿是穴。

屈指肌腱腱鞘炎，取合谷穴及在掌骨头掌侧面结节周围的压痛点（阿是穴）。

针刺治疗后可配合直接灸，用艾条对局部阿是穴行悬起灸 20 分钟，以局部潮红、有热感为宜。

（五）物理因子治疗

根据局部肿胀、疼痛、粘连程度和设备来源选择使用。

1. 超声波疗法　急性期超声波治疗 75%空占比，0.6 ～ 1.0W/cm^2，10 分钟 / 日，10 次 / 疗程。康复期和恢复期可视局部情况增加剂量。

2. 短波疗法　急性期峰值固定，100Hz，15 分钟。康复期和恢复期可视局部情况增加剂量，短波连续 40W，15 分钟 / 次，1 次 / 日。

3. 微波疗法　急性期选用 18W，15 分钟 / 次，1 次 / 日。康复期和恢复期可视局部情况增加剂量。

4. 激光疗法　氦氖激光痛点照射，早期采用 8 ～ 10mW，照射 5 ～ 10 分钟；中后期 10 ～ 12mW，5 ～ 10 分钟。每日 1 ～ 2 次。

5. 蜡疗法　蜡饼法，20 分钟 / 日。

四、难点分析与对策

（一）治疗方式选择

1. 难点提出　治疗方式的选择。腱鞘炎急性期疼痛明显，影响工作和生活，为追求快速疗效会选择小针刀或封闭，但临床研究表明，这两种治疗方式的复发概率高于中医综合疗法，且多次封闭治疗有病情加重甚至肌腱断裂的可能。

2. 解决对策　加大该疾病的宣教力度，对于患者需耐心解释治疗方式的不同点，讲解治疗方式的利弊，使患者能更主动配合治疗，取得更好的疗效。如使用中医综合治疗和物理治疗无效，可选择行小针刀或封闭治疗。

（二）冷疗的正确使用

1. 难点提出　急性期疼痛明显时，部分患者习惯性热敷治疗，认为可以活血化瘀止痛，但往往加重病情。

2. 解决对策　冷疗能使血管收缩，减慢局部血液循环，减少细胞的新陈代谢率，减低患处痛楚的感觉，减轻肌肉痉挛，所以医生平时在门诊、住院部时要经常耐心解释、宣教冷疗的必要性及其治疗作用，扭转传统思维的误区。

（三）制动不够

1. 难点提出 腱鞘炎的形成是由于肌腱在腱鞘内活动频繁所致，故尤其在急性期时需要制动，减少肌腱与腱鞘的摩擦。由于该病好发于手指、腕，因为工作或生活需要，往往不能很好完成制动。

2. 解决对策 反复宣教，对于患者需耐心解释制动的必要性，使其能更主动地配合治疗，取得更好疗效。

（陈罗西）

◆ 腕手关节损伤 ◆

一、病名

1. 中医病名 创伤病（TCD：BGC000）。

2. 西医病名 腕手关节损伤（ICD–10：S69.751）。

二、功能评定

1. 肢体肿胀程度测量：卷尺测量近节、中节、远节指骨肢体的周径。

2. 疼痛评定：采用目测类比评分法（VAS）。

3. 关节活动度：分别测量手指的掌指关节（MP）、近端指间关节（PIP）和远端指间关节（DIP）的主动及被动活动范围，以及手关节总主动活动度（TAM）。

TAM ＝主动屈曲角度（MP+PIP+DIP）– 主动伸直受限角度（MP+PIP+DIP）

正常 TAM=（80° +110° +70°）–（0° +0° +0°）

4. 肌力测试：徒手肌力检查，握力计、捏力计检查，或职业工伤康复评定仪器。

（1）手的握力。

（2）拇指分别与示、中、环、小指的捏力。

（3）拇指与示、中指同时的捏力。

（4）拇指与示指桡侧的侧捏力。

（5）握力指数：握力指数 =［健手握力（kg）/ 体重（kg）］×100%。

5. 感觉测试：

（1）手指触觉、痛觉、温度觉和实体觉测定。

（2）两点辨别试验：正常人手指末节掌侧皮肤的两点区分试验距离为 2 ～ 3mm，中节 4 ～ 5mm，近节为 5 ～ 6mm。两点辨别试验的距离越小，越接近正常值范围，说明该神经的感觉恢复越好。

（3）Moberg 拾物试验。

6. 手操作能力（灵巧性、协调性）的评估：

（1）Minnesota 手灵巧度评定（MMDT）。

（2）Purdue 钉板测试。

7. 手日常生活活动能力（ADL）评定：采用 Barthel 指数评定量表。

8. DASH（disability of arm–shoulder–hand，DASH）调查表。

9. Colles 骨折的评分方法：改良 Green 和 O’Brien 临床评分。

10. 综合腕手关节功能评定表。

11. 上肢肌力和关节活动度。

三、康复方案

（一）急性期

临床以腕手关节肿胀、疼痛为主要表现，康复目标为减轻肿胀和疼痛。

1. 中医治疗

（1）中药：瘀滞型，内服七厘散、七味三七口服液、玄胡伤痛片、创伤消肿片、血藤当归胶囊，或桃红四物汤加味。外敷药可用二黄新伤止痛软膏。选用郑氏舒活酊、云南白药外搽。

（2）手法：不宜用重手法，以抚摩、推压、揉、揉捏为主的轻手法，从手指远端到受伤部位至肘窝，行气活血、消肿止痛。

（3）针灸：以远端及阳明经取穴为主，以促进气血运行，达到活血化瘀的目的。穴位取外关、合谷、曲池、足三里、悬钟，电针 20 分钟，疏密波。

2. 物理因子治疗　根据局部肿胀、疼痛、粘连程度及有无内固定选择使用。

（1）冷疗：在急救时可采用碎冰加压包扎 20 分钟，减轻出血肿胀、疼痛。肿痛严重者可每小时使用 15 分钟，每隔 1 小时 1 次。也可使用冷风机或冰按摩。

（2）超声波疗法：$0.6 \sim 0.8W/cm^2$，$5 \sim 10$ 分钟，每日 $1 \sim 2$ 次，可采用二黄新伤止痛软膏做偶合剂使用，或 0.1%地塞米松偶合剂。

（3）短波疗法：峰值固定，100Hz，15 分钟。

（4）微波疗法：$8 \sim 10W$，15 分钟。

（5）偏振光疗法：脉冲 40%，10 分钟。

3. 运动疗法

（1）抬高肢体：促进静脉淋巴回流，减轻水肿。

（2）主动运动：未受累的肩肘关节进行主动运动，预防关节粘连。骨折和肌腱损伤主张早期介入主动运动，根据患者受伤的程度制订不同的锻炼时间和方法，在医师和治疗师的正确指导下进行功能锻炼。

①骨折患者：提倡早期对于远端未制动关节进行主动运动，伤后 $5 \sim 7$ 日开始，必要时给予助力，要求尽量完全屈曲及伸直。每次 5 分钟左右，每日数次，以不引起疲劳为限，以免影响骨折愈合。

②单纯肌腱、韧带损伤术后：及早开始行限制性被动功能锻炼，活动强度可逐渐增强，并增加主动运动，其活动强度也逐渐增强。2 周后以主动运动为主，辅以被动运动。每日分 $2 \sim 3$ 次间断进行，主动伸、屈同步进行。

③屈肌腱修复术后：屈肌肌腱修复后用支具维持腕 $20° \sim 30°$屈生粘连，开始主动活动时容易过分牵拉，因此，在活动第 1 周必须注意保护，伸肌腱修复术后使用掌侧夹板，固定腕关节 $30° \sim 40°$伸直位，同时用橡皮筋拉伸所有指间关节，嘱咐患者术后 $1 \sim 3$ 周依靠弹力牵引被动伸指，在支具控制范围内练习主动屈指、被动伸指，禁止被动屈指和主动伸指。

4. 矫形器治疗　一般应将伤手支具固定于功能位，否则将会影响手的功能恢复。

（1）骨折后须将手固定 $4 \sim 6$ 周。

（2）屈肌肌腱修复后将手固定于屈曲位 3 周。

（3）伸肌肌腱修复后将手固定于伸直位 6 周。

（4）神经损伤后需将手固定于功能位 3 周。

（二）缓解期

此期疼痛肿胀明显减轻，腕、手关节活动范围受限。康复目标为恢复腕、手关节的活动范围。

1. 中医治疗

（1）中药：外敷红花、延胡索、白芷、海桐皮、川芎、牛膝、土鳖虫等。可用 1 号熏洗药，有硬结粘连者可用 3 号熏洗药，但切记温度不宜过高，以 40℃左右为宜。中药热罨包，20 分钟一次，可在手法治疗之前软筋化结。外搽郑氏舒活酊。

（2）手法：以受伤部位为主要施术部位，手法施以揉、捏、揉捏、揉法、关节滑动、牵引、挤压、肌腱牵伸等关节粘连传统松解手法。着力均匀、连贯，力度轻柔，逐渐扩大范围，每日 1 次。

（3）针灸：以局部及循经取穴为主，以缓解局部症状为主要目的。取穴如太渊、列缺、阳溪、阳谷、外关、合谷、阿是穴，或循经取穴。电针 20 分钟，疏密波。

2. 物理因子治疗 根据局部肿胀、疼痛、粘连程度及有无内固定选择使用。

（1）超声波疗法：0.8 ～ 1.0W/cm^2，5 ～ 10 分钟，每日 1 ～ 2 次。

（2）短波疗法：无金属内固定者，40W，15 分钟。

（3）微波疗法：无金属内固定者，15 ～ 20W，15 分钟。

（4）偏振光疗法：脉冲 60%，10 分钟。

（5）生物反馈疗法：神经损伤者，20 分钟，每日 1 次。

（6）冷热交替疗法：肿胀甚者，10 ～ 15 分钟，每日 1 次。

（7）涡流浴疗法：肿胀甚者，10 ～ 15 分钟，每日 1 次。

（8）干热物理治疗：每日 1 次。

（9）中频电疗法：强度以能耐受为宜，20 分钟，每日 1 ～ 2 次。

（10）低频电疗法：强度以能耐受为宜，10 ～ 15 分钟，每日 1 ～ 2 次。

（11）功能性电刺激疗法：强度以耐受为宜，20 分钟，每日 1 ～ 2 次。

（12）蜡疗法：蜡饼法或刷蜡法，20 分钟，每日 1 次。

（13）超声骨折疗法：骨折患者，160mw，20%，每次 20 分钟，每日 1 次。

（14）冷疗：运动疗法或手法治疗后予冰敷或冷风机冷疗，每次 10 ～ 15 分钟。

3. 运动疗法

（1）骨折患者：轻度主动活动患肢，治疗师应固定近端关节，协助受累关节进行助力或主动运动，在患者耐受的情况下，每次 10 分钟左右，每日数次，防止受累关节粘连、挛缩。

（2）屈肌腱修复术后：第 4 周，逐步增加屈肌腱活动范围，允许患指主动完成轻微屈指练习。

（3）伸肌腱修复术后：3 周以后，去除掌侧夹板，嘱患者继续主动屈指练习和依靠弹力牵引被动伸指练习。

（4）可采用手 CPM 机治疗，防止制动引起的关节挛缩、粘连、改善关节活动度。

4. 矫形器治疗 可选择静态性（固定性）和功能性（动力性）手支具提供动力牵引力，以补充失去的肌力，帮助无力的肢体运动等，从而达到减少残疾程度、增进功能的目的。

（三）康复期

此期患者肌力减弱，手的灵活性、协调性等功能下降。康复目标为恢复腕手关节的肌力和灵活性、协调性等功能。

1. 中医治疗

（1）中药：外敷旧伤舒筋散，如局部发硬可用芪藤软坚散。外搽郑氏舒活酊。局部发硬，关节不利者，可用软筋化结中药药水溻渍 20 分钟。熏洗药、中药热罨包参见缓解期。

（2）手法：以受伤部位为主要施术部位，手法施以揉、捏、揉捏、揉法、关节滑动、牵引、挤压、肌腱牵伸等关节粘连传统松解手法，以及软组织激活松解手法。着力均匀、连贯，力度轻柔，逐渐扩大范围，每日 1 次。

（3）针灸：以局部及循经取穴为主，以缓解局部症状为主要目的。取穴如太渊，列缺，阳溪，阳谷，外关，合谷，曲池，阿是穴，循经取穴或取远端穴位，如肾俞、肝俞、腰阳关、阳陵泉、悬钟、太溪、足三里、太冲等。电针 20 分钟，疏密波。

2. 物理因子治疗 根据局部肿胀、疼痛、粘连程度、有无内固定选择使用。参照缓解期，可逐渐增加强度或剂量。

3. 作业疗法

（1）手功能训练：包括握力 / 捏力训练，关节活动度（ROM）训练。

（2）协调及灵活性训练：以发展肌肉协调能力为目标，常用于获得 3 级以上肌力的患者，如插孔板游戏。

（3）ADL 训练：包括日常生活活动能力练习（如穿衣、个人卫生、进食）、家务劳动训练、手工艺训练、与患者回归社会相关的一些高级生活技能（如使用各种器具、计算机等）。选择合适的作业活动，以增强独立生活和参加适当工作的能力。必要时可配置辅助器具。

4. 运动疗法

（1）增加关节活动度：若长期制动或粘连严重者，多采取关节粘连传统松解术，一般应在骨关节损伤足够稳定但不一定完全愈合后，方能开始松动。切记避免暴力手法，以免造成新的损伤。

（2）肌力和耐力训练：骨折和肌腱损伤者由主动运动逐渐加大为抗阻运动，患指每次练习 10 ～ 15 分钟，1 ～ 2 小时重复 1 次。鼓励患者进行日常生活工作，以患指的灵活性练习和渐进性的力量练习为主，可采用握力器、弹力架、上肢康复系统等方式进行。

（3）其他：神经损伤者肌力为 0 级时，通过被动运动，预防肌萎缩及关节活动度受限。随肌力增加，分别采取助力运动、负荷运动及抗阻运动。

5. 矫形器治疗 择静态性（固定性）和功能性（动力性）手支具提供动力牵引力，以补充失去的肌力，帮助无力的肢体运动等，从而达到减少残疾程度、增进功能的目的。

四、难点分析与对策

（一）康复治疗进程的界定

1. 难点提出 腕手关节损伤患者常伴有神经、血管、肌肉肌腱的缝合或修补、骨折的固定等，什么时候可以达到什么样的活动度难以界定。

2. 解决对策 请手外科专家和超声、影像专家进行会诊，特别要与手术主刀医生沟通，确定康复进程。在中医综合康复介入前，对缝合的神经、血管、肌肉肌腱或骨折进行影像学检查。治疗时，遵循神经、血管、肌肉肌腱、骨骼的愈合机制和生物力学特性，避免暴力。

（二）肿胀问题

1. 难点提出 腕手关节属于肢体末端，且肢体摆放时处于心脏水平面以下，血液、淋巴循环较差，肿胀难以消除，常继发腕手关节僵硬。

2. 解决对策 注意患肢的摆放体位，抬高患肢。教育患者握拳、伸指要尽全力，特别是掌指关节尽量完全屈曲，每个动作保持时间至少 10 秒。综合应用中药、针灸、手法、热疗、冷热交替浴等中医理疗项目作为常规治疗手段，并配合偏振光、短波等现代康复理疗手段以缓解肿胀。

（三）关节活动受限

1. 难点提出 腕手关节损伤后，因肿胀、制动或患者因惧痛而不敢活动等原因引起局部的肌肉、肌腱组织粘连，关节周围韧带、关节囊、掌板挛缩，以致不同程度的关节活动度减少甚至关节僵硬，特别是掌指关节。

2. 解决对策 预防关节粘连是关键。采取合适的固定体位，控制肿胀，在不加重损伤或疼痛的情况下要及早进行被动的、助动的或主动的各关节活动。针对腕手关节僵硬，康复方案中制订了腕手关节损伤后的手法治疗，特别注重应用我院特色中医关节粘连传统松解手法进行松动练习。中医内外治法活血化瘀、疏通经络，可以减少疼痛、肿胀和粘连，并注重冷热交替浴、涡流浴、冷疗的应用。除了常用的中医手法外，要特别重视各腕手小关节的滑动手法，以及屈伸肌腱、虎口的牵伸，通过以上的努力，可以较好地解决关节功能受限问题。

（四）腕手关节肌力下降

1. 难点提出 由于长期制动、肿胀及伤后惧痛，腕、手关节出现活动度降低和灵活性差等功能障碍，手的握力、捏力下降，尤其出现手内在肌的萎缩。

2. 解决对策 肌力缺陷可以在日常肌力训练或日常生活中得到改善、恢复。针对手的握力、捏力、内在肌训练，在康复方案或日常生活中始终贯彻无痛原则进行训练。

（五）灵活性、协调性下降

1. 难点提出 腕、手的功能以灵活性、协调性为主，由于肿胀、疼痛、肌力下降、活动度受限等原因，腕、手关节损伤的患者存在灵活性、协调性下降。

2. 解决对策 针对腕、手关节灵活性下降的问题，康复方案中，将手功能训练、协调及灵活性训练、ADL 训练列为腕、手关节损伤的康复治疗计划。腕、手关节损伤后，在无痛情况下，充分调动患者的主观能动性，通过患者小组锻炼增加锻炼气氛，或在日常生活中、作业治疗中进行腕、手关节功能性锻炼，提高灵活性、协调性。

（刘辉）

◆ 腰椎压缩性骨折 ◆

一、病名

1. 中医病名 骨折病（TCD：BGG000）。

2. 西医病名 腰椎骨折（ICD–10：S32.001）。

二、功能评定

1. 腰椎活动度：采用量角器对腰部前屈、背伸、左右侧弯及旋转等角度进行测量。

2. 肌力：采用 M、M、T 徒手肌力评定法。

3. 日常生活活动能力（ADL）评定：采用 Barthel 指数评定量表（第八章常用骨伤康复测评表附表 2）。

4. JOA 腰痛评分表。

5. Oswestry 功能障碍指数问卷表。

6. 疼痛评定：采用目测类比评分 VAS。

三、康复方案

（一）康复治疗

1. 急性期康复方案　损伤后或脊柱骨折固定术后 2 周内为卧床期，患者损伤后腰背疼痛明显，或伴有腹胀、便秘，康复目标为减轻疼痛、减轻肌肉痉挛、促进骨折愈合及骨位恢复、防止卧床并发症等。

（1）制动休息：应绝对卧床休息，选择硬板床为主，腰背部可垫高以使骨折复位；

（2）保持大小便通畅：可口服麻仁丸或番泻叶润肠通便，必要时可取桃核承气汤加减口服或灌肠，以活血行气通便。

（3）中医治疗：

①辨证用药

血瘀气滞证，治以理气化瘀、消肿止痛。以复原活血汤加减。并发腹痛腹胀者，加厚朴、枳实、乳香；便秘者，加大黄、芒硝、厚朴；疼痛较重者，加红花、乳香；并发瘀热者，加活血行气药如川芎、香附。中成药用本院自制七味三七口服液、制香片、玄胡伤痛片等。

②外敷药：可用二黄新伤止痛软膏、新伤药粉、芷香新伤膏、丁桂活络膏等。

③外搽药：选用郑氏舒活灵、云南白药外搽。

④手法：急性期，以轻手法推摩或指针点穴，伤椎处禁按压，禁止用扳法侧扳脊柱。

⑤针灸：主要选足太阳膀胱经和损伤平面上下各 1 ～ 2 个棘突旁的夹脊穴 2 ～ 4 对，得气后留针或接电针机通电 20 分钟，每日或隔日 1 次，注意急性期电针强度宜轻。

（4）物理因子治疗：

①微波疗法：间断或连续波，微热量，每日 1 次，每次 15 分钟。（有金属内固定物者禁用）

②红外线疗法：20 分钟，每日 1 次。

③短波疗法：急性期采用无热量、脉冲方式，100Hz，30 ～ 40W，15 分钟。缓解期选用连续方式，30 ～ 50W，15 分钟。每日 1 次，10 ～ 15 次为 1 个疗程。

④超声波疗法：腰椎椎旁肌，接触移动法，0.5 ～ 1.0W/cm^2，5 ～ 10 分钟，每日 1 次，10 ～ 15 次为 1 个疗程。

⑤中频电疗法：将电脑中频治疗仪两个电极板并置于患椎两旁，或者一个放置于患椎部位，调节输出电流旋扭至适当强度（以患者能耐受为宜）。每次 20 分钟，10 次为 1 个疗程。

⑥药物离子导入疗法：直流电或超声电导仪导入活血消肿中药，稍后可导入钙离子等促进骨折

愈合。

⑦激光疗法：氦氖激光，3 ～ 9mJ，每日 1 次，10 分钟。半导体激光，400 ～ 600mW，每日 1 次，10 分钟。

⑧磁疗：采用脉冲温热磁场振动治疗仪，导子放于骨折部位，设置脉冲模式 100 ～ 130 次 /，温度 50℃，20 分钟，每日 1 次，有内固定物者禁用。

⑨超声骨折治疗仪：骨折部位可行脉冲超声治疗，25% ～ 50% 脉冲，160 ～ 320mW，20 分钟，每日 1 ～ 2 次，促进骨痂生长。

⑩蜡疗：蜡饼法，20 分钟 / 日。

（5）运动疗法：

①四肢关节活动度维持训练：指导患者仰卧位，进行上下肢主动屈伸、抬离床面练习等。

②肌力训练：可行腰部肌肉等长练习，如拱桥练习。患者仰卧位，双侧屈肘、屈髋、屈膝，以头、双肘、双足五点支撑，做用力挺腹伸腰的动作，使身体呈拱桥状，反复多次。注意训练以不引起患处疼痛为度。

③呼吸功能训练：指导患者进行深呼吸训练，10 个 / 组，3 ～ 5 组 / 日。

2. 恢复期康复方案 损伤 2 ～ 4 周为逐渐离床期，稳定性骨折一般 3 周离床，内固定术后一般 4 周离床。康复目标为减轻疼痛、缓解肌肉紧张、维持腰背部肌力、逐渐增加下床活动能力等。

（1）支具：根据损伤情况，应在下地活动时考虑使用腰围和各种矫形支具。

（2）中医治疗：

①辨证用药：营血不调，治以和营生新、接骨续筋。方药如正骨紫金丹。续断、烫骨碎补、土鳖虫、煅自然铜等。中成药用本院自制双龙接骨丸、归香正骨丸。

②外敷药：可用旧伤活络软膏、丁桂活络膏等。

③熏洗药：辨证为气滞血瘀者，可用四川省骨科医院验方 1 号熏洗药活血散瘀；病程较久，腰背部肌肉痉挛，有条索状结节者，可加用四川省骨科医院验方 3 号熏洗药软坚散结。

④外搽药：选用郑氏舒活灵、云南白药外搽。

⑤中药溻渍：可用软筋化结药水溻渍 20 分钟。

⑥中药热罨包：每日 1 次，每次 20 分钟。

⑦手法：首先从上至下揉按患者脊背部，其后沿督脉和两条足太阳膀胱经推拿脊背部；然后再点揉督脉和足太阳膀胱经在背部的穴位，如大椎、命门、肺俞、肾俞等；最后采用揉、揉捏法，从下至上按摩背脊部。上述操作 7 次为 1 个疗程，每日 1 次。

⑧电针：主要选足太阳膀胱经和损伤平面上下各 1 ～ 2 个棘突旁的夹脊穴 2 ～ 4 对，得气后留针或接电针机通电 20 分钟，每日或隔日 1 次。注意急性期电针强度宜轻。

⑨灸法：腰背局部采用温和艾灸，时间 20 分钟 / 次，每日 1 次。

（3）物理因子治疗：参考急性期，还可增加水疗。由于水的浮力可减少重力作用，水疗尤其适合脊柱损伤的患者。离床后可在水中进行肌力训练、平衡训练、协调训练、步行训练等，以达到恢复功能活动的要求。

（4）运动疗法：

①拱桥练习：仰卧位，双侧屈肘、屈髋、屈膝，以头、双肘、双足五点支撑，作用力挺腹伸腰的动作，使身体呈拱桥状，反复多次。经一段时期练习、力量增强后，可做双手放于胸前，以头、双足

三点支撑的拱桥式锻炼。

②单侧拱桥：仰卧位，单侧屈肘支撑身体，同侧足外侧缘支撑，作用力挺腹伸腰的动作，使身体呈拱桥状，反复多次。

③侧桥练习：侧卧位，双下肢并拢，下方上肢外展 90°，屈肘 90°；另一侧上肢伸直放于体侧，以下方屈曲的肘部及同侧足外侧缘着力支撑，使身体呈侧拱桥状，反复多次，经一个时期练习，另一侧下肢可外展与地面平行，加强练习。

3. 康复期治疗方案　损伤 4 ～ 6 周，腰背疼痛明显缓解，可进行日常生活及工作，但时感腰背酸软疼痛不适。康复目标为缓解肌肉紧张、增强腰背部肌力、增加日常活动能力等。运动疗法宜增加松解粘连、恢复脊柱功能的锻炼，同时宜增加有氧运动及核心肌力训练，恢复脊柱稳定性。功能训练强度逐渐增大，每日进行，至少持续 3 个月，以后适当进行巩固性训练。

（1）中医治疗：参考恢复期治疗方案。辨证用药，气血两虚，治以补益气血、强壮筋骨。方药以八珍汤合独活寄生汤加减。中成药用益尔力口服液、壮骨腰痛丸等。

（2）物理因子治疗：参考恢复期治疗方案。

（3）运动疗法：

①牵伸练习

徒手牵伸训练：患者仰卧位，双上肢外展 90°置于体侧，双足尖与肩同髋，身体躯干及上肢保持不动，右下肢内收内旋至左体侧最大范围处，维持 10 秒左右，回到起始位。再反方向完成该动作为一次训练。每日 3 组，每组 10 次。

巴氏球牵伸训练：患者仰卧位，双上肢外展 90°置于体侧，双下肢屈髋屈膝，置于一巴氏球上，身体躯干及上肢保持不动，双下肢随巴氏球向体侧运动至最大范围，维持该姿势 10 秒左右，回到起始位。再反方向完成该动作为一次训练。每日 3 组，每组 10 次。

膝胸卧式：患者双膝平跪，两手撑床，先做挺腹塌腰，再作收腹拱背、后拉臀部向足的活动，尽量使膝胸相贴，腰背筋肉充分得到牵张，要求持续数秒或更长时间，反复数次。

屈伸牵伸训练：双脚左右开立与肩同宽，上体前屈，双腿伸直，左手抓握右手，右手经左脚面抓握左脚跟或至最大范围处，保持该姿势 30 秒左右，回到起始位。双手支撑大腿后部，腰部后伸至最大范围，保持该姿势 30 秒左右，回到起始位，完成该动作为一次训练。每日 3 组，每组 10 次。

跪位牵伸练习：双腿呈跪姿，脚面绷直触地，臀部坐在两脚跟部，上体充分后仰至最大范围，保持该姿势 30 秒左右，回到起始位，完成该动作为一次训练。每日 3 组，每组 10 次。

②核心肌力练习

不借助任何器械的单人力量练习：此类练习适用于核心力量练习的初始阶段，目的在于使患者深刻体会核心肌群的用力和有效的控制身体。

运用单一器械进行的力量练习：是一种非平衡性力量训练，通过自身调整不稳定的身体状态，达到训练神经 – 肌肉系统的平衡和控制能力，以及本体感觉。在这种练习方式中，运用最多的是平衡球、平衡板和瑞士球等这类不固定的器械和自由重量器械。使用这一类型的器械进行力量练习可以有效动员躯干部深层肌肉参与运动，并在动作过程中控制躯体始终保持正确的运动姿态，从而摒弃了传统力量练习中借助外力来支撑躯体的弊端。

传统练功疗法：进行八段锦、练功十八法、太极拳等有氧练习。

四、难点分析与对策

（一）脊柱稳定性下降，反复慢性腰部疼痛

1. 难点提出 腰椎压缩性骨折的脊椎正常结构破坏，负荷传导发生改变及内固定本身应力遮挡可引起腰部生物力学异常，致使本已存在的小关节突紊乱进一步发展为创伤性关节炎，棘突间韧带未能良好修复，瘢痕较多，韧带松弛，脊柱稳定性减弱，腰背肌肌力下降。因此，腰椎压缩性骨折患者存在长期反复腰背疼痛的问题，严重影响患者的生活质量和运动能力。

2. 解决对策 除早期进行腰背部消炎、消肿止痛处理外，应积极注重早期腰背肌功能锻炼，可预防失用性骨质疏松和肌肉萎缩，有助于恢复损伤韧带、筋膜、肌腱等软组织的正常功能，防止软组织粘连和组织纤维化。通过积极主动的功能锻炼，达到复位治疗、增强腰部肌力及脊柱稳定性的目的，较少后遗症的发生。

正确指导和督促患者早期进行腰背肌锻炼极其重要。我科综合康复治疗方案中尤其强调早期和始终贯彻腰背部肌力训练。临床证明，我科以腰背肌训练为主，综合康复治疗腰椎压缩性骨折疗效令人满意，能有效缓解腰椎压缩性骨折患者长期腰背疼痛症状，最大限度恢复患者的日常生活和运动能力。

（二）便秘、腹胀等麻痹性肠梗阻症状

1. 难点提出 腰椎压缩性骨折患者早期因后腹膜血肿压迫腹腔神经丛，或因长期卧床导致肠道功能性蠕动减慢，出现便秘、腹胀等麻痹性肠梗阻症状，或因损伤后疼痛，患者不敢排便，导致腹胀甚至腹痛。

2. 解决对策 可用中药复原活血汤加厚朴、枳实、乳香；便秘者加大黄、芒硝、厚朴；或桃核承气汤加减、膈下逐瘀汤攻下逐瘀，配合针刺天枢、大横、足三里、上巨虚，促进胃肠道蠕动。

（严攀）

◆ 骨盆骨折术后 ◆

一、病名

1. 中医病名 骨折病（TCD：BGG000）。

2. 西医病名 骨盆骨折（ICD-10：S32.801）。

二、功能评定

1. 关节活动度 采用量角器对髋关节各角度进行测量。

2. 关节肿胀 目测法（轻、中、重度）或容器法。

3. 肌力 采用 MMT 徒手肌力评定法，根据情况选用等速、等张及等长肌力测评。

4. 日常生活活动能力（ADL）评定 采用 Barthel 指数评定量表（第八章常用骨伤康复测评表附表 2）。

5. 疼痛评定 采用目测类比评分法（VAS）。

6. 骨盆骨折评价 Orlando 骨盆骨折评分系统，Cole 等于 1996 年在 SF-36 的基础上提出 Orlando 骨盆疗效评分系统，用于骨盆骨折术后疗效的定量评价，包括功能性疼痛、主观性疼痛、镇痛药使用、

活动状态、术后体格检查及术后骨盆 X 线片 6 项内容。与其他骨盆评分不同，该系统将术后骨盆 X 线片表现融合于骨盆疗效的评价中。

总分为 40 分。优：35 ～ 40 分；良：30 ～ 35 分；可：25 ～ 30 分；差：＜ 25 分。

7. 平衡功能测试　可利用运动损伤平衡测试标准进行评价，也可采用 BIODEX 平衡仪测定。

8. 步态分析

（1）观察包括受检者的站立姿势、步态的总体状况、识别步行周期的时相与分期及其特点、观察髋关节运动、骨盆运动及身体重心。

（2）判定步行周期中支撑相与摆动相的特征。

（3）借助器械或专门设备来观察行走步态，并可记录和计量，如利用电子角度计、表面肌电图、高速摄影等设备，甚至三维步态分析系统来进行此项工作。

三、康复方案

（一）物理因子治疗

1. 冷疗　用碎冰加压包扎 20 分钟，以减轻出血肿胀、疼痛。肿痛严重者可每小时使用 15 分钟，每隔 1 小时 1 次。也可使用冷风机或冰按摩。

2. 超声波疗法　急性期 0.6W，5 分钟，每日 1 ～ 2 次，可采用二黄新伤止痛软膏做偶合剂使用，或 0.1% 地塞米松偶合剂。康复期和恢复期可视局部情况增加剂量。

3. 短波疗法　急性期峰值固定，100Hz，15 分钟。康复期和恢复期可视局部情况增加剂量。

4. 微波疗法　急性期 8 ～ 10W，15 分钟。康复期和恢复期可视局部情况增加剂量。

5. 激光疗法　氦氖激光痛点照射，早期采用 8 ～ 10mW，照射 5 ～ 10 分钟；中后期 10 ～ 12mW，5 ～ 10 分钟。每日 1 ～ 2 次。

6. 中频、干扰电治疗　选用 2 组共 4 个规格为 10cm×15cm 的方形电极，分别于下腹部及臀部交叉对置，差频为 50 ～ 100Hz，电流强度为 10 ～ 15 mA，每次治疗 20 分钟，每日 1 次，治疗 20 次为 1 个疗程。共治疗 3 个疗程，每疗程中间休息 1 周。

7. 蜡疗　蜡饼法，20 分钟 / 日。

8. 水疗　由于骨盆骨折恢复期、康复期负重疼痛、功能障碍，在陆地不能进行步行活动，但以恢复步行为目标的患者，可采取水中运动，如水下踏车、水下跑台或水中行走以进行功能锻炼。

9. 脉冲磁疗　设定磁场强度 0.2 ～ 0.4 特斯拉，频率 20 ～ 80 次 / 分钟，每次治疗 20 分钟，每日 1 次，共治疗 30 次。

（二）稳定性骨盆骨折的康复

1. 卧床期　骨盆稳定性骨折非手术治疗后患者需要卧床，卧床时间 4 ～ 6 周，在此期间应以髋、膝、踝的活动度和双下肢肌力训练为主。手术治疗的患者依据手术方式，由医师决定卧床的时间。

（1）良肢位：骨盆不稳定性骨折患者无论是非手术治疗还是手术治疗，在卧床休息期间均应注意髋关节微屈位下活动双下肢膝、踝关节，以不引起疼痛或致微痛为度。另应尽量避免同侧髋关节过度前屈、外展、外旋而引起疼痛。

（2）踝泵练习：用力、缓慢、全范围反复屈伸踝关节。5 分钟 / 组，1 ～ 2 组 / 小时。

（3）股四头肌等长练习：在不增加疼痛的前提下尽可能多做，500 ～ 1000 次 / 日。可尽量避免肌肉萎缩，同时促进下肢血液循环。

（4）床外股四头肌肌力练习：于双膝下垫枕以使髋微屈，双小腿悬于床外，踝部以沙袋、皮筋等作为负荷，踢腿至膝伸直位，缓慢落下，20～30次/组，组间休息30秒。4～6次/组，2～3组/日。

（5）上肢肌力练习：强化上肢肌力，以维持基本身体素质，为体位转移和下地扶拐行走等做准备。但必须在床上进行，必须确保练习时骨盆无受力和移动。

2. 活动期 伤后2～3周，患者损伤局部疼痛减轻即可以开始下述练习。

（1）髋关节活动度练习：逐渐尝试足跟拖动练习，进行轻柔的髋关节活动度练习。10～15次/组，2～3组/日。先练习髋关节屈伸，逐渐练习内外旋，最后练习外展内收。

（2）直抬腿练习：尽量伸直膝关节后直腿抬高至足跟离床15cm处，保持至力竭为1次。5～10次/组，2～3组/日。

（3）后抬腿练习：俯卧位，尽量伸直膝关节后直腿抬高至足尖离床5cm处，保持至力竭为1次。5～10次/组，2～3组/日。

（4）下肢外展练习：侧卧位侧抬腿练习，尽量伸直膝关节后直腿抬高至无痛角度，保持至力竭为1次。5～10次/组，2～3组/日。

（5）水中运动：在骨盆康复治疗中有明显作用。坚持每日让患者在水中运动池中锻炼，如行走、站立、直抬腿、侧抬腿、后伸腿、双腿内收、外展等。

3. 行走期

（1）负重和平衡练习：经医生复查许可后，开始负重和平衡练习。随骨折愈合的牢固程度，负重由：足尖点地（25%体重）→1/4体重→1/3体重→1/2体重→2/3体重→4/5体重→100%体重逐渐过渡。可在平板健康秤上让患腿负重，以明确部分体重负重的感觉。逐渐达到患侧单腿完全负重站立。5分钟/次，2次/日。

（2）前后、侧向跨步练习：要求动作缓慢、有控制、上体不晃动。力量增强后可双手提重物作为负荷，或在踝关节处加沙袋作为负荷。20次/组，组间间隔30秒，2～4组连续，2～3次/日。

（3）下蹲练习、蛤蚌训练、靠墙站桩、压球练习、夹球练习同活动期。注意：骨盆骨折手术后患者可以根据医师评定结果，如果骨折内固定稳定，可以提早进入行走期训练。

四、难点分析与对策

（一）制动带来的关节僵硬，肌肉萎缩

1. 难点提出 骨盆骨折因损伤后肢体长期固定或患者因惧痛而不敢活动等原因，引起局部组织瘢痕增殖、肌腱组织粘连、关节囊挛缩，造成不同程度的髋、膝、踝关节活动度减少甚至关节僵硬。关节活动度的减少会导致踝关节生物力学、运动学和动力学异常，从而影响髋、膝、踝关节的功能。长期制动及伤后惧痛，患者存在下肢肌肉萎缩、肌力下降的问题。因长期不动，甚至还会出现股四头肌、臀中肌、腘绳肌及髂腰肌等肢体远端和健侧肌肉的萎缩等，由此出现的肌力不足，控制无力，加剧关节不稳，甚至跛行。

2. 解决对策 最首要和最重要的康复练习是关节活动度的训练，也就是在不加重损伤的情况下要及早压关节，进行被动的、主动的髋、膝、踝三大关节活动。鼓励患者进行早期主动关节活动范围练习。中医内外治法以活血化瘀、疏通经络，减少水肿和粘连，并注重冷疗的应用。肌力下降可以在日常肌力训练中得到恢复。重视肌力训练是解决骨盆骨折后肌力下降的关键。在治疗方案中可采用等长、等张抗阻等练习，以解决肌力下降。

（二）神经损伤

1. 难点提出　神经损伤多为不全性损伤，主要表现为某一神经支配区域的感觉障碍及运动障碍。髂骨或坐骨切迹的骨折最常涉及坐骨神经。腓总神经比胫神经更易损伤，出现腘绳肌、踝背屈肌不能收缩及支配区痛觉迟钝；闭孔神经损伤表现为股内收肌麻痹及大腿内侧不规则痛觉减退。有骶骨骨折可损伤神经根部，此外腰丛、骶丛或神经干部也可损伤。骶神经损伤常表现为膀胱功能障碍、阳痿等症状。

2. 解决对策　神经损伤多系牵拉及挫伤，康复治疗效果较好．症状多可好转或消失。但必须及时处理骨盆骨折和脱位，以解除对神经的牵拉和压迫，以利恢复。10%左右的患者有永久性后遗症。对S1、S2神经伤，坐骨神经痛者，可先闭合治疗，无效者可手术探查。有足下垂者，75%闭合治疗无效，应及早手术探查减压。

（三）对下肢步态的影响

1. 难点提出　此为后期康复的重点与难点，亦是体现危急重症的重点之所在。骨盆骨折常影响双下肢的长度，或因手术切口对髋部周围肌肉、软组织的破坏而引起术后步态不稳、失常等。

2. 解决对策　首先进行双下肢功能测评，包括等速测评、平衡测试、步态分析等。针对患者躯干、膝踝关节缺陷、疼痛，则采用电针、手法配合高频治疗；针对肌力差，则采用等速训练配合水下运动疗法；针对平衡、本体感觉缺失，采取运动疗法训练；针对步态异常，采取步态训练。

（张晓芳）

◆ 人工髋关节置换术后 ◆

一、病名

1. 中医病名　创伤病（TCD：BGC000）。

2. 西医病名　人工髋关节置换术后功能障碍（ICD–10：T84.001）。

二、功能评定

1. Harris 人工髋关节疗效评分标准　Harris 标准由疼痛程度得分、生活能力得分、行走能力得分和关节畸形与活动度得分组成。90 ～ 100 分为优，80 ～ 89 分为良，70 ～ 79 分为中，70 分以下为差。

2. Charnley 人工髋关节置换疗效评定标准　Charnley 标准内容主要有疼痛、运动和行动功能 3 项，每项 6 分，将患者分为 3 类。

A 类：患者仅单侧髋关节受累，无其他影响患者行走能力的伴发疾病。

B 类：双侧髋关节均受累。

C 类：患者有其他影响行走能力的疾病，如类风湿关节炎、偏瘫、衰老及严重心肺疾病。

将 A 类或进行双髋关节置换术的 B 类患者用 3 项指标全面评估，而仅行单侧髋关节置换术的 B 类患者和所有 C 类患者只适合疼痛和活动范围的评估，对其行走能力的评估应综合考虑。这些患者由于其他疾病的影响，术后行走功能会受到限制，不能据此说明人工髋关节置换术疗效的好坏。该标准实用方便，但较简单。

3. 北京方案　北京方案系在 Charnley 标准基础上增加了一些具体内容，如“疼痛”中的是否服用止痛剂，“关节功能”中的能否坐蹲、上下台阶及生活自理能力等。

4. 日常生活活动能力（ADL）评价 对日常生活活动能力综合评定，是确定有无残疾及残疾严重程度的重要手段。Barthel 指数记分法是一种较常用的 ADL 评定方案。

5. 跌倒风险评估 TUGT（定时起立 – 行走试验，time“up & go”test）评估，从一个有扶手的座高约 45cm 的椅子上由靠坐位独立站起，尽可能快地行走 3 米后转身返回，再转身坐下并靠回到椅背上。其间不能给予任何躯体的帮助，不使用拐杖等步行辅助器具。用秒表测得患者背部离开椅背到靠回椅背的时间。测试 3 次，取其均数作分析。

三、康复方案

（一）术后第一阶段

急性治疗期（第 1 ～ 4 日）。

1. 目标

（1）独立转移训练及安全上下床、坐椅、马桶。

（2）使用手杖或腋杖在平地及台阶上独立走动。

（3）独立进行家庭训练计划。

（4）了解有关知识并遵守全髋关节置换术的注意事项。

（5）独立进行基本的日常生活活动。

2. 注意事项

（1）髋关节屈曲禁止超过 90°，内收禁止超过中线，内旋禁止超过中立位（后外侧入路）。

（2）避免手术侧侧卧位。

（3）为防止膝关节屈曲性挛缩，应避免将垫枕置于膝下。

（4）仰卧位时应使用外展位。

（5）如果同时行截骨术，应足尖触地行走或减重至 20%～ 30%做行走训练。

（6）注意对髋关节的愈合组织进行保护，预防伤口感染及假体脱位或半脱位，预防卧床并发症及深静脉血栓的发生。

（7）医护人员必须密切监测并及时记录患者的疼痛状况，对患者进行药物镇痛治疗的培训，并鼓励患者在一日之中有规律地服用镇痛药物，以保证其可正常参加康复训练。应告知患者，一次坐位时间不得超过 1 小时，以免引起髋部不适及僵硬，从而影响其活动度。

（8）加强对患者进行预防深静脉血栓的宣教，鼓励其抬高或支撑起患肢，警惕髋部异常情况，同时使用充气治疗仪或进行踝泵练习。监测患肢过度肿胀或腓肠肌压痛尤为重要，持续的过度肿胀及腓肠肌压痛可能是深静脉血栓形成的表现，应及时请内科会诊。

（9）在离床走动中，患者可能出现一定的步态偏差，这主要是由于疼痛及髋部屈肌柔韧性下降造成的，因此，在急性治疗期应密切观察患者的步行情况，并及时纠正步态偏差

3. 康复方案

（1）术后麻醉恢复过程中：应将患肢置于外展 15°位，防止过度屈曲、内收，可以使用三角垫维持，使用时注意膝关节的绑带勿压迫腓总神经。肢端感觉恢复后就可开始进行足踝的主动活动，及平卧位主动屈髋屈膝活动。

（2）术后第 1 日：患者生命体征稳定后即开始做床上锻炼和有限的活动。如深呼吸、咳嗽、踝泵

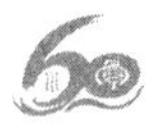

练习；股四头肌和臀肌的等长收缩；定时翻身，预防压疮；保持切口清洁干燥，换药时严格无菌操作。术后第 2 日可以取半卧位休息，但床头不宜超过 45°；直抬腿练习对 THR 没有帮助，反而会引起腹股沟部疼痛，并对假体施加不必要的旋转应力；术后 24 ～ 48 小时，拔除引流管。

（3）术后 2 ～ 3 日：如果患者体能好、假体稳固，即可开始下列活动。床缘起坐或加高坐垫的椅子，指导患者以健肢带动患肢移动到床缘垂腿坐立，开始膝、踝关节主动屈伸及股四头肌肌力练习，肌电生物反馈配合肌力训练。此时，髋关节屈曲不得大于 90°，并保持外展姿势。在平行杠中或在助行器保护下站立，或患肢部分负重，使用助行器步行。站立位髋后伸、外展及膝关节屈曲练习。

（4）助行器渐进性行走练习。

（5）冷疗。

4. 晋级标准　当患者能够实现对称性负重及非防痛步态，则可从助行器过渡到手杖或腋杖。

（二）术后第二阶段

早期柔韧性及肌力强化训练（第 2 ～ 8 周），也称中度保护期，此期间软组织和骨骼基本愈合。

1. 康复目标

（1）最大限度降低疼痛。

（2）无辅助装置下步态正常化。

（3）髋关节后伸 0°～ 15°。

（4）控制水肿。

（5）独立进行日常生活活动。

2. 注意事项

（1）避免髋关节屈曲超过 90°。内收不能超过中线，内旋不超过中立位（后外侧入路）。

（2）控制水肿。活动量的增加可引起下肢水肿，此时，应注意检查伤口周围及肢体远端有无肿胀加重或凹陷性水肿的情况。加压弹力袜可最大限度地减轻下肢水肿，并可预防下肢深静脉血栓形成，白天穿弹力袜有助于增加静脉系统血液回流。

（3）避免一次性长坐（超过 1 小时）。

（4）避免疼痛下进行治疗性训练及功能性活动。

（5）在上下台阶练习未顺利完成前，避免双腿交替性爬楼梯。

3. 康复方案

（1）维持训练：继续开展第一阶段后期的训练计划，扶椅背进行髋关节四方位练习、双下肢重心转移训练、坐位伸膝练习、踝泵练习。

（2）冰敷：每次训练后坚持冰敷 20 分钟，减少水肿出血。

（3）柔韧性练习

①仰卧位训练：仰卧位柔韧性练习，包括仰卧位蝶式牵伸练习及改良的 Thomas 试验牵伸练习，有助于拉长旋内肌和髋部屈肌。

②俯卧位练习：膝关节屈曲，弹力带绕过踝关节上方进行屈伸或抗阻练习，可增加髋部屈肌及股四头肌长度。

③小腿后侧肌肉牵伸：站立于楔形板进行牵伸，或扶双杠将足跟降低一个台阶的高度，均可使短缩的腓肠肌得到牵拉。

④踏车或四肢联动练习：短曲柄踏车（90mm）练习（图 5），结合遥测心率控制运动量。

（4）步态训练：目的在于消除代偿性步态，提高步幅、步速及步行距离。在进行步态评估时，异常步态的形成应视为术前的代偿。训练初期，重点应放在实现跟－趾型步态，同时加强伸髋练习。在练习对称性步态时，根据治疗师的纠正指令信息和镜面的视觉反馈给患者提示和反馈。

（5）肌力训练

①髋部近端肌力强化训练：侧卧位，利用阻力带进行蛤壳式运动，可分别加强臀中肌及伸髋肌肌力（图 7）；阻力带（或 GYM80 小负荷）站立抗阻训练（外展练习、伸膝练习）、起踵练习有助于加强腓肠肌肌力，应贯穿整个步态训练始终，便于足趾离地。

②屈髋肌强化练习：当仰卧位可耐受无痛足跟滑动练习，即可开始屈髋肌的强化训练。不强调仰卧位直腿抬高（SLR）练习，因为在进行该动作时，髋关节会负载相当于体重 3 倍的外力。

③闭链动力性训练：可采用 GYM80 低速模式，增加神经肌肉的控制能力，腿部蹬踏练习从 0°～ 80°开始，并对双下肢施加相同的承重力，重点应放在离心运动控制（屈膝）及向心运动控制（伸膝），逐渐从双侧过渡到单侧，并适当调整负荷。

④反向活动平板训练：低速反向活动平板训练可用于加强髋部伸展及股四头肌和腘绳肌力，同时使步长正常化及增强协调性。在这一阶段应注意，在步速及步长均增加时，髋关节关节面间的接触力可达体重的 7 倍，因此，该阶段这些变量应循序渐进地增加。

（6）平衡、本体感觉及日常生活能力训练

①本体感觉 / 平衡训练：如果患者能在无辅助装置下离床走动，则可进行重心转移训练。先进行双侧重心转移训练，后开始单侧重心转移训练。如先进行左右摇动平衡板训练，逐步过渡到前后摇动平衡板训练。当获得了一定的动态稳定性，可应用 BIODEX 平衡仪进行动静态平衡训练。

②中期平衡功能测评：TUGT 和站立伸拳位移测试，单足站立试验达标即可开始单侧训练。

③上台阶训练：一旦患者可在无辅助装置下离床走动，即可开始前向上台阶训练。当患者能够无痛越过台阶，并且对线及控制力良好，台阶的高度可（从 10cm、15cm 到 20cm）逐步提高。

④日常生活活动训练：如厕、上下床、盥洗、穿衣裤等练习。

⑤水下训练：伤口愈合良好，可行水下行走和前屈、后伸、外展摆腿练习；水下踏车练习，但是注意髋部活动的禁忌。

4. 晋级标准

（1）经过术后 8 周随访，手术医师认为可解除髋部注意事项。

（2）水肿及疼痛均已得到控制。

（3）髋关节可后伸 0°～ 15°。

（4）无辅助装置下正常步态。

（5）可登上 10cm 高的台阶。

（6）能独立地进行日常生活活动。

（三）术后第三阶段

后期强化训练及功能恢复（第 8 ～ 14 周），教育患者适时适度地开展训练，活动度及柔韧性的恢复通常早于肌力的恢复。

1. 目标

（1）交替性上下台阶。

（2）能够独立地完成穿戴裤子，包括穿脱鞋袜。

（3）功能范围、定时起立行走时间、单腿站立时间，所有这些测试结果均应在相应年龄组正常值范围内。

（4）恢复特殊的功能性活动。

2. 注息事项

（1）避免在疼痛下进行日常生活活动及治疗性训练。

（2）监控患者活动量。

3. 康复方案

（1）踏车练习（17cm）：踏车练习或四肢联动训练仪增加髋部活动范围，增强下肢肌力及心血管系统耐受性，注意控制心血管患者的心率，防止心血管意外。

（2）下肢牵伸练习：坐位及仰卧位髋关节屈曲活动度可开始大于90°；可开始进行仰卧位以毛巾助力，膝关节贴近胸壁的屈髋练习；开始双侧标准的 Thomas 牵伸练习。

（3）徒手肌力练习：无痛范围内尝试 SLR 练习，为进一步强化肌力，可在踝关节负重下进行俯卧位屈髋及伸膝练习。当之前的蚌壳式运动已具备了一定的控制能力，可增加弹力带，进一步加强髋外展肌及外旋肌力，侧卧位直腿抬高练习以加强臀中肌肌力。

（4）闭链动力性训练：采用蹬踏训练器进行下肢蹬踏练习，可将运动弧增加至90°或稍小于90°，并逐渐过渡到蹲位。最初可背靠墙壁，将巴氏球置于身后，从站立位开始下蹲；随后当患者具备了一定的控制能力，则可进展到单足靠墙的静蹲练习。亦可逐渐手握哑铃增加负荷。

（5）前向上台阶练习：继续进行向前上台阶练习，并逐步增加到20cm。

（6）开始前向下台阶练习：当下肢肌力可以越过台阶，并可保持一定的控制力及对线性，则可从10cm 的高度开始下台阶练习。治疗师应不断地对患者的膝和髋关节对线性进行评估，以避免损伤。小量增加手部哑铃负重可进一步增强股四头肌、腘绳肌及髋部伸肌肌力，为患者下一步进行交替性上台阶练习及负载做好准备。

（7）下肢渐进性抗阻训练：渐进性抗阻训练机，如 GYM80 髋关节训练机，可分别针对髋部伸肌、外展肌及臀肌进行抗阻练习。

（8）本体感觉及平衡训练：利用弹力带进行对侧髋关节的后伸及外展运动，可进一步加强静态肌力及平衡性。逐渐过渡到无上肢支撑下的站立练习。随后可进入到不稳定平面训练阶段，如泡沫滚筒或平衡板、气垫，可开始闭眼单腿站立练习和（或）多向不稳定平面平衡练习；撤销视觉反馈可更好地针对前庭及中枢神经系统进行训练。所有这些训练均可在 BIODEX 平衡仪上进行。

（9）功能性活动：鼓励患者进行常规的日常穿脱鞋袜训练，这些活动对髋关节有较高的要求，因为这一动作需要髋关节充分外旋同时屈曲。

（10）水疗法：将游泳纳入到水中运动，以加强肌力及有氧训练。建议患者采用仰泳或自由泳，减少髋部的用力，也可在耐受范围内使用脚蹼。水中运动可为上下肢提供柔顺的阻力，水中步行练习可增强患者的肌力及耐力。

（11）重新功能评估：重新评定功能范围、定时起立行走时间及单腿站立时间，并与相应年龄组标准值进行比较。这些测试结果均应达到年龄组正常值范围；通常患者在出院时，许多治疗目标尚未完成，应针对出院时的具体情况，回家后继续独立进行特定的家庭训练。

（12）特许活动训练：国外医师通常建议患者在解除了髋部注意事项后（8周）再开始学习驾车。达到出院标准，经内科医师会诊后，可允许患者恢复其他娱乐活动，如跳舞、打太极拳等。应提醒患者循序渐进地开展新的活动项目，并根据自身的症状及时修改或中止原定计划。不鼓励患者恢复具有高冲击性的运动项目，如打网球、跑步、打壁球及曲棍球。有时患者可能出现双下肢不等长，超过1cm时应当用足跟垫加以矫正，这样有助于恢复正常的髋部力线，防止脊柱及其他关节由于对线不良而承受过度的应力。

4. 出院标准

（1）双腿交替性爬楼梯。

（2）独立穿脱鞋袜。

（3）功能范围，定时起立、行走时间及单腿站立时间均达到相应年龄组正常值范围内。

（4）恢复体育活动或更高级的功能性活动。

四、难点分析与对策

（一）肌耐力下降

1. 难点提出　由于关节退变或创伤原因，产生关节源性肌萎缩，尤其是髋部和膝部肌萎缩明显，极大限制患者髋、膝功能的恢复。

2. 解决对策　术前积极宣教，告诉患者肌力训练的重要性，并在康复过程中制订个性化肌力训练方案，采取循序渐进的肌力训练方法来解决此难点。

（二）本体感觉下降

1. 难点提出　由于手术制动和损伤的原因，髋、膝本体感觉丧失严重，神经肌肉控制能力明显减弱，严重影响患者日常生活能力的回复。

2. 解决对策　我们在早期予以积极的本体感觉训练，如滚球、悬吊、摆腿等，待肌力及全身状态改善后即进行平衡板练习、BIODEX 平衡训练仪练习。

（三）体能低下

1. 难点提出　由于患者年龄越大，术后 3、6、12 个月日常活动能力恢复越差，年龄≥ 85 岁是骨折 1 年后日常活动能力不能完全恢复的一个预测因素。

2. 解决对策　鉴于此种疾病的特点，可以采取积极增加患者体能的方式，鼓励其进行有氧训练，如增加水疗、四肢联动训练、踏车等以增加患者的活动能力。

（四）合并症

1. 难点提出　老年髋部骨折患者常合并有慢性全身性疾病，合并症的存在会延迟其术后功能恢复的进程。

2. 解决对策　加强护理，勤观察。重点观察生命体征、出血、胃肠功能紊乱、泌尿系感染、坠积性肺炎、褥疮、下肢深静脉血栓形成及电解质紊乱等。护士要观察患者骨折局部的肿胀、胃纳及二便、咳嗽及咳痰、受压皮肤、患肢末梢血运循环及感觉、电解质等变化情况，及时做好并发症的预防工作。

（五）抑郁

1. 难点提出　抑郁评分越高的患者，其住院时间越长，康复训练参与度越低，功能独立评分也越低。老年骨折患者遭突发性损伤，导致局部疼痛、肿胀和功能障碍，骨折后患者常有紧张、焦虑、悲观、痛苦等多种情志变化，又因骨折后需卧床休息、生活不能自理而顾虑重重，从而引起阴阳失调，气血失和，导致病情加重，并引起并发症。

2. 解决对策　加强情志护理可以较好地解决此问题。古人说：“善医者必先医其心，而后医其身。”

为此，护士应在详细了解病情、采取合理治疗措施的同时，加强心理护理。

（六）跌倒恐惧

1. 难点提出　术后开始扶拐杖训练时患者有较强的跌倒恐惧感，易影响患者的行走功能。恢复越是害怕跌倒的患者，术后 2 周、6 周的步态及日常生活能力恢复越差。

2. 解决对策　加强转移训练、步态训练和保护，先训练患者床边转移。健侧腿先离床并使脚着地，患肢外展，屈髋＜ 45°并拄拐杖站起。教会患者正确使用拐杖和拄拐行走。

（刘波）

◆ 人工膝关节置换术后 ◆

一、病名

1. 中医病名　膝痹病（TCD：BNV090）。

2. 西医病名　人工膝关节置换术（ICD–10：81.411）。

二、功能评定

（一）术前康复评定

1. 原发疾病有关因素的评价　评价包括原发疾病的病程及经过、既往治疗手段及效果、诊断等。

2. 局部膝关节情况的评价

（1）关节活动度（ROM：range of motion）：量角器测量膝、膝、踝关节的主被动关节活动范围。

（2）股四头肌及腘绳肌肌力

①徒手肌力检查法：不需用器具，结果可靠，有效性得到公认，但是比较粗糙，对肌肉的耐力及协调性检查存在一定的局限性。

②器械肌力检查法：在肌力达Ⅲ级时，为了进一步作定量评定，可用专门器械测定。器械测定有定量指标，包括测力器、等速肌力测试、等张肌力测试等。

（3）HSS 评分：便于术后进行评估和作为修正康复计划及对比长期疗效之依据。

（4）膝关节 X 线片表现：通过手术前后 X 线片着重了解局部骨质情况及假体位置，后者包括平面假体的倾斜情况、髌股关节及胫骨关节对合情况等。

（5）术中情况：膝关节入路选择、骨质切除量、软组织平衡情况、假体位置、假体选择、是否使用骨水泥、关节对合情况、膝关节术中 ROM、关节稳定性等。

3. 全身状态及并发症

（1）全身性疾病：类风湿关节炎可因原发病或治疗反应等出现心、肺、肝、肾等器官的病症。骨性关节炎患者多为老年人，常伴有糖尿病、高血压等系统性疾病。血友病患者则伴有出血倾向。因此，手术前后进行严格的全身状况评价及治疗有助于康复锻炼，这些因素可以决定康复锻炼开始时间、锻炼强度、康复计划的调整等。

（2）并发症：人工膝关节置换术并发症包括血栓形成及栓塞、伤口愈合不佳、感染、关节不稳、骨折、髌腱断裂、腓总神经损伤、髌骨脱位及半脱位、假体松动、假体磨损、假体变形及断裂等。在康复锻炼过程中必须注意全面评价，避免上述某些并发症的发生。一旦发生，必须及时修改康复计划。

4. 精神、心理、智力状态 根据此项检查，可以了解患者在心理上或精神上能否耐受康复锻炼，能否协助理解医护人员的指示。

5. 年龄、性别、经济能力等社会背景资料 有助于判断患者康复的有利和不利因素。

（二）术后康复评定

1. 基本情况评定 身高、体重、年龄、性别等。

2. 人工膝关节术后位置评价 人工膝关节术后需拍 X 线正侧位片。正位包括负重位及非负重位，正位负重位主要观察股骨角、胫骨角及膝外翻角；正位非负重位主要观察假体周围有无透亮带，以确定有无假体松动。侧位片主要观察股骨假体前倾角、胫骨假体后倾角及髌骨的高度，还可以观察假体周围有无透亮带，以确定有无假体松动。这些对手术后康复具有重要的指导意义。

3. HSS 膝关节评分 膝关节功能评分以美国 1976 年提出的 HSS 膝关节评分和 1989 年美国膝关节外科学会 KSS 评分最为常用。研究显示，这两种评分可重复性高，能敏感反映手术及康复治疗前后的变化。

4. 膝部肌力评定 术后早期采用 MTT 肌力分级法进行评定，中后期可采用仪器测评。

5. 日常生活活动能力（ADL）评定 见第八章常用骨伤康复测评表附表 2。

6. 体重指数 BMI = 体重（kg）/ 身高（米）^{2}。

三、康复方案

（一）术前康复

1. 向病员及家属简单介绍手术目的、手术的方式、术前准备的时间、手术时间、手术后能达到何种最佳效果等，建立患者对手术的信心。

2. 介绍术后早期需要注意的事项，如术后对伤口的保护、移动肢体的方法、起坐姿势的要求等。

3. 介绍深呼吸的重要性。

4. 介绍踝关节主动活动的重要性，减低深静脉血栓或肺栓塞的危险。

5. 准备辅助器 术后早期进行步态训练，预防长期卧床的不良影响。

6. 关节活动范围训练 因为术前 ROM 是 TKA 术后康复的重要预测指标，所以术前强调 ROM 屈伸练习是十分重要的。可以采用熏洗、蜡疗配合关节松动训练以增加关节活动范围。

7. 肌力训练 股四头肌静力收缩练习，每次静力性收缩 10 秒，休息 10 秒，每 10 次为 1 组，每日完成 5 ～ 10 组。可同时进行腘绳肌的静力性收缩练习、踝关节屈伸肌的主动收缩等。训练中应避免引起患者的疼痛，以免影响其术后康复治疗的信心。

（二）术后康复

1. 术后第一阶段（术后 2 周以内） 该阶段康复重点集中在尽量减轻水肿，尽可能屈伸膝关节、恢复功能独立和通过自我训练方案。

（1）目标

①无辅助转移。

②无辅助利用适当器械在平地行走或上下台阶。

③能够独立完成自我练习方案。

④主动 ROM，主动屈曲≥ 80°（坐位），伸直≤ 10°（仰卧位）。

（2）注意事项

①避免长时间坐、站立、行走。

②避免行走和 ROM 练习时严重疼痛。

（3）康复措施

①冷敷：冰袋或冷风机冷疗，冰袋每次 20 分钟，每日间隔进行多次；冷风机每次 5 分钟，每日数次。每次训练完后一定要冷敷。

②加压包扎：足踝至膝关节以上用弹力绷带轻微加压包扎，冰袋冷敷，以减少出血、消除肿胀。由于正常人在休息时膝关节也倾向于轻度屈曲，因此如膝关节后侧软组织较紧，则应将足跟垫高，使膝关节处于伸直位，以防日后膝关节屈曲挛缩。在训练间隙和夜间休息时使用沙袋压迫，利用膝关节支具或伸直位钢托防止屈曲，一般术后应持续使用 6 ～ 8 周。

③主动练习：踝泵练习（与被动练习间隔进行），每隔 1 小时 10 下，屈伸踝关节持续 3 秒。健膝屈曲，患膝充分伸直做压床动作，此时股四头肌收缩、膝关节展平，髌骨可轻微上下移动，每 2 小时练习 1 组，重复 30 次，每次持续 10 ～ 15 秒。

④主动训练晋级：术后第 4 ～ 7 日，患者一般情况改善，可在床上坐起。本期可继续前 3 日的练习，逐渐过渡到完全主动练习。增加以下练习。

助力被动屈膝：抱大腿足跟滑动练习，呈屈膝活动，每隔 2 小时 5 ～ 10 次；无重力屈伸练习，仰卧于床边，侧身，患肢在上，做无重力屈伸膝关节的动作，每隔 2 小时 5 ～ 10 次。

垂腿练习：坐于床沿，患腿自然下垂，利用重力牵引膝关节，逐渐过渡到健侧足与小腿压于患侧足踝上，向下施压。

主动伸膝练习：健侧足勾于患侧足跟部，协助患侧小腿做上举的动作；或用一根绷带一头绑于足部，另一头牵于患者手中，自行牵引，协助使小腿抬起，膝关节伸直，每 2 小时练习 20 ～ 30 分钟，以增强关节活动范围和肌力。本阶段可在陪护人员帮助下下床，坐于凳子上或作适应性站立（创伤反应期过后即可）。不用骨水泥固定的膝关节置换应于术后 5 ～ 6 周下地。

被动练习：有条件者可开始 CPM 练习，由 0°～ 5°开始，逐渐增加角度，每日 3 ～ 4 次，30 分钟 / 次，达到 90°即可停止。通过本阶段锻炼。应争取膝关节被动屈曲达到 90°，并能完全伸直（被动），能适应坐凳和站立状态。

2. 第二阶段（术后 2 ～ 4 周） 出院后康复练习，如伤口愈合良好，未发生严重手术并发症，一般于术后 10 ～ 14 日拆线，患者身体状况已大部分恢复，可以出院。此时膝关节功能并未达到理想范围，故出院后仍应坚持康复练习，否则将前功尽弃。

（1）终末伸膝主动练习（等张练习）：膝下垫一枕头，保持屈膝约 30 °，而后使足跟抬离床面直至患膝伸直，保持 10 秒，每日 3 组，每组 30 次。

（2）主动伸膝抗阻：坐于床边或凳子上开始主动屈膝伸腿练习，伸起后绷紧保持 10 秒，放下，重复。能够抬 50 次后可在踝部加重物，从 1kg 开始，每次增加 1kg，直至 4.5kg，连续抬 50 次，每日 3 组。

（3）俯卧主动屈膝练习：3 次 / 日，重复 30 次，每 10 次反手抱足下压 1 次。

（4）站立位屈髋屈膝练习：能够连续 50 次后可在踝部加重物，从 0、5kg 开始，直至 2.5kg，连续屈 50 次，每日 3 组。

（5）行走练习：在陪护人员保护下继续扶助行器做行走练习，膝关节负重 30 ～ 50kg，21 日后可去除助行器逐渐完全负重行走，每日练习 3 ～ 4 次，每次 15 ～ 30 分钟。

（6）弓步练习：两腿前后分开，交替弓步压膝，足底不离地，后腿伸直，每日 3 组，每组 30 次。

（7）下蹲练习：双手扶单杠，控制下蹲力度，以不痛为度，练习 5 ～ 10 次。

（8）被动练习

①下肢肌肉按摩放松练习：每次主动练习后均可做按摩放松，持续 5 ～ 10 分钟。

②俯卧位屈膝：患者俯卧位，由治疗师帮助扶小腿做屈膝练习，尽量屈膝，可持续加压与悠压交替进行，每日 3 组，每组 30 次。

通过本阶段锻炼应达到主动、被动屈膝达到或超过 120 °，能自主有力地屈伸膝关节，可自己穿鞋袜，完全负重行走。

3. 术后第三阶段（术后 4 ～ 8 周） TKA 术后康复第三期仍然集中在减轻水肿、尽量恢复膝关节 ROM、改善下肢力量、尽量减轻步态和平衡障碍、增强独立从事各种功能活动能力，以及继续独立自我锻炼方案。

（1）目标

① ROM 主动辅助屈膝≥ 105°。

②主动辅助伸膝 =0°。

③尽量减轻水肿。

④踏上 10cm 高的台阶。

⑤独立完成自我练习方案。

⑥有 / 无辅助工具下恢复正常步态。

⑦独立进行 ADL 训练。

（2）注意事项

①如果存在步态倾斜，则避免无辅助行走。

②避免长时间坐和行走。

③避免在治疗性练习和功能活动时疼痛。

④在患肢恢复足够肌力或良好控制时才可两腿交替爬楼梯。

（3）康复措施：根据恢复情况继续前一阶段练习，并可进一步增加以下练习。

①卧床直腿抬高练习：抬 30°即可，保证膝关节伸直及后部展平，坚持 5 ～ 7 秒，重复 30 次，每日练习 3 ～ 4 次。

②膝部四方位抬腿训练：逐渐过渡到渐进抗阻。

③扶栏杆做下蹲练习：以屈曲 30°开始，蹲下后坚持 5 ～ 7 秒，每日 3 ～ 4 次，每次 30 下，逐渐增加下蹲程度。

④渐进式膝踝屈伸练习：①坐位，膝踝屈曲 90°，慢慢地同时抬起脚跟，直到脚尖着地，然后放回来直到脚跟着地（图）；②将两只脚轮流拉向臀部方向练习屈膝，要让整个脚掌在地面上滑动，一定要用力压地板并要有绷紧肌肉的感觉。

⑤行走练习：在治疗师指导下扶助行器练习平路行走，膝关节负重约 10kg（秤量），每日练习 3 ～ 4 次，每次 10 ～ 20 分钟。自行或在医护人员指导下合理安排，日间交替进行上述练习。

⑥肌电生物反馈疗法：训练股四头肌力。

⑦短臂踏车训练：屈膝超过 90°即可进行。

⑧重心转移训练：双足重心转移、单足平衡，逐渐过渡到 Biodex 平衡训练、气垫训练。

训练结束应加强冰敷，减少肿胀疼痛。通过本阶段锻炼，膝关节主动屈曲达到或超过 90°，可主动伸直，可坐便。

4. 第四阶段（术后 9 ～ 16 周）

（1）目标

① ROM 主动辅助屈膝≥ 115°。

②起立时双腿负重对称和相等。

③独立进行 ADL，包括系鞋带和穿袜子。

④上下楼梯练习，上行楼梯台阶高 15 ～ 20cm，下行楼梯台阶高 10 ～ 15cm。

⑤股四头肌 / 腘绳肌力量、控制和柔韧性达到最大，足以满足较高水平 ADL 活动需要。

⑥功能测验评分：定时起立行走＜ 15 秒。功能距离 25cm。

（2）注意事项

①如果存在步态倾斜或疼痛，则避免上下楼梯练习。

②得到医师的许可方可进行跑、跳和多轴运动。

（3）康复师指导下的器械练习

①水中行走练习；跑步机上行走练习；靠墙静态闭链练习；负重伸膝练习；

②无辅助平路行走练习，左右、前后、斜上斜下步伐训练，每日 3 ～ 4 次，每次 10 分钟。

③垫高弓步练习，在前一阶段弓步练习的基础上，将患侧足下垫高，而后进行弓步练习，可逐渐增加高度直至约 0.5 米。每日 3 组，每组 30 次。

④股四头肌 / 腘绳肌牵伸练习，每日 3 组，每组 30 次，每次维持 10 秒。

⑤屈膝坐位起立，做站起、坐下的练习，尽量勿用手扶膝作支撑，每日 3 组，每组 30 次。

⑥下蹲位起立，坐位起立无困难时开始做蹲下、起立练习，开始可用手扶膝作支撑，逐渐取消支撑，每日 3 组，由可耐受的少量开始，逐步增加至每组 30 次。

⑦上下楼梯练习，上行楼梯台阶高 15 ～ 20cm，下行楼梯台阶高 10 ～ 15cm。可与行走练习相结合，每日 3 次，每次 15 分钟左右。

⑧避免剧烈运动及手术膝关节理疗。所有练习以不过度疲劳为度，不能疼痛，应避免暴力。通过本阶段锻炼应达到膝关节屈伸活动自如，并具有一定的力量和柔韧性，可蹲便，正常行走，可不需辅助自主上下楼梯。术后 2 个月后复查，无异常后继续上述康复练习，直至恢复正常或接近正常的日常生活。此阶段已可以开始从事游泳等一些较为剧烈的运动。3 个月后应完全恢复正常生活。

四、难点分析与对策

（一）伸膝不足

1. 难点提出 伸膝不足主要表现为被动伸膝不足和主动伸膝迟滞，被动伸膝不足的步态为患侧短缩步态，伸膝迟滞患者则呈伸膝步态。

（1）被动伸膝不足与置换膝置于休息位软组织粘连和挛缩有关；伸膝不足则很难维持或恢复置换膝的软组织平衡，影响行走步态和导致髌股关节并发症。

（2）伸膝不足所致的异常步态使髌骨不能沿正常轨迹运动、股四头肌腱粘连、股内侧肌萎缩、髌骨支持韧带和髌韧带挛缩，最终导致慢性固定屈膝畸形，甚至出现髌股关节并发症、膝前痛，患肢负重减少，骨质疏松，假体松动，直接影响假体使用寿命。

（3）伸膝不足还会限制屈膝活动范围。一旦股四头肌腱粘连、髌骨支持韧带或髌韧带挛缩，髌股关节间隙变窄，髌骨外移或低位髌骨，均限制髌骨的正常运动，以致难以跨越100°或更大的屈膝范围。

2. 解决对策

（1）体位：TKA术后应避免将膝置于屈膝、膝外旋休息位，因其易导致屈膝肌群、阔筋膜张肌和髌骨外侧支持韧带挛缩，破坏手术重新建立的平衡。垫高置换膝时尽可能保持伸膝中立位，当患者感到腘部不适，可鼓励患者主动或由他人辅助屈膝0°～30°，放松2～3次。

（2）牵伸训练：逐步牵伸腘绳肌和腓肠肌，必要时牵拉髌骨外侧支持韧带和阔筋膜张肌。

（3）主动伸膝肌力训练：股内侧肌是伸膝装置中的主要动力来源，提高股内侧肌肌力是维持终末伸膝、防止伸膝迟滞的保证。股内侧肌充分收缩能有效防止股四头肌腱粘连。选择股四头肌终末端等张收缩训练，屈膝控制在30°范围内，当患者主动伸膝不足时，在伸膝末给予助力，嘱患者保持6秒，然后缓慢放下。必要时配合神经肌肉电刺激股内侧肌，诱导患者进行主动伸膝运动。

（4）诱导股内侧肌收缩训练：为增强置换膝关节控制能力，在治疗师保护下，患者借助上肢支撑保护，行部分承重下主动屈膝－伸膝训练，控制屈膝角度＜30°，诱导股内侧肌收缩，早期应在助行器保护下进行。

（二）主动屈膝受阻

1. 难点提出　主动屈膝受阻是指置换膝屈膝范围停滞在某角度，继续屈膝增加困难，但又没有达预期的活动范围。置换膝一旦出现主动屈膝受阻，则应重点检查伸膝装置的功能。在没有充分恢复伸膝功能的前提下，切忌用暴力被动屈膝或长时间进行屈膝牵拉训练。因此，早期应重视恢复伸膝功能。

2. 解决对策

（1）滑板练习：坐位，用足滑动滑板3～5次，每次尽力往后，然后停在最大屈膝范围，保持30秒，再重复滑动至最大伸膝范围并保持，重复3次。

（2）床上坐位屈膝训练：其要点是远端固定，借助双手支撑臀部前移，能减少膝痛发生，提高主动屈膝效率。

（3）起－坐训练：从治疗师的辅助起坐→独立起坐。起坐训练能有效提高置换膝神经－肌肉活动的控制能力，特别是坐位时股四头肌的离心性收缩极大提高了训练股四头肌的效率。

（4）功率车训练（坐式）：通过调节功率车座椅距离，控制屈膝或伸膝训练。缩短座椅间距易于增加屈膝范围的训练；增加座椅间距，患肢进行短弧（40°～0°）的蹬踏运动，有助于股内侧肌的肌力训练。

（5）其他日常活动：如厕、主动配合穿脱衣裤和鞋袜。

（三）神经－肌肉控制能力下降

1. 难点提出　由于制动和损伤的原因，膝关节本体感觉丧失严重，神经肌肉控制能力明显减弱，严重影响患者日常生活能力的恢复。

2. 解决对策　早期强调闭链运动、步行及起坐等日常生活等功能训练的同时，就开始了促进置换膝本体感觉和增强膝关节控制能力的训练。随着患者步行能力的提高，还可进一步加强与神经－肌肉控制相关的其他运动。TKA手术患者多为老年人，尽可能选择安全、非高难度的运动训练。

（四）疼痛

1. 难点提出　整个康复训练过程应是无痛或是患者能完全忍受的非痛苦性的治疗过程，若按疼痛视觉模拟评分（VAS），疼痛忍受程度要小于20%。

2. 解决对策　术后有效的镇痛非常重要，可采取针灸、中药外搽、TENS、冷疗等技术镇痛。应用安全有效的康复治疗技术，能最大限度降低肿痛的发生，确保康复训练的顺利进行。

（五）运动与肿胀

1. 难点提出　运动和肿胀是一对矛盾，运动会引起肿胀，不运动会造成功能受限。长期肿胀会带来一系列临床和患者心理问题。

2. 解决对策

（1）初始运动时因静脉回流障碍，可穿医用弹力袜。

（2）教会患者及其陪护人员促进静脉回流的治疗方法，患者平卧抬高患肢＋踝泵运动，向心性推压、抚摸等手法按摩，必要时配合正压序贯充气加压治疗。

（3）术后早期运动后及时冷疗，至少 4 次 / 日。

（4）控制肿胀的发生：每次练习的间歇为休息时间，首先进行促进静脉回流的踝泵运动，间歇时间不宜太长。确保在严格控制肿胀发生或能及时消肿的条件下，逐步提高患肢的活动能力。

（5）运动总量的控制：每日晨起观察置换膝疼痛、发僵、肿胀和皮温的变化情况，并与前一日晨起时的情况比较。无变化时维持前日运动量；肿痛、发僵、皮温增加，则缩短每次行走时间，增加运动间隔和加强牵伸膝的训练；肿痛、发僵、皮温下降或正常，则适当增加运动量，延长每次行走距离。

（六）抑郁

1. 难点提出　抑郁评分越高的患者，其住院时间越长，康复训练参与度越低，功能独立评分也越低。老年患者因局部疼痛、肿胀和功能障碍，术后常有紧张、焦虑、悲观、痛苦等多种情志变化，又因术后需卧床休息、生活不能自理而顾虑重重，从而引起人体的阴阳失调，气血失和，导致病情加重，并引起并发症。

2. 解决对策

（1）明确目标：首先要帮助患者明确早期康复治疗的目标，使其拆线后能独立正常步行，完成独自起坐和日常生活基本自理，以增强患者及其家属的信心。

（2）强调术后康复的重要性：手术成功仅为功能康复奠定好了基础，最终功能活动水平取决于患者的配合和努力。远期是否出现髌股关节并发症、假体的使用寿命等均与早期功能恢复水平密切相关。

（3）消除恐惧心理：告知患者，置换膝的金属关节面比软骨面更耐磨，患者站立越正、伸膝越直、持重越多，骨越硬朗，假体固定就越紧；走路姿势越正常，假体就越不容易被“撬动”而松动，使用寿命就越长，努力消除患者的恐惧心理，取得患者的主动配合。

（刘波）

◆ 膝关节半月板损伤 ◆

一、病名

1. 中医病名　膝部伤筋病（TCD：BGS000）。

2. 西医病名　膝半月板损伤（ICD-10：S83.203）。

二、功能评定

1. 疼痛评定　采用目测类比评分法（VAS）。

2. 关节活动度　采用量角器对膝关节屈、伸角度进行测量。

3. 关节肿胀评价　检查积液诱发试验、浮髌试验、髌上囊紧张度。

4. 肌力评价　采用 MMT 徒手肌力评定法，根据情况选用等速、等张及等长肌力测评。

5. 日常生活活动能力（ADL）评定　采用 Barthel 指数评定量表。

6. 膝关节功能评定　采用 Lysholm 膝关节评定量表评价。

7. 平衡测定　采用 BIODEX 平衡仪测评。

8. 步态分析　采用步态分析仪测评。

三、康复方案

此康复方案适用于非手术治疗的患者。

（一）急性期康复方案

1. POLICE 原则

（1）保护：采用患肢长腿钢托或护膝保护下，伸直位限制膝关节屈曲活动。

（2）最适负荷：采用最适合的负荷强度进行膝关节牵伸运动，并不进行完全制动。

（3）冷敷：用冰块或冰水冷敷，每小时使用 20 分钟，每日 3 ～ 4 次，使用 3 日。也可使用冷风机。

（4）加压固定：可选用绷带、弹力绷带、胶布等短时间固定。严重损伤时，应用钢托固定。

（5）抬高患肢：减轻膝关节水肿。

2. 物理因子治疗

（1）冷疗：急性闭合性损伤时采用局部冷冻喷剂（氟甲烷）或用碎冰加压包扎 20 分钟。肿痛严重者可每小时使用 15 分钟，每隔 1 小时 1 次。也可使用冷风机或冰按摩。

（2）超声波疗法：急性期 0.6W，5 分钟，每日 1 ～ 2 次，可采用二黄新伤止痛软膏做偶合剂使用，或 0.1%地塞米松偶合剂。康复期和恢复期可视局部情况增加剂量。

（3）短波疗法：急性期峰值固定，100Hz，20w，15 分钟。康复期和恢复期可视局部情况增加剂量。

（4）微波疗法：急性期 8 ～ 10W，15 分钟。康复期和恢复期可视局部情况增加剂量。

3. 中医治疗

（1）中药治疗：按照中医辨证用药。气滞血瘀，采用活血化瘀、行气止痛法，方药选用桃红四物汤加减；中成药用七厘散、七味三七口服液、创伤消肿片、玄胡伤痛片等。痰湿阻滞，采用健脾祛湿、化痰通络法，方药选用半夏白术天麻汤加减。肝肾亏虚，采用滋补肝肾、强壮筋骨法，方药选用肾气丸加减；中成药用抗骨质增生片（丸）、消增强骨片（丸）。

（2）中药外敷治疗：急性期局部外敷二黄新伤止痛软膏。

（3）中药外搽治疗：选用郑氏舒活酊、云南白药外搽。

（4）手法：视局部情况采用抚摸、向心性推压轻手法。

（5）针灸：取血海、梁丘、足三里、内膝眼、犊鼻、阳陵泉、阴陵泉、鹤顶、太冲穴，得气后电脉冲刺激 20 分钟，根据其证候特点，进针时采取或补或泻手法，根据疼痛评分选疏密波或连续波。

4. 关节穿刺术　积液较多时行膝关节穿刺并加压包扎，必要时行关节液理化常规检查或者革兰染色等。

5. 运动疗法　以等长训练为主，急性期行股四头肌、腘绳肌、阔筋膜张肌、股内收肌及足踝部肌群等长训练，以及无痛范围内的关节活动范围训练。方法包括主动和助动无痛范围内的膝屈伸训练、四个方位（前、后、内收、外展）的直腿抬高训练、压膝训练和踝泵训练等。

（二）缓解期康复方案

1. 物理因子治疗 根据患者病情选取急性期康复方案中提到的方法。并可选用以下方法。

（1）中频脉冲电治疗：选取适宜处方，强度以能耐受为度，20 分钟 / 次。

（2）热疗：蜡疗或中药热罨包，20 分钟 / 次。

2. 运动防护 以护膝或拐杖支撑下无痛范围内行走。

3. 中医治疗 根据患者病情可选取急性期康复方案中提到的方法。并可选用以下方法。

（1）中药外敷治疗：可选用旧伤舒筋散、芪藻软坚散、丁桂活络膏、温经止痛散等。

（2）中药熏洗治疗：可选用活血散瘀熏洗药、祛风寒湿洗药或软筋散结洗药等熏洗治疗。

（3）手法治疗：视局部情况采用抚摸、推揉、揉捏等轻手法放松膝关节局部，以及股四头肌、腘绳肌、阔筋膜张肌和腓肠肌等。

（4）针灸疗法：穴位同急性期，根据其证候特点，进针时采取或补或泻手法，频率以连续波为主。

4. 运动疗法

（1）等长训练：继续行四个方位的直腿抬高训练、压膝训练和踝泵训练。

（2）下肢闭链训练：采用改良站桩训练，背球站桩，膝无痛角度屈曲不超过 90°，背部推墙，持续时间以大腿肌肉酸软为度。

（3）终末伸膝训练：患膝下垫一枕头，保持屈膝约 30°，而后使足跟抬离床面至患膝完全伸直。

（4）渐进抗阻训练：踝关节处绑缚沙袋（或阻力带）抗阻伸膝（坐位）/ 屈膝（俯卧位）训练，负荷量根据疼痛和局部肿胀情况决定。

（5）平衡训练：肿痛减轻后在护膝保护下，手扶椅背行双足或单足平衡训练。双足训练要求重心在两腿间转换，后过渡到单足训练。

（6）等速肌力训练：等速肌力训练仪上行 60°、120°和 180°角速度的等速向心训练。

（7）步态训练：拄拐或护膝保护下行步态训练，依原地踏步、小碎步、日常步态顺序训练。

5. 水疗 可采取水中运动如水下踏车、水下跑台或水中行走等方式进行功能锻炼。

（三）康复期康复方案

中医治疗和物理因子治疗根据中医证候和临床体征辨证选用，可选取部分急性期、缓解期所述方法。可选用以下方法。

1. 运动防护 以护膝、黏膏支持带或肌内效贴布保护。

2. 运动疗法 主要是肌力、耐力、平衡能力和运动专项特点能力的训练。肌力训练以抗阻训练方法为主，具体方法同缓解期，但训练强度和难度均增大。

（1）平衡训练：在缓解期训练的基础上增加难度，譬如单足摆动平衡训练；单足站立能维持 2 分钟者或闭目单足站立达 20 秒者增大训练难度，如在厚的软垫、橡胶气垫、Biodex 平衡仪、平衡板训练，抛球训练，根据具体项目制订训练组次。

（2）步态训练：同缓解期，距离逐渐增加。

（3）本体感觉训练：采取交叉步、并步、前后进退步、太极步、形意拳步伐进行本体感觉训练。

（4）专项能力训练：结合运动项目特点制订相应的专项训练方法。

3. 水疗 行单足站立训练、行走训练、下蹲训练、交叉步训练、“8”字步训练，前、后和侧踢腿训练等。

四、难点分析与对策

（一）疼痛与肿胀

1. 难点 半月板损伤后，血溢脉外，血瘀气滞，瘀阻脉络，不通则痛，关节不利，现代医学认为是局部滑膜组织血管扩张、充血，产生大量富含纤维蛋白原的渗出液，引起疼痛、肿胀、关节粘连。

2. 解决对策 尽快消肿止痛，降低组织的创伤反应，控制炎性渗出，促进积液迅速吸收，防止关节粘连。

（1）中药：予活血化瘀、行气止痛中药内服外敷，局部皮温高者酌情加用清热凉血药外用，肿胀明显者加用利水渗湿药。

（2）针灸：予血海、梁丘、三阴交、阴陵泉、阳陵泉等以通经活络、解痉止痛。

（3）手法：轻手法如抚摸、推压等，向心性操作，促进水肿消退。

（4）冷疗：间断冰敷，每日数次不等。

（二）肌力下降

1. 难点 因制动及术后惧痛，出现股四头肌、臀中肌、腘绳肌等肌群萎缩，甚至累及健侧。由此出现肌力不足，神经肌肉控制能力下降。

2. 解决对策 早期肌力训练介入。

（1）踝泵训练、压膝练习、直抬腿训练等：开展股四头肌和腘绳肌训练。

（2）臀中肌训练：侧卧位抬腿、站立位抗阻外展练习。

（3）闭链训练：适时开始三体式站桩、改良站桩等闭链训练。

（三）本体感觉下降

1. 难点 半月板损伤后患者会因损伤和制动，出现本体感觉能力的下降，严重影响患者的运动控制能力。

2. 解决对策

（1）中医练功：早期无痛时积极进行本体感觉训练，暂不能负重者采用重心转移训练，还可采取关节本体感觉测试仪进行测试、训练；能部分负重者，若皮肤完整，可行水疗；不适宜水疗者，可行反重力跑台训练。可逐渐进行三体式站桩、砸桩、往返走、蛇形走、“8”字走等练习，最后过渡到形意拳步伐练习，并逐渐增加折返跑、单脚跳等训练。

（2）护具：肌内效贴布、护膝、贴扎技术等。

（3）PNF 技术应用。

（路怀民）

◆ 膝关节前交叉韧带损伤 ◆

一、病名

1. 中医病名 伤筋病（TCD：BGS000）。

2. 西医病名 膝关节前交叉韧带断裂（ICD-10：S83.501）。

二、功能评定

1. 关节活动度 采用量角器对膝关节屈、伸角度进行测量。

2. 关节肿胀评价 检查积液诱发试验、浮髌试验、髌上囊紧张度。

3. 肌力评价 采用 MMT 徒手肌力评定法，根据情况选用等速、等张及等长肌力测评。

4. 日常生活活动能力（ADL）评定 采用 Barthel 指数评定量表。

5. 膝关节功能评定 以 Lysholm 膝关节评分居多，HSS 次之。

6. 膝关节韧带检查仪（KT–2000）检查 用于测量膝关节前后向松弛度，检查时双侧对照，一般来说，患侧与健侧比，向前松弛度差异＞ 3mm，可初步诊断为膝关节前交叉韧带损伤。

7. 平衡功能测试 可利用运动损伤平衡测试标准进行评价，也可采用 BIODEX 平衡仪测定。

8. 步态分析 针对膝关节损伤步态的特征，判断异常原因、程度及影响因素，为制订针对性的康复治疗方案提供依据。

9. 本体感觉评定 位置觉以被动位置重现来反映，而运动觉则以被动运动感知阈值来反映，可以在 Biodex 仪器上进行评定。还可以通过对膝关节局部施加机械或电刺激后，测定表面肌电图和（或）大脑皮质的电位变化，可以全面评价神经肌肉回路的各个部分。

10. 疼痛评定 采用目测类比评分法（VAS）。

三、康复方案

（一）物理因子治疗

根据局部肿胀、疼痛、粘连程度和设备来源选择使用。

1. 冰敷 在术后用碎冰加压包扎 20 分钟，减轻出血肿胀、疼痛。肿痛严重者可每小时使用 15 分钟，每隔 1 小时 1 次。也可使用冷风机。

2. 超声波 急性期 0.6W，5 分钟，每日 1 ～ 2 次，可采用二黄新伤止痛软膏做偶合剂，或 0.1% 地塞米松偶合剂。康复期和恢复期可视局部情况增加剂量。应注意保护伤口。

3. 高频

（1）短波：急性期峰值固定，100Hz，15 分钟。康复期和恢复期可视局部情况增加剂量。有金属内固定者禁用。

（2）微波：急性期 8 ～ 10W，15 分钟。康复期和恢复期可视局部情况增加剂量。有金属内固定者禁用。

4. 激光 氦氖激光痛点照射，早期采用 8 ～ 10J，照射 5 ～ 10 分钟，中后期 10 ～ 12J，5 ～ 10 分钟；每日 1 ～ 2 次。

5. 中频电疗 中后期使用，强度以能耐受为宜，20 分钟，每日 1 ～ 2 次。

6. 蜡疗 蜡饼法，20 分钟 / 日。

7. 水疗

（1）冷热交替浴：中后期肿胀缠绵，膝关节血管功能紊乱。先将受伤的膝部浸于温水（36 ～ 40℃）中浸 4 分钟，然后作膝关节的全范围活动数下，再放入冷水（约 10℃）浸泡 1 分钟。反复约 3 次，于冷水中结束。若浸泡期间发生肿胀，可延长冷水浸泡的时间。

（2）漩涡浴：适合于膝部反复肿胀。温水（36 ～ 38℃）漩涡浴，利用温度的刺激作用，使血管扩张、充血，血流速度加快，促进血液循环和新陈代谢，降低神经的兴奋性，缓解痉挛，减轻疼痛，且将膝关节浸泡在温水中增大了治疗面积，可较好地发挥热疗的作用。

（二）康复方案

1. 非手术康复方案 适宜单纯的前交叉韧带部分断裂者，老年人或对膝关节运动能力要求不高的前交叉韧带断裂者，完全断裂的急性期患者。

（1）POLICE 方法康复：即在患肢长腿钢托或膝关节支架保护下，伸直位限制膝关节活动；患肢休息，不负重和不做膝关节屈伸活动；可积极进行上肢、腰腹和髋关节和踝关节运动。局部冷疗，如肿胀甚者，可每日多次，如每隔 1 ～ 2 小时冷敷 20 分钟；膝关节加压包扎；卧位抬高患肢，水平面高于心脏。

（2）关节穿刺术：患膝关节肿胀明显，浮髌试验阳性者，穿刺后棉垫包裹，加压包扎。

（3）消炎止痛：疼痛严重者，早期口服非甾体抗炎药 3 ～ 5 日，如双氯芬酸钠胶囊和塞来昔布胶囊，以减轻疼痛和水肿，保障康复活动的进行。

（4）支持固定：交叉韧带部分断裂者可于敷药后在绷带或护膝保护下将膝关节固定于伸直位；交叉韧带全断裂或合并半月板、侧副韧带损伤者，用铰链支具伸直位固定 4 周左右。恢复期负重或运动时可用弹力绷带、护膝或肌内效贴布保护。

（5）运动疗法：早期肿痛减轻后即可开始股四头肌、腘绳肌、小腿三头肌、胫骨前肌及髋周肌群四个方位的等长训练，中后期开始膝周肌肉的肌力、耐力、柔韧性、灵敏性、平衡能力和膝关节日常生活能力练习。具体练习方法见下面术后重建各期康复方案相关内容。

2. 术前康复方案 术前康复是指急性膝关节前交叉韧带损伤后到膝关节前交叉韧带重建术前 2 ～ 3 周的康复，或陈旧性膝关节前交叉韧带断裂术前一段时间的康复。

术前健康指导：

①术后康复计划在骨科医生的指导下执行，由于每位患者病情不尽相同，具体执行时要结合患者具体情况，制订个性化的康复方案。

②告知患者前交叉韧带术后的康复主要是针对膝关节肌力、本体感觉、关节稳定性。

③前交叉韧带重建术后穿戴支具 6 周，支具选用长腿直支具或卡盘支具，除膝关节康复训练外，相邻关节的主动活动应尽早开始。

④康复锻炼中存在的疼痛是不可避免的。如疼痛在练习停止半小时内可消弱或消失，则不会对组织造成损伤，应予以耐受。

⑤肌力练习应贯穿康复计划的始终。每次应练习至肌肉有酸胀疲劳感为宜，充分休息后再进行下一组。肌力的提高是关节稳定的关键因素，必须认真对待。

⑥关节的肿胀会伴随整个练习过程，直至活动角度及肌力基本恢复正常，肿胀才会逐渐消退。如肿胀突然增加，应调整练习，减少活动量，严重时应及时复诊。

⑦功能锻炼后即刻给予冰敷 15 ～ 20 分钟。如平时感到关节肿、痛、发热明显，可再冰敷，每日数次。

3. 术后第一期康复方案（第 0 ～ 2 周） 此阶段的康复重点是恢复完全被动伸直，渐进性负重，控制术后渗出及股四头肌再训练。防止术后伸直受限是重建前交叉韧带（ACL）术后最重要的目标。前交叉韧带重建术后伸直受限可引起步态异常，加重髌股关节症状和股四头肌无力，术后 2 ～ 3 周应达到完全伸直。

（1）目标

①强调完全被动伸直。

②控制术后疼痛、肿胀。

③ ROM 达到 0°～ 90°。

④早期渐进性负重。

⑤防止股四头肌抑制。

⑥独立完成自我治疗性训练计划。

（2）注意事项

①避免主动伸膝 40°～ 0°。

②行走时支具应锁定在 0°位。

③避免热疗。

④避免长时间站立、行走。

（3）康复措施

①膝关节伸展练习：足跟垫毛巾卷伸展，或仰卧位膝关节下方悬空训练。

②股四头股再训练：踝泵训练，每日向 1000 次努力。或肌电生物反馈股四头肌电刺激，每日 2 次，每次 20 分钟。

③部分负重：支具锁定在 0°位，渐进性部分负重在可耐受范围内，扶拐负重（10%～ 50%）。

④髌骨松动：前后左右方向推动髌骨，每日 3 次，每次 5 分钟。

⑤关节活动范围练习：后跟推动练习、垂腿练习、滑墙练习，主动屈曲、助动伸膝 90°～ 0°训练。

⑥髋部练习：支具固定下行四方位直腿抬高练习（SLR）。支具锁定在 0°仰卧位 SLR。

⑦关节活动度练习：短臂功率自行车练习。

⑧髋部渐进性抗阻训练：阻力带髋部抗阻训练，沙袋抗阻训练，GYM80 四方位抗阻训练。

⑨本体感觉训练：重心转移，双侧负重，单足站立，摆腿训练。

⑩闭链训练：如果 ROM ＞ 90°，则进行 GYM80 蹬踏练习（双足，70°～ 5°弧）。

⑪ 体能练习：四肢联动或 AOTOMED 训练。

⑫ 冷疗 所有手法、关节活动、力量训练后均可行冷疗。

依据评估结果进行自我训练计划。强调患者对治疗性自我训练计划和负重时的注意事项，强调训练的渐进性。

（4）晋级标准

① SLR 时无股四头肌迟滞。

② ROM 达到 90°～ 0°。

③患肢单侧负重时无痛。

4. 术后第二期康复方案（第 2 ～ 6 周） 随着股四头肌控制能力的提高，将支具调节到 0°～ 50°，以满足膝关节平地步行需要的活动度。在可耐受的范围内逐步增加负重，间断扶拐步行以恢复正常步态。可利用水下踏车和反重力跑台减少步行训练过程中患肢的负荷。

（1）目标

① ROM 达到 0°～ 125°。

②髌骨活动度良好。

③肿胀轻微。

④恢复无痛正常步态。

⑤在无痛且良好的控制条件下迈上 20cm 台阶。

（2）注意事项

①在股四头肌肌力未充分恢复、下肢对线没有恢复前，避免反复下楼。

②训练和功能活动时避免疼痛。

（3）康复措施

①患肢渐进性负重：在股四头肌控制良好，即直抬腿时没有疼痛和迟滞，可将支具角度开启到 0°～ 50°，在可耐受范围内进行渐进性负重，如采取水下行走、反重力跑台（减重 80%～ 50%）步行训练。

当步行无痛时，去掉拐杖。遵医嘱改变支具（选用铰链支具、髌骨护膝等）。如果关节活动度＞110°，可进行标准自行车练习。

②髋部训练：增加髋部四方位阻力带抗阻强度，GYM80 髋部抗阻训练。

③ AROM 练习：坐位屈膝，抱腿练习。

④闭链训练：小角度（30°）背球靠墙静蹲练习，扶椅半蹲练习，蹬踏练习（80°～ 0°）。

⑤本体感觉训练：健侧弹力带练习，气垫接球训练，平衡板干扰训练，小蹦床练习，单足平衡等练习。

⑥单腿闭链练习：开始向前上阶梯练习。

如果伤口良好，可进行水下步行训练、水下摆腿练习。渐进性抗阻下直抬腿练习。

⑦终末端伸膝肌力练习：每日 4 次，每次 1 ～ 2 组，每组 20 个，中间休息 2 分钟。进行股四头肌多点等长训练，腘绳肌多点等长训练。腘绳肌渐进性阻力带抗阻练习。主动伸膝至 40°。

术后 6 周时，对膝韧带进行 KT–2000 检查。依据评估结果进行自我康复训练计划。

（4）晋级标准

① ROM 达到 0° 125°。

②步态正常。

③可以迈上 20cm 高的台阶。

④髌骨活动度良好。

⑤ KT–2000 评估和功能评定时功能有进步。

5. 术后第三期康复方案（第 6 ～ 14 周）

（1）康复目标

①恢复正常 ROM。

②下肢在无痛情况下，控制状态良好地上下 20cm 高台阶。

③提高 ADL 耐力。

④提高下肢灵活性。

⑤保护髌股关节。

（2）注意事项

①训练和功能活动时避免疼痛。

②患者功能水平有一定程度恢复，但由于 ROM、灵活性和肌力尚有缺陷，还应鼓励患者坚持有限制的功能练习。康复医师制订康复计划时，必须保证患者达到一定标准后，再进入更高级的训练；例

如在开始向前跑练习之前要胜任迈下 20cm 阶梯的练习。

③建议患者注意渐进性抗阻训练的训练量。为了恢复和减少劳损的可能性，注意监测肌力练习的重复次数，也可采取不同练习交替训练。

（3）康复措施

①渐进性静蹲练习：扶椅背逐渐下蹲，以能忍受疼痛为度。

②迈下阶梯练习：逐渐进行 10 ～ 20cm 的台阶训练，注意要保持良好的控制，避免发生关节不稳的状况。

③蹬踏练习：GYM80 闭链蹬踏练习，角度控制在 80 °～ 0°，负重可逐渐增加至 20 ～ 60kg。

④弓箭步练习：可以练习臀大肌、股四头肌、缝匠肌、胫骨前肌、小腿三头肌，稳定踝、膝和髋关节。

⑤ 90°～ 40°等张伸膝：闭链练习优先，GYM80 蹬踏 90°～ 40°，或以阻力带或沙袋为负荷，在 90°～ 40°范围行等张练习。

⑥高级干扰本体感觉训练：平衡板干扰训练，气垫接球训练，小蹦床训练。

⑦灵活性训练：前后左右并步或交叉步行走，斜上斜下减速步伐训练，太极、形意及八卦步伐行走练习。

⑧倒走或往后跑踏车练习：在踏车上倒走练习时逐步增加倾斜角度，以增强股四头肌肌力，倒走练习可明显减少髌股关节压力，亦可进行水下踏车和水下跑台训练。

⑨股四头肌牵伸：大腿前群肌的牵伸，患者健侧单足站立位，健侧手扶椅背或桌子，患侧髋关节后伸，患侧手握住脚背使膝关节尽量屈曲，维持 10 秒，每组 10 次，共 3 组（图 6）。站立位大腿后群肌牵伸，患者前后站立位，上身前倾，健腿在后屈膝，患腿在前伸膝，脚跟着地，踝关节尽量背伸，使下肢后侧有紧绷的感觉，维持 10 秒，每组 10 次，共 3 组。

⑩向前迈下试验：术后 3 个月时测试向前下台阶能力，评估下肢功能性肌力。患者从 20cm 高处迈下至一测力台，尽可能慢地控制患侧下肢，观察双下肢控制能力的差别，计算冲力和双侧肢体对比值，分别与已设定的正常值比较。冲力为体重的 10%，下肢对称达 80%。测试结果达标，可开始在跑台上跑步，为减轻髌股关节压力，首先应进行倒退跑。

有条件时进行膝 KT-2000 检测，

依据评估结果进行自我康复训练。

（4）晋级标准

① ROM 达到正常范围。

②下肢在无痛且控制良好的条件下能从 20cm 高的台阶迈下。

③ KT-2000 功能评定时功能有进步。

6. 术后第四阶段（第 14 ～ 22 周）

（1）目标

①能无痛跑步。

②最大限度提高力量和灵活性，以满足 ADL 的要求。

③跳跃试验时肢体对称度达到 75% 以上。

（2）注意事项

①治疗训练和功能活动时避免疼痛。

②肌力恢复不充足或未得到骨科医师允许前，避免运动。

③引入功能往复运动训练之前应完全恢复 ROM 和灵活性，还应该锻炼足够的肌力。

④患者在 5 分钟之内用体重的 60%静蹲 5 次，如能做到，表明肌力可胜任功能性练习。

⑤功能往复运动训练应在逐步加强一般训练的速度、强度、应力、频率后进行。

⑥遵循循序渐进的原则，可从简单训练开始，再到复杂练习，如先双腿原地跳训练后再进行双腿跳箱训练。

⑦训练计划变化　患者或运动员在适当热身后负重训练 1 天，第 2 日跑步，第 3 日功能往复运动，根据肌肉“超量恢复”原则，最重要的是休息 1 天，让肌肉复原。

（3）治疗措施

①跑步练习：能顺利迈下 20cm 阶梯后，开始在跑台上进行向前跑步练习，重点是短距离加速跑或长距离慢速跑。

②下肢力量：在膝关节全弧无痛、无捻发音下，渐进抗阻等张、等速肌肉力量训练。先实施闭链练习，进行 GYM80 蹬踏训练、BIODEX 的 Leg press 训练，后进行开链肌肉力量训练，阻力保持坐位伸膝力量最大值的 70%～75%（由治疗师测定后决定）。

③强化灵活性 / 运动专项训练：根据患者运动项目进行专项训练—灵活性训练，即各种步伐的减速训练，必要时采取功能往复运动训练以达到特殊运动项目的需求。如膝绕环练习，较快速度的并步、交叉步侧方移动训练，侧向跑或向后跑。

④功能性训练：当力量足够后，进行垂直跳、跳绳、“8”字形跑、蛇形跑、急停急转训练等功能往复运动练习。

⑤等速训练：从快速到中速，先进行 Leg press 闭链练习。

⑥术后第 3 个月时进行膝韧带 KT-2000 检查，依据评估结果进行自我康复训练。

（4）晋级标准

①跑步时无症状。

②跳跃时肢体对称度达到 75%以上。

③ KT-2000 和功能评定时功能有进步。

7. 术后第五阶段（第 22 周以后）

（1）目标

①对专项运动动作没有恐惧感。

②获得最大力量和灵活性。

③跳跃试验时双下肢的对称度达到 85%以上。

（2）注意事项

①训练动作和功能活动时避免肿胀和疼痛。

②在足够的肌力恢复和术者允许前，避免专项运动。

（3）治疗措施

①强化力量和灵敏性训练：针对专项体育运动，设计强化下肢力量练习，如 BIODEX 等速 60°、90°、120°开链训练，GYM80 闭链大负荷蹬踏，膝关节屈伸气动训练。根据项目需要，设计灵敏性训练，如跳绳练习、跳箱练习、跨跳练习等；

②强化功能性往复运动：回转，先做大回转，以 20 米的距离作“8”字跑，或作转弯 45°式的绕圈跑步，速度由慢而快；一段时间之后，再做小回转，以 10 米的距离作为一个“8”字的长度，作转

弯 90°式的绕圈跑步，速度由慢而快。进行各种特殊技巧，如弹跳、折返、交叉、并步训练。

③使用专项运动的支具。

④在康复过程中，通过疼痛、局部肿胀及疲劳反应等监控患者的活动水平。

⑤再评估患者的主诉（即每日的疼痛 / 肿胀，相应调整方案）。

⑥鼓励其依从自我治疗计划。

⑦术后第 6 个月进行膝韧带 KT–2000 检查。

⑧依据评估结果调整自我康复计划。

8. 康复结束标准

（1）记录在专项运动中的主观症状和客观体征。

（2）康复结束时通过 KT–2000 检查、功能性跳跃测试和等速测试等检查关节松弛度、力量和功率。等速和功能测试的目标：在每秒 60°和 240°等速测试时，股四头肌和腘绳肌平均最大力矩以及总做功下降＜ 15%。

（3）单腿跳试验和交叉跳跃测试：患者一侧肢体站立，并尽可能跳远，同侧肢体落地，每侧肢体测量 3 次，取其平均值。将患侧肢体得分除以健侧肢体得分，算出肢体对称度，目标是双下肢的对称度达到 85%。

（4）专项运动时没有恐惧感。

（5）灵活达到运动需要的水平。

（6）可独立完成为维持和改善治疗效果的体育锻炼计划。

四、难点分析与对策

（一）术后早期疼痛、肿胀

1. 难点提出　交叉韧带术由于骨性隧道的凿通，关节镜对关节囊的扰动等均可造成术后关节囊内组织出血、滑膜血管扩张、充血，产生大量富含纤维蛋白原的渗出液，渗液中含有白细胞、红细胞、胆红素、脂肪、黏液素和纤维素等，刺激滑膜末端神经引起疼痛，是造成水肿、疼痛关节活动受限的主要原因。

2. 解决对策　根据中医理论，术后早期气滞血瘀，可予以我院七味三七口服液活血化瘀、消肿止痛，予以针灸通筋活络，施以轻手法减轻水肿；另外，加强冷疗，予以每小时冰敷 20 分钟的频度加压冰敷，或每小时 5 分钟冷风机加压治疗。尽快止血，降低组织的创伤反应，控制炎性渗出，促进积液迅速吸收，解决疼痛、肿胀，防止关节粘连。

（二）关节活动受限

1. 难点提出　术后由于水肿、疼痛和保护移植物制动，或者是固定时间过长、固定方法错误，部分患者出现关节活动受限，尤其是膝关节伸直迟滞。膝关节屈伸障碍会影响患者的 ADL，特别是膝关节伸直迟滞，虽然受限的角度范围不大，但是会影响患者跑步、上下楼等日常活动。

2. 解决对策　在积极加压包扎、冷敷的保护下，适当进行关节活动范围的训练，可以较好地解决关节活动受限的问题。另外，强调术后姿位摆放，即膝关节伸直位摆放，足跟用毛巾卷垫高，膝关节悬空，也是防止膝关节伸直迟滞的有效手段。

（三）肌力不足

1. 难点提出　由于术后制动及术后惧痛，膝关节肌肉出现萎缩，甚至因长期不动还会出现股四头肌、臀中肌、腘绳肌及髂腰肌等肢体远端和健侧肌肉的萎缩等。由此还会出现肌力不足，控制无力。

2. 解决对策 早期肌力训练介入，术后尽早进行踝泵训练及 SLR 训练，根据康复分期实施各种肌力训练，倡导膝关节闭链训练，重视髋部和踝部力量训练，并适时开始三体式、改良站桩等我科特色运动疗法，以解决肌力不足的问题。

（四）本体感觉下降

1. 难点提出 本体感觉是包含关节运动觉和位置觉的一种特殊感觉形式，主要包括关节位置的静态感知能力、关节运动的感知能力（关节运动或加速度的感知）和反射回应、肌张力调节回路的传出活动能力等三个方面。前两者反映本体感觉的传入活动能力，后者反映其传出活动的能力。这三个方面的完整性有赖于骨—肌腱—肌肉结构的完整，ACL 损伤后，患者会因韧带重建、关节肿胀和肌肉的萎缩出现本体感觉能力的下降，严重影响患者的神经肌肉控制能力。

2. 解决对策 在康复的中后期要开始积极重视本体感觉训练，暂不能负重者采用移位转移训练，还可采取关节本体感觉训练测试仪进行测试训练，BIODEX 平衡仪、平衡板、气垫、小蹦床练习。能部分负重者，若皮肤完整，可行水疗，不适宜水疗者可行反重力跑台训练等以作步态训练，进行本体感觉练习。后期可逐渐进行三体式站桩砸桩训练，往返走、蛇形走、“8”字走等练习，最后过渡到形意拳步伐练习。后期逐渐增加折返跑、单脚跳等训练。

（刘波）

◆ 膝关节僵硬 ◆

一、病名

1. 中医病名 膝骨痹病（TCD：BNV090）。

2. 西医病名 膝关节僵硬（ICD-10：M25.661）。

二、功能评定

1. 关节活动度：采用量角器对膝关节屈伸角度进行测量；与健侧膝关节相比，记录患侧髌骨活动度是否受限。

2. 关节肿胀：记录双侧膝关节髌上 10cm 围径及双小腿最丰满处周径。

3. 肌力：采用 MMT 徒手肌力评定法对膝关节屈曲、伸展肌群进行肌力评定。

4. 日常生活活动能力（ADL）评定。

5. 膝关节 HSS 评定。

6. 有条件者可进行步态分析、等速，或平衡功能测试。

7. 疼痛评定：采用目测类比评分法（VAS）。

三、康复方案

（一）急性期康复方案

1. RICE 疗法

（1）休息（rest）：避免患肢关节活动，可减轻疼痛。

（2）冷敷（ice）：用冰块或冰水冷敷可使局部血管收缩，减轻出血肿胀，也可减轻疼痛。可每小时使用 20 分钟，每日 3 ～ 4 次，使用 3 日。也可使用冷风机。

（3）加压固定（compression）：使用各种弹力绷带、支具等短时间固定，以减轻肿胀疼痛，使患者感觉更舒适。

（4）抬高患肢（elevation）：促进淋巴回流，减轻肢体水肿。

2. 运动疗法 股四头肌等长收缩训练、臀中肌训练、踝泵训练、直腿抬高训练，或生物反馈训练，20 次 / 组，3 ～ 5 组 / 日。训练完毕后注意局部冰敷，以减少渗出。

（二）恢复期康复方案

1. 此期症状逐渐缓解，应加强膝关节功能锻炼，故在维持急性期运动疗法的基础上，主要增加关节活动度练习和肌肉抗阻练习。如拖小腿练习、滑墙练习、下肢闭链练习（仰卧夹球蹬墙或改良式站桩）、终末伸膝练习、渐进抗阻训练等。

（1）拖小腿练习：患者坐于治疗床上，治疗师或患者自己双手握住膝关节上方，向身体屈曲膝关节，足跟不能离开床面。

（2）滑墙训练：患者仰卧位，屈髋 90°，患肢足底靠墙，以小腿重力下滑，牵引膝关节。

（3）下肢闭链练习：采用改良站桩训练，靠墙站桩，膝无痛角度屈曲不超过 90°。背部推墙，三体式站桩，持续时间以大腿肌肉酸软为度，上下午各 3 次，每次之间休息 5 分钟。

（4）终末伸膝训练：患膝下垫一枕头，保持屈膝约 30°，而后使足跟抬离床面至患膝完全伸直，20 次 / 组，每次维持 5 ～ 10 秒，3 ～ 5 组 / 日。

（5）渐进抗阻训练：踝关节处绑缚沙袋（或阻力带）抗阻伸膝（坐位）/ 屈膝（俯卧位）训练，负荷量根据疼痛和局部肿胀情况决定，12 次 / 组，每次维持 5 ～ 10 秒，6 ～ 8 组 / 日。

2. 冷疗：训练结束后加强冰敷，15 ～ 20 分钟。

（三）康复期康复方案

1. 护具

（1）使用护具和弹力绷带：可借压缩作用防止肌肉过度收缩，并保护关节；加压也有利于水肿的消散，另外护具的使用有助于本体感觉的恢复。

（2）肌内效贴布：为治疗关节和肌肉疼痛而开发的贴布具伸缩性，可使皮肤下的血液和淋巴液畅通，有治疗肌肉疼痛的效用。

2. 运动疗法

（1）关节活动范围训练：继续恢复期关节活动范围训练方法，依据病情适当增加仰卧主动垂腿训练、俯卧位屈膝牵伸训练、跪位压膝训练等。

（2）肌力训练：继续终末伸膝训练、渐进抗阻训练等，但训练难度均增大。同时增加改良站桩夹球训练、坐位伸膝抗阻训练、站立位抗阻屈膝训练等。

（3）平衡训练：患足单足摆动平衡训练。单足站立能维持 2 分钟者或闭目单足站立达 20 秒者增大训练难度，如在厚的软垫、橡胶气垫、Biodex 平衡仪、imoove 训练、平衡板训练，抛球训练。

（4）本体感觉训练：可采取交叉步、并步、前后进退步、太极、郑氏形意拳步伐进行本体感觉训练。

（5）器械肌力训练：可选择等速肌力训练、气动训练、蹬踏训练、四肢联动等。

四、难点分析与对策

膝关节僵硬是临床上膝关节周围骨折常见的后遗症，给患者生活及工作造成极大困难。

（一）膝关节伸直迟滞

1. 难点提出 膝关节周围骨折后或者骨折术后，膝关节局部制动，早期股四头肌训练缺失，导致膝关节周围肌肉萎缩，肌力、肌张力下降。在临床工作中经常出现以膝关节伸直迟滞为主要问题的后遗症，即患者表现为膝关节被动伸直正常，主动伸直差 10°左右，影响患者行走及日常生活能力。

2. 解决对策 膝关节伸直迟滞主要是由于股四头肌内侧肌萎缩导致，故在诊疗常规中强调股内侧肌训练，以仰卧蹬墙夹球、平卧位膝关节屈曲夹球、终末伸膝训练等训练为主以恢复肌力。条件允许时可以行蹬踏训练等，恢复神经、肌肉控制能力。

（二）治疗过程中疼痛、肿胀加剧

1. 难点提出 传统关节粘连松解术、关节松动训练及运动疗法等是治疗膝关节僵硬的重要手段，但如掌握不当或介入时机不当，易出现关节肿痛等不良反应，是治疗的一大难点，严重影响膝关节功能恢复的进程。手法及运动疗法等是治疗膝关节僵硬的重要环节，临床上发现，患者常因不正确运动训练而出现关节疼痛剧烈等症状。

2. 解决对策 在治疗过程中强调根据“急性期、恢复期、康复期”等分期而治。不通阶段采用不同手法进行治疗，避免重手法刺激或者强力刺激，以免加重疼痛、肿胀。训练过程中注意循序渐进、因人而异，勿急功近利。诊疗常规中强调冰敷治疗，以减少渗出，消肿止痛。

（三）平衡能力及本体感觉下降

1. 难点提出 膝关节是维持身体平衡能力的主要关节之一。膝关节周围肌肉萎缩、神经肌肉控制能力下降等导致膝关节平衡能力缺失。同时膝关节僵硬患者会因韧带损伤、关节囊的粘连和肌肉的萎缩出现本体感觉能力的下降，出现膝关节不稳、反复损伤或步态失常。

2. 解决对策 主要通过如单足—双足转移平衡训练、单足平衡展臂训练（睁眼 / 闭眼）、平衡板、气垫等训练，可以明显改善平衡能力。开始往返走、蛇形走、“8”字走等练习，练习太极、八卦、郑氏形意步伐。后期逐渐增加减速折返跑、单脚跳等训练，恢复膝关节平衡功能及本体感觉。

（刘波、马晓东）

◆ 踝关节僵硬 ◆

一、病名

1. 中医病名 踝骨痹病（TCD：BNV080）。

2. 西医病名 踝关节僵硬（ICD–10：M24.671）。

二、功能评定

1. 关节活动度 采用量角器对踝关节跖屈、背伸、内外翻等角度进行测量。

2. 关节肿胀 目测法（轻、中、重度）或容器法。

3. 肌力 采用 MMT 徒手肌力评定法，根据情况选用等速、等张及等长肌力测评。

4. 平衡功能评定 可利用运动损伤平衡测试标准进行评定，也可采用 BIODEX 平衡仪测定。

5. 本体感觉评定 采用我科设计的关节本体感觉测试训练仪进行评定，主要进行位置觉和运动觉评定。采用在闭眼状态下进行指定不同角度的主动运动，根据规定角度或位移的重复率来判断本体感觉的好坏。

6. 日常生活活动能力（ADL）评定 采用 Barthel 指数评定量表。

7. AOFAS 踝 – 后足功能评定。

8. 步态分析和足底应力测试 采用步态分析，对患者步长、步宽、步幅、步频进行分析。足底压力测试可以实时显示压力分布的轮廓，压强、压力变化情况，重心变化等数据。

三、康复方案

（一）急性期康复方案

由于外伤、感受风寒或退变等导致疾病的急性发作，主要表现为局部疼痛肿胀剧烈，功能活动障碍，行走困难。静息痛，夜间痛，局部皮温增高，局部广泛压痛。关节屈伸受限明显。受伤早期和术后早期（伤后或术后 2 周以内），肢体局部处于炎症水肿状态，临床治疗以消炎消肿止痛为主，具体措施如下。

1. POLICE 原则

（1）保护（protect）：骨折患者采用夹板、钢托、石膏等外固定；撕脱骨折、软组织损伤患者采用弹力绷带、支持带、护踝、肌内效贴布等进行保护和预防，减少损伤的发生。

（2）最适负荷（optimal loading）：采用最适合的负荷强度进行运动，并不进行完全制动。

（3）冷敷（ice）：用冰块或冰水冷敷可使局部血管收缩，减轻出血肿胀，也可减轻疼痛。可每小时使用 20 分钟，每日 3 ～ 4 次，使用 3 日。也可使用冷风机。

（4）加压固定（compression）：使用各种弹力绷带、胶布、软夹板、空气夹板、支具等短时间固定，以减轻肿胀疼痛，使患者感觉更舒适。严重扭伤时，应用钢托（或足踝靴）固定。

（5）抬高足部（elevation）：促进淋巴回流，减轻肢体水肿。

2. 关节活动度练习 本期以主动关节活动度练习为主，在不引起疼痛的情况下可适当给予助力运动。

（1）踝关节主动背伸练习：坐位，健侧膝关节屈曲，双手抱膝，患侧下肢伸直，足尖向上，缓慢背伸患侧踝关节至最大范围。

（2）足趾主动背伸活动练习：坐位，双脚平放于地面，双足拇趾尽力做背伸动作至最大范围，其余足趾尽量不离开地面。或双足趾尽力做背伸动作至最大范围。

（3）踝关节主动跖屈练习：患侧下肢伸直，足尖向上，缓慢跖屈踝关节至最大范围。

（4）足趾主动跖屈活动练习：坐位，双足着地，患侧稍向前呈跖屈位，足趾做跖屈动作至最大范围。

（5）踝关节主动内 / 外旋练习：患侧下肢伸直，足尖向上，缓慢内 / 外旋踝关节至最大范围。

（6）髋、膝关节活动度练习：卧床患者应加强患侧肢体髋关节、膝关节的各方向主动活动度练习，防止粘连。

3. 肌力练习 本期肌力训练以等长收缩为主，防止肌肉失用性萎缩。

（1）踝泵练习：坐位，健侧膝关节屈曲，双手抱膝，患侧下肢伸直，缓慢背伸患侧踝关节至小腿前群肌肉有紧绷感，每次持续 5 ～ 10 秒，每组 10 次，共 3 组。

（2）徒手踝内外翻肌力练习：患侧下肢伸直，足尖向上，缓慢内外翻患侧踝关节至小腿外侧肌群有紧绷感，每次持续 5 ～ 10 秒，每组 10 次，共 3 组。

（3）直抬腿练习：健侧肢体屈髋屈膝位，患侧主动踝背伸，直抬腿至与健侧等高，大腿绷紧，每次维持 10 秒，每组 10 次，共 3 组。

（4）近端肌力练习：卧床患者还应加髋部肌力训练、腰腹肌肌力训练、腰背肌肌力训练等，具体包括髋关节四方位抬腿、四点支撑（健足、双肘、头顶）等练习。

4. 减重支持训练　本期即可开始减重支持训练，根据骨折愈合情况，可在减重支持训练下完成早期步态训练。

（二）缓解期康复方案

缓解期患者多为慢性退变导致，或急性期经过治疗后踝关节肿胀、疼痛逐步减轻，关节僵硬有所改善，活动度加大，压痛仍存在，活动痛；踝周可有不同程度萎缩。时间为术后或损伤后 2 ～ 8 周。

1. 负重　本期患者可根据骨折情况部分负重，扶拐保护下行走或进行减重跑台训练。伤口拆线，愈合良好者可进行水疗。

2. 关节活动度练习

（1）主动 – 助力关节活动度练习：继续前期主动关节范围活动训练，在其基础上加踝关节跖屈 / 背伸、足趾跖屈 / 背伸、足内外翻、踝内外旋等的主动及助力关节活动度练习。

（2）足与踝关节被动关节活动度练习：在主动及助力关节活动度练习的基础上，可在不引起患者疼痛加重的情况下适当给予被动关节活动度练习。具体包括踝关节被动背伸练习、足趾被动背伸练习、踝关节被动跖屈练习、足趾被动跖屈练习、踝关节被动内旋练习、踝关节被动外旋练习。

3. 牵伸训练　进行牵伸训练以防止和减少跟腱、关节囊等的粘连。具体包括伸膝无弹性治疗带牵伸、微屈膝无弹性治疗带牵伸、足底筋膜牵伸、足趾屈肌腱牵伸、被动踝内翻牵伸、主动踝内翻牵伸等。

4. 肌力练习　踝背伸 / 跖屈肌力练习、踝背伸 / 跖屈抗阻练习、踝内外翻抗阻肌力练习，以及足底内在肌练习，如抓毛巾、夹弹珠、敲键盘等练习。

5. 本体感觉训练　进行坐位足底平衡板练习、踝环绕练习、写字母练习、蹬球训练、滚球练习、滚瓶练习等。

6. 步态练习　能负重患者可在扶拐保护下进行步态训练，或采用智能跑台进行步态训练；部分负重患者，给予减重跑台支持训练系统训练。根据骨折情况，分别给予 20%～ 100%的负重比例。

7. 水疗　水下行走练习、水下抗阻肌力练习、水疗功率自行车练习。

8. 蹬踏训练　可训练患者肌力及控制能力。

（三）康复期康复方案

康复期即后期（骨折愈合期），此期各种症状有所减轻，关节活动度有所改善，肌力、肌耐力、本体感觉等仍减退或较健侧不足。本期主要以康复训练为主，包括肌力、耐力、平衡、本体、步态及专项运动能力等训练。关节僵硬的手法治疗基本操作同缓解期（中期），力量和强度较前适当加大，主要以踝关节屈伸、内外翻为主，活动终末端时可适当行牵拉和抖动手法，同时，进行踝关节各方向的牵伸训练。

1. 负重　本期开始负重行走练习，逐渐从单拐到弃拐行走。完全负重患者可进行跑台训练，根据情况调整步速、步频。

2. 关节活动度练习 继续主动、被动关节活动度练习。包括踝关节背伸、跖屈、内外翻，足趾背伸、跖屈，足旋前、足旋后、足内翻、足外翻等。

3. 肌肉力量练习

（1）抗助力肌肉力量练习：背伸、跖屈，内翻、外翻，可进行等长或阻力带等张练习，每个方向5分钟。

（2）腓肠肌的牵拉练习：坐位，两腿伸直，两手握毛巾两端，毛巾中间套于患侧足底，两手用力拉毛巾，帮助患侧背伸。

（3）起踵练习：可由三体式站桩开始，逐渐演变成单脚或双脚起踵，增加小腿后群肌力。

（4）摇板或气垫练习：增加足踝神经肌肉控制能力。

（5）臀中肌肌力练习：足踝扭伤后常见到臀中肌无力。为增加臀中肌肌力，可进行侧摆腿或负重侧摆腿训练。

（6）等速运动训练：先进行测评，然后采用80%强度开始训练，可先选择60°～120°/秒的速度，每组20次，每日2～3组，每周3次。

（7）平衡训练：开始静态平衡练习，逐渐过渡到动态平衡训练。

（8）台阶训练：当肿胀、疼痛控制足够好，力量恢复时，进行双足交替跨台阶训练。可先进行患足上台阶训练，再做前后、左右跨上跨下训练。

4. 本体感觉训练 包括单足站立，站位平衡板练习，气垫站位过渡到抛球训练，平衡仪练习，弹力蹦床练习。

5. 步态训练 逐渐增加蛇形走、“8”字走、往返走、郑氏形意步等练习；还可进行重心转移练习、上下楼梯练习及智能跑台训练等。

6. 水疗 继续水下行走练习、水下抗阻肌力练习、水疗功率自行车练习。

7. 柔韧性及灵活性练习 提踵练习、主被动牵拉练习、跪压脚背练习、踝画字母练习、踩球练习、踝斜板练习、单脚跳跃练习、跳绳练习。

四、难点分析与对策

（一）关节粘连

1. 难点提出 组成足踝部的骨位较多，因骨折术后肢体长期固定或患者因惧痛而不敢活动等原因引起的局部肌肉、肌腱组织的粘连、关节囊挛缩，足踝部骨折术后踝关节功能障碍的主要原因。踝关节活动可能出现的障碍包括屈伸受限、内外翻受限、旋转受限，甚至马蹄内翻足等。

2. 解决对策 对踝关节僵硬而言，除距上关节外，包括距下关节、足部小关节等，均不同程度参与构成踝关节活动度，故在手法治疗的过程中要重视对足踝部小关节的松动。另外手法操作上，除了常用的中医手法外，要特别重视滑动手法，尤其是在足部微动关节之间。

（二）肌力不足

1. 难点提出 由于长期制动及术后惧痛，包括胫前肌、小腿三头肌及足底内在肌在内的踝关节及足部肌肉出现萎缩，甚至因长期不动，还会出现股四头肌、臀中肌、腘绳肌及髂腰肌等肢体远端和健侧肌肉的萎缩等，由此出现肌力不足，控制无力。

2. 解决对策 肌力训练是患者完成主动关节活动度的关键。对于足踝部包括胫骨前肌、小腿三头肌、足底内在肌等，我科采用踝泵、抗阻屈伸踝等练习；而对于足底内在肌，则重视滚酒瓶、足底推毛巾等练习。早期可进行等长肌力训练、电子生物反馈训练等；后期可加用等速训练。

（三）本体感觉下降

1. 难点提出 踝关节僵硬的患者会因肌腱的粘连和肌肉的萎缩而出现本体感觉能力的下降。

2. 解决对策 暂不能负重者，采用足底轮椅步行、足底滚酒瓶、推毛巾等方法，还可采取关节本体感觉训练测试仪进行测试训练；能部分负重者，若皮肤完整可行水疗，不适宜水疗者可行反重力跑台训练等以作步态训练，进行本体感觉练习；能负重者可逐渐进行往返走、蛇形走、"8"字走等练习。后期逐渐增加折返跑。单脚跳等训练。

（四）平衡缺陷

1. 难点提出 踝关节僵硬患者，因长期制动、肌力不足及关节活动度下降，后期逐渐出现平衡功能缺陷，平衡能力未能和肌力、关节活动度同步恢复，在肌力、关节活动的恢复后需要更多的训练来重新获得平衡。

2. 解决对策 早期介入平衡能力训练，在骨折愈合前，尚不能负重时，可予轮椅上踩踏平衡板练习；骨折愈合、关节活动度改善后，站立时不再有明显的疼痛感，就可尝试进行平衡训练。如单足-双足转移平衡训练，单足平衡展臂训练（睁眼/闭眼），后期可进行平衡板、气垫、蹦床等训练，可以明显改善平衡能力。

（张鑫）

◆ 跟腱断裂术后康复 ◆

一、病名

1. 中医病名 伤筋病（TCD：BGS000）。

2. 西医病名 跟腱断裂术后（ICD-10：S86.001）。

二、功能评定

跟腱断裂术后转入康复的患者，早期患者应进行疼痛、跟腱完整性、肿胀、日常生活能力（ADL）等评定，后期应进行关节活动度、肌力、本体感觉、步态、平衡等功能评定。肌力评价（含徒手和等速）和关节活动度（注意分期，早期患者要谨慎）测定参照 Termann 跟腱损伤评分表等。

1. 疼痛：采用 VAS 评分。

2. 关节活动度：采用量角器对踝关节跖屈、背伸、内外翻等角度进行测量。

3. 关节肿胀：目测法（轻、中、重度）或容器法。

4. 肌力：采用 MMT 徒手肌力评定法，根据情况选用等速、等张及等长肌力测评。其中，等速肌力测定至少需 3 个月以上的患者才能进行。

5. 日常生活活动能力（ADL）评定：采用 Barthel 指数评定量表。

6. 本体感觉评定：主要进行位置觉和运动觉评定，采用在闭眼状态下进行指定不同角度的主动运动，根据重复的准确率评定。

7. 平衡功能评定：采用可利用运动损伤平衡测试标准进行评价，也可采用 BIODEX 平衡仪测定。

8. Termann 跟腱损伤评分表评定。

9. 步态和足底压力评定：主要采用步态分析仪和足底压力测试仪进行评定。

三、康复方案

（一）术后第一阶段

保护愈合期（第 1 ～ 6 周）。

1. 目标及方法

（1）保护修复的跟腱。

（2）控制水肿及疼痛。

（3）减少瘢痕形成。

（4）逐渐改善背伸活动度至 0°。

（5）逐渐增加下肢各组肌力至 5 级。

（6）在医生指导下渐进性负重。

（7）独立完成家庭训练计划。

2. 注意事项

（1）避免被动牵伸跟腱。

（2）应把膝关节屈曲 90°位下的主动踝关节背伸限制在中立位（0°位）。

（3）避免热敷。

（4）避免长时间肢体下垂。

3. 治疗措施

（1）在医生指导下使用腋杖或手杖，有条件时穿戴轮盘靴逐渐负重；维持钢托跖屈 30°位固定。

（2）早期禁止主被动踝关节背伸活动。

（3）进行瘢痕按摩，超声波也可进行瘢痕治疗。

（4）关节松动训练治疗：早期做足趾活动，暂不做踝关节主动活动练习；4 周以后逐渐开始无痛范围内主动踝背伸练习，缓慢、轻缓用力、最大限度，但必须在无痛或微痛范围内。因早期组织愈合尚不够坚固，过度牵拉可能造成不良后果。10 ～ 15 分 / 次，2 次 / 日。练习前热水泡脚 20 ～ 30 分钟，以提高组织温度，改善延展性，加强练习效果。至 6 周结束时，踝背伸可至 0°。

（5）肢体近端的肌力训练：早期做股四头肌静力收缩练习。逐渐增加。开始做直抬腿练习，包括向上的、向内收的侧抬腿，以及外展的侧抬腿，向后的后抬腿练习，以强化大腿前后内外侧的肌肉，避免过分萎缩无力。30 次 / 组，组间休息 30 秒，4 ～ 6 组连续，2 ～ 3 次每日练习。

（6）局部物理治疗：包括经皮神经电刺激、超声波、超短波、微波等。

（7）冷疗：控制训练及治疗后的水肿及疼痛。

4. 晋级标准

（1）疼痛和水肿得到控制。

（2）在医生指导下负重。

（3）踝背伸达到中立位（0°位）。

（4）下肢近端肌力达到 5 级。

（二）术后第二阶段

早期关节活动期（第 6 ～ 12 周）。

1. 目标

（1）恢复正常步态。

（2）恢复足够的功能性关节活动度，以满足正常步态（踝背伸 15°以上）及上台阶的要求（踝背伸 25°以上）。

（3）恢复踝背伸、内翻和外翻肌力，肌力达到 5 级。

2. 注意事项

（1）避免治疗性练习和功能性练习中出现疼痛。

（2）避免被动牵伸跟腱。

3. 治疗措施

（1）由保护下可耐受负重到完全负重练习步态，无痛则可脱拐。

（2）水下踏车系统练习步态。

（3）鞋内足跟垫帮助恢复正常步态：6 周时可去除钢托，垫高足跟垫，在扶拐保护下行走，逐渐恢复负重及行走功能。足跟垫采用硬纸板，剪成鞋后跟大小，垫在鞋后跟内 3 ～ 5cm（每层约 0.5cm），开始扶拐行走。然后每 3 ～ 5 日去掉一层，至第 10 周左右全部去掉，实现平地行走。

（4）主动踝关节背伸、跖屈、内外翻练习：进行主动的踝关节背伸、跖屈、内外翻练习；继续跖趾关节、趾间关节主动活动；继续膝关节、髋关节屈伸活动练习；术后 8 周进行自行车练习，以维持下肢各关节活动度。

（5）牵伸训练：指导患者进行静态自我牵伸，即站立位，患肢在后，健肢在前，身体逐渐前倾，健肢逐渐屈膝，至跟腱有牵拉感时即停，维持在该角度不动，保持跟腱适度的牵拉感即可，禁止动态牵伸及被动牵伸。可配合进行瘢痕按摩、关节松动术软化瘢痕、松解粘连，改善足踝部小关节活动度。

（6）本体感觉训练：进行脚尖划字母、抓推毛巾、夹弹子、滚酒瓶等练习。

（7）等长 / 等张肌力练习：踝内翻 / 外翻，可采用弹力带进行抗阻训练。

（8）术后 6 周：膝关节屈曲 90°位渐进抗阻踝背伸 / 跖屈练习。

（9）术后 8 周：膝关节伸直 0°位渐进性抗阻踝背伸 / 跖屈练习。

（10）用屈腿装置和伸膝踏板进行跖屈肌力练习。

（11）自行车练习。

（12）脚踏多轴装置进行字母练习。

（13）倒走踏车。

（14）物理治疗：继续冷疗、经皮神经电刺激、超声波、超短波、微波等物理治疗，以控制水肿及疼痛。

（15）瘢痕治疗：继续手法瘢痕按摩或超声波处理瘢痕。

（16）向前上台阶练习：可行上台阶练习以改善神经肌肉控制能力，台阶的高度可以逐渐增加（10cm、15cm 和 20cm）。顺序可为前上、后上、侧上。

4. 晋级标准

（1）正常步态。

（2）足够的被动踝背伸角度（背伸 20°）。

（3）踝背伸、跖屈、内外翻肌力均达到徒手评定 5 级标准。

（三）术后第三阶段

早期肌力练习（第 12 ～ 20 周）。

1. 目标

（1）恢复全范围主动关节活动度。

（2）踝跖屈肌力达到正常 5 级。

（3）恢复正常的平衡能力。

（4）恢复无痛的功能性活动。

（5）下台阶能力。

2. 注意事项

（1）避免治疗性练习和功能性活动中出现疼痛。

（2）避免跟腱高负荷（即整个体重下的过度踝关节背伸及跳跃活动）。

3. 治疗措施

（1）肌力训练：行等张 / 等速的内外翻练习，加强抗阻练习。

（2）固定自行车、训练阶梯、攀梯等练习：有条件可使用固定自行车练习；无负荷至轻负荷，跟腱处不得有明显牵拉感。30 分钟 / 次，1 ～ 2 次 / 日。

（3）本体感觉训练：可在平衡板上进行双下肢负重、平衡功能、神经肌肉、本体感觉的恢复，随着力量和平衡的恢复，练习模式可由双下肢过渡到单侧下肢和干扰训练。

（4）加强踝跖屈渐进抗阻训练（强调离心运动）。

（5）亚极量专项运动技能练习。

（6）渐进性本体感觉练习项目。

（7）下肢近端肌力练习（渐进抗阻练习）。

（8）等速项目练习。

（9）活动中所需要的柔韧性练习：进行足踝部牵伸训练，包括跟腱的静态牵伸练习，仍然禁止动态牵伸。进行前进、后退及侧向行走练习。

（10）向前下台阶练习：可进行前下、后下及侧下台阶练习。

（11）提踵练习：即用脚尖站立，2 分钟 / 次，休息 5 秒，10 次 / 组，2 ～ 3 组 / 日。逐渐由双脚提踵过渡至单脚提踵，能顺利完成单脚提踵 10 次为达到目标。

4. 晋级标准

（1）无恐惧下完成日常生活活动。

（2）正常的柔韧性。

（3）足够的肌力，表现为能单脚提踵 10 次。

（4）往复下台阶的能力。

（5）对称的下肢平衡能力。

（四）术后第四阶段

晚期肌力练习（第 20 ～ 28 周）。

1. 目标

（1）能够自如地在踏车上完成前向跑步活动。

（2）等速测定平均峰力矩达到75%。

（3）能够满足日常生活活动所需要的最大肌力和柔韧性。

（4）恢复无限制的功能性活动。

（5）能在无恐惧状态下完成更高水平的体育活动。

2. 注意事项

（1）活动中避免疼痛和恐惧。

（2）未达到足够的力量和柔韧性之前避免跑步和体育活动。

3. 治疗措施

（1）开始前向跑步练习。

（2）斜板牵伸训练。

（3）等速评定和训练：继续踝关节背伸、跖屈、内外翻练习，有条件可继续行等速训练、蹬踏训练。注意抗阻力度应循序渐进。至本期结束时，等速测试峰力矩应达到健侧的75%。

（4）继续下肢肌力和柔韧性练习：交叉步、编织步、加速及减速训练等，在可耐受范围内进行，基于个体化运动水平而定的灵敏性练习也应加入到康复计划中。

（5）干扰下高级本体感觉训练：在平衡训练仪及平衡板上挑战踝关节的肌肉力量和控制能力结合起来。可以在平衡垫、平衡板等上面加入干扰练习。有条件者可行Imoove练习。

（6）轻度的功能往复运动：本阶段可以开始轻度的功能往复练习，比如双脚定位跳，随着康复的进行，可挑战难度较大的练习方式，比如两边跳和象限跳。此种练习通过周期性地伸缩跟腱来增强肌力。运动中要求患者具有全范围的关节活动度、良好的柔韧性和正常的肌力。更重要的是无痛、无恐惧地完成动作。

（7）亚极量的体育技能训练：若为运动员，可考虑加入和患者专项有关的训练，具体可根据专项情况进行设计。

（8）继续自行车、阶梯训练等。

（9）继续加强下肢近端肌力练习（渐进抗阻练习）。

（10）中医传统功法锻炼，如形意拳、五禽戏、太极拳、八段锦及练功十八法等。

4. 晋级标准

（1）无痛跑步能力。

（2）等速测定平均峰力矩达到75%。

（3）正常的柔韧性。

（4）正常的肌力（踝关节所有肌力均为5级）。

（5）无恐惧地进行体育专项练习。

（五）术后第五阶段

全面恢复体育技能（第28周～1年）

1. 目标

（1）无恐惧地进行体育活动。

（2）能够满足个人体育活动所需要的最大肌力和柔韧性。

（3）垂直跳跃评定，患肢达到健侧的85%。

（4）等速肌力测定，患侧肢体达到检测的85%（跖屈、背伸及内外翻）。

2. 注意事项

（1）治疗性、功能性和体育性活动中避免疼痛。

（2）在具备足够的肌力和柔韧性之前避免全项体育运动。

3. 治疗措施

（1）更高级的功能性训练和灵活性训练。

（2）功能往复运动：继续蛇形跑、“8”字跑、折返跑等练习，加大练习强度。

（3）体育专项运动。

（4）等速评定。

（5）功能性评定，如垂直跳跃评定。

（6）中医练功，继续形意拳、五禽戏、太极拳、八段锦及练功十八法等。

4. 康复标准

（1）达到体育运动所需要的肌力和柔韧性。

（2）能够无恐惧地完成体育专项运动。

（3）功能性评定，患肢达到健侧的 85%。

（4）等速测定，患侧肢体达到健侧的 85%。

（5）能够独立完成健身房 / 家庭训练计划。

四、难点分析与对策

（一）术后感染

1. 难点提出　开放性断裂、术中操作不当、跟腱本身血供不佳、术后护理不到位等因素是导致跟腱断裂术后感染的主要原因。跟腱术后发生感染的概率较高，一旦发生，因血供问题常经久不愈，影响患者的功能恢复及预后。陈旧性跟腱断裂因跟腱本身回缩及组织变性，一旦发生感染，会加重不愈合的趋势。

2. 解决对策　早期诊断非常重要，对有棒击感的患者应常规进行急诊彩超检查，有条件的加做 MRI。一旦确诊，应早期手术。对开放性损伤的患者宜早期清创彻底。术后预防性使用抗生素，加强换药。同时，在可能的情况下，术中尽可能保留腱围组织以减少对血供的破坏。

（二）术后再断裂

1. 难点提出　术后发生再断裂的因素主要为两方面：一是跟腱本身血供不好，组织脆性较大，承担牵拉应力能力较低；二是患者不恰当的运动或摔倒、外伤等因素。内外因同时起作用下，极易发生术后再断裂。

2. 解决对策　选择合适的手术方式，尽可能保留腱围。术后严格根据康复原则和术中具体情况指导功能锻炼。早期严禁牵拉跟腱，即使是中后期，也要严禁动力学牵拉。加强患者宣教，防止摔倒。

（三）踝关节僵硬

1. 难点提出　由于长期制动及伤后惧痛、害怕发生再断裂等因素，局部组织瘢痕增殖、肌腱组织粘连、关节囊挛缩，造成不同程度的关节活动度减少甚至关节僵硬。关节活动度的减少会导致踝关节生物力学、运动学和动力学产生异常，从而影响了踝关节的功能，严重的功能障碍包括屈伸受限、内外翻受限、旋转受限、行走拖地等。

2. 解决对策　术前即开始行手法理筋，术后早期制动时即开始术后手法理筋，进行超声波、经皮神经电刺激等物理治疗以减少瘢痕形成。早期严格按康复计划进行踝关节主动功能锻炼。早期做足部小关节的关节松动技术等。中后期严格按照康复计划进行跟腱牵伸训练。

（四）本体感觉下降

1. 难点提出 本体感觉是包含关节运动觉和位置觉的一种特殊感觉形式。它主要包括关节位置的静态感知能力、关节运动的感知能力（关节运动或加速度的感知）和反射回应、肌张力调节回路的传出活动能力等三个方面。前两者反映本体感觉的传入活动能力，后者反映其传出活动的能力。这三个方面的完整性有赖于骨–肌腱–肌肉结构的完整，而跟腱断裂患者因跟腱组织本身完整性的中断和制动等因素影响，出现本体感觉能力的下降。

2. 解决对策 重视本体感觉训练。早期开始足踝画字母练习，部分负重时开始单、双足转移练习，还可采取关节本体感觉训练测试仪进行训练；逐渐进行平衡板、平衡训练仪练习。

（五）肌力下降

1. 难点提出 由于长期制动及伤后惧痛，引起小腿三头肌的萎缩、肌力减弱，并影响到整个足踝部包括胫前肌、胫骨内外侧肌、腓骨肌、小腿三头肌及足底内在肌在内的踝关节及足部肌肉出现萎缩、反应时延长，甚至因长期不动，还会出现股四头肌、臀中肌、腘绳肌及髂腰肌等肢体远端和健侧肌肉的萎缩等，由此出现肌力不足，控制无力，加剧关节不稳，甚至跛行。

2. 解决对策 肌力缺陷可以在日常肌力训练中得到恢复。重视肌力训练是解决踝关节损伤后肌力下降的关键。针对腓骨肌、胫骨内侧肌群、胫骨前肌、小腿三头肌、足底内在肌等，在治疗方案中采用等长、等张抗阻等练习，以解决肌力下降。后期加等速训练。

（六）平衡缺陷

1. 难点提出 跟腱断裂患者存在动态平衡异常。例如，患者在单腿跳跃时，伤侧腿需要花费更多的时间来获得平衡。此外，患者还会有明显的双侧的重心动摇。这表明肌力不足、关节不稳定的患者可能还存在中枢的平衡异常。

2. 难点对策 在诊疗方案中，将平衡功能的训练列入跟腱损伤后康复治疗计划之中。一般术后 3 个月以上，就可尝试进行平衡训练，如单足–双足转移平衡训练、单足平衡展臂训练（睁眼 / 闭眼）等，以改善静态平衡；半年后可进行平衡板、气垫、蹦床、往返跑等训练，可以明显改善动态平衡能力。

（张鑫）

◆ 踝关节扭伤 ◆

一、病名

1. 中医病名 踝部伤筋病（TCD：BGS000）。

2. 西医病名 踝关节扭伤（ICD–10：S93.401）。

二、功能评定

1. 关节活动度：采用量角器对踝关节跖屈、背伸、内外翻等角度进行测量。

2. 关节肿胀：目测法（轻、中、重度）或容器法。

3. 肌力：采用 MMT 徒手肌力评定法，根据情况选用等速、等张及等长肌力测评。

4. 日常生活活动能力（ADL）评定：采用 Barthel 指数评定量表。

5. AOFAS 踝 – 后足功能评定。

6. 踝关节功能性不稳评价。

7. 平衡功能测试：可利用运动损伤平衡测试标准进行评价，也可采用 BIODEX 平衡仪测定。

8. 步态分析：

（1）观察包括受检者的站立姿势、步态的总体状况、识别步行周期的时相与分期及其特点，观察髋关节运动、骨盆运动及身体重心。

（2）判定步行周期中支撑相与摆动相的特征。

（3）定量分析：借助器械或专门设备来观察行走步态，并做记录和计量，如利用电子角度计、表面肌电图、高速摄影等设备，甚至三维步态分析系统来进行此项工作。

9. 足底压力测试：人体在站立、行走中，足的部分解剖区域支撑着人体大部分重量，并调节着人体的平衡。Foot–scan 足底压力系统可以将足底压力测量情况通过计算机进行解析，实时显示压力分布的轮廓，压强、压力变化情况，重心变化等数据。

10. 本体感觉评定：使用 Biodex 等速测试仪进行踝关节内外翻本体感觉测试。

（1）踝关节主动性关节位置觉（joint position sense：active，JPSA）：设定测试目标角度为 40°，测试角度为 10°，参考角度为 0°。先测定踝关节的活动范围，从踝外翻位置开始，以 10° / 秒的角速度主动达到测试位置 40°。被测者集中注意力并在这一位置停留 10 秒，然后回到开始位置停留 5 秒，再以 10° / 秒的角速度主动移动踝关节做踝内翻动作，自觉肢体还原到目标角度时按下停止按钮。目标角度位置和被测者达到的真实位置之间的差值用于评价 JPSA，度数越小则 JPSA 越好。

（2）踝关节被动关节位置觉（joint position sense：passive，JPSP）：放松下肢，让仪器带动踝关节进行被动活动，被测者自觉肢体还原到目标角度时按下停止按钮。目标角度位置和被测试者到达的真实位置之间的差值用于评价 JPSP，度数越小则 JPSP 越好。

（3）踝关节“运动觉”（kinaesthesia，KT）：先设定踝关节活动范围，从踝外翻 0°位置开始，以 30° / 秒的角速度被动移动肢体，测试人员随意按下“开始”按钮，被测者自觉肢体有运动的感觉或有位置的变化时按下停止按钮。被测者到达的真实位置与开始位置之间的角度差值用于评价关节的 KT，度数越小则 KT 越好。

11. 疼痛评定：采用目测类比评分法（VAS）。

三、康复方案

（一）物理因子治疗

根据局部肿胀、疼痛、粘连程度和设备来源选择使用。

1. 冷疗　在急救时可采用局部冷冻喷剂（氟甲烷）。用碎冰加压包扎 20 分钟，减轻出血肿胀、疼痛。肿痛严重者可每小时使用 15 分钟，每隔 1 小时 1 次。也可使用冷风机或冰按摩。

2. 超声波　急性期 0.6W，5 分钟，每日 1 ～ 2 次，可采用新伤软膏做偶合剂使用，或 0.1% 地塞米松偶合剂。康复期和恢复期可视局部情况增加剂量。

3. 短波　急性期峰值固定，100Hz，15 分钟。康复期和恢复期可视局部情况增加剂量。

4. 微波　急性期 8 ～ 10W，15 分钟。康复期和恢复期可视局部情况增加剂量。

5. 激光　氦氖激光痛点照射，早期采用 8 ～ 10J，照射 5 ～ 10 分钟，中后期 10 ～ 12J，5 ～ 10 分钟，每日 1 ～ 2 次。

6. 中频电疗 中后期使用，强度以能耐受为宜，20 分钟，每日 1 ～ 2 次。

7. 蜡疗 蜡饼法，20 分钟 / 日。

8. 水疗

（1）水中运动：由于踝关节损伤恢复期、康复期负重疼痛、功能障碍，在陆地不能进行步行活动，但以恢复步行为目标的患者可采取水中运动，如水下踏车、水下跑台或水中行走进行功能锻炼。

（2）冷热交替浴：中后期肿胀缠绵，足踝血管功能紊乱。先将受伤的足部浸于温水（36 ～ 40℃）中浸 4 分钟，然后作踝关节和足的全范围活动数下，再放入冷水（约 10℃）浸泡 1 分钟。反复约 3 次，于冷水中结束。若浸泡期间发生肿胀，可延长冷水浸泡的时间。

（3）漩涡浴：适合于足踝部反复肿胀、Sudeck 综合征。温水（36 ～ 38℃）漩涡浴，利用温度的刺激作用，使血管扩张、充血，血流速度加快，促进血液循环和新陈代谢，降低神经的兴奋性，缓解痉挛，减轻疼痛，且将足踝浸泡在温水中，增大了治疗面积，更好地发挥水疗的作用。

（二）康复治疗

1. 急性期康复方案 康复时间控制，Ⅰ度损伤 1 ～ 3 日，Ⅱ度损伤 2 ～ 4 日，Ⅲ度损伤 3 ～ 7 日。康复目标为减轻肿胀，减轻疼痛，防止再次损伤，维持适当的负重状态。

（1）POLICE 原则

①保护（Protect）：利用护具、支持带、肌内效贴布等进行保护预防，减少损伤的发生。

②适当运动（Optimal Loading）：尽量安排上肢、腰腹部训练，采取髋膝抗阻运动，避免踝关节损伤制动带来的功能下降。

③冷敷（Ice）：用冰块或冰水冷敷可使局部血管收缩，减轻出血肿胀，也可减轻疼痛。每小时使用 20 分钟，每日 3 ～ 4 次，使用 3 日。也可使用冷风机。

④加压固定（Compression）：使用各种弹力绷带、胶布、软夹板、空气夹板、支具等短时间固定，以减轻肿胀疼痛，使患者感觉更舒适。严重扭伤时，应用钢托（或足踝靴）固定。

⑤抬高足部（Elevation）：促进淋巴回流，减轻肢体水肿。

（2）贴扎支持：如疼痛不重，可在支持带或肌内效贴布保护下尽早部分负重行走，以减少本体感觉损伤，减轻肌肉萎缩，肌肉的主动活动也有利于肿胀的消退。如疼痛较重，则需拄拐行走。如果疼痛减轻，可进入第 2 期康复。

2. 恢复期康复方案 康复时间控制，Ⅰ度损伤 2 ～ 4 日，Ⅱ度损伤 3 ～ 5 日，Ⅲ度损伤 4 ～ 8 日。康复目标为减轻肿胀，减轻疼痛；在无痛范围内活动，开始肌肉牵拉练习、非负重本体感觉训练，适当保护。

（1）负重：如果疼痛和肿胀减轻，可采取支持带、肌内效贴布支持，逐渐开始负重行走。

（2）活动度练习：行踝关节主动背伸、跖屈、内翻、外翻练习，以维持关节活动度和本体感觉。

（3）肌肉力量练习：腓骨肌抗阻等长收缩，足趾推、抓毛巾练习，足趾夹取弹珠练习，每日 10 ～ 20 分钟。

（4）本体感觉训练：足踝画字母练习，由 a 至 z，根据局部肿痛情况，安排 3 ～ 5 遍训练。坐位平衡板双足练习，逐渐过渡到单足。

（5）关节活动范围练习：在无痛状态下被动背伸和跖屈活动。可从一个平面开始，如背伸、跖屈，以后逐渐过渡到多个平面（内翻除外），跟腱牵伸。

（6）冷疗：训练结束后加强冰敷，15 ～ 20 分钟，有肿胀疼痛可每隔 1 小时反复冰敷。

3. 康复期康复方案　康复时间控制，Ⅰ度损伤1周，Ⅱ度损伤2周，Ⅲ度损伤3周。康复目标为增加活动度，增加肌肉力量，增加本体感觉训练，增加日常活动，可完全负重。

（1）护具：根据局部情况选用护具和弹力绷带、肌内效贴布。

（2）肌肉力量练习

①抗助力肌肉力量练习：背伸、跖屈，内、外翻，可等长或阻力带等张练习，每个方向5分钟。

②步伐练习：前后行走、左右并步交叉步行走练习，力量增强后可采取减速步态训练。

③腓肠肌的牵拉练习：坐位，两腿伸直，两手握毛巾两端，毛巾中间套于患侧足底，两手用力拉毛巾，帮助患侧背伸。

④起踵练习：可由三体式站桩开始，逐渐演变成单脚或双脚起踵，增加小腿后群肌力。

⑤摇板或气垫练习：增加足踝神经肌肉控制能力。

⑥臀中肌肌力练习：足踝扭伤后常见到臀中肌无力。为增加臀中肌肌力，可进行侧摆腿或负重侧摆腿、侧卧位髋外展训练。

⑦等速运动训练：先进行测评，然后采用80%强度开始屈伸训练，可先选择60～120°/秒的速度，每组20次，每日2～3组，每周3次。

⑧平衡训练：开始静态平衡练习，逐渐过渡到动态平衡训练。

⑨台阶训练：当肿胀、疼痛控制足够好，力量恢复时，进行双足交替跨台阶训练，可先练习患足上台阶训练，前后、左右跨上跨下训练。

（3）本体感觉训练：单足站立，站位平衡板练习，气垫站位过渡到抛球训练，平衡仪练习，小弹力蹦床练习。

4. 功能恢复期康复方案　康复时间控制，Ⅰ度损伤1～2周，Ⅱ度损伤2～3周，Ⅲ度损伤3～6周。康复目标为恢复正常活动，如有轻度关节不稳定，予以保护，并继续练习。

关节活动度和肌肉力量的练习主要有以下方面：

①减重跑台练习减重下慢跑：根据局部反应决定时间，有条件可进行水下行走练习。

②练习行走和足尖站立（单脚或双脚）：若感不适或疼痛发热，可冰敷。

③腓肠肌的牵拉练习：采用坐姿，两腿伸直，两手握毛巾两端，毛巾中间套于患侧足底，两手用力拉毛巾，帮助患侧背伸。

④上下台阶练习：先进行上台阶训练，台阶高度由10cm逐渐加高到20cm，以后逐渐增加下台阶练习、侧上侧下练习。

⑤等速运动训练：先进行测评，然后采用80%强度开始训练，可先选择60～120°/秒有速度，每组20次，每日2～3组，每周3次。

⑥增强踝部的肌肉练习（即负重练习）：起踵练习（双、单足）。

⑦跳跃练习：跳绳训练，开始时先用双足慢速跳跃，当患肢无不适、稳定功能较好时，可用单脚跳。

⑧缓速短跑练习：可缓速向后跑练习，左右侧跑练习，跳跃低障碍物或短侧跳练习。

⑨本体感觉训练：形意拳、五禽戏、太极拳、八段锦及练功十八法锻炼。

5. 后期康复方案　以下训练的要求及内容为踝关节功能大致完全恢复，能承受专项运动及日常生活动作。

（1）跑步：肌力恢复到正常的75%左右（和另一侧比较）的时候才开始。由慢跑开始，逐渐增加速度，最后可以短跑冲刺。

（2）回转：等到一般的活动完全都不痛时才开始。先做大回转，以20米的距离作为“8”字跑，或作转弯45°式的绕圈跑步，速度由慢而快；一段时间之后再做小回转，以10米的距离作为一个“8”字的长度，作转弯90°式的绕圈跑步，速度由慢而快。

（3）特殊技巧训练：等到肌力完全恢复时才开始。针对运动项目进行各种特殊技巧，如弹跳、折返、交叉、并步训练。

四、难点分析与对策

（一）制动带来的关节僵硬

1. 难点提出　踝部组成的骨位较多，因损伤后肢体长期固定或患者因惧痛而不敢活动等原因，引起局部组织瘢痕增殖、肌腱组织粘连、关节囊挛缩，造成不同程度的关节活动度减少甚至关节僵硬。关节活动度的减少会导致踝关节生物力学、运动学和动力学异常，从而影响踝关节的功能，严重的功能障碍包括屈伸受限、内外翻受限、旋转受限，甚至马蹄内翻足等。

2. 解决对策　踝关节损伤后最首要和最重要的康复练习是关节活动度的训练，也就是在不加重损伤的情况下要及早压关节，进行被动的、主动的踝关节背伸活动。诊疗方案中制订踝部损伤后的关节粘连程序，鼓励患者早期进行主动关节活动范围练习；应用中医内外治法活血化瘀、疏通经络，以减少水肿和粘连，并注重冷疗的应用；采取我科特色中医关节松动手法“摇晃”对距上关节、距下关节、足部小关节等进行松动练习。除了常用的中医手法外，要特别重视滑动手法，尤其是在足部微动关节之间。通过以上的努力，可以较好地解决关节僵硬。

（二）肌力下降

1. 难点提出　由于长期制动及伤后惧痛，踝关节损伤的患者存在腓骨长短肌肌力减弱的问题。但最近的研究发现，其实减弱的是内翻肌力。另外，肌肉的耐力也有不同程度下降。包括胫前肌、胫骨内外侧肌、腓骨肌、小腿三头肌及足底内在肌在内的踝关节及足部肌肉出现萎缩、反应时延长，甚至因长期不动，还会出现股四头肌、臀中肌、腘绳肌及髂腰肌等肢体远端和健侧肌肉的萎缩等，由此出现肌力不足，控制无力，加剧关节不稳，甚至跛行。

2. 解决对策　肌力缺陷可以在日常肌力训练中得到恢复。重视肌力训练是解决踝关节损伤后肌力下降的关键。针对腓骨肌、胫骨内侧肌群、胫骨前肌、小腿三头肌、足底内在肌等，在治疗方案中采用等长、等张抗阻等练习，以解决肌力下降问题。

（三）本体感觉下降

1. 难点提出　本体感觉是包含关节运动觉和位置觉的一种特殊感觉形式。它主要包括关节位置的静态感知能力、关节运动的感知能力（关节运动或加速度的感知）和反射回应、肌张力调节回路的传出活动能力等三个方面。前两者反映本体感觉的传入活动能力，后者反映其传出活动的能力。这三个方面的完整性有赖于骨－肌腱－肌肉结构的完整，而踝关节损伤的患者会因韧带损伤、关节囊的粘连和肌肉的萎缩出现本体感觉能力的下降，关节反复损伤。

2. 解决对策　重视本体感觉训练。早期开始足踝画字母练习，部分负重时开始单、双足转移练习，还可采用关节本体感觉训练测试仪进行训练；逐渐进行平衡板、平衡训练仪练习。

（四）平衡缺陷

1. 难点提出　目前的研究显示，踝关节不稳定的患者动态平衡可能存在异常。例如，患者在单腿跳跃时，伤侧腿需要花费更多的时间来获得平衡。此外，患者还会有双侧的重心动摇增加。这表明踝关节不稳定的患者可能还存在中枢的平衡异常。

2. 难点对策　针对平衡功能失调，在诊疗方案中将平衡功能训练列为踝关节损伤的康复治疗计划。踝关节损伤后，一旦站立时不再有明显的疼痛感，就可尝试进行平衡训练。如单足－双足转移平衡训练，单足平衡展臂训练（睁眼/闭眼），平衡板、气垫、蹦床等训练，可以明显改善平衡能力。

（五）反射稳定性缺陷

1. 难点提出　踝关节损伤的患者可能存在关节囊及韧带机械感受器的受损，导致外翻肌肉不能对突发的内翻运动做出快速的反应，从而不能产生足够的外翻张力来防止踝关节内翻，最终有可能出现再次损伤。

2. 解决对策　针对反射稳定性的难点，康复训练中，加入灵敏性训练，以提高神经肌肉控制能力，加快脊髓、皮质、中枢的整合及反应能力。康复期能负重者可逐渐进行往返走、蛇形走、“8”字走等练习，练习太极、八卦、郑氏形意步伐。后期逐渐增加减速折返跑、单脚跳等训练。

（刘波）

◆ 跟痛症 ◆

一、病名

1. 中医病名　足跟伤筋病（TCD：BGS000）。

2. 西医病名　跟骨骨刺（ICD–10：M77.375）。

二、功能评定

1. VAS 评定。

2. 临床症状及体征评分：参照国家中医重点专科跟痛症（足跟痛）协作组制订的“跟痛症（足跟痛）”中医诊疗方案（第八章常用骨伤康复测评表附表 24）。

3. 临床 100 分评价系统（CHEN HS，CHEN LM HUANC TW.Treatment ofPainful heel syndrome with shock waves.Clin Orthop，2001）。

4. 日常生活活动能力（ADL）评定：采用 Bathel 指数评定。

三、康复方案

（一）手法治疗

1. 手法　患者俯卧位，点按承山、昆仑，每穴约 1 分钟。拨法，医者坐于床端，两手拇指一起合力弹拨患部痛点处，反复 5 ～ 7 次，常可听到“咔嗒”响声。手法要求轻柔缓和，由浅渐深，用力适度。揉法，医者两手交替着力，一手固定足跟部，另一手掌指着力反复揉动跟底和跟周 5 分钟。摇晃，医者左手固定患侧足跟部，右手握住足跖部反复背伸、跖屈，顺逆时针方向摇动踝关节 5 ～ 7 次，然后两手环抱，紧握踝关节拨伸 1 ～ 2 分钟。最后，医者一手扶住患肢小腿后侧，另一手掌顶推跟前足底部，并嘱患者配合用力下蹬 5 ～ 7 次。

2. 叩击　以健身小木槌（敲击面圆钝）用适当力度敲击痛点每日约 1000 次。敲击结束后局部冰敷

15 分钟。

3. 踩足疗法　每日坚持用患病足跟踩顿地面，力量由轻到重，频率由慢而快，以患者能忍受疼痛为度。循序渐进，随时随地进行治疗，最好采用坐位。踩顿力量要以足跟部稍感疼痛为宜，但要以能忍受为度，每日 3 次，每次 10 分钟。

（二）针灸疗法

1. 体针　仰卧或坐位，针刺部位在内踝或外踝后缘直下 4cm 处（相当于跟骨结节前方）、跟痛穴（三阴交后 1 寸）、太溪、照海、昆仑、承山、阿是穴等，隔日治疗 1 次。

2. 灸法　在足跟疼痛点下方，以艾灸燃烟熏灸痛点，每次 15 ～ 20 分钟，隔日 1 次。

（三）物理因子治疗

1. 超声波　局部痛点，0.8 ～ 1W/cm^2，5 ～ 10 分钟，每日 1 次。

2. 微波　局部痛点照射，14 ～ 20mW，15 ～ 20 分钟，每日 1 次。

3. 激光　半导体激光，400 ～ 600mW，15 ～ 20 分钟，每日 1 次。氦氖激光，6 ～ 9mJ，3 ～ 5 分钟，每日 1 次。

4. 冲击波治疗　骨科弹道式冲击波治疗，治疗频率 5 ～ 10Hz，治疗压力根据患者的耐受情况而定，一般在 160 ～ 400kPa，每次治疗冲击 1000 ～ 2000 次，治疗部位为患者疼痛最严重的点，每周治疗 1 次。治疗次数根据患者疼痛的缓解程度而定，一般治疗 6 次。每次治疗后立即冰按摩 5 分钟。

5. 封闭　1%利多卡因加 5mg 曲安奈德激素局部注射，仔细选择痛点，可每周 1 次重复 3 次。对于胫后神经疼痛者，内侧神经支封闭点为内踝尖与跟骨结节后最尖出处连线的中点；外侧神经支封闭点为外踝尖至跟腱后缘水平线中点。但是局部封闭的原则是不要超过 3 次，因为封闭可以减少局部组织的血供，虽然开始使用时疼痛的减轻很明显，但是次数多了，反而会使局部脂肪组织萎缩，降低了脂肪垫的保护作用。

（四）康复训练

1. 跖腱膜牵伸

（1）足趾牵伸：坐位，患膝屈曲，双手握前足极力背伸足，保持跖腱膜牵拉感 30 秒然后放松，重复 5 ～ 10 次。

（2）下蹲牵伸：双手扶着桌子，上身前倾，双足前后错立，痛足在后，重心放在靠后的腿上，抓牢前方支撑物，屈双膝下蹲，臀部压在痛足跟上，保持牵拉感 30 秒然后放松，5 ～ 10 次。如双足都有疼痛，可交换双足位置进行，按照相同方法练习。

（3）抵墙牵伸：患侧下肢伸直位，踝背伸，前足抵墙根尽力下压，牵伸跖腱膜，保持牵拉感 30 秒，然后放松，5 ～ 10 次。

2. 跟腱牵伸

（1）腓肠肌牵伸：身体前倾，面对墙壁，双手伸直，平推墙壁，患足在后并下肢膝关节保持伸直，另一个膝关节向前呈弓步。屈肘，增大身体前倾，保持后膝绷直和足跟触地，这时会感到跟腱和足底韧带受到牵拉，保持牵拉感 30 秒然后放松，重复 5 ～ 10 次，每日 4 ～ 5 组。如双足都有疼痛，可交换双足位置进行，按照相同方法练习。

（2）比目鱼肌牵伸：动作同上，但后膝保持适当屈曲，足跟触地，这时会感到跟腱和足底韧带受到牵拉，保持牵拉感 30 秒然后放松，重复 5 ～ 10 次，每日 4 ～ 5 组。

（3）跟腱牵伸：双足前部站在楼梯最下方的台阶上，身体保持直立，面向楼梯，手握护栏保持身

 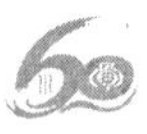

体平衡，足跟悬空，逐渐放松小腿肌肉，使足跟尽可能放低，适应后可尝试单足牵伸。此时会感到小腿肌肉、跟腱和足底韧带受到牵拉，保持牵拉感 30 秒然后放松，重复 5 ～ 10 次，每日 4 ～ 5 组。

3. 肌力练习

（1）台阶起踵练习，足跟放低牵伸 10 秒后缓慢起踵。

（2）起踵行走，以不加重疼痛为度。

（3）抓、蹬毛巾练习。

（4）蹬啤酒瓶练习。

4. 足底支具 足跟痛垫，用的是医用级硅胶制造，缓冲行走时双足承受的压力，减轻足跟行走时承受的身体重力。使用夜间支具，可调整足的背伸程度，能明显减少晨起后足落地的疼痛。

5. 支持带 可用肌内贴或黏膏支持带行足底“8”字粘贴。穿着硬底、软垫的鞋子，鞋的后跟要宽大、稳定，3cm 左右最为合适。

（五）康复护理

1. 加强腓肠肌、比目鱼肌、跖腱膜牵伸的指导和宣教，辅导夜晚托板固定，通常能有效去除疼痛。

2. 指导患者使用黏膏支持带，可减轻足底筋膜张力和骨膜牵拉性疼痛。

3. 跟骨后滑囊炎用泡沫橡胶垫或毡垫抬高足跟，以除去鞋帮的压迫。

4. 指导矫形器使用，为了控制异常的足跟活动需用鞋矫形器，滑囊周围放置软垫可减轻压迫。

5. 饮食指导，对于湿热内蕴型患者应多食碱性食品、多喝水，不吃嘌呤含量高的食物，如动物内脏、海鲜、大豆类食物，不饮酒。

四、难点分析与对策

（一）难点提出

跟痛症是足跟周围疼痛性疾病的总称，是指多种慢性疾患所引起的足跟部包括跟后、跟前、跟内和跟外侧急慢性疼痛。跟痛症的病因病机繁多且较复杂，由足底健膜炎、神经卡压、跟骨刺等原因引起者多见。其临床鉴别诊断也比较困难，对单纯的跟痛也不能用单一的发病机制来解释，更不能用单一的方法来治疗，因此其治疗迁延，被动治疗疗效欠佳。

（二）解决对策

根据中医理论结合跟部解剖学的角度对其进行分析，则能较好地解释跟痛症所见的各种症状及其区别，为临床诊疗提供帮助。跟痛症只是某些疾病的临床症状之一，在中西医结合的被动治疗（如中药外治、冲击波、理疗等）基础上一定要结合主动康复训练，在笔者医院的康复方案中集中强调对跖腱膜、比目鱼肌、腓肠肌的牵伸，根据已有的观察，可以获得较好的疗效。

（刘波）

◆ 股四头肌挫伤 ◆

一、病名

1. 中医病名 大腿部伤筋病（TCD：BGS000）。

2. 西医病名 股四头肌挫伤（ICD–10：S86.001）。

二、功能评定

1. 疼痛：目测类比评分法（VAS）。

2. 活动度：量角器对膝关节屈伸等角度进行测量。

3. 关节肿胀：目测法（轻、中、重度）或容器法。

4. 肌力：MMT 徒手肌力分级法。根据情况选用等速、等张及等长肌力测评。

5. 日常生活活动能力：Bathel 指数评定量表。

6. 采用 AAOS 肌肉骨骼系统功能评价。

7. 步态分析和足底应力测试：采用步态分析，通过运动学和生物力学的手段，针对股四头肌损伤步态的特征，判断其异常原因、程度及影响因素，为制订针对性的康复治疗方案提供依据。

（1）观察：包括受检者的站立姿势、步态的总体状况，识别步行周期的时相与分期及其特点，观察髋关节运动、骨盆运动及身体重心。

（2）判定：步行周期中支撑相与摆动相的特征。

（3）定量分析：借助器械或专门设备来观察行走步态，并进行记录和计量，如利用电子角度计、表面肌电图、高速摄影等设备，甚至三维步态分析系统来进行此项工作。

8. 平衡：Biodex 仪器平衡功能测试评价肌力、平衡能力。

三、康复方案

（一）物理因子治疗

根据局部肿胀、疼痛、粘连程度选择使用。

1. 冷疗 在急救时可采用局部冷冻喷剂（氟甲烷）。用碎冰加压包扎 20 分钟，以减轻出血肿胀、疼痛。肿痛严重者，可每小时使用 15 分钟，每隔 1 小时 1 次。也可使用冷风机或冰按摩。

2. 超声波疗法 急性期超声波治疗 75%空占比，0.6 ～ 1.0W/cm^2，10 分钟 / 日，10 次 / 疗程。康复期和恢复期可视局部情况增加剂量。

3. 短波疗法 急性期峰值固定，100Hz，15 分钟。康复期和恢复期可视局部情况增加剂量。

4. 微波疗法 急性期 8 ～ 10W，15 分钟。

5. 中频电疗 中后期使用，强度以能耐受为宜，20 分钟，每日 1 ～ 2 次。

6. 蜡疗 蜡饼法，20 分钟 / 日。

（二）康复运动方案

根据软组织损伤病理学特点，结合股四头肌挫伤的特点，按伤后的不同阶段分为 3 期。

1. 限制活动期（1 ～ 2 日）

（1）POLICE 原则

①保护（Protect）：急性期不宜大幅度活动膝关节而引起股四头肌牵拉过多，减少损伤的发生。

②适当运动（Optimal Loading）：尽量安排上肢、腰腹部训练，采取髋、膝抗阻运动，避免踝关节损伤制动带来的功能下降。具体如下。

股四头肌的“抽动”活动：如属轻型，约伤后 24 小时开始。明显严重型约伤后 48 小时候开始。

远端关节主动练习：尽早开始无限制地进行踝关节主动跖屈、背伸练习，以及足趾的主动活动，促进远端血液循环，减轻下肢肿胀。

近端肌力练习：仰卧位，做髋关节四方位沙袋抗阻 / 空载练习，沙袋绑于小腿中段，每个方向做 2 组，10 个 / 组，10 秒 / 个。

③冷敷（Ice）：每小时使用 20 分钟，每日 3 ～ 4 次，使用 3 日。也可使用冷风机。

④加压固定（Compression）：使用各种弹力绷带、胶布、软夹板、空气夹板、支具等短时间固定。

⑤抬高足部（Elevation）：促进淋巴回流，减轻肢体水肿。

2. 恢复期（2 日至 2 周） 康复目标为逐渐增加和恢复膝关节屈曲角度，增加股四头肌肌力，并且将疼痛和肿胀降到最低限度。

（1）负重：如果疼痛和肿胀减轻，可采取弹力绷带或黏膏支持带、肌内效贴布支持，逐渐开始负重行走，下地时应在护理人员的帮助下扶拐行走。

（2）活动度练习：当受伤的股四头肌伤情稳定，患者自己可以控制股四头肌收缩时，膝即可开始伸屈轻微活动。活动时，首先应进行膝的伸直功能练习；屈曲练习应根据病情缓慢开始，不能急躁。首先应俯卧在床上做膝的屈伸活动，尽量让脚跟靠近臀部，不应放在床边屈伸或负重屈伸。

（3）冷疗：训练结束后加强冰敷，15 ～ 20 分钟 / 次。

3. 功能恢复期（2 周后） 康复目标为缓解疼痛，恢复膝关节屈曲角度、股四头肌柔韧性，肌肉力量的锻炼和恢复。训练结束后加强冰敷，15 ～ 20 分钟 / 次。

（1）柔韧性练习

①仰卧位、跪位进行屈膝股四头肌牵伸。

②俯卧位屈膝，彩带系于前足，辅助下进行主动股四头肌牵伸。

③站立位，同侧手握住踝关节进行屈膝后伸，股四头肌会有明显牵伸感，忌股四头肌强刺激。

（2）肌力练习

①闭链运动：蹬踏仪器上从双腿可以进展到单侧腿部加压练习，抗阻力量应循序渐进，因人而异。靠墙静蹲练习，下蹲角度以不引起患处疼痛为度，可以充分恢复对下肢和躯干的控制。

②开链运动：在进展到开链运动股四头肌活动前，应该达到膝关节完全的关机活动度，进行该项练习时应保持无痛的活动范围。

仰卧位，垫毛巾卷进行膝关节伸直练习，3 组，10 个 / 组，5 秒 / 个。

能完成终末伸膝动作后，应进行等速肌力训练，使用较快的速度可以减少髌股关节的应力，并且可以使患者更好地耐受。

（3）向前下台阶练习：一旦患者达到肌力增加和腿部控制，就可以开始功能性向前下台阶练习。台阶的高度逐渐增加，由每阶 10cm 到 15cm，再到 20cm。

（4）灵活性：练习倒走等。

（5）本体感受器

①平衡训练仪上开始动态练习，促进下肢肌肉神经功能恢复。

② Imoove 可以进行高难度程序练习，促进下肢本体感受器的恢复。

③在逐渐增加速度或使用斜面的情况下进行逆向行走练习，以增强下肢控制、平衡性、灵活性、协调性和股四头肌功能。

（6）逆向跑：在进展到向前跑之前，可以先进行逆向跑练习。能够充分完成向前下台阶测试是患者可以开始逆向跑练习的标志。逆向跑对增加伸膝力量有所帮助。同时，逆向跑时前脚掌触地，有利于吸收地面的反作用力，从而可以限制加在术后膝关节上的应力。

四、难点分析与对策

（一）疼痛与肿胀

1. 难点提出 小腿三头肌损伤后，血溢脉外，血瘀气滞，瘀阻脉络，不通则痛，关节不利，现代医学认为是由于局部肌肉血管破裂、出血，产生大量富含纤维蛋白原的渗出液，引起疼痛、肿胀、肌肉粘连。

2. 解决对策 尽快消肿止痛，降低组织的创伤反应，控制炎性渗出，促进积液积血迅速吸收，防止肌肉粘连和瘢痕形成。

（1）中药：予活血化瘀、行气止痛中药内服外敷。局部皮温高者，酌情加用清热凉血药物外用；肿胀明显者，加用利水渗湿药物。

（2）针灸：斜刺为主，以痛点阿是穴为主，辅以承山、三阴交、阴陵泉、阳陵泉等以通经活络、解痉止痛。

（3）手法：轻手法如抚摸、推压等，向心性操作，促进水肿消退。

（4）冷疗：间断冰敷，每次 15 分钟，每日数次不等。

（二）粘连和反复拉伤

1. 难点提出 由于患者未予重视和耽误最佳治疗时机，或医生处理不当，常常出现肌肉局部瘢痕愈合，形成粘连，又因疼痛、肿胀等原因，牵伸治疗时患处通常症状加重，患者会抗拒该治疗方式，对局部揉、捏手法接受度较高。目前，部分医院因缺少对运动创伤的了解，也会忽略牵伸，只注重局部按摩治疗。虽然按摩治疗也会有一定的疗效，但据临床观察，缺乏牵伸锻炼会出现患处疼痛反复、膝关节屈伸受限等，易导致剧烈运动时再次或反复拉伤，使得工作和生活质量下降。

2. 解决对策 中后期积极进行牵伸和本体感觉训练。若皮肤完整可行水疗，不适宜水疗者可行反重力跑台训练；后期可逐渐进行提踵训练、踝背伸牵拉、趾屈抗阻等练习，最后过渡到形意拳步伐练习。以后逐渐增加折返跑、单脚跳等训练。

（陈罗西）

◆ 腘绳肌拉伤 ◆

一、病名

1. 中医病名 伤筋病（TCD：BGS000）。

2. 西医病名 大腿的后部肌群和肌腱损伤（ICD-10：S76.301）。

二、功能评定

1. 关节活动度：采用量角器对膝屈曲、髋屈伸角度进行测量。
2. 关节肿胀：目测法（轻、中、重度），大腿腿围测量。
3. 肌力：采用 MMT 徒手肌力评定法，根据情况选用等速、等张及等长肌力测评。
4. 日常生活活动能力（ADL）评定：采用 Barthel 指数评定量表。
5. 膝关节 KSS 评定。

6. 步态分析：通过运动学和生物力学的手段，针对腘绳肌损伤步态的特征，判断异常原因、程度及影响因素，为制订针对性的康复治疗方案提供依据。

（1）观察：包括受检者的站立姿势、步态的总体状况、识别步行周期的时相与分期及其特点，观察髋关节运动、骨盆运动及身体重心。

（2）判定步行周期中支撑相与摆动相的特征。

（3）定量分析：借助器械或专门设备来观察行走步态，并可记录和计量，如利用电子角度计、表面肌电图、高速摄影等设备，甚至三维步态分析系统来进行此项工作。

7. 疼痛评定：采用目测类比评分法（VAS）。

三、康复方案

（一）急性期康复方案

康复时间控制为：Ⅰ度损伤 1 ～ 3 日，Ⅱ度损伤 2 ～ 4 日，Ⅲ度损伤 3 ～ 7 日。康复目标为：减轻肿胀，减轻疼痛，防止再次损伤，维持适当的负重状态。

1. POLICE 原则

（1）保护（P）：利用护具、支持带、肌内效贴布等进行保护预防，减少损伤的发生。

（2）最适运动（OL）：避免损伤局部活动可减轻疼痛，未损伤部位适当活动。

（3）冷敷（I）：用冰块或冰水冷敷可使局部血管收缩，减轻出血肿胀，也可减轻疼痛。可每小时使用 20 分钟，每日 3 ～ 4 次，使用 3 日。也可使用冷风机。

（4）加压固定（C）：使用各种弹力绷带、胶布、护腿、肌贴等短时间固定，以减轻肿胀疼痛，使患者感觉更舒适。

（5）抬高患肢（E）：促进淋巴回流，减轻肢体水肿。

2. 贴扎支持 如疼痛不重，可在支持带或肌内效贴布保护下活动肩关节，以减少本体感觉损伤，减轻肌肉萎缩，维持关节活动度。肌肉的主动活动也有利于肿胀的消退。如果疼痛减轻，可进入缓解期康复。

3. 中医治疗

（1）中药治疗：气滞血瘀证内服七厘散、七味三七口服液或桃红四物汤加味（桃仁、红花、川芎、当归、赤芍、生地、泽兰、香附、延胡索、三七等）；瘀热阻络证的内服二妙散加减、祛风活络丸、归香正骨丸；气血虚损证内服八珍汤加减、八珍丸、益尔力口服液。用二黄新伤止痛软膏外敷；郑氏舒活酊、云南白药外搽。

（2）手法治疗：受伤 24 小时后至 1 周，由肢体远端向近端依次用抚摸、揉捏和推压手法治疗患处 3 ～ 5 分钟，以不引起患者明显疼痛为度，促进肿胀消退。

（3）针灸治疗：常用穴位：血海、箕门、膝阳关等。沿腘绳肌走行方向，斜刺条索状硬条；患者俯卧位，患肢局部常规消毒后，用 75mm 的毫针围刺肌肉疼痛的起止点；电针用疏密波，以患者能耐受为度。每日 1 次，每次 20 分钟，5 次为 1 个疗程。

4. 物理因子治疗

（1）超声波疗法：0.6 ～ 0.8W/cm^2，5 ～ 10 分钟，每日 1 ～ 2 次，可采用新伤软膏做偶合剂使用，或 0.1%地塞米松偶合剂。

（2）短波疗法：峰值固定，100Hz，15 分钟。

（3）微波疗法：8 ～ 10W，15 分钟。

（4）激光疗法：氦氖激光痛点照射，8 ～ 10J，照射 5 ～ 10 分钟。

5. 运动治疗 如疼痛不重，可在支持带或肌内效贴布保护下尽早部分负重行走，以减少本体感觉损伤，减轻肌肉萎缩。肌肉的主动活动也有利于肿胀的消退。如疼痛较重，则需拄拐行走。根据无痛原则及早行膝关节屈曲、髋关节后伸训练。

（1）可做腘绳肌的等长收缩活动：如属轻型，约 24 小时开始；明显严重型，约 48 小时候开始。

（2）远端关节主动练习：尽早开始无限制地进行踝关节主动跖屈、背伸练习，并且还有足趾的主动活动，促进远端血液循环，减轻下肢肿胀。

（二）恢复期康复方案

康复时间控制为：Ⅰ度损伤 2 ～ 4 日，Ⅱ度损伤 3 ～ 5 日，Ⅲ度损伤 4 ～ 8 日。康复目标为：减轻肿胀，减轻疼痛；在无痛范围内活动，开始肌肉牵拉练习，非负重本体感觉训练，适当保护。

1. 护具 根据局部情况选用护具和弹力绷带、肌内效贴布。

2. 中医治疗

（1）中药治疗：内服药参见急性期用药，中期可用红花、延胡索、白芷、海桐皮、川芎、牛膝、土鳖虫外敷。可用 1 号熏洗药，有硬结粘连者可用 3 号熏洗药，但切记温度不宜过高，以 50℃左右为宜。中药热奄包，20 分钟 1 次，可在手法治疗之前软筋化结。外用药参见急性期。

（2）手法治疗：在伤处加大揉捏、推压的力度，同时对局部伴有硬结和条索状改变者加用弹拨手法，3 种手法依次操作各 3 ～ 5 分钟。隔日 1 次，5 次为 1 个疗程，手法治疗后冰敷 15 分钟。

（3）针灸治疗：根据局部情况选用，常用穴位：血海、箕门、膝阳关、阿是穴等。

3. 物理因子治疗

（1）超声波、短波和微波疗法：剂量在急性期基础上，可视局部情况增加剂量。

（2）激光疗法：氦氖激光痛点照射，10 ～ 12J，5 ～ 10 分钟，每日 1 ～ 2 次。

（3）中频电疗：强度以耐受为宜，20 分钟，可每日 1 ～ 2 次。

（4）蜡疗：蜡饼法，每日 20 分钟。

（5）冲击波治疗：每周 1 ～ 3 次，治疗频率 5 ～ 10Hz，治疗压力根据患者的耐受情况而定，一般在 0.016 ～ 0.04Pa，每次冲击 1000 ～ 2000 次，治疗部位为患者疼痛程度最严重的点。治疗后立即冰袋冰敷 5 ～ 10 分钟。

4. 运动治疗 如果疼痛肿胀减轻，可采取弹力绷带或黏膏支持带、肌内效贴布支持，逐渐开始负重行走

（1）站立位屈膝训练：面墙站立，缓慢屈曲膝关节，保持双膝并排。每组 10 次，每次 3 组，然后短暂休息。

（2）俯卧位屈膝训练：训练时，俯卧平躺，双腿伸直。然后屈曲膝关节，使脚后跟尽量靠近臀部。持续 5 秒，再放松回到起始位。每次 3 组，每组 10 次。当能够轻松完成没有任何困难时，可以在踝部绑上沙袋增加负荷练习。

（3）直腿抬高训练

①俯卧位：双腿伸直，用臀部肌力向上抬起患腿，抬起高度以感觉无不适为止，一般至少 20cm 左右。每次保持高抬状态 5 秒钟左右；然后放松到起始位，短暂休息。每次 3 组，每组 10 次。

②仰卧位：双腿伸直，平直抬高患腿，健侧腿可以屈膝助力。每次保持高抬状态 5 秒钟，然后放

松到起始位。每次 3 组，每组 10 次。

③侧卧位：髋内收训练：患侧卧位，身体平直，健侧腿前跨身前，屈膝单脚平置地面，向上用力抬高患腿。髋外展训练：健侧卧位，身体平直，向上抬高患腿。抬起高度以感觉无不适为止，一般至少 20cm 左右。每次保持高抬状态 5 秒钟左右，然后放松到起始位，短暂休息。每次 3 组，每组 10 次。这两组肌力训练每天进行，当能够轻松完全无任何不适时，可以增加训练至每组 20 次。

（4）拱桥训练：身体平躺，双膝弯曲，双脚平置于地面。向上抬起双髋及臀部，尽可能高地抬离地面，维持 3 ～ 5 秒，再恢复到起始位。隔天 1 次，每次 3 组，每组 20 次。当练习能够顺利完成时，可以患腿单独训练。

（5）椅上抬高训练：身体平躺，双腿伸直，脚后跟置于椅子上。向上慢慢将双髋及臀部抬离地面，然后维持 2 秒钟，再慢慢放松回到起始位。隔天 1 次，每次 3 组，每组 15 次。当练习能够顺利完成时，可以患腿单独训练。

（6）腘绳肌等长训练（压膝）：卧位或坐位，膝关节稍屈曲，足跟用力下压床面 5 ～ 10 秒，每日尽可能完成 1000 次以减缓腘绳肌萎缩。

（7）站立伸膝牵伸：患者站立位，上身前倾，健腿在后屈膝，患腿在前伸膝，足跟着地，踝关节尽量背伸，使下肢后侧有紧绷的感觉，持续 10 ～ 15 秒。

（8）压膝牵伸：患者健侧站立位，患侧膝关节伸直，置于高约 50cm 的椅子上，患者弯腰将双手放置于患侧关节施加压力，感大腿后侧有紧绷感，持续 10 ～ 15 秒。

训练结束后冰袋冷敷 15 ～ 20 分钟。

（三）康复期康复方案

康复时间控制为：Ⅰ度损伤 1 周，Ⅱ度损伤 2 周，Ⅲ度损伤 3 ～ 6 周。康复目标为：增加活动度，增加肌肉力量，增加本体感觉训练，增加日常活动，可完全负重。

1. 护具 根据局部情况选用护具和弹力绷带、肌内效贴布。

2. 中医治疗

（1）中药治疗：内服药参见急性期用药，中期可用红花、延胡索、白芷、海桐皮、川芎、牛膝、土鳖虫外敷。可用 1 号熏洗药，有硬结粘连者可用 3 号熏洗药，但切记温度不宜过高，以 50℃左右为宜。中药热奄包，20 分钟 1 次，可在手法治疗之前软筋化结。外用药参见急性期。

（2）手法治疗：在伤处加大揉捏、推压的力度，同时对局部伴有硬结和条索状改变者加用弹拨手法，三种手法依次操作各 3 ～ 5 分钟。隔日 1 次，5 次为 1 个疗程，推拿后冰敷 15 分钟。

（3）针灸治疗：根据局部情况选用，常用穴位：血海、箕门、膝阳关、阿是穴等。

3. 物理因子治疗

（1）超声波、短波和微波疗法：剂量在急性期基础上，可视局部情况增加剂量。

（2）激光疗法：氦氖激光痛点照射，10 ～ 12J，5 ～ 10 分钟，每日 1 ～ 2 次。

（3）中频电疗：强度以耐受为宜，20 分钟，可每日 1 ～ 2 次。

（4）蜡疗：蜡饼法，每日 20 分钟。

（5）冲击波治疗：每周 1 ～ 3 次，治疗频率 5 ～ 10Hz，治疗压力根据患者的耐受情况而定，一般在 0.016 ～ 0.04Pa，每次冲击 1000 ～ 2000 次，治疗部位为患者疼痛程度最严重的点。治疗后立即冰袋冰敷 5 ～ 10 分钟。

4. 运动治疗

（1）牵伸训练

①坐位膝关节牵伸训练：坐在地面或者训练垫上，双腿尽量向前伸直，身体坐直，可以感觉到大腿后方有部分牵拉感。10 ～ 20 秒 1 次，每次进行 3 ～ 5 分钟，但不要长时间保持该姿势。

②站立位腘绳肌牵伸训练：将患腿脚后跟置于离地 40cm 左右的凳子上。保持患脚伸直，身体向前倾，当感到大腿后方有牵拉感时可以适当弯曲髋关节。持续牵拉 15 ～ 30 秒，每日 3 次。

③靠墙腘绳肌伸展训练：平躺在地上，臀部靠近墙缘，患腿伸直抬起置于墙面，另一条腿靠近墙角平直前伸，两腿大致成 90°。使患腿对抗墙面，用力靠紧。持续牵拉 15 ～ 30 秒，每日 3 次。

④站立位腓肠肌伸展训练：训练时面向一堵墙，双手前伸推墙与双目水平齐高。患腿在后，健腿在前；患腿适当内收，并且脚后跟着地作为支持腿。当身体慢慢靠近墙壁时，直到小腿后方的腓肠肌感觉紧张。可以通过患腿膝关节伸直和屈曲来调节牵拉感。每次牵拉动作持续 15 ～ 30 秒，每次 5 组，每组 3 次。

⑤静态腘绳肌伸展训练：内旋位：患腿伸直，另一腿稍弯曲坐下。使伸直腿向内旋转，然后弯曲髋关节使身体向前倾，感觉到牵拉大腿后方肌肉。持续牵拉动作 30 秒左右。每日 4 ～ 5 次。外旋位：患腿伸直，另一腿稍弯曲坐下。使伸直腿向外旋转，然后弯曲髋关节使身体向前倾，感觉到牵拉大腿后方肌肉。持续牵拉动作 30 秒左右。每日 4 ～ 5 次。

⑥动态伸展训练：一手侧扶，患腿离地，前后来回摆动，抬离高度逐渐加大。每次 10 ～ 15 个来回。可以调节肌纤维的长度，刺激肌梭感受器，但不要太过用力。

（2）本体感觉神经肌肉促进训练（PNF）：训练时首先进行热身运动，可以适度短跑或者平卧位直腿向下抗阻推 20 次。然后取平卧位，在助手帮助下直腿抬高患腿牵拉大腿后方腘绳肌，动作缓慢轻柔，尽量到无法牵拉为止。感觉大腿后方有牵拉感，但保持在无痛可以忍受下进行。

① 抗阻动作：患肢伸直，助手以 50% 的阻力向上推，同时患肢用力向下。阻力必须足够大，以至于腿部无法明显移动。持续 10 秒钟左右。

②放松动作：主动直腿抬高，主要大腿前方股四头肌主动收缩。

重复这些运动作，直到可以轻松完成没有任何困难。

（3）肌力训练

①抗阻屈膝训练：坐位，将弹力带一端系于患腿的踝关节，另一端系在门把手或者墙上挂钩上。向后屈曲膝关节，牵拉弹力带，然后再放松伸直膝关节，过程缓慢进行。每次 3 组，每组 10 次，然后短暂休息。当可以轻松连续完成 12 ～ 15 次，可以通过调节弹力带的张力，增加训练难度。该训练每周进行 3 次。

②腹股沟及髋部肌力训练：弹力带一头固定在患侧踝关节，另一头固定，保持膝关节伸直，体侧内收和外展髋关节。缓慢进行，然后回复到起始位。每次 3 组，每组 20 次。

③离心性肌力训练：屈膝跪倒，助手固定住双脚及双踝，身体向前倾。保持腰背部挺直，移动支点不要放在髋关节上。缓慢向地面前倾身体，当下降比较低时重心前落，此时可用手支撑保护，然后回推放直身体至起始位。当腘绳肌肌力恢复比较强时，就能够更好地控制身体做前下倾移动。

④等速肌力训练：使用较快的速度可以减少髌股关节的应力，并且可以使患者更好地耐受。

⑤向前下台阶练习：一旦患者达到肌力增加和腿部控制，就可以开始功能性向前下台阶练习。台阶的高度逐渐增加，由每阶 10cm 增加到 15cm，再到 20cm。

（4）本体感受器

①在平衡训练仪上开始动态练习，以促进下肢肌肉神经功能恢复。

② Imoove 可以进行高难度程序练习促进下肢本体感受器的恢复。

③在逐渐增加速度或使用斜面的情况下进行逆向行走练习，以增强下肢控制、平衡性、灵活性、协调性和腘绳肌功能。

四、难点分析与对策

（一）疼痛与肿胀

1. 难点提出 腘绳肌损伤后，局部肌肉血管破裂、出血，引起疼痛、肿胀、肌肉粘连。

2. 解决对策 尽快消肿止痛，降低组织的创伤反应，控制炎性渗出，促进积液积血迅速吸收，防止肌肉粘连和瘢痕形成。方案中发挥中药优势，予活血化瘀、行气止痛中药内服外敷，局部皮温高者酌情加用清热凉血药物外用；肿胀明显者，加用利水渗湿药物。另外，针灸以斜刺为主，取穴以痛点阿是穴为主，辅以血海、箕门、膝阳关等以通经活络、解痉止痛。根据肌肉牵伸和收缩后渗出增多的特点，加强冷疗，间断冰袋冰敷，每次 15 分钟，间隔 1 小时 1 次。

（二）粘连和反复拉伤

1. 难点提出 大腿后肌群拉伤后由于患者未予重视和耽误最佳治疗时机或医生处理不当，常常出现肌肉局部瘢痕愈合形成粘连，易导致剧烈运动时再次或反复拉伤。

2. 解决对策 腘绳肌反复损伤最主要的原因是损伤的肌纤维粘连，一旦恢复运动，由于粘连的部位形成瘢痕组织不能承受正常肌纤维收缩产生的牵拉，即会再次发生拉伤。因此，处理腘绳肌损伤早期就要积极牵伸肌肉，让肌肉处于“拉长”状态愈合，可明显减少反复受伤的机会。

（赵卫侠）

◆ 小腿后群肌肉损伤 ◆

一、病名

1. 中医病名 小腿部伤筋病（TCD：BGS000）。

2. 西医病名 小腿后群肌肉损伤（ICD–10：T14.651）。

二、功能评定

1. 关节活动度：采用量角器对膝屈曲、髋屈伸角度进行测量。

2. 关节肿胀：目测法（轻、中、重度），小腿腿围测量。

3. 疼痛：采用 VAS 评分。

4. 肌力：采用 MMT 徒手肌力评定法，根据情况选用等速、等张及等长肌力测评。其中，等速肌力测定要病情稳定的患者才能进行。

5. 日常生活活动能力（ADL）评定：采用 Barthel 指数评定量表。

6. 本体感觉评定：主要进行位置觉和运动觉评定，采用在闭眼状态下进行指定不同角度的主动运动，根据重复的准确率评定。

7. 平衡功能评定：采用可利用运动损伤平衡测试标准进行评价，也可采用 BIODEX 平衡仪测定。

8. Termann 跟腱损伤评分表。

三、康复方案

（一）急性期康复方案

康复目标为：减轻肿胀，减轻疼痛，采取急救措施，防止再次损伤。一般情况下不限制活动，可在能忍受状况下，适当负重行走，适当牵伸防止损伤局部瘢痕挛缩。损伤早期以局部肿胀、疼痛、瘀青为主要表现。康复时间控制为：Ⅰ度损伤 1 ～ 3 日，Ⅱ度损伤 2 ～ 4 日，Ⅲ度损伤 5 ～ 7 日。

1. 早期按 POLICE 原则处理。

①保护（P）：利用护具、支持带、肌内效贴布等进行保护预防，减少损伤的发生。

②最适运动（OL）：避免损伤局部活动可减轻疼痛，未损伤部位适当活动。

③冷敷（I）：用冰块或冰水冷敷可使局部血管收缩，减轻出血肿胀，也可减轻疼痛。可每小时使用 20 分钟，每日 3 ～ 4 次，使用 3 日。也可使用冷风机。

④加压固定（C）：使用各种弹力绷带、胶布、护腿、肌贴等短时间固定，以减轻肿胀疼痛，使患者感觉更舒适。

⑤抬高患肢（E）：促进淋巴回流，减轻肢体水肿。

2. 若早期血肿较大且有液化现象，可在 B 超引导下行穿刺抽吸术。

3. 贴扎支持。如疼痛不重，可在支持带或肌内效贴布保护下尽早部分负重行走，减轻肌肉萎缩。肌肉的主动活动也有利于肿胀的消退。如疼痛较重，则需拄拐行走。如果疼痛减轻，可进入恢复期康复。

4. 中医治疗

（1）中药治疗

①内服辨证用药：血瘀气滞证，治以活血化瘀，行气止痛。方用桃红四物汤加味。中成药七厘散。

②外用药：外敷药，新伤软膏。外搽药，选用郑氏舒活灵、云南白药外搽。

（2）手法治疗：局部瘀肿较甚者不宜用重手法，可在小腿做表面抚摩、推压。可使用指针，选足三里、商丘、解溪、太溪、昆仑等穴。

（3）针灸治疗：可行气通络，活血化瘀，常用穴位有丘墟、申脉、昆仑、太溪、三阴交、阴陵泉、解溪、阿是穴等。

5. 物理因子治疗

（1）超声波疗法：0.8W/cm^2，5 分钟，每日 1 ～ 2 次，可采用新伤软膏做偶合剂，或 0.1% 地塞米松偶合剂。

（2）短波疗法：峰值固定，100Hz，20W，15 分钟。

（3）微波疗法：8 ～ 10W，15 分钟。

（4）激光疗法：氦氖激光痛点照射，采用 8 ～ 10J，照射 5 ～ 10 分钟。

6. 运动治疗。以主动、无痛牵伸训练为主。主动牵伸训练对肌肉牵拉力小，故一般在损伤早期进行。

牵伸腓肠肌或比目鱼肌：坐于地面，向前伸直患腿（牵伸腓肠肌）或稍屈膝（牵伸比目鱼肌）。然后向后牵伸脚趾和足部，持续 10 秒钟，放松休息。重复该动作 10 ～ 20 次。

（二）恢复期康复方案

康复目标为：减轻肿胀，减轻疼痛；在无痛范围内活动，开始肌肉牵拉练习，适当保护。康复时间控制为：Ⅰ度损伤 2 ～ 4 日，Ⅱ度损伤 3 ～ 5 日，Ⅲ度损伤 7 ～ 14 日。

1. 负重 如果疼痛和肿胀减轻，可采取弹力绷带或黏膏支持带、肌内效贴布支持，逐渐开始负重行走。

2. 中医治疗

（1）内服辨证用药：血瘀气滞证，治以活血化瘀，行气止痛。方用桃红四物汤加味。中成药七厘散。筋脉失养证，治以补中益气，滋补肝肾。方用八珍汤。中成药强筋片、牛杞地黄丸。

（2）外用药：

①外敷药：早期用新伤软膏，中期可用红花、延胡索、白芷、海桐皮、川芎、牛膝、土鳖虫。后期采用旧伤药，如局部发硬可用花藤软坚散。隐痛不适可用丁桂活络膏。

②熏洗药：损伤 7 ～ 10 日后，局部肿胀疼痛不明显者，可用 1 号熏洗药，有硬结粘连者可用 3 号熏洗药。但切记温度不宜过高，以 50℃左右为宜。

③外搽药：选用郑氏舒活灵、云南白药外搽。

④中药溻渍：中后期局部发硬、关节不利者，可用软筋化结药水溻渍 20 分钟。

⑤中药热奄包：中后期使用，20 分钟 1 次，可在肌肉牵伸之前软化瘢痕。

（3）手法治疗：首先以揉、揉捏手法对小腿三头肌、胫骨前肌、腓骨肌进行中度手法的按摩，以行气活血，疏通经络，每个部位做 3 次，每个部位治疗时间约 1 分钟；然后应用按、揉手法对丘墟、申脉、昆仑、悬钟、阳陵泉、商丘、照海、太溪、三阴交、阴陵泉等穴位进行治疗，每个穴位按揉 6 秒，治疗 4 次，以疏通经络，调和气血；最后对小腿三头肌、胫骨前肌、腓骨肌进行抚摩，约 2 分钟。

（4）针灸治疗：根据局部情况常选用丘墟、申脉、昆仑、悬钟、阳陵泉、三阴交、阴陵泉、解溪、阿是穴等。

3. 物理因子治疗

（1）超声波疗法：1 ～ 1.2W/cm^2，5 分钟，每日 1 ～ 2 次。

（2）短波疗法：40W，15 分钟。

（3）微波疗法：15 ～ 18W，15 分钟。

（4）激光疗法：氦氖激光痛点照射，10 ～ 12J，5 ～ 10 分钟，可每日 1 ～ 2 次。

（5）中频电疗：中后期使用，强度以耐受为宜，20 分钟，可每日 1 ～ 2 次。

4. 运动治疗

（1）牵伸训练

①被动牵伸训练（绷带牵拉训练）：坐在硬地面上，将患腿伸向前方。将一块绷带套在脚上，往身体方向牵拉绷带，保持膝关节伸直，能够感到小腿后方有牵拉感。保持该动作 5 ～ 10 秒，然后放松，重复 3 次。整个牵拉过程要轻要慢，避免发生疼痛。可以通过屈膝来训练比目鱼肌。

②站立位腓肠肌牵伸训练：面墙站立，将患腿尽量向后伸，双臂前举扶墙至肩水平。前腿膝盖稍弯曲，身体前倾。过程中保持后腿伸直，脚跟尽量不离地。当感到小腿后方有牵拉感时，维持 5 ～ 10 秒。当没有紧张牵拉感时，可以增加前倾幅度，直到小腿后方紧张感出现为止。每日 3 ～ 5 组，每组 3 次。

③站立位比目鱼肌牵伸训练：面墙站立，将患腿尽量向后伸，双臂前举扶墙至肩水平。前腿膝

盖稍弯曲，身体前倾。过程中保持后腿膝轻度屈曲，脚跟离地。当感到小腿后方有牵拉感时，维持5～10秒。当没有紧张牵拉感时，可以增加前倾幅程度，直到小腿后方紧张感出现为止。每日3～5组，每组3次。

④台阶牵伸训练：如果小腿腓肠肌群恢复较好的牵伸活动度时，可以进一步使用台阶辅助训练，达到更好的牵拉效果。该训练可以替代之前的站立位腓肠肌牵伸训练，只需做其中之一即可。训练方法为脚掌站立在台阶上，脚跟离地。台阶两侧最好有扶手支撑物保护。将脚跟向下压低，直到小腿后方有牵拉感。维持10～20秒。如果没有小腿后牵拉感，可以试着将脚跟放得更低一点，直到有紧张感为止。每日3～5组，每组3次。

（2）肌力训练

①踝关节抗阻跖屈训练：该训练较轻缓，适合早期练习。训练方法：将抗阻弹力带或绷带绕在脚趾上，前足用力往下踩，对抗做跖屈运动。刚开始时，每日2组，每组10次。以后可逐渐增加至每日3组，每组20次。如果进行几天后，没有任何疼痛不适，可以通过缩短弹力带增加阻力，以增加训练难度。

②坐位小腿抬高训练：该训练负荷较小，主要适合加强比目鱼肌力量。坐在椅子上，弯曲膝盖，自然下垂。脚尖踮起，将脚跟尽可能抬离地面，越高越好。可在膝盖上放置重物增加训练难度。刚开始训练，每日2组，每组10次。而后，在确保没有任何不适的前提下，每隔2～3日，适当增加一点训练强度。

③直腿提踵训练：站在地面或台阶边缘，两腿伸直，脚跟抬起离地，然后再将脚跟慢慢放下，直至低于台阶平面，然后再次踮起脚尖抬高。在台阶上训练效果较好，但确保身边有可以扶住的支撑物保护。刚开始训练时，在无任何不适的情况下，每日2组，每组10次。以后逐渐增加至每日3组，每组20次。练习数天，可以轻松完成而无任何不适后，可在患腿上增加负重（可以使用沙袋）。

④屈膝提踵训练：该训练主要增强比目鱼肌力量，方法与直腿提踵训练类似，只是训练过程中，膝盖保持微屈。刚开始时，每日2组，每组10次，随后逐渐增加运动量。

（三）康复期康复方案

康复目标为：增加肌肉力量，增加灵敏性训练，增加日常活动，恢复正常活动。康复时间控制为：Ⅰ度损伤4～7日，Ⅱ度损伤6～10日，Ⅲ度损伤14～21日。

1. 物理因子治疗　可参考恢复期治疗，此外还可以增加下列疗法。

（1）蜡疗：蜡饼法，每日20分钟。

（2）水疗

①冷热交替浴：中后期小腿部肿胀，缠绵不愈，局部循环差者，可进行冷热交替浴。先将受伤的小腿浸于温水（36～40℃）中4分钟，然后做踝关节和足的全范围活动数下，再放入冷水（约10℃）中浸泡1分钟。反复约3次，于冷水浴结束。若浸泡期间发生肿胀，可延长冷水浸泡的时间。

②温水漩涡浴：适合于小腿部反复肿胀者。温水（36～38℃）漩涡浴，是利用温度的刺激作用，使血管扩张、充血，血流速度加快，促进血液循环和新陈代谢，降低神经的兴奋性，缓解痉挛，减轻疼痛。并且将小腿浸泡在温水中，增大了治疗面积，最大限度地发挥热疗的作用。

2. 中医治疗

（1）内服辨证用药：筋脉失养证，治以补中益气，滋补肝肾。方用八珍汤。中成药强筋片、牛杞地黄丸。

（2）外用药

①外敷药：后期采用旧伤药，如局部发硬可用芪藤软坚散。隐痛不适可用丁桂活络膏。

②熏洗药：损伤 7 ～ 10 日后，局部肿胀疼痛不明显者，可用 1 号熏洗药，有硬结粘连者可用 3 号熏洗药，但切记温度不宜过高，以 50℃左右为宜。

③外搽药：选用郑氏舒活灵、云南白药外搽。

④中药溻渍：中后期局部发硬、关节不利者，可用软筋化结药水溻渍 20 分钟。

⑤中药热奄包：中后期使用，20 分钟 1 次，可在肌肉牵伸之前软化瘢痕。

（3）手法治疗：首先以揉、揉捏手法对小腿三头肌、胫骨前肌、腓骨肌进行中度手法的按摩，以行气活血，疏通经络，每个部位做 3 次，每个部位治疗时间约 1 分钟；然后应用按、揉手法对丘墟、申脉、昆仑、悬钟、阳陵泉、商丘、照海、太溪、三阴交、阴陵泉等穴位进行治疗，每个穴位按揉 6 秒，治疗 4 次，以疏通经络，调和气血；最后对小腿三头肌、胫骨前肌、腓骨肌进行抚摩，约 2 分钟。

（4）针灸治疗：根据局部情况选用，常用穴位：丘墟、申脉、昆仑、悬钟、阳陵泉、三阴交、阴陵泉、解溪、阿是穴等。

3. 运动治疗

（1）减重跑台练习慢跑：根据局部反应决定减重重量、时间，有条件可水下行走练习。

（2）练习行走和足尖站立（单脚或双脚）：若感不适或疼痛发热，可冰敷。

（3）单腿提踵训练：在能够轻松完成上述双脚足尖站立训练后，可以进行单腿训练。站在地面或台阶边缘，脚跟离地。正常腿膝盖弯曲抬起，不着地。患腿伸直，缓慢放低脚跟直到低于台阶平面，然后再踮起脚尖。刚开始时，每日 2 组，每组 10 次，随后逐渐增加运动量，每日 3 组，每组 10 ～ 20 次。

（4）碰鼻训练：面向墙壁（大约离墙面 10cm 的距离），患腿单腿站立。保持身体和腿部伸直，慢慢向前倾，使鼻尖触碰墙面，然后回到起始位。过程中确保腰部挺直没有弯曲，主要靠患腿用力保持。每次 3 组，每组 10 次。

（5）增加难度训练：单足左右跳跃练习，从一边到另一边，单腿来回跳跃练习；跳绳练习；交叉、并步练习。

（6）逐渐恢复体适能：只有在受伤部位疼痛消失以后才能进行跑步训练。在此之前，确保跟腱和腓肠肌足够灵活能胜任跑步。早期训练，建议在有保护的室内跑步机上进行，便于调节运动量。刚开始时，先慢跑几分钟适应一下。然后每天逐渐增加运动量。当慢跑期间或者跑步后 45 分钟内不出现任何的疼痛，可进行速度练习。可参考以下的跑步恢复计划。

第 1 日步行 2 分钟，慢跑 2 分钟，重复 4 次；第 2 日休息；第 3 日步行 4 分钟，慢跑 3 分钟，重复 3 次；第 4 日休息；第 5 日步行 3 分钟，慢跑 4 分钟，重复 4 次；第 6 日休息；第 7 日步行 2 分钟，慢跑 6 分钟，重复 4 次。

在整个体适能恢复计划中，继续按照以上的肌力训练步骤进行训练。当至少 1 个星期都没有感到任何疼痛不适时，可以考虑开始恢复运动。如果训练后出现疼痛，需立即停止。在平时运动开始之前，可先慢跑，然后再进行一些牵伸训练做好热身准备。逐渐增加运动量，直到可以很自如地跑步，并恢复正常运动。

四、难点分析与对策

（一）疼痛与肿胀

1. 难点提出 小腿三头肌损伤后局部肌肉血管破裂、出血，产生大量富含纤维蛋白原的渗出液，引起疼痛、肿胀、肌肉粘连。

2. 解决对策 尽快消肿止痛，降低组织的创伤反应，控制炎性渗出，促进积液积血迅速吸收，防止肌肉粘连和瘢痕形成。

（1）中药治疗：予活血化瘀、行气止痛中药内服、外敷。局部皮温高者，酌情加用清热凉血药物外用；肿胀明显者，加用利水渗湿药物。

（2）针灸治疗：斜刺为主，取穴以痛点阿是穴为主，辅以承山、三阴交、阴陵泉、阳陵泉等以通经活络、解痉止痛。

（3）手法治疗：轻手法如抚摸、推压等，向心性操作，促进水肿消退。

（4）冷疗：间断冰敷，每次 15 分钟，每日数次不等。

（二）粘连和反复拉伤

1. 难点提出 小腿后肌群拉伤后由于患者未予重视和耽误最佳治疗时机或医生处理不当，常常出现肌肉局部瘢痕愈合形成粘连，易导致剧烈运动时再次或反复拉伤。

2. 解决对策

（1）运动康复：中后期积极进行牵伸和本体感觉训练，若皮肤完整可行水疗，不适宜水疗者可行反重力跑台训练；后期可逐渐进行提踵训练、踝背伸牵拉、趾屈抗阻等练习，最后过渡到形意拳步伐练习。后期逐渐增加折返跑、单脚跳等训练。

（2）护具：早期使用肌内效贴布贴扎技术等。

（严攀）

◆ 不完全性脊髓损伤 ◆

一、病名

1. 中医病名 痿病（TCD：WB444）。

2. 西医病名 脊髓损伤（ICD-10：T09.302）。

二、功能评定

1. 疼痛 目测类比评分法（VAS）。

2. 运动评分 评定运动功能。

3. ASIA 的感觉指数评分 评定感觉功能。

4. 改良 Barthel 指数 评定日常生活活动能力。

5. 24 小时排尿日记、导尿评分 评定膀胱功能。

三、康复方案

（一）中药治疗

1. 瘀血阻络证

治法：活血化瘀，理气通络。

推荐方药：桃红四物汤或血府逐瘀汤加减。若瘀血疼痛明显者，可加用三七粉、蒲黄、五灵脂，香附等。或具有同类功效的中成药。

2. 气虚血瘀证

治法：健脾益气，活血通络。

推荐方药：补阳还五汤加减。伴有下肢肿胀可加鸡血藤、牛膝、姜黄、地龙、延胡索、水蛭等。或具有同类功效的中成药。

3. 脾胃虚弱证

治法：健脾益气，升阳举陷。

推荐方药：补中益气汤加减。若气虚明显，可加用黄芪，或加大人参用量；中气下陷明显，可加用升麻。若苔腻湿浊困阻中焦，可加用砂仁、豆蔻、小茴香等。或具有同类功效的中成药。

4. 肝肾亏虚证

治法：滋养肝肾，养阴填精。

推荐方药：补肾健髓汤或益髓丹。若久病阴损及阳，症见怕冷、阳痿、小便清长、舌淡、脉沉细无力者，可加补骨脂、肉桂、附子、肉苁蓉、巴戟天等温肾壮阳。或具有同类功效的中成药。

5. 气血两虚证

治法：健脾益胃，益气养血。

推荐方药：八珍汤加减。若以血虚为主，眩晕心悸明显者，可加大熟地黄、白芍用量；以气虚为主，气短乏力明显者，可加大参、白术用量；兼见不寐者，可加酸枣仁、五味子等。或具有同类功效的中成药。

（二）针灸治疗

脊柱骨折应首先手术复位，待脊椎骨折愈合后才能进行针灸治疗，以防止脊柱骨折复发，重新压迫脊髓。主要采用电针疗法，取神经干的腧穴，通以电流，有利于防止神经支配区的肌萎缩。

1. 肢体瘫痪

处方：上肢用肩髃、天井、手三里、外关、八邪等穴位，下肢用髀关、血海、阳陵泉、悬钟、八风等穴位。

操作：针尖达神经干根部。用电针仪疏波，输出强度以瘫痪肢体肌肉出现节律性收缩为度，每日 1 ～ 2 次，每次 30 分钟，6 次后休息 1 日。

2. 排尿障碍

（1）尿潴留

处方：双肾俞、双会阳。

操作：针柄接电针仪导线，正极在上，负极在下。采用 KWD–808 型脉冲电针仪，用密波，输出强度以患者耐受为度，每日 1 ～ 2 次，每次 30 分钟，6 次后休息 1 日。

通过低频电子脉冲膀胱治疗仪对膀胱左右上角、中点连线及骶尾关节上 3 ～ 10cm 处进行电刺激。

针刺中极、曲骨、关元，局部施灸、按摩或热敷；或运用提壶揭盖法治疗尿潴留，取列缺或经渠、翳风穴。

（2）尿失禁

处方：双肾俞、双会阳。

操作：针柄接电针仪导线，正极在上，负极在下。采用 KWD-808 型脉冲电针仪，用疏波，输出强度以患者耐受为度，每日 1 ～ 2 次，每次 30 分钟，6 次后休息 1 日。

（三）康复治疗

1. 运动功能障碍的康复治疗

（1）功能训练

①肌力训练：其重点是肌力达到 3 级，可以逐步采用渐进抗阻练习；肌力 2 级时可以采用滑板运动或助力运动；肌力 1 级时采用电子生物反馈或功能性电刺激等方式进行训练。

②肌肉牵张训练：包括腘绳肌、内收肌牵张和跟腱牵张。腘绳肌牵张是为了使患者直腿抬高大于 90°，以实现独立坐位。内收肌牵张是为了避免患者内收肌痉挛而造成会阴部清洁困难。跟腱牵张是为了保证跟腱不发生挛缩，以便进行步行训练。

③垫上训练：翻身，肘胸位、手膝位、双肘支撑位下缓慢坐起，帮助下坐起动作，卧坐转移。

④坐位训练：正确独立的坐姿是进行转移、轮椅和步行训练的前提。床上坐姿可分长坐（膝关节伸直）和短坐。膝关节屈曲实现长坐才能进行床上转移训练和穿裤、袜和鞋的训练，其前提是腘绳肌牵张度必须良好，髋关节活动度超过 90°。

⑤轮椅训练：经过前述垫（床）上、坐位训练后，患者逐步适应并学会操作轮椅，借助轮椅完成各种活动，对于 T10 以上脊髓损伤患者，大多数终身要与轮椅为伴。此期康复目标主要是学会安全使用轮椅及轮椅保养、维修，在轮椅上完成各种转移活动。

⑥平行杆内站立训练：治疗师面对患者站立，患者坐在轮椅上，身体前倾，双手握住平行杆，肘抬高至与腕垂直做支撑动作，双手向下支撑，防止身体前倾；双脚负重后，髋关节过伸展，同时头与双肩后伸，双手沿平行杆稍向前移动，保持站立。在此基础上练习单手握杆进行平衡训练、重心转移训练等。

⑦步行训练

平行杆内步行训练：根据不同的步行障碍特点，制定不同的训练计划。脊髓损伤患者可应用三种步态行走，即摆至步、摆过步和四点步。患者首先要掌握平行杆内的步行技巧，这是将来借助于拐杖行走的基础。

拄拐步行练习：包括交替拖地步行、同时拖地步行、四点步行、三点步行、两点步行。

⑧上、下阶梯训练：L1 ～ L2 损伤患者可进行上下阶梯训练。主要有：从前方上阶梯，后退上阶梯、下阶梯，安全卧倒和重新爬起等训练。

（2）日常生活活动能力训练：脊髓损伤患者训练日常生活活动能力尤其重要。根据受伤部位影响功能，患者之体重、身材比例、肌力、肌张力、肌肉痉挛程度、年龄、智力、家属支持、文化背景、家庭环境、社会环境等因素制定治疗相应目标。自理活动包括吃饭、梳洗、如厕、穿衣等自理方面，床上运动、转移、行走使用交通工具等运动方面，家务方面及交流与认识方面等。可运用力学原则及代偿方法、利用辅助性科技装置等有利于动作的完成。有条件的单位可利用环境控制系统及护理机器人，最大限度地帮助四肢瘫患者生活自理。

（3）辅助器械的应用：为恢复患者的功能，可按照损伤水平的不同提供不同的辅助器械或自助具。

2. 神经源性膀胱的康复治疗

（1）功能训练

①间歇导尿：制定严格的饮水计划，定时定量喝水、定时排尿，以便合理选择导尿时机。如果患者完全不能自主排尿，导尿使用频率为每日 3 ～ 4 次；如能部分排尿，使用频率为每日 1 ～ 2 次。每次导出的尿液一般以 400mL 左右（生理性膀胱容量）为宜。残余尿＜ 80 ～ 100mL 时停止清洁导尿。

②排尿训练

排尿意识训练：每次导尿时嘱患者做正常排尿动作，使协同肌配合以利于排尿反射的形成。

诱发逼尿肌反射排尿法：寻找患者身体触发点，刺激排尿。如下腹、大腿内侧、耻骨处、骶尾部等部位，采用叩击、摩擦、牵拉等方式以期促使出现自发性排尿反射。

体位：尽可能取站位或坐位。

应用腹压代偿性排尿训练：通过坐位身体前倾、用力屏气及手法按压下腹部等方式将腹压传到膀胱，将尿排除。注意加压时须缓慢轻柔，避免使用暴力和耻骨上直接加压。过高的膀胱压力可导致膀胱损伤和尿液反流。

（2）针灸治疗

选穴：气海、关元、气穴、中极。

加减：肾俞、次髎、腰阳关、膀胱俞。

操作方法：常规针刺后，使用清艾条温和灸，每穴 10 ～ 20 分钟，对于感觉障碍的穴位，操作者应将手指放在穴位附近体会艾火温度，以防烫伤。

（3）手法治疗：采用揉按、推法、一指禅手法按摩中极、关元等穴。

（4）物理因子治疗：可选用电刺激疗法。

3. 神经源性肠道的康复治疗

（1）功能训练：休克期过后，能接受指导和进食时，开始反射性排便训练。指导患者饮食控制，以利大便形成。利用结肠反射，规定早餐或者晚餐后 30 ～ 60 分钟内排便，结合手法刺激直肠内壁，诱发大肠蠕动。卧床期间患者每日或隔日定时用手抠出大便，或坐位时从右至左按摩腹部，利用重力帮助排便。此外，每日站立和肌肉活动非常重要，可增加肠道蠕动，防止便秘。

（2）针灸治疗

选穴：水道、归来、天枢穴、八髎穴。

操作方法：毫针直刺 1 ～ 1.5 寸，得气后连接电针，调至疏密波，低刺激量，患者一无不适感为宜，留针 20 分钟。

（3）手法治疗：采用揉按、推法、一指禅手法按摩神阙、中极、关元、水道等穴位。

（4）物理因子治疗

①电刺激法：可采用经皮电刺激或直肠内电刺激。

②生物反馈治疗：采用肌电生物反馈改善直肠和盆底部肌肉功能，放松痉挛肌肉，提高无力肌收缩。

（5）直肠灌肠和排气：在通便效果不佳，大便干结、量大、排出困难时，可以用肥皂水灌肠；肠道郁积气体过多，可以插管排气，以缓解腹胀。

（6）行为疗法：建立适合患者的生活习惯，包括建立良好的饮水、饮食习惯，一次饮水适量，不要过饮或少饮。饮食上应注意患者每日所必需的热量，增加纤维素含量高的食物，减少高脂肪、高蛋白质食物的大量摄入，杜绝不良饮食习惯。此外，还要建立良好的排便习惯（排便时间、频率、排便量、排便体位、排便环境）。注意调节粪便稠度，养成每日肠道排空（栓剂和手指刺激）的习惯，避免口服泻药。

（7）心理治疗：帮助患者克服由于排便困难所产生的精神压力，学会自我调控情绪，配合治疗师顺利完成直肠功能训练和一些相关的直肠清洁护理。

（8）药物治疗：神经源性肠道出现便秘者可试服中西药缓泻剂，8～10小时后再排便，大便干结可使用栓剂、润滑剂（开塞露）与手指合用；软化剂如磺琥辛脂钠、麻子仁丸，可防止大便干结。

（四）物理因子治疗

根据需要可选择电疗（低频、中频、高频）、磁疗、热疗、离子导入以达到增强肌力、减轻疼痛等目的。

（五）传统功法

临床可采用八段锦、轮椅太极、“以宗健脊十八法”健脊体操等。

（六）护理调摄

护理调摄的内容包括间歇导尿、饮水计划、导尿管护理、防治压疮、体位选择、饮食、心理护理、并发症的预防与护理等。

四、难点分析与对策

（一）难点提出

1. 运动功能难以改善 脊髓损伤患者在度过水肿期后，运动、感觉功能比较稳定。在此基础上采用的各种中西医康复手段，临床看来对感觉恢复效果稍好，而对于完全性损伤的患者，运动平面固定，在损伤平面以下很难出现运动功能。绝大部分患者只能借助残存的功能，再加上支具来实现日常生活自理能力的提高。

2. 疼痛问题 脊髓损伤恢复过程中，会出现较长时间的疼痛，短则1～2个月，长则可达3～6个月，给患者带来了巨大的痛苦，严重影响了生活质量。各种中西医的止痛药、抗癫痫药效果均欠理想。

（二）解决对策

1. 运动功能难以改善 拟和干细胞治疗科联合，采用干细胞移植治疗，以配合各种中西医康复手段，期望能使脊髓损伤患者的损伤平面以下运动功能得到改善。

2. 疼痛问题 拟采用腹针疗法和活血止痛中药外洗，处方拟与相关专业医师协定，并进行系统的临床观察。

（陈罗西）

◆ 手外伤后周围神经损伤 ◆

一、病名

1. 中医病名 伤筋病（TCD：BGS000）。

2. 西医病名　手外伤后周围神经损伤（ICD-10：G57.002）。

二、功能评定

1. 疼痛　适用于手外伤有疼痛症状的患者。用视觉模拟评分法（VAS）进行疼痛的评分。

2. 关节活动度测试　适用于所有手外伤后功能障碍的患者。使用量角器分别测量手指的掌指关节（MP）、近端指间关节（PIP）和远端指间关节（DIP）的主动及被动活动范围，以及手关节总主动活动度（TAM）。

TAM ＝主动屈曲角度（MP+PIP+DIP）—主动伸直受限角度（MP+PIP+DIP）。

正常 TAM 约为 260°。

3. 评定标准

优：屈伸活动正常，TAM ＞ 220°。

良：功能为健指的 75%以上，TAM 200°～ 220°。

中：功能为健指的 50%～ 75%，TAM 180°～ 200°。

差：功能为健指的 50%以下，TAM ＜ 180°。

4. 肌力测试　适用于所有手外伤后功能障碍的患者，包括握力计检查、捏力计检查。

5. 感觉测试　本测试选择性应用。

（1）感觉检查：不同感觉神经有其特定的支配区，但有交叉支配现象。神经受损后，感觉消失区往往较实际支配区小，且边缘有一感觉减退区。感觉功能的测定，除了常见的用棉花或大头针测定触觉、痛觉外，还可做温度觉研究，Von Frey 单丝压觉研究，Weber 二点辨别觉研究，手指皮肤皱折研究，皮肤定位觉、皮肤图形辨别觉、实体觉、运动觉和位置觉研究，Tinel 征检查等。

（2）感觉功能恢复评定：对感觉功能的恢复情况，可分为 6 级。

0 级（S_0）：皮肤感觉完全丧失。

1 级（S_1）：神经绝对支配区深感觉恢复。

2 级（S_2）：浅感觉和触觉一定程度的恢复。

3 级（S_3）：浅感觉和触觉都恢复，没有痛觉过敏。

4 级（S_{3+}）：感觉恢复到 S_3 水平，两点辨别觉部分恢复。

5 级（S_4）：皮肤感觉完全恢复。

（3）手指触觉、痛觉、温度觉和实体觉测定。

（4）两点辨别试验：适用于神经修复后的患者。正常人手指末节掌侧皮肤的两点区分试验距离为 2 ～ 3mm，中节为 4 ～ 5mm，近节为 5 ～ 6mm。两点辨别试验的距离越小，越接近正常值范围，说明该神经的感觉恢复越好。

（5）Moberg 拾物试验：检查工具有木盒及 5 种常用日常小物件，如钥匙、硬币、火柴盒、茶杯、纽扣和秒表。让患者在睁眼下，用手拣拾物品，并放入木盒内，每次只能拣拾一件，用秒表记录患者完成操作所花费的时间。然后，让患者闭眼重复上述动作，并记录时间。假如患者的拇指、示指、中指感觉减退，或正中神经分布区皮肤感觉障碍，在闭眼状态下，很难完成该试验。

6. 肢体体积测量　适用于手部肿胀及肌肉萎缩患者的评估。肢体的体积，用毫升（mL）表示，包括全手排水法及单指排水法测定肢体体积。测量仪包括一个排水口的大容器（全手）或小容器（单指）及量杯。测量时，将肢体浸入容器中（浸入深度：全手排水法以掌根横纹为标准，单指排水法以掌指关节处为标准），容器中有水平停止杆，使肢体进入容器中的一定位置，排出的水从排水口流出；用量杯测出排水的体积，此即为肢体的体积。可测量双侧肢体，以便对比。

7. 手操作能力（灵巧性、协调性）评估 适用于所有手外伤后功能障碍的患者。采用分钟 nesota 手灵巧度评定（MMDT），有条件者加用 Purdue 钉板测试。

（1）Min nesota 手灵巧度评定（MMDT）：是在眼睛的注视下，伤手将指定物体成功地移动到指定位置，包括放置评定和翻转评定。放置评定的方法是用患手将 60 枚棋子（厚度 1.8cm、直径 3.6cm）按规定顺序从指定位置放到另一位置；翻转评定的方法是从正面翻至反面所花费的时间（秒）。

（2）Purdue 钉板测试：分别使用患手和双手在 30 秒内将钢柱（长度 25mm、直径 2.5mm）插入指定槽内的只数（对数）、双手在 60 秒内按“钢柱→垫圈（厚度 1mm，直径 10mm）→套筒（长度 6.5mm、直径 5mm）→垫圈”的顺序进行组装的套数。

8. 日常生活活动能力（ADL）评定 适用于所有手外伤后功能障碍的患者，包括捡针（指甲捏）、捡分币（指腹捏）、写字（三指捏）、提（提箱柄、壶柄等重物）、拿大茶缸（握）、锤钉子（强力握持）、上螺丝（中央握持）、系鞋带（综合细动作）、扣纽扣（综合细动作）、开广口瓶（综合强力握持和精细握持）等内容。每项评分：完成良好 2 分；可以完成但不顺利 1 分；不能完成 0 分。

或采用 Barthel 指数评定量表。

9. 运动功能恢复情况评定 神经损伤后的运动功能恢复情况可分为 6 级，这种分法对高位神经损伤很有用。

0 级（M_0）：肌肉完全无收缩。

1 级（M_1）：肢体近端肌肉有可察觉的收缩。

2 级（M_2）：肢体远端肌肉有可察觉的收缩。

3 级（M_3）：所有重要肌肉的肌力可以抵抗阻力。

4 级（M_4）：已恢复协同和单侧运动。

5 级（M_5）：肌肉功能完全恢复。

10. 电生理学评定 对周围神经损伤，电生理学检查具有重要的诊断和功能评定价值。常用的方法有以下几种。

（1）强度－时间曲线检查：这是一种神经肌肉兴奋性的电诊断方法。通过时值测定和曲线描记判断肌肉为完全失神经支配、部分失神经支配及正常神经支配。它可对神经损伤程度、恢复程度、损伤的部位、病因进行判断，对康复治疗有指导意义。

（2）肌电图检查：通过针极肌电图检查，可判断神经受损的程度是神经失用或轴突断离或神经断离。通过纤颤电位、正峰波数量减少、出现多相新生电位可判断神经再生。神经传导速度测定，对损伤以外的神经病具有极为重要的价值。

在肌肉获得神经支配的早期，往往看不到明显的肌肉收缩或肢体运动，此时可用肌电图来测定。肌电图一般可比肉眼或手法检查早 1 ～ 2 个月发现肌肉重新获得神经支配。

（3）体感诱发电位检查：体感诱发电位（SEP）是刺激从周围神经上行至脊髓、脑干和大脑皮层感觉区时在头皮记录的电位，具有灵敏度高、对病变进行定量估计、对传导通路进行定位测定、重复性好等优点。对常规肌电图难以查出的病变，SEP 可容易做出诊断，如周围神经靠近中枢部位的损伤、在重度神经病变和吻合神经的初期测定神经的传导速度等。

周围神经损伤后康复评定内容较为丰富，可根据自身特点，选择能够实施的方法进行评定。

三、康复方案

（一）早期康复方案

根据患者受伤的程度制订不同的锻炼时间和方法，在医师和治疗师的正确指导下进行功能锻炼。

1. 电刺激　较常用的电刺激方法是用低频脉冲电疗、干扰电疗法等刺激神经或肌肉，引起肌肉收缩，从而防止或减轻肌萎缩。在损伤部位的两端进行适当的离心性或向心性的物理因素的刺激，可能会促进神经的定向生长。已有多种使用电、磁、激光、超声波等作为手段，达到促进周围神经再生的方法。肌力越弱，特别是 0 级或 1 级时，电刺激的价值越大。

2. 传递冲动训练　在肌肉的主动收缩尚未出现或刚刚出现时，经常性、反复多次地鼓励患者进行主动运动，也就是使相应的大脑运动皮层及脊髓前角细胞兴奋，并发放运动冲动，使之沿神经轴索传导，直至再生部位。这种试图引起瘫痪肌肉运动的练习，就称为传递冲动练习。

3. 助力训练　早期可在治疗师帮助下进行被动、主动关节屈伸训练，水肿疼痛减轻后鼓励主动关节活动范围训练。注意断端保护，预防二次损伤及医源性损伤。

4. 主、被动运动　根据肌力不同，分阶段进行手功能训练，当瘫痪肌肉尚不能主动运动时即肌力 0 级时，做被动运动或将肢体置于功能位。当肌肉出现主动收缩时即肌力 1 ～ 2 级时，开始进行生物反馈肌力训练，当肌力达到 2 ～ 3 级时，除继续进行生物反馈肌力训练之外，再给予以主动运动为主，并在治疗师或健肢帮助下的肌力运动。在这一过程中要求主动运动成分逐渐增加，过渡到完全的主动运动。当肌力达到 4 级以上时给予抗阻练习，即在主动运动的肢体上增加一定负荷，活动时迫使患肢用更大的主动力量才能克服阻力完成运动，每次训练均使受训肌群持续收缩 5 ～ 10 秒，重复 10 ～ 20 次。

5. 伸肘肌群徒手牵伸　平躺，肘后垫枕，手握拳，腕关节背伸，向下牵拉肘前侧肌群，至出现牵拉样疼痛但可忍受范围，维持该姿势 10 秒，反复数次。

6. 腕关节被动背伸训练　患者坐位，患侧前臂旋前位置于治疗床上，治疗师一手固定尺桡骨远端，一手握手掌掌侧，将腕关节背伸至最大范围。

7. 手与腕关节主动 – 助力背伸活动范围训练　患者坐位，患侧前臂旋前位置于治疗床上，治疗师一手固定尺桡骨远端，一手握手掌掌侧，患者主动背伸腕关节时，治疗师将腕关节背伸至最大范围。

8. 掌指或指间主动 – 助力背伸活动训练　患者坐位，患侧前臂旋前位置于治疗床上，治疗师一手指固定关节近端，患者主动背伸该关节时，治疗师一手指将该关节远端背伸至最大范围。

9. 矫形器治疗　一般支具固定于功能位。神经损伤后需患手固定功能位 3 周。

10. 物理因子治疗　根据局部肿胀、疼痛、粘连程度和设备来源选择使用。

（1）冷疗：在急救时可采用碎冰加压包扎 20 分钟，减轻出血肿胀、疼痛。肿痛严重者可每小时使用 15 分钟，每隔 1 小时 1 次。也可使用冷风机或冰按摩。

（2）超声波治疗：用于周围神经损伤治疗时，多采用小剂量脉冲式超声，因而热效应小。急性期 0.6W/cm^2，5 分钟，每日 1 ～ 2 次，可采用新伤软膏做偶合剂，或 0.1% 地塞米松偶合剂。

（3）短波治疗：急性期峰值固定，100Hz，15 分钟。

（4）微波治疗：急性期 8 ～ 10W，15 分钟。

（5）激光治疗：氦氖激光痛点照射，早期采用 8 ～ 10J，照射 5 ～ 10 分钟；中后期 10 ～ 12J，5 ～ 10 分钟。可每日 1 ～ 2 次。

（6）低频电流疗法：采用神经肌电促通仪，即低频脉冲电刺激仪，两个负极根据术式和患者上肢五大神经及有关支配肌肉部位放置一定部位，调节强度大小，以患者耐受为度，治疗时间 30 分钟，每日 2 次。

（7）中频电流疗法：根据术式和患者上肢五大神经及有关支配肌肉部位设置相关处方及所需的时间周期，于肌肉相关部位处置垫片，贴好电极板，调节强度大小，以患者耐受为度，治疗时间 20 分钟，每日 2 次。

（8）生物反馈训练：采用神经肌肉电刺激方法，刺激肌肉的运动点，刺激强度以引起所刺激肌肉节律性收缩为宜。这种刺激引起的肌肉节律性收缩能改善肌肉血液循环及营养，防止其挛缩和纤维化。不同级别肌力配合生物反馈训练的方法：0 ～ 1 级：配合生物反馈被动训练。2 ～ 3 级：配合生物反馈助动 – 主动训练。4 ～ 5 级：配合生物反馈抗阻训练。

（9）磁疗：能加速损伤远侧神经段 wallerian 变性进程。同时变性进程的加速又为近侧轴索再生提供了良好的再生微环境，促进轴索再生，雪旺细胞增殖及髓鞘再生，靶器官功能的恢复。

（10）冷热交替浴：先将受伤部位浸于温水（36 ～ 40℃）中 4 分钟，再放入冷水（约 10℃）浸泡 1 分钟。反复约 3 次，于冷水结束。若浸泡期间发生肿胀，可延长冷水浸泡的时间。

（11）蜡疗：改善局部血液循环，消减炎性反应。常采用蜡饼法，每日 20 分钟。

（二）中期康复方案

1. 感觉再训练 在伤后 3 周即可开始，进行移动性触觉，持续性触觉、压觉和触觉定位的训练。

2. 运动疗法

（1）彩带抗阻训练 患者坐位，彩带一端固定，患侧手拉彩带一端，行屈伸、内收外展训练，根据肌力情况逐渐增加阻抗。

（2）体操棍抗阻训练 患者站立位，双手各持体操棍一端，健侧主动或抗阻内收、外展、外旋、内旋动作，带动患侧肩关节内旋、外旋、内收、外展。

（3）徒手屈肘抗阻训练 站立位，双上肢自然下垂置于身体两侧，患肘关节屈曲 90°，健侧手置于腕关节上做对抗，每次持续 5 ～ 10 秒。

3. 神经肌肉促进技术（PNF 技术） 肢体和躯干的对角线和螺旋形主动、被动、抗阻力运动，通过手的接触、语言口令、视觉引导来影响运动模式。其治疗原则是按照正常的运动发展顺序，运用适当的感觉信息刺激本体感受器，使某些特定的运动模式中的肌群发生收缩，促进功能性运动产生。

4. 作业疗法 包括捡针（指甲捏）、捡分币（指腹捏）、写字（三指捏）、提（提箱柄、壶柄等重物）、拿大茶缸（握）、锤钉子（强力握持）、上螺丝（中央握持）、系鞋带（综合细动作）扣纽扣（综合细动作）、开广口瓶（综合强力握持和精细握持）等内容。

5. 矫形器治疗 可选择静态性（固定性）和功能性（动力性）手支具提供动力牵引力，以补充失去的肌力，帮助无力的肢体运动。

6. 物理因子治疗 根据局部肿胀、疼痛、粘连程度和设备来源选择使用。

（1）超声波：用于周围神经损伤治疗时。多采用小剂量脉冲式超声，因而热效应小。0.6W/cm^2，5 分钟，每日 1 ～ 2 次，可采用新伤软膏做偶合剂使用，或 0.1%地塞米松偶合剂。

（2）短波：急性期峰值固定，100Hz，15 分钟。

（3）微波：微波作用于周围神经，可使神经肌肉兴奋性和生物电活性升高，同时能刺激神经再生；小剂量可以改善血液循环，消散水肿，加速神经组织的再生和神经传导功能的恢复。8 ～ 10W，15 分钟。

另外，可选用激光、低频电流疗法、中频电流疗法、生物反馈训练、磁疗、冷热交替浴、蜡疗。使用方法、剂量及注意事项同早期。

（三）后期康复方案

1. 运动疗法

（1）腕背伸抗阻训练　坐位，前臂伸直置于桌面上，自己一手固定尺桡骨远端，手握哑铃，腕关节背伸。

（2）腕屈曲抗阻训练　坐位，前臂伸直置于桌面上，掌心向上，自己一手固定尺桡骨远端，手握适当重量的哑铃，腕关节屈曲。

2. 作业疗法　选择合适的作业活动，以增强独立生活和参加适当工作的能力，必要时可配置辅助器具。

（1）协调及灵活性训练：以发展肌肉协调能力为目标，常用于获得 3 级以上肌力的患者，如插孔板游戏。

（2）ADL 训练：包括日常生活活动能力练习（如穿衣、个人卫生、进食）和与患者回归社会相关的一些高级生活技能（如使用各种器具、计算机等）。

（3）腕关节旋转训练，分指训练，并指训练，握拳训练，精确抓握训练，力性抓握训练，捏力训练。

3. 物理因子治疗　根据局部肿胀、疼痛、粘连程度和设备来源选择使用。

（1）超声波：用于周围神经损伤治疗时，多采用小剂量脉冲式超声，因而热效应小。$0.6W/cm^2$，5 分钟，每日 1 ～ 2 次，可采用新伤软膏做偶合剂使用，或 0.1%地塞米松偶合剂。

（2）短波：峰值固定，100Hz，15 分钟。

（3）微波：8 ～ 10W，15 分钟。

另外，亦可选用激光、低频电流疗法、中频电流疗法、生物反馈训练、磁疗、冷热交替浴、蜡疗，使用方法、剂量及注意事项同早期。

四、难点分析

（一）神经损伤带来的永久性失神经支配

1. 难点提出　神经结构较为复杂，神经断裂后出现的神经生长缓慢，神经细胞具有不再生性，这就决定了神经细胞损伤后，神经支配的肌肉失用，出现肌肉萎缩，关节不能完成运动，尤其是支配手部的神经，出现手功能障碍，不能完成精细甚至是粗大的运动。

2. 解决对策　在病患受伤时就应判断是否有神经损伤，及早进行神经损伤的干预，了解失神经损伤的性质，解除神经受压的原因。如确诊为神经断裂者，应及时采用手术探查并缝合，给神经提供生长的空间。如不能明确判断是否断裂，应积极康复干预，效果不佳者，可再次行手术探查了解神经损伤情况。

（二）神经损伤后肌肉萎缩、肌力下降及关节失用的问题

1. 难点提出　神经损伤后失神经支配的肌肉随着时间的进展出现萎缩、肌力下降、关节在神经支配的方向上失用，患者不能完成该方向上的活动。在一定程度上影响了患者的生活质量和精神状态。

2. 解决对策　一般认为，神经细胞损伤后不能再生，而周围神经纤维可以再生。损伤的神经修复后，再生的轴突进入远侧的鞘膜管内，并以每日 1 ～ 2mm 的速度向远侧生长，当再生轴突与终末器官相连后即发挥功能，终末器官及运动终板可以再生。应尽快行神经损伤康复治疗，尽可能减缓肌肉萎

缩的程度，可采用电针、PNF 技术等。

（三）肩手综合征

1. 难点提出 神经损伤后常常出现患者患手突然浮肿疼痛及肩关节疼痛，并使手功能受限。因疼痛较重并发挛缩，成为康复的阻碍因子，引起肩手综合征的疾病，是神经损伤的常见并发症和难点，极大地影响了患者的治疗信心。

2. 解决对策 针对肩手综合征的治疗通常采用多种治疗方式叠加的手段，通常效果有限，可采用二黄新伤软膏配合冷热交替浴等能较好地解决神经过敏症状。

（四）Sudeck 综合征

1. 难点提出 Sudeck 综合征是外伤导致的反射性交感神经营养不良综合征，又称创伤后骨萎缩。以腕关节、手掌和足踝多见。临床表现为手指、手腕、足踝的肿胀疼痛、僵硬，皮肤红而变薄，骨的普遍脱钙、疏松、萎缩，有时是突然发病。本病的发生有时是突然的，但常常是骨折后未能积极主动锻炼所致。本征是神经损伤的常见并发症和难点，极大地影响了患者的治疗信心。

2. 解决对策 针对 Sudeck 综合征可采用中西医结合综合康复方案，包括热疗，关节松解，冷疗，中药封包，手腕运动疗法、作业疗法等，效果明显，能有效地改善及缓解关节肿胀、僵硬及骨质脱钙、疏松等症状。

（张晓芳）

第三节　学科展望

1. 骨伤康复测评的应用与拓展，寻找和开发骨科康复患者适用的评估工具，要求更有针对性、更敏感并能反映功能的变化。虽然骨科康复界越来越重视功能评估的意义，临床也用 FIM（功能独立性评估）、SF–36（测量生存质量的量表），在儿童骨科康复方面也有的学会设计了诸如“pediatric orthopaedic society outcome scale”，但还不足以全面反映残疾患者参与社会的功能。新的评估工具应当是以残疾为取向（disability oriented）的，反映残疾障碍及康复的指标，并可预测社会康复（如重返工作岗位），同时新开发的评估工具也应当是以患者为取向（patient–oriented），接受不同干预手段的患者在评估项目上应有所区别，如做植入手术、组织修复等的患者其评估项目应与接受物理治疗、药物治疗有所不同。

2. 深化对骨关节病病因的临床生物学研究，阐明骨关节的力学环境的改变与组织的适应、破坏、修复的关系，从而为选用适当的运动疗法谋求最佳的防治效果提供依据。

3. 研发新的康复治疗新技术和方法，特别是对我国基层医院，要提倡用有效的、费用低廉的、使用方便的功能训练方法。

4. 研发新的辅助器具，如矫形器、夹板、特殊座椅、轮椅及其他功能辅助用品用具的研制，提倡医工结合、骨科医师 / 康复医师与康复工程师密切结合，一方面推进新型的、高科技的假肢和矫形器；同时，也按照适用技术（appropriate technology）的原则，提供实用、有效、简单而廉价的假肢和矫形器的设计和产品，使更多残疾人受惠。

5. 发展工伤康复。我科目前已开展工作，中国在这一领域已开创了一个新模式，即结合社会劳动保障设立工伤康复中心。目前我省正在探索创建的工伤康复医院就是尝试。在此基础上，预计今后国

内将逐渐会把工伤的后期康复与工伤的早期康复有系统地连接起来，提供工伤康复连续而完整的服务，在此过程中我国工伤康复技术预期也将迅速实现现代化。

6. 骨科康复从医院走向社区和家庭。在国际范围内，均有一种新的趋向，即重视在家里予以骨科病者（包括术后患者）良好的护理和康复。因为大多数骨科患者康复过程是长期的，无法在康复医疗机构内长期住院完成。有学者观察了一批髋、膝关节置换术后住院康复患者和家庭康复患者的功能结果，发现两者相同。人们认为，类似的研究提示，只要加以指导和监测，家庭康复和社区康复对骨科康复来说也是有益和有效的。

7. 推进多学科合作康复模式。在实现骨科康复治疗和服务的组织形式上，多学科合作的机制和工作方法有待进一步探索和完善。从理论上说，多学科性团队是必要的和有用的。但这个团队的工作方式是否以会诊、联合查房、病例讨论，或临时性的“团队会议”为主，结合具体病例的临时合作和长期而系统的合作和研讨，如何结合起来，都有待探索和研究，以期把手术、功能训练和假肢、矫形器辅助治疗更好地结合起来。

8. 早期康复、快速康复。1997 年，丹麦哥本哈根 Henrik Kehlet 教授首次提出“enhanced recovery programme after surgery（ERAS）”，即术后快速康复计划。ERAS 是适用于择期手术的一种崭新的术前、术中和术后的管理模式，能使患者获得最佳的治疗效果和术后的康复体验。这一理念一经提出，就得到全球的推崇和倡导。经过 18 年的发展，循证医学证明 ERAS 在缩短平均住院日，减少术后并发症、死亡率和再入院概率这四个方面表现出显著的优势。

借鉴美国发达国家和中国香港地区的模式，国内多家医院康复专科不断改革、勇于创新，成功摸索出了既能充分发挥早期康复优势，又能符合中国目前的医疗特点的康复前移模式，为进一步推动中国早期康复和快速康复的发展与成熟做出了重要的贡献。有条件要在各个临床科室建立康复工作小组，制定严格的管理制度、管理规范，有成熟的工作模式、工作流程、会诊制度与转科制度，建立详细的工作职责及考核标准。各治疗组与相关科室配合默契，融为一体，成为各临床科室不可分割的一个部分。除了早期进行患者的康复治疗，达到快速康复的目的，学科交叉、多科合作还在教学、科研领域也进行结合。多学科一起组织教学活动，进行疑难病例讨论，并且积极关注国内外会议学习班消息，寻找研究交叉点，申报科研课题，合作发表科研论文。在医疗、科研、教学层面多科广泛合作，创建最先进的、最科学的、全面细致的康复治疗体系。

（刘波）

参考文献

[1] 张世明 . 中西医结合骨伤科手册 . 成都：四川科技出版社，2008

[2] 张世明，马建，刘波 . 中西医结合运动创伤学 . 北京：北京大学医学出版社，2008

[3] 郑怀贤，刘纬俊，张希彬 . 运动创伤学 . 成都：四川人民出版社，1981

[4] 郑怀贤，冉德州 . 郑怀贤医著集萃 . 成都：四川大学出版社，1998

[5] 曲绵域，田德祥 . 运动创伤检查法 . 北京：北京医科大学出版社，1998

[6] 郑怀贤 . 伤科按摩术 . 成都：四川人民出版社，1980

[7] 郑悦强 . 软组织贴扎技术 . 台北：合记图书出版社，2007

[8] 刘润之 . 牵伸解剖指南 . 北京：北京体育大学出版社，2008

[9] 陈启明 . 骨科基础科学·骨关节肌肉系统生物学和生物力学 . 北京：人民卫生出版社，2001

[10] 刘钦刚 . 实用 PNF 治疗 . 昆明：云南科技出版社，2003

[11] 于雪峰 . 骨科临床检查法 . 哈尔滨：黑龙江科技出版社，1997

[12] 张世民，李海丰，黄轶刚 . 骨折分类与功能测评 . 北京：人民军医出版社，2008

[13] 钱竞光，宋雅伟 . 运动康复生物力学 . 北京：人民体育出版社，2008

[14] 戴红 . 人体运动学 . 北京：人民卫生出版社，2008

[15] 曲绵域 . 实用运动医学 . 北京：北京大学医学出版社 .2003

[16] 杨锡让 . 实用运动生理学 . 北京：北京体育大学出版社，2007

[17] 刘波 . 中西医结合骨伤康复学 . 成都：四川大学出版社，2011

[18] 刘波 . 常见运动创伤中医康复手册 . 成都：四川大学出版社，2015

[19] 刘波 . 常用骨伤康复方案 . 成都：四川大学出版社，2014

[20] 刘波 . 骨伤康复技术操作手册 . 成都：四川大学出版社，2013

[21] 朱以明，姜春岩，王满宜 . 肩关节相关生物力学介绍 . 中华创伤骨科杂志，2005，7（9）：869

[22] 靳嘉昌，唐刚，建黄东 . 肩袖损伤研究概况 . 中国骨伤，2003，16（8）：510

[23] 李嘉祁 . 肩峰下撞击征的物理治疗 . 中国康复，2001，16（3）：140

[24] 匡勇，侯春林 . 四边孔综合征的诊断治疗 . 中国修复重建外科杂，2001，15（4）：199

[25] 吴宇峰 . 肩关节周围炎的病因病理研究现状 . 中医正骨，1999，11（3）：47

[26] 王惠芳，王予彬 . 肩关节不稳定的康复 . 中华物理医学与康复杂志，2001，23（6）：372

[27] 卓大宏 . 骨科康复学的内涵和发展趋势 . 中华创伤骨科杂志，2003，5（3）：242

[28] 潘达德，顾玉东，寿奎水 . 中华医学会手外科学会上肢部分功能评定试用标准 . 中华手外科杂志，2000，16（3）：130

[29] 邵海燕，赛小珍，朱洪英 . 股骨干骨折术后膝关节功能康复训练体会 . 中国中医骨伤科杂志，2008，16（7）：61

[30] 张英泽，冯和林，李增炎 . 膝关节周围骨折术后综合康复训练的临床疗效 . 中国康复医学杂志，2006，21（2）：154

[31] 曾海辉，区正红，燕铁斌 . 早期康复介入对膝部骨折术后关节活动范围的影响 . 中国康复医学杂志，2004，19（9）：664

[32] 贾凤荣，周谋望 . 肘关节骨折术后康复的研究 . 中国康复医学杂志，2005，2O（10）：744

[33] 蒋拥军，李克军，董易环 . 对 86 例肘关节纤维性僵直综合康复治疗的临床观察 . 中国中医骨伤科杂志，2008，16（8）：22

[34] 罗萍，刘波，孙小菁，等 . 高频超声诊断 63 例小腿跖肌腱断裂和三头肌损伤 . 中国中西医结合影像学杂志，2008，6（1）：66

[35] 张鑫，刘波，敬竹子 . 中医传统关节粘连松解术治疗地震骨伤康复患者关节粘连的临床疗效观察 . 中医正骨，2010，22（3）：17

第八章　关节镜技术

第一节　学科概述

1918 年，东京大学 Takagi 教授首次进行膝关节内镜检查。几乎与此同时，瑞士学者 Eugan Bircher 用腹腔镜也检查了人膝关节，并于 1921 年首次发表以“关节内镜”为题的报道。20 世纪 50 年代日本发展了电子学和光学的专门工艺，Takagi 的弟子——Masaki Watanabe 继续进行关节镜的研究，终于制成了第一架有实用价值的关节镜——Watanabe 关节镜。关节镜外科技术作为 20 世纪最伟大的关节外科技术革命之一，经过近百年的发展，尤其是近十几年来，关节镜外科得到了迅猛发展，在骨科学中已逐步发展成为一门重要学科，属于微创外科范畴。21 世纪的医学领域已将微创外科提到一个十分重要的地位。关节镜手术是骨科及运动医学非常重要的诊断和治疗手段，已经形成了一门以关节镜为主要治疗手段，独特的临床技术学科，即关节镜微创外科，其最大优点是微创、针对性强、疗效可靠、恢复快。关节镜技术的应用极大地提高了人们对骨关节疾病的认识和诊断水平。随着关节镜设备及相关手术器械、手术方法的改进与创新，关节镜外科技术的临床应用范围也不断拓展，从最早的膝关节到目前的肩、肘、腕、髋、膝、踝六大关节，其治疗病种也越来越广泛，从最早的半月板损伤、关节内游离体，到现在的韧带肌腱损伤、软骨损伤、关节内骨折等。

四川省骨科医院作为国内第一家体育医院，始终高度关注并紧跟运动创伤学科的发展动态，从 1992 年开展第 1 例膝关节镜手术至今，目前已成熟开展肩、肘、腕、髋、膝、踝六大关节镜手术，主要有肩袖损伤的修复，Bankart 修复术，全镜下 Latarjet 术或取髂骨、肩胛冈自体骨镜下植骨术，膝关节交叉韧带重建 / 翻修，后外侧复合体重建，半月板修复，髌骨复发性脱位的三联修复及重建，腕关节三角纤维软骨盘撕裂的修复，髋臼撞击综合征的治疗，踝关节撞击综合征的治疗等手术。在成功开展常规关节镜手术的同时，我院不断尝试将关节镜技术与创伤骨科相结合，如关节镜辅助治疗胫骨平台骨折，全镜下锚钉结合中空螺钉固定治疗肩盂骨折或肱骨大结节骨折，先在镜下复位固定处理肱骨近端、肱骨远端关节面骨折后，再使用 MIPO 技术采用钢板螺钉固定治疗肱骨近端、肱骨远端骨折，关节镜下复位锚钉、自体肌腱修复重建喙锁韧带处理肩锁关节脱位，全镜下复位固定治疗尺骨冠突、腕舟状骨骨折等。

关节镜微创外科的发展表明，关节微创理念已远远超出手术操作的范畴。采用关节镜微创手术操作的目的是提高关节伤病的治疗水平。为达到这一目的，术前的评估、伤病精确的定位与定性诊断、手术方案的制定、规范的微创手术操作以及围手术期康复训练是关节镜外科微创理念的五大要素。我院在积极开展关节镜手术的同时，高度重视手术并发症的防治，一方面强调关节镜外科手术技术操作规范，另一方面积极开展“围手术期康复－临床康复－功能康复”三段式康复，力求“功能至上，重返赛场”，让康复师走进手术室参观手术，了解手术的要点及术后的注意事项，不断优化关节镜外科手术后关节的康复评估、康复训练计划、支具技术、理疗技术等，在竞技运动员治疗过程中采用激进康复训练，不仅使损伤很快恢复正常功能，并在一定时限内达到满足竞技水平的要求，二十几年来，多名国家队优秀运动员从这里重返奥运赛场，就是最好的例证。

（张挥武、杨国勇）

第二节　学科主要伤病技术

◆ 复发性肩关节前脱位镜下修复及重建技术 ◆

一、技术背景

盂肱关节作为肩关节的主要组成部分，是人体诸多关节中活动范围最大的关节，其稳定性由关节盂与肱骨头的骨性匹配、盂唇韧带复合体、肩袖以及相关力学机制等方面共同维持。Bankart 损伤是绝大多数创伤性肩关节前脱位的主要病理机制，故 Bankart 损伤的修复术是治疗创伤性肩关节前脱位的主要手段。随着关节镜设备和技术水平的改进，适应证的不断扩大，镜下手术治疗复发性肩关节前脱位已逐渐替代了开放手术。

然而，复发性肩关节前方不稳还常常伴有肩盂缺损或肱骨头后上方凹陷性骨折（Hill–Sachs 损伤）。美国著名的肩关节外科大师 Steven Burkhart 医生提出，伴有明显骨性缺损的患者单纯 Bankart 修复术的再脱位率高达 67%。所以，治疗复发性肩关节前脱位，需要综合评估盂唇韧带复合体质量，肩盂、肱骨头的骨缺损等情况。在过去的 10 年内，我院对肩关节复发性前脱位治疗根据患者的年龄、职业、病史、骨缺损的范围及关节囊的质量等，依指征分别使用镜下 Bankart 修复术、镜下 Bankart 修复联合 Remplissage 手术，以及切开及镜下的 Latarjet 手术，取髂骨或肩胛冈自体骨镜下植骨术，取得了较好的临床效果。由于复发性肩关节不稳定，明显肩盂缺损仅占 16%，临床中大部分患者可以通过肩关节镜下 Bankart 修复术及镜下 Bankart 修复联合 Remplissage 手术达到治疗目的。

二、技术要点及注意事项

（一）Bankart 修复手术

1. 比较理想的手术指征　①从事非身体间接触性的、过头位（overhead）体育运动的运动员。②创伤性的单纯前向不稳定（Bankart 损伤）。一般要求肩盂骨缺损小于 20%，若术中检查，存在 Off-track/engaging 的 Hill–Sachs 损伤，需要同时行 Remplissage 术。

2. 相对禁忌证　①从事身体间接触性运动的运动员。②非创伤性不稳定。③多向不稳定。④随意性不稳定。⑤盂唇－关节囊－盂肱韧带实质部损伤。⑥骨性 Bankart 损伤。⑦盂唇关节囊盂肱韧带退变严重。⑧肩袖间隙扩大。⑨盂肱下韧带复合体中的腋囊扩大。⑩严重的 Hill-Sachs 损伤；⑥外侧关节囊缺损。

3. 基本手术步骤

（1）镜下全面检查、评估，Bankart 损伤区域清理新鲜化，通常自肩盂 2 点至 6 点区域。

（2）前下方关节囊 – 盂肱韧带 – 盂唇复合体松解，松解要彻底，直至关节囊达到肩盂平面。

（3）肩胛颈盂唇附丽区的新鲜化，新鲜化的同时要尽可能保留肩盂骨折骨质。

（4）肩胛颈盂唇附丽区选择固定点并钻孔，通常自肩盂 5 点至 2 点区域，2 ～ 3 个。

（5）前下方关节囊 – 盂肱韧带 – 盂唇复合体缝合。

（6）前下方关节囊 – 盂肱韧带 – 盂唇复合体上移及内移并固定。

（7）需要同时进行关节镜下 Remplissage 术，需在 Bankart 修复之前在肱骨头后上方骨缺损处，贴关节面植入 1 ～ 2 枚锚钉，从冈下肌腱处依次穿出，完成 Bankart 修复后转至肩峰下间隙找到尾线打结固定冈下肌腱。

4. 固定方法　缝合锚钉固定。锚钉为金属或可吸收材料，完全埋在肩盂旁的软骨下骨深方，不外露。尾端的缝线缝合关节囊韧带。这种方法可靠，强度大，可以做关节囊韧带前上方移位、调节张力。可以进行多点固定。

5. 缝合技术

（1）前方肩盂中辅助入路。

（2）缝合器缝合。

（3）圈套过线器或引线钩将缝线两端引出关节外。

（4）特殊的关节外打结技术。

（5）推结器将结回送至关节内。

6. 热能介导的肩关节紧缩术（TAC）　盂肱关节不稳定的病理变化除了上述的关节囊韧带撕脱外，还可以出现关节囊韧带实质部由于外伤性牵拉发生塑变，进一步造成关节囊松弛、体积增大、盂肱韧带变长。这种情况下，上述的缝合术是无能为力的，而 TAC 通过激光及射频产生的热能使胶原分子结构发生特定的变化，即打破胶原分子间键，使结晶样排列结构的伸展状态变为随意卷曲的收缩形态，从而达到关节囊韧带的紧缩效应，稳定关节。组织的紧缩效应与受热温度及时间相关，还与胶原组织的致密程度有关。紧缩程度必须适当。TAC 可以单独使用，也可与 Bankart 损伤缝合术联合应用。可以治疗多方向及单向不稳定。

7. 其他　如肩盂骨缺损大于 20%，以及从事身体间接触性运动的运动员，对运动要求较高的年轻患者，可采用喙突截骨移位骨阻挡来治疗复发性肩关节前脱位。即喙突截骨，将带有联合腱的喙突骨块穿过肩胛下肌腱后固定于肩盂前缘的 Latarjet 术。随着对关节镜技术的日益熟练，目前 Latarjet 术可以在全关节镜下完成。对于一些病程很长、反复脱位次数很多、骨缺损巨大的患者，可以同期进行自体或异体的骨移植来重建肩盂的完整性。

三、技术展望

严格掌握手术指征，选择合适的手术方式，尽量减少手术并发症，减少术后再次复发的概率。对于高发年龄段的患者做到早期诊断及治疗，可以降低复发的风险。

全镜下骨块移植及 Latarjet 的技术的成熟化发展可使镜下修复及重建治疗肩关节前方不稳定适应

证范围更加广泛、微创、精准、有效。但对于手术骨块的大小以及如何放置，如何选择内固定材料，如何合理的康复锻炼，增加植骨块的愈合，降低吸收率，达到更好的临床效果，是我们今后需要进一步研究及发展的方向。

（陈杭）

◆ 肩胛上神经卡压综合征 ◆

一、技术背景

肩胛上神经由臂丛上干分出，接受 C5 ～ C6 的神经纤维，是混合神经，从上干分出后沿斜方肌和肩胛舌骨肌深面外侧走行，通过肩胛上横韧带下方的肩胛上切迹进入冈上窝，发出冈上肌支、肩锁关节支和肩关节支；主干紧贴冈盂切迹（肩胛大切迹）并穿过该切迹和肩胛下横韧带围成的肩胛下孔，折转成角入冈下窝，分出冈下肌支和下关节支。肩关节外旋时，冈下肌支被拉向内侧而紧张，上肢外展、前伸和越体交叉时，肩胛骨外旋、肩胛下孔外移、冈下肌支在下孔处折转角变小，神经在逐渐紧张过程中与骨面发生摩擦，使神经水肿、渗出、增粗而发生卡压。肿瘤、肱盂关节结节样囊肿、局部脂肪瘤和结节以及肩胛上切迹纤维化等，均是肩胛上神经卡压的主要原因。肩胛上神经在肩胛上切迹部的卡压，患者常有肩周区弥散的钝痛，位于肩后外侧部，可向颈后及臂部放射，但放射痛常位于上臂后侧。患者常感肩外展、外旋无力，进行性病例可有冈上肌萎缩，肩胛上切迹部压痛或位于锁骨与肩胛冈三角间区的压痛是肩胛上神经卡压最常见的体征，斜方肌区也可有压痛。如肩胛切迹处卡压，压痛点在肩胛切迹处，肩外展、外旋肌力减弱；冈上肌、冈下肌萎缩，特别是冈下肌萎缩；由于有肩胛上关节支支配肩锁关节，可出现肩锁关节压痛。如肩胛冈盂切迹处卡压，则疼痛较肩胛上切迹处卡压轻，压痛位于冈盂切迹处，局部除冈下肌萎缩外，其他表现不明显，这些因神经卡压引起的症状、体征统称为肩胛上神经卡压综合征（SNE）。

在冈盂切迹处的肩胛上神经病变通常由肩胛下韧带压迫所导致，这种结构在 3%～ 100%的尸体上可观察到。可以通过关节镜技术来对该部位的肩胛上神经卡压行减压手术。为了在关节镜下进入冈盂切迹，术者可通过在冈下窝处的后中入路或后外侧入路进入或者通过肩峰下途径进入。冈盂切迹处的肩胛上神经损伤最常继发于该处的占位性病变，其中最典型的是与盂肱关节相通的盂唇撕裂所致的腱鞘囊肿、脂肪瘤、良性肿瘤。关节镜手术使在囊肿切除减压的同时可以在直视下行盂唇修复术。

肩胛上神经卡压的治疗仍以手术松解为主。保守治疗如休息、理疗、止痛药物的应用，以及局部封闭治疗也可选用。对以创伤或牵拉引起的肩胛上神经损伤，早期可保守治疗。如为明确的慢性卡压，应早期手术治疗，进行神经松解及肩胛上切迹扩大术。传统的切开松解术，创伤较大、显露欠佳，容易误伤肩胛上动脉，松解不彻底、肩胛上切迹扩大术操作较困难等缺点。而关节镜下松解术因为其切口小、并发症少、安全性高、疗效确切，而逐渐取代开放性手术。

二、技术要点及注意事项

关节镜下肩胛上横韧带的松解

1. 适应证 包括出现冈下肌肌力减弱，冈上肌萎缩、疼痛，肌电图结果阳性等。如果在关节镜修补肩袖过程中发现肩胛上横韧带出现增厚或是骨化时，也应该行松解手术。

2. 体位 采用沙滩椅或斜侧卧，使用 3kg 纵向牵引，增大肱骨头与肩峰间距，以便肩胛上切迹的操作空间最大化。

3. 入路 通常采用后方软点入路、肩峰下外侧入路、前外侧入路以及肩胛上神经入路（SSN 入路），其位于锁骨和肩胛冈之间，距离肩峰外侧缘以内约 7cm，大约在 Neviaser 入路的内侧 2cm 左右，通常在镜下采用 outside–in 技术建立该入路。

4. 手术操作 镜下彻底仔细的止血是手术成功的关键，术中全程控制收缩压在 120mmHg 以下，以及维持 50mmHg 的加压泵，有利于视野的清晰。首先通过肩关节后方软点入路，行盂肱关节镜检。随后将关节镜转入肩峰下间隙，建立外侧入路后，将关节镜视野放到外侧入路，作为观察通道，通过后方入路使用刨刀、射频清理前内侧的滑囊，逐渐显露肩胛上切迹。随着手术时间的进展，软组织肿胀会增加暴露肩胛上横韧带的难度，故如果需要做肩峰成形或锁骨远端切除，建议在肩胛上神经减压后进行。前内侧滑囊清理后，在肩峰前外侧角附近建立前外侧入路，该入路可用于清理肩胛上切迹。首先，识别喙肱韧带，顺着该韧带的走行清理至喙突基底部，接着是清理喙突内侧及后方软组织以便识别喙锁韧带（包括锥状韧带和斜方韧带），该韧带在喙突基底部的附着点的内侧缘即是肩胛上横韧带上份的外侧起止点。肩胛上横韧带可以看作是锥状韧带向内在肩胛上切迹的延续。充分显露肩胛上横韧带后，使用腰穿针穿过斜方肌定位肩胛上神经入路的位置，如果腰穿针定位正确，镜下可在冈上肌前缘看到腰穿针的针头。建立 SSN 入路时应避免损伤副神经，后者在靠近肩胛骨内侧缘处穿过。确定腰穿针位置满意后，切开皮肤，用钝型刺穿器穿过斜方肌及其周围软组织，以通过肩胛上神经入路，通过刺穿器分离肩胛上切迹周围脂肪组织，识别肩胛上横韧带，肩胛上动脉位于横韧带上方，而肩胛上神经位于韧带下方。将刺穿器置于肩胛上切迹内肩胛上神经的外侧，以便于保护肩胛上神经。再于肩胛上神经入路外侧 1.5cm 处做另一个入路，用来置入关节镜剪刀来松解肩胛上横韧带。切除横韧带后，应在肩胛上切迹内评估减压是否彻底，如果残余减压不彻底，通常是由于肩胛上切迹内的骨赘的刺激，此时应行肩胛上切迹成型术，以及通过磨钻在肩胛上切迹的外侧缘进行成型。

三、技术展望

非手术治疗仍然是初发病例的首选。但是，合并肩袖撕裂、盂唇撕裂或占位性病变时，则建议手术治疗。手术方式可选择开放性手术或关节镜手术，对于盂唇周围腱鞘囊肿，特别是伴随盂唇撕裂和其他关节内病变，关节镜手术具有较大优势。是否单独的肩袖修补、盂唇修补、占位性病变的切除已经足够，是否有必要行额外的肩胛上神经松解或囊肿减压，需要进一步的研究。

对于肩胛上神经病变是否由巨大肩袖撕裂挛缩所导致尚存在争议。由肩袖撕裂牵拉所导致的肩胛上神经病变可仅仅通过肩袖修补术便可以得到肩胛上神经功能部分或完全恢复。到目前为止，尚无文献报道单纯肩袖修补与肩袖修补合并肩胛上神经松解这两种手术方式在肩胛上神经卡压疗效方面的比较。

（杨国勇）

◆ 肩袖损伤的关节镜修复技术 ◆

一、技术背景

肩关节镜重建手术中难度最大且最有所发展的是镜下肩袖修复术。过去的十多年见证了关节镜术在肩袖修复的原则及技术上所取得的迅猛发展。肩袖疾病常见于老年患者，现普遍认为肩袖撕裂的发病率与患者的年龄具有一定的相关性。大多数肩袖疾病都需要手术干预，尤其是肩袖全层撕裂的患者，若不及时行肩袖修补手术，其撕裂面积将会逐步增加，最终可能导致肌腱回缩以及肌肉不可逆性萎缩。目前，随着对肩袖撕裂的病因、损伤机制及解剖力学等研究的逐步深入，关节镜在治疗肩袖疾病方面得到广泛应用，尤其是关节镜器械的日益完善及术者手术操作技术日趋成熟，肩袖撕裂的治疗取得了长足发展。然而，腱－骨界面的愈合、大面积及巨大面积肩袖撕裂的关节镜下修复依旧是我们面临的难题。

肩袖修复目的包括修复撕裂的肩袖重建力偶平衡，清除不稳定的撕裂缘，扩大肩峰下间隙去除撞击因素等。常规的肩袖损伤修复手术包括肩峰下减压、松解粘连或挛缩的肌腱裂口、置入缝线锚钉和缝合修复肩袖撕裂缘等几个步骤。

在过去的十年内我院对肩袖损伤手术治疗，历经了从切开修复、关节镜辅助下小切口切开修复、全镜下修复的过程。全镜下手术也历经了从起初的单排技术向双排以及缝线桥技术的发展，并成熟运用。

二、技术要点及注意事项

（一）关节镜辅助下小切口肩袖修复术

1. 手术方法 关节镜辅助下小切口肩袖修复术，是在肩关节镜下探查、肩峰成形、肩峰下减压的基础上，通过小切口分离三角肌纤维进入肩峰下间隙以暴露损伤肩袖，直视下进行缝合，一般用于较大的肩袖损伤，或者老年患者，骨质情况较差的患者，需行切开经骨隧道等方法进行缝合修复。

2. 操作要点 关节镜下使用刨削器和射频等工具，清理增生充血的肩峰下滑囊，以骨性刨削器磨除肩峰前外侧缘骨赘进行肩峰成形。通过肩关节镜检查肩袖的关节面和滑囊面，探查肩袖损伤的部位，了解肌纤维的质地，评估损伤的大小及形状。

有横行和纵行两种切口：横行切口自肩峰前外角前方 1cm，沿肩峰外缘向后 3 ～ 4cm；纵向切口可自肩锁关节外侧，沿肩峰前缘向外下 3 ～ 4cm。沿肌纤维方向分离三角肌，进入肩峰下间隙。但需注意两点：①正规的关节镜辅助下小切口肩袖修复术，由于肩峰成形已经在关节镜下完成，故不需要切断三角肌的肩峰止点，以减少因三角肌止点愈合问题带来的并发症。②三角肌纤维纵行分离，不应超过肩峰外缘下方 4cm，以免损伤腋神经。直视下再次清理肩峰下滑囊。用手指探查肩峰前外缘，以确认肩峰成形的范围和质量。转动肱骨头，观察肩袖止点和撕裂大小、形状等特点。牵拉撕裂缘试行复位，了解撕裂缘的张力。张力过大的需要沿肩袖滑囊面和关节面进行适当的松解，必要时可松解肩袖间隙进一步增加肩袖撕裂缘的活动度。肩袖缝合面的处理，需在对肩袖撕裂缘进行充分评估后，进行必要的修整，成型撕裂缘使之整齐；切除严重退变的肌腱纤维直至正常的肌腱边缘。清理肩袖止点处大结节表面的纤维结构暴露骨质，并适当打磨至表面出血，一定不要损伤局部的骨皮质。这样既有

利于愈合，又有利于锚钉的固定。近年来为了恢复肩袖止点的印迹，增加腱骨接触面，多采用双排锚钉固定。

（二）关节镜下肩袖损伤修复术

全关节镜下肩袖修复术需要完成肩峰下减压、松解粘连或挛缩的撕裂肌腱、置入缝线锚钉、缝合肩袖等几个步骤。关节镜下肩袖修复具有创伤小、美观、解剖固定，边缘对合技术降低裂缘张力等优点。另外，全关节镜下肩袖修复在术中操作困难时能够方便地转为小切口或传统的开放手术。

1. 肩袖结构的探查　首先将关节镜置入盂肱关节，通过将肩关节外展、前屈、外旋，关节镜经肱骨头上方，向外移动可以观察到肩袖的关节面。肩袖完全破裂的可能看到通向肩峰下间隙的裂口，不完全损伤局部可以观察到肩袖的磨损或明显的炎性改变。如果难以判断肩袖是否完全破裂，可以在关节镜监视下置入 1 根 PDS Ⅱ线，待关节镜在肩峰下间隙探查时再进一步评估。盂肱关节检查后，将关节镜置入肩峰下间隙，直接观察肩袖或者用探钩探查肩袖损伤部位。首先进行充分的肩峰下减压，特别是清理充血增生的肩峰下滑囊，有助于对肩袖结构的探查和评估。外展、内收和旋转肩关节可以清楚地观察到整个肩袖结构。

2. 肩袖撕裂程度的评估　肩袖部分厚度的损伤程度，需要结合盂肱关节和肩峰下间隙镜下所见，进行综合评估。首先要明确肩袖部分的损伤程度，是位于关节面、滑囊面，还是腱实质内。应判断损伤处肩袖厚度与正常肩袖厚度的比例，如损伤处肩袖只有正常肩袖结构的 1/4 厚度时，称为 75% 的部分厚度损伤。根据损伤厚度，将肩袖部分损伤分为：Ⅰ度，损伤厚度＜ 25%；Ⅱ度，损伤厚度＜ 50%；Ⅲ度，损伤厚度＞ 50%。另外，应评估剩余肩袖结构的肌腱纤维实质，看似保持连续性的损伤肩袖，其实质部分可能已经明显退变，即使保留也难以发挥正常功能。如前所述，肩袖全厚撕裂根据大小可分为 4 型：小撕裂（＜ 1cm），中撕裂（1 ～ 3cm），大撕裂（3 ～ 5cm）和巨大撕裂（＞ 5cm）。关节镜下测量肩袖撕裂尺寸有一定困难，可以使用有刻度的探针，从后方入口测量前后径，从外侧入口测量内外径。撕裂大小也可以通过观察肩袖裂口边缘的位置来进行估测，撕裂缘在关节面软骨边缘的外侧，这是一小撕裂，通常直径＜ 1cm。如果裂口缘已经暴露了肱骨，但没有扩展到关节盂，是中撕裂；如果撕裂扩展到关节盂，为大撕裂；如果裂口回缩到关节盂内侧，为巨大撕裂。

3. 肩袖损伤的处理　部分厚度肩袖损伤的处理存在争论，有关不同治疗方式的临床效果报道不一。目前，相对统一的观念认为，部分厚度肩袖损伤治疗方式的选择，依赖于患者主诉症状，损伤的大小、深度，周围结构的病理变化，损伤部位，以及患者希望达到的运动水平。

（1）Ⅰ度损伤：不论是滑囊面还是关节面损伤，目前多主张在肩峰成形的基础上，进行损伤局部清理。

（2）Ⅱ度损伤：如损伤宽度＜ 1 ～ 2cm 的，可以进行局部清理术，如为关节面损伤、老年患者或对肩关节功能要求不高者，行局部清理术，同时进行经肩袖的锚钉缝合修复术；对于滑囊面损伤，损伤宽度＞ 2 ～ 3cm 的，年轻患者或肩关节功能要求较高人群，行肩袖缝合术。

（3）Ⅲ度损伤：肩峰成形和肩袖损伤处清理后，进行肩袖缝合。由于肩袖滑囊面损伤更容易发展成全厚撕裂，因此在治疗方式上相对主动。而肩袖关节面损伤需要警惕是否存在因肩关节不稳导致的继发性内撞击征，尤其是上肢过顶类项目的运动员，此类患者中肩关节不稳的处理成为关键。全厚损伤的肩袖缝合，首先进行损伤裂缘的清理，使肩袖损伤的游离缘成为稳定、整齐、健康的组织。肩袖的骨附着处需要适当打磨，至表面渗血的皮质骨；缝合锚钉自肩峰下外侧入口置入，与肱骨头关节面呈 45°，可以增加锚钉的固定强度和抗拔出力。关节镜下肩袖缝合需要特殊的肩关节镜下器械，包括穿线器、抓线器、打结器等。将锚钉的缝线自下而上通过肩袖组织，缝线穿过处离肩袖游离缘7～10mm。通过镜下打结技术，缝合固定损伤肩袖。对于中、小型的撕裂，通常采用单排缝合锚钉固定，由于术后一定比例患者的缝合缘再撕裂或裂口扩大，为增加肌腱和骨面的接触面积，增加腱骨愈合概率，可采用双排缝线桥技术固定。

4. 巨大回缩不可修复的肩袖损伤 可采用清创，部分修复的方法，亦可酌情采用移植物替代技术，肌腱转位的手术方式，以及应用 balloon-shaped spacer 的方式，来缓解疼痛，改善功能，达到治疗目的。

（三）肩袖损伤的二次手术

越来越多的患者接受手术治疗以减轻疼痛，改善肩关节功能。尽管各种报道显示手术治疗的临床效果让人满意，但有部分患者术后通过影像学检查发现损伤并没有愈合。但其中有些患者疼痛减轻、功能得到改善。其中还有一些患者的关节依然疼痛、功能依然受限，对于这部分患者就需要继续治疗。肩袖损伤修补手术失败的原因是多方面的，主要包括生物因素、手术技术及手术部位再次创伤等原因。生物因素主要与患者高龄、韧带强度减弱、撕裂严重以及肌肉脂肪退变等因素有关。判断手术失败原因有时是十分困难的，对于术后肩关节疼痛症状没有减轻、功能未得到改善的患者，我们可以通过病史、体格检查以及影像学检查来判断，甚至对于高度怀疑手术失败和再损伤的患者可以直接行关节镜检查并再次手术。但是二次手术的手术适应证则十分苛刻，使得符合条件的理想患者数量较少。理想的手术适应证有以下几点：① 肌肉萎缩和韧带回缩较轻，手术可修复。②术前肩关节向前活动度超过90°。③三角肌功能良好。④关节只有一次手术史。上述条件过于苛刻，但对于保守治疗无法缓解疼痛以及全层撕裂可修复的患者，我们也应考虑二次手术治疗，但手术效果可能不理想。

三、技术展望

随着人民生活水平的不断提高，对健康运动认知加深，大家对肩关节的功能状况要求也愈发增高。就诊的肩袖损伤的患者会不断地增多。尽管关节镜下肩袖修复手术在国内已被广泛推广，但大量的基层医院对该疾病的诊断及治疗仍然不能规范化进行。再则患者对该类疾病的认识不够，不能做到尽早及时就诊。进而导致肩袖损伤变得严重及不可修复，对于巨大的不可修复患者的治疗仍然是目前临床上的重点及难点。

肩袖治疗的重点是预防损伤，损伤后能尽早诊断及规范治疗。但对促进腱－骨界面的愈合，以及对大面积及巨大面积肩袖撕裂的关节镜下修复依旧是我们今后发展方向，应用 balloon-shaped spacer 的方式，采用移植物替代技术，肌腱转位的手术方式，来解决不可修复肩袖损伤是不可或缺的治疗方法。

（陈杭）

◆ 肘关节僵硬关节镜下松解技术 ◆

一、技术背景

肘关节僵硬的患者一般有明显外伤史或手术史，常常有粗暴被动活动肘关节的经历。其肘关节活动范围明显受限或障碍，影响上肢功能的发挥，可有手指麻木、肌力下降等表现；可行 X 线摄片检查、CT、MRI 检查等辅助。在诊疗时主要鉴别是关节内还是关节外僵硬，以及鉴别是骨性强直还是纤维性僵硬，可通过体格检查结合影像学检查予以鉴别。

目前，肘关节僵硬的分类按病因可分为创伤性和非创伤性两大类：①创伤性：创伤、烧伤及颅脑外伤是引起肘关节僵硬较常见的创伤性病因。②非创伤性：包括骨关节炎、肘关节滑膜炎、滑膜增生、先天性桡骨头脱位、先天性肘关节囊挛缩。

另外，按部位肘关节僵硬可分为关节内和关节外两类：①关节内因素主要有关节内瘢痕组织形成、关节面不平整、关节软骨损伤退变、关节内游离体、关节内粘连（包括关节囊和侧副韧带粘连）、关节囊挛缩、侧副韧带挛缩、关节内撞击（如鹰嘴或冠突与鹰嘴窝或冠突窝撞击）以及关节内增生的滑膜组织和肥厚的滑膜皱襞。②关节外因素包括肘关节前后方肌群的挛缩，包括肱二头肌、肱肌和肱三头肌等；软组织瘢痕挛缩，包括皮肤、皮下组织、肌肉等瘢痕化；软组织粘连，主要指肌肉组织与肱骨之间的粘连。

在治疗方面，主要包括手术及非手术两大类。非手术治疗包括药物治疗、放射治疗、中医治疗、康复治疗等，非手术治疗一般在术后、伤后 6 个月内进行，因为异位骨化未成熟时的治疗效果较好。手术治疗上关节内因素适合关节镜下松解，而关节外因素适合切开松解术。虽然目前开放性肘关节松解术在很大程度上还是治疗肘关节僵硬的金标准，但随着关节镜技术的发展，关节镜下肘关节松解术的应用越来越广泛。关节镜下肘关节松解术具有损伤小、恢复快的优点，可获得满意的疗效，其禁忌证是解剖变异，因为血管神经解剖位置的改变可能导致术中损伤，而术者必须根据解剖改变程度、术者操作水平和经验评估手术风险。

二、技术要点及注意事项

（一）手术适应证

1. 肘关节僵硬，影响日常生活，患者强烈要求手术改善。
2. 必须经过 6 个月以上的保守治疗和功能锻炼，肘关节活动度仍无改善。
3. X 线片显示肘关节间隙存在。
4. 异位骨化虽明显，但未形成跨越关节的连续性骨痂。

（二）手术禁忌证

1. 肘关节有明显的骨性畸形，需要截骨矫形。
2. 肘关节周周有广泛的皮肤、肌肉等软组织瘢痕挛缩。
3. 肘关节间隙已大部消失，骨性强直或肘关节完全僵硬，无任何活动度。

（三）手术方法

在臂丛神经阻滞结合全身麻醉下，上臂上气压止血带。采用侧卧位，肘关节置于手术台旁特制托架上，标记鹰嘴、桡骨头、肱骨外上髁、肱骨内上髁以及尺神经等重要解剖结构。对于以伸直受限为主的患者，先建立前方两个入路，待肘关节前方手术完成后，再建立后方入路。对于以屈曲受限为主的患者，一般先建立后方入路，再建立前方入路。在行关节镜手术前，先在由鹰嘴、肱骨外上髁以及桡骨头所构成的软点处向肘关节腔内注入生理盐水 5 ～ 15mL 以充分扩展关节腔。前方入路包括前外侧和前内侧入路，均位于肘关节线水平。前外侧入路在肱骨外髁前方约 1cm 处，从此入路置入关节镜。确认关节镜位于肘关节腔内后，采用由内自外技术建立前内侧入路。前内侧入路大约在肱骨内上髁前方和上方各 1cm 处，从此入路置入透明套管。后方入路包括后外侧正中入路和后外侧上方入路。

先建立后外侧正中入路。后外侧正中入路位于软点的中心，从此入路插入关节镜。在关节镜的监视下使用腰穿针等定位建立后外侧上方入路，此入路位于后外侧正中入路近侧 3 ～ 4cm、肱三头肌腱外侧缘处，同样由此入路置入塑料套管。关节镜下手术应按一定的顺序进行，肘关节前方关节镜应先检查前方间隙，清理后再处理肱尺关节内侧隐窝，最后处理肱桡关节外侧隐窝。而后方关节镜应先检查后外侧关节间隙，主要是尺骨鹰嘴的外侧部分，清理后再处理鹰嘴窝及内侧部分。最后联合前、后方入路清理肱桡和肱尺关节间隙。

（四）重要环节

关节镜下手术有 3 个重要环节。

1. 关节镜清理术，包括切除关节腔内瘢痕组织、增生的滑膜和肥厚的滑膜皱襞，清除冠突和尺骨鹰嘴周围的骨赘，去除游离体，并对关节软骨损伤处进行软骨成形术。

2. 关节松解术，前方关节囊和后方关节囊的松解均在肱骨侧进行，在关节镜的监视下，以小的骨膜剥离器紧贴肱骨向近侧剥离松解前、后方关节囊，直至超过关节囊在肱骨的附着点；如果上方仍有瘢痕粘连，可继续向上松解，同时用蓝钳做部分关节囊切除术，直到显示肱肌和肱三头肌的肌纤维。外侧侧副韧带和内侧侧副韧带的松解均从侧隐窝开始，但其松解仅限于剥离韧带和骨面之间的瘢痕，不应过多剥离韧带在外上髁或内上髁处的止点，以免造成肘关节不稳。

3. 关节成形术，如果尺骨鹰嘴或冠突有畸形，镜下清理后仍与鹰嘴窝或冠突窝有撞击，影响手术效果，可选择行镜下鹰嘴窝开窗成形术。这时需增加后方正中入路，位于尺骨鹰嘴的尖端、正对鹰嘴窝的位置。从该入路可先引入电钻，在鹰嘴窝钻数个孔，再用磨钻扩大，最后用枪式咬骨钳修整成一个规则的类圆形窗孔，其大小以在屈曲位时能容纳冠突的尖部、而在伸直位时又能容纳鹰嘴突的尖部为宜。镜下松解完成后需要进行手法松解，此时应该非常容易达到正常或接近正常的肘关节活动度，若活动范围改善不满意，可重复关节镜下手术环节。

（五）术后处理

术后加压包扎，常规放置前后 1 根负压引流管，引流管于 48 ～ 72 小时后拔除。肘关节处常规冰敷。术后即给予吲哚美辛缓释胶囊 75mg 口服，每日 1 次，连用 6 周以预防异位骨化。患者清醒后即可进行肘关节功能锻炼。并鼓励患者进行主动肘关节功能锻炼，要求屈伸度数逐渐增加；2 周后可进行力量训练，如果有条件，术后 1 周内可在臂丛神经持续阻滞镇痛下进行关节功能训练。

（六）并发症的预防

1. 神经动脉等损伤 桡神经损伤多发生于建立前方关节镜入路和前方松解时，术中应该注意以下几点：①每个关节镜入路必须先注意观察并避免关节镜入路周围组织的主要神经、血管，先用钝头血管钳穿刺建立，确认后再置入关节镜鞘管，避免盲目反复穿刺。②在刨削前方关节腔时，应确认位于关节囊内，刨刀头切割面应背对前方关节囊，特别是在桡神经位于肱肌和肱桡肌的肌间隙处，应关闭负压吸引，避免前方关节囊被吸入。③在进行前方关节囊切除时，一定要保护血管、桡神经周围的关节囊组织。④尺神经损伤多发生于后方松解或康复过程中，在行后方松解时，注意不要超越鹰嘴窝的内侧边界，尽量采用紧贴骨面剥离的方式松解，而不是采用刨削操作，建议在学习关节镜下松解术的早期，在肘关节内侧做小切口，显露出尺神经后再进行关节镜下的操作，以减少医源性的尺神经损伤。⑤另外，肘关节屈曲挛缩严重者，即使术前检查没有尺神经症状，但如果患者术前长期屈肘不能超过 90°，则建议在行关节镜手术前通过肘管处做小切口彻底的神经松解。另外，术后逐渐增加肘关节屈曲的度数，以避免神经出现牵拉损伤；对于解剖结构不清、难以建立前方入路或既往有行尺神经松解前

置术的患者应选用切开松解。术后即刻出现一过性神经损伤，予以针灸治疗，配合神经营养药物治疗，若无效，必要时可行神经探查松解术。

2. 关节内器械断裂　在关节镜手术中极少发生器械断裂事件，主要包括：①尖刃刀片断裂，主要是刀片直接刺入关节内时易使刀尖折断。预防措施为当刀片刺破皮肤后，不直接进入关节，而是用血管钳、钝头穿刺管沿此口刺入关节内。②手术器械断裂，主要是因为手术器械积累损伤而疲劳断裂，术前器械检查不仔细及术中使用不合理等。为了防止此类事件发生，应采取下述预防措施：术前严格检查器械，防止术中发生因手术器械积累损伤而疲劳断裂；术中合理使用器械，对大的游离体，取出时应适当扩大操作切口，小心夹取；在处理骨赘时应以电动磨削为主，切忌用腰椎间盘钳切咬，以免发生断裂；钬激光使用时间应严格遵照使用要求，切忌为降低成本超限使用而导致器械自毁。对于断裂的器械，一经发现，应立即关闭进、出水开关，关节制动，防止断裂的器械在关节内游动。然后利用附近已开孔或另开新孔，用合适的器械，由有经验的医生小心取出。取时必须另有助手压住后关节囊，以防止断裂器械滑入后关节囊。有文献报道用带磁性的金属异物取出器，可吸取出关节内的断裂器械。如在关节镜下未发现断裂的器械，可借助 C 形臂 X 线机扩大切口，甚至切开关节取出断裂的器械。

3. 关节内正常组织损伤　因操作不当致关节内正常组织损伤是关节镜手术中最常见也是最严重的并发症之一，包括软骨损伤、韧带损伤，桡骨头、尺骨冠突及肱骨远端等骨组织损伤。主要原因是在开展关节镜手术的早期，术者操作不熟练，配合欠佳。预防措施：术中最大限度地撑开关节间隙，可通过变换体位扩大视野；术中应始终保持一定量的关节冲洗液及压力；根据病变关节及部位选择与之相适应的器械。

4. 关节内血肿、感染　关节内血肿是关节镜手术常见并发症之一，而术后感染则非常少见。预防处理措施包括：应用钬激光止血，在广泛滑膜切除术后放置引流管，予以加压包扎等，尤其是血友病性滑膜炎或色素沉着绒毛结节性滑膜炎患者。早期发现血肿，应立刻要求患者中止不正确的理疗锻炼，结合局部冷敷、抬高患肢、延缓康复等措施，必要时行血肿清理术。肘关节镜感染者，大多发生在开展关节镜手术的早期，由于镜检时间过长，冲洗液浸透无菌巾，中途改行关节切开术所致，预防办法可使用塑料防水保护膜，置于无菌巾与肢体之间。严格掌握关节镜镜检与切开操作的时间，以不超过 1.5 小时为宜，镜检及手术时间基本相当。若出现感染，通过换药、抗炎治疗通常可控制感染，若无效，必要时行肘关节镜下清理、置管冲洗。

5. 冲洗液外渗　因冲洗液渗出至前臂或上臂等部位而造成巨大水肿或因冲洗液外渗引起筋膜间隔综合征均有报道。因此，在施行关节镜手术时务必防止冲洗液外渗，尤其是穿刺孔不进行操作治疗时，应及时塞住并直达关节内，以防入口周围外渗，切忌用手堵住皮肤切口，致使冲洗液沿皮下外渗。

6. 异位骨化及肘关节僵硬再次发生　不规范的康复锻炼，尤其是强力被动牵拉练习，是造成异位骨化、血肿发生的主要原因；而术后过度保护患肢，未能及时有效地积极锻炼，则是造成关节再次粘连的原因。术中操作时止血彻底，术后放置引流管，予以加压包扎，避免在未彻底松解肘关节时进行粗暴的手法松解；术后尽可能在无痛的条件下早期开始功能训练，口服吲哚美辛等药物；重视肘关节局部冰敷，配合正确合理的康复治疗以及支具的使用，是减少异位骨化及肘关节僵硬再次发生的重要因素。若非手术治疗无效，可考虑再次手术，必要时配合铰链式肘关节外固定支架以及放射治疗。对于内固定术后僵硬的患者，在手术松解后再去除内固定，如果先行内固定取出术，再行肘关节松解术，则有增加发生医源性骨折等并发症的风险。

三、技术展望

关节镜下肘关节松解术治疗肘关节僵硬虽然取得了令人满意的效果，但关节镜下肘关节松解手术技术学习曲线较长，且手术指征选择还存在争论。开放性或关节镜下松解结合铰链式外固定支架治疗可帮助患者早期功能锻炼并维持肘关节稳定性，但目前临床上对铰链式外固定支架应用指征及是否常规应用于肘关节松解手术患者，尚未形成统一意见，建议对以下情况使用外固定支架：术前影像学检查提示肘关节间隙明显变窄或异位骨化较多或多次出现肘关节僵硬。

目前对该疾病的治疗尚未形成一种理想的标准方法。药物治疗具有预防和治疗肘关节僵硬的双重作用；而康复治疗不仅可提高手术疗效，还可使部分患者免于手术。由于肘关节僵硬病因复杂，尚不能单纯依靠一种治疗方法来达到满意疗效。如何减少术后肘关节僵硬的再次发生，以预防为主，非手术治疗与手术治疗相结合，减少手术创伤及术后并发症，以及适时有效正确的功能锻炼，可提高肘关节僵硬的治疗效果。

（杨国勇）

◆ 腕三角纤维软骨盘撕裂成形及缝合技术 ◆

一、技术背景

腕三角纤维软骨盘（TFCC）损伤为腕关节疼痛的主要病因之一。根据损伤的不同部位及损伤程度，临床常采用 Palmer 分型。Ⅰ型、Ⅱ型：Ⅰ型为创伤性损伤，Ⅱ型为退变性损伤。各型又分为若干亚型：Ⅰa：TFCC 中央区，即三角纤维软骨撕裂或穿孔，距桡骨远端尺切迹 2 ～ 3mm，宽 1 ～ 2mm，掌背向走行；Ⅰb：TFCC 尺侧附着撕脱，无或有尺骨茎突基底部骨折，但多有桡尺远端关节不稳；Ⅰc：TFCC 远端附着，即月骨或三角骨附着处撕脱或腕韧带断裂，致尺腕关节不稳定；Ⅰd：TFCC 桡侧附着及桡骨远端尺切迹附着撕脱，无或有尺切迹撕脱骨折，桡尺掌、背侧韧带受累，关节不稳定。Ⅱa：TFCC 中央区远和（或）近侧面磨损，没有穿孔，可能有尺骨正变异；Ⅱb：TFCC 水平区磨损，月骨近端和（或）尺骨远端关节软骨软化；Ⅱc：TFCC 穿孔月骨近端和（或）尺骨远端关节软骨软化；Ⅱd：Ⅱc 表现 + 月三角韧带穿孔；Ⅱe：Ⅱd 表现 + 尺腕关节炎。

不同的 Palmer 分型的手术方式取决于解剖位置、下尺桡关节是否存在不稳、关节退变的程度等。Ⅰa 型为中央穿孔，行清创术是为了切除三角纤维软骨盘中央撕裂处周边的破损部分，形成一个稳定的边缘。生物力学分析已经证实，可切除三角纤维软骨盘多达 80% 而不产生医源性的下尺桡关节不稳，通常的做法是切除不超过关节盘中央的 2/3。Ⅰb 型为尺侧撕裂，此型损伤将影响下桡尺关节稳定性，应尽可能地在腕关节镜下进行缝合修复术。Ⅰc 形为远端撕脱，为 TFCC 周围撕裂，如尺月韧带或尺三角韧带处撕脱，此型损伤多由高能量创伤导致。Ⅰd 型为 TFCC 于桡骨乙状切迹远端附着处的撕脱，对于此型损伤是行清创术还是修复术有较大争议。TFCC Ⅱ型损伤为慢性磨损所导致，对于症状持续存在经保守治疗无效的患者，可行腕关节镜手术，针对Ⅱa、Ⅱb、ⅡC 型损伤主要手术方式为腕关节镜下清创术及软骨成形术，对有尺骨撞击的 TFCC ⅡC 型损伤患者，单纯清创术不能解决尺骨撞击的问题，往往术后会残留长期的疼痛，对此型患者给予行关节镜下清创术结合尺骨头部分磨除术（Wafer 术）。已有报道显示，通过对此型患者采取清创术结合 Wafer 术可明显缓解疼痛，提高手术成功率，对于存在尺骨撞击或尺骨正变异的 TFCC 患者行腕关节镜手术。我科临床所见最多的为Ⅰb 型损伤，常采用经关节囊缝合进行修复，随访大多数取得良好效果。

二、技术要点及注意事项

应用腕关节镜手术专用牵引塔（LINVATEC，美国），通过指套牵引示、中、环指，牵引重量为 4.5 ～ 6.8IB。采用背侧 2–3、3–4、4–5 入路，6–U 作为出水通道，对于远侧桡尺关节疾患通常加做远侧远桡尺关节入路和近侧远桡尺关节入路。选用 30°、直径 2.7mm 的腕关节镜（LINVATEC，美国）。

术中建立关节镜通道，探查桡舟及桡月关节及 TFCC，明确诊断后对 TFCC 损伤Ⅰa、Ⅰd 型行清创术，主要操作为：先清除腕关节内增生滑膜，再咬除撕裂韧带边缘漂浮的、无活性的部分，保留边缘活性良好的部分，将韧带组织边缘修平整，切除不应超过关节盘中央的 2/3，应该保留 TFCC 外周 2mm 避免发生下尺桡关节不稳，保留的血供好的部分多可自行愈合，采用小电动刨削可以切除三角纤维软骨撕裂瓣、清理关节腔、将撕裂缘新鲜化。Ⅰb、ⅠC 型行镜下修复术，主要操作为：清除腕关节内增生滑膜，采用 inside–out 缝合技术将强生 2–0 Prolene 缝线通过 10mL 注射器针头导入 TFCC 尺侧撕裂区域，穿过 TFCC 分离部分，接着通过 4/5 入路引出缝线，再于 6–U 通道引出缝线，重复相同的步骤以形成两道或三道水平褥式缝合，于腕关节旋前尺偏位打结。TFCC Ⅱ型损伤均行清创术及软骨成形术，主要操作为：清创术同前，软骨成形术即咬除漂浮的软骨，形成一个稳固的软骨边缘；对有尺骨撞击的 TFCC Ⅱc 形损伤行关节镜下尺骨头部分磨除术（Wafer 术），主要操作为：切除足量的三角纤维软骨中央盘显露尺骨头，磨钻从尺骨头桡侧靠近乙状切迹向尺骨茎突基底方向移动，磨除与月骨产生撞击的尺骨头软骨及软骨下骨 2 ～ 3mm，注意不损伤掌、背侧桡尺韧带和 TFCC 尺骨附着点。

术后处理：术后使用钢托将肘关节固定于屈曲 90°、前臂旋后 45°～ 60°位、固定 4 ～ 6 周拆除钢托，加大腕关节功能锻炼。

三、技术展望

随着内镜技术及微创理念的发展，以往开放性手术不能解决的问题在关节镜下得以实现，同时提高了腕关节疾患的诊断准确率，应用腕关节镜技术诊断并治疗 TFCC 损伤具有能够直视下操作、实时动态评估、精确诊断与治疗的优点，手术效果安全有效，创伤小，疗效确切，随访效果可靠，值得推广应用。随着关节镜技术在腕关节损伤中的应用越来越广泛并深入，对于腕 TFCC 损伤合并腕关节内韧带的损伤行一期修复以恢复腕关节的稳定性，更全面的诊治腕关节伤痛是未来发展的方向。

（杨顺、程亚博）

◆ 腕舟骨骨折镜下辅助治疗技术 ◆

一、技术背景

随着腕关节镜技术的发展，不仅仅在腕部软组织损伤中有较好的应用，对于腕关节内骨折方面也有巨大优势。腕关节镜也应用于舟骨骨折的治疗。腕舟骨的解剖特点：腕舟骨表面 80% 为关节软骨所覆盖，血供差，腕舟骨的解剖特点决定了骨折后发生缺血性坏死或骨不连概率高，因此减少对舟骨血运的干扰尤为重要。腕舟骨骨折需要可靠的固定，但长期外固定易导致关节僵硬、肌肉萎缩、骨质疏松等而影响患手的功能恢复，内固定虽可以获得可靠的固定，但是切开复位存在对舟骨周围软组织损伤较大的弊端。微创外科技术是以最小侵入损伤和最小的生理干扰达到最佳外科疗效的一种新的外科技术，腕关节镜辅助下治疗腕舟骨骨折具有创伤小、最大程度减小手术带来的骨折端的血循破坏，最大限度地提高骨折愈合概率等开放性手术所不具备的优势。

二、技术要点及注意事项

腕舟骨骨折镜下复位内固定术并修复 TFCC 损伤：电动止血带控制下手术，关节镜牵引塔下牵引，重量 15IB，行腕关节背侧 1–2、3–4、4–5 间隙、6–U 间隙、腕中 MCR、MCU 入路切口，1–2、3–4、4–5 间隙建立观察通道，6–U 入路建立排水及工作通道，进入腕关节行腕关节镜检，刨削器切除增生滑膜组织，对于陈旧性骨折关节镜下同时松解粘连，篮钳咬除尺侧裂口边缘增生滑膜及软骨盘修复 TFCC，镜下复位（陈旧性骨折镜下清除舟骨折端硬化组织，使断端新鲜化），行舟骨腕掌侧结节处长约 1cm 横向切口，用直径 1cm 克氏针固定舟骨，C 透视见骨折对位良好，克氏针位置及长度良好，经克氏针拧入 Herbert 螺钉固定，C 形臂透视见螺钉位置良好，调整好螺钉深度，拔出克氏针。（陈旧性骨折镜下将松质骨植骨骨折端，C 透视见腕关节对应关系良好，内固定有效在位，再次拧紧螺钉折端加压）关节镜下 3–0PDS 缝线以垂直褥式缝合及间断缝合修复三角纤维软骨复合体尺侧断裂处，前臂旋后位打结固定。

三、技术展望

关节镜技术具有微创特点和优势，随着微创理念的普及，关节镜技术越来越被广泛应用。关节镜下手术对腕关节囊和韧带的破坏小，医源性损害小，减少对周围软组织及血供的损伤，有利于降低骨坏死及骨不连的发生率。Sommerkamp 等的研究表明，在多平面 X 线透视下证实为解剖复位的舟骨骨折，在腕关节镜探查下经常会发现舟骨背侧形成 1 ～ 2mm 的间隙，关节镜可以弥补 C 形臂透视的不足，可以直视下复位固定，避免损伤腕舟骨周围血运，以及舟骨髓内血运。同时关节镜技术集检查与诊断于一身，可以全面地检查桡腕关节及腕中关节有无炎性的增生滑膜、合并的韧带损伤、三角纤维软骨损伤及退变，从而初步判断腕关节状况，明确进一步需要采用的治疗方法。同时可以通过关节镜下清除滑膜，修复三角纤维软骨，改善腕关节的疼痛程度，促进康复，降低并发症的发生率。总之，腕关节镜下腕舟骨骨折复位内固定术，具有明显的微创优势，骨折愈合率高，并发症少，是值得推广使用的治疗方案。但缺点是对技术要求高。对于舟骨骨折合并的关节内韧带及软骨损伤一期行关节镜辅助治疗，集诊断治疗于一体，以最小的创伤代价换取最大的疗效是未来发展的方向。

（杨顺、程亚博）

◆ 髋臼股骨撞击综合征关节镜治疗技术 ◆

一、技术背景

髋臼股骨撞击综合征（FAI）是指由于髋臼及股骨近端的解剖形态结构异常，髋关节运动时出现髋臼和股骨头颈出现碰撞，以致髋臼、盂唇及软骨损伤，从而引发髋关节疼痛症状，继而发展导致髋关节退行性病变，最终导致髋关节骨关节炎形成的髋部疾病。FAI 可分为 3 种类型：凸轮型撞击、钳夹型撞击、混合型撞击。前两者可以单独发生，但多数病例属于混合型撞击。髋关节撞击综合征的外科治疗经历了由开放手术进行股骨头及髋臼成形术到髋关节镜进行股骨头颈结合部及髋臼成形的过程。

已有临床证据显示，髋关节撞击是导致髋关节骨关节炎重要原因之一，甚至导致人工关节置换。对于 FAI，何为最佳的治疗方式和手术时机，目前临床尚未达成共识。然而从目前的证据来看，髋关节镜仍以其独特的微创、直观及可操作性强、并发症少的特点，在治疗髋关节撞击综合征的早、中期疗效中具有明显的优势。一些研究也证实，经髋关节镜手术行股骨头颈结合部及髋臼成形，去除撞击因素，缝合盂唇，达到了延缓髋关节退变的目的。因此，髋关节镜技术治疗髋臼股骨撞击综合征具有良好的发展前景。

我院髋关节镜下治疗髋臼股骨撞击综合征始于 2013 年，对于经非手术治疗无效的患者，在没有发生严重关节炎的情况下，进行髋关节镜治疗，创伤小，恢复快。

二、技术要点及注意事项

（一）术前准备

1. 一个正确的病例的选择是手术是否取得成功的基础。患者的生理年龄、关节间隙狭窄的程度、髋臼盂唇软骨复合体的损害程度、撞击类型及程度都是医生在术前需要充分考虑的因素。髋关节间隙狭窄、明显骨关节炎的患者疗效差，通常不考虑行髋关节镜治疗。

2. 常规需要的影像检查：骨盆平片、髋关节轴位片、髋关节 CT 及三维重建、髋关节 MRI（包括髋关节矢状位 MRI）。术前通过查体及影像学辅助确定撞击类型、骨骼异变及盂唇软骨损伤的准确部位，术中有的放矢。

（二）操作要点

1. 体位采取仰卧位，双下肢置于牵引床上，健侧充分外展，患侧外展 10°、屈髋 10°、内旋 90°位，注意会阴部予以充分保护，以免长时间牵引后压伤会阴部组织。一般持续牵引不大于 1 小时。透视下施加牵引，牵开关节间隙约 1.5cm，透视下可以用体表投影的方式确定进针方向。

2. 入路采取髋前外入路、前方辅助入路，股骨大转子前上缘 1cm 水平刺入髋关节腔，C 臂机透视下可见髋关节间隙明显增大，确认穿刺针位置。置入导针，钝性穿刺器由小到大依次沿导向针穿刺进入关节，再带套管进入关节间隙，30°及 70°髋关节镜观察，关节镜直视下穿刺入导针。制作前外辅助入路，镜下切开前、外侧关节囊。

3. 入路确立后，探查髋关节中央室，镜下清理髋关节增生的滑膜组织，对前方关节囊和外侧关节囊做镜下有限的切开，从而改善手术视野。探查髋臼前缘增生部位，髋臼前缘盂唇有无磨损及撕裂等损伤，对髋臼增生组织予以清除，盂唇损伤予以修补，可以采取锚钉固定于清理后的髋臼缘，若破损严重，无法修补，可以予以清除。探查髋臼关节面，若有较小范围的软骨损伤，则行微骨折术处理。放松牵引，对髋关节周边室进行探查，主要探查股骨头颈结合部前外侧有无凸起，有无软骨磨损，并屈伸旋转髋关节探查股骨头颈结合部与髋臼外缘是否存在撞击。用磨钻对髋臼增生和股骨头颈结合部凸起进行磨削成形，并活动关节观察撞击是否解除。手术完毕，射频刀头充分止血。

4. 术后：术后 24 小时内髋部加压包扎。若无微骨折处理，术后 3 日即可负重下床行走锻炼。若术中行微骨折处理，患肢 6 周内暂不负重。每日加强髋部外展肌、屈髋肌群肌力训练。

（三）注意事项

髋关节镜操作技术中要注意操作过程中一些并发症。

1. 神经损伤 股神经、坐骨神经、股外侧皮神经和阴部神经均可受累，导致各自相应的症状。但这些神经损伤主要是下肢过度牵引引起的牵拉伤，阴部神经则主要由牵引床的立柱对会阴部的压迫引起，所致症状多在 1 ～ 2 周缓解。

2. 血管损伤 髋关节镜检查引起的大血管穿通伤十分罕见，偶可见因牵引时间过长而致下肢青紫，但放松牵引后迅速缓解。术后关节镜入点出血多见于肥胖患者，多为皮下血管损伤所致，经制动加压包扎后可以缓解。

3. 关节面损伤 主要由关节镜套管针芯、关节镜划伤关节面或由神经钩、刨削器等器械的误操作引起。一般来说，这些并发症经历一段时间后均能自行缓解，无须特殊处理，并且通过精细操作大多数并发症是可以避免的。

另外需要注意的是，髋关节镜技术有其手术适应证，如果患者已经出现了明显的髋关节骨关节炎的改变，或者髋关节不稳定或发育不良等，行髋关节镜手术疗效不佳，综合治疗及适时的全髋关节置换或髋关节表面置换术是这类患者较好的选择。

三、技术展望

随着研究的深入和临床实践的积累，FAI 的概念已经被越来越多的医生所接受，临床上越来越多的 FAI 患者得到确诊和进行治疗。另一方面，最近 10 年，关节镜技术的进步和可折弯器械的发展，髋关节镜得到了普及，髋关节镜探查治疗术对 FAI 的早期效果非常显著，且具有患者术后恢复迅速、并发症低的优点，髋关节镜下治疗 FAI 逐步得到了临床医师和患者的认同。并且临床上关节镜下对 FAI 进行骨成形以及软骨和盂唇损伤修复的报告正在迅速增加，短期和中期随访的结果令人满意。

目前有关 FAI 的临床影像学诊断尚缺乏明确的标准，需要临床同仁进一步的研究。现阶段对于临床上髋关节疼痛患者，采取详细询问病史与查体、进行相关影像学检查相结合，综合判断来进行确诊。

此外，随着髋关节镜技术的应用及相关研究的开展，髋关节镜技术在盂唇损伤、圆韧带断裂、股骨头坏死、发育性髋关节发育不良、化脓性髋关节炎及髋关节滑膜软骨瘤、色素沉着绒毛结节性滑膜炎、类风湿关节炎、髋关节滑膜结核等滑膜疾病中的应用可能进一步得以拓展。但这需要更多及更高质量的实验及研究进一步验证其在这些领域中的确切疗效。

（张鹏、毕梦娜）

◆ 髌骨复发性脱位的三联修复及重建手术 ◆

一、技术背景

髌骨复发性脱位是临床常见的运动损伤，青少年发病率高。髌股关节的稳定性受多重因素的影响，包括骨性结构和软组织结构。其中骨性结构主要受股骨滑车的形态和髌骨的高度等静态结构影响。其软组织结构主要受髌股韧带（MPFL）和髌胫韧带（MPTL）动态结构影响。所以，目前很多学者认为修复 MPFL 和 MPTL 在治疗髌骨复发性脱位中非常重要。

在髌骨复发性脱位的治疗中，根据不同的骨性结构异常选择不同的矫形手术，如下肢力线的矫正、股骨滑车成形术及髌韧带胫骨止点移位术等。临床上最常见的手术方案是“三联手术”，是指髌韧带胫骨止点移位 + 内侧髌股韧带重建 + 外侧支持带松解，这种手术临床上并发症多，风险高。我院自开展关节镜以来，根据自己的临床经验，总结出一套自己的“三联手术”方案：外侧支持带松解 + 髌股韧带重建术 + 髌胫韧带重建术。髌股韧带的重建已经得到大家的公认，但提供 30% 稳定性的髌胫韧带的修复没有被大家重视。我们认为，要提高髌骨的稳定性，髌股韧带和髌胫韧带需同时重建。

二、技术要点及注意事项

（一）关节镜下检查和治疗

1. 建立前内入路（AM）、前外入路（AL），关节镜下检查髌骨和股骨外髁关节软骨损伤情况，检查关节腔有无游离体和半月板损伤，检查 MPFL、MPTL 髌骨止点处损伤情况。建立 SL 入路检查关节髌股关节的运动轨迹。

2. 关节镜下外侧支持带松解术。关节镜通过 AM 入路进入关节腔，监视外侧支持带，紧贴髌骨外侧缘，用等离子刀头切断外侧支持带。如果没有等离子刀头可以使用组织剪。均要注意不要超过股四头肌外侧头。

3. 关节镜下髌股韧带或髌胫韧带修复。如果髌股韧带和髌胫韧带在髌骨端止点撕脱骨折，建议可以关节镜下修复，在髌骨端髌股韧带或髌胫韧带止点处分别钻取 2 个直径 2mm 的骨道，穿入引线；然后在髌股或髌胫的体表投影区分别切 1 个 1cm 的小切口，用强生 Orthcord 线缝合韧带残端，将缝合好的线头引入到髌骨骨道中，分别给予收紧打结。或者切开用锚钉进行缝合。需要注意的是，如果不是撕脱骨折或韧带其他部位撕裂，不建议采取缝合术。

（二）髌股韧带及髌胫韧带重建术

1. 移植体准备：沿髌韧带内侧缘向远端延伸，显露髌韧带全段，用摆锯切取髌韧带胫骨止点 1/3 骨块，宽度 8mm 左右，截取骨块后沿髌韧带向髌骨端切除髌韧带内侧 1/3，保留髌骨端，用湿纱布包好备用。然后用抗菌薇乔 00 号线将关节囊和剩下髌韧带缝合好，避免引起脂肪疝。

2. 在胫骨结节内侧缘找到鹅足腱，分离出半腱肌肌腱并取出加工备用。

3. 髌胫韧带重建术：在原切口内筋膜下剥离，显露内侧副韧带前缘和胫骨平台内侧缘，在胫骨平台内侧缘内侧副韧带前缘及鹅足腱上缘切开骨膜，截取和移植体相同的皮质骨，然后将截取的髌韧带拉向内侧，将胫骨结节骨块植入胫骨平台内侧骨窗中，分别并入 2 枚直径 3.5mm 的皮质骨螺钉带垫片固定。最后将胫骨平台内侧取下的骨块植入胫骨结节缺损中。需要注意的是，重建内侧髌胫韧带在屈膝 90°操作，髌胫韧带也是在 90°拉紧固定。

4. 髌股韧带重建术

（1）股骨隧道的建立：在股骨内上髁和内收肌结节之间的凹陷处钻取和移植体相同直径的骨隧道，装入引线。需要注意的是，骨隧道的准确性可通过膝关节标准的 X 线侧位片获得。

（2）髌骨隧道的建立：在髌骨缘的内上象限分别钻取 2 个直径 2.5mm 的骨道，骨道相距 1cm，装入引线。注意：骨道要稍靠近髌骨最宽处。

（3）移植体准备：取出半腱肌肌腱后，分别用强生 Orthcord 线缝合两端，中间用 2 根 Orthcord 线缝合相距 1cm。将肌腱对折，肌腱两头拉入股骨端，底部拉入髌骨端。股骨端用强生 intrafix 固定，髌骨端固定是将两线头收紧打结。需要注意的是，先固定髌骨端再固定股骨端，在屈膝 30°拉紧固定。拉紧时避免髌骨内脱位。

三、技术展望

髌骨复发性脱位由于受多种因素的影响，在临床上很多学者提出多种治疗方案，大致分为两类：一类是骨性矫形，让股骨滑车和髌骨吻合得更好；一种是韧带重建，牵拉髌骨和股骨滑车吻合得更好。前一种手术创伤大，恢复慢，并发症多，很难被患者接受。后一种创伤小，恢复快，并发症少；但很多学者质疑重建效果欠佳。根据我院的临床经验，效果满意，但远期疗效需进一步观察。

此种手术方案存在几个问题：①髌胫韧带固定采取的是金属螺钉固定，需要 2 次手术，下一步需研究新的固定方式。②髌胫韧带和髌股韧带重建的移植物的选择，目前我院重建采取的是两种肌腱，下一步研究采用一种移植物同时重建，以减少创伤。

（程松苗）

◆ 前交叉韧带单隧道解剖位初次重建及解剖位翻修 ◆

我院的关节镜下前交叉韧带（ACL）重建手术始于 1995 年，经历了“经胫骨隧道股骨过顶位重建”向“经前下内入口股骨足印区解剖位重建”之发展过程。我们主张对 ACL 初次重建的股骨及胫骨隧道内移植体均采用横穿钉固定，不仅能提供近关节内止点的坚强内固定，还能“留有后路”，方便日后可能发生之翻修手术。

一、技术背景

在 20 世纪 90 年代，对膝关节全活动范围内 ACL 股骨等长点的研究，确认在股骨外髁内侧面髁间窝出口高点，即“over the top”为等长点。据此理论，与之对应的经胫骨隧道过顶位重建 ACL 成为当时主流技术。21 世纪初，对 ACL 功能双束解剖及生物力学的研究质疑了“等长点定位”。对“等长”重建手术患者超过 10 年的长期随访表明，术后仍有部分患者主诉膝关节失稳，并有一定程度的骨关节炎临床表现。术后三维 CT 显示：胫骨隧道大多后置；受胫骨隧道方向的限制，ACL 股骨隧道难以钻取在股骨止点解剖足印区内，大都偏离甚至完全没有进入 ACL 股骨解剖足印区。生物力学试验和临床观察证明，非解剖位的 ACL 胫骨和股骨隧道致移植体在髁间窝内走行过于垂直，难以控制膝关节包括旋转在内的稳定性。因此，非解剖重建的 ACL 改变了膝关节的生物力学性能，是引发术后创伤性骨关节炎的病因之一。

为进一步改善 ACL 重建后的手术疗效，以 ACL 胫骨、股骨解剖足印区中心点为术中定位导向的单隧道解剖位重建技术，以及基于解剖足印区功能性分束定位的双隧道 ACL 解剖重建技术，在临床上都获得了推广和发展。尽管目前临床尚未研发出能有效测量膝关节旋转稳定性的仪器设备，但近期大量临床文献之对比随访研究表明，ACL 单隧道解剖位重建与双隧道解剖重建的临床疗效相当，后者在主观评分、临床查体及前、后向稳定性仪器测试中，并没有指标显示明显超越前者。因为双隧道技术的操作难度大，术中增加双倍的内固定耗材，以及翻修时还可能面对同期或分期植骨以填补隧道骨缺损等诸多困难，大多数关节镜医生在接受 ACL 双隧道技术所揭示的足印区解剖定位之理念和方法的同时，在实际临床工作中，还是更多地选择了足印区中心点单隧道解剖位重建技术。

二、技术要点及注意事项

(一) ACL 单隧道解剖位初次重建技术核心

选择自体同侧半腱、股薄肌腱，股骨、胫骨止点解剖足印区中心点定位，钻取隧道。股、胫双侧采用横穿钉固定。

1. 操作关键点

(1) 前下内入口的定位：屈膝 90°，前外入口放置关节镜，旋转镜头确认 ACL 胫骨止点区、股骨内髁及内侧半月板前角。入口定位方法：使用 16 号静脉留置针在髌韧带内缘 1.5 ～ 2cm，内侧胫骨平台上刺入，镜下确认针尖位于内侧半月板前角上，指向 ACL 股骨止点方向，同时确认针体与股骨内髁之间的距离应大于 5mm，以避免股骨钻头在顺导针通过股骨髁间窝时，致股骨内髁软骨发生医源性损伤。

(2) 股骨外髁内侧面有限清理，显露 ACL 股骨足印区；屈膝 90°，将髁间窝顶到股骨外髁内侧面后壁区域，从上向下划分为 1/3 均等区。ACL 股骨附着解剖足印区位于下 1/3 内。从前下内入口放置刨刀和磨钻，清理上、中 1/3 区域，显露骨面。保留 ACL 股骨残端或韧带止点纤维，在下 1/3 区域内出现的密集韧带纤维附着（刨刀亦不能清除）的骨嵴，既是“住院医师嵴”。按照 ACL 带状（ribbon like）形态理论，该嵴为股骨解剖足印之韧带纤维直接附着区，为钻取的股骨单隧道之前界。以镜下醒目的“住院医师嵴”为股骨足印区前界，与股骨外髁内侧面后方软骨缘为股骨足印区后界，二者合成的区域为 ACL 股骨足印。

(3) 胫骨端保残穿越：ACL 胫骨隧道的关节内导针出口位于胫骨止点足印区中心。该区前界为膝横韧带后缘，其后界为外侧半月板前角游离缘和前内侧髁间嵴尖之连线。根据我们超过 10 年的手术经验，建议关节镜直视下使用 Mitek 公司的双叉胫骨定位器，在直观标识胫骨足印中心的同时，还能最好地控制出针点之偏移。导针和钻头在钻穿骨皮质时应隐藏在 ACL 胫骨端残根或残束内，用圆钝头穿通胫骨端残端或残束后，将股骨端的移植体牵引线拉入胫骨隧道，将移植体由胫骨隧道拉入股骨隧道内。

2. 配套技术

(1) 初次 ACL 重建移植体之选择：建议选取同侧自体双折的股薄肌腱（U 形）和三折的半腱肌腱（N 形），移植体长度为 8.5 ～ 9cm，股骨端直径 7 ～ 8mm，胫骨端直径 8 ～ 9mm。切取方法：经胫骨结节内侧 2cm 纵向 4 ～ 5cm 皮肤切口，切开鹅足腱鞘膜，显露上述肌腱。使用细长组织剪游离后，采用闭合取腱器切取。若取下的肌腱不能满足重建要求，在术前患者授权的前提下，在同侧肢体外踝上 3 ～ 4cm，经 2 ～ 3cm 纵向皮肤切口，使用开放式取腱器切取腓骨长肌肌腱移植，其保留的远端缝合在腓骨短肌肌腱上。

(2) 初次重建之腱 – 骨固定：建议使用横穿固定。隧道腱 – 骨固定方式分 3 种：①隧道外固定；常用的是皮质骨悬吊固定。优点：终末抗拉强度大，肌腱与骨隧道全面接触。缺点：固定点远离 ACL 止点区，在关节屈伸活动时，肌腱在骨隧道内纵向及横向摆动而易引发隧道机械性扩大 . ②隧道出口固定；常用的是挤压螺钉。优点：固定部位于隧道出口之 ACL 止点区。缺点：终末抗拉强度阈值较低；螺钉拧入时易损伤肌腱；隧道内占位的螺钉减少了腱 – 骨接触面积而可能不利于腱 – 骨愈合。③横穿固定；兼具上述二者优点：横穿固定点更为靠近隧道出口之韧带止点区；终末抗拉强度与皮质骨悬吊固定相当。缺点：在横穿钉穿入骨隧道的过程中，可发生两种医源性损伤：击入点选择有误，致进针区损伤膝周重要结构；横穿钉击入方向选择有误，致横穿路径或对侧出口区意外损伤膝周重要结构。为避免上述横穿钉医源性损伤，横穿固定应遵循“安全区（safe zone）”原则，即安全之击入点、击入方向及出口区。

目前，临床应用的横穿固定技术分为横穿悬挂（transverse suspension）和横穿膨胀（transverse expansion）两类。根据我院超过10年的临床经验，我们推荐使用横穿膨胀的Rigid Fix系统，优势如下：①通过两根直径3.3mm的可吸收横穿钉平行穿过腘绳肌腱及缝线复合移植体，其终末抗拉强度超过800N，足以耐受术后即刻开始的主动康复训练。②较其他横穿固定方式，靠近关节入口的横穿钉距离韧带止点平均为5～7mm，能更有效地控制移植体在隧道口的横向摆动，避免了隧道扩大。③利于翻修手术。

（二）ACL初次重建后解剖位翻修

有文献报告，初次ACL重建后的翻修率为5%～15%。回顾我院20年临床病案，最近3年翻修手术在逐年增加。一方面是患者的要求更高，另一方面是诊断，尤其是术后MRI的广泛使用，增加了对术后再次扭伤、腱－骨愈合失败，以及手术定位、固定失败等引发的重建失效的临床再认识，从而增加了翻修手术之数量。

基于上述认识，我们认为，每台ACL初次重建手术都应该为日后可能发生的翻修“留有后路”。

核心要点

（1）避免初次手术隧道内使用金属内固定物。初次手术隧道内留下的金属挤压钉、横穿钉，在翻修手术时必须要从原隧道取出，尤其在股骨隧道，镜下可能很难微创取出。

（2）避免隧道（尤其是股骨隧道）扩大，从而避免翻修时植骨。常见原因是初次手术使用了隧道外皮质骨悬挂固定，术后3个月即可发生隧道扩大。翻修时，若骨缺失明显，可能需要一期植骨，待骨性愈合后，再二期手术重建。

（3）避免非解剖位足印区钻取骨隧道。初次手术时，应在镜下仔细辨识ACL股骨和胫骨的解剖足印区，采用前下内入口技术制作股骨隧道，放弃传统的经胫骨隧道技术，这样更有利于选择足印区中心点来定位隧道，并且符合“因人而异”的个性化解剖标志重建原则。我科超过15年的临床经验证实，该技术操作程序规范，镜下定位标记明确，重复性好，完全符合国内外业界之个性化解剖定位共识。若术后该类患者发生翻修，手术时可以再次使用原足印区内隧道，从而明显降低翻修手术之难度。

（4）初次手术之内固定物不应成为翻修手术之障碍。我们10年的临床经验证实，初次ACL重建手术，使用自体半腱和股薄肌腱，股骨和胫骨隧道均使用可吸收PLA材质的RigidFix内固定，翻修手术时无需取出内固定物，无隧道扩大（自然无须植骨填充）。对该类患者实施翻修手术时，只需将原取腱皮肤纵型延长，切取同侧自体骨－髌韧带－骨中1/3移植于原股骨、胫骨足印区解剖位隧道内，股、胫隧道再次使用PLA之RigidFix固定，即可容易地完成ACL之翻修手术。

三、技术展望

随着MRI检查的普及，全民健身运动的开展，ACL断裂的患者还会不断地增多。尽管关节镜下ACL重建手术在国内已被广泛推广，但操作的核心技术和内固定方式之选取仍不规范，并且临床尚未真正关注日后可能发生的翻修手术，以及翻修中必将面临之诸多技术困难和再次内固定等问题。应从围手术期主动康复之实际要求出发，从临床的规范化、标准化操作出发，从初次重建手术就为日后可能发生的翻修手术留有后路出发。

处理ACL断裂，在掌握ACL重建技术之同时，还应掌握对合并或继发的半月板撕裂、软骨损伤，以及后内、后外和前内、前外复合结构损伤之诊断和修复、重建治疗原则和方法，同时还要全面评估下肢力线、胫骨后倾角和神经、肌肉系统之异常改变。总之，只有在膝关节的稳定性得到全面恢复的前提下，其运动功能的改善才能实现并长久地维持。

（胡勇）

◆ 半月板撕裂成形术及缝合术 ◆

一、技术背景

半月板撕裂是临床常见病、多发病。引起半月板撕裂的原因主要分为：运动损伤和退变。运动损伤主要是运动时急性扭伤和过多运动所致，退变造成的撕裂多为中老年人。半月板撕裂的类型分为：放射状裂、水平撕裂、纵裂、斜裂、复合裂。内侧损伤机会大于外侧，退变撕裂多半发生在后角；还有几种特殊类型的撕裂：桶柄样撕裂、ramp区撕裂、半月板囊肿、盘状软骨，前两种撕裂可能合并前交叉韧带撕裂。

半月板损伤的治疗原则：首选修复缝合，再依次选择部分切除、次全切除、全部切除。

二、技术要点及注意事项

（一）半月板缝合

1. 影响半月板缝合的相关因素 年龄、损伤时间、类型、部位、撕裂长度及合并韧带损伤等。

2. 理想的适应证 年轻患者、急性边缘损伤、1～2cm的撕裂长度。

3. 缝合前的操作 细致处理滑膜缘与半月板缘；去除游离的不稳定的半月板边缘和碎块，打磨创缘；充分打磨半月板旁滑膜。

4. 缝合方式及强度 垂直缝合、水平缝合、可吸收固定物缝合，垂直缝合强度最好。

5. 缝合技术 通过关节镜下缝合，选择AM或AL入路，适当选择内外侧关节间隙的辅助入路。可采取由内向外缝合、由外向内缝合、全内缝合。

由内向外缝合（inside-out）：选择AM或AL入路后，在撕裂的半月板对应关节间隙的体表切开3cm左右切口，显露关节囊，用撑开器撑开，然后把导向器通过AM或AL入口送进关节腔达半月板撕裂处，把专门的双针线依次通过导向器插入需要缝合的半月板，然后在体表切口穿出，打结固定。注意事项：尽量选择垂直缝合，半月板的上下表面都要缝合，内侧半月板缝合时注意避开隐神经。

由外向内缝合（outside-in）：缝合前准备16号针头和PDS线或Orthcord线。选择AM或AL入路后，把PDS线穿进16号针头拉出形成一个环，然后在半月板撕裂的体表将针头穿进关节腔需要缝合的半月板处，退出针头留线形成引线；再在针头穿出一根线，同样的方法穿到需要缝合的半月板处，将先缝合的环线套住后缝合的线的一端拉出体表，这样在体表打结缝合完毕。注意事项：可选择垂直缝合或水平缝合；缝合时注意尽量平整；内侧注意避开隐神经，外侧注意避开腓总神经。

全内缝合（all-inside）：全内缝合有两种方式；一种通过缝合钩缝合，一种用可吸收的固定物缝合。缝合钩缝合选择PDS线穿在缝合钩上，在撕裂处两端各缝合一针，其中一根线作为引线，将另一根线拉过裂口，在关节腔内通过打结器打结固定。另一种可吸收固定物主要是FAST-FIX，按照说明书步骤操作就行。注意事项：上两种方法均可选择垂直缝合或水平缝合，缝结尽量打在滑膜缘。

（二）半月板成形术

半月板成形术原则：半月板成形术要尽可能多地保留半月板，但剩余的半月板不能有过度位移和翻转，放射裂成形时一般要切成钝角，不要切成锐角。

技术展望：半月板缝合技术不难，但由于血供差，给愈合带来一定的难度，现在国内外很多学者研究一些新技术来促进半月板撕裂的愈合，如用血小板凝块、纤维蛋白凝块缝合在撕裂口处促进愈合；还用通过建立血运通道、激光刺激等来促进半月板愈合。

（程松苗）

第三节　学科展望

微创手术已成为现代外科学的发展趋势，关节镜技术将越来越多地应用于骨科和运动医学领域。随着全民健身运动的开展，各类关节损伤和疾患的发生还会不断增多，患者对于伤后回归正常生活和恢复体育运动的诉求会越来越强。因此，关节镜手术的开展势必会越来越广泛，社会对关节镜手术的期望值会越来越高。

目前，临床上开展的关节镜手术普遍疗效满意，但随着时间的推移，这些手术关节的继发性问题将会显现。一类是继发性关节炎的问题，另一类是可能发生的翻修手术的问题。对于这些问题，一方面应该加强关节镜外科医生手术技术操作规范的培养，另一方面，初次选择手术方式时就要考虑到日后潜在的翻修手术的需求。

除了技术操作层面之外，关节软骨损伤的治疗和韧带肌腱－骨愈合的问题，依然是关节镜外科领域的主要难点和热点，关节镜下完成关节病损组织工程学修复与替代将是该领域中的又一次革命。我国在该领域有深厚的理论研究基础，能够为临床做好充分的准备。主要集中于种子细胞、生物支架和诱导因子的研究。种子细胞主要有半月板纤维软骨细胞、间充质干细胞。纤维软骨细胞可直接在关节镜下从自体损伤的半月板中获得，是目前应用最广泛的细胞来源之一。基质支架要满足膝关节本身结构的高生物力学要求。近年来支架材料研究的另一趋势则是利用人或动物来源的材料，经过去细胞、部分或完全去有机质或无机质、去抗原等处理后形成生物衍生材料。很多细胞因子已被发现可用于软骨细胞培养的增殖和分化，目前研究最多的是 TGF-β。TGF-β 是一族广泛存在、具有多种功能的多肽生长因子，对骨组织结缔组织及免疫系统等的细胞均有调节功能。有相关研究表明，能诱导软骨形成。我们已做好大量的前期工作，在不远的将来我们一定能够实现自体细胞重建软骨、半月板和韧带。

目前关节镜不仅限于临床应用，也在此基础上进行多方面研究。如在关节稳定性重建方面，从过去的解剖重建，要求到解剖及功能重建，不单纯要求手术的成功，还要求功能恢复良好。在关节软骨损伤方面，结合关节镜的技术，已进行了大量的研究，如自体骨软骨镜下的移植、软骨细胞移植修复关节软骨损伤；在半月板损伤修复方面，镜下的同种异体半月板移植已初步取得临床效果；人工韧带结合关节镜检技术也应用于临床，对于运动员早日重返运动场提供前所未有的机会。异种半月板移植也有作者进行了实验研究。另外，关节镜还可应用于各种关节疾病的诊断、活检和手术治疗，是即直观又准确的不可替代的诊疗设备，也可应用于指、趾关节等小关节伤病的诊疗。

在关节镜设备方面，目前的关节镜二维成像技术对初学者有较高的要求，已成为掌握关节镜技术的门槛，随着 3D 技术及 VR 技术在外科手术中的应用，未来立体图像的关节镜将应用于临床，给操作者带来更直观、更真实的镜下解剖图像，使手术操作更加精确、简易。

（张挥武）

参考文献

［1］Ganz R，Parvizi J ，Beck M ，et al.Femoroacetabular impingement ：a cause for osteoarthritis of the hip.Clinical Orthopaedics and Related Research ，2003 ，417（12）：112

［2］王卫国，李子荣 . 股骨髋臼撞击症诊疗进展，中国骨与关节外科，2010，2（1）：78

［3］赵建，李石玲，郭智萍，等 . 髋臼唇无创性 MR 扫描方法的研究 . 河北医科大学学报，2006 ，27（3）：188

［4］JW T homas By rd ，Kay S Jones .Diagnostic accuracy of clinical asessment ，magnetic resonance imaging ，magnetic resonance arthrograph y ，and intra-articular injection in hip arthroscopyPatient s.The American Journal of Sport s Medicine ，2004 ，32（7）：1668

第九章　运动与健康促进

第一节　学科概述

健康促进（health promotion），是维护和促进健康的一种社会行为和社会战略。关于健康促进的确切定义，目前最受公认的是《渥太华宪章》："健康促进是促使人们维护和改善他们自身健康的过程。"而世界卫生组织前总干事布伦特兰在 2000 年的第五届全球健康促进大会上则做了更为清晰的解释："健康促进就是要使人们尽一切可能让他们的精神和身体保持在最优状态，宗旨是使人们知道如何保持健康，在健康的生活方式下生活，并有能力做出健康的选择。"

在诸多"健康的生活方式"中，运动是被大众所广泛接受的方式之一，具有经济、便捷、可及性高、门槛低等特点，多项科学研究表明运动对高血压、糖尿病、抑郁症等疾病及中医偏颇体质有良好的调节作用，可提升身体各项生理功能。同时，随着"全民健身运动"的不断深入推进，运动与健康促进更加紧密地结合在一起，成为预防损伤、促进健康的主要方式之一。

大体上讲，运动与健康促进包含以下 3 个方面的内容。

第一，运动是健康人维护健康的重要方式。运动是动物生存的基本能力，在自然界中一只动物的运动能力下降，即意味着面临淘汰的命运。对人而言，运动能力已不是决定生存的基本要素，但仍然是决定健康的重要因素。坚持科学运动，不仅可提升生理功能，也可改善情绪，让身心愉悦。特别在现代文明社会，运动既是促进身心健康的重要手段，也成为很多人的一种生活习惯和休闲方式，成为健康生活的主要内涵。健康人群的运动特别强调正确的技术动作和合适的运动量。

第二，运动是防治慢性疾病的重要手段。由于久坐少动、嗜食肥甘，滋生了各种现代文明病，高血压、糖尿病、颈椎病、椎间盘突出症发病率不断攀升。运动是改善这些患者机体各个系统功能状态、提高生活质量的最好手段，有很好的治疗作用。目前风行的"exercise is medicine"就是对此最好注释。这类运动必须在医生的严格监控和指导下进行，根据对象的病情和基础情况，用处方的形式规定运动种类、运动强度、运动时间及运动频率，提出运动中的注意事项，指导人们有目的、有计划的运动锻炼。

第三，干预运动风险，保障基本运动能力。不管是正常人的健康运动还是慢性病患者群在运动处方的实施过程中，如何保障机体在运动中的健康和安全，使其有能力完成运动是一个非常重要且被长期忽视的问题。这一层面的运动与健康促进应建立在"辨体施动"的基础上，在中医治未病思想"未伤先防”和“生命在于运动，运动在于科学”的理念指导下，通过运动健康体检，筛查运动风险因素，并制定针对风险因素的干预方案，以预防运动系统伤病的发生发展，保障运动安全。其中，运动健康体检是对机体的运动相关方面进行检测，包括中医体质、身体成分、运动心肺功能等整体情况，以及骨关节肌肉的静、动态功能，综合受试者的运动史和伤病史，分析其运动风险因素，并给予针对性的干预。运动风险因素主要包括肌肉力量不足、肌肉柔韧性不足、神经肌肉控制下降等。在诸多干预方法中，运动干预对改善肌肉力量、神经肌肉控制等风险因素最为有效，有氧运动、抗阻运动、平衡训练、呼吸训练、肌肉拉伸、肌筋膜松解等都是运动干预常用的手段与方法。运动干预不是简单地针对临床症状，而是从运动链整体上考虑伤病和退变产生的原因，从根源上进行干预，不仅有利于伤病的康复，更有利于伤病的预防和防止复发。

本章将重点围绕该层面的运动与健康促进，在系统论述运动健康体检、运动干预方法的基础上，根据伤病特点，阐述常见运动创伤的检测及干预方案。

第二节　运动健康体检

运动健康体检是对身体的运动能力进行全面的测评，了解其能力大小和整体运动链上存在的弱链接，以便准确评估其适宜的运动强度，分析其潜在的损伤风险，从而制定科学的运动方案，采取针对性的运动干预策略。

一、体检原则

1. 整体性　从结构到功能、肌肉到骨骼，从活动度到力线，先对全身整体状况进行全面筛查，有个整体认识，找出所有弱链接。

2. 个性化　根据所从事的体育项目特点和现在的伤病情况，结合整体查找出全部弱链接，分析他们之间的联系，确定个体所需进一步检测的部位和检测项目，体现个人的需求和实际情况。

3. 平衡性　对检测数据的分析和评估，很多是没有标准数据可比较的，个体间的差异也很大。因此，除了比较检测数据绝对值的大小，更强调个体自身的平衡。

二、体检流程

基本信息采集→体检方案确定→中医体质辨识→运动功能检测→运动风险评估（体检报告解读）→运动干预方案制定及执行→效果评估→复查调整方案→继续下一周期的运动干预。

三、体检内容

（一）基本信息采集

基本信息包括姓名、性别、年龄、身高、体重、伤病史、运动史以及与运动相关的基础条件。

1. 伤病史　伤病史包括两大部分内容，即内科疾病（如心脏病、糖尿病、高血脂等）和运动创伤及骨关节退变史（如半月板损伤、肩峰撞击综合征、腰椎间盘突出症等）。

2. 运动史　运动史包括受试者进行规律性体育运动的项目、频率、强度、年限、运动后主观感受等。

3. 其他 影响运动的一些先天因素，如二分髌骨、隐形脊柱裂、阻滞椎、多发性关节松弛等情况也需采集。

（二）体检方案确定

1. 医师诊断及禁忌确定 首先，医师需根据受试者提供基本信息进行必要的临床查体（如有需要），排查是否存在器质性病变，进行临床诊断，确定运动健康体检的禁忌证。

2. 运动健康体检方案 根据医师诊断、受试者基本信息、运动干预需求等情况，确定体检方案。

（三）体检项目

1. 中医体质辨识 体质是指人体生命过程中，在先天禀赋和后天获得的基础上所形成的形态结构、生理功能和心理状态方面综合的、相对稳定的固有特质。运用中医理论体系解释体质现象即为中医体质。每种中医体质都有其适宜的运动，依不同中医体质特性选择适宜的运动才能奏强身健体、延年益寿之效，反之则会对身体功能产生负面影响，此为健康运动原则——辨体施动、以动调体的重要组成部分。因此，中医体质辨识是健康运动指导评估的重要项目。目前常用王琦的体质九分法以人体气血阴阳津液的偏颇失衡状态并结合中医学的病因病机理论而将体质分为平和质、气虚质、阳虚质、阴虚质、痰湿质、湿热质、瘀血质、气郁质、特禀质。可使用中华中医药学会发布的行业标准《中医体质分类与判定》标准量表进行判定。中医体质的测定可指导运动者选择不同强度的运动。气虚体质等虚性体质者不宜进行大强度的运动，而湿热体质等实性体质者可进行大强度运动，排除体内代谢产物。对于运动员来说，测定中医体质可指导运动选材，或进行日常调护指导。

2. 运动能力测评

（1）身体成分检查：运动功能测评中，对于受试者的肥胖诊断、骨骼肌含量、脂肪含量等的测定是十分必要的，也是之后测试的基础。

传统的肥胖诊断多采用身体质量指数（BMI）判断，具体算法为 BMI= 体重（kg）÷ 身高^2（m^2），BMI ＜ 18.5 为过轻，18.5 ～ 24.9 为正常，25 ～ 27.9 为过重，28 ～ 32 为肥胖，＞ 32 为非常肥胖。但值得注意的是，人体由水分、蛋白质、无机盐、脂肪等成分构成，如仅进行 BMI 计算并不能满足运动健康体检需求，需进一步进行身体成分测试，测定身体中各成分，尤其是骨骼肌、脂肪含量，以评估受试者情况。

目前身体成分测试方法较多，包括密度法（水下称重法）、磁共振成像（MRI）法、生物电阻抗法。目前运用较为广泛的是生物电阻抗法，原理是脂肪组织因含水量低而不导电，肌肉等细胞组织因水分含量高而导电性能好，因此根据人体的电阻阻抗推定脂肪和其他组织的比例即为生物电阻抗法。

常用指标包括体脂含量（体内脂肪含量，反映机体的肥胖程度），肌肉含量（反映机体及各节段的肌肉含量），体脂百分比（体脂含量与体重的百分比），内脏脂肪面积（反映腹部脏器的脂肪含量，内脏脂肪面积超标准与高血压、高血脂等疾病相关性较高）。

（2）运动心肺功能测试：运动心肺功能测定（CPET）是指伴有代谢测定（摄氧量 VO_2，二氧化碳排除量 VCO_2 等气体交换指标）的心肺运动测验，是最有意义的非侵入性检查技术，不同于一般的只是单纯观察心电图 ST–T 的变化或心律变化的运动试验；也不同于静态肺功能。心血管系统与呼吸系统的基本功能是维持细胞呼吸。CPET 是综合心与肺，采用每次呼吸数据采集法，配合不同的负荷条件，对呼吸运动过程中气体的流量、O_2 的浓度、CO_2 的浓度及环境的温度、气压等技术参数实时进行数据采集，通过专业的软件分析人体的最大摄氧量、潮气量、呼吸流量、氧脉搏、能量消耗、肺活量指数、基础代谢率、脂肪代谢率等多项指标，可结合运动心电图仪对心肺功能进行全面评估。

其中，有氧能力检测包括最大摄氧量（VO_2Max，主要反映心肺的有氧能力），每千克体重摄氧量（VO_2/kg，摄氧量与体重的比值，可用于横向比较），无氧阈（AT，主要反映骨骼肌的有氧能力）；机体代谢状态评估包括代谢当量，脂肪利用率（运动中脂肪的消耗量），糖原利用率（运动中糖原的消耗量）；运动心脏功能包括氧脉搏（摄氧量与心脏搏动比值），心电图（运动过程中的心电表现，反映心脏功能状态及最大潜能）。

（3）体姿体态检查：体姿体态检查是指在人体站立位时从正方、后方、侧方观察人体姿态。静态状态下的骨骼位置排列反映了肌肉静力收缩与柔韧性之间的平衡。观察顺序可由上至下或由下至上，正方和后方的观察重点在于冠状面人体的对称性观察，以肩峰、髂前上棘、双侧髌骨、肩胛骨、髂后上棘、腘线、跟骨等为观察定位的标志。侧方的观察重点在于矢状面肩胛带、骨盆带的静态平衡，典型的异常为上、下交叉综合征。人体的静态姿态是运动中动作模式正确与否的基础，是运动功能测评的基础。

（4）功能性运动筛查：功能性运动筛查（简称 FMS）是一套用于检测人体整体的动作控制稳定性的测试。它由上举深蹲、过栏架步、直线弓箭步、肩关节灵活性检查、直腿抬高、躯干稳定俯卧撑、躯干扭转稳定性 7 个动作构成，可综合反映受试者身体灵活性和稳定性的不平衡，发现运动链上的薄弱点。FMS 检测的优点是简单方便全面，但缺乏特异性。所以，适合运动能力检测的初筛，找到运动能力不足的方向，为进一步的检测提供思路和指导。

（5）主要关节活动度：关节活动度即指关节的活动范围，是与关节相关的肌肉、韧带、关节囊的情况的综合反映，也是身体灵活性的反映。对运动伤病的预防丁预有重要意义。关节活动度不足会导致运动伤病。例如，棒球运动员肩关节活动度的不足会导致肘关节的代偿损伤，游泳运动员的腰活动度不足会导致肩关节的代偿损伤。另一方面，也有关节活动度过大的情况，需要了解是否是韧带等结构损伤或肌肉长度拉长。活动度的测量使用量角器。关节的活动度测量主要注意以下两个方面：①关节的活动轴（活动平面）。极少的关节是一个活动轴，即只在一个平面活动，大多数关节有两个及三个活动轴。测量关节活动度需注意选择测量的活动平面，得到准确量化结果。测量轴心、固定臂与移动臂的轴线。②避免代偿。注意选择体位，避免相邻关节代偿。

（6）肌肉力量：肌肉收缩时克服和对抗阻力来完成运动的能力称为肌肉力量，分为等长收缩、等张收缩、等动收缩、向心收缩、离心收缩等几种收缩方式。肌力是评价人体运动能力最基本、最重要的指标之一。测试方法有徒手肌力半定量测试或使用器械测试得到量化指标。目前等速肌力测试是学界较为推崇的一类肌力测试方法。

等速肌力测试是在等速仪器提供的恒定速度和顺应性阻力条件下，测试关节运动中任何一点的肌肉输出的最大力矩值，同时还可获得肌肉作功能力、爆发力及耐力等数据，以及清晰的力矩曲线，作为关节病理变化的辅助诊断。运用等速肌力测试测定肌肉力量多采用峰力矩（包括相对峰力矩和绝对峰力矩）、峰功、拮抗肌比值等指标，其中峰力矩反映力矩曲线的最高点，对肌群的力量评定有较大意义，其中对下肢承重肌群的评定多采用相对峰力矩（绝对峰力矩 / 体重）；峰功则反映肌肉作功能力，对于评定肌肉功能状态具有重要作用；拮抗肌比值为肌力平衡情况，间接反映关节稳定性，预测潜在的关节损伤。

目前，运用较为广泛的等速肌力测试系统为 Isomed、Biodex、Cybex 等，可进行肩、肘、腕、髋、膝、踝 6 大关节各活动范围的等速（离心 / 向心）测试，配合腰背屈伸、旋转单元和下肢蹬踏单元可进行腰背肌力和下肢蹬踏运动测试。

（7）肌肉柔韧性：肌肉柔韧性指肌肉的弹性和伸展能力，肌肉柔韧性不足，肌肉初长度过低，紧张度较高；肌肉初长度过高，紧张度较低。以上两种情况均对肌肉的运动表现（如肌肉力量）有负面影响，但相较之下，柔韧性不足更易导致运动损伤。

值得注意的是，肌肉柔韧性和关节活动度是两个不同但易混淆的概念，肌肉柔韧性是关节活动度的影响因素之一，但肌肉力量、韧带、关节囊等因素皆可影响关节主、被动活动度，进行相关检查时需将二者区分开。

可通过徒手检查和仪器测试两种方式对肌肉柔韧性进行评定。肌肉柔韧性徒手检查的原理为将体位置于被测肌肉被动拉长位，观察相应关节角度。例如，通过改良 Thomas 试验进行股直肌柔韧性测试时，仰卧位双手抱膝使骨盆处于后倾位，后使受试侧下肢自然下垂，观察屈膝角度对股直肌的紧张度进行定性判断。肌肉柔韧性仪器测试原理为通过对目标肌肉接受电刺激后的收缩延迟时间、收缩时间、肌肉径向位移等指标的测试，对肌肉紧张程度、反应时间等进行评估，目前肌肉状态测试分析仪通过肌肉放松时间（TR），肌肉反应时间（TD，肌肉接受外界电刺激后产生收缩的反应速度），肌肉收缩时间（TC），肌肉的径向最大位移（DM）等指标，对肌肉柔韧性等进行检测评估。

（8）复合运动检查：复合动作检查则是结合受试者的身体状况、伤病情况、项目特点等因素，选择相应的复合动作，通过表面肌电测试、足底压力测试、三维动作捕捉测试等进行测评。

表面肌电测试是从人体皮肤表面通过电极采集神经肌肉活动时发放的生物电信号，研究人体浅层肌肉在运动时的生理变化，如肌肉募集能力、神经肌肉控制能力、肌肉协调性、肌肉反应时间等。肌肉募集能力包括平均振幅（反映肌肉电信号的强度，与参与的运动单位数目及放电频率同步化程度有关），积分肌电（是指在一定的时间内肌肉中参与活动的运动单位放电总量，其能够反映肌肉的用力程度）；神经肌肉控制能力主要指标为均方根值（反映表面肌电振幅的变化特征，取决于肌肉复合性因素和肌肉本身生理生化过程之间的内在联系）；肌肉协调性主要指标为肌肉激活顺序（肌肉开始收缩的顺序）；肌肉疲劳主要指标为中值频率（临床判别肌肉活动的常用指标）；肌肉反应主要指标为反映时间［肌肉收缩产生生物电的时间，反映中枢神经系统和（或）神经肌肉控制的状态］。

足底压力测试是对受试者的基本步态进行评估，也可进行动静态分析，其中足底压力分析常用指标为压力峰值（评估足底压力的大小及位置，防治局部过度劳损）；平衡能力评估常用指标为 COF 移动面积（反映机体在静态状态下的晃动情况，是评定机体平衡能力的重要指标）；步态分析常用指标包括了步速、步长、步宽、摆动期、支撑期等。

三维动作捕捉测试采用红外线光点技术，进行可动作捕捉，结合三维测力板，可对各关节动作进行三维运动学和动力学分析，可对受试者进行运动模式评估，包括各关节活动范围、力矩（关节活动力量与力臂的乘积）、功率（单位时间力量做功）、地面反作用力（地面施加给人体的作用力）。

（四）运动风险评估

运动风险评估是对上述各项检测结果进行综合解读，给出相应的运动风险分析，并以此为依据，进行运动干预方案的制定，是运动健康体检的核心环节，也是“辨体施动”的集中体现。

“辨体施动”是根据受试者个体情况的不同，对检测结果进行解读。如对于跑步爱好者而言，通过体姿体态检查，发现其有“圆肩”和“扁平足”两种问题，因其未进行与上肢相关程度较大的运动，“圆肩”这一异常因素可不作为亟待解决的问题，而“扁平足”则可能导致其出现踝、膝等功能下降及相关临床症状，故需作为重点问题在运动干预中进行处理和解决。

第三节　常用运动干预方法

一、拉伸放松

（一）拉伸的定义

拉伸（stretching）又译作牵拉、牵伸等，指拉长挛缩或短缩软组织的治疗方法，以改善或重新获得关节周围软组织的伸展性，降低肌张力，增加或恢复关节的活动范围，防治发生不可逆的组织挛缩，预防或降低躯体在活动或从事某项运动时出现的肌肉、肌腱损伤，是康复医学中运动疗法的一种，也是运动干预的主要训练方法之一。运动干预中，主要运用此种方法改善软组织，尤其是肌肉的柔韧性，以防治伤病的发生发展。

（二）拉伸的分类

拉伸的分类方法较多，本教程中，根据方式不同，将其分为静态拉伸、动态拉伸和弹动式拉伸。

1. 静态牵拉　静态牵拉是指利用自身或外界力量将肌肉顺肌纤维走向拉长，当肌肉拉伸到一定的紧张度时，依靠自我控制或外力维持保持静止姿势，使其被拉伸部位达到最大限度，有酸胀等感觉时，停留一段时间（多为 15 ～ 30 秒或更长时间），这种牵拉不容易引起肌肉的牵拉反射和增加已被拉长的肌肉张力。

静态拉伸的主要作用即为通过提高肌肉的弹性和延展性，以改善软组织的挛缩，恢复相应关节的正常活动度。因此，其主要适用于由肌肉紧张性挛缩、肌张力升高而引起的骨关节力线紊乱、关节负荷增大等病症。

2. 动态拉伸　动态拉伸是有节奏的多次重复同一动作，有控制、缓慢地摆动或扭转肢体，将关节逐渐从小振动力度、小幅度的慢速运动，过渡到最大幅度的运动。

此类拉伸方法除可增加肌肉柔韧性、改善软组织弹性外，还可激活肌肉、神经，具有提高肌肉弹性、兴奋性，增强关节灵活性、稳定性的作用。因此，除可用于单纯性肌肉紧张性痉挛外，动态拉伸还适用于肌力不足、运动模式异常等问题的运动干预准备阶段，以进行适应性训练，提升后续干预效果。

3. 弹动式拉伸　弹动式拉伸是指短时间、大幅度、大力度、快速达到甚至超过相关关节运动幅度，对柔韧性存在抑制作用，亦可导致肌张力升高，目前仅用于高水平爆发类项目的运动员进行准备活动时使用，极少用于患者伤病的防治，操作过程中需引起重视。

（三）拉伸的注意事项

以下情况不建议进行牵拉训练。

1. 骨折或扭伤引起的关节不稳定。
2. 拉伸的部位有外伤，并伴有感染、发炎。
3. 拉伸部位有肌肉、肌腱、韧带等急性损伤。
4. 拉伸部位有明显疼痛。

二、肌力训练

（一）肌力的定义

肌力（muscle strength）是指肌肉主动收缩的力量。肌肉耐力是指有关肌肉持续进行某项特定任务时的能力，其大小可以用从开始收缩直到疲劳时已收缩了的总次数或经历的时间来衡量。肌力训练是运动干预的主要训练方法之一。

（二）肌力训练的分类

根据肌肉收缩的方式，可将其分为等长肌力训练、等张肌力训练和等速肌力训练。

1. 等长肌力训练　等长收缩是指收缩过程中肌肉长度不变，不产生关节运动，但肌肉内部张力增加。等长收缩可使某些关节保持一定的位置，以保持一定的体位，为其他关节的运动创造条件。

基于以上特点，等长肌力训练由于不引起关节活动，是伤病和术后可最早开始的肌力训练，也是骨关节疾病急性发作期、关节疼痛明显时可进行的肌力训练方式。

2. 等张肌力训练　与等长收缩相反，等张收缩是指肌肉收缩过程中张力保持不变，但长度缩短或延长，引起关节活动，关节角度发生变化。

相较于等长收缩，等张收缩的强度较大，适用于非急性期的骨关节损伤患者，以及患处无疼痛、无肿胀的患者。在实际操作中，多根据患者情况，采用渐进性抗阻训练法（PRE）进行干预，训练初期，多采用弹力带、小重量哑铃等器械进行干预，待患者肌力有所提升后，逐渐过渡至较大负荷及体重自重。

（三）肌力训练的注意事项

1. 肌力训练前充分做好热身及动态拉伸。
2. 肌力训练应在无明显疼痛下进行。
3. 充分调动患者的主观能动性。
4. 注意患者的主观运动反应。
5. 优先训练大肌群再小肌群。
6. 优先训练最薄弱部位。
7. 优先训练深层肌再浅层肌。
8. 训练后注意冰敷。

三、灵敏、协调、平衡训练

（一）灵敏、协调、平衡性的定义

1. 灵敏性　灵敏性是指人体在各种突然变化的条件下，能够迅速、准确、协调、灵活地完成动作的能力，是机体各种运动技能和身体素质在运动中的综合表现。

2. 协调性　协调性是指在中枢神经系统的控制下，与特定运动或动作相关的肌群以一定的时空关系共同作用，从而产生有控制、平稳、准确运动的能力。

3. 平衡性　平衡性是指在不同的环境和情况下维持身体直立姿势的能力。分为静态平衡、动态平衡和反应性平衡。静态平衡是指身体不动时，维持身体于某种姿势的能力，如坐、站立、单腿站立、倒立等。动态平衡指运动过程中调整和控制身体姿势稳定性的能力。动态平衡从另一个角度反映了人体随意运动控制的水平。坐或站立进行各种作业活动，站起和坐下、行走等动作都需要具备动态平衡能力。反应性平衡指当身体受到外力干扰而使平衡受到威胁时，人体做出保护性调整反应以维持或建立新的平衡，如保护性伸展反应、迈步反应等。

（二）灵敏、协调、平衡训练在运动干预中的意义

人体的灵敏、协调、平衡性等能力多建立在良好的柔韧性、肌肉力量等基础上，因此，在进行灵

敏、协调、平衡训练前，需首先进行柔韧性和肌力训练。

灵敏、协调、平衡能力提高的运动干预是在局部关节活动度、肌肉力量恢复的基础上结合整体运动以恢复神经肌肉控制能力、各姿体协调配合能力、快速反应能力、平衡稳定能力的训练。如果只有简单的活动度和肌力恢复训练，没有灵敏、协调、平衡能力的恢复训练就继续进行较为复杂的运动，在运动中再次受伤的风险是很高的。除此之外，如果想要从事对于这三项能力要求较高的运动，最好先有针对性地提高这三项能力，这样可以有效预防运动损伤。

（三）灵敏、协调、平衡训练的注意事项

1. 根据患者能力渐进性训练。
2. 在较为危险的训练时要做好保护。
3. 伤病急性期不能做此类训练。
4. 严重心血管疾病禁忌。
5. 有关节严重不稳、骨折脱位风险禁忌。

四、运动干预方案制定

运动干预方案不同于一般的运动训练方案或体能训练方案，它是针对伤病或潜在的伤病隐患进行处理，因此和任何治疗手段一样，一定要严格审慎，特别强调以下几点：①辨体施动：运动健康体检是制定运动干预方案的基础和依据，根据测试的中医体质类型，体适能、体姿体态和进行的体育运动项目，综合分析，找出问题，进行有针对性的干预。②急则治标，缓则治本：测评异常指标较多，必须把这些问题放到所进行运动的整体运动链上进行分析考虑，找出孰轻孰重，谁先谁后，不能下大包围，平均用力，这样不但效果不好，还可能因运动干预方案内容过多，导致伤病加重。处理好主要问题，附属症状可能随之消失。③平衡比绝对增长还重要：受伤肢体功能下降是很普遍的，同时也可能伴随双侧肢体绝对能力的降低。此时先训练伤侧肢体功能，以恢复双侧的相对平衡性，再双侧同练提高绝对能力是比较稳妥的。

第四节　常见伤病的运动干预方案

运动伤病的发生原因复杂，但自身能力不足或功能失调是最重要的内在因素。通过运动健康体检，对检测出的运动功能不足进行分析，并依此制定相应的运动干预方案，既可以促进伤病功能康复，也有利于预防其发生。

一、肩、颈和上肢

（一）概述

肩带、颈部、上肢的运动伤病与骨关节退变看似是发生在3个独立部位的疾病，但因其肌群功能间的内在关系，以及动力链的相互影响，相关疾病的发生发展有着密切的关系。因此，将这3个部位伤病风险干预归纳到本节阐述。

1. 功能解剖　肩胛带、颈项部体姿体态不良是诱发颈肩部运动伤病和骨关节退变的一大诱因。在此基础上，肩肱节律异常、肩胛胸壁关节稳定性下降、肱骨头在关节盂中滚动－滑行功能失衡、胸椎

活动度异常等因素都将导致疾病发生的可能性增大。因此，对这类疾病患者的运动功能检查需围绕以上几项进行，并依此制定运动干预方案。

2. 测试与评估

（1）体姿体态

背面观：观察双侧肩峰位置及肩胛骨位置（图 9–1）。

侧面观：观察是否存在头部前倾、圆肩、胸椎曲度增加及肩胛骨向后耸起。这一体姿体态又被称为上交叉综合征（图 9–2）。

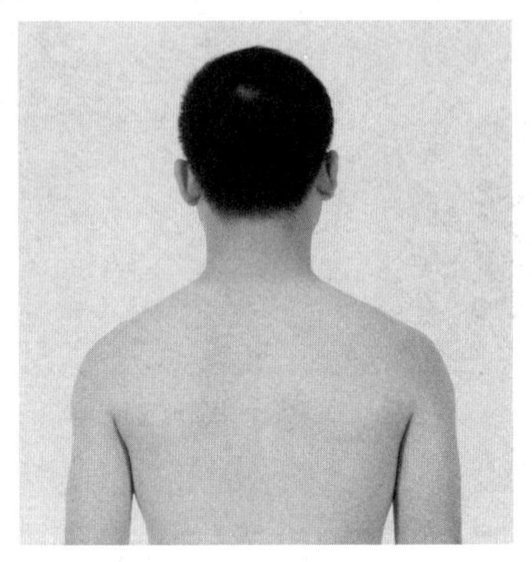

图 9–1　颈肩部背面观

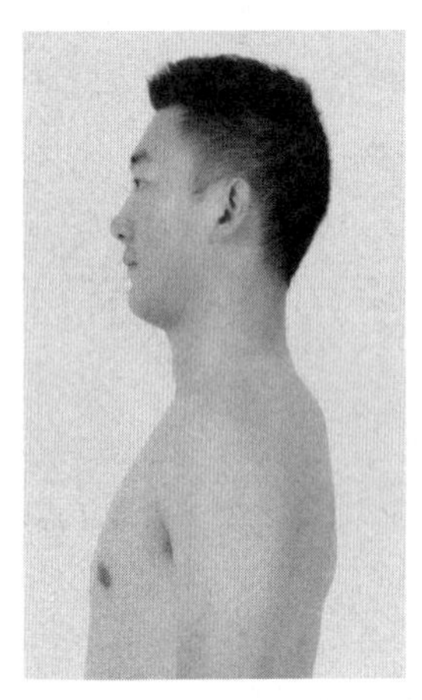

图 9–2　颈肩部侧面观

（2）关节活动度

胸椎旋转活动度：受试者坐姿，双手持一长棍，屈肘，上臂紧贴躯干，转动躯干，转动过程中受试者骨盆、肘关节、手腕部皆保持不动，嘱受试者转动至最大范围，并对比双侧活动度（图 9–3）。

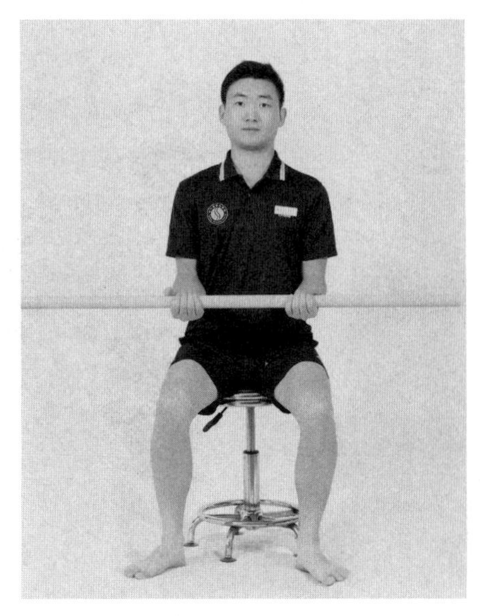

（1）胸椎旋转活动度（起始位）

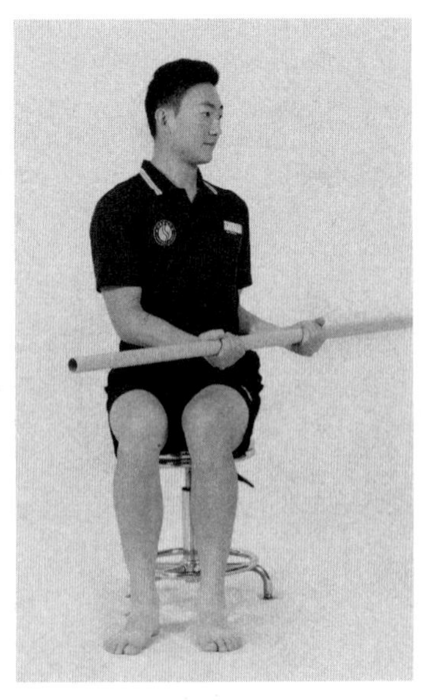

（2）左旋

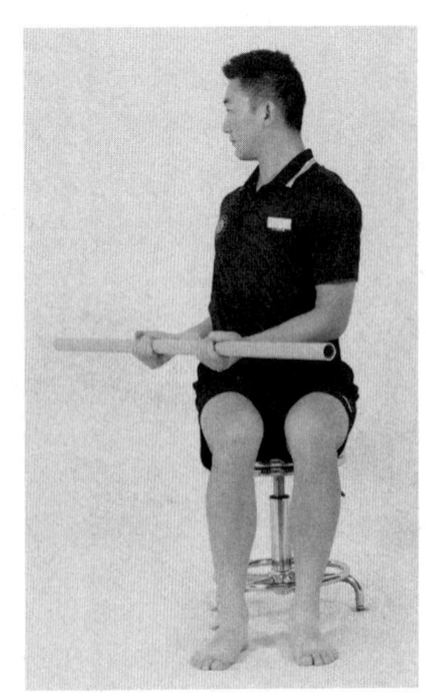

（3）右旋

图 9–3　胸椎旋转活动度

（3）肌力检查

肩胛胸壁关节稳定性测试：单、双手撑地试验对受试者肩胛胸壁关节稳定性进行测试。嘱患者双手撑地，观察对比双侧肩胛骨突出情况，观察双侧肩胛骨最高点连线与双侧腕关节连线是否平行，较高的一侧即稳定性相对较差。受试者做单臂伸肘撑地，观察肩胛骨位置，可见右侧肩胛骨较左侧明显凸出（图 9–4）。

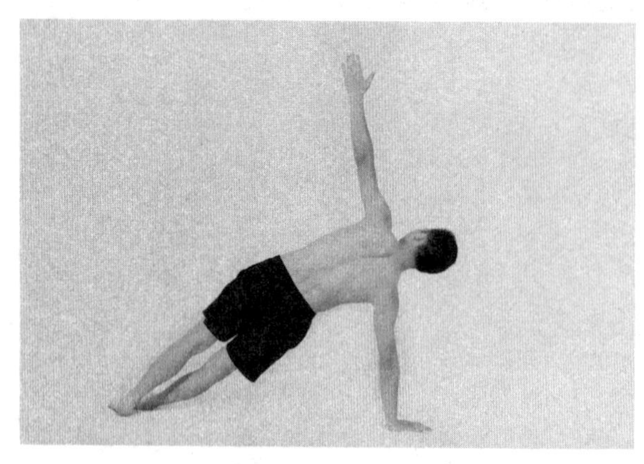

（1）单手撑地实验

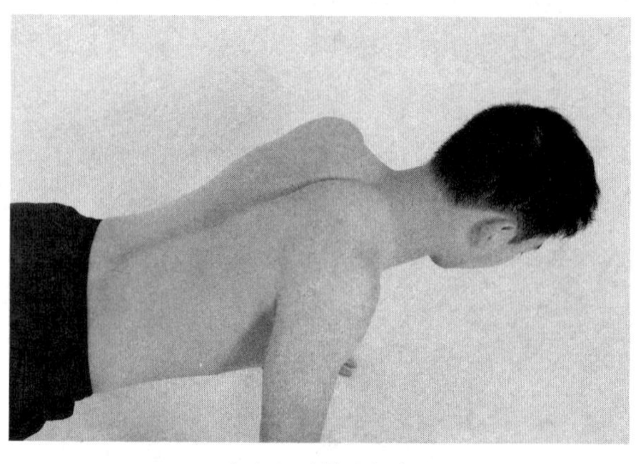

（2）双手撑地实验

图 9–4　肌力检查

等速肌力测试：测试盂肱关节内收外展、内外旋、前屈后伸力量；肘关节屈伸、腕关节屈伸、腕关节尺偏桡偏、前臂旋前旋后力量。

（4）运动功能检查

肩肱节律：选择解剖位、肩外展 90°位、肩外展 180°位 3 种体位下观察肩胛骨位置（肩胛下角、肩胛上角），同时需结合运动专项或损伤发生机制，模拟运动动作结合表面肌电测试，分析相关肌肉在运动过程中激活动员情况（图 9–5）。

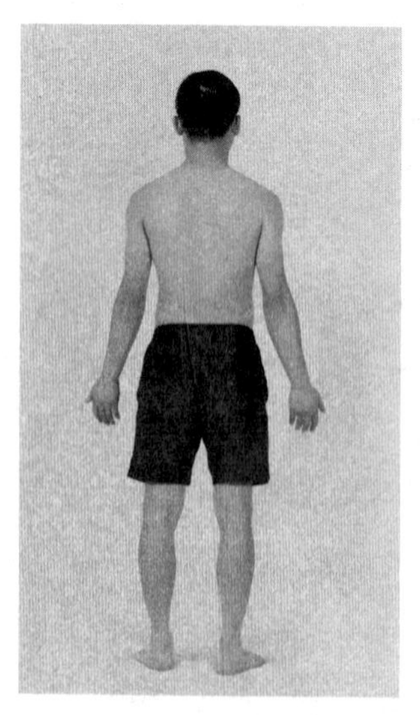

（1）解剖位

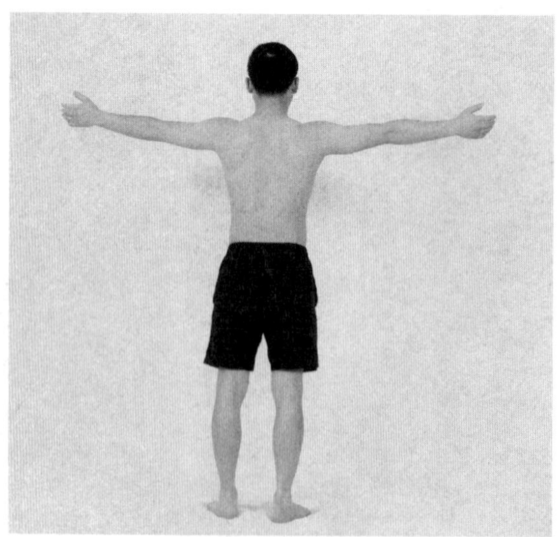

（2）肩外展 90° 位

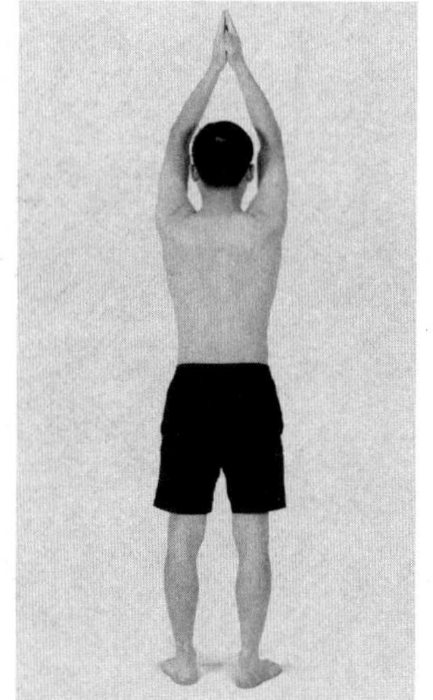

（3）肩外展 180°位

图 9–5　肩肱节律

3. 运动干预　根据上述检查结果，选择相应的运动干预方案，从运动功能角度进行纠正。

（1）肌肉拉伸：胸大、胸小肌拉伸；斜方肌上束拉伸；肩胛提肌拉伸；肩胛下肌松解；胸锁乳突肌拉伸；斜角肌拉伸。

（2）肌力训练：斜方肌中下束、菱形肌肌力训练；冈上肌肌力训练；前锯肌肌力训练；肩外旋肌群肌力训练；肩胛下肌肌力训练；颈深屈肌肌力训练。

（3）活动度改善：盂肱关节松解；胸椎旋转活动度练习，肩胛骨活动度练习，颈椎活动度练习。

4. 运动模式训练　肩肱节律训练，颈椎屈曲模式训练，颈椎伸展模式训练。

（二）颈椎病

颈椎病的功能异常常见于颈周及肩胛带肌群生物力学模式异常：①颈周肌群紧张且力弱，导致椎间盘压力增高及颈椎稳定性下降。②肩胛带肌群紧张（肩胛提肌、斜方肌上束、胸大肌胸小肌等）、无力（斜方肌中下束、菱形肌、颈深屈肌等）导致体姿体态异常。

主要测评内容：①检查体姿体态（颈肩部）。②颈椎活动度（前屈后伸、左右侧屈、左右旋转）。

常见运动干预方案：①拉伸紧张肌肉，如胸大肌胸小肌、斜方肌上束、肩胛提肌等。②强化力弱肌肉，如斜方肌中下束、菱形肌、颈周肌群力量训练。③颈胸椎活动度改善。

（三）肩袖损伤和肩峰下撞击综合征

肩袖损伤和肩峰下撞击综合征是由于颈肩部骨骼位置不正和颈肩部肌肉功能紊乱导致肩上举时肱骨大结节与肩峰发生撞击，损伤肩袖肌腱而产生的一系列临床症状。

常见功能异常：①部分肩胛带肌群紧张，以胸小肌、胸大肌、上斜方肌、肩胛提肌多见。②部分肩胛带肌群无力，如中下斜方肌、菱形肌、前锯肌常力弱。③肩袖肌群内外旋力量比例失调，多为外旋肌力相对不足。④胸椎旋转活动度受限。

主要测评内容：①检查体姿体态（颈肩部）。②盂肱关节活动度。③肩胛骨活动度（包括肩肱节律）。④胸椎活动度。⑤等速测试（内外旋峰力矩推荐值为 1：1）。

常见运动干预方案：①拉伸紧张肌肉，同颈椎病部分。②强化力弱肌肉，同颈椎病部分。③改善肩胛骨活动度练习。④增加胸椎活动度练习　同颈椎病部分。⑤综合控制训练。

（四）肩关节习惯性脱位

由于肩关节脱位最常发生向前、下方失稳及习惯性脱位，其运动功能异常多为盂肱关节外旋肌力相对内旋肌力不足。

主要测评内容：除常规颈肩部体姿体态测评，重点应通过等速肌力测试系统对内、外旋肌力进行测试（内外旋峰力矩推荐值为 1：1）。

运动干预方案：重点为加强盂肱关节外旋力量训练。

（五）冻结肩

根据冻结肩的疾病特点，其测评重点在于：①肩周肌群状态评估，以紧张度评估为主。②重点评估肩胛下肌粘连程度及肌力。

常见运动干预方案：①盂肱关节松解。②肩周肌群拉伸。③肩胛下肌松解与肌力训练。

（六）网球肘与高尔夫球肘

网球肘与高尔夫球肘是腕屈腕伸这对拮抗肌功能失调所引发的疾病。网球肘患者的肱骨外上髁附着肌群柔韧性下降，高尔夫球患者的肱骨内上髁附着肌群柔韧性下降。

常见运动功能评估方案：①选择肌肉状态测试仪（TMG）对患者指伸肌、肱桡肌、掌长肌等肘腕部肌肉进行测试。②结合肩部运动功能，如盂肱关节、肩胛骨活动度等。

常见运动干预方案：①网球肘：拉伸放松肱骨内上髁附着肌群。②高尔夫球肘：拉伸放松肱骨外上髁附着肌群。

二、脊柱、骨盆、髋部

（一）概述

脊柱区可划分为颈椎、胸椎、腰椎三部分。颈椎部位运动功能的异常、劳损与伤病的发生和肩胛带密切相关；胸椎部位多为活动度不足导致颈椎、腰椎部伤病，以上内容本书已在前一章讲述；腰椎部位因功能和结构都与骨盆、髋部密不可分，从功能分区上被称为骨盆带，处于人体运动链承上启下的核心部分，运动功能要求高，但无论普通人群还是专业运动员骨盆带运动功能不足常见，是运动伤病、劳损退变的多发区域，也与身体其他部位损伤的力学机制密切相关，故为本章讲述重点。

1. 功能解剖 腰椎部、骨盆、髋部从结构和功能上密不可分，被称之为骨盆带，是人体运动链上的力量传递枢纽，运动功能主要强调以下几点：①良好的稳定性。骨盆带稳定涉及的肌肉包括多裂肌、回旋肌、棘突间肌等深层的内在稳定肌，也包括腹直肌、腹内外斜肌、腹横肌、腰方肌、竖脊肌、臀肌等和腰椎、骨盆相关的外在稳定肌。内在稳定肌使脊柱椎体节段间保持相对稳定，外在稳定肌使腰椎、骨盆保持良好的体姿体态，防止运动时腰椎部承受较大扭力而受伤。②髋关节灵活性。躯干前屈运动时，髋关节灵活性不足导致腰椎代偿，容易引发腰部伤病。

2. 测试与评估

（1）体姿体态

正面观：观察双侧髂前上棘位置（图 9–6）。

侧面观：观察腰椎前倾角度、骨盆位置（图 9–7）。

后面观：观察脊柱形态，重点观察脊柱是否存在侧弯等情况（图 9–8）。

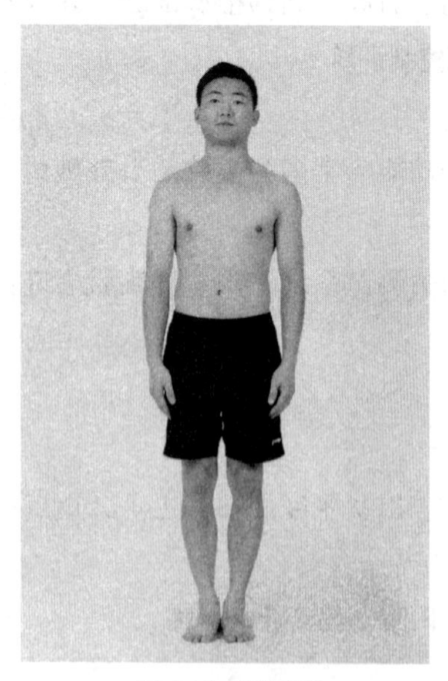

图 9–6　正面观

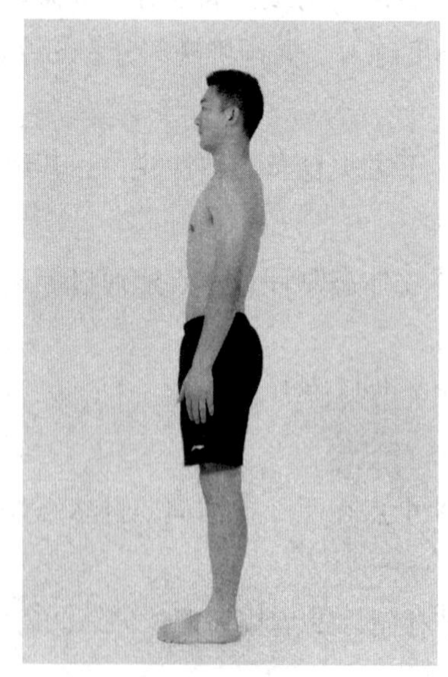

图 9–7　侧面观

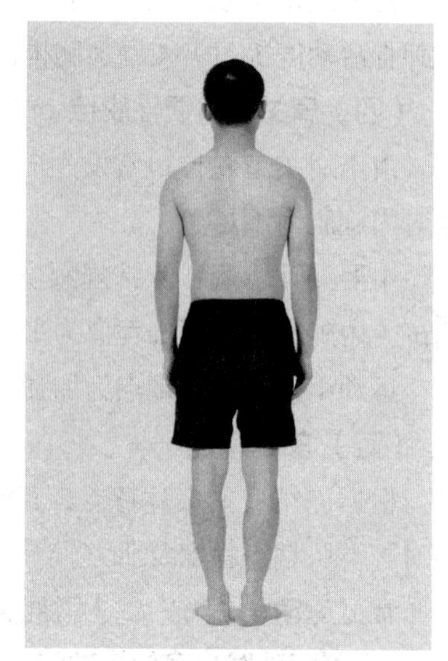

图 9–8　后面观

常见不良姿态有：①骨盆前倾：髂前上棘低于髂后上棘，腰曲过大。②骨盆后倾：髂前上棘高于髂后上棘，腰曲变平，多有胸椎代偿性曲度增大。③骨盆侧倾：双侧髂前上棘、髂后上棘不等高；④骨盆旋转。

（2）关节活动度

腰椎活动度：前屈后伸、左右侧弯（图 9–9）。

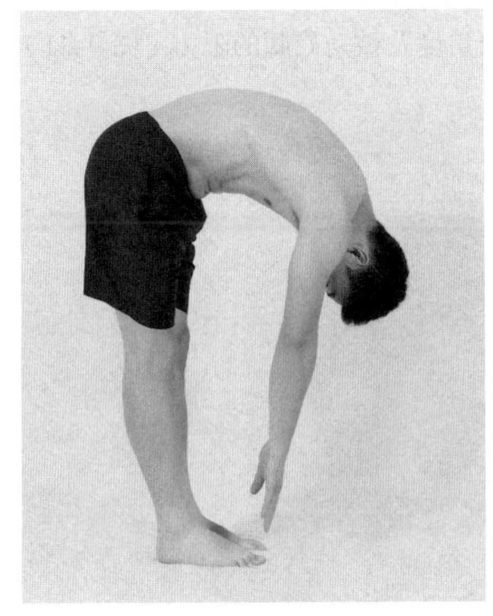
（1）躯干前屈

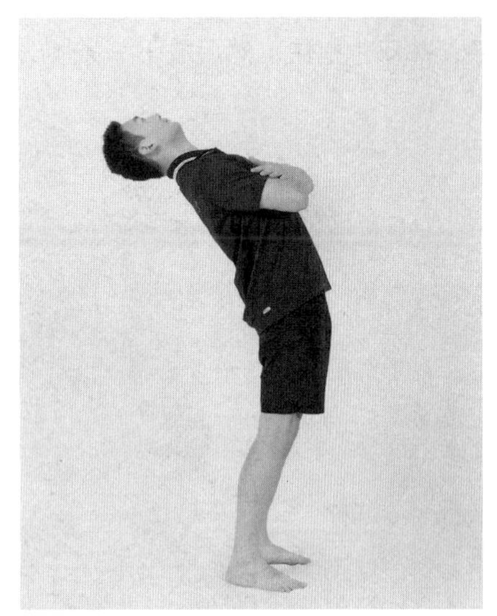
（2）躯干后伸

图 9–9　腰椎活动度

胸椎旋转活动度：详见前述。

髋关节活动度：内、外旋（图 9–10）。

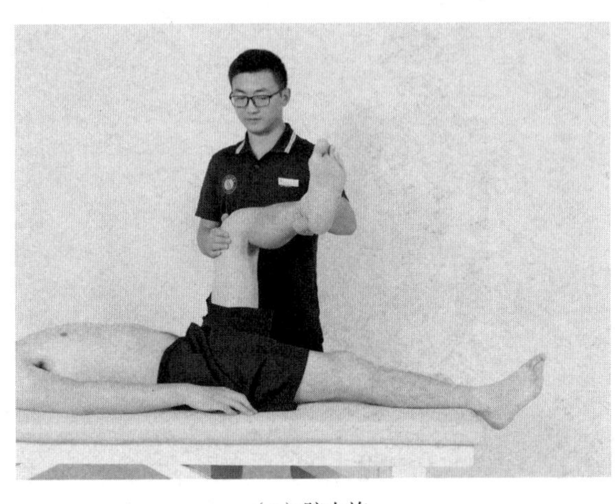
（1）髋内旋

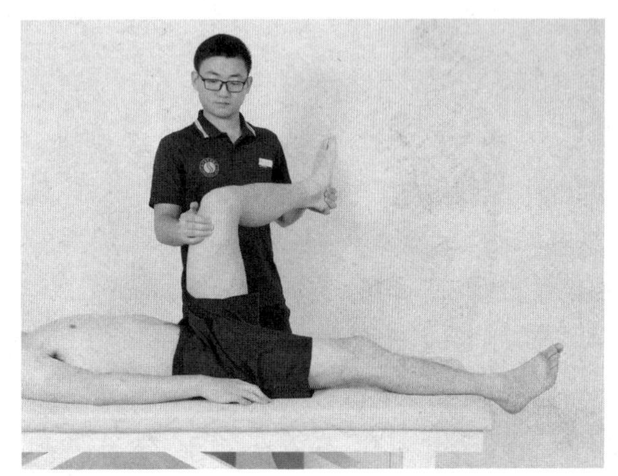
（2）髋外旋

图 9–10　髋关节活动度

注：①各方向的胸腰椎活动度测试均分为坐位与站立位，区别在于坐位可避免骨盆活动而出现的代偿，可仅观察胸腰椎活动情况；而站立位可观察脊柱 - 骨盆的综合活动情况，工作中根据实际需要选择相应的方法进行测试。②胸腰椎前屈活动度也可以测量站立前屈位 C7 ～ S1 的长度衡量；或测量弯腰指地距。注意结合观察前屈时腰部弧度是否变平，判断腰椎灵活性。胸腰椎侧屈活动度也可以冠状面侧弯指地距衡量。

（3）肌力检查

徒手检查腹肌、竖脊肌、臀肌抗阻力量：臀肌、竖脊肌激活顺序。

等长肌力测试：测量胸腰椎前屈、后伸、侧屈、旋转的最大力量及力量比值。

等速肌力测试：测量腰部屈伸最大力量及力量比值。

（4）肌肉柔韧性检查：股四头肌、髂腰肌柔韧性检查采用改良托马斯实验：仰卧于检查床，充分屈髋屈膝，并双手抱住，然后放下一条腿，观察膝关节屈曲角度及被动屈膝的阻力（图 9–11）。

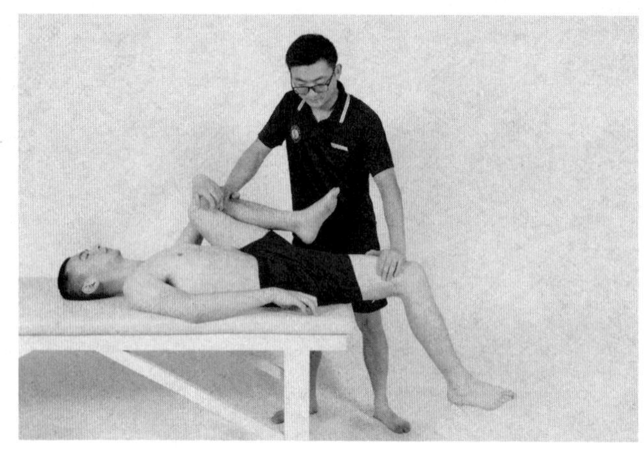

图 9–11　改良托马斯实验

Ober's 检查：侧卧，屈髋屈膝 90°，固定患者骨盆，握住踝关节被动伸髋，观察膝关节离床的距离，能够放在床面上为正常（图 9–12）。

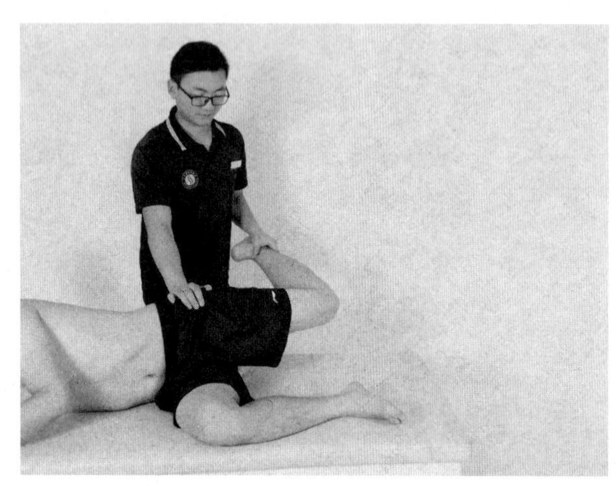

（1）被动伸髋

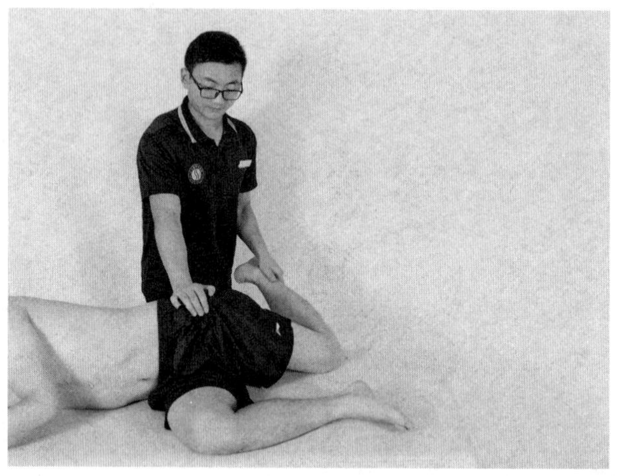

（2）膝关节放在床面上

图 9–12　Ober's 检查

（5）运动功能检查

FMS 检查：①上举下蹲：重点观察骨盆及下肢关节灵活性。②过栏架步：重点观察骨盆稳定性。③直线弓箭步：重点观察骨盆稳定性。④躯干稳定俯卧撑：重点观察整体核心稳定性。⑤躯干旋转稳定性：重点观察整体核心稳定性。⑥肩关节灵活性检查：某些运动或特殊工种要求中，肩关节灵活性不足的腰部代偿是腰椎受累的原因。

足底压力及三维动作分析：观察相邻骨盆、下肢各关节的运动学和动力学情况。

3. 运动干预　根据上述检查结果，选择相应的运动干预方案，从运动功能角度进行纠正。

（1）肌肉拉伸：拉伸臀肌；拉伸腘绳肌；拉伸腹直肌；拉伸腰方肌；拉伸内收肌；拉伸髂胫束；拉伸髂腰肌；拉伸梨状肌。

（2）肌力训练：腹肌力量训练；臀大肌力量训练；臀中肌力量训练；梨状肌力量训练；腰方肌力量训练；核心稳定（侧桥、腹桥、单腿平衡站立等）。

（3）活动度改善：猫式和骆驼式。

（4）运动模式训练：臀肌、竖脊肌的激活顺序；呼吸模式的调整。

（二）非特异性下腰痛与腰椎间盘突出症

腰椎是脊柱运动的枢纽。下腰痛（LBP）是一种综合征，涉及多种疾病，致病原因十分复杂，大约有 85%的患者无法得到一个精确的病理解剖学诊断。脊柱作为一个具有支持和运动功能的整体，腰椎是活动最多、负重最大的部分，理论上讲，任何接受神经末梢支配的腰椎结构都有可能成为疼痛的起源部位，如关节突、椎间盘、神经根及肌肉、韧带等。肌肉对维持腰椎的稳定有重要意义。运动中肌力的下降、不平衡或相关部位运动模式的异常均会导致 LBP。另一方面，患者由于疼痛而产生的肌肉反射性抑制，以及患者由于活动受限导致较长时间的肌肉静力性负荷不足及运动缺乏，引起肌肉不同程度的废用性萎缩，从而使稳定系统发生病理改变，进一步引起腰椎不稳。

同时，以上力学紊乱也构成了腰椎间盘突出症发生发展的重要因素。因此，二者的发生风险类似，运动健康体检方案也基本相似，但对于已经罹患腰椎间盘突出症（简称腰突症）突出症的患者，在测试及运动干预中，对于引发、加重腰部疼痛的动作需谨慎或禁做。

腰突症、非特异性下腰痛常见功能异常包括：①腹肌、臀肌无力，髂腰肌紧张致腰曲过大，骨盆前倾。②臀肌、腘绳肌紧张，腰椎、骨盆活动度下降致腰曲过小，骨盆后倾，多有胸椎代偿性曲度增大。③腹内外斜肌、梨状肌等紧张致骨盆旋转。④腰椎、骨盆活动度不足。⑤核心稳定不足。⑥呼吸模式异常。

主要测评内容：①体姿体态。②胸腰椎、髋关节活动度。③屈髋肌群、伸髋肌群、腰椎屈伸肌群肌力检查。④臀肌、腘绳肌、股四头肌、髂腰肌、髂胫束、内收肌柔韧性检查。⑤ FMS 运动功能筛查。骨盆带运动模式、呼吸模式检查。

常用运动干预方案：①拉伸放松紧张肌群，主要包括髂腰肌、股直肌、臀肌，同时需注意腘绳肌、内收肌、腰方肌等的柔韧性训练。②肌肉力量训练，需特别注意臀肌、腹肌激活及力量训练，提高核心稳定性。③腹式呼吸训练。

对于腰突症患者，运动干预的介入时注意：①急性期：可进行下肢及臀部肌肉的牵拉，以及配合下肢神经松动术。避免腰部动态运动。②稳定期：在进行测试评估后针对性进行腰部局部核心稳定训练，以及相应的造成腰部过度代偿受累的整体运动功能、运动模式的不足干预。以髋周肌群柔韧性训练和静态核心稳定训练为主，避免腰部过伸动作。

（三）腰椎峡部裂及滑脱症

因腰椎有生理前凸，L5 处于腰、骶椎交界处，成为力学转折点。腰骶椎的承重在 L5 有向前的分力，使 L5 有向前滑移的倾向。正常情况下，L5 下关节突和周围关节囊、韧带的力量可限制此滑移倾向，峡部发生崩裂后，产生滑椎症。增强腰椎稳定性对于峡部裂及滑椎症的防治有重要意义。

相比腰突症，峡部裂及滑脱症除核心稳定性不足，腹肌、臀肌无力以外，更为突出的功能异常是髂腰肌过度紧张而导致的腰曲过大、骨盆前倾。因此，其测评除对腰腹核心、骨盆带运动功能进行常规检测以外，特别要对增加骨盆前倾、腰曲增大的因素进行评估：①体姿体态检查，通过侧面观观察骨盆、腰曲相对位置。②髂腰肌紧张度测试，通过改良托马斯试验观察髂腰肌紧张度。③核心区肌力测试，主要测试腹肌力量。

尤其需要注意的是，对已患此类疾病的患者，运动健康体检中禁做腰部后伸的动作。

常用运动干预方案：①患者教育，禁做腰椎反弓。②髂腰肌拉伸放松（避免塌腰）。③以等长收缩训练为主强化腰椎稳定性，腹桥、背桥、侧桥。④腹式呼吸训练，运动干预中也需避免腰部后伸的动作。

（四）梨状肌综合征

当下肢动作模式、力线结构异常，极易导致梨状肌出现代偿性紧张（梨状肌的体积、位置决定其主要作用是姿势稳定肌而非完成动作的主动肌，过度代偿易产生疲劳），进而发生充血、水肿、粘连、挛缩，肌间隙或上、下孔变狭窄，刺激、挤压其间穿出的神经管，因而出现的一系列临床症状和体征。对梨状肌综合征的风险评估和运动干预应当集中于改善梨状肌代偿性紧张的状态。

在测评工作中，除对其进行常规性骨盆带运动功能检测外，还需特别进行以下测试：①梨状肌紧张度测试。②骨盆稳定性测试。③臀大肌激活试验、④髋关节内外旋、屈伸肌力测试。

常用运动干预方案：①拉伸梨状肌、臀肌，强化髋关节灵活性。②臀肌激活、肌力训练。③骨盆稳定性训练。

（五）弹响髋和髂胫束摩擦综合征

当下肢动作模式、力线结构异常，极易导致臀大肌肌腱、髂胫束出现代偿性紧张，当髋关节屈伸时，紧张的臀大肌肌腱和髂胫束在股骨大粗隆处发生过多的摩擦和碰撞，易发生弹响，此为弹响髋的发生机制。当膝关节屈伸时，紧张的髂胫束在股骨外上髁处发生过多摩擦而导致膝外侧疼痛，此为髂胫束摩擦综合征的发生机制。因此，无论弹响髋还是髂胫束综合征，都是髂胫束紧张所致，虽发生部位不同，但机制相似，故在此处统一论述。

在测评工作中，除对其进行常规性骨盆带运动功能检测以外，还需特别进行以下测试：①髂胫束紧张度测试，Ober's 征。②骨盆稳定性测试。③臀大肌激活试验。④髋关节屈伸、内收外展肌力测试。

常用运动干预方案：①拉伸松解髂胫束、臀肌、腘绳肌、内收肌、髂腰肌、股直肌。②髋关节外展肌力量训练，其中臀大肌、臀中肌肌力训练非常重要。

三、膝关节

（一）概述

1. 功能解剖 膝关节包括胫股关节和髌股关节，主要运动方式为屈伸运动，在膝关节屈曲状态下可以进行内旋、外旋运动，在膝关节伸直的过程中，胫骨向外旋转 5°，同时股骨髁在胫骨平台上同时进行着转动（滚动）和滑动。髌股关节是膝关节的功能性关节，髌骨的位置通常以髂前上棘和髌骨中点画一条直线，以髌骨中点和胫骨结节画第二条直线，两条直线的交角即为 Q 角。男性正常角度为 10°～ 15°，女性 10°～ 19°。如果 Q 角女性大于 25°，男性大于 15°则属于不正常角度，易发生髌骨软化、髌骨脱位等。

膝关节稳定定性主要受关节周围软组织的影响，膝关节周围的韧带、肌肉等协助强化膝关节囊等结构。股四头肌是维持膝关节稳定性最重要的肌肉。膝关节交叉韧带是维持前后稳定性的重要结构，分别是前交叉韧带、后交叉韧带。半月板是膝关节内纤维软骨，其主要功能是减少活动中胫股关节间的压力，增加膝关节的稳定性，防止膝关节过度活动。在膝关节屈伸同时伴随旋转运动时，由于矛盾

运动会增加半月板损伤的风险。

2. 测试与评估

（1）体姿体态

正面观：观察双侧髌骨、股骨、胫骨位置（图 9–13）。

侧面观：重点观察有无膝过伸（图 9–14）。

后面观：观察腘横纹位置（图 9–15）。

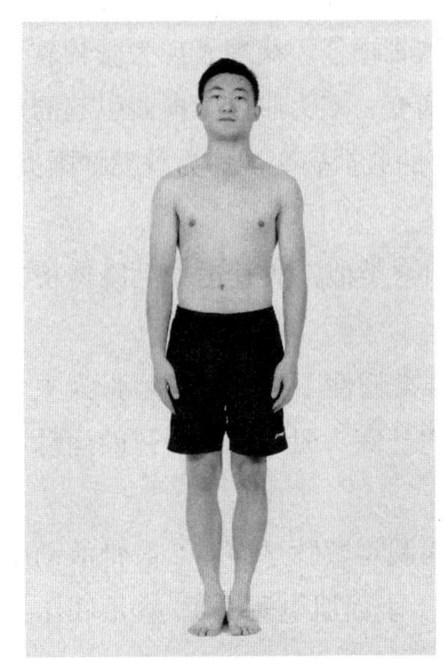

图 9–13　正面观

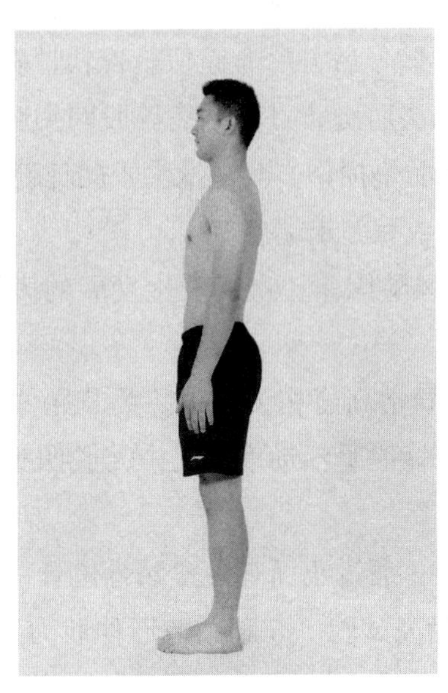

图 9–14　侧面观

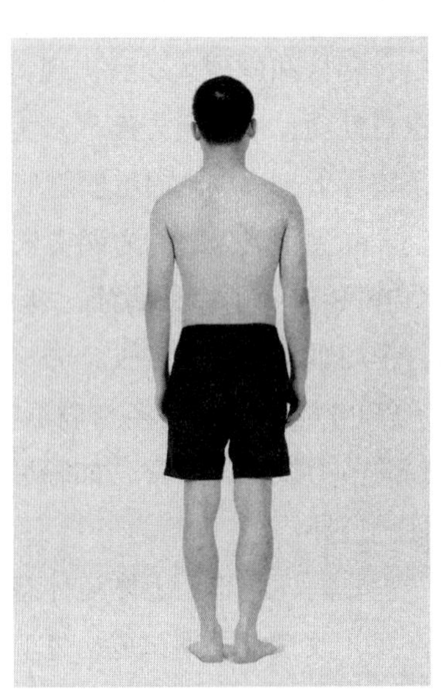

图 9–15　后面观

膝关节常见姿势（生物力线结构）异常有：内翻、外翻、过伸。

（2）关节活动度

胫股关节活动度：膝关节屈伸。

髌骨活动度检查：完全伸膝，向内推移髌骨，将髌骨 4 等分，一等分为 1 度，1～2 度为正常范围。

（3）肌力检查：可通过等速肌力测试评价屈伸膝力量，常用测试速度为每秒 60°、180°，膝关节屈伸肌力比 60%～80%，相对伸肌肌力 2NM/kg。

（4）肌肉柔韧性检查

股四头肌：详见前述。

内收肌：坐位，屈膝脚心相对，向下按压膝部，观察膝部距床的距离。

（5）运动模式检查：三维步态测试、足底压力测试。

（6）相邻关节功能检查：膝关节运动风险需结合髋、踝关节功能共同评估。

3. 运动干预

（1）肌肉拉伸：①股四头肌、髂腰肌拉伸。②内收肌拉伸。③腘绳肌拉伸。④臀大肌拉伸。⑤阔筋膜张肌拉伸。⑥小腿三头肌拉伸。⑦筋膜棒放松股四头肌外侧头与髂胫束。

（2）力量训练：①股四头肌内侧头激活。②股四头肌力量训练。③腘绳肌力量训练。④臀中肌力量训练。⑤梨状肌力量训练。⑥臀大肌力量训练。

（3）膝关节活动度恢复：膝周软组织松解术。

（4）膝关节稳定性训练：弹力带抗阻侧滑步、抗干扰弓步稳定性、平衡垫单腿屈膝站立、抗旋转稳定训练。

（5）膝关节功能性训练：深蹲、跳跃（前后左右上下）、跑（如八字、折返、加速、急停等）。

（6）常见错误运动模式的纠正：过伸步态纠正、屈曲步态纠正、下蹲模式纠正、蹲起模式纠正、起跳落地模式纠正、跑步膝关节过度负荷模式纠正。

（二）髌股关节疼痛综合征

髌股关节疼痛综合征（PFPS）又称为髌股关节损伤、膝前痛，包含髌股关节急、慢性创伤所引起的髌股关节疼痛性疾病。临床症状以疼痛、弹响、交锁和脱膝感为主，可伴僵硬感和肿胀，疼痛常在爬山、爬楼和剧烈运动后出现，其中髌骨后方疼痛提示髌骨软骨病等软骨损伤。病理表现为髌骨软骨的退行性变；髌骨上方疼痛多为股四头肌腱止点末端病等股四头肌腱病变，多为肌肉劳损而引起的疼痛；髌骨下方疼痛则提示髌腱病或脂肪垫损伤，其中发生于髌腱腱体部的劳损病变被称为髌腱腱围炎，发生于髌尖止点处的称为髌尖末端病或髌腱末端病。

PFPS 包含了多种病症，其运动风险因素、疾病发生发展的力学因素类似，故其运动健康体检方案、运动干预方案也相似。

PFPS 的发生发展多与以下功能异常高度相关：①膝关节屈伸肌群柔韧性不足（伸肌紧张为主）。②膝关节力线机构异常，如膝过伸。③髌骨活动度不足。④股四头肌内外侧头肌力失衡所致的运动中髌骨轨迹异常。

主要测评内容：①体姿体态观察：通过正面观观察髌骨位置，侧面观观察膝过伸。②髌骨活动度检查。③改良托马斯试验。④直腿抬高试验。⑤膝关节屈伸肌力（同步表面肌电测试）。⑥足底压力测试。

常用运动干预方案：①拉伸、手法放松股直肌、股四头肌外侧头、髂胫束、腘绳肌。②激活并提高股四头肌内侧头力量。③股四头肌离心收缩能力训练。④髌骨活动度训练，解除髌周组织粘连。

（三）鹅足腱炎

鹅足滑囊位于缝匠肌、股薄肌及半腱肌的联合腱止点与胫骨内侧副韧带之间，由于三个肌腱有致密的纤维膜相连，形同鹅足而得名。鹅足腱炎主要表现为膝关节内侧疼痛，从生物力学角度分析，多与髋外展肌肌力不足导致的上述肌肉代偿性紧张度过高相关。

常见功能异常：①下肢力线异常。②鹅足腱紧张。③下肢运动模式异常。

主要测试内容：①观察骨盆、髋、膝关节的力线结构。②缝匠肌、内收肌紧张度检查。③髋关节内收外展力量测试。

常用运动干预方案：①放松股薄肌、半腱肌、缝匠肌。②髋外展肌力训练。③膝关节过伸步态纠正。④膝关节过度旋转步态、跑姿纠正。

（四）半月板损伤

半月板损伤，包括单纯半月板损伤、半月板退变、半月板周围炎及囊肿、盘状半月板等病，为临床最常见的膝关节损伤之一。半月板矛盾运动，膝关节在半屈位突然遭受旋转、屈伸外力时，半月板的顺应性破坏，易卡入胫股关节之间，使半月板受到扭转、挤压、研磨应力而发生撕裂伤。

常见功能异常：①膝关节活动度不足。②膝关节肌肉动员不足、肌力及均衡度不足。③下肢运动模式异常。

主要测试内容：①膝关节姿势（内翻、外翻、过伸）。②屈伸活动（主动、被动角度）。③膝关节屈伸肌力测试。④改良托马斯试验。⑤直腿抬高。⑥举手深蹲。⑦表面肌电测试（股四头肌、腘绳肌

的肌电均值）。⑧三维步态检测。

常用运动干预方案：①髌骨松动术。②拉伸股四头肌、腘绳肌、小腿三头肌。③股四头肌内侧头力量训练。④腘绳肌力量训练。⑤弓箭步稳定。⑥多角度屈膝站立。⑦抗旋转稳定性训练。⑧下肢稳定性、运动模式训练。

（五）交叉韧带损伤

膝关节韧带分为前交叉韧带和后交叉韧带，是维持膝关节前后稳定性静态稳定装置，当动态稳定装置（肌肉）功能不足时常发生韧带损伤。胫骨和股骨相对过度移动是交叉韧带损伤的生物力学机制，当腘绳肌力弱，则会导致胫骨相对股骨过度前移，使前交叉韧带代偿性负荷增大，损伤风险升高；与之相对应的，伸膝肌力弱，则会导致胫骨相对股骨过度后移，后交叉韧带损伤风险升高。而在日常生活及体育运动中，存在大量跳起落地等动作，若存在相关功能不足，则极易导致前交叉韧带断裂。

因此，对于前交叉韧带损伤的风险评估，需集中在腘绳肌肌力测试（对于已完成临床康复的前交叉韧带损伤患者，对其进行恢复运动的风险评估时，还需特别注意股四头肌肌力，尤其是内侧头的肌力，因为长期运动量下降、制动等因素将导致股四头肌内侧头萎缩）。

常用运动干预方案：①股四头肌、腘绳肌放松。②股四头肌激活、力量训练。③腘绳肌力量恢复与强化训练。④髋关节力量训练。⑤下肢协调平衡性训练。⑥蹲、跑、跳、变向、急停练习。⑦结合运动专项的功能训练。

（六）内外侧副韧带损伤

侧副韧带主要限制膝关节抵抗膝关节内外翻力，防止冠状面内的过度运动，是膝关节横向稳定性的重要装置。鹅足腱、腓肠肌内侧头加强内侧副韧带功能；髂胫束、股二头肌腱、腓肠肌外侧头加强外侧副韧带。而当内外侧动态稳定因素（多为肌肉力量、紧张度）失衡时，则易导致韧带损伤，如位于内侧的鹅足腱、腓肠肌内侧头相对外侧的髂胫束无力时，易导致膝关节外翻异常，内侧副韧带张力增高，损伤风险增高，反之亦然。

主要检测内容：①膝关节姿势，内翻（O 形腿）、外翻（X 形腿）。②等速肌力测试（髋内收外展肌力及其均衡度）。③ Ober's 征，即膝关节与床面的距离。④坐位“4”字实验，即膝关节与椅面的距离。⑤举手深蹲，即膝关节位置。⑥三维步态检测观察髋、膝关节运动模式。

常用运动干预方案：①髋关节外展、外旋力量强化训练。②膝关节内收肌、股四头肌、腘绳肌力量训练。③股四头肌、腘绳肌放松。④下肢稳定性训练（同交叉韧带损伤）。

（七）膝关节骨性关节炎

膝关节力线结构异常、膝关节稳定性不足是膝关节骨性关节炎发生的主要生物力学因素。

常见功能异常：①下肢力线结构异常。②肌肉量及肌肉功能不足。③髋、踝关节活动度不足。④下肢运动模式异常。⑤体重指数过大。

主要测试内容：①体姿体态观察膝关节力线结构，异常有过度内翻（O 形腿）、外翻（X 形腿）以及过伸。②膝、髋、踝的活动度。③等速肌力测试。④改良托马斯试验。⑤ Ober's 征。⑥坐位“4”字实验，评估臀肌功能。⑦举手深蹲，测试膝关节位置。⑧三维步态检测，膝关节的屈伸、旋转运动学和动力学不足，会影响膝关节的力线传递。⑨表面肌电测试，膝关节屈伸肌群肌肉激活能力和激活顺序很有意义。⑩体成分测试，体脂含量、下肢肌肉量、体重指数对制定运动干预方案很重要。

常用运动干预方案：①有氧运动控制体重，尤其需将体脂比控制在一定范围内，多选用椭圆机等对膝关节负荷较小的有氧运动方式。②柔韧性训练，以股直肌、腘绳肌、髂腰肌、髂胫束、内收肌拉

伸放松为主。③力量训练，以股四头肌、臀肌力量训练为主。④本体感觉训练

四、足踝部

（一）概述

1. 功能解剖 足踝部由踝关节和足部共同构成，踝关节控制着下肢相对于足在矢状面上的运动（跖屈、背伸），而足部的众多关节则保持了足底与地面的适度接触，也调整足弓形状和曲度，使其适应不平坦地形，并发挥地面与承重肢体间的减震器作用，使人体步态具有弹性和舒适性。因此，在人体行走、跑步等运动中，踝关节和足部相互配合，完成动作，作为功能上的一个整体。

2. 测试与评估

（1）体姿体态

后面观：跟腱形态、跟骨位置；小腿三头肌形态、双侧围度比较（图 9–16）。

侧面观：内侧纵弓形态（图 9–17）。

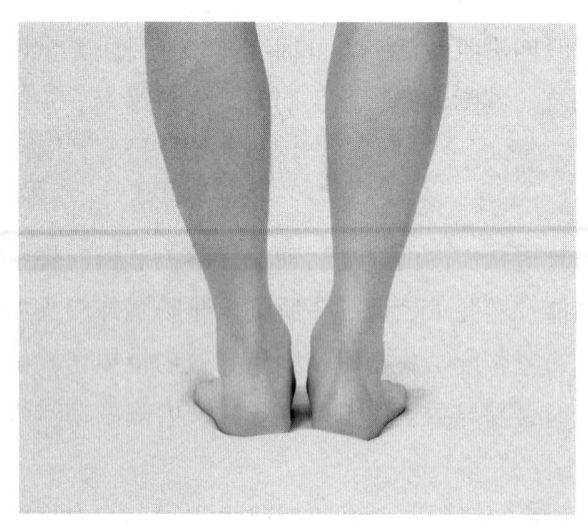

（1）跟骨、跟腱形态

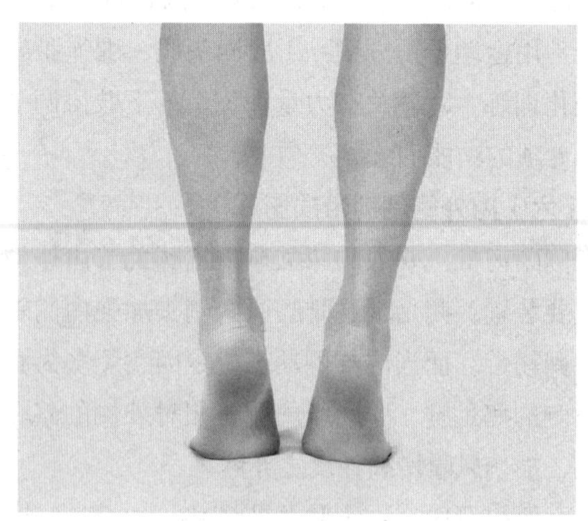

（2）小腿三头肌形态

图 9–16 后面观

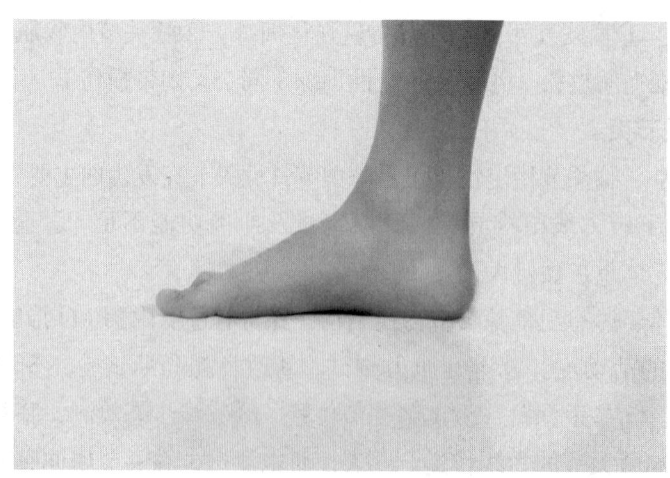

图 9–17 侧面观

（2）关节活动度

踝关节活动度：跖屈、背伸（注意区分未完成动作而产生的前足代偿）。

足部活动度：内、外翻（注意区分后足、中足、前足三部分的活动度）。

主动跖屈活动正常，主动背伸、旋前、旋后活动受限。常有不会做主动旋前动作情况，经学习后可以做出，但动作异常。

正常踝关节主动活动度参考：背伸 20°；跖屈 50°；内翻 35°；外翻 25°。

（3）肌力检查

等速肌力测试：测试足踝部跖屈背伸、内外翻力量，主要指标包括单位峰力矩（Nm/kg）和拮抗肌比值（跖屈背伸推荐值为 3∶1，内外翻推荐值为 1∶1）。

功能性动作：足跟走（背屈力量）、足尖走（跖屈力量）、足内翻走（内翻肌力）、足外翻走（外翻肌力）。

值得注意的是，运用功能性动作测试肌肉力量对运动能力要求较大，测试过程中需注意保护受试者避免受伤。

（4）足底压力：主要观察指标有：压力峰值区、压力峰值区压强（kg/cm^2）、步角、步态轨迹。

3. 干预方法　根据上述检查结果，选择相应的运动干预方案，从运动功能角度进行纠正。

（1）肌肉拉伸放松：足底肌群拉伸（跪姿拉伸）；足底按摩球松解、小腿三头肌拉伸（弓步推墙、小腿拉伸板）；胫骨前肌拉伸（跪姿拉伸）；腓骨长短肌拉伸（被动拉伸、主动拉伸）；筋膜棒、泡沫轴松解小腿。

（2）肌力训练：抗阻足外翻提踵坐姿、站姿；缩足弓；蹞趾内收；足外侧走；足跟走；足尖走。

（3）综合训练：①单脚站立：睁眼、闭眼。②平衡垫上：闭眼动态平衡，燕式平衡，跳跃平衡。

（二）功能性踝关节不稳

功能性踝关节不稳多发生在多次踝关节扭伤之后，足踝部动态稳定性下降。临床症状以运动后足踝部出现疼痛等不适为主，影像学检查多无阳性结果，再次发生扭伤的风险较高。

常见功能异常：①足部主动外翻活动度不足，多表现外翻困难，部分后足几乎无活动度，仅靠前足完成外翻动作，多提示腓骨长短肌激活不足（与肌力下降相区分）。②足部外翻力量下降，患侧相对健侧力量下降，特别是内、外翻比值失衡，外翻力量相对内翻不足。③足弓塌陷，多有足弓塌陷，部分表现为纵弓、横弓同时塌陷。④距下关节失稳，足底压力测试多显示足跟着地期出现压力不稳，提示距下关节失稳。⑤足踝部本体感觉降低。

主要测评内容：①体姿体态检查（跟骨位置）。②足踝活动度（重点观察内外翻）。③足部内外翻等速肌力测试。④足底压力测试（步行、闭目单足站立）。

常用运动干预方案：①拉伸放松小腿三头肌（腓肠肌内侧头为主）。②抗阻足外翻、足跟走、足尖走。③胫后肌干预。④加强足踝及下肢稳定性，初级阶段选择平地单脚站立（睁眼→闭眼）；中级阶段选择平衡垫或者平衡软垫上的单脚站立（睁眼→闭眼）；高级阶段选择平衡软垫上的抗干扰单脚站立。

（三）跟腱炎及腱围炎

跟腱向上与小腿三头肌相连，向下与足底筋膜延续，小腿三头肌和足底肌群的紧张会导致跟腱在运动中反复过度牵拉，增加伤病风险，发生炎症。通过运动干预放松跟腱周围紧张肌群，加强小腿三头肌离心力量，增强跟腱的抗拉能力。

相关测评应重点围绕足踝部在矢状面运动的影响因素展开，包括：①体姿体态检查（跟腱形态）。②足踝活动度（重点观察跖屈背伸）。③踝关节跖屈背伸等速肌力测试。④足底压力测试（步行）。

常用运动干预方案：①拉伸放松小腿三头肌和足底肌群。②泡沫轴滚动松解小腿后侧，足底按摩球松解足底肌肉筋膜组织。③站姿提踵。

（四）胫腓骨疲劳性骨膜炎

胫腓骨疲劳性骨膜炎主要是由于跑跳过多、突然增加的运动量和落地缓冲不足导致下肢肌群过度紧张，运动后放松不足，肌肉和筋膜的疲劳累积造成。

主要测评内容：①患者多有小腿三头肌、胫骨后肌和胫骨前肌的紧张压痛，常见扁平足或者足弓塌陷异常，足底筋膜紧张。②连续起跳动作测试可见落地重、全脚掌落地，落地时述疼痛症状加重。③踝关节、跗横关节和第 1 跖趾关节灵活性检查。

常用运动干预方案：①拉伸放松小腿三头肌、胫骨前肌和足底肌群。②泡沫轴滚动松解小腿后侧、小腿前侧，足底按摩球松解足底肌肉筋膜组织。③缩足弓、足尖走训练，增强足弓减震缓冲能力。④足踝相关关节灵活性训练。

（五）跖腱膜炎与跟骨骨刺

跖腱膜炎与跟骨骨刺多见于足底肌群和筋膜紧张，反复过度牵拉刺激产生无菌性炎症，进而出现疼痛不适症状。

常见测评内容：①体姿体态足弓异常，扁平足或者高弓足。②肌肉状态检查。③小腿三头肌和足底肌群和筋膜紧张度增高，足底压痛明显。④运动功能检查起跳落地或者跑跳运动时加重。

常用运动干预方案：①拉伸放松小腿三头肌、足底肌群。②泡沫轴滚动松解小腿后侧，足底按摩球松解足底肌肉筋膜组织。③缩足弓、足尖走训练，增强足弓减震缓冲能力。

第五节　体姿体态异常的运动干预方案

一、脊柱侧弯

脊柱侧弯按在额状面的形态不同，简单分为 C 形和 S 形两类。拉二胡、小提琴、打乒乓球等习惯单侧用力人群，由于长期维持非对称姿势和左右肌力发展不均衡，易出现脊柱侧弯。普通人群中也有出现脊柱侧弯，右优势侧者，为腰椎左凸多见。

脊柱侧弯在 X 线片上表现为一侧凸对侧凹，但在人体表现为三维平面的改变，即侧弯伴随脊椎的旋转。脊柱的侧弯旋转只是一种功能失代偿的表现，其根本原因可能是骨盆位置改变，下肢力线异常，真性或假性长短腿，单侧低足弓或高足弓，步态异常等。

运动干预方案：

第一步：找出根源性的生物力学异常原因。

第二步：放松紧张肌群，加强力弱肌群力量，尽量达到均衡状态。

第三步：纠正不良姿势习惯，站、坐、卧不同体位时，均要保证身体处于正常中立位，培养肌肉正确的位置记忆。

二、长短腿

长短腿分为真性长短腿和假性长短腿，也称为结构性长短腿和功能性长短腿。

结构性长短腿是由于左右两侧骨骼长度不一造成的，矫正方式主要有靠手术或者佩戴支具。运动干预的目的是改善自身代偿能力，尽量减轻由结构异常继发的其他身心功能损害。

功能性长短腿主要原因有：双侧足弓高度不一，单侧扁平足或单侧高弓足；双侧肌力不均衡，由于损伤或者用力习惯造成的左右肌力失衡；骨盆侧倾，由于骨盆稳定性较差或者骨盆周围肌群平衡性差造成的骨盆在额状面的左右高低差异，有时甚至伴随其他平面的三维位置异常；脊柱侧弯，高低肩，双侧视力不一等均可能导致结构性长短腿。所以，功能性长短腿的运动干预首先要依靠功能测评，找出原因，再进行针对性的干预矫正。

三、O 形腿、X 形腿

O 形腿、X 形腿又称膝内翻、膝外翻，多数患者由于问题来自结构本身，故运动干预的效果相当有限。但是，如果是由于足部位置不正确、获得性足弓塌陷、足旋前旋后、臀肌无力等功能性原因造成，那么进行运动干预可以获得非常明显的改善效果。

四、扁平足

扁平足是指足部纵向足弓高度低于正常值，足弓非常低时，足底会完全贴在站立平面。站立的时候，体重倾向于把距骨头朝着底面与内侧的方向（朝着地面）压低，故扁平足另一个特征是足部旋前。

扁平足可通过木板试验等检测方法，分为刚性扁平足和柔性扁平足。刚性扁平足需手术治疗，柔性扁平足可进行运动干预矫正。

维持足弓的组织有骨骼、足底筋膜、跟舟韧带、第 1 跗趾关节、足底和小腿肌肉，通过运动干预增强维持足弓组织的能力，增强其对足弓的支持作用，从而改善足弓功能。

柔性扁平足运动干预方案：

第一步：小腿和足底肌群放松。

第二步：足底内在肌、胫骨后肌、腓骨长肌、胫骨前肌力量训练。

第三步：健康教育，选择合适的鞋，选择适宜的护具，进行适当的运动，教授正确的落地缓冲动作等。

五、踇外翻

踇外翻多见于女性，遗传因素占主要原因，非遗传因素中主要有穿高跟鞋、尖头鞋、夹趾拖鞋，长久站立或负重，踝关节慢性失稳和足弓塌陷等原因。踇趾在我们几乎所有的下肢运动中都有非常重要的作用，走、跑、跳的每一步下肢产生的力量最后都需要通过踇趾传达到地面。踇外翻不仅影响美观，更是直接影响下肢正常力学传导，严重影响我们运动。所以，踇外翻的矫正非常有必要。只要方法得当，效果也是很明显的，尤其是非遗传因素导致的踇外翻，基本上能够恢复到正常状态。

运动干预方案：

第一步：足底肌群按摩球放松，胫骨前肌、小腿三头肌、腓骨长肌、踇趾屈伸肌、踇收肌拉伸和手法放松。

第二步：五趾灵活性训练，踇趾主动内收训练。

第三步：腓骨长肌力量训练，踝关节和足弓稳定性训练。

六、高低肩

高低肩很少是肩关节本身造成的，而是其他结构或者功能异常的表现形式。高低肩的纠正首先要明确根本原因，再针对性地进行干预。

造成高低肩的主要原因有单侧足弓塌陷、单侧足弓过高、长短腿、骨盆倾斜、脊柱侧弯等原因，可能是其中一种原因也可能是几种原因共同导致的，只有通过功能测试找出真正的原因，才能进行针对性的运动干预。

七、翼状肩胛

翼状肩胛是由于前锯肌、菱形肌和斜方肌中下束无力，使肩胛骨内侧缘不能稳定在胸廓上，向上翻起形成羽翼状。

运动干预方案：

第一步：肩带周围肌群松解，尤其是斜方肌上束松解。

第二步：前锯肌、菱形肌、斜方肌中下束力量训练。

第三步：肩带稳定性训练。

第六节　部分运动项目常见伤病预防的运动干预方案

一、长跑

（一）简介及常见运动伤病

长跑是人民群众接受度最高的健身运动之一，最易伤及膝踝部，膝部以髌股关节疼痛综合征、髂胫束综合征、鹅足腱炎为主，多由于H/Q失衡，相关肌肉紧张度过高，臀周肌群紧张且无力引起；小腿及足踝部伤病则以跟腱炎、跟痛症、胫腓骨疲劳性骨膜炎等为主。与膝部伤病相似，以上疾病也与相关肌肉，特别是小腿三头肌紧张高度相关，同时部分伴有足弓弹性降低或塌陷。

（二）运动干预方案

1. 肌肉柔韧性　以下肢肌肉拉伸放松为主，主要包括股直肌、腘绳肌拉伸，臀周肌群拉伸，大腿内收肌拉伸，髂胫束拉伸，小腿三头肌拉伸，足底筋膜、肌肉拉伸放松。

2. 肌肉激活　臀周肌群激活（以臀大肌、臀中肌激活为主），股四头肌内侧头激活，腓骨长、短肌激活，胫骨后肌激活。

3. 肌肉力量　臀周肌群，股四头肌，腘绳肌，胫骨前肌，小腿三头肌，胫骨后肌，腓骨长短肌。

注：肌肉力量需注重双侧均衡性。

二、篮球

（一）简介及常见运动伤病

篮球是一项对身体素质要求全面，对抗性很强的开放型运动，其中以半蹲位急停、变向多见，此类动作极易造成膝关节半月板急性损伤，慢性伤病则以髌骨软骨病、髌尖末端病为主。同时，由于篮球运动跳起动作较多，落地时易造成踝关节扭伤。因此，膝、踝部损伤是篮球运动员常见的运动损伤，同时，大腿后肌肉群、内收肌和小腿三头肌拉伤也较为常见。

（二）运动干预方案

针对以上伤病，结合篮球运动特点，除进行与长跑运动相似的运动干预以外，还需特别注重足踝部本体感觉训练，具体方案为：初级阶段选择平地单脚站立（睁眼→闭眼）；中级阶段选择平衡垫或者平衡软垫上的单脚站立（睁眼→闭眼）；高级阶段选择动态稳定。

三、羽毛球

（一）简介及常见运动伤病

羽毛球是一项比较激烈的隔网对抗项目，技术动作决定运动员腰部活动度较大、屈伸扭转较多，腰部各类急慢性损伤最为常见，其中以胸腰筋膜炎发生率最高；同时肩部损伤较多也是羽毛球运动的特点之一。这是由于在抽杀救球中肩袖承受反复牵拉摩擦所造成的。其次羽毛球运动中膝踝损伤也较为常见，这部分的干预方式方法与篮球运动相似。

（二）运动干预方案

针对以上伤病，结合羽毛球运动特点，相关运动干预方案为以下几个方面。

1. 胸椎旋转活动度　采用花生球松解等手段对胸椎进行松解，以达到增加胸椎旋转活动度的目的，这是降低腰椎和肩部过度代偿、防治腰背肌筋膜炎与肩袖损伤的重要环节。

2. 肌肉柔韧性　肌肉柔韧性训练以肩带肌群和骨盆带肌群为主，包括胸大肌、胸小肌拉伸，肩胛提肌拉伸，斜方肌上束拉伸；臀大肌、臀中肌、梨状肌、髂胫束、髂腰肌拉伸放松。

3. 肌肉激活及肌肉力量　肩袖损伤的肌肉激活及肌肉力量以斜方肌中、下束，菱形肌，背阔肌，前锯肌，肩外旋肌群训练为主；腰背肌筋膜炎肌肉激活及肌肉力量以臀大肌、臀中肌激活为主，以臀周肌群肌力训练、腹部力量训练为主。

四、乒乓球与网球

与羽毛球类似，乒乓球与网球均为在跑动中由上肢完成击打挥拍动作的运动，故伤病发生发展也与羽毛球运动类似，以膝踝部劳损、肩部伤病多见，相关运动干预方案参见“羽毛球”部分。

第七节　学科展望

运动贯穿在整个人类的生命周期，保持运动是维护人体健康不可或缺的手段和方法，已成为许多现代人的一种生活方式。如何通过这种生活方式深刻推进人民的健康水平是本学科的任务和发展方向。

首先，学科工作者需向广大的运动健身人群科普宣传科学运动的理念，尤其需要运用人民群众喜闻乐见的方式方法，提高其对相对专业的知识的接受程度；其次，加强运动健康体检体系建设，将其细分为筛查及进一步检查两部分，其中筛查要求使用方便、快捷、有效的手段和方法，快速检查出异常结果，然后根据需求和严重程度确定是否需要对异常结果进行进一步检查，确定如何干预。这一体系的建设和完善还有很多工作要做，包括检测方法和仪器上的不断创新；需要扩大检测量，建立数据库，通过大数据分析建立评定标准；每个人的运动能力和对运动的需求差异太大，在学科建设上需要提炼共性，在临床面对患者时需要强调个性，如何在这巨大的差异面前找到一个平衡点。第三，现阶段，学界对运动防治慢病和运动处方的相关研究较多，其机理得到一定阐述，从而进一步推动了运动防治慢病的实践运用。运动干预在临床运用上也取得了不错的效果，在预防运动损伤和促进损伤后的功能康复方面效果显著，对运动员伤后重返赛场取得了积极推动作用，反响良好。但该领域的研究还处于起步阶段，临床上运动干预还以个人经验为主，对测评出的功能不足与运动损伤间的联系规律缺乏系统研究，对运动干预的疗效缺乏公认的评价体系，运动干预的临床规范也处于初步探索阶段，学科建设需要大量的基础研究要做。

总体来讲，运动与健康促进作为一门新兴学科，在全民健身向全民健康转变，在实现健康中国的进程中一定能发挥积极作用。但也要看到其应用理论、作用机制、适应证和禁忌证以及临床疗效系统评价等各方面。

本章着重强调运用专业技能解决损伤后局部关节和肌肉的运动功能康复问题和发生运动伤病的能力风险，但并不忽视适当运动对身体整体功能提高之重要性，无论从学科建设还是从临床治疗思路考虑，后者是基础，是健康基石，必须首先考虑。

参考文献

[1] 张宏成 . 高校体育专业和非体育专业学生篮球运动损伤比较性调查与分析 . 学术论坛，2012：86

[2] 郑天敬 . 谈羽毛球运动常见损伤及其预防对策 . 大众商务，2009：147

[3] 陈枭 . 羽毛球常见运动损伤的原因及预防 . 当代体育科技，2014（29）. 10

[4] 赵亚东 . 乒乓球运动员损伤的机理研究及预防 . 当代体育科技 .2015，5（19）：8

[5] 尹军 . 两种力量训练方法对排球运动员肩关节肌力变化的比较研究 . 成都体育学院学报，2010（10）：45

[6] 孙凯 . 高校羽毛球教学中核心力量训练方法及作用 . 当代体育科技，2016（6）：30

[7] 刘明辉，我国高水平游泳运动员运动损伤特点 . 中国运动医学杂志，2001，20（2）：211

[8] Mechelen，W.van running injuries.Areview of the epidemiological literature.Sports Medicine，1992（14）：320–335

[9] 迟姗姗 . 跑步中的膝盖损伤及康复 . 金田，2013（12）：451

[10] 张宇 . 大学生网球运动常见损伤及其预防方法 . 健康教育，2011（3）：273

[11] 高晓峰 . 网球训练与比赛中的损伤风险识别研究 . 运动，2015（21）：1

[12] 张世明 . 中医骨伤科诊疗学 . 成都：四川科学技术出版社，2010

[13] 曲绵域，于长隆 . 实用运动医学 . 北京：北京大学医学出版社，2007

[14] 于长隆 . 骨科康复医学 . 北京：人民卫生出版社，2010

第十章　麻醉、疼痛与急救

第一节　学科概述

现代麻醉学所涵盖的内容包括临床麻醉学、复苏学、重症治疗学及疼痛治疗学，是一门研究麻醉、镇痛、急救复苏和危重病医学的综合性学科，现代麻醉学发展至今已有160余年的历史。我国于1986年开设麻醉本科专业，1989年明确麻醉科属于二级学科、临床一级学科。在过去的几十年里，麻醉医生逐渐把自己的工作重点从手术室扩展到术后恢复室、重症监护病房和疼痛医学，工作范畴从术中麻醉扩展到急性疼痛治疗、术后监护治疗、重症监护治疗、慢性疼痛治疗、睡眠治疗和姑息治疗在内的围术期医疗范畴。麻醉学科向围术期医学转化的未来发展的方向，将会为学科发展迎来更大的发展空间和更加旺盛的生命力。

（张兰）

由于我国现代疼痛医学的研究和治疗开展起步较晚，对疼痛的认识还比较片面。国际疼痛学会给疼痛的定义是："真实存在的或潜在的组织损伤或类似情况所带来的不愉快感觉及情绪体验。分为急性疼痛和慢性疼痛。"急性疼痛是个症状，慢性疼痛是无持续存在的病理变化而迁延超过正常病程的一类疼痛。慢性疼痛本身就是一种疾病，它可以导致机体及神经系统在分子、细胞、心理及社会多水平发生调节失常，慢性疼痛因得不到及时有效的治疗，使疼痛患者难以治愈或致残。慢性疼痛不仅使患者丧失工作能力，而且使慢性疼痛者的人格独立性受到威胁，严重者导致家庭破裂、自杀甚至危及社会。慢性疼痛严重损害患者的生活质量，给社会带来巨大的医疗资源和生产力的损耗，因此被认为是世界上第三大健康问题。在美国用于治疗慢性疼痛的费用超过了用于治疗冠心病、癌症和艾滋病费用的总和，每年慢性疼痛会造成5000万人致残，损失51500万个工作日和耗损500亿美元。在美国手术以后有50%～75%的患者承受中度到重度的疼痛；大约20%的中年人和高达50%的老年人患有慢性疼痛；在芬兰，77%的患者无法胜任日常工作，80%以上的老年人曾经历着1种或者多种慢性疼痛，至少有18%的60岁以上的老年人因为慢性疼痛而接受一定的药物治疗，中年人为25%～40%，老年人慢性疼痛的患病率为70%～85%，其中半数以上患者部分或全部丧失生活、工作能力可达数周至数年，或者导致永久性的伤残，给患者、家庭、社会造成了极大的负担。全球每年有1000万人被诊断为癌症，其中70%的人被疼痛困扰。有关统计资料显示，每3个门诊患者就有2个伴有各种疼痛病症。由于对疼痛的认识不足，疼痛科建制不全及疼痛专科医生的严重缺乏等多方面的原因，在我国，不管城市还是农村普遍存在“小痛科科看，大痛哪科都不管”及“痛不欲生和求治无门”等现象，导致不少的急性疼痛患者失去最佳的诊疗时机从而演变为慢性疼痛和难治的顽固性疼痛。广大慢性疼痛患者精神上受到不同程度的伤害，已经造成了严重的社会问题。

疼痛医学的发展与从事疼痛治疗的医师密切相关，疼痛医师队伍的组成标志着疼痛医学在这个国家或者地区的发展水平。欧美的疼痛科医师，基本上由具有麻醉医师背景、外科背景医师组成，美国2006年有157个经过认证的以麻醉为基础的疼痛培训基地和97个经过认证的疼痛专科培训基地，从中可以看出从事麻醉的疼痛医师在美国占多数，但近年有疼痛专科医师执照的非麻醉医师的比例在逐年上升，主要由理疗、康复医学、神经学、精神科医师经过培训转变而来。加拿大38%的麻醉师开展疼痛治疗业务，他们平均花费20%的时间开展疼痛治疗，在整体开展疼痛治疗业务的人中有30%接受过正规的疼痛治疗培训。治疗方法大多为现代疼痛治疗技术，药物分为如非甾体类、弱阿片和强阿片类药物三个阶梯治疗，外治有神经阻滞、损毁、介入等治疗。

现代疼痛治疗技术在治疗疼痛方面有明显优势，为人类减轻疼痛起到了重要作用。随着疼痛药物的滥用和治疗技术的风险、并发症普遍，现代疼痛治疗技术在疼痛治疗方面也有明显的不足和缺陷。调查结果显示，目前我国慢性疼痛患者70%未能得到及时和规范化治疗，疼痛治疗主要由中医按摩医师、针灸医师、麻醉医师、骨伤科和精神科医师等组成，各学科间缺乏沟通和协作，往往存在着中西医结合不当，治疗手段选择不合适等现象，疗效也参差不齐。

（唐流刚）

第二节　骨科与麻醉

骨科手术的部位主要包括脊柱、四肢骨骼、关节和肌肉系统，病种繁多、体位多变、年龄跨度大、手术简繁不一、需要术后康复锻炼等特点，对麻醉的要求也具有特殊性。

一、骨科麻醉并发症及其处理

（一）止血带使用并发症及其处理

止血带是通过外界压力机械性暂时阻断肢体血流，用于四肢手术，提供无血术野，减少手术出血的无创方法，使用简单方便，同时也是局部静脉麻醉的基本方法。因此，骨科手术中止血带的应用极为广泛，但止血带使用不当也可给患者带来严重后果。

1. 止血带疼痛　止血带充气压力过大、时间过久，尤其在麻醉作用不够完全时，极易出现止血带疼痛。

（1）原因：这是由于肢体缺血引起，多数患者难于忍受，表现为冷汗、烦躁不安，即使使用镇静药和镇痛药也难以控制。

（2）处理方法：一般给予静脉镇痛药物或采用区域阻滞＋浅全麻的方式来处理止血带疼痛问题。

2. 止血带休克　少数患者松止血带后表现出汗、恶心、血压降低等休克表现。

（1）原因：松止血带后由于血管床增加导致外周血管阻力突然降低，加之失血、缺血代谢物的作用引起静脉压和动脉压降低，这是导致心跳骤停的主要因素。

（2）处理方法：为避免循环动力学的急剧变化，松止血带一定要缓慢，多处止血带不能同时开放，

 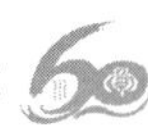

同时还要注意血容量的补充，适当加快输血补液的速度，以防松止血带后血压急剧下降。

3. 止血带麻痹性损伤 止血带使用时间过长或压力过大，导致术后肢体出现有明确界限的运动障碍，甚至长期功能丧失。麻醉医师应掌握正确使用止血带规则，主动记录止血带充气时间，并提前通知手术医师松止血带。

（二）急性肺栓塞

深静脉血栓（DVT）是骨科手术创伤患者围术期常见疾病，是引起急性肺栓塞（PE）的主要血栓来源，多发生于下肢或者骨盆深静脉，也可发生于上肢，血栓脱落后随血流循环进入肺动脉及其分支，PE 常为 DVT 的合并症。

1. 临床表现及快速判断 PE 的临床表现无特征性，取决于肺血管阻塞的范围、原有心肺功能状态以及是否发展为肺梗死。小的栓塞往往无症状，巨块型栓塞常常引起急性右心衰、休克甚至猝死。一般说来，栓塞的症状往往在数分钟内突然出现，而梗死的表现则需数小时。

最先出现的临床表现是“突然出现的不明原因的呼吸困难或同时伴循环不稳定，或原来呼吸困难的患者突然不明原因加重，或者心功能稳定的患者，突然心功能不全加重”。但对于全麻患者，术中出现不明原因的严重低血压、呼末 CO_2 浓度急剧下降，应高度怀疑严重肺栓塞的发生。床旁经胸壁，最好经食道超声心动图可以发现肺动脉内血栓（PE 直接征象）、肺动脉高压（PE 的间接征象）。

2. 急救治疗方案

（1）加压给氧。

（2）注射吗啡镇痛。

（3）阿托品 0.5 ～ 1mg 减低迷走张力，防止肺血管及冠状动脉放射性痉挛。

（4）抗休克治疗及治疗急性右心功能不全：补充液体，多巴酚丁胺或多巴胺 20 ～ 40mg，溶于 5% 葡萄糖 250mL 缓慢静脉滴注，以增加心搏出量。

（5）持续心肺复苏：心跳骤停患者持续胸外心脏按压可以促使肺动脉的栓子脱落、破裂甚至溶解，从而缩小肺栓塞面积，大大提高肺栓塞患者的治愈率，降低死亡率。

（6）抗凝治疗：可疑急性肺栓塞阶段，首先静脉注射肝素 5000 单位，诊断确定后，每小时注射 500 ～ 1000 单位，将 APTT 比对照值延长 1.5 ～ 2 倍。为预防新的血栓形成和血栓延伸，肝素使用时间为 7 ～ 10 天。

（7）溶栓治疗

美国药品和食品管理局（FDA）批准的溶栓药物和方案：①链激酶：负荷量 25 万单位，30 分钟静脉注射，然后 10 万单位 / 小时，连续 24 小时静脉给药。②尿激酶：负荷量 4400U/kg，10 分钟静脉注射，然后 4400U/（kg·h），连续 12 ～ 24 小时静脉给药。③ t–PA：100mg 2 小时内连续静脉注射。

溶栓治疗的适应证：广泛型急性肺栓塞；非广泛型急性肺栓塞合并重症心肺疾病，抗凝疗法无效；深静脉血栓形成。

（三）脂肪栓塞

在所有骨折特别患者均存在不同程度的肺功能障碍，但仅有 10%～ 15% 出现严重的脂肪栓塞综合征（FES）。

1. 临床表现 缺氧，心动过速，精神状态改变，结膜、腋窝或上胸部可出现瘀点。尿中出现脂肪小球不具有诊断意义，胸片显示肺部浸润灶可证实肺损伤的存在。

2. 预防措施 早期手术处理骨折、减少髓腔损伤可以减轻脂肪栓塞的发生。

3. 处理

（1）实验室检查与影像学检查仍缺乏特异性，临床诊断则是关键。

（2）由于 FES 的潜伏期为 4 ～ 72 小时，24 小时内出现主要症状约 60%，48 小时内出现主要症状约 85%。因此，临床早期诊断较为困难。

（3）FES 系自限性疾病，目前尚无特效治疗方法。

（4）提高临床医生对 FES 的认识，早期的呼吸支持、充分镇静及综合治疗，对减低 FES 患者死亡率具有重要意义。

（四）骨水泥植入综合征

骨水泥由聚甲基丙烯酸粉剂、甲基丙烯酸甲酯液体单体两种成分组成，其中单体被局部组织血管吸收后，引起组织因子释放、血小板纤维蛋白聚集、血管活性物质释放、血管扩张、血压下降等一系列的临床表现，称之为骨水泥植入综合征（BCIS）。当骨黏合剂填入髓腔后，髓腔内压急剧上升，髓腔内容物包括脂肪、气栓和骨髓颗粒可能被挤入静脉，引起肺栓塞和心血管不良反应，甚至心跳骤停。

1. 预防措施

（1）手术技术和方法的改进。

（2）减低骨髓腔的压力，如邻近骨钻孔减压、排气排液。

（3）待骨水泥在外界反应到一定阶段才开始填充。

（4）充分灌洗骨髓腔，保证填充骨水泥时接触面干燥无血，髓腔内没有组织残渣。

（5）降低骨水泥的温度。

（6）对高危患者放置下腔静脉滤器，以减少肺栓塞的发生。

（7）对有适应证的高危患者采用非骨水泥型的关节置换。

（8）加强麻醉管理，包括提高吸入氧浓度、维持适当的血容量、监测中心静脉压和有创动脉压，以便及时发现紊乱的病理生理状态，予以纠正。

2. 处理措施

（1）一旦怀疑发生 BCIS，应立即叫停外科医生的手术操作。

（2）维持血流动力学稳定和增强呼吸支持，必要时使用血管活性药物、抗心律失常药物和激素等。

（3）对怀疑有肺栓塞的患者，应立即进入肺栓塞处置流程。

（4）对心跳骤停患者应立即实施心肺脑复苏。

（五）骨科手术出血

骨组织血运丰富，手术时骨断面和骨髓腔的渗血不易控制，但由于止血带的使用，一般四肢远端的手术出血较少，而在脊柱、骨盆、髋关节及股骨中上段等无法使用止血带的手术，会导致术中、术后失血较多。预防措施有以下几个方面。

1. 手术技术

（1）合理的手术方式的选择和良好的外科止血。

（2）提高手术技巧，尽可能缩短手术时间。

（3）止血带的应用。

（4）骨科微创技术的应用，包括关节镜、椎间盘镜、影像导航复位、胸腔镜辅助脊柱手术等。

（5）手术器械的进步和发展。

（6）手术体位的调整以使手术部位静脉引流通畅。

（7）血管介入术的应用，如选择性靶动脉栓塞术、低位腹主动脉内球囊阻断术。

2. 麻醉技术

（1）控制性降压。

（2）血液稀释，包括急性等容量血液稀释、急性高容量血液稀释和急性非等容量血液稀释。

（3）自体输血技术，包括储存式自体输血和回收式自体输血。

（4）维持体温正常。

（5）对一些创伤大、出血多的手术，如骶骨肿瘤，必要时可使用低温技术。

3. 止血药物的应用　根据作用机制的不同，临床常用的止血药物一般分为 3 类。

（1）促进凝血过程的止血药，包括维生素 K、凝血酶原复合物、冻干人纤维蛋白原、蛇凝血素酶等。

（2）抗纤维蛋白溶解的止血药，包括氨甲环酸、抑肽酶等。

（3）影响毛细血管通透性的止血药，包括卡络磺钠、酚磺乙胺、垂体后叶素等。

根据不同的出血部位、出血量等，在不同的时机合理地选择止血药物以达到减少出血的目的，并减少用药并发症（过敏、血栓形成等）的发生。

（六）骨科手术体位引起的并发症

1. 体位　骨科手术中因手术部位及特殊要求，患者的体位多样化，如仰卧位、侧卧位、俯卧位、沙滩位等，术中管理不当可能造成术中及术后不良事件的发生。

2. 注意事项

（1）当手术部位高于心脏时可能发生空气栓塞，如沙滩位的肩关节手术、俯卧位的脊柱手术、侧卧位的髋关节手术等。术中如果出现顽固性循环功能障碍，应当高度怀疑空气栓塞的发生。

（2）俯卧位的患者要注意避免眶周软组织受压导致的视网膜动脉闭塞或外周神经受压导致的术后视神经功能障碍。

（3）侧卧位患者应避免静脉长时间受压导致的静脉闭塞，这种情况可能导致术后筋膜室综合征、肢体水肿、神经麻痹等一系列问题。

（4）颈椎手术及类风湿关节炎患者须防止颈部的过度屈曲与后仰导致的术后脊神经损伤、关节脱位或肌肉损伤等并发症。

（张兰）

二、骨科麻醉技术

（一）骨科手术常用外周神经阻滞技术

1. 臂丛神经阻滞

（1）适应证：肩部、上肢及手部手术的麻醉及术后镇痛。

（2）操作方法：臂丛神经阻滞有 3 种入路方法，即肌间沟入路法、锁骨上 / 下入路法、腋窝入路法。

①肌间沟入路法：主要适用于肩部、锁骨、上臂及前臂外侧的手术及术后镇痛。穿刺点为前、中斜角肌与肩胛舌骨肌之间的三角区，即肌间沟。该部位穿刺风险较高，可能穿刺针误入硬膜外腔或蛛网膜下腔导致高位硬膜外麻醉或全脊椎麻醉，严重者可导致呼吸心跳骤停，穿刺部位较低可能损伤血管或刺破肺尖导致气胸或血气胸。推荐在神经刺激器引导或超声引导下实施肌间沟臂丛神经阻滞。

需要实施肌间沟连续神经丛阻滞（主要应用于肩部手术术后镇痛）可采用后路肌间沟神经丛阻滞，建议在超声引导下实施。患者侧卧位或半侧卧，头放枕上和体轴一致，颈椎屈曲。在第 6 和第 7 颈椎椎体的棘突中点做个记号，穿刺点在这个点外侧 3cm，即斜方肌外侧缘进针。

②锁骨下上 / 下入路法：主要应用于上臂、肘关节、前臂、手部的手术麻醉与术后镇痛。建议在超声引导下实施。手臂内收，肘关节伸展或屈曲，锁骨下方肩锁关节和肱骨头之间触及喙突，由喙突向内、向下各 2cm 处为穿刺点，超声下可见胸大肌和胸小肌深面，神经包绕在锁骨下动脉周围。

③腋窝入路法：主要应用于上臂下段、肘关节、前臂内侧的手术麻醉与术后镇痛。建议在神经刺激器或超声引导下实施，腋窝顶点腋动脉上方或下方为穿刺点，将药物包裹腋动脉。

2. 股神经阻滞

（1）适应证：主要应用于膝关节部位手术术后镇痛，与坐骨神经阻滞联合可以用于下肢手术的辅助麻醉。

（2）操作方法：股动脉搏动外侧 1 ～ 2cm、腹股沟皱褶下方 1 ～ 2cm 处作为穿刺点。推荐神经刺激器引导，以股四头肌的电活动为成功标志；也可在超声引导下实施，将药物注入股动脉外侧的股神经旁。

3. 髂筋膜间隙阻滞法

（1）适应证：主要应用于全髋关节置换术、股骨颈股骨干骨折的辅助麻醉与术后镇痛。

（2）操作方法：髂前上棘与耻骨结节连线（即腹股沟韧带）外 1/3 处或股动脉外侧 2cm 处位为穿刺点，推荐在超声引导下实施。将药物注入髂筋膜与髂腰肌之间的间隙（即髂筋膜间隙）、股动脉旁。

需要实施连续髂筋膜间隙阻滞法（全髋关节置换术术后镇痛）可采用超声引导平面内进针技术。穿刺时从腹股沟韧带内 1/3 处进针，针尖指向髂前上棘，将导管留置于髂前上棘附近，药物直接作用于股外侧皮神经。

4. 收肌管阻滞

（1）适应证：主要应用于膝关节镜手术、膝关节置换术及踝内侧手术的辅助麻醉及术后镇痛。

（2）操作方法：推荐超声引导下实施。将高频超声探头置于大腿中部或大腿远端 1/3，将药物注入缝匠肌深面、股动脉外侧之间的间隙。若需留置导管常采用短轴平面外技术，于大腿近端 1/3 进针，沿身体长轴向下留置导管，导管应超过穿刺针 5cm。

与股神经比较，收肌管阻滞的是感觉神经（隐神经），不影响运动功能，更适合膝关节镜手术、膝关节置换术等需要术后快速功能康复的患者。

5. 坐骨神经阻滞

（1）适应证：主要应用于下肢远端部位的辅助麻醉及术后镇痛。

（2）操作方法：坐骨神经阻滞有多种入路，常用的阻滞技术包括骶旁入路、经典入路、转子间入路、臀下入路、大腿外侧入路及腘窝入路。

① 经典入路：侧卧位，患侧在上，在髂后上棘和大转子之间作连线，此连线的垂直平分线与大转子和骶裂孔之间连线的交点即为进针点。推荐神经刺激器引导下实施。

优势与不足：优点主要在于安全性及成功率较高；不足在于需要患者侧卧位，可能增加骨折患者痛苦。

② 大腿外侧入路：推荐神经刺激器联合超声引导实施。患者下肢自然摆放，避免外旋，股骨大转子顶点与股骨外上髁连线中上 1/3 向后旁开约 3cm 处（O 点）作为坐骨神经阻滞的体表标志。低频超

声探头垂直于大腿长轴，在“O”点以短轴法获取坐骨神经横断面影像，将神经刺激针（80mm）从探头中点位置采用平面外进针法，接近坐骨神经后可诱发出足部背屈或跖屈运动。

需要实施连续坐骨神经阻滞（踝关节、跟骨手术等术后镇痛）可采用上述技术将导管置入股二头肌、半腱肌、半膜肌及大内收肌肌间隙内，大腿肌肉静态张力、活动时的收缩力均作用于导管，使导管不易移位及脱出。

6. 神经阻滞禁忌证与常见并发症

（1）神经阻滞禁忌证

①不合作者，精神失常的患者。

②穿刺部位皮肤或深层组织有感染病灶。

③局麻药过敏。

（2）神经阻滞常见并发症

①局麻药误入血管或药量过大导致的局麻药中毒。

②穿刺操作所致的神经损伤。

③气胸，易发生于肌间沟及锁骨上臂丛神经阻滞。

④高位硬膜外麻醉或全脊麻，主要见于颈丛阻滞及肌间沟臂丛阻滞。

⑤出血及血肿：颈总动脉、锁骨上动脉及腋动脉在穿刺过程中受到损伤可出现出血及血肿，腰丛阻滞可出现肾血肿。

（二）椎管内麻醉

1. 椎管内麻醉禁忌证　①患者拒绝者。②不能合作者。③穿刺部位有感染者或椎体有病变者。④有严重凝血功能障碍，或正在进行抗凝治疗者。⑤有中枢神经系统疾病和颅内压升高者。⑥严重低血容量及休克者。

2. 骨科手术常用的椎管内麻醉技术　蛛网膜下腔麻醉、腰段及以下的硬膜外麻醉及腰硬联合麻醉。

（1）蛛网膜下腔麻醉

①适应证：常用于下肢短小手术（手术时间小于2小时）。

②操作方法：侧卧或坐位，成人穿刺点一般选择L2以下，儿童在L3。

（2）硬膜外麻醉

①适应证：常用于下肢手术。

②操作方法：侧卧位或坐位，根据手术部位选择不同的穿刺节段。

（3）腰硬联合麻醉

①适应证：常用于下肢手术。

②操作方法：于L2、L3或以下的椎间隙先进行硬膜外穿刺，穿刺成功后将腰穿麻针经硬膜外穿刺针送入蛛网膜下腔。蛛网膜下腔内注入局麻药后再将硬膜外导管置入硬膜外隙。

3. 椎管内麻醉常见并发症及其处理

（1）局麻药中毒：主要发生在硬膜外麻醉及腰硬联合麻醉。大量局麻药被误入血管或吸收过快可引起全身毒性反应，主要表现为早期头晕、视觉和听觉异常等，随后出现肌肉抽搐、强直阵挛性惊厥、呼吸心跳停止。

处理：立即停药，对症治疗，呼吸心跳停止者即刻心肺复苏。

（2）全脊髓麻醉：发生在硬膜外麻醉及腰硬联合麻醉、大剂量局麻药误入蛛网膜下腔可引起全脊髓麻醉，其表现为全部脊神经支配区域无痛觉，呼吸骤停，低血压，意识丧失甚至心搏骤停。

处理：及时发现、对症处理，气管插管，机械通气，使用血管活性药物。

（3）硬膜外脓肿或血肿：主要发生在硬膜外麻醉及腰硬联合麻醉。当合并有凝血功能异常或者穿刺部位有感染时，硬膜外腔可能发生血肿或脓肿，可压迫脊髓导致截瘫。

（4）头痛：主要发生在蛛网膜下腔麻醉，也可发生在硬膜外麻醉及腰硬联合麻醉时硬膜外穿刺针刺破硬脊膜导致的脑脊液外漏，出现低颅压性头痛。其典型特征是头痛与体位有关，坐位及站立时头痛加剧，平卧后减轻。

处理：严格卧床3天以上，大剂量输入低渗盐水（0.45%氯化钠液）、镇痛药物等。

（5）尿潴留：下腰段的硬膜外麻醉及蛛网膜下腔麻醉时，S2～S4神经根纤维阻滞后膀胱张力降低，可出现尿潴留。因此，除短效阻滞外均应常规放置膀胱导尿管，未留置尿管的患者需严密观察。

（6）腰背痛：椎管内阻滞时穿刺针损伤椎体骨性结构、韧带、肌肉等，术后腰背痛的发生率较高。应用对乙酰氨基酚、非甾体类抗炎药或局部热敷、冷敷等治疗效果良好，但应排除硬脊膜外出血或脓肿。

（吴文知）

（三）全身麻醉

全身麻醉的安全性和舒适性已经被大多数患者所接受，麻醉技术的进步与麻醉设备和麻醉药物的改进，使全身麻醉作为一种基础的麻醉方式已经成为麻醉医师首选的麻醉技术。

1. 骨科手术全麻药物使用的特殊性

（1）大部分的骨科手术，如脊柱手术、长骨干手术，肌肉松弛的要求较高，肌松剂的使用剂量较大，因此麻醉复苏要求较高，避免患者转运过程中发生呼吸抑制。

（2）部分手术，如关节镜手术，手、足手术，没有肌肉松弛的要求，术中可以仅仅辅助镇静药物即可完成手术麻醉。

（3）四肢部位的骨科手术可以辅助神经阻滞，减少麻醉药物用量，提供完善术后镇痛。

2. 骨科手术全麻气道管理的特殊性

（1）喉罩全麻的注意事项

①喉罩刺激小，心血管反应小，尤其适合于老年患者和小儿。

②放置喉罩时顺着腭咽弧度进入，切忌使用暴力，放置好喉罩通气后观察胸廓起伏，如胸廓起伏欠佳或通气阻力过大，即时调整喉罩位置。

③喉罩与呼吸道密封不完全，口腔分泌物增加，易移位，无法有效隔离呼吸道和消化道，可引起胃胀气，严重时并发反流或误吸。因此，对于反流误吸风险较高的患者要慎用。

（2）气管插管全麻的注意事项

①气管插管前必须进行气道评估，决定插管的途径和方法。

②骨科手术常用的气管插管方法有经口明视单腔气管插管、经口明视双腔气管插管、纤支镜引导气管插管等。

③双腔气管插管主要应用于经胸的胸段脊柱手术或肺部有疾病如肺结核、肺大泡、气胸、血气胸等需要隔离患侧肺的患者。

④纤支镜引导气管插管主要应用于困难气道、颈椎骨折或脱位、牙齿松动或安置假牙的患者。纤维支气管镜引导气管插管注意事项：口腔内的血性分泌物将影响纤维支气管镜的清晰度，最好避免预

 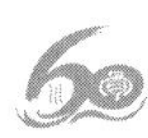

先使用直接喉镜；呼出的气体使纤支镜镜头模糊，增加插管难度，建议尽可能在没有呼吸的条件下实施；清醒气管插管，由于患者恐惧、无助与即将窒息的感觉，给患者留下深刻的难以磨灭的心理创伤。除非外不得已，应该尽可能避免清醒气管插管。

3. 骨科手术全麻监测　全身麻醉维持期的主要任务是维持适当的麻醉深度，以达到术中遗忘、镇痛、肌松等，满足手术的要求并维持循环和呼吸功能的稳定，调控各器官的生理功能。目前麻醉维持期的全麻药物使用剂量多是经验性的，脑功能监测（麻醉深度监测仪、脑电双频指数、熵值、听觉诱发电位）有助于调整麻醉药物用量以使中枢神经系统达到一定程度的抑制。术中严密监测生命体征，及时处理所有的异常情况。

4. 苏醒期管理　手术结束患者拔除气管导管前和 / 或停止静脉注射麻醉药后，可通过计分法评定患者麻醉后恢复程度和质量，对恢复缓慢者可进行必要的治疗，如肌松药、麻醉药物的拮抗或继续予以呼吸支持等。麻醉恢复情况评分可参照以下标准（表 10–1），恢复最好者为 9 分，≥ 6 分方可转送。麻醉医师根据术毕恢复评估情况，并按照评定标准决定病患转送至麻醉后恢复室、普通病房或 ICU。

表 10–1　全麻后恢复评分表

体　征	临床表现	评　分
神　志	完全清醒 / 睁眼 / 交谈	4
	浅睡状态 / 有时睁眼	3
	呼唤时睁眼	2
	对夹耳或痛刺激有反应	1
	无反应	0
呼　吸	按指令张口 / 深呼吸 / 咳嗽	3
	能保持呼吸通畅 / 无有意识咳嗽	2
	特定的体位下能保持呼吸道通畅	1
	需保留气管导管 / 放置通气道	0
肌　肉	能按指令抬高 / 活动肢体	2
	无意识的肢体活动	1
	无肢体活动	0

5. 恶性高热　恶性高热（MH）是目前所知的唯一可由常规麻醉用药引起术中死亡的遗传性疾病。它是一种亚临床肌肉病，即患者平时无异常表现，在全麻过程中接触挥发性吸入麻醉药（如氟烷、安氟醚、异氟醚等）和去极化肌松药（琥珀酰胆碱）后出现骨骼肌强直性收缩，产生大量能量，导致体温持续快速增高，在没有特异性治疗药物的情况下，一般的临床降温措施难以控制体温的增高，最终可导致患者死亡。

（1）骨科易患人群：特发性脊柱侧弯患者。

（2）恶性高热的早期体征：①呼末二氧化碳升高，或自主呼吸急促。②代谢性酸中毒合并呼吸性酸中毒。③大汗。④皮肤红斑。⑤心动过速。⑥心律失常（特别是室性早搏及室早二联律）。⑦血压不稳定。⑧咬肌痉挛（使用琥珀酰胆碱后）及全身性肌肉僵直。

（3）晚期体征：高钾血症、中心体温快速升高、血中肌酸磷酸激酶显著升高、血中肌红蛋白显著升高、小便颜色加深（肌红蛋白尿）、严重的心律失常或心脏停搏、DIC。

（4）特效药物：丹曲洛林是治疗恶性高热的特效药物，应尽早静脉注射，以免循环衰竭后，因骨骼肌血流灌注不足，导致丹曲洛林不能到达作用部位而充分发挥肌松作用。该药具有乏力、恶心及血栓性静脉炎等副作用。

（5）预防措施：①详细询问病史，特别注意有无肌肉病、麻醉后高热等个人及家族史。②对可疑患者，应尽可能地通过术前肌肉活检进行咖啡因氟烷收缩试验明确诊断，指导麻醉用药。③对可疑患者，应避免使用诱发恶性高热的药物。④麻醉手术过程中除了脉搏、血压、心电图等常规监测外，还应监测呼气末 CO_2 及体温，密切观察患者病情变化。

（6）抢救方法

①一旦考虑为恶性高热，立即终止吸入麻醉药，撤除挥发罐（可更换呼吸环路，但不要浪费过多时间去更换麻醉机），以高流量纯氧（＞10L/min）进行过度通气（分钟通气量达正常值的 2 ～ 3 倍）。

②换用非诱发药物维持麻醉（全凭静脉麻醉 TIVA）。

③告知外科医生，终止或推迟手术。

④尽快获取足够丹曲林（36 ～ 50 瓶）：静脉注射丹曲林首剂量 2.5mg/kg（每瓶丹曲林 20mg 以 60mL 灭菌注射用水溶解）。

使用丹曲林注意事项：禁用生理盐水或葡萄糖溶液溶解丹曲林；根据病情发展，每 6 小时静脉注射或静脉滴注追加丹曲林 1 ～ 2.5mg/kg；用药时间至少不短于 24 小时，直至体温下降或血 CK 下降，心血管系统功能稳定；用量一般为 10mg/（kg · d），但若病情需要，可使用更大剂量。

⑤降温：静脉输注低温生理盐水（4℃，2000 ～ 3000mL）；用冰水湿透布类覆盖体表并用风扇吹拂，或将冰袋置于腋窝或者腹股沟处；冰盐水灌洗膀胱、胃腔或腹腔；体外循环降温；当体温＜ 38.5℃后停止降温。

⑥尽早建立有创动脉压及中心静脉压监测。

⑦实时监测动脉血气：高钾血症：葡萄糖 50g + 胰岛素 10U（成人），葡萄糖 25g + 胰岛素 5U（儿童）；$CaCl_2$：0.1mmol/kg，（7mmol=10mL，70kg），或葡萄糖酸钙；必要时进行血液透析；酸中毒时高容量通气使动脉血二氧化碳值维持在正常范围，pH ＜ 7.2 时静脉滴注碳酸氢钠。

⑧抗心律失常：胺碘酮:300mg（成人），3mg/kg（儿童）；β 受体阻滞剂（艾司洛尔、美托洛尔）；其他抗心律失常药物（禁用钙通道阻滞剂，因其与丹曲林合用会加重高钾血症，导致心脏骤停）。

⑨液体出入平衡：维持尿量＞ 2mL/（kg · h），呋塞米 0.5 ～ 1mg/kg；甘露醇 1g/kg；充分静脉补液，如晶体液（乳酸林格液或生理盐水）。

（杨波、张兰）

（四）联合麻醉

联合麻醉是指采用两种或两种以上的麻醉方法从而满足手术麻醉的要求，以达到不同的麻醉方法互相取长补短、发挥各自优势的目的。

骨科手术中常采用的联合麻醉有全身麻醉联合外周神经阻滞麻醉、全身麻醉联合椎管内麻醉。

联合麻醉优势有以下几方面。

1. 弥补区域阻滞麻醉效果不全的不足。

2. 避免止血带疼痛。

3. 消除患者术中的紧张焦虑情绪以及手术相关的不愉快记忆。

4. 减少全麻药物用量，提高手术安全。

5. 术后苏醒完全，不良反应少。

6. 良好的术后镇痛效果。

（杨光）

（五）骨科手术常用的监测技术

1. 直接（有创）动脉血压监测

（1）适应证：①复杂、重大手术需要连续监测血压者。②老年、合并有高血压等疾病者。③血流动力学不稳定的患者，如严重创伤、各类休克、术中出血量较大的患者；术中需要进行血液稀释、控制性降压的患者。④无法测量无创血压者。⑤需要反复采取动脉血样本进行血气分析者。

（2）穿刺方法：采用触摸搏动定位、多普勒血流探测仪定位或冷光源定位等定位桡动脉。

（3）注意事项

①直接动脉血压监测属于有创血流动力学监测，操作前必须签署知情同意书。

②进行直接动脉血压监测的途径较多，桡动脉因其最为表浅容易触及，是最常选用的穿刺置管部位。除了股动脉和足背动脉外，其他如尺动脉、肱动脉、腋动脉亦都可以进行穿刺置管。

③桡动脉穿刺置管时尽可能选择非有利手。

④穿刺前应常规进行改良的 Allen 试验判断尺动脉循环是否良好，以免手部远端缺血坏死。

⑤使用肝素盐水（1.25KU/500mL）间断或者持续冲洗测压装置。

⑥为防止栓塞，不应注入采血样时抽出的血液，不要使用高压冲洗阻塞的管路。

⑦一旦测压完成，尽早拔出导管针，因并发症随着留置时间的延长而增加。

（4）并发症：①血栓：随着导管留置时间的延长，血栓形成的概率增加，栓塞导致远端坏死的并发症也将增加。②感染、血肿、皮肤坏死。③假性动脉瘤形成。

（5）改良的 Allen 试验：①将被穿刺手连接上指尖血氧饱和度探头，观察监护仪上的波形变化。②操作者双手拇指同时向穿刺侧的桡动脉和尺动脉施压，直到血氧饱和度波形变为直线，证明双侧血流被阻断。③只解除尺动脉的压迫，观察血氧饱和度是否能够恢复正常，5 秒内恢复波形者为 Allen 试验阴性，证明侧支循环良好，可以进行穿刺；超过 5 秒恢复或不恢复者为 Allen 试验阳性，证明侧支循环障碍，严禁进行穿刺。

2. 直接（有创）中心静脉压监测 中心静脉压（CVP）是指上腔静脉、下腔静脉近右心房入口的压力或右心房的压力，正常值为 5 ～ 12cmH_2O，主要反映右心室前负荷及回心血量的排出能力。

（1）适应证：①需要监测中心静脉压力者。②经静脉心内起搏者。③需要临时血液稀释者。④创伤或大型手术需要快速输注液体者（配合大内径导管）。⑤抽吸气栓。⑥外周静脉血管条件差，穿刺困难者。⑦需要反复采取血液样本者。

（2）穿刺方法：常用技术包括颈内静脉穿刺、锁骨下静脉穿刺、股静脉穿刺、颈外静脉穿刺。根据患者病情、体位、操作者掌握程度，选择不同的入路。下面介绍最常用技术，即颈内静脉穿刺术。

①患者体位：脸朝左侧，头低脚高 20°，肩下垫高，较少颈部凹陷，以更好地暴露颈部。

②血管定位

解剖定位：颈内静脉位于颈总动脉外侧、胸锁乳突肌深面，右侧颈内静脉角度平直有利于导管植入，左侧进针易损伤胸导管或胸膜顶，故临床常选用右侧颈内静脉作为穿刺点。

超声定位：以 7 ～ 13mHz 中高频线阵探头在穿刺区域获取颈内静脉超声影像，判断颈内静脉与颈总动脉的位置关系后采取平面内或平面外技术穿刺均可。

③操作步骤：常规消毒铺巾，穿戴手术衣和无菌手套；定位后使用试探针穿刺，边进边抽，当回抽出颈内静脉血后确认方向、角度、进针深度，然后退出试探针，也可保留在原位置；以 16 或 18G 穿刺针按照试穿路径及方法穿刺，确定进入颈内静脉后，经穿刺针置入引导钢丝，退出穿刺针；使用皮肤扩张器或 11 号手术刀片扩皮后沿导引钢丝置入 CVP 导管，该入路置管深度大约 15 ～ 18cm；退出导引钢丝回抽确认管道通畅，以蝶形夹缝合固定或直接缝合固定 CVP 导管。

（3）注意事项

①操作前必须签署知情同意书。

②颈内静脉穿刺的成功率最高，由于左侧颈内静脉解剖的特殊性，一般以右侧颈内静脉穿刺为主。

③锁骨下穿刺位置较深，成功率较颈内静脉穿刺低，操作不当容易造成气胸和动脉损伤，且动脉出血隐匿不宜被发现，止血也较为困难，但有利于长期置管和适用于颈动脉手术的患者。

④中心静脉导管顶端应在上腔静脉与右心房的连接处，距离相当于穿刺点到胸骨上切迹下 2cm 处。

⑤如颈内静脉穿刺置管困难而颈外静脉明显，从颈外静脉置管也不失为监测中心静脉压的好路径。

（4）并发症及其防治

①动脉损伤：较为常见，一旦发生应立即拔出穿刺针压迫止血，防止血肿发生。在使用抗凝治疗的患者中更容易形成血肿，必要时需要请血管外科会诊。

②神经损伤：穿刺过程可能造成臂丛神经、星状神经节、膈神经的损伤，操作前应准确定位，操作时切忌动作粗暴。

③气胸：较常见的并发症，多发生于经锁骨下静脉穿刺。

④血胸：主要是穿刺过程将静脉甚至锁骨下动脉撕裂或穿透，刺破胸膜形成，临床一旦出现肺受压症状，应立即拔出导管，并做胸腔穿刺引流。

⑤空气栓塞：穿刺过程中、更换输液器及导管和接头脱开时，尤其是头高半卧位的患者，空气容易经针孔或导管进入血管。

⑥损伤血管和心脏：为少见的并发症，心包填塞的主要原因往往与导管太硬及插入过深有关，尤其当原有心脏病变、腔壁变薄而脆弱的情况下。

3. 呼气末二氧化碳（PETCO$_2$）监测　PETCO$_2$ 是目前全身麻醉下常用的监测手段，可间接反映全麻患者的呼吸、循环、代谢等情况，降低可预防性麻醉事故的发生。PETCO$_2$ 正常值为 35 ～ 45mmHg，一般 PETCO$_2$ 较实际血液中的 PaCO$_2$ 低 1 ～ 5mmHg。

（1）适应证：①确定气管的位置是否正确，气管导管是否通畅。②监测循环功能，肺梗塞时 CO_2 浓度迅速减低。③ PETCO$_2$ 迅速增高是恶性高热敏感的早期指标。

（2）注意事项：①严重心肺疾病、采样管堵塞及呼吸频率等均可影响 PETCO$_2$ 的测定。②经鼻氧管采样测定的 PETCO$_2$ 不能作为通气功能的判断指标。③分泌物堵塞或扭曲的采样管可影响 PETCO$_2$ 的监测结果。④呼吸频率过快均可产生 PETCO$_2$ 的监测误差。⑤旁流式 CO_2 监测仪可因气体弥散、采样管的材质和气体样品在管中暴露的长度（与气体流速和采样管长度有关）等引起误差。

（杨光）

三、骨科特殊手术麻醉

（一）类风湿关节炎患者骨科手术特点

类风湿关节炎（RA）是一种病因未明的慢性、以炎性滑膜炎为主的免疫性疾病。其特征是手、足小关节的多关节、对称性、侵袭性关节炎症，经常伴有关节外器官受累及血清类风湿因子阳性，可以导致关节畸形及功能丧失。

1. 疾病特点

（1）几乎所有 RA 患者术前都接受了非甾体类药物治疗，其中阿司匹林对血小板功能的影响较大，阿司匹林常使凝血酶原时间延长，停药后常持续 10 天左右才能恢复正常。

（2）大部分 RA 患者都接受过皮质类固醇类药物治疗。其中一些会有库欣病体征、皮肤的病变、骨质疏松、抑制肾上腺皮质的功能、肺间质纤维化等症状。这些患者常常经不起疼痛、低血压或缺氧等打击，易出现急性肾上腺皮质功能衰竭而死亡。

（3）RA 患者中也会有免疫抑制剂和细胞毒类药物的使用，这些药物会影响骨的愈合，增加感染率，可能引起消化和血液等系统的并发症。部分 RA 患者出现肾功能减退，多为淀粉样变。

（4）RA 患者有较高腕管综合征发生率，腕关节屈曲畸形可能导致细小的桡动脉钙化而使动脉置管变得困难。

（5）RA 患者累及颈椎造成颈椎屈曲融合畸形和寰枢关节不稳及脱位，实施颈静脉穿刺置管和气管插管时困难较大。

2. 麻醉选择

（1）椎管内麻醉：RA 一般腰椎受累情况较少，椎管内麻醉一般不受影响。若行下肢简单的骨折和膝关节置换手术可以采用椎管内麻醉。

（2）全身麻醉：对于那些脊柱手术、血流动力学不稳定、凝血时间延长、腰椎有病变等 RA 患者建议实行全身麻醉。在对患者实行全身麻醉时，要注意药物的使用情况，患者颈椎受累时的处理办法等。

（3）神经阻滞 + 浅全麻：对于四肢手术的 RA 患者可采用神经阻滞复合浅全麻，可以减少全麻药物的用量及药物对肾功能的影响，提供有效的术后镇痛，较少术后并发症的发生。

3. 注意事项

（1）了解患者术前凝血功能情况，避免采用高风险麻醉。

（2）长期使用激素且术前仍然使用的患者在围手术期继续补给皮质类固醇类药物，以平安渡过围手术期的打击，停药 2 年以上者可以不予特殊处理。

（3）对于使用免疫抑制剂和细胞毒类药物的患者原则上术前 3 周停用。

（4）术前检查患者的肾功能情况，避免使用经肾排泄的药物以免使肾功能进一步恶化。

（5）有腕关节畸形的患者，动脉置管时应尽量避免患侧。

（6）颈椎受累的患者在麻醉过程中须防止颈椎屈曲并保持颈椎的稳定性，采取表面麻醉和纤维支气管镜插管，清醒状态下摆放体位。

（7）关注患者的皮肤问题，以便术中输液通道的建立，消除患者术前潜在的感染病灶。

（二）强直性脊柱炎患者骨科手术特点

强直性脊柱炎（AS）是以骶髂关节和脊柱附着点炎症为主要症状的慢性炎性疾病。有明显的家族聚集现象，与 HLA-B27 呈强关联。炎症累及滑膜关节和软骨关节以及肌腱、韧带附着于骨的部位，常引起纤维化和骨性强直。

1. 疾病特点

（1）少数 AS 患者可能出现主动脉瓣病变和心脏传导阻滞，严重者因完全性房室传导阻滞而发生阿－斯综合征，当病变累及冠状动脉口时，可发生心绞痛。

（2）少数 AS 患者后期可并发上肺叶斑点状不规则的纤维化病变，表现为咳痰、气喘，甚至咯血，并可能伴有反复发作的肺炎或胸膜炎。

（3）AS 患者由于脊柱强直及骨质疏松，易使颈椎脱位和发生脊柱骨折，从而引起脊髓压迫症。

（4）AS 患者由于全身骨关节僵硬，颈椎活动受限，胸廓活动度受限，张口度受限，头后仰困难，且不能平卧。

2. 麻醉选择

（1）椎管内麻醉：由于 AS 患者的全身骨关节僵硬、腰椎活动受限及脊柱关节的骨性变，椎管内麻醉穿刺较为困难，如果穿刺失败应改为全身麻醉。

（2）全身麻醉：全麻最大的困难主要是人工气道的建立，对于这类患者可以采用特殊的气管插管法，如喉罩、清醒插管、纤维支气管镜引导下插管、食管气管联合导管等。

3. 注意事项

（1）由于 AS 患者的胸椎扩张受限和肺部的病变使其肺功能常不同程度地受到影响。加强术前肺功能的锻炼，术中积极维持患者氧合情况，术后给了一定的辅助呼吸以平稳度过围手术期。

（2）在实施全身麻醉前一定要注意评估以下几个问题：①患者的张口度及头后仰程度，如果张口度小或者（及）头后仰受限，应评估为困难气道，最好实施特殊的气管插管法。②患者的脊柱受累，能否平卧，椎管内穿刺时候困难。③患者的扩胸度及心肺受累情况，评估其肺功能情况。

（张宇）

（三）髋关节置换手术的麻醉

1. 疾病特点

（1）手术创伤大、失血多、止血困难。

（2）多为高龄老年患者，且常合并全身性疾病。

（3）受伤后活动能力受限，肢体制动，血液高凝，易发生血栓。

（4）合并类风湿关节炎或强直性脊柱炎者，可能增加椎管内麻醉穿刺或气管内插管的困难。

（5）术中骨黏合剂的应用可能引发低血压。

2. 麻醉选择

（1）椎管内麻醉：可选择硬膜外麻醉、腰麻或腰麻联合硬膜外麻醉。关注点：①由于老年患者往往患有骨关节炎、脊柱后侧凸畸形及骨质疏松性骨破坏等，导致穿刺较为困难。②老年骨折患者因麻醉需要移动体位导致的严重疼痛及可能诱发严重的心脑血管意外。③骨折后抗血栓治疗使得椎管内麻醉的风险增加。

（2）全身麻醉：可选择气管插管全身麻醉或者喉罩全身麻醉，优点是操作简单安全。但是对于严重肺功能损伤的患者术后康复较为困难。

（3）外周神经阻滞＋浅全麻：随着神经刺激器及超声的临床应用，下肢神经阻滞技术的不断完善，选择外周神经阻滞＋浅全麻已经成为目前该类手术的最佳选择，其优势为：①减少术中麻醉药物

 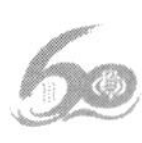

的使用量，有利于维持良好的循环稳定性。②浅全麻可避免或减少麻醉后苏醒延迟的发生率。③减低患者苏醒期疼痛应激反应，避免血压急剧增高的危险。④降低术后并发症，如焦虑烦躁、应激反应等，促进呼吸和胃肠功能的恢复，减少肺炎、深静脉血栓等的发生。⑤缓解疼痛，提高生活质量。⑥更早的开始康复训练。⑦提高患者及家属对手术质量的整体评价。

3. 注意事项

（1）对术前体液不足及对术中失血和麻醉的耐受能力差者，麻醉期间易发生低血压，应及时补充容量。

（2）加强呼吸循环功能监测，常规监测呼末 CO_2、ECG、SPO_2、血压和尿量；必要时应监测有创血压、CVP 和动脉血气分析。全髋关节置换期间心血管功能不稳定，在截除股骨头颈部、扩大股骨腔和修整髋臼时应密切观察。

（3）全髋关节置换患者一般采用侧卧位，有可能发生通气 / 血流失调并导致低氧血症，极易出现于术前存在潜在肺部疾病的患者。

（4）为最大限度地减少失血，减少异体血输入量，需综合运用几种血液保护措施以减少异体血输入，包括术前采集自体血、控制性减压、术前使用红细胞生成素，或血液稀释等技术。

（5）填充骨水泥和嵌入股骨假体后可引发血压急剧下降，导致心搏骤停甚至猝死。预防措施有：①待骨水泥反应到成团阶段才填充。②在所填充区的邻近骨上钻孔排气排液，避免封闭式填入。③填充骨髓腔时，应使接触面干燥无血，并将多余的黏合剂彻底清除。④局部冰水降温。⑤治疗急性低血压最有效的方法是静脉给予肾上腺素（4 ～ 50μg），其剂量根据低血压程度而调整。对于高危患者，一旦出现动脉压下降，可立即经肺动脉导管远端或深静脉注入肾上腺素 10 ～ 20μg。如果出现心搏骤停，则需要加大肾上腺素剂量进行复苏。

4. 术后镇痛　术后镇痛可采取多模式镇痛，如单次神经阻滞联合持续静脉自控镇痛，其副作用如恶心、呕吐、尿潴留发生率较高。持续硬膜外阻滞效果确切，但需确保硬膜外导管位置正确，且术后有发生硬膜外血肿、尿潴留、双下肢无力的风险，不利于患者早期功能锻炼。持续髂筋膜阻滞能显著改善疼痛评分并减少术后麻醉性镇痛药的用量，为目前最佳的镇痛技术。

（严娅岚）

（四）膝关节置换手术的麻醉

1. 疾病特点

（1）患者常合并类风湿关节炎、退行性骨关节炎、肥胖症以及其他严重疾病。

（2）膝关节炎通常为双侧，倾向于单侧膝关节置换，以减少术后神志混乱、心肺并发症以及术后出血量增加等不良事件。

（3）虽然止血带的使用能显著减少全膝关节置换的术中失血，术后平均引流量仍可达 500 ～ 1000mL。

（4）行膝关节置换手术的患者长时间活动能力受限，血液高凝，为深静脉血栓高发人群，止血带加压下行手术可增加肺栓塞或术后深静脉血栓形成的机会。

（5）全膝置换术中止血带引起的呼吸循环功能损伤可以通过经食道超声心动图检测到异常超声影像。

（6）止血带的使用似可增加肺栓塞或术后深静脉血栓形成的机会。

（7）合并类风湿关节炎或强直性脊柱炎者，可能增加椎管内麻醉穿刺或气管内插管的困难。

2. 麻醉方法

（1）椎管内麻醉：是最常用的方法，但是患者常合并类风湿关节炎、退行性骨关节炎、肥胖症等，椎管穿刺较为困难；术前抗血栓治疗使得椎管内麻醉的风险增加。

（2）全身麻醉：可选择气管插管全身麻醉或者喉罩全身麻醉，由于膝关节置换手术患者采用仰卧位，喉罩全身麻醉更为普遍。

（3）外周神经阻滞 + 浅全麻：推荐单次或连续收肌管阻滞复合喉罩浅全麻 + 局麻。局麻是指关节周围软组织或关节腔内注射长效局麻药如罗哌卡因，能减少麻醉药用量和缓解术后早期疼痛，不影响术后肌力，可以尽快功能锻炼，但要注意局麻药中毒的风险，也可采用收肌管阻滞 + 喉罩浅全麻 + 坐骨神经阻滞，术后镇痛效果更佳，但患者可能出现下肢无力，不能早期下床。

3. 术后镇痛 推荐连续收肌管阻滞（PCNA）镇痛，效果确切，提供主动无痛功能锻炼的条件，促进早期恢复。

（严娅岚）

（五）脊柱、骨盆手术的麻醉

1. 颈椎骨折手术

（1）疾病特点

①颈椎手术多见于颈椎创伤、肿瘤、关节炎、椎管狭窄或关节不稳等，往往伴有多种并发症。

②颈椎骨折常合并高位截瘫、肋间麻痹、膈肌部分运动消失等，低氧血症、咳嗽无力，分泌物易积聚致呼吸道感染。

③高位脊髓损伤早期，交感神经失能，患者可出现心跳缓慢、血压常降低，尤其当患者直立位时更易发生。

④高位截瘫患者应用琥珀酰胆碱可能产生高血钾，引起心室纤维颤动或心脏停跳。

⑤高位脊髓损伤患者的体温调节中枢传导通路破坏，体温失调受环境温度的影响较大，多表现为体温的升高。

（2）麻醉选择

①局部麻醉：对于颈椎前路手术，一般情况较好，无心肺疾患、手术范围小、患者耐受力较好的简单手术可采用局部麻醉。

②全身麻醉：对于后路及复杂的颈椎骨折无疑是一种好的选择，但若是术中管理不当，可能给患者带来致命性的伤害。

呼吸道管理：高位脊髓损伤后可出现气管异常反射，浅麻醉下的气管插管很容易引起强烈的迷走亢进，如同时合并缺氧可致心跳骤停。因此清醒气管插管一定要有很好的表面麻醉，并给予适当的镇静。全麻下的气管插管应避免颈部后仰，尤其是有感觉功能障碍，但运动功能未丧失的患者，一定要避免因麻醉加重脊髓的损伤，选用纤支镜引导气管插管是一种最好的选择。

循环管理：术前适当扩容，避免诱导时低血压；预先给予阿托品，提高交感能力，防止心动过缓。

（3）注意事项

①颈椎骨折高位脊髓损伤气管插管应注意的问题：类风湿关节炎患者择期手术前需要检查颈椎 X 线片，包括与呼吸道操作有关的齿状突片；选择质地较软的气管导管（加强管）或异型管，便于术中呼吸道管理。

②维护脊髓完整：维持足够的血压和血容量以保证脊髓灌注压。持续低血压可进一步加重神经功

能损伤；避免过度通气，因为 $PaCO_2$ 严重降低可减少脊髓血流。

③呼吸功能支持：C4 ～ C7 以上脊髓损伤，由于膈肌和肋间肌活动受限导致呼吸功能受损；类风湿关节炎患者在俯卧位下行颈椎手术时应尽可能减少输液量，保持颈部于中立位，术后还需要保持头高位 3 ～ 5 小时，以防拔管后上呼吸道梗阻；手术后如果 $SpO_2 < 90\%$，建议带管行呼吸支持。

④心血管功能支持：脊髓损伤脊休克，损伤平面以下的交感性血管张力丧失，心率减慢；出血性休克时不能代偿性心率增快，快速判断容量缺失较为困难。

⑤术后截瘫的原因：手术过度牵拉脊髓，造成脊髓血供障碍，术中长时间低血压也是导致脊髓缺血、术后截瘫的一个不能忽视的原因。

⑥术后失明：罕见的并发症，可能与缺血或静脉栓塞有关，注意事项：注意患者体位，避免眼部受压；识别高危患者，保持满意的血压；避免血液高黏度和高凝。

2. 脊柱侧弯畸形矫正术

（1）疾病特点

①先天性脊柱侧凸患者多存在限制性肺部疾病，可能合并心、肺、神经源性的先天性异常。

②后天获得性脊柱畸形多为特发性或神经源性，可能存在限制性肺疾患。

③神经源性脊柱侧凸患者，疾病性质可能与恶性高热有关。

④成年患者常合并胸廓变形，胸壁顺应性差，呼吸阻力增加，心肺功能减退。

（2）麻醉选择

①选用气管插管全身麻醉。

②麻醉诱导前应做好困难气道准备，如可视喉镜、纤支镜等。

③术前需要进行桡动脉穿刺及中心静脉压穿刺置管，以监测直接动脉压及中心静脉压。

④麻醉维持选用短效麻醉药，如七氟烷、丙泊酚、右美托咪定、瑞芬太尼等，术中唤醒前 60 分钟内不用肌松药物，唤醒前 10 分钟停用麻醉药物。

⑤气道压力以不超过 30cmH_2O 为宜，以免增加胸腔内压，影响静脉回心血量及血流动力学稳定。

⑥术后应充分镇痛，如可以采用静脉镇痛泵以及口服镇痛药等。

（3）注意事项

①脊柱侧弯畸形矫正术创伤大、出血多。减少出血和输血的措施：合适体位、术中自体血回输、控制性降压、术中血液稀释及止血药的应用。

②静脉气栓：脊柱侧弯畸形矫正术通常采用卧位，手术野高于右心房，形成使气体进入经脉的压力梯度，加之手术创面大，大量血管开放致使气体容易进入血管。表现为无法解释的低血压、呼气末氮气水平增加。

处理：伤口用生理盐水覆盖，防止气体继续进入血管；降低气体阻塞程度，体位变化即侧卧位和头高脚低位；纯氧吸入，终止 N_2O 的使用；血管活性药物的使用，如多巴酚丁胺、肾上腺素、去甲肾上腺素；右心房内气体抽吸，多孔中心静脉导管放置到位；心肺复苏和胸前区按压；高压氧治疗。

③脊髓功能监测。脊髓损伤主要来自缺血性和机械性损伤，功能监测主要是运动诱发电位（MEP）和皮质体感诱发电位（CSEP）及两者联合使用。

术中唤醒试验：由于麻醉药物能抑制 CSEP 和 MEP 信号，甚至无法测出，因此唤醒试验仍然是目前最为可靠的监测脊髓受损的方法。术中选用苏醒迅速、完全、醒后定向力恢复快的全身麻醉药（如瑞芬太尼、丙泊酚、七氟烷）和可行拮抗的肌松药，合理的配合应用和进行拮抗，可使患者在 10 分钟左右恢复到按指令运动肢体，而且术毕无知晓与不适。

大脑皮质体感诱发电位（CSEP）：应用 CSEP 对脊髓传导通路进行监测，可持续观察脊髓的电生理传导功能，早期发现脊髓可能的受压与过度牵拉，利于及时处理。

运动诱发电位（MEP）：检查运动神经从皮质到肌肉的传递、传导通路的整体同步性和完整性，这是继体感诱发电位（SEP）后，为检查运动神经系统功能而设计的一项神经电生理学检查方法。无论 MEP 还是 CSEP，均受麻醉药物，尤其是肌松药和吸入麻醉药物的影响，因此一般对于脊柱手术需要做脊髓功能监测的患者可采用全凭静脉麻醉，以排除药物的干扰。

3. 经皮后凸成形术（PKP）

（1）疾病特点：经皮球囊扩张椎体后凸成形术（PKP）是经椎弓根外途径插入骨扩张器（球囊），在椎体内形成空腔，在低压力下注射骨水泥的填充椎体的一种新技术。

主要针对的病种：骨质疏松性椎体压缩性骨折的老年人群。

（2）麻醉选择：对于全身情况较好，无心血管疾病、单个椎体骨折，对疼痛耐受性较好的患者，可以采用局部麻醉的方法。更多的患者及外科医师偏向于全身麻醉，以提高术中安全及患者可接受性。由于手术时间较短，可采用短效的麻醉药物实施全身麻醉。

（3）注意事项

①骨水泥的渗漏是 PKP 手术主要的临床并发症，骨水泥颗粒进入血液循环可导致组织器官尤其是肺栓塞的可能，骨水泥的渗漏还可能导致术后神经根及脊髓的损伤。

② PKP 手术患者往往是骨质疏松性患者，手术体位为俯卧位，搬动患者要注意头颈部位置，颈部不能过偏、过伸。

4. 骨盆及骶骨切除与骨折手术

（1）疾病特点

①复杂的骶骨或骨盆切除手术是常见的恶性肿瘤的主要治疗方法。

②复杂的骨盆修复手术常见于骨盆或髋臼骨折。

③骨盆和骶骨是远端主动脉和整个门脉血的潜在贮血库，骨盆和骶骨手术因创面大、血供丰富、止血困难，故术中出血量较大且难以控制。

④骨盆或髋臼骨折半数以上伴有合并症或多发伤，如脏器损伤、出血性休克等，救治不当有很高的死亡率，可达 10.2%。

⑤骨盆骨折导致的髂股静脉血管损伤，加之卧床时间较长，疼痛等应激反应，深静脉血栓的高发生率必须作为关注的重点。

（2）麻醉选择

①常规选择气管插管全身麻醉：如果有失血性休克的患者，麻醉诱导应严密监测血压，建议麻醉前实施有创动脉及中心静脉监测，指导术中容量治疗。

②麻醉前必须进行深静脉血栓风险评估：对卧床时间较长的患者，除常规检查 D– 二聚体外，还需重点检查股静脉、腘静脉的血管超声，如果超声不能得到明确的结果时，可选择静脉造影。

术前抗血栓治疗中应强调机械预防是相对有效的，主要应用于出血高风险的患者或作为抗凝剂预防血栓的辅助方法，而药物预防血栓是最重要、最有效的，尤其是低分子肝素、利伐沙班是抗血栓的主要用药。

③术中及术后自体血液回输：对于骨盆骨折手术患者而言，自体血回输在保障维持患者循环稳定、保障患者安全中起到重要的作用。并且术后创面渗血的回收利用同样是血液保护的重要环节之一。

（3）注意事项

①维持体温：骨盆手术创面大、出血多，机体热量容易丢失，低体温的发生率较高。保持体温非常重要，以避免术后心肌缺血、心绞痛和低氧血症的发生。

术中低体温的原因很多，如手术室低温环境、术中体表暴露、手术切口长时间暴露、大量输液输血、麻醉药物的血管扩张、麻醉中体温调节中枢异常等。

常用的体温保护措施有以下几项：保暖：可采用暖水袋、电热毯，或盖被等措施对患者保暖，确保患者围手术期的温暖、舒适。调节室温：随时调节室温，保持在 22 ～ 24℃，不能过低。输注液加温：对输注体内的液体和血液制品加温至 37℃，可预防低体温的发生。冲洗液加温：将腹腔冲洗液加温至 37℃左右，可避免体内热量散失，预防低体温的发生。

②如需分离骨盆大血管或神经根，需要考虑以下监测：下肢（足趾）的脉搏氧饱和度监测有助于了解肢端循环情况；L4、L5 至 S2 神经根的大脑皮质体感诱发电位监测有助于减少骶骨全切或骨盆骨折修复时可能引起的神经根损伤。

（张兰）

（六）四肢骨科手术麻醉

1. 疾病特点

（1）四肢骨科手术多见于外伤后的骨折切开复位内固定术、先天或者后天的畸形矫治、运动创伤、老年骨关节退变等。

（2）手术方式多种多样，包括骨折的切开复位内固定、闭合复位内固定、手法复位、关节镜手术等。

（3）患者受伤多发生在运动或者活动过程中，对于后续的功能康复期望值较高。

2. 麻醉选择

（1）麻醉方式的选择根据手术部位、手术时间、是否需要止血带、患者紧张程度及配合度等而定。可选择椎管内麻醉、神经阻滞麻醉、局部静脉麻醉、局部麻醉、全身麻醉以及联合麻醉。

（2）上肢手术均可在不同种类的臂丛神经下完成，但因止血带疼痛问题及患者对于手术的恐惧心理，建议采用神经阻滞配合不同程度的镇静麻醉或浅全麻。手指的末梢神经丰富，臂丛神经阻滞失败率较高，建议追加指根阻滞或者腕阻滞以保证麻醉效果。

（3）大部分下肢手术可在椎管内麻醉下完成，也可采用神经阻滞或神经阻滞复合浅全麻。如果患者术前进行抗血栓预防及治疗，严格掌握椎管内麻醉的适应证。外周神经阻滞没有凝血功能异常带来的高风险，目前下肢手术的麻醉更趋向于神经阻滞复合浅全麻。

（4）几种常见微创手术麻醉

①肩关节镜手术：推荐单次或连续肌间沟臂丛神经阻滞复合浅全麻，可有效缓解围术期的应激反应，且能提供控制性降压、减少手术野出血、提供清晰术野。

②肘关节镜手术：推荐单次或连续腋路臂丛神经阻滞或喙突旁臂丛神经阻滞复合浅全麻，可有效解决止血带疼痛问题，避免患者对手术的恐惧。

③髋关节镜手术：推荐腰丛神经阻滞或髂筋膜间隙阻滞复合浅全麻，降低椎管内麻醉风险，降低围术期应激反应，充分提供良好的肌肉松弛，同时也完善了术后镇痛。

④膝关节镜手术：推荐股神经阻滞或收肌管阻滞复合浅全麻，可提供完善的麻醉效果及术后镇痛。

⑤踝关节镜手术：可选择隐神经阻滞＋坐骨神经阻滞麻醉，对于手术时间较长的手术，推荐坐骨神经阻滞复合浅全麻。

（诸源江）

（七）小儿骨科麻醉

1. 小儿麻醉前准备 完善的术前准备是保证患儿手术安全的第一步。

（1）尽可能了解病史，包括家族史，如先天性骨骼畸形病变的患儿考虑是否有先天性心脏疾病。

（2）解除小儿及家长的心理压力。

（3）术前禁食禁饮问题：禁食禁饮对于小儿的意义远比成人重要，小儿手术一般要在全麻下进行，若不严格禁食禁饮，加上小儿术前哭闹，胃内压增多，呕吐物误吸入肺可引起吸入性肺炎，甚至窒息死亡等。

小儿麻醉患者禁食指南

年龄	禁食时间（h）	
	牛奶和液体	清液体
＜6个月	4	2
6～36个月	6	3
＞36个月	8	3

伴有上呼吸道感染（URI）的患儿，无论处于活动期还是恢复期，其并发症的发生率均会增加。如喉痉挛的发生率高出5倍，支气管痉挛的发生率高出10倍，缺氧的发生率也会增高。处理方法有：①已有URI加重的趋势/化脓性鼻炎/咳嗽带痰/体温＞38℃以上，应当推迟麻醉。②如果仅是流清涕，可以考虑施行麻醉。③急诊高热病儿应最好采用物理的、化学的方式将体温降至38.5℃以下，则手术最安全。

2. 小儿麻醉管理 小儿麻醉方法根据患儿的手术方式、患儿年龄、紧张程度、配合程度和交流能力、是否饱胃等可选择神经阻滞麻醉、椎管内麻醉、全麻、基础麻醉、区域阻滞＋全麻等方式。

（1）小儿全麻管理

①诱导期管理：对婴幼儿及不配合的患儿，通常采用吸入麻醉面罩诱导，年长患儿且能配合可以直接建立静脉通道，行静脉诱导插管。

②气道管理：除非手术时间过长、特殊体位或者喉罩禁忌，建议小儿骨科采用喉罩通气，减少小儿呼吸道的刺激，提高苏醒期安全性。

小儿喉罩的选择及使用注意事项：禁忌证：饱胃、有反流误吸高度危险的患儿、呼吸道有出血的患儿、侧卧或俯卧位喉罩难以固定的患儿。型号选择：小儿喉罩一般选择1～2.5号，根据患儿发育情况参考体重标准，选择大小合适的喉罩。

③麻醉复苏期管理：小儿全麻拔管后常因喉头水肿导致上呼吸道梗阻，浅麻醉下因吸痰等刺激容易诱发喉痉挛、支气管痉挛。因此，小儿麻醉复苏期的风险远远高于成年人。麻醉复苏期应注意：手术时间较长的患儿，建议术中使用地塞米松预防喉头水肿；深麻醉下吸痰，避免诱发喉痉挛、支气管痉挛；小儿拔管后舌后坠发生率较高，应密切监护，必要时面罩加压给氧或放置鼻咽通气道。

 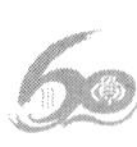

（2）小儿椎管内麻醉的管理

①适应证：小儿下肢手术与术后镇痛。

②禁忌证：穿刺部位有感染、出凝血异常者。

③注意事项：小儿脊髓终止位置较成人低，蛛网膜下腔穿刺部位限制 L3 ～ L4 或者 L4 ～ L5 间隙。小儿硬膜外间隙脂肪组织、淋巴管及血管丛丰富，间隙相对较窄，药物比成人易扩散，麻醉平面容易升高，故小儿硬膜外麻醉局麻药浓度相应降低。婴幼儿的骶裂孔较易触及，骶管容积很小，仅 1 ～ 5mL，腰骶部较直，骶管麻醉注药后很容易向胸部方向扩散。

（3）小儿神经阻滞麻醉的管理

①适应证：小儿四肢手术、手法复位及术后镇痛。

②禁忌证：穿刺部位有感染、出凝血异常、神经损伤者。

③注意事项：小儿不易合作，常需在浅全麻下行神经阻滞方法；建议超声引导或神经刺激器引导下实施神经阻滞，最大限度地避免神经损伤；局麻药的选择：短效局麻药（如利多卡因、甲哌卡因）不宜重复注射；在婴儿，罗哌卡因比布比卡因的 Tmax（达峰时间）长，Cmax（峰浓度）高，但罗哌卡因的分布容积和清除率受连续注射的影响较小，因此罗哌卡因更适于局部麻醉药。

3. 小儿术中保温　幼儿由于体温调节中枢系统还没有发育完善，并且皮下脂肪较薄容易散热，故很容易出现体温过低现象，术中要特别注意保温。非必要时尽量不要暴露患儿，裸露部位应注意保暖；输入加热液体，库血回暖后方可以输入；冲洗液体需要加热，防止冲洗时溢出；可以使用加温装置如加温毯、鼓风机等。

4. 小儿术后镇痛　小儿术后疼痛治疗应该在麻醉复苏室（PACU）就开始，证实镇痛方案安全有效后才能让患儿离开 PACU。小儿骨科手术术后镇痛推荐静脉自控镇痛（曲马多）及神经阻滞镇痛（单次或连续神经阻滞）。

（姚富）

四、骨科术后急性疼痛治疗

（一）急性疼痛的管理运作模式

进行组织和多学科参与对于确保患者达到最佳的镇痛效果非常重要。疼痛治疗是一种团队工作，以麻醉为基础的镇痛服务始于 20 世纪 80 年代后期的西方国家，最初主要用于控制术后疼痛，后来被应用到各种类型急性疼痛的控制中。因此，统称为急性疼痛服务（简称 APS）。该组织以麻醉科为主，包括外科医师、专门训练的护士、药剂师或理疗师。工作范围包括：①治疗术前、术中及术后急性疼痛。②推广术后镇痛必要性。③选择个体化的疼痛评估方法。④选择个体化的疼痛治疗技术。⑤密切关注镇痛效应和处理不良反应。

（二）疼痛治疗的监护

手术患者因年龄、性别、对药物的耐受性及药物心血管的调控能力下降，术后疼痛治疗过程中不能完全避免可能的呼吸抑制、血压下降的发生，以及效果不佳可能导致血压骤升而发生脑血管意外。因此，术后镇痛期间必须密切观察，以防意外事件发生。

疼痛治疗的监护需要指定专门的或参与疼痛治疗工作的医务人员，记录患者镇痛前后生命体征改变、镇痛效果、副作用及处理方法和结果。监测和记录每天不应少于 2 ～ 3 次，在每次变更镇痛药或镇痛方法后至少应监测 1 次药物达最大作用时的镇痛效果和副作用，静脉镇痛药达最大作用时间一般为 3 ～ 20 分钟，口服药为 1 小时。

（三）疼痛治疗不良事件处理原则

镇静：评分 =3，立即停用阿片药物，紧急呼叫麻醉科医生。

呼吸率≤ 8 次 / 分钟或 SpO_2 < 90%：立即停用阿片药物，强疼痛刺激，给氧，机械通气，静脉射注纳络酮，每次 0.1 ～ 0.2mg，直至呼吸率> 8 次 / 分钟，SpO_2 > 90%

血压或心率变化> ±30%基础值，消除原因，对症处理。

恶心、呕吐、VAS 评分≥ 4，地塞米松 2.5mg，每日 2 次；或甲泼尼龙 20mg，每日 2 次；或 5-HT_3 受体阻滞剂。

瘙痒：抗组胺药或纳络酮（< 0.05mg）。

运动障碍：评分≥ 1 或有感觉异常，停用硬膜外镇痛，评估所用镇痛药物和方法是否恰当，排除其他可能原因并严密观察病情。

尿潴留：对症处理。

（四）常用镇痛药物

1. 局部外用药，如外用 NSAIDs 或其他膏剂、贴剂等。

2. 对乙酰氨基酚　术后每 6 小时口服 1 次，如果止痛效果不完善，可加用阿片类药物、曲马多等。

3. 非甾体抗炎药（NSAIDs）。

4. 阿片类镇痛药。

5. 局部麻醉药，主要应用于经硬膜外自控镇痛和连续神经丛阻滞镇痛。对于肩关节手术推荐连续神经丛阻滞镇痛，提高患者功能锻炼的能力。

（殷臣竹）

第三节　骨科急救与复苏

骨科创伤不仅有肢体的畸形、活动受限、血管神经损伤，而且常常并发创伤性休克、低血容量性休克、严重的电解质紊乱、多器官功能障碍，甚至死亡。

一、创伤急救的基本原则

（一）伤情评估及处置流程

DRCAB 评估流程

（1）D-Danger：现场评估，评估现场环境安全。

（2）R-Response：意识的判断，轻拍患者双肩，低头分别在患者双耳边呼叫，声音响亮。

（3）C-Circulation：循环状态的评估。

（4）A-Airway：开放气道，首先要清理口腔异物，常用的开放气道方法有以下 3 种：仰头举颏法、仰头抬颈法、双手抬颌法。

（5）B-Breathing：呼吸评估，一般观察患者胸部的起伏情况，可以得知他还有无呼吸。

（二）基础生命支持治疗流程

1. 美国心脏协会心血管急救成人生存环节

（1）立即识别心脏骤停并启用急救系统。

（2）尽早心肺复苏，侧重于胸外按压。

（3）快速除颤。

（4）有效地高级生命支持。

（5）综合的心脏骤停后治疗。

2. 心肺复苏有效指标

（1）颈动脉搏动：按压有效时，每按压一次可触摸到颈动脉一次搏动，若中止按压搏动亦消失，则应继续进行胸外按压，如果停止按压后脉搏仍然存在，说明患者心搏已恢复。

（2）面色（口唇）：复苏有效时，面色由紫绀转为红润，若变为灰白，则说明复苏无效。

（3）其他：复苏有效时，可出现自主呼吸，或瞳孔由大变小并有对光反射，甚至有眼球活动及四肢抽动。

3. 终止抢救的标准　现场 CPR 应坚持不间断地进行，不可轻易做出停止复苏的决定，如符合下列条件者，现场抢救人员方可考虑终止复苏。

（1）患者呼吸和循环已有效恢复。

（2）无心搏和自主呼吸，CPR 在常温下持续 30 分钟以上，EMS 人员到场确定患者已死亡。

（3）有 EMS 人员接手承担复苏或其他人员接替抢救。

（三）心脏进一步生命支持（ACLS）

ACLS 是在基础生命支持（BLS）的基础上继续 BLS 的同时，应用辅助设备和特殊技术，如心电监护、建立人工或机械呼吸及药物治疗等进行更有效的通气和循环功能。

1. 复苏药物及用药原则

根据患者心脏骤停（CA）原因与心律失常类型，选择相应的复苏药物。国际指南共推荐了以下几种药物。

①肾上腺素：对心搏骤停无论何种类型（心电图呈一条直线、室性逸搏、心室纤颤）都应选用，哪怕是室颤，只要有除颤仪，该药可变细小室颤为粗大室颤，大大提高电击除颤的成功率。

②乙胺碘呋酮（胺碘酮）300mg 或利多卡因 75mg，静脉注射适用于已无心跳的可电击心律，如无脉性室速或者室扑、室颤，称之为“药物除颤”，但效果远较电击除颤差。

③阿托品 0.5mg 或多巴胺，适用于有心跳时的严重心动过缓，如病窦、高度 AVB 甚至室性逸搏等，但多巴胺只能静脉滴注。

④碳酸氢钠：5%碳酸氢钠 100mL 静脉滴注，只能纠正代谢性酸中毒，用药不宜积极，气管插管成功、人工正压通气后才考虑。

2. 脑复苏　防治心跳停止后缺氧性脑损伤的工作称为脑复苏。主要是防治脑组织肿胀和水肿，阻断再灌注损伤进程，促进脑细胞功能恢复。

（1）低温：全身降温，重点头部，力争在 3 ～ 6 小时内使鼻咽部、食道或直肠温度降至 35 ～ 32℃，全身可用冰毯或用冰袋置于颈、腋、腹股沟等大血管经过的部位，头部可用冰帽重点降温。应用丙嗪类药、安定等药可以防治寒战反应。

（2）脱水：以渗透性利尿为主，快速利尿药（如速尿）为辅，20%甘露醇 0.5 ～ 1.0g/kg 静脉滴注，每日 4 ～ 6 次，必要时加用速尿 20 ～ 40mg。脱水治疗应持续 5 ～ 7 日。

（3）肾上腺皮质激素：宜尽早用药，一般使用 3 ～ 5 日即可全部停药，以免引起不良并发症。常用经典药物地塞米松，20 ～ 30mg/24h。

（4）高压氧治疗：用于完全性脑缺血的治疗，已取得肯定效果。应在有效循环、呼吸的基础上才能充分发挥高压氧的治疗作用，对气管切开或气管插管患者行高压氧治疗，特别在氧仓内装置气动呼吸机是一条有效的途径。

（5）神经代谢剂的应用：心搏停止后，由于脑缺血缺氧，神经细胞不同程度的损害，应用神经代谢剂可减轻其损害，促进其功能恢复。常用药物有 B 族维生素、脑复新、脑复康、胞二磷胆碱、脑活素、神经细胞生长因子、单唾液酸四己糖神经节苷酯（GM-1）等。

二、常见骨科创伤的急救与复苏

（一）高坠伤

1. 疾病特点

（1）多因脊柱、骨盆骨折收入院。

（2）常常合并有多部位损伤，如颅脑损伤、颈椎骨折、股骨骨折、胫腓骨骨折、肱骨骨折、腹腔脏器伤肝脾破裂出血等。

（3）高度关注低血容量性休克，甚至心跳骤停的可能性，尤其是属自杀行为无求生欲望者往往头先着地，死亡率高。

2. 急救处理

（1）了解坠落过程有助于施救人员快速准确做出伤情判断，及时处理致命伤。

（2）坠落伤患者常合并多个脏器损伤，在抢救治过程中，强调先救命的原则，决不能做过多过细的检查和测量而延误最佳的抢救时机。

（3）快速检查伤情，先救命后救伤，首先立即快速检查伤情，是否有头部损伤意识丧失，是否有呼吸、心跳停止，是否有四肢骨折、脊柱骨折及出血等，然后根据具体伤情给予相应的现场急救。

（4）初步检查，观察伤者的神志、面色、呼吸、血压、脉搏等情况，迅速判断病情的危重程度。

（5）及时清除口咽部的血块、呕吐物，牵出后坠的舌或托起下颌，置伤员于侧卧位或头转向一侧以保持呼吸道通畅。

（6）迅速建立 1 条或 1 条以上静脉通道，补充液体，提高血容量，晶体、胶体快速输注，纠正休克，治疗出血性损伤。

（二）挤压伤综合征

挤压综合征指人体四肢或躯干等肌肉丰富的部位遭受重物（如石块、土方等）长时间的挤压，伤员被救出、局部压迫解除后出现的危及生命的综合征。

1. 疾病特点

（1）四肢或躯干等肌肉丰富的部位长时间被重力挤压，解除挤压后由于肌肉缺血性坏死或缺血再灌注损伤，横纹肌溶解，产生肌红蛋白尿、高钾血症、代谢性酸中毒等，甚至急性肾衰竭，如不及时处理可导致患者死亡。

（2）临床表现

①休克：部分伤员早期可不出现休克，或休克期短而未发现；有些伤员因挤压伤强烈的神经刺激，

广泛的组织破坏，大量的血容量丢失，可迅速发生休克，而且不断加重。

②肌红蛋白尿：这是诊断挤压综合征的一个重要条件，伤员在伤肢解除压力后，24 小时内出现褐色尿或自述血尿，应该考虑肌红蛋白尿。在伤肢减压后 3 ～ 12 小时肌红蛋白尿在血中和尿中的浓度达高峰，以后逐渐下降，1 ～ 2 天后可自行转清。

③高钾血症：因为肌肉坏死，大量的细胞内钾进入循环，加之肾衰竭排钾困难，在少尿期血钾可以每日上升 2mmol/L，甚至在 24 小时内上升到致命水平，高血钾同时伴有高血磷、高血镁及低血钙，可以加重血钾对心肌抑制和毒性作用。

④酸中毒及氮质血症：肌肉缺血坏死以后，大量酸性物质释出，组织分解后中间代谢产物堆积，体液 pH 值降低，非蛋白氮迅速升高。

⑤急性肾衰竭。

（3）典型受累部位：具有丰富的肌肉、无或稍有纤维间隔，如大腿、上臂、臀部等。

2. 急救处理 挤压综合征是骨科急重症，应及时抢救，做到早期诊断、早期伤肢切开减张与防治肾衰。

（1）解除挤压：现场急救时应尽早解除挤压，搬动或松解挤压物，将伤员移至安全地带。

（2）镇静镇痛：在无禁忌证的情况下，给予适当的镇静镇痛药物，缓解疼痛，预防疼痛性休克。

（3）妥善处理伤肢：伤肢应制动，以减少组织分解毒素的吸收及减轻疼痛，尤其对尚能行动的伤员要说明活动的危险性；禁止按摩与热敷，尽可能冷敷，减少毒素吸收；禁止抬高伤肢，避免影响血液循环；有开放伤口和活动出血者应止血，但避免应用加压包扎和使用止血压带。

（4）碱化尿液：一律饮用碱性饮料（每 8g 碳酸氢钠溶于 1000 ～ 2000mL 水中，再加适量糖及食盐），如不能进食者，可用 5%碳酸氢钠 150mL 静脉滴注。

（5）紧急处理严重的高钾血症

① 10%葡萄糖酸钙 10 ～ 20mL，可重复使用，钙与钾有对抗作用，缓解钾对心肌的毒性作用。

② 5%碳酸氢钠溶液 60 ～ 100mL，可再次注射 100 ～ 200mL，纠正酸中毒，降低血钾浓度。

③用 25%～ 50%葡萄糖 100 ～ 200mL+ 胰岛素（4g 糖加 1U 胰岛素）静脉滴注，以便将钾转入细胞内，降低细胞外钾浓度。

（三）肋骨骨折

1. 疾病特点

（1）常见于车祸伤、高处坠落伤、重物砸伤、挤压伤等。

（2）一般由外来暴力所致，骨折端向内折断，胸内脏器易造成损伤，可合并肺、心脏、大血管损伤。

（3）多发肋骨骨折时出现呼吸困难、反常呼吸。

（4）常常并发气胸、血气胸，如不及时处理可能危及生命安全。

2. 急救治疗

（1）现场急救处理：保持呼吸道通畅，判断是否有危及生命的合并症，如气胸、血气胸、心脏大血管损伤等，以便紧急处理。

（2）辨别气胸类型，开放性气胸、张力性气胸必须立即处理。

①开放性气胸：呼气末用无菌包或凡士林纱布压塞伤口，变成闭合性气胸。

②张力性气胸：立即减压，在伤侧第 2 肋间锁骨中线处插管做胸腔闭式引流。在现场抢救，可用

粗针头从伤侧第2肋间锁骨中线处（肋骨上缘）刺入胸腔，使气体排出，用消毒橡皮管连接水封瓶使其持续排气。

（3）稳定胸壁，防止纵隔摆动，消除或减轻反常呼吸，促进肺复张。常用方法有：大多数病例可采用棉垫加压的外固定方法，严重胸部外伤者建议气管插管维持人工通气。

（4）积极处理合并伤，如气胸、血胸等。

（李培玉）

第四节　骨科疼痛治疗技术

一、骨科疼痛患者的评估

（一）患者评估

1. 病史　病史采集常从疼痛的发展形式、部位、病程、持续时间、特点、严重性及相关因素（包括家族史、发病年龄、性别、先兆症状、药物史、外科手术史、环境因素、精神病史、药物治疗史、吸毒、饮酒等相关因素）等方面进行。

2. 体格检查　体格检查包括一般体格检查和专科体格检查。一般体格检查包括患者精神状态、血压、脉搏、呼吸等方面；专科体格检查遵循视、触、叩、听等基本手法，结合患者疼痛部位进行，以期得出阳性体征。

3. 辅助检查　辅助检查包括实验室检查及影像学检查。实验室检查包括血液、体液的相关检查；辅助检查包括超声、X线、CT、MRI、核素扫描及红外热成像等检查。

4. 社会心理学评估　常见的心理问题有抑郁、焦虑、躯体化障碍、自我限制活动、疑病症及幻肢痛等。影响疼痛的社会心理因素包括患者的文化背景、民族、宗教信仰等社会因素和患者的性别、年龄、早期教育、心理素质、人格特征、情境、情绪等心理因素。

（二）疼痛评估

1. 疼痛间接评估方法

（1）视觉模拟评分法（VAS）：是一种简单、有效，且被广泛用于临床和科研工作中。

（2）数字评分法（NRS）：常用于测定疼痛的强度。

（3）其他：疼痛问卷表如McGill疼痛问卷表，简化的McGill疼痛问卷表及简明疼痛问卷表等。

2. 疼痛直接评估法　常用的方法有各种致痛刺激对患者痛阈的测定及生理生化指标的测定。痛阈测定包括热辐射法（TR）、冷刺激法、电刺激法（ES）、机械刺激法及药物刺激法等；生理生化指标的测定方法包括潮气量、心率、血压、心电图变化、神经功能测定、诱发电位及核磁共振功能成像技术等。

（苏丽）

二、骨科疼痛治疗常用技术

（一）药物治疗

WHO三阶梯原则不适于慢性疼痛治疗，NSAIDs药物长期应用伴有数以千计的死亡，危险性常被

低估，而恐阿片症是慢性疼痛治疗不充分的主要原因。阿片类药物在伤害性疼痛和神经源性疼痛都有良好效应，在慢性癌痛和非癌痛同样有效。未来的给药趋势是靶向（如基因治疗、受体水平的止痛、细胞移植止痛、新的给药系统、新的分子等）。疼痛科常用的药物包括以下几类。

1. 非甾体类抗炎药　非甾体消炎镇痛药几乎是所有疼痛药物治疗的一线药物，镇痛效果确切，临床应用广泛是其突出的特征。然而众所周知的不良反应如胃肠道、肾脏及血小板功能的损害、心血管不良事件也是其应用的顾虑所在。

2. 阿片类镇痛药　阿片类药物用于非阿片药物不能控制的疼痛。现在主张中到重度疼痛的早期也可用阿片药。由于耐药性和成瘾性、恶心呕吐和呼吸抑制等不良反应，目前对阿片类药物的长期应用仍存在争议。

3. 抗抑郁和抗癫痫药　神经病理性疼痛是临床疼痛治疗的难点之一，由于其难治性，极大降低了患者的生活质量。目前，抗抑郁药和抗癫痫药是药理学上研究最广泛的两种药物，它们代表了现今治疗神经病理性疼痛的一线药物。

（1）三环类抗抑郁药（TCAs）

①常用药物：丙咪嗪、氯丙咪嗪、阿米替林和多塞平。

②适应证：适用于各类抑郁症；慢性神经病理性疼痛一线药物；阿米替林为糖尿病性周围神经痛的一线用药。

③不良反应：主要是抗胆碱能反应，如口干、便秘、尿潴留、视物模糊及眼内压升高等；此外还有心血管方面的不良反应，如心律失常、传导阻滞、直立性低血压、心功能不全等，尤其在老年人更易发生。

（2）抗癫痫药物

卡马西平：对糖尿病神经病变、带状疱疹后神经痛和脊柱结核疼痛有效。

加巴喷丁：为治疗慢性神经病理性疼痛一线药物，具有很好的耐受性和极少的严重不良反应。

普瑞巴林：适用于糖尿病性外周神经痛、疱疹后神经痛、辅助治疗成人癫痫部分发作患者、纤维肌痛。

（雷光磊）

（二）神经阻滞治疗

1. 外周神经阻滞治疗

（1）枕大、枕小神经注射治疗技术

①适应证：诊断和治疗枕区疼痛；颈源性头痛；颈椎病（椎动脉型、颈型）。

②禁忌证：患者不配合；穿刺部位感染。

③操作要点：坐位屈颈，乳突后缘与颈2棘突连线内1/3中点向上1cm，可触及枕动脉，枕动脉内侧即为枕大神经阻滞点，连线外1/3为枕小神经穿刺点。垂直进针触及枕骨，注射1%利多卡因或镇痛液3～4mL。可采用超声引导下行穿刺针沿枕动脉内侧穿刺，针尖触及骨面注药。

④注意事项：回抽无血方可注药，防止药物注入椎动脉。只要触及枕后骨板注药，相对比较安全。超声引导阻滞更加安全有效。

（2）肩胛上神经阻滞技术

①适应证：肩周炎；肩部疼痛诊断与治疗；损毁药物治疗肩部癌性痛。

②禁忌证：穿刺部位感染；严重肺气肿患者。

③方法：坐位，在肩胛上切迹垂直穿刺，缓慢进针至遇有骨性物，即为肩胛骨缘突根部，刺入肩胛上切迹，多数患者同时主诉有酸胀或向上臂放射感觉，即穿刺成功，回抽无血、无气即可注药。

④药物及剂量：0.5％～1％利多卡因 6mL+ 维生素 B_{12} 500～1000μg，急性期酌加地塞米松5～10mg 或曲安奈德 10～20mg。

⑤注意事项：肩胛上神经阻滞与皮肤感觉几乎无关，阻滞成功后不出现皮肤感觉麻痹现象，故判定阻滞效果主要靠肩部疼痛的消失。警惕气胸的发生。进针不要过深，注药前应反复抽吸，确认无血、无气吸出后方可注药。遇进针过程中患者突然呛咳时多为针尖触及胸膜顶或肺尖，应密切观察患者，必要时拍摄 X 线片以明确诊断。

（3）颈椎旁神经阻滞术

①适应证：颈源性头痛；颈肩痛和上肢根性痛及带状疱疹后遗神经痛；应用神经毁损药物治疗顽固性神经痛、椎骨转移癌性痛。

②禁忌证：穿刺部位感染，双侧同时阻滞。

③方法

颈后入路：侧卧位，穿刺侧朝上，颈部前屈。确定要阻滞脊神经节段棘突最高点，距脊正中线旁开 3cm 处进针，滑过椎弓板后外侧，注气试验阻力消失，回抽无血、无脑脊液后注入镇痛液，每个节段 3mL 或者只行一个节段穿刺注入 8～10mL 镇痛液。

颈侧入路：仰卧位、头转向健侧，肩下垫一小薄枕以突出颈椎。确定 C3～C7 颈椎横突，穿刺针垂直刺入皮肤后取稍斜向尾侧进针，进针 2.5～3cm 即可触及横突后结节或引出异感，回抽无血、无脑脊液后注入镇痛液 3～5mL。

④注意事项：严格无菌操作，操作前备好抢救设备及药品。一定要回抽无血、无脑脊液后方可注药。

（4）肋间神经阻滞技术

①适应证：胸外伤后疼痛，包括肋骨骨折、胸壁挫伤、连枷胸等。胸部或上腹部手术后镇痛。原发性肋间神经痛及继发性肋间神经痛如胸椎结核、胸椎转移瘤、退行性胸椎病、强直性脊柱炎、胸膜炎等压迫或刺激肋间神经所致的疼痛和带状疱疹及带状疱疹后神经痛等症。顽固性肋间神经痛可注入神经毁损药物。

②禁忌证：有严重心肺疾患应慎用或不用肋间神经阻滞；注射部位皮肤、软组织有感染性疾病者；有严重出血倾向者。

③方法：双侧阻滞可采用俯卧位，单侧阻滞或俯卧位困难者可采用健侧卧位，骶棘肌外侧缘与肋骨下缘相交处作为穿刺点（此为肋角处肋间神经阻滞术），也可在肋骨下缘骨面后进针稍下滑，针尖进入肋间内外肌之间（此为腋后线和腋前线处肋间神经阻滞术）。

④注意事项：穿刺时一定确定骨性标志，禁忌盲目进针；操作时应嘱患者憋气，减少胸廓动度，严格掌握进针深度，仔细体会突破感，以防刺破胸膜发生气胸；条件允许，尽量使用超声引导则更加安全。

（5）臀上皮神经阻滞术

①适应证：上位腰椎间盘脱出引起的臀上皮神经痛。

②禁忌证：注射部位皮肤软组织有感染性疾病、有严重出血倾向者。

③方法：俯卧位，先在臀上部找到明显的压痛点，以此点为穿刺点，或在诱发疼痛扳击点处作为

穿刺点，或臀上皮神经终支的投影点，由皮下向筋膜下肌肉浅层做扇形浸润。

④注意事项：对于注射后，维持时间不够持久的，且疼痛较重患者，可考虑注射毁损药物，但需要和患者及家属沟通，签署知情同意书；应注意避免损伤血管；严格无菌操作，预防感染发生。

（雷光磊）

（三）扳机点注射

1. 扳机点的概念 扳机点是一个紧张、有痛感的肌肉纤维结，在肌肉处于紧张或受伤处形成，有时可在皮下感到。扳机点对触摸敏感，触摸扳机点时疼痛也会扩散到受累肌肉的其他部分。

2. 压痛点与扳机点的区别 两者的主要区别是压痛点仅仅是触压局部痛，而扳机点在局部压痛的同时有远离局部的牵涉痛。压痛点施加 4kg 左右的压力（指甲缺血变白时的压力）即可产生疼痛的感觉，这称为压痛阳性（还可根据施压的压力大小和疼痛反应的程度进行分级，通常分 4 级，用“+”表示），该点称为压痛点。施加 4kg 左右的压力除了局部的疼痛以外，在远离压痛点的部位出现疼痛、麻木或其他感觉异常，有时与神经干受刺激时产生的放射痛极为相似，称为扳机点。

3. 治疗方法 本质上说，只要是能破坏扳机点的结构的治疗方法都有效，国内目前常用的有普通推拿、强刺激推拿、局部注射、针灸、温热密集银质针针刺、小针刀、手术松解等。

（四）关节突阻滞治疗技术

1. 颈椎关节突阻滞治疗技术

（1）适应证：疼痛模式以颈椎小关节引起疼痛，无椎间盘突出或神经根病的症状。

（2）禁忌证：感染、出凝血功能异常。

（3）方法：俯卧位，胸下垫枕，颈部前屈。皮肤进针点位于目标关节下方两个或更多节段处。DR 引导下，通过辨认小关节外侧面的矢状面，确定进针点矢状面。45°角向上内腹侧进针，穿过颈后肌肉触及目标关节下方关节突后面，调整穿刺针进入关节腔。可以注射造影剂确认是否进入关节腔，确认进入关节腔后注射局麻药或激素达到诊断或治疗目的。

（4）注意事项

①穿刺针穿破颈深动脉可能性较大。

②穿刺针刺入过深，可能穿破前方关节囊，进入神经孔和邻近背根神经节、颈部根动脉或椎动脉。

③穿刺针位置不当，可能进入硬膜外间隙或脊髓。

2. 颈椎棘突、横突关节注射治疗技术

（1）适应证

①慢性颈椎关节突关节炎。

②风湿性疾病局部表现。

③急、慢性颈椎扭伤。

④颈椎病、颈神经根炎、眩晕。

⑤颈肩胛骨痛、颈肩臂痛。

（2）禁忌证

①颈部皮肤感染者或有伤口。

②颈椎脱位者。

③注射部位肿胀变形，解剖定位困难。

（3）方法：坐位，头前屈。

①颈椎棘突关节注射：在棘突间痛点处垂直进针 1 ～ 3cm，回抽无血、无液后，边退针边注射药液 2 ～ 4mL，然后可在棘突周围进行少量药液浸润。

②颈椎横突关节注射：距乳突下端沿线 1.5 ～ 2cm 骨突起处，相当于 C2 横突，以下每隔 1 ～ 1.5cm 处所摸到的骨突起，为相应的 C3 ～ C5 横突。沿颈椎棘突外 2 ～ 3cm 垂直进针，3 ～ 5cm 可达椎骨表面，再向头侧推进 1 ～ 2cm，即可达横突关节部位，进行药液注射 2 ～ 4mL。

（4）注意事项

①进针不可过度向外，防止损伤血管。

②颈椎病变多为老年人，应注意是否合并心、脑血管疾病。

③操作宜轻柔，注药时应严密观察患者的反应。

3. 腰椎关节突关节注射

（1）适应证

①腰椎病变：腰椎间盘突出症，腰椎关节炎，腰椎神经根炎。

②腰椎关节突病变：关节炎关节退变，嵌顿或半脱位。

③其他慢性腰部病变：如腰肌劳损，腰腿痛。

（2）禁忌证

①癌肿已侵犯腰椎椎弓和椎管。

②高血压、糖尿病症状未控制者。

③局部有感染性病灶者。

④出、凝血异常者。

（3）方法：俯卧位，在预选的两个棘突间下 1/3 旁开 0.5 ～ 1cm（参考 X 线片上棘突尖与关节突的距离）为进针点，垂直刺入皮肤，边进边回吸，直至接触关节突关节囊为止，抽吸注射器，无回血或脑脊液后注入药液 0.15 ～ 0.2mL/kg。

（4）注意事项

①慎防将药液直接注入蛛网膜下腔或附近血管内，每次进针均要回抽无血或脑脊液后才能注药，也可先注入药液 1mL，观察 5 分钟，无异常反应后再注入全量。

②熟悉腰椎及腰关节解剖特点，掌握准确进针角度，最好在 X 线荧光透视下操作。

③对老年冠心病患者，多采用右侧卧位，药液中禁忌配伍肾上腺素，并做好相应的抢救措施。

（五）星状神经节阻滞术

1. 适应证

（1）植物神经功能紊乱引起的肢体麻木。

（2）颈椎病引起的头痛、头晕。

（3）头面、胸背及上肢带状疱疹和带状疱疹后遗神经痛。

（4）幻肢痛和灼性神经痛。

2. 禁忌证

（1）患者不配合。

（2）穿刺部位感染。

（3）患者出凝血功能异常。

（4）双侧同时阻滞。

（5）对侧气胸或肺切除。

（6）近期心肌梗死。

3. 操作方法

（1）盲穿法：仰卧位，双肩下垫一薄枕，头轻度后仰张口，中指、示指将颈动脉外推并触摸 C6 颈椎横突结节，垂直进针触及 C6 横突后针尖退 1 ～ 2mm，仔细回吸无血或脑脊液，注射 1% 利多卡因 6 ～ 8mL。

星状神经节阻滞术成功指征是同侧霍纳（Horner）征：皮肤无汗、结膜充血、鼻塞、血管扩张、皮温增高。

（2）超声引导星状神经节阻滞：体位同上，高频超声探头横置于环状软骨水平，寻找 C6 横突，C6 横突影像为一弓背样上翘形状，其余横突较平直，由内向外依次为甲状腺、颈动脉、颈内静脉。可采用经动脉内侧、经颈内静脉、外侧入路三种穿刺路径，将药物注入颈横筋膜下，从而达到阻滞星状神经节的目的。

4. 注意事项

（1）穿刺过深误将局麻药注入椎动脉内。

（2）穿刺针回吸有血时，拔出穿刺针并压迫止血。

（3）穿刺针回吸有脑脊液应立即停止给药，避免发生全脊麻。

（4）严格无菌操作，避免感染造成深部脓肿。

（5）避免反复穿刺损伤血管引起出血、血肿、感染、星状神经节损伤。

（6）单独使用局麻药即可充分完成星状神经节阻滞。

（7）阻滞后应观察 10 ～ 15 分钟，无不良反应者方可离院。

（六）神经毁损术

神经毁损术是使用神经毁损药物后产生有效的镇痛效应，用于顽固性疼痛的治疗。目前常用的神经毁损药物有无水乙醇、苯酚、阿霉素等。在进行神经毁损治疗前，必须先行神经阻滞治疗，确定神经阻滞治疗效果后给予神经毁损药物。

（雷光磊、苏丽）

第五节　中医疼痛治疗

一、解剖定位电针刺激术

（一）适应证

各种痛证：各类神经嵌压征引起的疼痛如颈源性头痛、神经性头痛、神经根型颈椎病、肩胛上神经嵌压、梨状肌综合征、腓总神经嵌压征、腰椎间盘突出症等；各部位扭伤、肌筋膜炎、肌肉痉挛挛缩等所致疼痛，如额枕腱膜炎、颈背肌筋膜炎、腰肌筋膜炎、臀肌筋膜炎、腰扭伤、踝扭伤、网球腿等；各部位骨性、外伤性、风湿关节炎所致疼痛；局部区域疼痛综合征及其他各种疾病引起的急慢性疼痛。

（二）禁忌证

患有严重内科疾病，如中风早期、重度糖尿病、严重脏器功能不全；局部感染或全身感染性疾病；血液病，如血友病等、凝血障碍；免疫性疾病；肿瘤、结核、骨髓炎等；精神疾病患者；患部有金属异物、安装起搏器者；其他不适合本法者。

（三）操作方法

选取僵硬、板结、压痛、条索样变等阳性点，依解剖精准定位，如肌筋膜束、肌腱起止点、神经干循行线、关节周围等。

1. 选穴

颈源性头痛（枕下 5 针）：选取枕后竖脊肌与枕骨交界点外侧的枕大神经点、乳突后缘的枕小神经点及前二者之间的中点、风池穴及风池穴下 1 ～ 2cm 的 C2、C3 关节突关节，根据症状、体征选用。

神经根型颈椎病（颈 4 针）：患者侧卧，患侧在上，平环状软骨水平，胸锁乳突肌后缘（以下同），前、中斜角肌间沟内交点为第 1 点（近 C6 神经根）；沿此上约 1.5cm，约颈外静脉与胸锁乳突肌夹角后下缘为第 2 点（近 C5 神经根）；再上约 1.5cm，约颈外静脉与胸锁乳突肌夹角后上缘为第 3 点（近 C4 神经根、颈丛浅支区域）；再以第 3 点上 1.5cm 为第 4 点（近 C3 神经根）。

腰椎间盘突出神经根刺激（腰 4 针）：患者俯卧，腹下垫薄枕，选取腰椎相应节段棘突间旁开约 3.5cm 点，突出侧小关节外侧为 1 点，以及此点上、下节段同法取穴各 1 点，L5 或 S1 者，加上两个节段 2 穴，秩边穴 1 个，共 4 穴。

交感神经型颈椎病（星 4 针：星状神经节刺激术）：环状软骨水平，气管与颈前血管鞘之间为第 1 点，余下 3 点与神经根型颈椎病的 1、2、3 点同。

膝关节（膝 6 针）：内外侧膝眼（髌下脂肪垫、髌下深囊、膝横韧带）2 针，内外侧髌股间隙（关节囊、支持带、滑膜）2 针，内外侧股胫间隙（关节囊及内外侧滑膜、副韧带）2 针，共 6 针，均平行进针、透刺。

2. 刺法 按毫针刺法进针，刺入目标组织行针，寻找有放射样或沉涩阻滞样异感后，连接 G6805 型电针仪，选择连续波，频率 50 ～ 100 次 / 分，慢慢旋转电位器由小至大逐渐调节输出电流到所需量值（患者有麻刺感，局部肌肉有抽动且能耐受，即是所需的强度），每次 15 ～ 20 分钟。

（四）注意事项

解剖定位电针刺激技术要求医生具有扎实的医学知识、精湛的针刺手法、丰富的临床经验，才能在各类复杂的疼痛面前选取合适的适应证、方法、穴位、针刺技巧（到位而不伤局部神经、肌肉、脏器等），达到安全、精确、简便、效佳等作用。

二、解剖定位注射技术

（一）适应证

适用于各种痛证：软组织水肿、无菌性炎症明显、神经嵌压、肌肉痉挛、关节退变引起的各类疼痛、神经病理性疼痛。其他同解剖定位电针刺激术。

（二）禁忌证

患有严重内科疾病者，如中风，严重心、肝、肾功能不全，糖尿病等；感染性疾病，如局部感染、发热、结核、骨髓炎等；药物过敏患者、药物禁忌等；精神疾病患者及其他不能不适合运用此方法者。

（三）操作方法

选穴：同解剖定位电针刺激术。

药物组成：2%利多卡因 1 ～ 2mL、5 ～ 10mg 曲安奈德加注射用水 5 ～ 20mL 的混合液，其他如维生素类、中药注射制剂等。

备齐用物，携至床旁，做好解释，取得患者合作。取合理体位，暴露注射部位，常规消毒局部皮肤。用针刺手法将针身刺入预定肌肉、筋膜间隙、神经根旁、椎间孔旁，得气后回吸无血液后缓慢注射，药量视病情而定，一般每穴 2 ～ 4mL 混合药液，每次可多点注射。后用无菌棉签轻按针孔片刻，无出血后创可贴盖针眼。送观察室适体位休息 60 分钟，防止意外。

（四）注意事项

严格三查七对及无菌操作规程，注意药物配伍禁忌。按处方选穴进行操作，要熟练掌握穴位的部位、刺入的深度。操作前应检查注射器有无漏气，针头是否有钩等情况。临近神经血管等部位要探索式进针，患者有触电感时针体往外退出少许，注射过程中随时回抽，防止药液进入血管，回抽无血液，推药无阻力，再进行注射。配备急救设备、药品。

三、穴位埋线疗法

（一）适应证

慢性退变性、虚损性、功能性疾病引起的疼痛，慢性筋膜炎性疼痛，神经损伤、肌肉萎缩性疼痛等。

（二）禁忌证

患有严重内科疾病者，如中风早期，严重心、肝、肾功能不全，糖尿病等；感染性疾病，如局部感染、发热、结核、骨髓炎等；羊肠线过敏患者等；关节活动部位；精神疾病患者及其他不能不适合运用此方法者。

（三）操作方法

选穴：根据中医经络理论辨证取穴，治疗脊柱相关性内脏疼痛者，根据内脏解剖的体表投影选穴。

颈背肌筋膜炎：选取风池、肩井、天宗、秉风、风门；腰痛：选取肾俞、命门、志室、大肠俞、太溪；踝关节陈旧性扭伤疼痛：肿胀压痛点、扭伤松弛点；神经根炎：神经出口、沿神经循行路线的皮下；痿证：选取萎缩部分肌肉及神经循行部位。

患者卧位，暴露所需埋线的部位，用碘伏消毒局部皮肤。准备一次性埋线针具和相应规格羊肠线（一般选取 9 号针及 2/0 号羊肠线），针芯后退，镊子夹取 1 ～ 3cm 一段线体，放入埋线针针管的前端。左手拇、示指绷紧或提起进针部位皮肤，右手持针，斜行刺入皮下，在皮下进针超过羊肠线深度，边推针芯，边推针管，将线体植入穴位皮下组织。出针后，立即用干棉球压迫针孔片刻，无菌敷料或创可贴盖针眼，继续下一个穴位的操作。每月 1 次，根据病情可连续 2 ～ 6 次，在同一穴位做重复治疗时，应偏离前次治疗的进、出针点。

（四）注意事项

严格注意无菌操作，避开血管神经、关节、面部等组织。羊肠线应埋于皮下组织与肌肉之间，且线头不得外露，以防感染。术后 1 ～ 7 天内，少数患者有时出现肿、痛、低热等无菌性炎症反应，一般可不处理，7 天后可自行消失。局部有明显的过敏性炎症反应如红、肿、热、痛者，挑刺挤出线体。

四、关节错缝及整复术

（一）适应证

颈椎、胸椎、腰椎小关节、骶髂关节紊乱，脊柱及关节失衡。

（二）禁忌证

患有严重内科疾病者，如中风，严重心、肝、肾功能不全，全身感染性疾病，患者体质虚弱等；颈椎间盘突出、巨大腰椎间盘突出、脱垂及伴有脊髓症状者，脊柱先天畸形、腰椎滑脱、各种骨折、骨关节结核、骨肿瘤、严重的老年性骨质疏松症患者；其他不能进行手法治疗者。

（三）操作方法

1. 颈椎关节错缝术

卧位法：患者侧卧于治疗床上，棘突偏凸侧朝上，颈部肌肉放松。医者站于其面侧，反复2～3遍以四指推、拿、点、按、拨法等放松颈肩部肌肉，使颈肩部肌肉张力降低，以舒筋通络，调和气血。再双手拇指重叠或并拢从寰枕关节开始向下点、按、揉椎旁小关节至下段颈椎，反复2～3遍至其松弛止，小关节隆起者稍加力点按复位，对侧同法。再仰卧，术者坐于患者头部，行牵引拔伸下左右旋转颈部关节，使其复位。

坐位法：患者坐于独凳上，颈部肌肉放松。医者站于其背侧，以四指推、拿、点、按、拨法等放松颈肩部肌肉，使颈肩部肌肉张力降低，以舒筋通络，调和气血。以一手掌抵住同侧头部，另一手拇指自寰枕关节点揉至下颈段小关节，反复2～3遍至松弛；对侧同法。再以术者一侧肘窝托住患者下颌，手掌贴对侧颞部，另侧拇指与其余四指分开，用虎口及掌根托住枕部，双手协调，健侧旋转至阻力位，术者挺下肢及腰，行颈部向上突然拔深，往往有咔嗒复位声；对侧同法。

2. 胸椎关节错缝术　患者俯卧于垫有8～10cm厚海绵垫的硬板床上，头脸正放于脸孔内，双上肢放于身体两侧，术者站于右侧，以掌根反复2～3遍按、摩、揉、推胸腰椎双侧椎旁浅层肌肉，至放松，右手拇指、大鱼际、掌根贴于脊柱与竖脊肌之间的间隙之间，拇指与脊柱平行，左手掌根压住右手拇指及手背，身体前倾，耸肩伸肘，利用身体重心传递到掌根，下压患者背部同时点揉、点拨和有节律地摇摆患者脊柱，反复上下、左右交替2～3遍，至椎间关节、椎旁深层肌松弛后。术者踮脚尖，耸肩，伸直肘关节，左右手掌根相互重叠放于后弓、侧弯的胸椎棘突上，逐渐加压至阻力位后，掌根下压，足跟下沉，利用此向下及略向头侧方向行顿挫性寸劲按压胸椎，从上至下，反复进行，往往可听到胸椎轻微无痛咔嗒声，胸椎序列多会较前明显改善。

3. 腰椎关节错缝术　患者俯卧位，双上肢放于身体两侧，腹部垫薄枕，使腰前屈减小，充分暴露治疗部位。术者站于右侧，以掌根反复2～3遍按、摩、揉、推胸腰椎双侧椎旁肌肉，至放松，右手拇指及大鱼际、掌根贴于脊柱与竖脊肌的间隙之间，拇指与脊柱平行，左手掌根压住右手拇指及手背，身体前倾，耸肩伸肘，利用身体重心下压患者背部同时点揉、点拨和有节律地摇摆患者脊柱，反复上下、左右交替2～3遍，至椎间关节、椎旁肌松弛后。术者踮脚尖，耸肩，伸直肘关节，左右手掌根相互重叠放于后弓、侧弯的腰椎棘突上，逐渐加压至阻力位后，掌根下压，足跟下沉，利用此向下及略向头侧方向行顿挫性寸劲按压腰椎，从上至下，反复进行，往往可听到腰椎轻微无痛咔嗒声。患者侧卧，术者再行腰部斜扳法，左右交替，听到复位的无痛咔嗒声，腰椎序列多会较前明显改善。

4. 骶髂关节错缝术

后错位（按骶扳髂法）：以左侧骶髂关节错位为例，患者右侧卧位，右侧屈髋屈膝，左侧下肢向后

伸直，术者立于其后，一手抓扶其髂前上棘部，另一手掌根部按于其骶椎中部，嘱患者放松腰臀部，术者用爆发力，双手同时一推一拉进行扳按，可重复 2 ～ 4 次。若为双侧骶髂关节错位，另侧同样手法治疗。此法亦可于俯卧位进行。

前错位（屈膝屈髋压髋法）：以左侧骶髂关节错位为例，患者仰卧，术者站于床右侧，将患者左下肢屈髋屈膝，右手握患者左小腿下端，左手扶膝，双手同时下压患肢，使左膝贴胸，至最大限度，嘱患者咳嗽同时以寸劲下压髋膝，使其恢复。复位不成功，可反复使用。

（四）注意事项

手法操作定位要准确，手法宜轻巧柔和，按压力量、力距须因人、因部位而异，严防用力过猛，不能超过关节的生理活动范围，切忌过度追求关节部弹响声。

秉承中医学的整体观，脊柱是一整体，胸、腰椎任何一节段的关节紊乱，做手法时都需同时整复，侧重患椎，才能更好地恢复脊柱曲度及平衡。

五、小针刀筋膜松解术

（一）适应证

适用于治疗各种慢性痛证：各类退变、嵌压性疾病引起的慢性疼痛，如颈源性头痛、神经性头痛、颈椎病、肩胛上神经嵌压、梨状肌综合征、腓总神经嵌压征、腰椎间盘突出症等；各部位陈旧性扭伤、肌筋膜炎、肌肉痉挛挛缩等所致疼痛，如额枕腱膜炎、颈背肌筋膜炎、腰肌筋膜炎、臀肌筋膜炎、陈旧性踝关节扭伤、网球肘等；各部位骨性、外伤性、风湿性关节炎所致慢性疼痛；局部区域疼痛综合征及其他各种疾病引起的慢性疼痛。

（二）禁忌证

患有严重内科疾病，如中风早期、重度糖尿病、严重脏器功能不全；局部感染或全身感染性疾病；血液病，如血友病等、凝血障碍；免疫性疾病；肿瘤、结核、骨髓炎等；精神疾病患者；其他不适合本法者。

（三）操作方法

1. 选穴　寻找僵硬、压痛、板结、挛缩、痉挛等组织，或经络穴位、解剖部位，结合临床症状、经穴理论、体征及 X 线片、CT、MRI 片等检查，余同解剖定位电针刺激术。

2. 体位　根据不同疾病采用相应的体位。原则上是以患者舒适，局部软组织自然放松，施术部位便于消毒，术者便于操作为宜。

术者戴口罩、帽子和无菌手套。术区常规碘酒消毒，铺无菌洞巾。用 0.5 ～ 1% 的利多卡因对病变部位进行局部皮丘麻醉。取合适规格的小针刀，在标记好的进针点处垂直于皮面刺入，刀口线与肌肉、肌腱、神经和血管走向平行。针刀刺入皮肤、皮下组织后，根据组织对针刀的阻力、针感不同及针刀刺入的深度判断确认病变筋膜区域，反复不同方向切割，直至针下无阻力及周围筋膜组织松弛为止，出针，压迫针眼上下或周围，尽量不压针眼，待流出瘀血，自然止血后，用创可贴或敷料覆盖针孔，冰袋压迫止血，观察室休息 60 分钟。

（四）注意事项

治疗前，诊断、病史明确；术区应常规消毒、铺无菌洞巾，术者戴口罩、帽子和无菌手套，交代术后注意事项；术者技术娴熟，解剖、经络知识扎实、临床经验丰富；临床慢性软组织疼痛大多数是由于肌筋膜层引起的症状，要做到针达病所、中病即止，为其修复创造最佳条件，切勿盲目过深穿过肌层、达骨面，以免过度损伤；患者随访、定时复诊。

六、挑刺、放血疗法

（一）适应证

此法开窍泄热，活血祛瘀，疏经通络，适用于实证、热证、急症、挫伤、扭伤后，组织瘀血引起的急性疼痛；以及肌肉僵硬板结、筋膜炎、久痹、慢性筋膜挛缩粘连引起的慢性疼痛。

（二）禁忌证

患有严重内科疾病，如中风早期、重度糖尿病、严重脏器功能不全；局部感染或全身感染性疾病；血液病，如血友病等、凝血障碍；免疫性疾病；肿瘤、结核、骨髓炎等；精神疾病患者；虚损性疾病及其他不适合本法者。

（三）操作方法

选穴：阿是穴（肿胀、僵硬、挛缩、条索样变筋膜组织；肿胀的关节、滑膜、关节囊等；局部发热、囊肿、积液、瘀血等部位；筋膜间室高压力部位；神经、血管嵌压部位）。

腧穴点刺、刺络：常规消毒皮肤、戴好无菌手套，带 5.7、9 号斜面注射针头的注射空针、针尖斜面与针管翼平行，右手持针对准穴位、肿胀、僵硬、张力较高的筋膜、压痛点刺入，达筋膜鞘的落空感止，行挑刺术，再以入针口皮肤为支点顺肌肉方向摇摆划拨，至针下松弛为度，待针眼自然止血后局部消毒，覆盖敷料或创可贴。

（四）注意事项

术者应严格遵守无菌操作技术，治疗室消毒，戴口罩、帽子和无菌手套，术区应常规消毒、铺无菌洞巾。术者技术娴熟，解剖、经络、临床经验丰富。术后针眼应用无菌敷料或创可贴覆盖保护 3～5 天，期间勿沾水和污染，以免感染。

七、针刺划拨术

（一）适应证

指屈肌腱狭窄性腱鞘炎、腱鞘积液等。

（二）禁忌证

患有严重内科疾病，如高血压、冠心病、糖尿病，免疫缺陷、凝血障碍、局部感染、皮肤破溃、精神疾病患者，其他原因不能配合治疗者。

（三）操作方法

1. 定位　仰卧位，手掌平放于治疗台上。检查屈指肌腱腱鞘起始点（拇指为掌指关节近侧横纹正中近缘，2 至 4 指为掌指关节掌侧横纹中点近端 1～1.5cm 处），触及压痛、硬结及条索样肿胀，记号笔标定。

2. 操作　术野常规消毒，铺无菌单，患指伸展并固定。使用带 7 号注射针头的注射器，针锐缘与针翼平行，吸入 1%利多卡因 2mL，锐缘顺腱鞘方向，定点处垂直进针，逐步浸润至腱鞘内的落空感后行鞘内注药，使药液沿鞘管扩散，略停，待麻醉生效后，嘱患者屈伸患指，术针以进针点皮肤为支点，顺腱鞘方向，与患指呈相反方向反复滑动针尖，行针下挛缩腱鞘、A1 滑车切割松解，至针下空虚，患指屈伸滑利、无障碍、无异响后出针，挤压针眼两端鞘管，至无瘀血、鞘液流出后敷料包扎，制动、术区忌水 3 天。

（四）注意事项

术者应严格遵守无菌操作技术，治疗室消毒，戴口罩、帽子和无菌手套，术区应常规消毒、铺无菌洞巾。术者技术娴熟，解剖、经络、临床经验丰富。针头粗细适中，过粗损伤较大，过细太软，无法完成划拨松解。过深伤肌腱，划拨不动，过浅划拨不彻底，易伤皮肤。注意术者辅助手指远离术区，以防误伤。术后针眼应用无菌敷料或创可贴覆盖保护至少 3 ～ 5 天以上，期间勿沾水和污染，以免感染。

八、疼痛的中药治疗

除上述治疗技术外，根据中医辨证施治，可配合选用以下中药制剂。

（一）口服

1. 活血祛瘀类　七味三七口服液、血藤当归胶囊、创伤消肿片、玄胡伤痛片、制香片。

2. 祛风活络类　祛风活络丸、风湿木瓜酒、五灵二乌丸、冷膝口服液。

3. 强筋壮骨、补益肝肾类　双龙接骨丸、归香正骨丸、消增强骨丸（片）、牛杞地黄丸、强筋片、壮骨腰痛丸、抗骨质疏松胶囊。

4. 益气补血类　益尔力口服液、血藤当归胶囊。

（二）外用

1. 活血祛瘀、消肿止痛类　芷香新伤膏、郑氏舒活酊、新伤消肿散、二黄新伤膏、旧伤活络膏、活血散瘀洗药、旧伤舒筋散。

2. 温经止痛类　丁桂活络膏、温经止痛散、祛风寒湿洗药。

3. 软坚散结类　芪藻软坚膏、芪藤软坚散、软筋化坚洗药。

（唐流刚）

参考文献

［1］2015 American Heart Association Guidelines Update for Cardiopulmonary Resuscitation and Emergency Cardiovascular Care.Robert W.Neumar，Chair；Michael Shuster；er al.Circulation.2015；132（suppl 2）：S315

［2］梁实，陈清，张文武，等 . 对院外心肺复苏效果影响的多因素分析 . 中华急诊医学杂志，2010，19（1）：23

［3］吴在德，吴肇汉 . 外科学 . 北京：人民卫生出版社，2008

［4］沈洪，何忠杰 . 心博骤停的最有效治疗：早期电除颤 . 中华急诊医学杂志，2003，7（12）：501

［5］Mary F H.2010 AHA Guidelines for CPR and ECC.washington：Amercan Heart Association，2010：4346

［6］崔新民，冉住国，易代碧，等 . 重型颅脑损伤的院前急救 . 中华急诊医学杂志，2014，13（1）：63

［7］陈孝平，汪建平 . 外科学 . 北京：人民卫生出版社，2013

［8］张　玲，张进军，等 . 严重创伤院前救治流程：专家共识 . 创伤外科杂志，2012，14（4）：379

［9］王正刚，张连阳 . 创伤死亡曲线研究现状 . 中华创伤学杂志，2011，27（4）：382

［10］屈纪富，刘明华，文亮，等 . 强化时效观念，优化救治流程，大力提高严重创伤救治成功率 . 创伤与急诊电子杂志，2013，1（1）：8

［11］管军，杨兴易 . 危重患者紧急人工气道的建立 . 中华急诊医学杂志，2002，11（1）：68

［12］Allison DJ，Thomas A，Beaudry K，et al.Targeting inflammation as a treatment modality for neuropathicPain in spinal cord injury：a randomized clinical trial.J Neuroinflammation，2016，13（1）：152

[13] Bruel BM，Burton AW.Intrathecal therapy for cancer–relatedPain.Pain Med，2016，Epub

[14] Health Quality Ontario.Intrathecal drug delivery systems for noncancerPain：a health technology assessment.Ont Health Technol Assess Ser，2016，16（2）：1

[15] Hou S，Kemp K，Grabois M.A systematic evaluation of burst spinal cord stimulation for chronic back and limbPain. Neuromodulation，2016，19（4）：398

[16] Grider JS，Manchikanti L，Caravannopoulos A，et al.Effectiveness of spinal cord stimulation in chronic spinalPain：A systematic review.Pain Physician，2016，19（1）：E33

[17] 东贵荣，马铁明 . 刺法灸法学 . 北京：中国中医药出版社，2012

[18] 史可任 . 颈腰关节疼痛及注射疗法 . 北京：人民军医出版社，2012

[19] 韦贵康 . 中医筋伤学 . 上海：上海科学技术出版社，1997

[20] 朱汉章 . 针刀临床诊断与治疗 . 北京：人民卫生出版社，2009

第十一章　骨科护理技术

第一节　学科概述

近几年，随着骨科专业的新理论、新技术的发展与应用，骨科护理技术和理论得到了很大的发展，骨科护理从外科护理中脱颖而出，成为护理学中一门新兴的专科护理学分支。骨科护理的学科建设中，先后细分出了创伤骨科护理、显微外科护理、血管外科护理、手外科护理、骨科康复护理等护理专科。骨科护理在骨科危重症监护、关节置换、康复护理、中医护理、微创技术开展中发挥着医疗不可替代的作用。全国各级学会已将骨科护理分列为独立专委会，充分显现出骨科护理的专科地位、独有地位。

传统骨科护理技术主要包括小夹板固定术、石膏绷带术、牵引术、各支具的应用等。骨科专科护理工作内容主要体现在骨科患者体位管理、伤肢观察、心理护理及专科护理技术操作应用等方面。现代骨科专业的飞速发展，与之相匹配的骨科护理技术应运而生，如各种新型支具应用、冷热疗技术的应用、功能锻炼辅助器械的应用、中医护理技术的应用等，使骨科护理技术不断丰富。临床护理工作中，骨科护士各种评估技术应用、围手术期护理康复指导的早期介入、患者的营养管理、疼痛管理、快速康复模式的应用，以及为患者提供住院及出院后全程的健康教育与功能锻炼指导已成为骨科护士主要工作内容。骨科护理工作的内涵和外延随着骨科护理发展、骨科护理亚专业的出现而不断扩展。

我院骨科护理主要围绕创伤骨科、关节置换、运动创伤、骨与关节退行性变等骨科疾病，为患者提供连续、优质的专科护理技术、康复护理与功能指导。其中各专科的牵引护理、各专科的支具使用、手术后患者早期功能康复介入、指导患者核心肌肉力量锻炼、各康复辅助工具的使用等，已成为我院的特色护理技术。

我院骨科护理另一突出的特色技术就是中医护理技术操作的应用和康复操的应用。无论保守治疗患者还是手术治疗患者，中医护理操作技术应用可贯穿住院患者住院始终，如中药熏洗、中药涂擦、艾灸、拔罐、中药贴敷、中药湿敷、穴位按摩、中药封包、中药硬膏贴、中药热奄包等。尤其是围手术期中医药及护理技术的应用，更是在消肿止痛、创造良好手术条件方面有显著效果。康复操是护士健康教育与功能指导的特色内容，护士根据患者疾病特点编制的各种康复操，如颈椎疾病患者八段锦操、强直性脊柱炎患者手腕关节韵律操、儿童上肢骨折功能锻炼游戏操等已成为护士日常健康教育中又一特色护理亮点。

（陈晓蓉）

第二节　骨科手术护理技术

一、骨科手术体位安置

（一）骨科手术体位的安置原则

1. 体位的安置　由手术医生、麻醉师、巡回护士共同完成。

2. 充分显露手术视野　在减少对患者生理功能影响下，显露手术部位，同时保护患者隐私。

3. 保证患者安全舒适　维持患者正常人体生理功能位及生理弯曲，避免过度牵拉、扭曲使血管、神经、肌肉损伤；适当约束，松紧适宜；局部避免长时间压迫，注意保护骨突出部位。

（二）骨科手术体位安置常用物品

C 形头部保护垫、头部支撑垫、臀部减压垫、半圆柱状支撑垫、足跟保护垫、侧卧位手臂保护垫、软枕、棉垫、手腕部约束带、躯干部约束带等。

（三）四肢手术体位摆放要点

1. 上肢手术　患者平卧，头下垫软枕。肩关节外展不可超过 90°，健侧上肢外展固定在托手板上，患侧上肢外展放于上肢手术台板上。双腿略分开，膝关节下垫软垫，足部用足跟垫保护。

2. 下肢手术　患者平卧，头下垫软枕。双侧上肢外展，肩关节外展不可超过 90°。双腿略分开，健侧膝下及足部使用保护垫。

3. 下肢牵引卧位手术　患者平卧，头、颈、躯干呈直线。健侧上肢略外展，患侧上肢曲臂过胸用体位架固定于腹部，并使用手部约束带约束。会阴部使用保护垫保护，双足用棉垫保护穿入鞋套并固定。

（四）关节镜手术体位摆放要点

1. 肩关节镜（以下两种体位均适用）

（1）侧卧牵引位：术前将侧卧位手部保护垫置于手术床上并固定，躯干部用减压垫保护受压部位。在麻醉后取健侧卧略后倾，头下垫 C 形头圈，健侧上肢外展于托手板上并固定，两腿呈走步式，上腿伸直，下腿向前稍屈曲，两膝间垫软枕，约束带固定于大腿下 1/3 处，足跟垫保护外踝受压部位。体位架固定于肩背部、骶尾部与耻骨联合处。患侧手臂消毒后用袖套包裹并用绷带牵引外展，以 5kg 左右的重物置于床尾牵引架上进行悬吊牵引。手术托盘分别放于患者大腿及胸前上方，呈 L 形摆放。

（2）坐位：术前将体位架置于手术床上并固定，患者平卧其上，头枕入头托中，颈下以圆柱形软垫支撑。麻醉后用棉垫保护头部，并用宽胶布固定，使头部稳定，妥善固定气管导管。先将床尾抬高，再将体位架抬高成适当位置固定。健侧上肢置于身体一侧并用三角软垫缠绕固定；患侧上肢悬空，髋、膝关节适当屈曲；约束带固定于大腿处，妥善放置各类管道。托盘分别放于患者大腿及胸前上方，呈 L 形摆放。

2. 膝关节镜　患者平卧，双侧上肢外展固定于托手板上，不超过 90°，头部垫软枕，健侧下肢足跟保护用垫将体位架固定于床边轨道不同位置，调节体位架使患肢处于合适屈膝度，大腿外侧上 1/3 处使用体位架固定防止髋关节外翻外旋。

3. 肘关节镜（以下两种体位均适用）

（1）侧卧位：术前将侧卧位手部保护垫置于手术床上并固定，麻醉后取健侧卧位，头下垫 C 形头圈。健侧上肢外展于托手板上并固定，患侧上臂放置肘关节托架，调至适当高度，前臂自然下垂，肩关节外展小于 90°。两腿之间垫软枕，上腿屈曲，下腿伸直。约束带固定于大腿下 1/3 处，足部保护垫保护下腿外踝。肩背部、骶尾部与耻骨联合处分别用体位架固定。

（2）俯卧位：术前将 L 形托手架放于手术床上，麻醉后患者俯卧，面部朝下，身体两侧（季肋部到髂前上棘）垫半圆柱状减压垫使胸腹部悬空，呼吸不受限制。健侧上肢自然弯曲放于头侧。患侧上臂置于 L 形托手架上，前臂自然下垂。双足至膝部垫一软枕，使膝部不受压，足尖自然弯曲下垂。

（五）脊柱手术体位摆放要点

1. 颈伸仰卧位（颈椎前路手术适用） 患者平卧，头部垫 C 形头圈，颈下垫圆柱状支撑垫，使颈后伸，肩部垫高，充分暴露颈部。双手置于身侧，掌心向内，用宽布胶布从肩部皮肤拉紧至手部并固定于床沿。骶尾部使用减压垫，双侧膝关节下方垫软枕，约束带固定于大腿部，足部用足跟垫保护。手术托盘放于头端上方，手术床调节至头高脚低位。

2. 颈椎段俯卧位（颈椎后路手术适用） 取下手术床头板，安装颈后路支架。患者麻醉后，置头部俯于支架上，注意保护面部不受压。身体两侧（季肋部到髂前上棘）垫半圆柱状减压垫使胸腹部悬空，双手置于身侧，掌心向内。两脚略分开，软枕垫于小腿下，足尖自然下垂。用宽布胶布从肩部皮肤拉紧至手部并固定于床沿，大腿部适当约束。手术托盘放于头端上方，手术床调节至头高脚低位。

3. 胸腰椎段俯卧位（胸腰椎后路手术适用） 患者麻醉后，面部朝下置于头部支撑垫中。身体两侧（季肋部到髂前上棘）垫半圆柱状减压垫使胸腹部悬空，双上肢自然弯曲放于头两侧，远端关节低于近端关节，肩、肘关节略小于 90°。两脚略分开，软枕垫于小腿下，足尖自然下垂。大腿部、双上肢适当约束。手术托盘固定于患者大腿处上方。

4. 胸腰椎段侧卧位（胸腰椎前路手术适用） 麻醉前将患者腰部置于手术床腰桥处，将侧卧位手部保护垫置于手术床上并固定。麻醉后取侧卧 90°位，头下垫高度合适的 C 形头圈。下侧手臂外展于托手板上并固定，上侧手臂置于托手板时应调节至适当高度，双臂与身体呈 90°为宜。下腿伸直，上腿微曲，双腿中间放软垫，约束带固定至大腿处。背部、骶尾部与耻骨联合处分别用体位架固定。调节手术床腰桥，手术托盘固定于患者大腿上方处。

5. 椎间盘手术俯卧位 摆放要点参考胸腰椎段俯卧位。摆放结束后调节手术床腰桥处，可以充分暴露椎间隙。手术托盘固定于患者大腿上方处。

6. 骨盆手术漂浮体位 患者侧卧，头部及双上肢摆放要点参考胸腰椎段侧卧位。下腿微曲，外踝垫足跟垫，上腿自然屈曲放于手术床上，大腿处约束带固定。肩背部、骶尾部、胸骨柄处分别用体位架固定。手术托盘固定于患者大腿上方处。

二、骨科手术护理配合要点

骨科手术护理配合步骤因手术医生个人习惯、内植入物选择不同，而有所不同。本章结合我院实际情况，有目的地选择一些手术护理配合来介绍巡回护士与洗手护士的配合要点及其注意事项，其他手术护理配合则按照列举的案例酌情调整。

（一）关节置换手术配合

1. 人工全髋关节置换术手术配合

（1）巡回护士手术配合要点

①体位安置：侧卧位。

②注意事项：术前检查仪器设备，规范使用高频电刀。安置体位时，保护各种管道，防止血管、神经、骨突出部位受压。术中严密观察和监测患者生命体征。

（2）器械护士手术配合要点

①配合流程：消毒、铺单→显露髋关节→处理髋臼→股骨颈截骨→显露髋臼→修整髋臼→磨削髋臼→安放髋臼假体→处理股骨髓腔→安放股骨假体→复位髋关节→冲洗伤口，放置引流，关闭伤口。

②注意事项：术中及时清理截下的骨组织，留取松质骨以备植骨。及时清理电刀笔上的焦痂。假体采用无接触式传递。术中戴防血液飞溅防护面罩。

2. 人工全膝关节置换术手术配合

（1）巡回护士手术配合要点

①体位安置：仰卧位。

②注意事项：术前检查仪器设备，规范使用高频电刀。使用骨水泥时密切关注患者生命体征，同时关注止血带持续使用时间。

（2）器械护士手术配合要点

①配合流程：消毒、铺单→膝关节前正中入路，显露膝关节→胫骨平台截骨→股骨截骨→胫骨开槽→安放假体→冲洗伤口，放置引流，关闭伤口。

②注意事项：同人工全髋关节置换术手术配合。另外，调制骨水泥时，注意使用时间。

3. 人工肩关节置换术手术配合

（1）巡回护士配合要点

①体位安置：半坐卧位。

②注意事项：术前检查仪器设备，规范使用高频电刀。使用骨水泥时密切关注患者的生命体征。建立静脉通道首选下肢，以防影响手术操作。

（2）器械护士手术配合要点

①配合流程：消毒、铺巾→显露深部组织→显露肩关节→取出肱骨头→截骨切除肱骨近端→扩大肱骨髓腔，选择假体→安装假体（骨水泥固定）→植骨，复位肩关节→冲洗伤口，放置引流，缝合伤口。

②注意事项：备肌腱缝合线，术中标记肱骨大结节、小结节肌腱及肩袖组织时使用。备1、4号丝线结扎血管用。假体采用无接触式传递。术中及时清理截下的骨组织，留取松质骨以备植骨。调制骨水泥时，注意使用时间。

4. 人工肘关节置换术手术配合

（1）巡回护士手术配合要点

①体位安置：仰卧位合并患肢胸前位。

②注意事项：前3条同肩关节置换手术配合。关注止血带使用时间。

（2）器械护士手术配合要点

①配合流程：消毒、铺巾→游离尺神经，剥离肱三头肌肌腱→显露桡骨头→切除桡骨头→尺骨截

骨并扩大尺骨髓腔→肱骨截骨并扩大肱骨髓腔→安装假体→冲洗伤口，放置引流，缝合伤口。

②注意事项：准备引流条，用于术中保护尺神经。

（二）关节镜手术配合

1. 关节镜下膝关节相关手术配合

（1）巡回护士手术配合要点（我院各类关节镜手术通用）

①体位安置：仰卧位，患肢备好体位架，常见体位有极度屈膝位、屈膝90°、屈膝30°等。

②注意事项：术前检查仪器设备，关节镜主机应放置患者健侧，便于操作。术中使用加温冲洗液，保持负压畅通。注意患者保暖，防止低体温，有条件可使用加温设备。做好图像、视频的采集工作。

（2）器械护士手术配合要点（关节镜下膝关节镜检相关手术配合）

①配合流程：消毒、铺单→连接系统主机、灌注装置、负压吸引→膝关节镜入路建立→镜检、关节清理→处理相应病变部位→冲洗关节腔→缝合伤口。

②注意事项：术前及术后检查镜面完整性，防止损坏。进入关节腔的器械，在送入与取出时应检查尖端完整性。光导纤维线应注意检查有无打折，防止光导纤维断裂，影响镜光性。术中及时留取标本并送检。手术台应铺防水手术单，手术参与人员应着防水衣。

（3）膝前交叉韧带重建手术配合

①配合流程：消毒、铺单→连接系统主机、灌注装置、负压吸引→膝关节镜入路建立→镜检、关节清理→切取肌腱或髌韧带，制作移植体→建立股骨隧道→建立胫骨隧道→引入移植体→固定股骨端、胫骨端→术中透视，冲洗关节腔→缝合伤口。

②注意事项：同关节镜下膝关节镜检相关手术配合。另外，移植体的制作应符合手术要求，防止移植体被污染，胫骨端与股骨端数据测量应准确。做好手术台面的防水工作。

（4）膝后交叉韧带重建手术配合

①配合流程：消毒、铺单→连接系统主机、灌注装置、负压吸引→膝关节镜入路建立→镜检、关节清理→切取肌腱，制作移植体→建立胫骨隧道→建立股骨隧道→引入移植体→固定股骨端、胫骨端→术中透视，冲洗关节腔→缝合伤口。

②注意事项：同膝前交叉韧带重建手术配合。

2. 关节镜下踝关节相关手术配合

（1）巡回护士手术配合要点

①手术体位：仰卧位。

②注意事项：同关节镜下膝关节相关手术配合。

（2）器械护士手术配合要点

①配合流程：消毒、铺单→连接系统主机、灌注装置、负压吸引→踝关节镜入路建立→镜检、关节清理→处理相应病变部位→冲洗关节腔→缝合伤口。

②注意事项：同关节镜下膝关节镜检相关手术配合。另外，备10～15mL生理盐水充盈关节腔内用，以防止建立入路时损伤周围神经血管及肌腱。踝关节间隙狭窄，进行手术操作时，护士应特别关注使用中器械的完整性。

3. 关节镜下肩关节相关手术配合

（1）巡回护士手术配合要点

①手术体位：侧卧牵引位或坐位。

②注意事项：同关节镜下膝关节相关手术配合。另外，安置体位时，注意保护各种管道折叠，防止神经、血管、骨突出部位受压。建立静脉通道首选下肢，以防影响手术操作。灌注液加温使用，及时更换负压引流瓶。注意维持灌注水压，保证视野清晰，行侧卧牵引位时，建议间隔两小时放松患侧上肢牵引 10 ～ 15 分钟。

（2）器械护士手术配合要点

①配合流程：消毒、铺单→连接系统主机、灌注装置、负压吸引→肩关节镜入路建立→镜检、关节清理→处理相应病变部位→冲洗关节腔→缝合伤口。

②注意事项：同关节镜下膝关节镜检相关手术。另外，镜下缝合时，随时关注手术进程，备好缝合工具（缝合钩、环钳、抓钳、打结器等），及时传递器械。缝合线传递时注意避免尾端污染。协助医生做各组缝合线的标记，以备镜下打结。

4. 关节镜下髋关节相关手术配合

（1）巡回护士手术配合要点

①手术体位：仰卧位合并下肢牵引位。

②注意事项：同关节镜下膝关节相关手术配合。另外，安置体位时，注意保护各种管道，防止神经、血管、骨突出部位受压。建立静脉通道首选健侧上肢，以防影响手术操作。手术时间间隔两小时，建议放松患侧肢体牵引 10 ～ 15 分钟。

（2）器械护士手术配合要点

①配合流程：消毒、铺单→连接系统主机、灌注装置、负压吸引→髋关节镜入路建立→镜检、关节清理→处理相应病变部位→冲洗关节腔→缝合伤口。

②注意事项：同关节镜下膝关节镜检相关手术配合。

5. 关节镜下腕关节相关手术配合

（1）巡回护士手术配合要点

①手术体位：仰卧位合并患肢外展位。

②注意事项：同关节镜下膝关节相关手术配合。

（2）器械护士手术配合要点

①配合流程：消毒、铺单→连接系统主机、灌注装置、负压吸引→腕关节镜入路建立→镜检、关节清理→处理相应病变部位→冲洗关节腔→缝合伤口。

②注意事项：同关节镜下踝关节镜检相关手术。另外，腕关节镜镜头短小，易折断，拿取时注意保护。

6. 关节镜下肘关节相关手术配合

（1）巡回护士手术配合要点

①手术体位：侧卧位或俯卧位。

②注意事项：同关节镜下膝关节相关手术配合。

（2）器械护士手术配合要点

①配合流程：消毒、铺单→连接系统主机、灌注装置、负压吸引→显露尺神经→肘关节镜入路建立→镜检、关节清理→处理相应病变部位→冲洗关节腔→缝合伤口。

②注意事项：同关节镜下膝关节镜检相关手术配合。另外，建立切口前，应先标记及保护尺神经。

7. 后外侧椎间盘镜手术配合

（1）巡回护士手术配合要点

①手术体位：俯卧位。

②注意事项：同关节镜下膝关节镜检相关手术配合。

（2）器械护士手术配合要点

①配合流程：透视定位→消毒铺单→切开皮肤，扩张切口→再次透视确认→连接系统主机、灌注装置、负压吸引→剥离椎板间隙软组织，行椎板开窗减压→探查显露神经根→探查摘除椎间盘→冲洗伤口，确认神经根完全松解→缝合伤口。

②注意事项：同关节镜下膝关节镜检相关手术配合。另外，椎间盘器械细长，传递器械时应注意无菌原则及方向，以方便手术医生使用。做好手术台面防水工作。

（三）脊柱创伤手术配合

1. 颈椎前路相关手术配合

（1）巡回护士手术配合要点

①手术体位：颈伸仰卧位。

②注意事项：安置体位时，注意患者颈部不要过度后伸，双手妥善固定于身体两侧。在患者下肢建立静脉通道。

（2）器械护士手术配合要点

①配合流程：透视定位→消毒、铺巾→显露切口→定位→椎间盘切除→椎管减压→取髂骨→椎间植骨融合→钢板螺钉固定→冲洗、缝合切口。

②注意事项：注意清点术中用物的数目及完整性，包括棉片、KD 粒、棉球等。术中提前准备止血用物（可吸收止血纱、止血海绵、棉片等）。

2. 椎弓根内固定手术配合

（1）巡回护士手术配合要点

①手术体位：俯卧位。

②注意事项：安置体位时，注意保护患者的眼睛和口唇。定时观察患者受压部位皮肤情况并做适当调整减压。注意为患者保暖，建议使用加温仪。如术中失血量多，应建立两条及以上静脉通道。

（2）器械护士手术配合要点

①配合流程：透视定位→消毒、铺巾→显露切口、棘突→再定位→置入固定螺钉→椎管减压→置入连接棒→固定两侧螺钉→去除椎板骨皮质→植骨→冲洗伤口，放置引流，缝合伤口。

②注意事项：同颈椎前路手术。另外，磨钻使用时，应防止卷入周围棉片。

3. 经皮椎体成形手术配合

（1）巡回护士手术配合要点

①手术体位：俯卧位。

②注意事项：患者多为老年人，伴骨质疏松，安置体位时，注意动作轻柔，防止再次伤害。术中使用 C 形臂 X 线机，按要求操作，保护术野无菌；对参加手术的人员和手术患者应进行防护。注入骨水泥时，应注意患者生命体征的变化。

（2）器械护士手术配合要点

①配合流程：透视标记→消毒、铺巾→进针→通道建立→通道扩大→扩张复位→注入骨水泥→缝

合、包扎伤口。

②注意事项：调制骨水泥时，应注意使用时间。

4. 经后路脊柱侧弯矫形手术配合

（1）巡回护士手术配合要点

①手术体位：俯卧位。

②注意事项：同椎弓根内固定手术配合。另外，术中严密观察患者病情变化；按要求使用追加的抗生素，预防手术部位感染。术后妥善固定各种管道，并做好标记。

（2）器械护士手术配合要点

①配合流程：透视定位→消毒、铺单→显露切口→椎板显露→置入螺钉→植入棒→矫形→唤醒实验→植骨→放置横连接→透视确认→冲洗伤口，留置引流，缝合伤口。

②注意事项：同椎弓根内固定手术。另外，因术中使用器械量大，及时遮盖暂未使用器械。

（四）四肢创伤手术配合

1. 巡回护士手术配合要点

（1）手术体位：

上肢手术：仰卧位。

下肢手术：仰卧位、下肢牵引卧位、侧卧位。

（2）注意事项：手术体位摆放合理，便于术中透视。关注止血仪的持续使用时间。上肢手术静脉通道尽量建立在下肢，避免与血压袖带在同一侧肢体。

2. 器械护士手术配合要点

（1）配合流程：消毒、铺巾→切开皮肤→显露骨折断端→骨折复位→钢板、螺钉内固定→透视确认→冲洗、缝合伤口。

（2）注意事项：术前用物准备齐全，备齐各种型号复位钳、克氏针。显露断端后，准备生理盐水冲洗伤口，清除瘀血块。手术医生复位骨折时，注意其双手手套完整性。行术中透视时，应对手术切口进行遮盖，防止污染。

（*廖涛*）

第三节　骨科专科护理技术

一、老年骨科护理技术

（一）护理评估

老年骨科患者多数丧失生活自理能力，需要较长时间卧床休息，且因伴有不同程度的骨质疏松，给护理工作带来了很大的难度。患者如果得不到良好的护理，会导致多种并发症的发生，为此预防压疮、跌倒/坠床、深静脉血栓、坠积性肺炎等并发症的发生，是老年骨科护理中极为重要的工作内容。

1. 压疮的评估　患者入院即使用Braden压疮风险评估量表，准确评估患者发生压疮的风险程度，有效采取干预措施，避免压疮发生。也可使用Norton评分量表对老年骨科患者进行压疮危险因素评估。入院患者压疮评估率100%。

2. 跌倒 / 坠床护理评估　采用 Morse 跌倒评估量表对老年患者进行及时准确的跌倒危险因素的评分，了解风险程度。它涵盖了跌倒史、超过 1 个医学诊断、行走辅助、静脉输液治疗、步态、认知状态 6 个方面。入院患者跌倒 / 坠床护理评估率 100%。

3. 疼痛评估　应用疼痛评估表评估患者疼痛程度。数字评分法（NRS）和改良面部表情评分法（FLACC）分别被用于意识清楚和意识不清的老年骨科患者。

4. 意识评估　通过观察与交谈、痛觉试验、神经反射（瞳孔、吞咽、角膜）等压、捏、呼、问、令手段，评估睁眼反应、运动反应、语言反应，判断意识状态。意识障碍分为嗜睡、意识模糊、昏睡、昏迷。意识障碍患者用 GCS 评估意识障碍和昏迷程度。

5. 谵妄的评估　谵妄评定表（CAM-CR）为半定式评定量表，包括急慢性病程、注意力障碍、思维混乱、意识障碍、定向障碍、记忆减退、知觉障碍、兴奋、迟滞、病情波动、睡眠 – 觉醒周期改变等 11 项。≥ 20 分提示谵妄的可能性大，＜ 19 分排除谵妄；以 22 分作为辅助诊断谵妄的界值，即 ≥ 22 分诊断为谵妄。

6. 深静脉血栓的评估　使用 Autar 深静脉血栓形成风险评估表对患者发生深静脉血栓危险性进行分级。

（二）护理技术

1. 防髋关节置换术后脱位护理　手术后保持患肢的特殊体位：仰卧位双膝间加垫三角垫枕、双膝及足尖向上，患肢外展 30°，以防髋关节内收内旋。同时在日常生活中仍要注意以下几个问题。

（1）坐位：术后第 1 个月内坐的时间不宜过长，保持膝关节低于或等于髋部，双腿分开 15cm 以上，且不宜坐过低的椅子、沙发，忌交叉腿和踝，前弯身忌超过 90°，坐时身体向后靠，腿向前伸，禁止做盘腿和跷二郎腿等动作。

（2）如厕：用加高的自制坐便器如厕，或在辅助下身体后倾患腿前伸如厕，注意保持膝关节低于髋部。

（3）取物：术后 2 周内忌做弯腰捡地上的东西，忌突然转身或伸手去取身后的物品，吃饭时宜把饭碗放在面前。

（4）乘车：臀部位置向前坐，身体向后靠，腿尽量前伸。

（5）淋浴：伤口愈合后，宜坐高凳淋浴，喷头为可移动的手持喷头，并准备一个带长柄的沐浴海绵以便能触到下肢和足。

（6）穿脱鞋袜：注意禁忌动作，宜选择不系带的松紧鞋、宽松裤。

（7）完全康复后可进行的体育活动：散步、园艺、骑车、保龄球、乒乓球、游泳、跳舞，并保持适当的体重。避免进行对新髋关节产生过度压力造成磨损的活动，如跳跃、快跑、滑雪、滑水、网球等。

2. 骨折牵引护理

（1）体位：根据患者牵引部位选择合适体位，固定于牵引器。

（2）牵引后密切观察肢端血循环，如皮肤颜色、温度、动脉搏动、毛细血管充盈度、感觉及活动等。

（3）皮肤护理：每 2 小时翻身 1 次，指导患者正确抬臀，尽可能减少胶布、绷带对皮肤的不良刺激。

（4）注意保证牵引效能：牵引锤要悬空，牵引绳应滑动自如，牵引绳上不能放置重物，不能随意加减牵引重量。

（5）定期消毒牵引针孔，予纱布覆盖，预防感染。

（6）下肢牵引患者鼓励定时做踝泵运动及股四头肌静力收缩训练，以防足下垂畸形的发生及减轻肌肉萎缩的程度。

3. 夹板外固定护理

（1）体位：根据复位需要选择适当体位。

（2）夹板固定：固定期间保持患肢的功能位置，上肢患者下床行走时，要用吊带将前臂悬吊于胸前。夹板包扎的松紧度以布带能在夹板上下移动 1cm 为标准。

（3）夹板固定后注意观察伤肢血液循环情况，疼痛、肢端肿胀、皮肤温度及皮肤颜色、感觉等情况，如出现异常情况，及时告知医生。

（4）骨突出要加垫棉垫，避免夹板压迫形成压疮。

（5）固定期间加强功能锻炼，积极做关节屈伸锻炼。

4. 中医护理技术

（1）外治技术：有中药贴敷、中频脉冲电治疗、中药涂擦、灸法和中药硬膏等。过敏体质者慎用。且因老年患者肢端感受及皮肤感受均较迟钝，操作时护士应随时询问患者感受，避免护理技术操作意外事件发生。

（2）服药指导：内服中成药一般用温开水（或药引）送服，散剂用水或汤药冲服。

服用胶囊不能碾碎或咬破；合剂、混悬剂、糖浆剂、口服液等不能稀释，应摇匀后直接服用。用药前仔细询问过敏史，密切观察用药反应，发现异常，及时报告医生并协助处理。

（3）饮食指导：骨折早期（伤后 1 ～ 2 周）以易消化、富营养食物为原则。半流质饮食或普食为主，如稀米粥、面条、蔬菜、蛋类、水果、鱼汤、瘦肉等；加以鲜奶、香蕉、豆奶、蜂蜜水等。

骨折中期（伤后 3 ～ 4 周）以和胃健脾、增加营养、接骨续筋为原则。少吃甜食，少喝咖啡、浓茶及碳酸饮料等。

骨折后期（伤后 4 周以上）以补气养血、调养肝肾为原则。饮食上可以解除禁忌，食谱可配以老母鸡汤、猪骨汤、羊骨汤等。进食混合性食物具有互补功能，有利于提高人体对蛋白质的吸收利用率。

5. 预防压疮护理

（1）通过更换体位、科学使用减压器具来缓解受压皮肤组织压力。气垫床、冰水垫等的应用，能有效防止压疮形成。

（2）避免受压部位汗渍、尿渍浸泡，对局部皮肤产生刺激。

（3）积极的营养支持。

（4）如发生压疮，湿性理论是目前比较认同的压疮创面处理原则，伴有感染的创面常常需要通过外科清创来控制感染。

6. 预防跌倒 / 坠床护理

（1）入院 2 小时内准确评估危险因素，了解评分结果。

（2）常规上床档，确保环境安全，夜间使用地灯照明。

（3）一旦发生跌倒坠床，不要立即搬动患者，需初步判断患者受伤部位后再行搬动，紧急情况原地救治。

7. 骨质疏松护理

（1）疼痛护理：恰当及舒适坐位和卧位能够暂时缓解骨质疏松引起的疼痛；热敷和 TDP 局部照射等物理因子治疗也可以缓解疼痛；疼痛剧烈时可口服止痛药。

（2）用药护理：抑制骨吸收类药物使用期间要观察有无低血钙情况发生。双膦酸盐口服类药物要空腹服用。促进骨生成类药物最佳服用时间为清晨空腹，服药后大量饮水，半小时内禁饮食、禁平卧，注意有无消化道反应。口服钙剂应注意避免与绿叶蔬菜同服，增加饮水量，防止泌尿系统结石或便秘。

（3）饮食护理：进食充足的含钙丰富的食物，如牛奶、坚果和含钙丰富的海产品等，中国营养学会推荐成人每日摄入钙 800mg，中老年人为 1000mg。早上进行短时间的日光浴和补充一定量的维生素 D 也是有效方法之一。

（4）适量运动。

8. 预防肺部感染护理

（1）保持病室空气新鲜、温湿度适宜，温度保持在 18 ～ 22℃，湿度控制在 50%～ 60%。

（2）使患者保持舒适体位，咳嗽胸闷者取半卧位或半坐卧位。

（3）每日清洁口腔 2 次，保持口腔卫生，有助于预防口腔感染，增进食欲。

（4）在心肾功能正常的情况下，每天饮水 1500mL 以上。

（5）协助翻身拍背，指导患者掌握有效咳嗽、咳痰、深呼吸的方法。吹气球方法常规应用。

（6）指导患者进行呼吸功能锻炼，常用的锻炼方式有缩唇呼吸、腹式呼吸等。

9. 谵妄的护理

（1）提供一个舒适的治疗环境，治疗尽量集中完成，动作轻柔，最大可能减少刺激。

（2）加强基础护理，保持口腔的清洁舒适。予以高热量、高蛋白、高维生素食物。部分患者表现为异常兴奋，常大汗淋漓，故要及时更换衣物。指导患者有效咳嗽、咳痰，做好预防压疮的护理。

（3）睡眠护理：夜间灯光应柔和暗淡，防止黑暗带来的恐惧，减少人员流动，确保患者睡眠充足，必要时遵医嘱予以药物安眠。对睡眠规律改变，昼夜颠倒者，应记录睡眠时间，昼睡夜醒者，白天唤醒与之交谈，重建正常睡眠习惯。

（4）安全护理：24 小时监护，严防坠床和跌倒，必要时进行适当的保护性约束。按患者日常习惯佩戴眼镜或助听器，增强其自身安全感，消除恐惧，增加家属陪同。

（三）功能锻炼指导

1. 原则　既要鼓励锻炼，又要循序渐进，积极介入心肺功能锻炼。

2. 呼吸功能锻炼　可有效预防肺部感染。

（1）腹式呼吸法：腹式呼吸法指呼吸时让腹部凸起，吐气时腹部凹入的呼吸法。初学者以半卧位最合适。两膝半屈或在膝下垫一个小枕头，使腹肌放松，两手分别放在前胸和上腹部，用鼻子缓慢吸气时，膈肌松弛，腹部的手有向上抬起的感觉，而胸部的手原位不动，呼气时腹肌收缩，腹部的手有下降感。患者每日练习 5 ～ 7 次，每次 5 ～ 15 分钟。

（2）缩唇呼吸法：缩唇呼吸法就是以鼻吸气，缩唇呼气，即在呼气时，胸部前倾，口唇缩成吹口哨状，使气体通过缩窄的口型缓缓呼出。吸气与呼气时间比为 1∶2 或 1∶3。要尽量做到深吸慢呼，缩唇程度以不感到费力为度。每分钟 7 ～ 8 次，每天锻炼 2 次，每次 10 ～ 20 分钟。

（3）呼吸操：①单举呼吸：单手握拳并举起，举起时深吸气，放下时缓慢呼气（吸气∶呼气=1∶2 或 1∶3）或做缩唇呼吸。②托天呼吸：双手握拳，有节奏地缓慢举起并放下，举起时吸气或呼气，放下时呼气或吸气。③蹲站呼吸：双手自然放松，做下蹲动作同时吸气，站立时缓慢呼气。

3. 运动锻炼

（1）床上关节被动锻炼：可各关节（上肢：肩、肘、腕、指各关节）向各方向（前、后、左、右、上、下）按大关节至小关节活动顺序进行。运动幅度从小到大，各关节方向运动 3 ～ 5 遍，每日 1 ～ 2 次，速度宜缓慢，循序渐进。

（2）主动运动：①锻炼上肢肌肉及手关节运动：用力握拳和充分伸展手指，并经常保持手的精细动作和训练，如书写、用筷子进餐等动作。②锻炼下肢肌肉及足踝关节运动：用力收缩与放松股四头肌，可行直抬腿训练，即伸直位将整条腿抬起，腿与床之间的夹角在 30°左右为最佳。保持 5 秒钟，然后放下 2 ～ 3 秒钟，如此反复。每天做 3 ～ 4 组。

（鲁丽莎、杜丹）

二、儿童骨科护理技术

（一）护理评估

1. 疼痛程度的评估　学龄前儿童通过 FLACC 量表评定，学龄儿童疼痛评估采用 Wong-Baker 面部表情评估法。

2. 患肢末梢血液循环的评估　①肤色。②皮肤温度。③皮肤感觉。④动脉搏动。⑤毛细血管充盈情况。

3. 神经的评估　肘部骨折、手术患儿评估有无桡神经、尺神经、正中神经损伤表现，腓骨头骨折、手术患儿、下肢外固定患儿观察有无腓总神经损伤表现。

（二）护理技术

1. 中医护理技术

（1）外治技术：有中药贴敷、直流电中药离子导入、中药封包、中药熏洗、灸法和低频脉冲电疗法。操作时护士不宜离开，随时询问患儿感受，避免护理技术操作意外事件发生。

（2）服药指导：指导患儿内服中药时，尤其注意口服药量与患儿体位，避免噎呛。不宜口服丸剂、散剂。

（3）饮食护理：指导患儿骨折早期食活血化瘀、清淡易消化食物，如田七瘦肉汤、鱼片汤。骨折中期食补气活血、接骨续筋食物，如续断猪脚筋汤、北芪乌鸡汤。骨折后期食补益肝肾、强壮筋骨食物，如杜仲、枸杞子煲乌鸡、兔肉等。

2. 牵引固定器械护理技术

（1）上肢多功能牵引复位固定器护理：适用于肱骨髁上骨折患儿。

①体位：将患肢肩外展 90°水平位，肘关节屈曲 90°固定于牵引器上。

②复位后根据移位情况调整牵引力线至内或外侧滑轮。随时观察牵引力线。

③新上牵引患儿要做好交接班，倾听患儿主诉，观察有无血管和神经损伤。发现异常及时通知医师处理。

④注意保证牵引效能：牵引锤要悬空，牵引绳应滑动自如，牵引绳上不能放置重物，不能随意加减牵引重量。

⑤定期消毒牵引针孔，预防感染。

（2）骨折整复、夹板固定护理：适用于四肢骨折患儿。

①体位：根据需要，复位前患儿采用抱坐位，或卧位。

②小夹板固定：固定期间保持患肢的功能位置。

③整复固定后注意观察患儿伤肢血液循环情况，如出现异常情况，及时告知医生。

④观察小夹板包扎的松紧度，以布带能在夹板上下移动 1cm 为标准。

⑤经常检查压垫的放置位置是否合适。避免夹板压迫形成压疮。保持小夹板的清洁与皮肤卫生。

（3）枕颌带牵引护理：适用于寰枢关节半脱位患儿。

①体位：去枕平卧位，脊柱平直，肩下垫一 4 ～ 5cm 薄垫，使头颈部及肩部肌肉放松，利于牵引复位。

②注意保证牵引效能：头顶不能抵住床头，双侧牵引绳不脱离滑轮的滑槽，牵引重量不可随意更改，牵引物不能触地或中途受阻。

③牵引期间密切观察患儿呼吸、双上肢远端血液循环、感觉、运动等情况，如有异常，应及时报告医生处理。

④加强安全管理。注意牵引带的位置并随时调整，防范下颌带向后滑至颈部压迫呼吸道发生意外。进食时去除牵引，进食后 30 ～ 60 分钟内改颈托固定，以免引起呛咳或误吸。

（三）功能锻炼指导

1. 原则　根据儿童的生理和心理特点，在功能锻炼中辅以玩具，融入游戏元素，增加娱乐性，采用“游戏式功能锻炼”。对肘部骨折使用“音乐功能锻炼导引操”，以提高患儿对功能锻炼的依从性。

2. 骨折各期的功能锻炼指导　骨折早期应对肢体末端的关节进行主动锻炼，如活动上肢的手指或下肢的足趾，每日 150 ～ 200 次；患肢肌肉的等长收缩锻炼，每天训练 15 分钟。骨折中期应逐步开始骨折局部上、下关节的“顺重力活动”，以及与骨折移位相反方向的活动。骨折晚期应以抗阻活动和加强关节活动范围为主，训练中以健肢供给阻力为佳，增大关节活动范围，以主动活动为主。

（韦森）

三、创伤骨科护理技术

（一）护理评估

1. 疼痛的评估　所有创伤患者均需进行疼痛评估，采用视觉模拟评分法（VAS），同时还要评估疼痛的性质、伤肢肢端血液循环、活动等情况，按疼痛管理护理方法进行评估、记录。

2. 创伤局部护理评估　①伤处肤色。②皮肤温度。③皮肤感觉。④动脉搏动。⑤毛细血管充盈情况。⑥伤肢肿胀评估。下肢骨折患者，用卷尺在髌底上两横指处（髌上 10cm，或髌下 15cm）进行测量，双膝测量。

3. 神经的评估　上肢骨折重点评估正中神经损伤、桡神经损伤、尺神经损伤、腋神经损伤；下肢骨折重点评估腓总神经损伤；胸腰椎爆裂骨折患者，感觉检查包括身体两侧 28 对皮区关键点，每个关键点要检查两种感觉，即针刺觉和轻触觉。

4. 功能评定

（1）关节活动度：采用量角器对肘关节屈伸角度进行测量。

（2）肌力：采用 Lovett 分级法评定下肢肌力。

（3）膝关节功能评分：膝关节 Lysholm 和 Tegner 评分。

（二）护理技术

对于创伤患者，早期固定、牵引、肢体功能位摆放十分重要，同时辅以中医护理技术可减轻伤肢的肿胀和骨折的移位。

1. 中医护理技术

（1）外治技术：可用中药贴敷、直流电中药离子导入、手指点穴、中药封包、连续被动运动治疗仪（CPM）治疗和中频脉冲电刺激仪（中频透热治疗仪）等治疗。操作时护士不宜离开，随时询问患者感受，避免护理技术操作意外事件发生。

（2）服药指导：指导患者服药，服药期间忌生冷寒凉、肥腻之品，注意观察是否有腹痛、腹泻。用药前仔细询问过敏史，对过敏体质者慎用，密切观察用药反应。对婴幼儿、老年人等特殊人群尤应注意，发现异常，及时报告医生并协助处理。

（3）饮食护理：指导患者骨折早期重点进食活血化瘀之品，可食用田七炖鸡、桃仁粥等。骨折中期进食重点宜接骨续筋之品，可食骨头汤、动物肝脏之类，如党参怀山枸杞子炖猪骨等。骨折后期进食重点宜补益肝肾、强壮筋骨，饮食宜续断猪脚汤、鹿筋汤等，能饮酒者可适当选用杜仲骨碎补酒、鸡血藤酒、虎骨木瓜酒等。

2. 固定、牵引固定器械护理

（1）颈托：适用于颈部制动和固定、保护。

①体位：协助患者翻身侧卧，固定好颈托。

②注意颈托装戴松紧度宜适中，以一个手指可以进出即可。

③下床前应双腿下垂，在床边端坐 15 ～ 30 分钟（根据患者情况延长时间）后方可下床行走，以免体位性低血压导致跌倒。

④颈托佩戴应做到“躺时摘，起时戴”，保持颈部处于正中位。

⑤初次使用颈托时，应有护理人员陪同，并协助指导使用者正确使用，以防因操作不当意外发生。

（2）胸腰颈支具：适用于胸腰椎骨折手术固定后的患者。

①体位：患者取平卧位，正确固定支具。松紧适度，以能伸入二指为宜。

②根据患者病情，患者佩戴支具离床活动。佩戴应做到“躺时摘，起时戴”。

③每天做深呼吸锻炼：合闭双唇，挺胸用鼻深吸气，持续 5 秒，再微张双唇缓慢吐气，持续 10 秒，每日 3 次，每次做 30 回，可有效预防肺部并发症。

④注意保持舒适度：应该避免支具直接与皮肤接触，内存的衣物平整、吸汗，并每天更换。

⑤下床前双腿下垂，在床边端坐 15 ～ 30 分钟（根据患者情况延长时间）后方可下床行走，以免体位性低血压导致跌倒。

⑥初次使用支具时，应有护理人员陪同，并协助指导使用者正确使用，以防因操作不当意外发生。

（3）膝关节可调式外固定支具：适用于膝关节术后患者。

①体位：患者取平卧位。

②根据医嘱穿戴支具，并将膝关节活动度固定在相应角度并锁定。

③注意患肢有外伤、皮肤有破溃或过敏时不能直接使用；佩戴前检查支具的完整性。注意观察佩戴支具肢体的血液循环，同时避免皮肤有磨损，定期检查。

④佩戴固定器的时间和角度应严格遵守医生的指导。

（4）跟腱靴：适用于跟腱断裂术后患者的康复，踝、小腿及足部骨折后，脚踝韧带损伤，关节置换术后，关节融合使用。

①体位：半坐卧位或平卧位。

②严格遵医嘱调节跟腱靴的角度。有效穿戴跟腱靴，长短松紧适宜。

③使用前检查铝合金夹板是否有变形，能否正常使用。

④密切观察皮肤是否有过敏现象，若发现此类问题应及时咨询医生。

（5）肩关节外展支具：适用于肩袖损伤、肩关节复发性脱位手术后的患者。

①体位：端坐体位或半卧位。

②有效固定外展支具，将抱枕固定在患侧腰间，患侧手掌自然握放前部握力球，保持肩关节外展45°固定，松紧以插入一指为宜，肘关节屈曲45°～90°，腕关节及掌指关节保持功能位。防止固定带过紧影响患肩（患侧肩关节）远端肢体血液循环或引起压疮，过松造成移位引起疼痛。

③注意观察患肢的血液循环、皮肤温度及手指活动。

④每日使用温水清洁皮肤，以防过敏。

（三）功能锻炼指导

1. 原则　提倡“早期、积极、主动”的康复理念。通过不断评估患者围手术期伤肢功能情况，在有效控制感染及疼痛的前提下，医护人员为其制定个性化康复计划，分阶段的完成包括肌力、关节活动度，尽快恢复日常生活、工作，以及专项娱乐性或竞技性体育运动的康复过程。下肢骨折及半月板、前叉韧带损伤的患者需注意本体感觉及肢体运动协调性和柔韧性的训练。

2. 骨折各期的功能锻炼指导　骨折早期应对肢体末端的关节进行主动锻炼，加强静力肌肉收缩，防止肌肉萎缩，如膝关节半月板损伤的患者术前开始指导患者完成股四头肌、腘绳肌等肌力训练，患肢肌肉的等长收缩锻炼，每天训练15分钟。上肢骨折患者早期开始活动肢体末节关节如指间关节活动，做好握拳动作，每日150～200次；下肢骨折进行踝泵运动，每日10次，每次50个。

骨折中期以主动活动为主，逐步加大关节活动范围。例如，胸腰椎爆裂骨折患者在协助下主动轴向翻身，卧位四肢主动锻炼，包括小关节活动、上举等，每日150～200次；仰卧位背肌等长收缩训练，每次10～20分钟，每日主动训练3组。肩袖损伤的患者，予以肩关节功能锻炼操进行锻炼，如钟摆练习、持棒伸肘位肩关节被动前屈上举练习、被动外旋、背后持棒被动内旋肩关节、爬墙梯训练、肌力训练。

骨折晚期以抗阻活动和加强关节活动范围，逐步恢复正常生活为主。如下肢骨折患者X线片示有骨痂生长，在进行踝泵运动、股四头肌训练、直腿抬高的基础上增加下床负重训练，承重由1/3逐渐向1/2、2/3过渡。

（邓明月、吴晓、高梦徽）

四、骨与关节退行性病变护理技术

（一）护理评估

骨与关节退行性疾病最常见的有颈椎病、腰椎间盘退行性病（变）、膝关节骨关节炎等，此类疾病严重影响患者的生活质量，有效的护理及健康指导能减轻症状及减缓此类疾病的发展。

1. 疼痛的评估　常用的方法有数字评分法、视觉模拟评分法（VAS）、JOA腰痛评分表、Hendler筛选测定等。膝关节退变及颈椎病的患者通常使用VAS评分，颈椎病患者同时注重评估相应病变区域神经支配部位的感觉、肌力变化；腰椎间盘退变的患者通常使用JOA评分和VAS评分，同时注重评估下肢的神经症状及疼痛性质。

2. 感觉评估　通过测定患者的浅感觉（触觉、温度觉、痛觉）的异常，判断神经损伤和损伤阶段等。膝关节退变患者主要通过 Berg 平衡量表进行本体感觉评估。

3. 肌力的评估　临床常用的是手法肌力评定。膝关节退变患者主要通过 Lovett 肌力分级标准进行肌力评估；颈椎病患者主要对颈前屈、颈后伸、手指的掌指关节屈曲、手指的近端及远端指间关节屈曲、远端指间关节屈曲进行肌力评估。

4. 神经功能评估　评估疾病所涉及神经受损情况。如腰椎间盘退变的患者主要用专科查体比较两侧下肢的皮肤浅感觉、温觉、痛觉的敏感程度，对每个椎间盘对应的神经根的支配区域进行神经功能评估。

5. 关节活动度的评估　常用测量方法有通用量角器、方盘量角器检查法。

（二）护理技术

退行性病变患者应用护理技术种类较多，常见的护理技术有牵引技术、功能锻炼操、气功疗法、八段锦、中药外用、中药口服等，其中牵引技术在我院应用广泛。

1. 中医护理技术　对于骨与关节退行性病变患者，常用的中医护理技术有：中药贴敷、中药熏蒸、中药离子导入、中药塌渍、艾灸、穴位贴敷、穴位注射、拔火罐、针刺、小针刀、封闭、关节灌洗、穴位注射等。对行小针刀手术患者，术后应严密观察患者生命体征，注意穿刺处有无渗出，保持敷料清洁干燥，避免水和汗渍浸湿伤口。

2. 牵引护理　牵引护理要点主要是保持牵引力线的正确及患者牵引位置。患者牵引位置、角度的保持是护理难点，需患者密切配合，必须与患者及家属充分沟通。

（1）膝关节骨关节炎牵引及护理

①体位：仰卧位，使患肢置于关节最松弛状态。

②根据膝关节病变情况，调整牵引重量、牵引角度，固定带松紧适宜，牵引时间每次 30 分钟，每日以 2 次为宜。

③整复后注意观察患者关节疼痛、活动度、双下肢感觉运动等情况。

（2）枕颌带牵引技术及护理

①枕颌带牵引分坐位和卧位，根据病情选择合适的牵引体位和牵引角度（前屈、水平位、背伸位）、重量、时间。

②牵引过程中保持有效的牵引力线，颈部不要悬空。观察枕颌带位置是否舒适，耳廓有无压迫，必要时下颌或面颊部可衬垫软物；男患者避免压迫喉结，女患者避免头发压在牵引带内。

③牵引时颈部制动。

④牵引过程中加强巡视，观察患者有无疼痛加重、头晕、恶心、心慌等不适，并根据情况及时报告医师处理。

⑤牵引结束后，颈部应制动休息 10 ～ 20 分钟，同时做好记录。

（三）功能锻炼指导

1. 原则　根据患者的疾病和心理特点，按照相应疾病功能锻炼方案进行锻炼，同时针对患者个体情况，制定个性化的功能锻炼，锻炼频次以患者不痛为宜。如颈椎病及腰椎间盘突出的患者，功能锻炼除传统的功能锻炼外，结合 PM 舞疗、球操等，融入娱乐性，增加患者依从性，提高患者锻炼效果。

2. 具体训练方法

（1）PM 舞疗：PM 舞疗又称 PM 人体自然恢复疗法，是一种精神治疗与物理治疗相结合的无痛疗法，是由世界著名舞蹈艺术家、运动医学专家、美籍华人菲利普·孟先生所创建的。这套舞疗中有来自新疆、蒙古、云南当地民族以及朝鲜族的一些经典舞蹈动作，动作兼顾头、颈、胸、髋、腿甚至是脚趾和脚后跟等部位，配以舒缓音乐，使人全身心放松，对颈、腰椎病的临床康复方面效果显著。

（2）球操：适合腰臀肌筋膜炎、腰椎间盘突出的患者，达到放松腰部痉挛肌肉，增强腰背部肌肉耐力、防止肌肉劳损、改善脊柱弹性、减轻症状的目的。操作时主要注意 3 个动作要领：以腹部为顶点，俯卧在瑜伽球上，保持 1 分钟；以腰部为顶点，仰卧在瑜伽球上，保持 1 分钟；以侧腰部为顶点，侧卧于瑜伽球上，保持 1 分钟，左右交替。每个动作每次需完成 3 ～ 5 组，每日 3 次。

（3）强调核心肌力训练：禁忌久站久走，避免加重疼痛的活动，必要时使用拐杖以减少负重，肥胖者需控制体重，女性尽量不穿高跟鞋。如膝关节骨关节炎的功能锻炼的核心要求即为肌力训练，以增加关节稳定性。如股四头肌肌力锻炼，以直腿抬高为主，循序渐进，每日分组进行练习；夹球练习，两膝盖中间夹一个球，用力向内挤压直至力竭，松开，重复此动作 3 组，每组 20 次。临床症状缓解后，可进行必要的锻炼，如练气功、游泳、散步等，以维持肌力和保持关节活动，但应注意避免过度活动引起损伤。

腰椎间盘退（行性）变的患者核心肌群主要是由腹直肌、腹斜肌、下背肌和竖脊肌等组成的肌肉群。核心肌群训练分 3 个阶段。第 1 个阶段锻炼的是竖脊肌、背短肌、髂腰肌，方法有“小燕飞”式、“拜佛”1 式、“匍匐”式　等；第 2 个阶段锻炼的是腹外侧肌群、腰大肌和髂腰肌，方法有“翩翩起舞”式、“起飞”式、“人字大刀步”式等；第 3 个阶段锻炼的是巩固腰部竖脊肌、腹外侧肌群，借助瑞士球进行各种动作的训练。

（4）关节活动度的训练：配合医生手法进行。临床症状缓解后，进行必要的锻炼，如练气功、游泳、散步等，以维持肌力和保持关节活动，但应注意避免过度活动引起的损伤。指导患者使用轮椅、拐杖等用具，注意日常生活护理。

（赵琛黄、莉周茜）

第四节　学科展望

骨科新技术、新理论不断发展与应用，使骨科护理理论及护理技术得到了的发展。面对骨科医疗技术、分子生物技术日新月异的发展，骨科护理技术将面临新的挑战。

一、新型辅助材料在骨科新技术应用更多

随着骨科技术和科学技术的不断发展，骨科辅助用物、用品中新型材料的应用越来越多，如牵引用具、助行器、各类功能支具等，其材料轻巧美观，舒适度强。骨科器具、用品设计更人性化、穿脱更便捷，受到患者、医生的喜爱。护理人员必须实时更新对骨科技术中新型材料的认识，知晓其性能，才能在手术配合、术前术后护理、术后康复指导中采取相对应的护理措施，保证手术配合、术后护理、康复效果。

二、新型辅助治疗仪器和设备在骨科护理应用更广

随着越来越多辅助治疗类、促进康复类仪器设备在护理领域中应用，不仅使骨科专科治疗、护理的效果得以加强，更在提升护理水平及预防并发症方面发挥积极作用。如血运仪的运用使患者患肢的伤情评估更加准确；抗血栓梯度压力带的使用，有效预防患者静脉血栓形成；冷热疗机的使用，有利于伤肢血运，活血消肿；新型引流器具的运用，使伤口更加抗感染且愈合速度加快。小型高压氧舱在促进伤口愈合中应用更加广泛；压疮管理中新型敷料的应用也使压疮预防和压疮护理效果更加显著。

三、医疗新技术发展促使护理新技术更进一步发展

随着骨科医学技术的发展及生物医学、康复学、心理学、信息化等多学科的纵深发展，医学治疗新技术将迅猛发展，为适应医疗技术的发展，骨科护理只有不断改进、优化现有护理技术，同时积极创新与引入新技术，才能使护理学科与医学技术匹配发展。如内固定技术的发展、手术方式的不断更新，将使护理人员不断学习相关知识与技能，使手术配合更加准确与精细；快速康复模式的应用，使护理人员不断优化护理流程，通过应用、改进、创新围手术期一系列综合护理措施与护理技术，降低患者并发症发生率及死亡率。

总之，医疗技术、信息技术的飞速发展，必将带动护理学科的飞速发展。

（陈晓蓉）

参考文献

［1］中华护理学会手术室专业委员会.2016版.手术室护理实践指南.北京：人民卫生出版社，2016

［2］周力，吴欣娟.安全手术体位图谱.北京：人民卫生出版社

［3］吴先国，人体解剖学.4版.北京：人民卫生出版社，2000

［4］赵爱平，手术室护理.北京：人民卫生出版社，2012

［5］范益平.儿童骨折的特点与护理.家庭护士，2007，5（3B）：40

［6］田伟.实用骨科学.北京：人民卫生出版社，2008

［7］Lynn T.Staheli.实用小儿骨科学.北京：人民卫生出版社，2007

［8］刘兆青.手外伤术后肿胀的分期辨证施治.中医正骨，2000，12（8）：149-50

［9］杜克，王守志.骨科护理学.北京：人民卫生出版社，1995

［10］高晓雁，董秀丽.积水潭小儿骨科护理.北京：北京大学医学出版社，2014.

［11］苗凤珍，韩淑杰，王凤霞.骨科疾病护理及健康教育指导.北京：军事医学科学出版社，2006

［12］韦森，彭巧，张摇摇，等.患肢护理观察评分表在儿童肱骨髁上骨折护理中的应用.中医正骨，2014，26（12）：69

［13］韦森，陈晓蓉，王英，等.儿童肘部骨折康复护理应用音乐功能锻炼导引操疗效分析.中国中医骨伤科杂志，2012，20（8）：19

［14］韦森，王英，陈晓蓉，等.儿童肘部骨折游戏式功能锻炼的设计与应用.中国实用护理杂志，2010，26（4）：53

［15］彭巧，韦森，张摇摇.游戏式功能锻炼对儿童肱骨髁上骨折康复的影响.按摩与康复医学，2013（10）：39

［16］韦森，陈晓蓉，周英，等.以家庭为中心护理在预防儿童肱骨髁上骨折并发肘内翻中的应用.医药前沿，2012，14（2）：89

［17］蒋晴，韦森，刘尚丽.儿童肱骨髁上骨折后期中药熏洗配合功能锻炼的疗效观察.按摩与康复医学，2013（7）：26

［18］陈琼枚，韦森，刘小华．心理干预对儿童四肢骨折术后疼痛的影响．按摩与康复医学，2014（3）：161

［19］郑彩娥．实用康复护理学．北京：人民卫生出版社，2012

［20］叶再元．林伟实．实用康复医学健康教育．北京：中国科学技术出版社，2007

［21］刘波．中西医结合骨伤康复学．成都：四川大学出版社，2011

［22］罗翱翔，彭刚艺，张广清．广东省骨科专科护士工作现状调查分析．护理学报，2011，18（8A）：44

［23］吴昕霞，汪亚兵，甘玉云．安徽省首届骨科专科护士现状调查与分析．中国当代医药，2014，21（11）：150

［24］金玲玲，金颖．中医护理在骨科的应用现状与思考．中医药管理杂志，2016，3（24）：7

［25］张含凤，李秋洁．护理管理者管理能力培训现状及发展趋势．中国护理管理，2007，7（11）：82

［26］齐桂．中医临床护理标准体系构建．武汉：湖北中医药大学，2012

［27］毛惠娜，刘雪．出院患者延续护理服务模式的探讨．护理研究，2005，19（7B）：1294

［28］Prvu Bettger J，Alexander KP，Dolor RJ，et al.Transitional care after hospitalization for acute stroke or myocardial infarction：a systematic review .Ann Intern Med，2012，157（6）：407

［29］Boult C ，Green AF，Boult LB，et al.Successful models of comprehensive care for older adults with chronic conditions：evidence for the Institute of Medicine's "retooling for an aging America" report.J Am Geriate Soc，2009，57（12）：2328

［30］汪晖，杨纯子，徐蓉，等．我国44所综合医院延伸护理服务开展现状的调查分析．护理研究，2016，2（30）：465

［31］刘志宏，刘香弟．基于2010—2014年文献计量分析论中医护理科研现状．中医临床研究，2015，7（27）：132

［32］谢卫梅．中医医院护理人员中医护理培训需求调查分析．中医临床研究，2015，13（7）：139

［33］娄湘红，杨晓霞．实用骨科护理学．北京：科学出版社，2006

［34］陈佳佳，骨质疏松患者疼痛的康复护理，护理研究，2009，7（23）：1759

第十二章　骨科相关检测技术

第一节　骨科相关放射与核磁检查技术

一、学科概述

骨骼、关节及其邻近软组织的疾病多而复杂，除外伤炎症和肿瘤等疾病外，全身性疾病如营养代谢和内分泌等疾病也可引起骨骼的改变。由于骨肌系统组织结构的特点，医学影像学的各种成像手段都能在不同程度上反映这些疾病的病理变化。用于骨与关节系统的影像学检查方法有 X 线、CT、MRI、US 及 ECT、DSA、PET 等，各种检查方法各有其优缺点。X 线摄片能观察病变侵犯的部位和所引起的骨质破坏、骨质增生等征象。但由于前后影像重叠，在一定程度上影响观察。对软组织病变的观察亦有较大的限度。然而由于技术方法简便，目前仍为骨肌系统疾病临床诊治最常用和首选的检查方法。随着数字化摄影技术发展，功能性 DR 高级临床应用，明显提高图像质量和检查的准确性，对骨关节系统检查具有独特优势。CT 为横断分层扫描，密度分辨力高，无影像重叠所限，对细微骨折的显示、较复杂部位如骨盆、脊柱部位骨折的显示，骨内小病灶及软组织的观察较佳。MRI 因其无创、多方位、多参数，可任意平面和三维重建，观察更全面，在骨肌系统中的应用广泛，如脊髓损伤，关节韧带、半月板、软组织和骨髓病变的显示比 X 线和 CT 更具有无法比拟的优势。

影像学检查可以解决外伤、炎症、肿瘤及肿瘤样病变、全身性疾病所致骨改变、先天遗传性骨病变等疾病的诊断。骨、关节多数疾病 X 线可以解决诊断问题；若观察软骨（如半月板、椎间盘）或成骨骨质病变详情则选 CT、MRI 检查。因此，根据临床诊治的不同需求，在 X 线检查的基础上，应用 CT 和 MRI 对骨肌系统疾患做进一步检查亦日渐增多。同时 DSA 以及血管介入等方法在骨肿瘤及血管疾病的应用价值中也越来越受到重视。

（张德洲）

二、骨与关节的放射检查方法

（一）X 线检查技术

1. X 线检查特点和意义　骨与关节系统最适宜做 X 线检查，骨关节具有天然对比度，X 线检查为首选、常规的检查。X 线检查可以显示病变的范围和程度，也可以定性；有时初次检查不能定性需要进一步检查或复查做出诊断。初次检查结果阴性不能排除早期病变存在，由于 X 线密度分辨力较低，骨关节早期病变常不能发现。影像特点需结合临床表现才可以诊断，影像检查必须与临床、病理相结合，影像诊断才具有准确性。

2. 检查方法

（1）透视：用于骨关节疾病的一般诊断，可以选择患者体位成像，了解骨关节疾病的一般情况。

（2）术中透视：用于骨折复位、定位，内固定植入定位，术中适时评估，改善骨科微创操作，穿刺活检等。

（3）X 线摄片：为最常用首选检查方法。任何部位都要用正侧位，某些部位还要用斜位、轴位和切线位等。两侧对称的关节，必要时还应加拍对侧，以便对照，发现细小病灶。

（4）数字化摄影 CR/DR：数字化摄影在骨科中的优势为图像质量高，调节窗宽、窗位，能够发现骨质的微细结构，在关节部位还可以看到关节软骨、关节囊、肌腱，以及周围软组织的改变。再对局部组织进行放大，可以清晰发现骨折部位。与数字化摄影 CR/DR 相关的技术有：①数字化长骨拼接技术：全景拼接技术具有操作简单、辐射剂量低的优势，能够在 1 幅图像上显示无拼接痕迹的全脊柱、长骨功能位影像，真实地反映脊柱、长骨的病理生理改变。所测得的各项指标均为功能位数据，可作为患者选择治疗方案的依据，并且还可以用于患者内固定矫正术或支具术后随访观察。②数字断层融合技术（DTS）：是新问世的检查技术，可以在一次低剂量曝光后获取所扫描物体多个角度的投影数据，利用计算机重建技术获得任意层面、数目的图像，可以清楚显示骨关节内部结构和周围组织结构的关系，使每一层面都能清晰显示，不受周围重叠组织、内固定影响，对于骨关节系统检查有独特优势（图 12–1）。

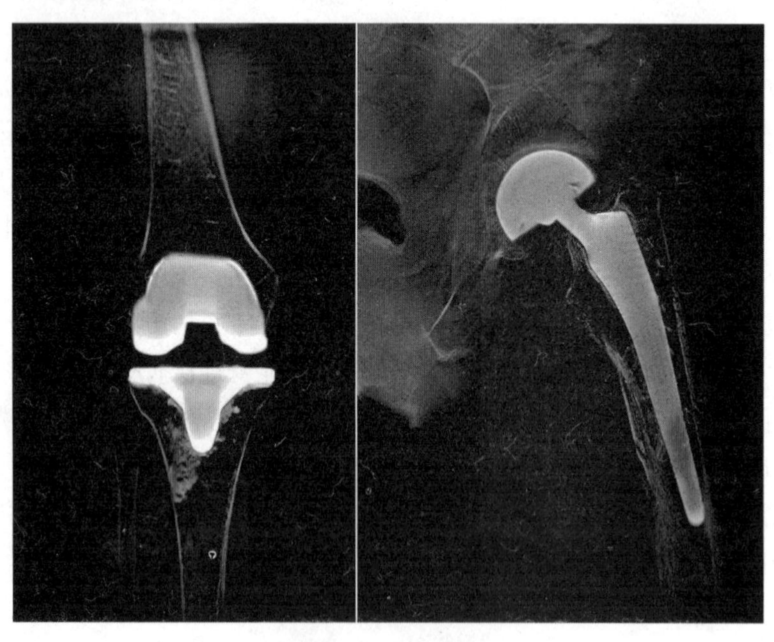

图 12–1　DTS 成像

（5）骨科床旁 X 检查技术：骨科床旁摄影对象多为急诊外伤、有骨牵引、术后危重等不宜搬动及不能很好配合的患者。

（6）数字减影血管造影（DSA）：多用于肢体动脉，主要用于血管疾病和良恶性骨肿瘤的鉴别诊断。

（7）关节造影：将气体和碘造影剂分别或同时注入关节腔内，以显示关节囊和关节内结构。主要用于关节内损伤或确定关节内病变的程度和性质，常用有膝关节造影、髋关节造影、肩关节造影等。

（8）脊髓造影：将造影剂注入蛛网膜下腔以检查椎管内肿瘤、炎症、椎间盘突出、黄韧带肥厚、血管畸形、外伤性截瘫等病变的一种方法。该检查具有创伤性和碘过敏性，大部分被 CT 及 MRI 检查取代。

（二）CT 检查技术

1. 检查方法

（1）平扫：四肢各关节采用轴位螺旋扫描，观察软组织和骨窗，特别情况下采用薄层和小的螺距。

（2）增强扫描：单纯骨内病变一般不需要增强扫描，软组织病变需做增强扫描，尤其是骨肿瘤早期向软组织浸润时，更需要增强扫描。

（3）CT 血管成像：简称 CTA，是指从静脉快速注入一种对比剂，通过血液循环，在血管（动脉及静脉）中对比剂浓度达到最高峰值的时间内进行扫描，经合理的后处理重建出血管的三维立体影像，可清晰显示全身各部位的血管细节、对血管疾病及显示病变和血管的关系有重要价值。

（4）根据各大关节的解剖特点和诊断要求，采用多平面重组图像（MPR）、最大密度投影（MIP）、表面遮盖三维重组图像（SSD）、容积重建（VR）等三维后处理方式。

2. CT 在骨关节系统应用的价值及范围　CT 因其分辨率高、无图像重叠和图像后处理的优点，弥补了传统 X 线检查的不足，对骨和关节解剖部位越复杂或常规 X 线越难以检查的部位，CT 则能提供更多的诊断信息。CT 主要用于评价骨盆、髋、骶骨、骶髂关节、胸骨、脊柱（包括颅颈交界部位）、跗跖部、颞颌关节和腕关节等复杂部位的病变。

（三）MRI 检查技术

1. 骨肌系统 MRI 扫描方法和序列选择

（1）MRI 在评价骨肌系统病变的常规检查序列包括 T1WI、T2WI、PDWI 及脂肪抑制脉冲序列；对于盂唇及三角纤维软骨盘的显示需要加扫扰相 GRE T2 WI 序列；在骨肿瘤鉴别及炎性病变的早期诊断需加扫 DWI 序列。四肢关节的扫描方位有其特殊要求：膝关节半月板检查以矢状面和冠状面为主，侧副韧带检查以冠状面为主，髌股关节的检查以横断面为主；肩袖损伤检查以斜冠状面、斜矢状面为主，辅以横断面；髋关节检查以冠状面为主，辅以横断面；骶髂关节以横断面为主，辅以斜冠状面。骨肌系统常见组织的 MRI 信号特点如表 12–1。

表 12–1　正常组织在 MRI 图像上的信号强度

	水	脂肪	韧带	骨皮质	骨髓	肌肉
T1WI	低	高	低	低	高	中
T2WI	高	高	低	低	高	中
STIR	高	低	低	低	低	中低

（2）增强扫描：经静脉注射含顺磁性物质“钆”的 MRI 造影剂，缩短组织在外磁场作用下的共振时间、增大正常组织与病灶之间的差异，为病变的诊断和鉴别诊断提供重要依据。

（3）MR 血管成像（MRA）：经典的非增强血管成像技术包括时间飞跃法（TOF）和相位对比法

（PC）两种方法。MRA 可提供有关血管的解剖、原发性血管病变或病变内异常血管（如肌肉骨骼系统新生物内的血管）等有价值的诊断信息。

2. MRI 在骨肌系统应用的优势及范围 MRI 是多方位、多序列成像，软组织分辨率高，在显示骨髓、脊髓、神经及软组织的结构及病变具有独特的优势；主要应用于骨隐匿性骨折，软骨损伤，韧带、肌腱等骨连接结构损伤，脊髓损伤及肿瘤的浸润等。

（四）核医学在骨关节中的应用

核医学是骨科分子影像学的重要组成内容之一。骨科核医学影像诊断用于肿瘤的诊断和分期，以及骨肿瘤科诊治的患者良、恶性疾病鉴别。通过核医学检查还可将患者予以分类进行专科治疗。在骨科疾病的诊断中，图像融合技术（SPECT/CT 和 PET/CT）将核医学与其他断层影像方法的优势结合起来，可以实现功能解剖影像融合和定性定量诊断。

（五）介入医学在骨关节中的应用

介入医学包括介入性诊断和治疗。介入性诊断是骨病变部位在 X 线和 CT 引导定位下介入穿刺、针吸、活检、取材，用于诊断疑难骨疾病的新方法，为一种非血管性的骨介入检查、治疗手段，尤其在疑难骨病、骨肿瘤的术前确定手术指征中具有很重要的作用。介入性治疗包括：动脉内灌注化疗、栓塞化疗以及非血管介入治疗。大部分恶性骨肿瘤应用介入治疗可取得明显的临床效果，有利于手术保肢和姑息治疗。

（张德洲、陈君蓉、易雪冰）

三、骨龄的测定

骨骼生长发育过程中，骺软骨出现二次骨化中心和骨骺线消失的时间称为骨龄。测量骨龄可了解骨骼的生长发育状况。与正常标准骨龄相比较，可提示骨骼生长发育过程中的过速或迟缓。通常要拍摄人左手手腕部的 X 线片，医生通过 X 线片观察左手掌指骨、腕骨及桡尺骨下端的骨化中心的发育程度，来确定骨龄。方法有简单计数法、图谱法、评分法和计算机骨龄评分系统等；最常用的是 G–P 图谱法和 TW3 评分法。根据骨龄预测成年身高，包括 B–P 法、TW3 评分法、中华 –05 法等，这些身高预测方法都是针对正常儿童的。目前最适合中国当代儿童的骨龄标准为《中国青少年儿童手腕骨成熟度及评定方法》（TY/T 3001—2006）（简称中华 –05）。

骨龄测定的标准如下。

生物年龄（骨龄）—生活年龄的差值在 ±1 岁以内的称为发育正常

生物年龄（骨龄）—生活年龄的差值＞ 1 岁的称为发育提前（简称早熟）

生物年龄（骨龄）—生活年龄的差值＜ –1 岁的称为发育落后（简称晚熟）

骨龄的异常常常是儿科某些内分泌疾病所表现的一个方面。许多疾病将影响骨骼发育，或使其提前或落后，如肾上腺皮质增生症或肿瘤、Alrebert 综合征、性早熟、甲亢、卵巢颗粒细胞瘤等将导致骨龄提前；而卵巢发育不全（Turner 综合征）、软骨发育不全、甲减等将导致骨龄明显落后。

（张德洲、易雪冰）

四、骨肌系统常见疾病的 X 线诊断

（一）骨折、脱位

1. 长骨骨折分析判断 长骨骨折移位是以骨折近端为准，来确定骨折远端的移位方向：①横行移

位：指向前、后、内、外的平行移位。②纵行移位：沿纵轴方向的重叠和分离移位。③成角移位：骨折端纵轴线相交成角，尖角指示成角的方向。④旋转移位：骨折端沿纵轴旋转，可根据解剖标志判断旋转方向和程度。

骨折分析应注意：①骨折的部位和类型。②骨折移位情况，是否累及关节面。③骨折的性质是外伤性、疲劳性或病理性。④新鲜或陈旧性骨折：陈旧骨折应注意有无骨痂形成，是否骨折愈合不良、不愈合或畸形愈合，有无合并骨坏死或感染等。

2. 儿童骨折特点　儿童骨骼。

儿童骨骼骨外膜较坚韧，不易破裂，青枝骨折（骨膜下骨折）和不完全骨折较为常见。

（1）青枝骨折：儿童骨骼柔韧性较大，外力不易使骨质完全断裂，仅表现为局部骨皮质和骨小梁的扭曲，而不见骨折线或只引起骨皮质发生皱褶、凹陷或隆突，即青枝骨折（图 12–2）。

（2）骨骺损伤：儿童长骨，由于骨骺尚未与干骺端结合，外力可经过骺板达干骺端引起骨骺分离，即骺离骨折。由于骺板软骨不能显影，故其骨折并不能显示，X 线片上只显示为骺线增宽，骺与干骺端对位异常。还可以是骺与干骺端一并撕脱（图 12–3）。

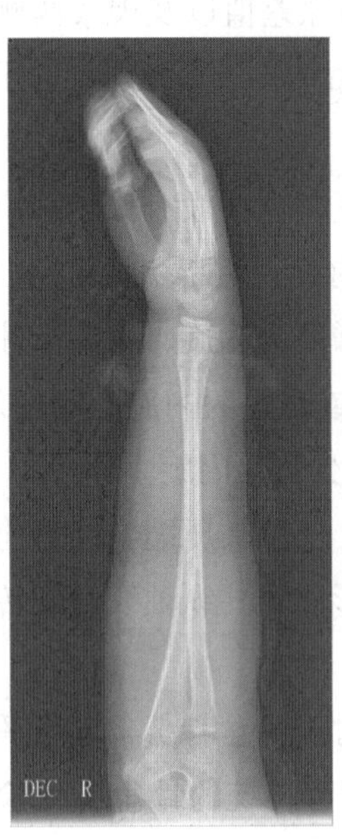

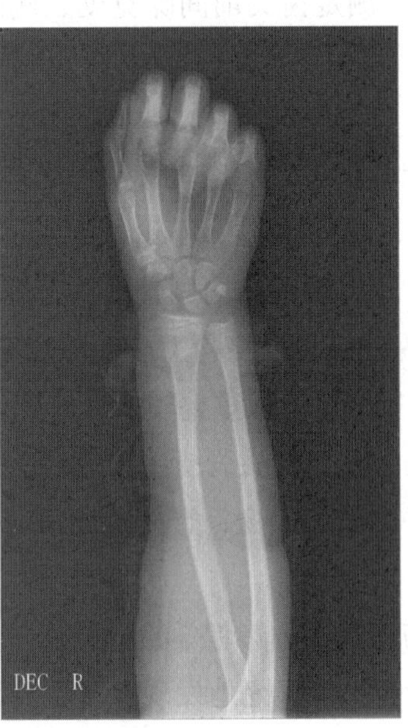

图 12–2　青枝骨折

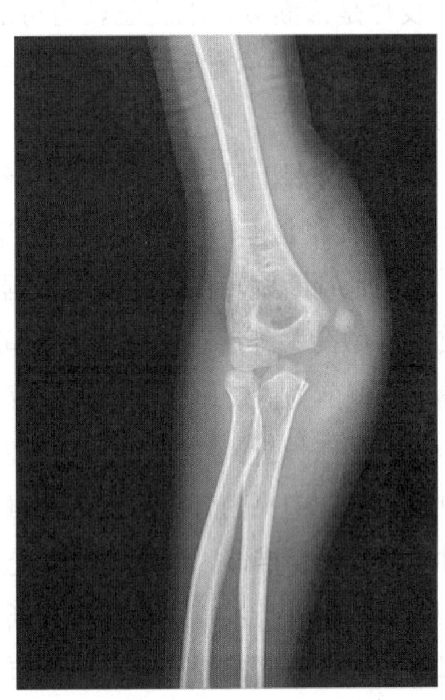

图 12–3　骨骺损伤

3. 老年骨折的特点、类型　老年性骨折的特点就是骨质疏松性骨折。骨质疏松性骨折的好发部位是脊柱，尤其是胸腰段椎体，大部分为轻微外伤。影像学检查是诊断老年骨折及骨质疏松的重要手段，常规的 X 线检查，对老年骨折的诊断缺乏敏感性，特别是分辨椎体压缩性骨折的陈旧性或新鲜性较难。CT 断层扫描比 X 线检查更明确，能清晰显示粉碎性骨折等骨折移位方向。而 MRI 检查对老年性骨折的诊断更有价值，对细微骨折 X 线或 CT 不能诊断明确时，MRI 可依据细微骨折造成的髓内出血、水肿导致含水量的变化，通过 MRI 信号异常敏感地反映出来，对鉴别新鲜骨折与陈旧骨折，尤其是多个椎体骨折时，哪个椎体是新鲜骨折，哪个椎体是陈旧性骨折清晰可见；MRI 可鉴别骨质疏松性骨折或其他病理骨折，同时可显示周围软组织病变，如合并脊髓、神经、血管的损伤及周围的肿物、血肿等病理变化，亦可采用骨密度测定仪检查诊断骨质疏松，以了解骨量状态、骨质疏松程度，根据骨质疏松的情况来指导治疗情况，评估疗效。

4. 骨折愈合判断 X线片上骨折线消失，有连续的内骨痂通过，再结合临床局部无压痛、无反常活动、肢体功能恢复情况来判定。

5. 骨折并发症 骨折并发症包括骨折不愈合，神经、血管损伤、感染，骨质疏松，废用性肌萎缩等。儿童骨关节损伤并发症还包括引起骨关节畸形、骨骺发育异常。

6. 几种骨折、脱位的X线诊断

（1）孟氏骨折：指尺骨任何部位骨折合并桡骨小头脱位。将孟氏骨折分为以下4种类型。①Ⅰ型：任何水平的尺骨骨折向前成角，桡骨头向前脱位，占60%。②Ⅱ型：尺骨干骨折向后侧成角，桡骨头向后脱位（可伴桡骨头骨折和颈部骨折），占15%。③Ⅲ型：尺骨近侧干骺端骨折合并桡骨头向外侧或前侧脱位，仅见于儿童，占20%。④Ⅳ型：桡骨近端1/3骨折，尺骨任何水平的骨折并向前侧成角，桡骨头向前方脱位，占5%。

（2）盖氏骨折：指桡骨中下1/3骨折合并下尺桡关节脱位的一种损伤。

（3）寰枢椎半脱位：X线DR检查是诊断寰枢半脱位的主要手段。X线检查能确定脱位的方向、程度，有无合并骨折。成人寰枢关节间隙正常宽度不超过3mm，儿童为3～4mm。颈椎侧位及张口位X线片是诊断寰枢椎脱位较为可靠的依据。测定齿突前间隙宽度、侧间隙差值以及观察两侧块及颈1、2椎间隙对称度是判断脱位程度和损伤程度的客观指标。因体位和前后结构重叠，建议选用断层DR或CT检查。

（4）肱骨髁上骨折旋转判定：当肱骨髁上骨折后，不论其移位程度多重，只要没有旋转移位，在正侧位X线片上，远、近端横径应当相等；如有旋转移位，不论外旋或是内旋，两断端间横径则不相等，这就是判断旋转移位的基本依据。正位片上，鹰嘴窝内侧骨皮质密度增高为内旋，鹰嘴窝外侧骨皮质密度增高为外旋；尺桡骨上段间隙增宽为外旋，尺桡骨上段间隙变窄或重叠为内旋。侧位片上，肱骨小头偏前为内旋，肱骨小头偏后为外旋；尺桡骨上段重叠较多为外旋，少数为内旋。

（5）脊柱骨折：X线检查在脊柱骨折中是首选，脊柱骨折主要表现为：椎体被压缩，椎体前缘骨质中断；椎体中央的骨质压缩线；椎体的后序列线的改变；脊柱的成角畸形；脊柱纵轴线的旋转；椎体附件的骨折；椎体后缘高度的改变等。

（6）骨盆骨折：X线检查是诊断骨盆外伤最基本的影像学检查方法。对于骨盆骨折，X线平片绝大部分能够做出明确的诊断；但仍有一部分骨折不能很好地发现，这主要因为传统的骨盆X线检查只能显示相互叠加的骨结构平面影像，且易受腹部软组织、肠道气粪伪影干扰，不利于显示骨盆环的细微骨折，在判断骨折移位及脱位上受投照方向单一性限制，对复杂的骨折错位不能显示其全貌。

（7）疲劳性骨折：疲劳性骨折又称应力性骨折，跖骨、胫腓骨为好发部位。疲劳性骨折的X线征象为患骨局部密度增高，有时隐约可见一横行骨折线影。有骨膜增生，呈层状或丘状，髓腔变小，无软组织肿块，随时间推移，可有骨痂形成（图12-4）。

（8）脱位判断、分类：脱位按程度分可分为全脱位和半脱位；按脱位的方向可分为前、后、侧方、中心性脱位；对脱位的诊断X线比较明确，特别注意以下几点。

①儿童寰枢椎半脱位：颈椎侧位X线片示：寰齿间隙ADI正常值成人为3mm，儿童为4mm；当ADI＞4mm，张口位X线片示：齿状突两侧间隙、寰枢间隙不对等，情况较重者可见“梯口征”（图12-5）。

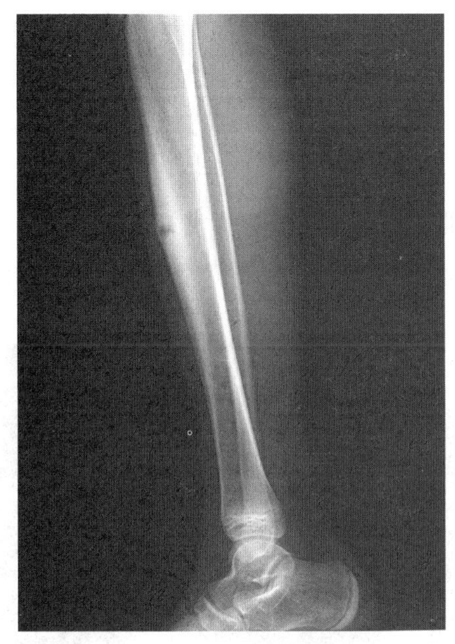
图 12-4　疲劳性骨折

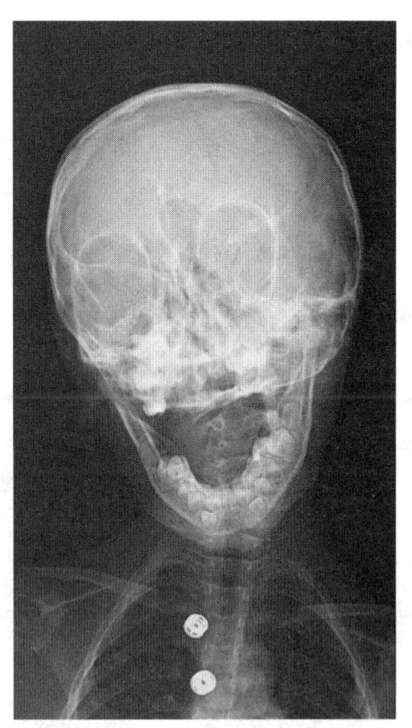
图 12-5　儿童寰枢椎半脱位

②肩关节脱位：分为前脱位、后脱位，胸腔内脱位；前脱位又分为盂下、喙突下、锁骨下脱位。

③肘关节脱位：分为前脱位、后脱位、侧方脱位，伴两处骨折称为肘关节“恐怖三联征”。

④腕部特殊脱位：月骨掌侧脱位、月骨周围脱位、经舟骨月骨周围脱位。经舟骨月骨周围脱位是腕部最严重的一种损伤，占腕部损伤的3%～5%，若不能得到早期诊治，将对腕关节功能造成较大影响。

⑤髋关节脱位：分为前脱位、后脱位、中心性脱位。

⑥脊柱脱位：椎体脱位按程度可分为Ⅰ～Ⅳ度，以下位椎体前后径四等份为参照。脊柱脱位可引起关节突关节的顶立和交锁，可伴有椎体及附件的骨折。

（9）特殊运动创伤性疾病的诊断：主要有髌骨切线骨折伴一过性脱位、儿童髌骨套状骨折、髌骨软化、足球踝、末端病。

①髌骨切线骨折伴一过性脱位：X线诊断：髌骨一过性脱位约占膝关节损伤的3%，大多数发生于关节扭伤的瞬间。髌骨向外侧脱位是膝关节生物力学的特点所决定的，由于伸肌的机械作用，从起点到止点之间过程最短，因此造成髌骨向外侧牵拉。Q角是股四头肌牵拉轴线和髌腱线所呈现的正常外翻角，正常在20°内，＞20°便视为异常。另外，一过性髌骨脱位青少年中多伴有髌骨不稳的骨发育异常基础，当膝关节扭伤时易使髌骨向外脱位。当髌骨外侧面已滑过股骨外髁滑车面，则髌骨嵴及髌骨外下份对股骨外髁前部产生急性撞击、挤压，造成相应部位骨或软骨损伤，并可发生髌骨半脱位或脱位；在髌骨脱位后自行复位的过程中，髌骨内下部及髌骨嵴再次对股骨外髁前外侧缘产生撞击、挤压，造成其相应部位骨或软骨再次损伤，因此X线上表现为髌骨内侧缘及股骨外髁骨折。

②儿童髌骨套状骨折X线诊断：X线检查示髌骨升高；在膝关节屈曲10°～30°上的侧位X线片上，髌骨中纵轴线与胫骨前方骨皮质的纵轴线基本上平行；髌骨上、下方的类似蛋壳影像是诊断儿童髌骨套状骨折的主要依据（图12-6）。

③髌骨软化主要X线诊断：关节面锯齿样不平整，软骨下骨密度增高，骨质增生，髌骨后面骨质稀疏及皮质下囊性变（图12-7）。

④足球踝X线诊断：足球踝（前踝撞击）是以鸟嘴样骨刺的形成为特征，而这些骨刺位于踝关节囊内胫骨关节面前缘及与之相对应的距骨颈部关节面，在踝关节反复强力背屈时相互接近并撞击。随着胫骨与距骨骨刺逐渐增大，撞击也愈加明显，导致踝关节运动范围受限和局部软组织的陷入卡压状态，并有局部炎症反应。Scranton和McDermott将其分为4度：Ⅰ度：滑膜撞击，X线片显示有炎性反应，骨刺大小为3mm；Ⅱ度：骨软骨反应性骨赘＞3mm；Ⅲ度：严重的外生骨赘，可伴有或不伴碎裂，在距骨背侧可见继发性骨赘，常伴骨赘的碎裂；Ⅳ度：距骨和胫骨关节骨性关节炎改变（图12–8）。

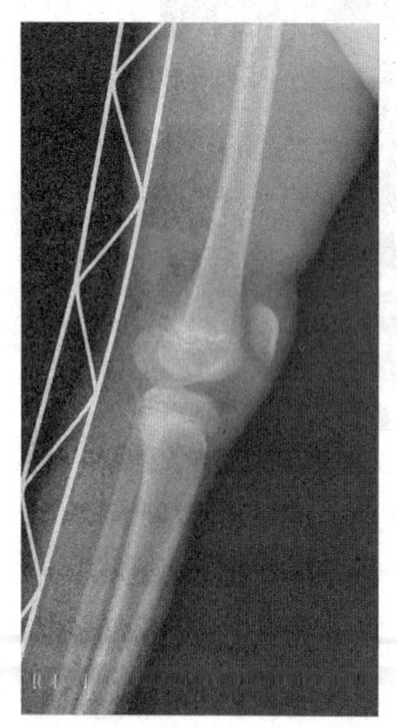
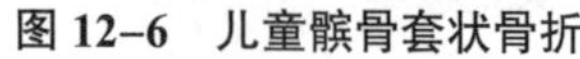

图12–6 儿童髌骨套状骨折

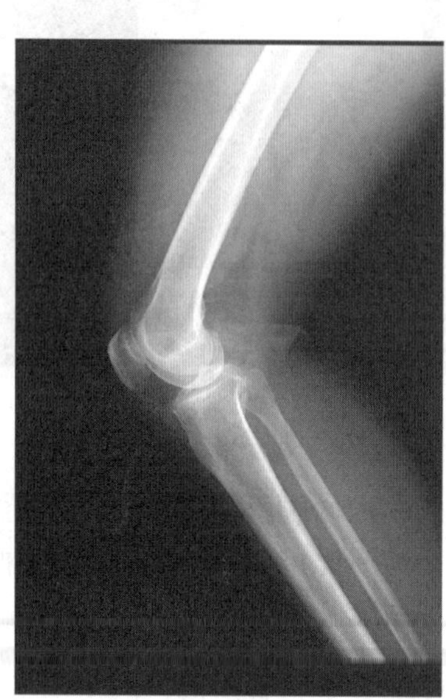

图12–7 髌骨软化

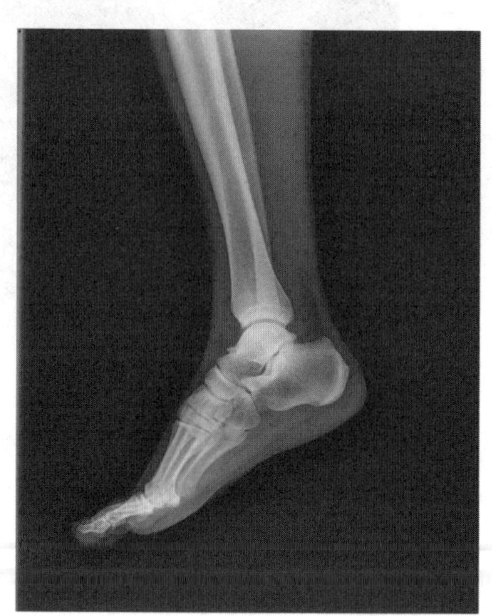

图12–8 足球踝

⑤末端病X线诊断：末端病在运动员中非常多见，X线检查由于无法提供典型的软组织改变的影像学资料而有很大的局限性。髌腱末端病X线检查显示髌尖有延长及腱内钙化“眼泡征”改变；跟腱末端病早期正常或有腱组织肥厚阴影，晚期可见腱止点骨化及骨质增生。跟骨末端病习惯称为Haglund病，由Haglund在1982年首先提出，指跟骨后上角的异常突起，同时伴有跟腱止点周围炎症，并引起相应临床表现。

（二）退行性骨关节病

X线是诊断骨关节退行性疾病的最基本方法。X线可对骨赘，关节间隙，软骨下硬化、囊变，关节鼠、关节囊肿胀进行诊断。

1. 颈椎病 常规摄正位、侧位、斜位X线片，部分患者加摄颈椎过伸过屈位。正位片主要观察钩锥关节、侧弯、棘突偏歪情况，椎间隙改变，是否有颈肋等先天变异；侧位片主要观察生理曲度，有无椎间隙狭窄、骨赘及韧带钙化；斜位片主要观察椎间孔形态、钩锥关节有无增生；过过伸屈曲位片主要观察各椎体间有无成角及向前、向后的滑脱移位（图12–9）。

2. 腰椎退行性改变 正侧位片可了解椎体有无侧弯、旋转、棘突偏歪情况，前屈序列改变、椎体骨质增生、椎间隙有无变窄、椎体滑脱及椎管大小情况；斜位片可观察有无峡部裂及小关节、椎间孔情况。过伸过屈位可观察椎体滑移及其变化情况等。

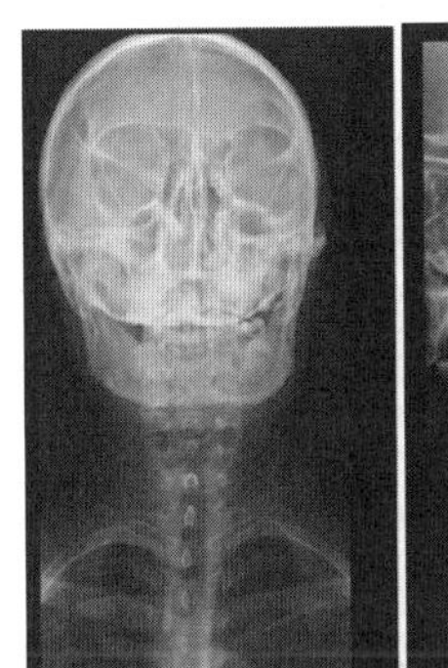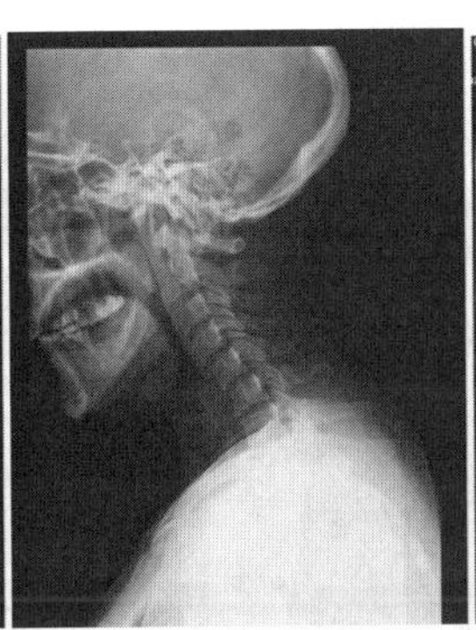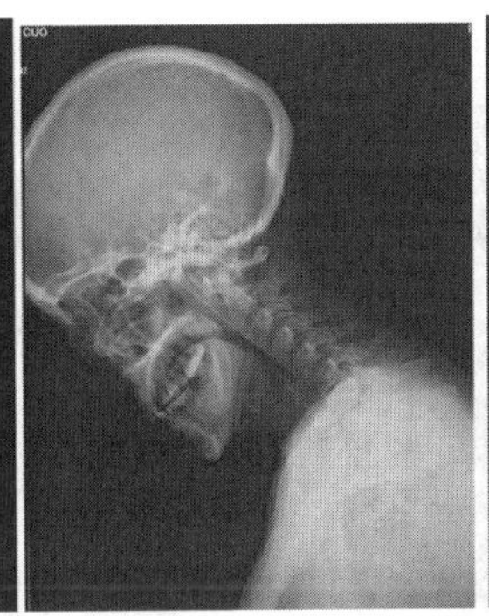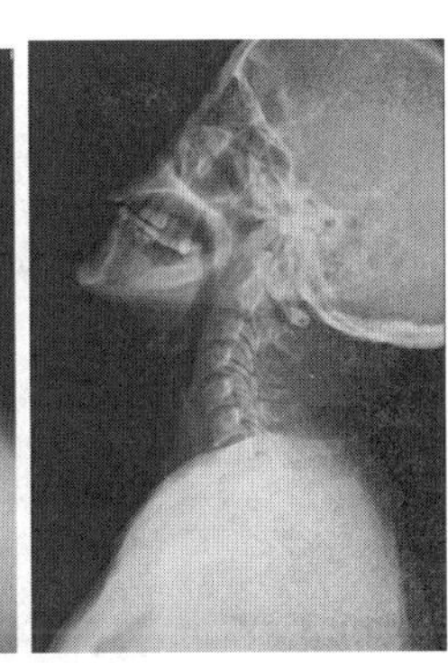

图 12-9　颈椎病

3. 膝关节退行性改变　膝关节骨性关节炎早期 X 线检查正常，稍后逐渐出现关节间隙狭窄，反映覆盖在皮质上的关节软骨层变薄，最后骨性关节病进行性发展，关节间隙明显变窄，关节缘变锐，于边缘出现骨刺或骨赘形成，软骨下骨增厚和硬化，于软骨下骨受压最大部位发生骨囊肿，严重时出现关节变形、内外翻畸形。X 线摄片阴性并不能排除骨性关节炎。相反，X 线检查有典型表现，也不能肯定是原发性骨性关节炎。所以，一定要注意鉴别诊断。

（三）感染性疾病

1. 骨关节化脓性感染　化脓性骨髓炎的感染途径有 3 种：血行感染、外源感染、直接蔓延。化脓性骨髓炎的 X 线表现将随着病变的发展、骨质破坏及新生骨的程度、有无死骨形成以及有否应用抗生素治疗而不同。患骨周围软组织呈广泛充血肿胀对于早期诊断较为重要，可在发病后 2 ～ 3 天看到。骨膜反应是首先出现的 X 线征象。由于化脓灶的形成，感染部位出现一个或数个骨质破坏透亮区，成为典型表现。当血液供给恶化到不足以维持骨细胞的生存，骨组织死亡，而有死骨出现，位于透亮区。当骨化脓性炎症转化为慢性以后，急性炎症充血现象消失，代以肉芽组织及瘢痕组织，骨增生很旺盛，显出骨干增宽，轮廓不规则，骨小梁不整，骨髓腔变窄，骨破坏严重部位出现病理性骨折。骨髓炎主要合并症及后遗症有病理性骨折、脱位及关节、骨骼畸形。

2. 脊柱结核、骨干结核　X 检查仍然是目前诊断脊柱、骨干结核最常用及首选检查方法。脊柱结核 X 线表现为：相邻椎体骨质破坏，骨质破坏表现为密度减低，骨小梁模糊，椎旁脓肿形成，椎间隙变窄，脊柱后突畸形。

骨干结核可分为长骨骨干结核及短骨骨干结核，不侵犯关节。X 线表现为病变骨皮质膨胀，有一个或多个瘘孔，可以由此孔溢出脓液形成软组织肿胀。骨干的结核性骨脓肿，在髓腔内破坏骨皮质内面，骨外膜增生形成骨壳，在其修复过程中病变可以形成囊状膨胀性表现。短骨病变多以肉芽组织增生为主，使骨质成梭形膨胀而形成骨气鼓。本病根据临床表现及 X 线特殊性表现，一般可以做出诊断（图 12-10）。

3. 术后感染　感染是骨折内固定术后的严重并发症，造成感染的原因有多种因素，且缺乏特征性的临床表现，因此早期诊断困难。出现特征性 X 线表现时，感染可能已发生，所以要特别注意早期诊断。X 线主要表现为以下几方面。

（1）不同程度骨质吸收溶骨、断端间隙加宽造成骨缺损，尤其是正常的骨质或已形成的骨痂吸收溶骨造成继发性骨缺损，可能是局限性脓肿存在的证据。

（2）骨质疏松、密度不均、远离骨折部位出现骨膜反应。

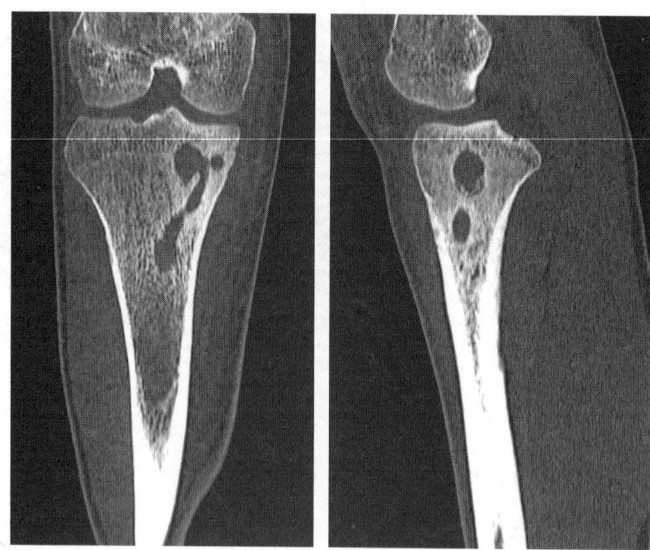

图 12-10　骨干结核

（3）内固定物松动、钢板下骨皮质吸收溶骨，骨质异常增生，骨皮质有筛孔样改变；锁钉周围溶骨形成空腔，出现所谓“钉痕”现象。

以上可能是隐性感染不同阶段的表现。连续 X 线表现变化对诊断更有意义，已形成骨痂或正常骨质吸收溶解形成继发性骨缺损，远离骨折部位出现骨膜反应，是隐性感染 X 线表现的特征。

（四）代谢性、内分泌疾病

这类疾病主要有痛风、二水焦磷酸钙结晶沉积病、成骨不全症、甲旁亢、黏多糖贮积症。

1. 痛风　X 线检查对痛风的特异性较高，但敏感性很差。X 线检查一般用于评价痛风的晚期病变，对于评估治疗效果和关节破坏程度有一定价值。慢性痛风的 X 线典型特征包括：软组织或骨质内肿块（痛风石），矿物质侵蚀性关节炎（有硬化和悬空的骨质边缘）及局限性骨破坏，其他特征还包括骨膜新生骨的形成、关节外的骨侵蚀、骨内钙化、关节间隙扩大和软骨下骨质破坏等。痛风性关节炎多见于足部，特别是第 1 跖趾关节（图 12-11）。

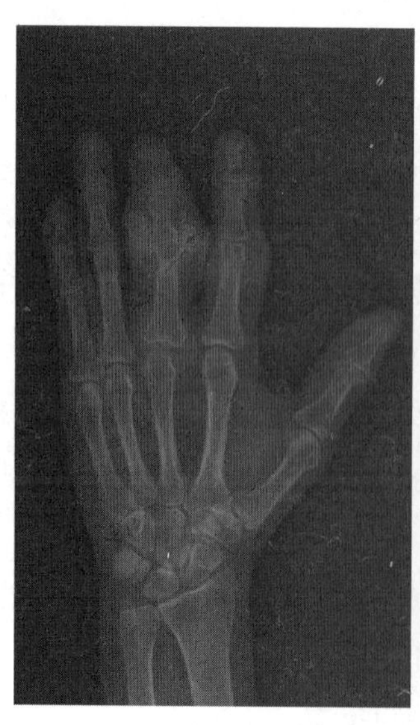

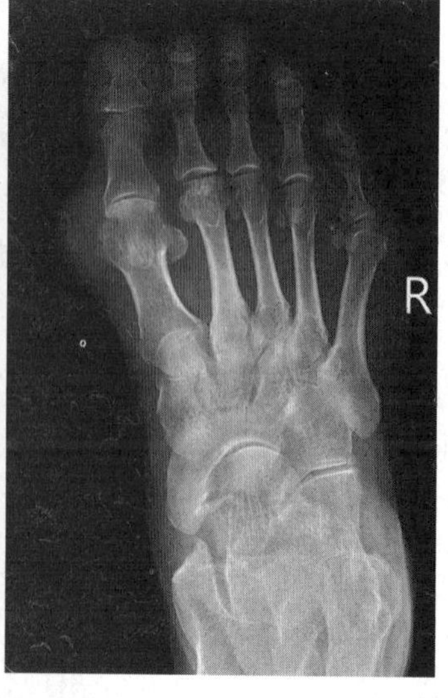

图 12-11　痛风

2. 二水焦磷酸钙结晶沉积病　二水焦磷酸钙结晶沉积病是一种慢性代谢性关节病，由于病变关节内沉积物，大体呈灰白色石灰样，类似痛风石，也称为假性痛风。影像学表现为关节内纤维软骨（如半月板）和透明软骨（如关节面软骨）的钙化，故放射科医师常将此病称为软骨钙化病。

3. 成骨不全症　胎儿成骨发育不全症为一种少见的、严重的先天性骨骼发育障碍性遗传性疾病，又称脆骨病或脆骨－蓝巩膜－耳聋综合征。成骨不全症根据 X 线表现主要分为粗短型、细长型、囊肿型，各型各有一定的特点。其诊断主要根据临床和影像学表现，或较具特征的改变。

4. 甲旁亢　甲状旁腺功能亢进是由于甲状旁腺素分泌过多引起的钙、磷代谢紊乱，通过其对骨与肾的作用，导致高钙血症和低磷血症。X 线表现为骨膜下皮质骨吸收以及多发性纤维囊性骨炎，早期骨改变侵犯手、颅骨及齿槽硬板。

5. 黏多糖贮积症　黏多糖贮积症属溶酶体病，黏多糖因分解代谢障碍而大量沉积于各种组织内，出现多系统病变。黏多糖在骨组织沉积可致成骨发育障碍和变形，在关节沉积可引起关节硬化。

（五）类风湿关节炎与强直性脊柱炎

1. 类风湿关节炎　类风湿关节炎常累及四肢小关节，一般为双侧对称性多关节受累，X 线主要表现为：①关节周围软组织梭形肿胀。②关节间隙早期稍增宽（积液），关节软骨破坏后变窄。③关节面骨质侵蚀变模糊，且不规则。④关节软骨下骨质吸收、囊变。⑤关节邻近骨质疏松，可有层状骨膜增生。⑥晚期四肢肌肉萎缩，纤维性关节强直、半脱位或全脱位（图 12–12）。

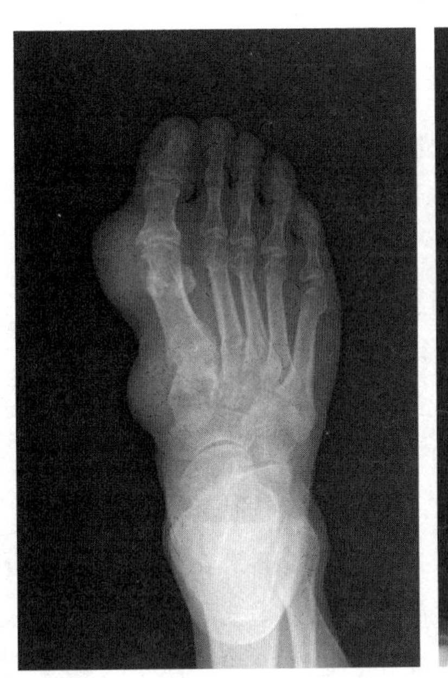

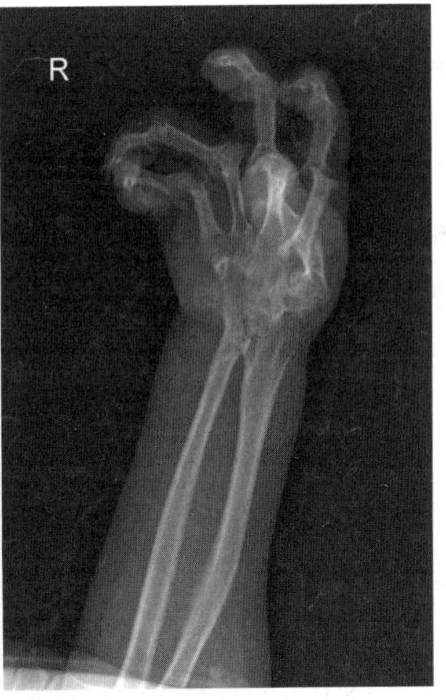

图 12–12　类风湿关节炎

2. 强直性脊柱炎　强直性脊柱炎多发生于 30 岁以下男性，一般开始于双侧骶髂关节，经腰椎向上发展蔓延。X 线表现早期可见双侧骶髂关节边缘模糊，关节间隙稍宽；而后间隙变窄，关节面虫蚀状或小囊状骨质破坏；晚期出现骨性关节强直。脊椎改变为小关节间隙模糊消失，椎体前缘上下角骨炎，增生硬化形成方形椎，韧带及椎间盘纤维化钙化，椎体两侧骨桥形成，脊柱呈竹节样改变，伴广泛骨质疏松。髋关节和耻骨联合受累时，有类似于骶髂关节的骨质改变（图 12–13）。

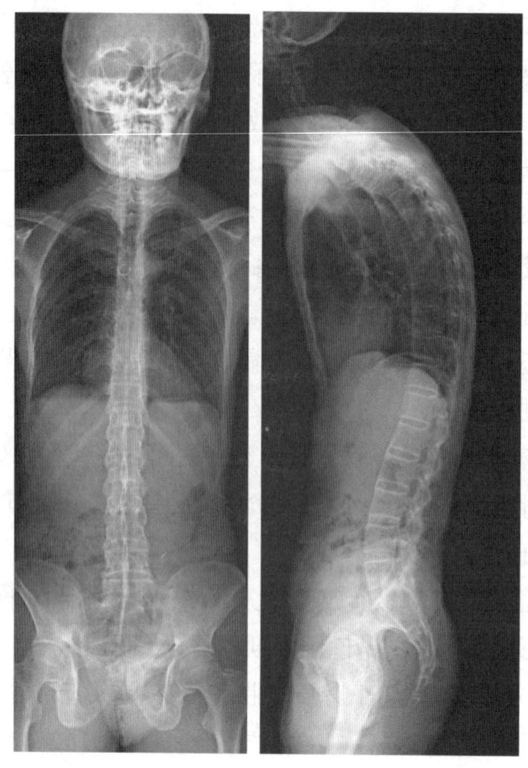

图 12-13　强直性脊柱炎

（六）其他疾病

其他疾病主要有骨坏死、神经源性骨关节病、弥漫性特发性骨肥厚等。

1. 骨坏死　系血供不足所致的弥散性灶性骨质坏死。X 线平片表现为：①囊状及分叶状透光影：可为单发或多发，长径 0.5 ～ 3cm，多围以 1 ～ 3cm 厚的硬化边。囊壁可开放呈马蹄状或内陷呈心形，部分囊状影内混有斑块致密区。②硬化斑块影：呈圆形、椭圆形、星芒状或不规则形，长径 0.3 ～ 1.6cm，质地均匀，边缘锐利，散在或密集于长骨近端松质骨内；半月硬化区内可有外形不规则、边缘不整齐的透光区。③髓腔内钙化影：条带状钙化自干骺部松质骨向骨干延伸，宽 1.5 ～ 2cm，可覆盖骨干大部；骨内膜钙化或骨化呈条状致密影沿皮内缘平行延伸；骨端松质骨内直行或弯曲的短条状硬化影，杂乱排列，有时呈旋涡状外观。④绒毛状骨纹影：多见于长骨骨端或小儿干骺部，骨小梁稀疏变粗，边缘模糊，骨外膜增生多覆盖长骨干，早期呈层状，晚期与皮质融合致皮质增厚，骨干增粗（图 12-14）。

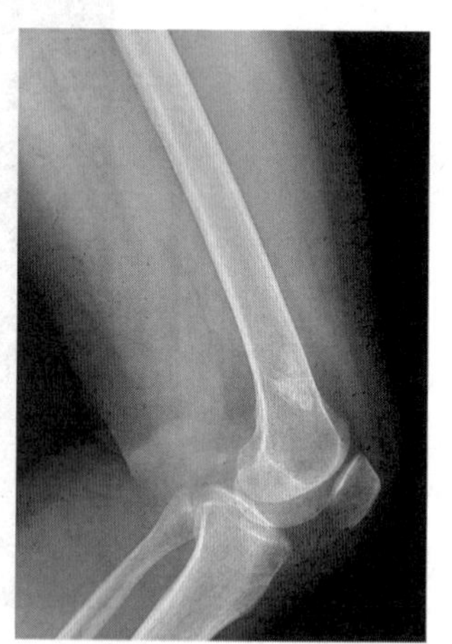

图 12-14　骨坏死

2. 神经源性骨关节病　神经源性骨关节病，也称神经营养性关节病，1868 年由夏科（Charcot）首先报道，故称夏科关节病。X 线检查主要表现为：①早期：关节积液，持续时间较长者，关节间隙增宽，关节肿胀，无骨质破坏，关节面光整，积液持续加重可致肌腱、韧带松弛，可发生脱位。②关节破坏：随着病情的进展，关节软骨破坏，关节间隙变窄，骨端骨质密度增高，进一步发生病理性骨折，形成游离碎骨片。关节稳定性消失，常见病理性脱位及半脱位畸形改变，以膝、肘、肩、腕、踝、髋关节多见。③骨质破坏：常见于骨端、肩关节盂变平，肱骨头可完全吸收消失，髋关节常见股骨头吸

收，足部常见跖骨头吸收。④骨质增生硬化：软骨下骨质增生硬化并有不规则新骨形成，表现为骨端或邻近骨干的象牙样密度增高，较大骨赘形成。

关于分型：Brower 将此病分为 3 型。Ⅰ型萎缩型（42%）；Ⅱ型增生型（19%）；Ⅲ型混合型（39%）。这样分型能更好地反映本病的自然发展（图 12-15）。

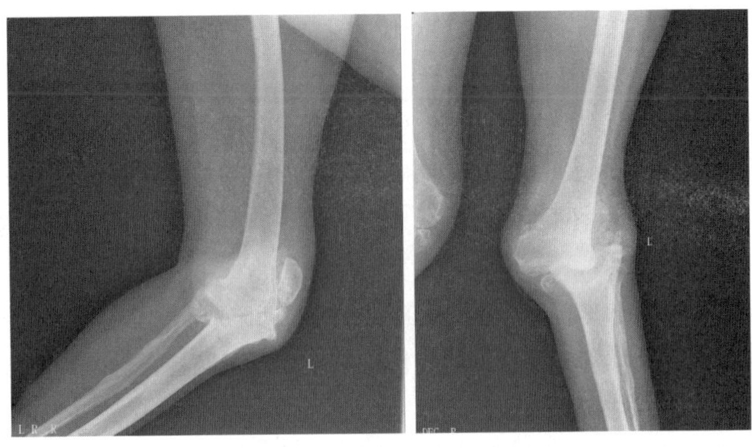

图 12-15　神经源性骨关节病

3. 弥漫性特发性骨肥厚　弥漫性特发性骨肥厚（DISH）好发于老年人，DISH 的骨质增生可发生于全身骨骼，但以脊柱多见，颈椎更易受累，胸腰椎病变范围广泛，表现为广泛韧带增生骨化，其邻近的骨皮质、骨质增生，小关节及椎间盘仍保持完整，除脊柱外，骨盆及四肢关节韧带附着点也可见骨质增生。X 线表现是该病的主要诊断依据，椎体前缘的改变最具特征性，表现为椎体前缘广泛肥厚骨块形成和骨赘增生，骨赘多向上下生长，相邻骨赘可连接成桥，形成特征性波浪线，连续至少 4 个椎体可确定诊断（图 12-16）。

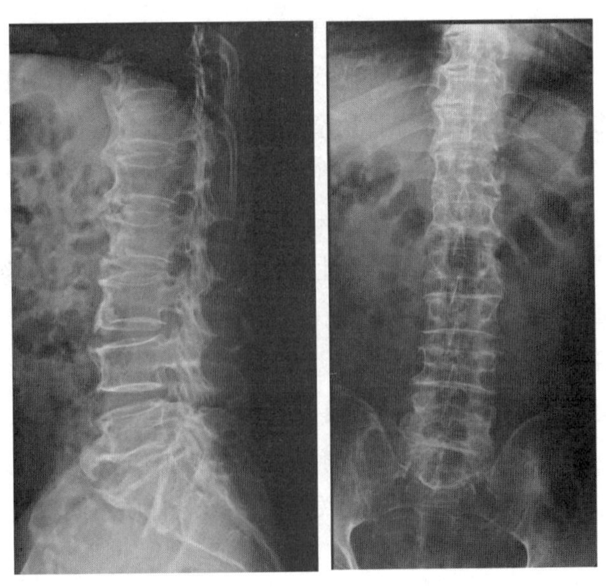

图 12-16　弥漫性特发性骨肥厚

（张德洲、易雪冰、李东明、吴俊华、罗容智、陈运久）

五、骨肌系统常见疾病的 CT 诊断

1. 胸锁关节脱位 X 线平片极难诊断，CT 轴位显示胸锁关节对应关系失常，分为前脱位及后脱位两种：前脱位时，锁骨内端向前、上移位；后脱位时，锁骨内端向下、向后突出或锁骨头向胸骨柄内后方滑动。

2. 髌股关节脱位 CT 轴位像显示髌股关节对应关系失常，髌骨向内侧、外侧、上方、下方不同程度移位，常伴有髌骨缘撕脱骨折和（或）肌腱断裂。

3. 跖跗关节损伤 跖跗关节对应关系失常，斜冠面显示跖跗关节向内、外侧不同程度移位，矢状面可出现“背侧塌陷征”。有时仅表现为第 1、2 跖骨基底间隙增宽，间距超过 1mm，提示 Lisfranc 韧带损伤；间距超过 2mm 时，高度怀疑有 Lisfranc 韧带断裂。常伴有第 2 跖骨基底内侧撕脱骨折，表现为“斑点征”。

4. 脊柱损伤 椎体不同程度楔形变，骨皮质断裂、边缘凹陷或凸出成角，或椎体内见致密骨折线，无椎体后壁及后柱骨折，骨性椎管无狭窄。爆裂性骨折至少累及两柱，骨碎片向椎管内移位，致骨性椎管不同程度狭窄，或伴椎小关节脱位。

5. 骨盆损伤 CT 能清楚显示常规 X 线极易漏诊的骶尾椎骨折、骨盆环复杂骨折、髋臼及股骨颈的隐匿骨折等。稳定性骨盆骨折包括撕脱骨折、髂骨翼骨折、骶骨横行骨折、坐耻骨支骨折；不稳定性骨盆骨折破坏了骨盆环的完整性，常见类型包括 Malgaigne 骨折（累及单侧坐骨耻骨支）、坐跨骨折（累及双侧闭孔）、桶柄骨折（累及一侧坐骨耻骨支伴对侧骶髂关节周围骨折与脱位）、耻骨联合伴单/双侧骶髂关节分离。

6. 椎间盘退行性病变 椎间盘膨出表现为椎间盘向周围不同程度膨出于椎体边缘，硬膜囊受压，椎间孔变窄，椎间盘积气，髓核可有钙化；椎间盘突出表现为椎间盘可向不同方向局限性突出于椎体缘之外，如向椎管内突出，致硬膜囊受压，可伴有相应椎间孔变窄、神经根受压；椎间盘脱垂、游离则表现为脱出的椎间盘组织脱入椎管内或完全游离，与母体椎间盘密度一致，伴有钙化时，密度稍高；许莫氏结节形成时，椎体上、下缘可见圆形或类圆形的低密度影，边缘硬化；软骨结节则显示为椎体后上、下缘可见类圆形骨质缺损区，其后缘见弧形骨片突入椎管内，致骨性椎管变窄、硬膜囊受压。

7. 椎管狭窄症 根据狭窄部位可分为椎管狭窄、侧隐窝狭窄和椎间孔狭窄。于椎弓根层面测量中心椎管前后径，颈椎椎管前后径小于 10mm、腰椎椎管前后径小于 12mm 时诊断为狭窄，侧隐窝前后径小于 2mm 为绝对狭窄。小关节突增生肥大造成椎间孔狭窄。

8. 脊椎滑脱 分为假性滑脱和真性滑脱。假性滑脱表现为椎体序列不连续，椎小关节缘增生肥大、硬化，关节面毛糙，关节面下囊变，关节间隙积气，椎小关节半脱位，常伴有椎间盘变形、膨出；真性滑脱表现为双侧椎弓峡部可见不规则裂隙影，边缘可硬化，可伴假关节形成，轴位像可见“双关节征”，MPR 矢状位重建可清楚显示椎弓峡部断裂及滑脱程度。

9. 关节退行性变 退行性骨关节病是关节软骨发生变性或损伤后引起的关节病变，好发于膝、髋、踝等承重关节，其次为肩、肘、腕、指间等多动关节。关节缘骨质不同程度增生，关节面致密、软骨下囊变，关节内游离体。

10. 类风湿关节炎 早期表现为手、足小关节多发、对称性梭形肿胀，关节间隙增宽，关节面边缘稍毛糙，伴有骨质疏松；中晚期可累及腕、肘、肩、髋、膝等大关节及寰枢关节，表现为关节腔积液，关节面骨质破坏，关节间隙狭窄，增强扫描关节腔内可见明显强化的异常软组织密度影。

11. 强直性脊柱炎　病变主要侵犯中轴骨，几乎全部累及骶髂关节。早期表现为骶髂关节髂侧关节面小的虫蚀状骨质破坏，以下 1/3 关节面为甚，病变进展可侵蚀骶侧关节面，可表现为“关节间隙假增宽”，晚期骶髂关节骨性融合。病变呈上行性侵及脊柱时，表现为椎小关节面模糊、毛糙，继而椎小关节囊、黄韧带、棘间和棘上韧带骨化，最终广泛骨化导致脊柱强直。

12. 痛风性关节炎　多见于第 1 跖趾关节，也可发生于膝、踝、肘等大关节。早期仅表现为关节软组织肿胀；病情发展，关节囊、滑膜、韧带和肌腱周围可见软组织密度结节，伴斑点状钙化影，邻近骨质不规则或分叶状吸收，破坏区扩大，邻关节骨端呈杯口状改变，严重者多个破坏区相互融合呈蜂窝状。

13. 化脓性骨髓炎　分为急性和慢性两类。CT 比 X 线更易发现骨髓炎早期难以发现的改变、骨内小的侵蚀破坏、髓腔充血水肿和骨周软组织肿胀。急性化脓性骨髓炎 CT 平扫显示骨周围软组织弥漫肿胀呈低密度，其内可有液气平，增强扫描脓肿壁明显强化，骨皮质可呈虫蚀状破坏及薄层骨膜反应。慢性化脓性骨髓炎 CT 表现为骨干形态不规则，增粗、硬化，髓腔变窄甚至闭塞消失，可伴有脓腔、死骨及窦道形成。慢性骨髓炎急性发作时，软组织弥漫性肿胀，脓肿形成，骨质呈溶骨性破坏及新生骨膜反应。

14. 化脓性关节炎　好发于膝、髋关节。早期关节周围软组织肿胀，关节囊积液，可有气体；随病变进展，关节间隙变窄，骨性关节承重面骨质破坏、周围不规则硬化，严重时可出现邻骨骨髓炎和关节病理性脱位。

15. 脊椎结核　相邻椎体呈对吻状骨质破坏，伴死骨形成，椎旁软组织肿胀，可伴冷脓肿形成，增强扫描脓肿壁不规则环形强化；脓肿内沙砾样死骨是脊椎结核最具价值的诊断征象。椎间盘多有受累、椎间隙变窄，晚期椎体塌陷并相互嵌入，形成脊椎后凸畸形。

16. 关节结核　一般为单关节发病，常侵犯髋、膝关节。早期表现为关节积液，周围软组织肿胀，增强扫描见关节囊及滑囊囊壁轻至中度线状强化；病程进展关节大量积液，关节缘、非承重面、韧带附着点出现骨质破坏；晚期关节面广泛骨质破坏、凹凸不平，伴死骨形成；邻近骨质明显疏松，关节病理性脱位和关节畸形等。

17. 骨骺与干骺结核　骨骺与干骺结核好发于股骨上端、尺骨近端及桡骨远端，病变可向关节方向发展为关节结核。中心型病变常跨骺板，病灶呈多个圆形或类圆形骨质破坏，边缘较清，其内见沙粒状死骨，可伴层状骨膜反应。边缘型结核常见于干骺端（特别是长管骨的骨突处），可见局限性骨质破坏，边缘可有硬化，极少出现死骨。

18. 骨肿瘤　CT 对骨肿瘤和肿瘤样病变小的骨质破坏，肿瘤内的瘤骨及瘤软骨钙化、重叠部位的病变、软组织肿块等更为敏感诊，是对 X 线检查的重要补充；尤其是 CT 的增强扫描，有助于良、恶性骨肿瘤诊断和鉴别诊断。

（陈君蓉、陈兵、刘英、但倩）

六、骨肌系统常见疾病的 MRI 诊断

1. 隐匿性骨折　表现为线、条状长 T1、混杂 T2 信号，周围可见斑片状长 T1、长 T2，压脂高信号，边界较清楚；水肿逐步吸收，压脂像上病变边缘模糊。压脂序列是诊断隐匿性骨折最敏感的序列。

2. 疲劳性骨折　疲劳性骨折表现为横行低信号带，周围为斑片状长 T1、长 T2 压脂呈高信号，可伴有骨膜反应及邻近软组织肿胀。

3. 关节软骨骨折 关节软骨骨折是一次性撞击造成关节软骨的凹陷或剥脱。MRI 表现为软骨局限性变薄或全层缺如，关节腔内可见游离稍低信号，缺损区骨质呈斑片状长 T1、长 T2 信号。

4. 纤维软骨损伤 表现为信号和形态异常。T1WI、PDWI 及 GRE 图像是评价半月板和盂唇异常的关键序列。纤维软骨信号异常分退变和撕裂两类，退变表现为纤维软骨内部点、线、片状的稍高信号；撕裂表现为自纤维软骨内部延伸至关节软骨面的稍高信号。但腕部纤维三角软骨盘损伤的诊断较为特殊，需在冠状位 T2WI 着重观察，只有当 T2WI 显示其内部出现类似于液体样的高信号才能确诊为撕裂。纤维软骨的形态异常表现为半月板、盂唇、三角软骨盘正常形态失去改变，损伤或撕裂碎片可分离、缺如、翻转。

5. 韧带损伤 正常韧带在 MRI 所有序列表现为连续和有一定张力的低信号结构。韧带任何松弛、弯曲和中断提示病变。急性扭伤，Ⅰ°损伤表现为韧带走行连续，信号增高、周围水肿；Ⅱ°损伤，部分纤维连续性中断，见斑片状稍长 T1、长 T2 信号，周围软组织肿胀；Ⅲ°损伤系韧带完全断裂，残端回缩，两残端间可见液性长 T2 信号填充，其内混杂出血信号。慢性韧带损伤表现为韧带增粗、松弛，可呈波浪状改变，完全断裂后韧带可缺血萎缩，纤维可完全消失。

6. 肌腱损伤 肌腱在 MRI 各个序列表现为均匀低信号。肌腱的损伤表现为形态和信号异常，分为急性和慢性损伤两类。急性损伤又分为部分撕裂和完全撕裂。部分撕裂表现为纤维局限性变细、部分不连，撕裂处见液性长 T1、长 T2 信号；完全撕裂时肌腱连续性中断，断端不同程度回缩，断裂口充盈液性长 T1、长 T2 信号。慢性损伤表现为肌腱局限性或弥漫性增粗，呈稍长 T1、稍长 T2 信号，轮廓模糊不清。

7. 肌肉损伤 早期呈长 T1 长 T2 压脂高信号；慢性期呈短 T1、长 T2 压脂低信号；纤维瘢痕在各个序列均为低信号。肌肉挫裂伤，表现为沿纤维方向分布的长 T2 压脂高信号，若形成血肿，其信号特点则符合血肿的一般演变规律。

8. 脊髓损伤 脊髓损伤以形态及信号变化为主，脊髓肿胀表现为脊髓增粗，以前后径增大明显，蛛网膜下腔受压变窄，头侧肿胀最为明显，尾侧逐渐变细；脊髓水肿呈等 - 长 T1、长 T2 信号；脊髓出血在 T2WI 呈低信号；脊髓挫伤呈混杂长 T2 信号，中央高、周围低；伤后数月，可出现脊髓空洞、软化、萎缩。

9. 骨缺血坏死 早期表现为正常或轻度斑状长 T1、长 T2 信号骨髓水肿；进展期表现为骨髓水肿范围扩大，出现新月形或地图样改变；继而软骨下骨质出现骨折，关节面轻微塌陷，呈阶梯状改变；晚期关节间隙明显狭窄，关节面塌陷甚至碎裂，伴软骨下囊变。发生于骨干时：急性期或亚急性期，病灶呈地图状等 T1、等 T2 信号；慢性期，病灶内出现明显花斑状长 T1、长 T2 信号，边缘见钙化或纤维化的低信号环。

10. 剥脱性骨软骨炎（OCD） Ⅰ期软骨形态完整，信号稍高，软骨下可见斑片状长 T1、长 T2 压脂高信号；Ⅱ期骨软骨与主骨部分分离，剥离处见长 T2 信号；Ⅲ期骨软骨完全分离，但位于火山口缺损内，分离处见弧形长 T2 信号；Ⅳ期软骨下骨局限性骨质缺损，游离体形成。

11. 脊椎骺板缺血坏死 又称休门病、椎体骺软骨炎。脊柱后突畸形，受累椎体呈“子弹头”样变，其上、下缘见 Schmorl 结节，急性期呈长 T1、长 T2 信号，稳定期呈等 T1、稍短 T2 信号，边缘低信号影围绕，各椎间盘变性。

12. 强直性脊柱炎 MRI 是目前早期发现骶髂关节及脊椎小关节骨髓异常的最敏感的方法。早期表现为 T1WI 上骶髂关节和椎小关节软骨呈不均匀混杂信号，软骨下骨质小灶性侵蚀，骨髓轻度水肿；

病程进展，骶髂关节虫蚀状骨质破坏范围扩大，骨髓水肿明显，关节间隙不均匀增宽，韧带、肌腱附着点呈斑片状长 T1、长 T2 信号，增强扫描病灶明显强化；愈合期表现为软骨下骨质硬化、关节周围脂肪沉积、关节强直。

13. 类风湿关节炎 MRI 在早期诊断、观察病变活动性方面最有价值。早期表现为关节腔积液、滑膜增生，关节边缘骨质侵蚀，增强扫描可见增生的滑膜明显强化；中晚期关节软骨破坏，软骨下广泛骨质侵蚀，呈长 T1、长 T2 信号。病变累及肌腱、腱鞘、滑囊时，可出现关节半脱位甚至脱位等改变；当侵犯软组织伴有类风湿结节形成时，在 MRI 上典型表现为等长 T1 信号，不均匀等长 T2 信号，增强扫描可有不同程度强化。

14. 痛风性关节炎 早期无特异性，仅见受累关节周围软组织肿胀、关节囊积液、滑膜增生。反复发作时在软组织内出现团块状长 T1、混杂等长 T2 信号影，即痛风结节，增强扫描不均匀强化。中晚期关节边缘骨质呈穿凿样、悬挂样、囊状、蜂窝状等多形性破坏。

15. 软组织感染 主要表现为皮肤、皮下脂肪和邻近肌肉呈网格状、斑片状长 T1、长 T2 信号，压脂像高信号，可伴有小而薄的圆顶状长 T2 信号。化脓性肌炎形成时呈云雾状、片状等 – 稍短 T1、长 T2 信号，压脂高信号，边界不清；脓腔形成时，脓液呈等 – 短 T1、等 – 长 T2 信号，压脂高信号；增强扫描脓壁环形强化，肌肉不均匀强化。如属外伤性感染，则出血区域符合血肿演变规律；死骨则在各序列均表现为低信号区。

16. 关节感染 MRI 能较清楚显示感染最初 1 ～ 2 周内的软骨破坏。初期关节腔积液，呈长 T1、长 T2 信号，滑膜增生；随病程进展，关节腔液体因蛋白含量增加在 T1WI 像呈混杂信号，关节软骨不均匀变薄，信号降低，邻近骨髓呈斑片状长 T1、长 T2 信号；波及干骺端或穿破关节囊时可形成脓肿，信号特点与关节内脓液类似。

17. 骨髓水肿综合征 骨髓水肿综合征是一种以疼痛伴关节活动受限及行走能力减退的临床综合征，MRI 在病程早期就呈现骨髓水肿征象。在 MRI 上主要表现边界不清的长 T1、长 T2 信号区，压脂像显示清晰高信号，骨质形态和关节软骨正常，无骨质破坏。通常 6 ～ 8 个月后病变区骨髓信号恢复正常。

18. 骨髓缺失 是指骨髓造血细胞消失，多见于再生障碍性贫血、放疗、化疗和石骨症。病变骨髓呈弥漫性短 T1、长 T2 信号，石骨症髓腔闭塞后，呈弥漫性长 T1、短 T2 信号。

19. 骨髓浸润或置换 是指新生物、感染和类似的侵犯性病变取代正常骨髓的现象。在 MRI 上多数表现为弥漫性或局灶性长 T1 信号，T2WI 上表现信号强度和病变有关。

20. 色素沉着绒毛结节性滑膜炎（PVNS） 分局限性和弥漫性两种。弥漫性 PVNS 表现为关节腔内、外多发大小不等的结节状长 T1、短 T2 信号，压脂像呈高信号，关节软骨及软骨下骨质可呈虫蚀状或坑窝状骨质侵蚀。局限性 PVNS 表现为关节腔内单发结节状长 T1、等 – 稍长 T2 信号，压脂像呈高信号。增强扫描，病变组织明显不均匀强化。

21. 滑膜骨软骨瘤病 滑膜组织软骨化生，形成弥漫性软骨结节，继而被挤压至关节腔内，形成大小、数量不等的游离体，部分可融合成团，常伴关节积液。软骨结节可发生钙化或骨化，形成骨软骨小体。早期关节腔积液，滑膜增生呈条索状、结节状稍低信号；滑膜化生后，软骨结节呈等 – 长 T1、等 – 稍长 T2 信号，内部可见低信号分隔；软骨结节钙化或骨化后，骨软骨小体信号常不均匀，钙化在各个序列均呈低信号，骨化结节边缘在各序列均呈低信号带，中心区域呈稍高信号。增强扫描后，除钙化和骨化外，病变组织明显强化。

22. 椎间盘突出症 椎间盘随年龄增长，出现髓核脱水、变性，纤维环出现裂隙，甚至破裂，引起椎间盘膨出、突出或脱出等相应改变，髓核可游离于椎管内。椎间盘变性表现为髓核在T2WI像上信号不同程度减低。椎间盘膨出表现在矢状位上或轴位T2WI像上表现为低信号的纤维环向周围均匀膨出于椎体边缘，椎间盘突出表现为椎间盘局灶性突向正常轮廓之外；在椎间盘突出的基础上，髓核突破纤维环形成椎间盘脱出，甚至可完全与椎间盘分离，髓核游离。

23. 脊髓水肿、软化 当颈椎病、椎间盘突出、脱出、后纵韧带骨化症等引起脊髓不同程度受压、缺氧，导致脊髓水肿、变性甚至软化、囊变等病理变化。早期表现为脊髓内条片状等T1、长T2信号，压脂像呈高信号；中期病灶表现为稍长T1、长T2信号，T2WI像上病灶信号常低于脑脊液信号；晚期病灶征象与脑脊液信号一致。

24. 骨肿瘤 在骨肿瘤与肿瘤样病变检查诊断中，MRI在肿瘤范围的确定、定性和分级中起重要的作用，可发现肿瘤在骨髓内及其他部位的跳跃式生长子灶，病变与正常组织的边界；细小的骨皮质内的破坏；尚未钙化的骨膜异常；并可辨别病变内的结构成分和性质。

MRS可见分析肿瘤的某些成分，增强扫描、DWI、PWI等技术有利于肿瘤的良、恶性质鉴别诊断。

（陈君蓉、李东明、罗飞）

七、治疗后影像学评价

（一）四肢骨折治疗后影像学评价

1. 石膏外固定治疗后并发症 肢体畸形X线表现为受累骨折端对位对线不良，甚至畸形愈合。长期固定而缺乏活动引起骨质疏松和肌肉萎缩，X线表现为骨密度减低，骨皮质变薄、分层，骨小梁稀疏；肌肉体积缩小，与对侧肢体相比患侧肢体周径变小。

2. 小夹板外固定治疗后并发症 骨折断端再移位X线可见骨折断端错位甚至成角；也可出现骨质疏松。

3. 牵引术治疗后并发症 当进针点位于较薄弱的骨质结构处时，可能因不能承受牵引重量而发生豁裂，常见于胫骨结节和尺骨鹰嘴，X线可见骨局部豁裂，牵引针自其中脱出，并可见游离的撕脱骨折，慢性豁裂局部可见较多骨痂形成。还可出现因牵引重量不足所导致的骨折对位不良。

4. 外固定器治疗后并发症

（1）感染：X线表现为针道周围骨质疏松，乃至骨质破坏、骨膜新生骨形成，骨质增生硬化等骨髓炎表现。

（2）固定针松脱：X线表现为针道增宽或边缘不整，周围骨质密度减低，小梁稀疏，固定针向外移位，有时需与旧片对比才易发现。

（3）针道骨折：反复在一个部分穿针或使用快速电钻造成骨孔周围骨质灼伤和坏死等原因，可能导致针道骨折，用粗针固定较小骨骼也可造成针道处骨折。X线可见针道处及邻近区域的骨折线。

（4）再骨折：X线表现为原骨折处新见低密度骨折线，局部骨小梁连续性中断，甚至可见断端成角、错位、分离。

（5）金属疲劳可致固定针折断：X线检查可见固定钢针断裂。

（6）骨折再移位或成角畸形：X线表现为原骨折断端又出现错位、成角表现。

（7）关节功能障碍：X线表现为受累关节骨质疏松，周围肌肉萎缩。

（8）其他：使用外固定器时，固定针对骨与软组织均有一定创伤，穿针角度不正确时还可能损伤

神经、血管；外固定器设置使用不当或松动后未及时调整等因素可导致骨折延迟愈合。

5. 骨内固定治疗后并发症

（1）髓内针折端、弯曲：X 线检查可显示髓内针折断或弯曲，可同时有原骨折断端错位、成角，如有骨痂形成，可见骨痂断裂，有时甚至在新的部位发生骨折。髓内针折弯后强度会下降，骨折可能发生畸形愈合。

（2）接骨板断裂：X 线检查可显示接骨板断裂，有时还可见原骨折断端错位或发生新鲜骨折。

（3）骨折内固定术后感染：X 线检查可见：①局部软组织肿胀，有时可见窦道形成的低密度影，有松动征象。②骨质吸收，以接骨板固定侧的断端、髓内针、螺钉出骨口处相对明显，甚至可出现内固定松动征象、③累及骨内者可见斑片乃至大片状骨质破坏区，慢性期可见明显骨质增生，局部骨变形，密度增高，髓腔消失。

（4）再骨折：X 线检查可于原骨折处新见低密度骨折线，局部骨小梁连续性中断，甚至可见断端成角、错位、分离。

（5）骨质疏松和肌肉萎缩：X 线表现为受累骨密度减低，骨皮质变薄、分层，骨小梁稀疏，肌肉体积缩小。

6. 骨骺损伤治疗后常见并发症

（1）生长加速：X 线检查可见患骨较对侧粗而长。

（2）生长阻滞：在 X 线平片和 CT 检查中，生长阻滞可以表现出骨骺板变窄乃至消失，局部骨密度增高。MRI 检查在发现骨骺板变化方面最为敏感，能显示早期的骨桥形成，从而帮助对可能出现的骨骺早闭做出早期诊断。

（二）脊柱疾病治疗后影像学评价

1. 脊柱手术常见一般并发症

（1）脊髓、神经根损伤：X 线平片无法直接显示脊髓和神经根本身损伤的情况。CT 可清楚显示脊髓急性血肿，表现为脊髓内高密度灶，相应节段脊髓可水肿增粗，但 CT 平扫难以显示脊髓缺血、变性的慢性损伤，以及神经根本身的损伤。MRI 可清楚显示脊髓和神经根的损伤。脊髓水肿表现为脊髓内斑片状边界不清的稍长或长 T1、稍长或长 T2 信号，可伴脊髓肿胀、增粗，以横断位 T2WI 显示最佳。脊髓出血灶的 MRI 信号表现因其处于不同时期而异，符合血肿演变规律。脊髓变性表现类似脊髓水肿，局部坏死、软化后表现为长 T1、长 T2 信号，可伴有局部脊髓萎缩变细。神经根的损伤常表现为神经根增粗，T2WI 信号增高。

（2）术后椎间盘感染：脊椎骨髓炎在 X 线平片和 CT 表现为脊椎椎体或附件溶骨性骨质破坏，早期骨髓炎骨质增生不明显，后期可伴有较明显的骨质增生，邻近软组织肿胀。MRI 可清晰显示病灶累及范围及其椎管内外结构的关系。椎间盘炎在 X 线平片和 CT 表现为椎间隙变窄，椎体终板下骨质侵蚀破坏，后期可伴有椎体骨质反应性增生。MRI 上椎间盘正常结构消失，代之以长 T1、长 T2 的水样异常信号；邻近椎体终板破坏，终板下骨质骨髓水肿，呈长 T1、长 T2 信号，边界不清；增强后病灶不同程度强化。颈椎及腰椎脓肿形成多位于腹侧，胸椎脓肿则以背侧为多见。椎旁脓肿在 X 线平片上表现为椎旁软组织增厚，内可见气体影。CT 增强扫描可清楚显示脓肿腔和脓肿壁，前者呈不强化的低密度影，后者呈环状明显强化。MRI 上脓腔呈液体信号，增强后脓肿壁环状强化，脓肿周围软组织广泛水肿。

（3）术后硬膜外假性囊肿：CT 和 MRI 上硬膜外假性囊肿的密度和信号与脑脊液相同，增强后囊壁可呈线状强化，囊腔无强化。

（4）脊椎不稳：脊椎过屈、过伸位 X 线平片表现为上位椎体相对于相邻下位椎体向前或向后移位＞ 4mm，判定为脊椎不稳。

2. 脊柱退变治疗后影像学评价

（1）治疗后影像学表现：非手术治疗效果主要根据临床症状和体征变化来判定，辅助以影像学检查。手术治疗后表现为：①椎间盘切除术：在 MRI 上椎间盘结构缺如。影像学检查可显示椎间隙内植入的移植骨质或人工金属椎间盘，植入物位置正常，骨质融合良好，内固定器械固定良好，术后椎间隙保持或恢复原来正常的高度，脊柱生理曲度保持正常。②减压术及椎管扩大成形术：影像学表现为椎体部分骨质缺如，椎间融合器内填充的骨质融合。钛网位置良好，未见移位。术区椎间高度维持正常。

（2）治疗后并发症影像学表现：①术后椎间盘再突出：CT 及 MRI 可清楚地直接显示突出的椎间盘。②术后椎管再狭窄：CT 可清楚显示引起术后椎管再狭窄的骨质和金属器械情况，MRI 可直接显示椎管狭窄后脊髓和神经根情况。③脊柱植骨融合失败：影像表现为植骨块或钛网植骨的移位、吸收、塌陷或者植骨不愈合。④植骨融合术后相邻节段退变：X 线平片表现为脊柱植骨融合，邻近节段的椎间隙变窄，椎体终板下骨质增生硬化，椎体边缘骨质增生形成骨赘，椎小关节增生硬化。CT 和 MRI 可直接显示椎间盘的退变情况，包括椎间盘膨出、突出、脱出和髓核游离。⑤脊柱内固定失败：X 线平片或 CT 可显示螺钉位置不在术前计划的预定位置或内固定物位置发生改变；内固定物断裂时，X 线平片或 CT 显示内固定物不完整，出现断裂线，包括断棒，断钉和断线。

3. 脊柱创伤治疗后影像学评价

（1）治疗后影像学表现：非手术治疗效果良好者表现为临床症状减轻或缓解，影像学检查所示脊柱复位，生理曲度自然，脊柱稳定性良好，脊椎骨质程度无进展。手术切开复位内固定术效果良好者表现为脊柱复位，生理曲度自然，脊柱稳定性良好，脊椎骨折程度无进展，骨折愈合良好，内固定物良好。植骨融合术后骨质逐渐融合直到骨性愈合。

（2）治疗后并发症影像学表现：非手术治疗后表现为影像学显示脊柱不能复位，生理曲度失常，脊柱不稳定。手术治疗后表现为切开复位内固定可出现脊柱手术常见的并发症之外，还包括内固定松动或断裂、植骨不融合等并发症。

4. 脊柱侧弯治疗后影像学评价

（1）治疗后影像学表现：脊柱侧弯经非手术治疗后短期内随访观察，效果良好者脊柱侧弯程度得到控制或改善，无进一步发展。手术治疗有效者表现为脊柱侧弯程度改善或基本得以矫正。术区结构紊乱，局部畸形的椎体已完全或部分切除，植入的骨质融合良好。内固定系统固定良好，无脱钩、松动、断裂。

（2）治疗后并发症影像学表现：非手术治疗效果不佳者表现为脊柱侧弯进展，侧弯角度加大。还可因各种原因导致深部感染。脊柱矫形常因手术指征把握不准、内固定物的松动和断裂或融合节段选择不当等多种原因，引起术后矫形效果不佳或矫形角度丢失。

5. 脊柱压缩性骨折治疗后影像学评价

（1）治疗后影像学表现：椎体成形术后影像表现为椎体内骨水泥分布均匀，无骨水泥渗漏。PKP 术后椎体形态和高度可有一定程度的恢复或恢复至原来的形态和高度，脊柱稳定性好。

（2）治疗后并发症影像学表现：非手术治疗效果差，脊柱骨质疏松更加明显，出现椎体压缩性骨

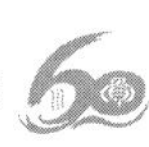

折或原有椎体压缩性骨折程度加重。手术治疗后并发症有：①骨水泥渗漏：渗漏的骨水泥在 X 线平片或 CT 上表现为渗漏部位的高密度影，常渗漏部位包括椎管内硬膜外、椎间孔、邻近椎旁软组织或椎间隙内。骨水泥溢入椎旁静脉，回流至肺可引起肺动脉栓塞，在 CT 上表现为肺叶动脉或节段动脉内高密度影，并可伴相应肺叶或段梗死。②术后椎体再塌陷：表现为骨水泥填充后的患椎椎体高度减低，骨小梁断裂，可伴有骨皮质断裂。

（三）四肢关节及邻近组织疾病治疗后影像学评价

1. 肩袖撕裂术后影像表学现

（1）治疗后影像学表现：在 MRI 检查中，大部分手术修复后的肌腱内可见 T2WI 信号增高的区域。肱骨头水肿样信号改变是肩袖修补术常见的 MRI 表现，可在术后持续存在数年之久。术后关节囊紧张、瘢痕形成、肩袖萎缩或滑囊切除可导致肱骨头轻度向上半脱位。

（2）治疗后并发症影像学表现：①肩袖撕裂修补后不愈合或再撕裂：MRI 检查可在肌腱内见到累及其全层或部分层厚的水样的 T2WI 高信号影，MRI 关节造影或可见造影剂进入肌腱的裂隙内，对肩袖撕裂修补后不愈合或再撕裂的诊断有帮助，但准确性也不如对术前肌腱的评价。肩袖撕裂可导致肌肉萎缩，并且随着时间的推移可引起不可逆的肌肉脂肪变，在 MRI 上表现为肌肉内出现脂肪样信号成分，并逐渐增生。②锚钉脱出：移位的金属锚钉在 X 线片上容易被识别，但对锚钉松动、突出到关节腔的情况以及局部溶骨性的改变，CT 显示得更好。可吸收生物锚钉突出于骨外或形成关节内的游离体可导致关节软骨损伤，MRI 对其显示较好。

2. 半月板术后影像学表现

（1）撕裂不愈合或复发：半月板部分切除术后体积变小，残留半月板内出现累及关节面的 T2WI 高信号影多代表着进入半月板裂隙内的滑液，是诊断半月板部分切除术后撕裂复发的较可靠的 MRI 征象。残留半月板内出现的 T1WI 和 PDWI 高信号可由多种原因引起，包括邻近残留半月板关节面处的黏液变性、撕裂处的瘢痕等，故其对撕裂复发的诊断准确率较低，低于未曾手术半月板撕裂的诊断。

（2）骨性关节炎：X 线检查可见关节间隙变窄，骨性关节面硬化，边缘骨赘形成，关节面下囊变等；MRI 检查可见关节软骨厚度变薄，部分缺失。

3. 交叉韧带术后影像学表现

（1）交叉韧带移植物撕裂：在 MRI 上可见移植物纤维的连续性部分或完全中断，在 T2WI 局部出现水样高信号。移植物撕裂将导致交叉韧带功能丧失，表现为胫骨相对前 / 后移。

（2）膝关节前间隙纤维化：MRI 表现为交叉韧带移植物前方出现异常结节，呈等长 T1、等长 T2 信号，其信号强度较典型的纤维性病变要高。

（3）交叉韧带移植物撞击：在 MRI 上可见移植物因撞击引起的信号增高，局部增粗，轮廓模糊，而且胫骨隧道的位置在沿股骨下端髁间窝顶部所画直线的前方或移植物上缘在髁间窝顶部处变形。

（4）交叉韧带移植物腱鞘囊肿：病变在 MRI 上呈长 T1、长 T2 信号，增强扫描无强化。

4. 跟腱断裂术后影像学表现

（1）治疗后影像学表现：跟腱修复处在术后 3 个月内可见强化，尤以在前 2 个月多见，可能为肉芽组织或纤维血管瘢痕所致。术后 3 个月以后，在 T2WI 上可见跟腱的低信号影已连续，但其内可有范围小的高信号区域，周围软组织可见水肿；甚至在术后 1 年以上时跟腱信号仍可轻中度不均，少数患者还可见水肿和腱周的反应性改变。

（2）治疗后并发症影像学表现：①跟腱再断裂：MRI 检查可见肌腱低信号连续性中断，相应区域在 T2WI 和 PDWI 呈高信号。②跟腱钙化或骨化：跟腱钙化或骨化在 X 线平片表现为高密度影。MRI 上钙化多在各序列上大多表现为低信号。

5. 人工髋关节置换术后并发症影像学表现

（1）假体无菌性松动：X 线平片显示假体周围出现宽度超过 2mm 的透亮带时，可能有假体松动，要结合临床综合考虑周到，如透亮带进行性增宽，则提示假体松动可能性很大；如见到假体移位、下沉、假体及周围骨水泥断裂时，可肯定松动。术后半年以上，核素扫描仍显示假体周围有核素浓集时，应考虑松动可能，扫描阴性基本可排除松动。

（2）假体脱位：X 线检查可见人工股骨头与髋臼失去正常对应关系，人工股骨头可移位至髋臼边缘，甚至其上下方。CT 在判断假体位置和脱位方向时优于 X 线平片。

（3）假体周围骨折：X 线检查可显示假体周围骨折的发生部位、局部骨质变化和假体的稳定情况。

（4）股骨假体柄变形 / 断裂：判断假体柄是否弯曲要注意将不同时期的 X 线片进行比较。

（5）髋周软组织异位骨化：X 线可见手术 3 周后在髋周出现稀疏、边界不清的薄层高密度影，多在外展肌和髂腰肌部位出现。这些早期骨化易被忽略，但以后密度逐渐增高，2 个月后进入成熟期，可见骨小梁结构。严重者可见大量异位骨形成，相互间距离减少，甚至连接融合。

（6）假体周围感染：X 线检查可以发现感染假体松动或移位，并可反映假体周围骨溶解、破坏的情况，但仅根据 X 线片常常不能辨别假体的无菌性松动和感染所致的松动；如果出现进展迅速的骨膜炎、弥漫的骨溶解破坏或新骨形成则多支持感染的可能。

（7）下肢深静脉血栓形成：超声和 CT 增强扫描可确诊。

（8）髋关节置换术后股骨颈骨折：X 线检查可见骨折线、断端对位对线情况。

（9）半髋关节置换术后髋臼磨损和中心性脱位：髋臼磨损时 X 线检查可见受累髋关节骨质疏松，头 – 臼间隙变窄、消失，继而假体头陷于髋臼骨质内，周围骨质逐渐吸收溶解，出现透亮带，局部骨质并可向骨盆内陷。发生中心性脱位时往往伴有髋臼底部骨折，可见假体头从裂开的髋臼底进入骨盆。

（四）肢体畸形治疗后影像学评价

1. 外翻术后影像学评价

（1）治疗后影像学表现：外翻骨关节畸形得以矫正，外翻角恢复到正常角度，跖趾关节对位良好。第 1 跖骨头内侧骨质增生切除后局部骨质缺损。克氏针髓内固定位置良好，贯穿第 1 跖趾关节。

（2）治疗后并发症影像学表现：①感染：影像学表现为术区骨质破坏，边界不清，软组织肿胀。②髓内固定针断裂或弯曲：X 线平片可显示髓内针弯曲或断裂，可伴有跖趾关节半脱位。③第 1 跖趾关节不稳。

2. 先天性髋关节脱位术后影像学评价

（1）治疗后影像学表现：股骨头复位良好的 X 线判断标准为：①骨盆正位 X 线平片表现为患侧股骨头骨骺位于 Perkin 方格的内下方格内；②石膏或支具固定两髋于“蛙式”或改良“蛙式”体位投照骨盆正位 X 线平片，表现为两侧股骨颈轴线的延长线交点处于骶骨中轴线。

（2）治疗后并发症影像学表现：①感染：影像学表现为术区骨质破坏，边界不清，软组织肿胀。②内固定针断裂或弯曲：X 线平片示髓内固定针弯曲或断裂，可同时伴有截骨面或截骨植骨块的移位。③植骨融合不良：见于 Salter 骨盆截骨术，X 线平片表现为截骨面间隙仍存在，无骨小梁贯穿间隙，植骨骨吸收。④截骨线愈合不良：见于 Chiari 骨盆内移截骨术，X 线平片表现为截骨面的间隙仍存在，无骨小梁贯穿间隙。⑤股骨头与髋臼关系恢复不佳：患侧股骨头未完全恢复到位，仍有不同程度的股

骨头脱位。⑥股骨头（骨骺）缺血性坏死：X线平片表现为患侧股骨对（骨骺）密度不均匀增高，外形变扁、塌陷或碎裂。⑦髋关节继发性骨关节炎：X线平片表现为关节间隙变窄，尤以承重区关节间隙变窄为著，骨性关节面增生硬化，骨性关节面下退变性假性囊肿形成。

3. 马蹄内翻足治疗后影像学评价

（1）治疗后影像学表现：治疗后应定期复查X线平片以监测矫形效果，并根据畸形修复或进展情况对外固定进行调节。观察内容包括：了解有无矫形丢失或矫形过度，是否存在术后继发的骨性改变（如距骨头、体扁平及变小，舟骨内移等），观察是否楔骨移位成角及侧位片距跟角变小，足弓低平；监测有无距骨缺血性坏死、跖骨异常生长及骨化中心延迟出现；观察骨性愈合情况以决定拆除外固定器械时机。

（2）治疗后并发症影像学表现：①感染：影像学表现为术区骨质破坏和骨膜反应，边界不清，软组织肿胀。②内固定针松动、断裂：内固定针松动在X线平片上表现为位置发生移动，周围出现透亮线。③足三关节融合术后愈合不良：X线平片表现为融合关节的关节间隙仍清晰存在或隐约可见，内无或仅少量骨小梁贯通，两端骨质增生硬化。④足三关节融合术后矫形效果欠佳：不同程度的足部畸形。

（五）骨坏死治疗后影像学评价

1. 股骨头骨缺血性坏死治疗后影像学评价

（1）治疗后影像学表现：非手术治疗效果良好者表现为随访期内临床症状减轻或消失，影像学复查期间所见股骨头坏死程度及坏死股骨头形态无明显变化。手术治疗后表现为：①保留股骨头的手术治疗，术后早期X线平片示股骨头、颈内钻孔减压留下的通道，表现为边界清楚的条状透亮区，内还可见植入的高密度的骨质影。随着时间的推移，坏死股骨头无塌陷或塌陷进展。②人工假体置换的手术治疗，人工髋关节位置良好，人工髋臼和股骨头假体对应关系良好，假体无松动、断裂或脱位征象。③髋关节融合的手术治疗：术后髋关节骨性融合，功能丧失。

（2）治疗后并发症影像学表现：①保留股骨头的手术治疗：可出现感染、股骨头塌陷或塌陷加重的相关影像学表现。②人工假体股骨头的手术治疗：可出现感染、假体松动、假体脱位、假体断裂、假体周围骨折、骨溶解等相关影像学征象。③髋关节融合的手术治疗：可出现感染、患侧肢体短缩畸形、关节融合失败。

2. 骨坏死治疗后影像学评价

（1）治疗后影像学表现：非手术治疗效果良好者影像学追踪复查表现为骨坏死病灶无明显变化或修复性成骨量增多。钻孔减压或刮除植骨手术治疗后的影像表现为术区局部骨质缺损，其内植骨骨质融合。

（2）治疗后并发症影像学表现：非手术治疗后局部疼痛症状未缓解或加重，影像学追踪复查表现为骨坏死病灶增大，此时可采取手术治疗。手术治疗后并发症包括：①术后感染：影像学表现为局部骨质破坏，可伴有骨膜新生骨，软组织肿胀，可见脓肿或死骨形成。②术后骨折：X线平片表现为术区骨质中断不连续。③术区植骨不融合：X线平片上有透亮区。

（张德洲、李东明、易雪冰、吴俊华、罗容智、陈运久）

八、医学影像学在骨关节疾病中的进展及展望

（一）断层融合技术

随着计算机技术的不断发展，基于DR的一种新成像技术——数字化断层融合技术（DTS），已逐步应用于临床，其特点为高效率、高检出率、低剂量。DTS是在传统断层成像的基础上结合数字平板探测器及现代计算机图像处理技术开发的一种有限角度图像重建方法。在一次扫描下获得连续多层面的高清晰断层图像，在骨科领域可发挥极大的优势。DTS能解决普通平片检查所难以显示的复杂结构，无重叠，便于把握观察部位的前后位置关系，实现明确诊断。主要应用：了解病变确切部位、范围内部结构有无破坏、空洞、钙化，边缘是否锐利，特别适合复杂部位、深在部位、小关节检查，如腕关节、肩关节、髋关节、颈椎、鼻骨等部位等，作为DR平片的补充和延伸，来提高诊断质量，特别是降低了骨关节创伤的漏诊率和误诊率，避免了因再做CT检查而增加的负担。在对金属内固定及假体评价方面，CT有放射状伪影，MRI有检查禁忌证，DTS的优势在于观察钢钉之间的骨折愈合情况，可观察到假体周围骨质生长的细节情况，关节置换假体松动判断解决方案等。

（二）术中CT

术中CT在治疗的同时可以通过影像设备进行实时的影像导航和跟踪，及时诊断，对现有所有手术进程的精确性和有效性具有质的飞跃性发展和提高，为医生提供精确的手术操作保障，避免无证据证明医院无责的医疗纠纷，同时可结合多功能治疗技术进行联合治疗。术中CT的优点：造价低，占地面积小，可移动性强；对工作环境要求低，可应用在患者所需要的任何地方，具有很强的实用性。

术中CT在骨关节中有着广阔的应用前景，可在较复杂结构部位如脊柱、骨盆等部位的创伤、肿瘤等病变的治疗过程中，能快速评估治疗效果，如内固定位置偏移、骨水泥渗漏、肿瘤病变的清除范围等，能达到术中X线无法比拟的效果，并同时为下一步的治疗提供证据和帮助，可避免再次手术的负担，减轻患者的痛苦。

（三）双源CT

双源CT是在目前成熟的64层CT技术上，加装两个球管与两套探测器系统，通过两套X线球管和两套探测器来采集CT图像，也就是说，通过机架旋转90°即可获得180°数据。两个X线源的总能量达160kW，即使在最快的扫描和进床速度下，也能确保极佳的图像质量。该系统能够在不需要控制心率的情况下，对高心率、心率不规则甚至心律不齐患者进行心脏成像，而且在心脏CT扫描中的放射剂量却只有常规CT的50%。双源CT还可以进行双能量成像，可得到能体现组织化学成分的CT图像，即组织特性图像，利用双能曝光技术能明显改善CT的组织分辨力。总之，双源CT利于更多疾病的早期发现、早期诊断与早期治疗。

双源CT在骨关节系统中可应用于周围血管成像，如下肢动脉、静脉成像等；韧带及肌腱成像技术可应用于痛风等疾病的早期诊断。

（四）能谱CT

能谱CT是根据X线在物质中的衰减系数转变为相应的图像，除形态展示外尚能够进行特异性的组织鉴别，能够瞬时进行高能量与低能量的数据采集，采用原始数据投影的模式对两组数据进行单能量重建。与常规CT相比，能谱CT最显著的特征就是提供了多种定量分析方法与多参数成像为基础的综合诊断模式，如基物质图像、单能量图像、能谱曲线等。其独特的多参数成像模式与常用的CT诊断模式有所不同，熟悉其成像原理、影像表现与应用价值会对CT诊断和应用带来很大的帮助。

能谱CT在骨关节中的应用主要是骨科术后复查金属伪影去除，许多骨科患者放置金属类材料植入物后，在CT中会有大量的金属伪影产生而直接影响诊断。能谱CT特有的单能量去除伪影技术可以降低金属伪影的影响。能谱CT还可以在血管成像中硬化伪影去除，如动脉瘤夹、血管支架、钙化斑块等。

（五）高场MRI

高场MRI有着普通X线和CT无法比拟的优势，如组织分辨率高，可检出更多的软组织内的病变，并且大多数病变不用造影剂就能较好显示，如血管等；无骨性伪影，有利于中枢神经系统如后颅窝、椎管等部位病变的检查；同时能多参数、多断面成像，能为病变的检查和鉴别诊断提供更多、更详尽的信息；无放射线损伤，尤其有利于孕妇和小儿。较低场MRI，高场MRI除了上述优势以外，还有扫描时间更短、信噪比更高，图像分辨率更好等优势。

近年来，MR多种新技术的发展及新扫描序列的涌现，如MR弥散成像（DWI）、MR弥散张量成像（DTI）、灌注成像（PWI）、MR波谱（MRS）、T2 mapping、超短TE（UTE）序列、MR关节造影等，除了能显示解剖形态和结构信息外，还可显示器官功能和代谢信息，进一步拓展了其在骨关节系统中的应用。如DWI在良恶性骨肿瘤的鉴别诊断中有了更重要的价值；PWI可判断在骨髓病变的灌注状态；MRS也更多地用于良恶性骨肿瘤的鉴别、恶性骨肿瘤的疗效评价；T2 mapping可定量分析关节软骨内组织成分的变化，能早期评估软骨病变；MR关节造影更加利于软骨病变和盂唇损伤中的检出；DTI反映关节软骨胶原纤维结构的变化，可在骨关节炎早期软骨损伤诊断中提供重要价值。

（六）图像融合技术

图像融合是指将多源信道所采集到的关于同一目标的图像数据经过图像处理和计算机技术等，最大限度地提取各自信道中的有利信息，最后综合成高质量的图像，以提高图像信息的利用率，改善计算机解译精度和可靠性，提升原始图像的空间分辨率和光谱分辨率，利于监测。图像融合检查系统可以将ECT、SPECT与CT、MRI、X线等相互融合，完成解剖影像与功能影像的融合；对骨关节疾病的诊断及疗效能很好地显示，如骨肿瘤、骨坏死、骨折愈合不良、类风湿关节炎、骨质疏松、骨关节结核、慢性骨髓炎、滑膜炎等。图像融合技术形成一种新的医学影像，信息量更大、更准确，同时显示解剖与功能的结合，更直观、深入地了解疾病，并对治疗的评估提供更准确的证据。

（七）运动医学影像

运动医学影像学是运动医学的分支之一，是一门应用医学影像技术来评价运动与否对机体生理、病理影响的学科，其研究内容包括运动解剖、运动生理、运动损伤诊断和康复评价等。X线平片可常规诊断骨折、脱位，但不能准确诊断隐性骨折和肌腱、韧带及软骨损伤；CT是复杂部位如骨盆、腕关节、踝关节等运动损伤的首选方法，但薄层CT辐射剂量过大，创伤后复查及康复评价应以X线为主要；MRI具有无辐射、多平面、多参数成像及软组织分辨率高等优势，是评价肌肉、肌腱、韧带、关节及骨髓等损伤的首选影像技术。目前用于定量、定性骨的功能性MRI成像技术包括：T1MR延迟增强软骨成像和^{23}Na MRI：主要用于反映软骨内葡萄糖胺聚糖浓度的变化；T2 mapping，用于研究软骨内胶原排列方向及水分含量，为关节软骨早期病变的可靠参考价值，是目前应用最为广泛的磁共振生理学成像技术之一。

近年来，血氧水平依赖功能MRI（BOLD–fMRI）在骨骼肌肉系统中的应用日益增多，主要用于反映肌肉活动的微循环情况。目前，国内外运动医学影像学的研究报告中，多以髋、膝、肩等大关节的韧带、软骨损伤的影像研究为主，成像技术以MRI为主，其中有关关节、肌肉、肌腱的MR新技术基础研究和临床应用研究是目前国际上运动医学影像领域的研究重点和热点。运动医学未来最具有前景的研究方向是生物力学、组织移植医学基础上的基因治疗、干细胞与组织工程技术等。

（张德洲、李东明、易雪冰、吴俊华、罗容智、陈运久）

第二节 骨科相关功能检查技术

一、学科概述

骨科的功能检查项目众多，除了常规B超、彩超、心电图等外，还涵盖了肌电图、肌力测试、骨密度、TCD（经颅多普勒）、远红外热成像等具有专科特色的项目。高频彩超具有无创、便捷、廉价及短期内可重复检查等优点，特别是能够在肌腱和肌肉的运动中实时动态观察，经常可提供其他影像学方法无法得到的重要诊断信息。特别是近几年较为热门的弹性成像技术的应用，使得高频彩超在肌肉骨骼和软组织疾病的诊断中发挥着日益重要的作用，对软组织细微结构的显示在某种程度上优于CT和MRI。骨密度检查除了常规的骨质疏松诊疗和骨折风险评估外，还可以作为制定骨科手术方案的重要参考依据（如内固定器材附着基础评估、术中力度掌握、术后骨骼愈合预判等）。肌电图对于神经损伤的诊断、功能恢复跟踪、神经受压范围检查等方面具有重要作用。而近几年出现的远红外热成像技术是目前对于疼痛定量的最新方法，具有无创伤、无辐射、无疼痛的特点；对于脊椎系疾病、神经系疾病、肌筋膜疾病等有独特的检查价值。

随着科技的发展，将会有更多的功能检查技术不断地应用于骨科临床，更好地造福广大患者。

（谈伟）

二、学科主要伤病诊疗技术

（一）彩超检查

1. 肌骨系统彩超检查

（1）损伤性病变

1）肩部损伤

①检查技术：采用线阵探头，频率7～12MHz。采取特殊检查体位，依次检查肱二头肌长头腱，然后为肩胛下肌腱、冈下肌腱和小圆肌，最后为冈上肌腱。

②声像图表现：

正常声像图：正常情况下，肌腱均呈均匀带状高回声结构，内有多条细线状回声，分别附着于肱骨大结节、小结节。冈上肌腱浅层为三角肌下滑囊，呈外突状，肌腱深部为低回声的关节软骨和强回声的肱骨头，肌腱正常前后径约为2.5cm。

损伤声像图：肩袖部分撕裂时，于肌腱的关节侧、滑囊侧或肌腱内部可见条形、圆形或不规则的无回声裂隙，局部肌腱回声中断，横切和纵切均可显示，或是沿肌腱长轴走形的线性撕裂，有时可见积液或积血。肩袖全层撕裂时累及肌腱全层，导致盂肱关节腔和肩峰下－三角肌下滑囊相通（图12–17）。

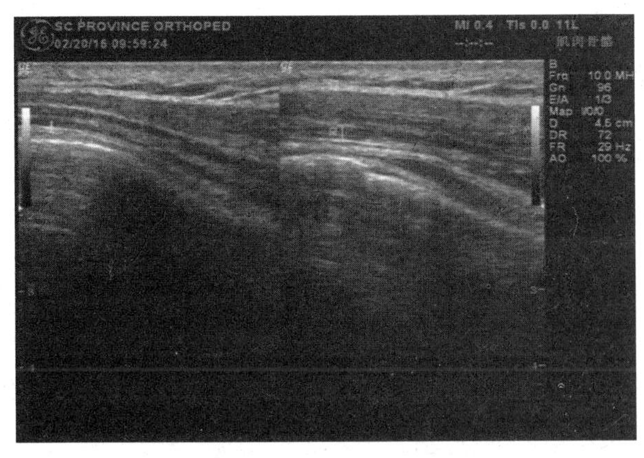

（1）右侧肱二头肌腱止点处损伤伴少量积液（长轴）

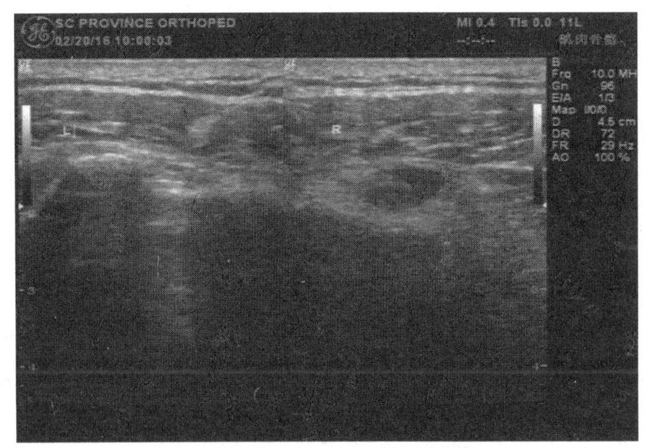

（2）同一患者声像图（短轴）

图 12–17　肩部损伤声像图

2）手部肌腱损伤

①检查技术：手部超声检查分为背侧伸肌腱和掌侧屈肌腱，需要用 9 ～ 20MHz 的线阵探头，越细小的肌腱对探头频率的要求越高。患者取坐位，面对医生，两前臂平行放置，手掌伸直暴露所需检查肌腱的位置，从肌肉肌腱连接处连续探查至肌腱止点处，通常做双侧对比。

②声像图表现

正常声像图：超声显示肌腱均呈均匀带状高回声结构，内有多条细线状回声，伸肌腱要明显细于屈肌腱，从手掌近端附着处向远端走行，逐渐变细至末端指骨附着处。

损伤声像图：完全断裂时，可见肌腱完全分离，两断端回缩，中央空虚，呈低或无回声区域，时间较长者断端之间可出现瘢痕组织。断端可出现在指节中部或者肌腱附着处，尤其应注意伸肌腱的末节止点处有无撕裂。部分断裂时，可见肌腱纤维有部分尚连续，但由于指端肌腱细小，超声受分辨力的影响，诊断相对困难。肌腱术后超声可观察其术后连续情况，并可在肌腱中发现点状的强回声缝线结构，同时超声还可用于观察肌腱断裂术后有无再次断裂。

3）肌肉损伤

①检查技术：线阵探头，频率 7 ～ 10MHz，常见的肌肉损伤包括肱二头肌、股四头肌、股内收肌及小腿三头肌等。检查时，完全暴露损伤部位，使肌肉处于放松状态，根据损伤部位选择探头频率，对于肥胖或损伤部位较深的患者必要时可使用凸阵探头（腹部探头），在损伤部位做动态连续、大范围的扫查，横切面与纵切面相结合。注意观察肌肉组织起止点、肌腱 – 肌腹移行处及周围的血管等组织。

②声像图表现

正常声像图：正常肌肉组织中肌束呈低回声，而肌筋膜、肌腱呈较强的高回声，纵切面肌束排列成羽状、带状或梭形，横切面肌筋膜呈网格状、带状或点状的强回声分隔。

损伤声像图：肌肉损伤后超声主要表现为肌肉内或腱腹移行处的拉伤、撕裂，肌肉断端回缩，断端处积血、血肿等。此时肌肉正常的羽状或带状纹理回声消失，连续性中断，可见肌纤维部分或完全缺损，缺损区域填充无回声积血或低回声血肿。损伤较轻没有明显肌纤维断裂时，可见损伤局部肌肉肿胀，肌肉纹理结构显示不清，回声较周围正常肌肉组织增强，是局部损伤出血浸润的结果。

根据 Peetrons2002，肌肉拉伤超声分级为 4 级。

0 级：临床提示肌肉拉伤，但超声无阳性发现。

Ⅰ级：损伤范围较小，仅见局部低回声区或高回声区，边界模糊，或可见腱膜水肿。

Ⅱ级：为部分撕裂，未累及整个肌肉横切面，断裂处常填充血肿，周围可见肌肉断端碎片，探头轻微加压可见肌肉碎片漂浮征象。

Ⅲ级：为肌肉完全性断裂，超声检查显示肌肉连续性完全中断，边缘不整，远端肌肉回缩呈团状，两断端之间可见血肿。断裂肌肉的筋膜可以完整，超声可显示血肿沿筋膜间隙蔓延。

4）跟腱断裂

①检查技术：采用线阵探头，频率 7 ～ 12MHz，患者取俯卧位，足悬于检查床之外，从跟腱的肌－腱移行处开始检查至跟骨附着处。首先纵切面扫查（探头方向与肌腱走行方向平行），声束垂直于肌腱，以便观察肌腱的纤维结构，之后可进行横切面观察，检查过程中动态观察肌腱的活动。同时，还应注意跖肌腱的完整情况。除锐器切割伤造成的开放性跟腱断裂不建议选择超声检查外，其他类型的跟腱断裂，超声检查因其便捷、快速、价廉等优势常作为临床首选检查手段。

②声像图表现

正常声像图：正常跟腱纵切面呈条形等回声结构，内部可见多条平行排列的细线状回声，横切面为椭圆形，远端附着在跟骨，附着处跟骨骨皮质光滑。跟腱前后径一般横切时为 5 ～ 6mm。

断裂声像图：跟腱完全断裂时，超声显示跟腱连续性中断，断端不整齐如马尾状，急性撕裂可见跟腱两断端之间不均匀回声的血肿区域，数日后可呈低回声或无回声区域。部分撕裂时，肌腱内部或表面出现部分纤维中断或低回声区，横切面超声可观察残余肌腱的横截面积。陈旧性跟腱断裂时，由于小腿三头肌的长期挛缩，跟腱两断端之间的距离可以很大，且充满瘢痕肉芽组织，呈不均质高回声。捏小腿三头肌时，可见近侧断端随同肌肉的被动收缩而向近侧移动，断端间隙增宽，远侧断端没有任何运动；松开肌肉后近侧断端恢复原有断裂状态。踝关节被动背屈运动时，跟腱断端间距明显增大，呈分离现象；被动跖屈时，两断端有接近趋势。

术后声像图：可见缝合处肌腱连续，较正常增粗，回声强弱不均匀，肌腱内部可见多数点状强回声点，为缝线回声，如肌腱周围出现范围不等的积液时可能考虑跟腱愈合不良。

5）膝胫侧副韧带损伤

①检查技术：线阵探头，7.5MHz。患者侧卧、膝关节伸直，或仰卧位、小腿外旋，探头在膝关节冠状切面扫查膝胫侧副韧带，从前至后，从上到下依次扫查。

②声像图表现

正常声像图：胫侧副韧带为 3 层结构，浅层稍高回声为致密结缔组织带，上端附着于股骨内上髁，下端附着于胫骨上段，中间呈低回声，为脂肪组织或胫侧副韧带滑囊，深层为偏高回声。其中深层较薄弱，易损伤。

损伤声像图：单纯拉伤时，超声显示韧带水肿增厚，回声减低；部分撕裂时除显示韧带增厚外，可在局部见无回声裂隙；完全撕裂则韧带浅层及深层连续性中断，断裂处可见低回声积液或血肿。损伤愈合期在韧带浅层上端股骨附着处可形成钙化灶，超声显示为强回声钙化灶，后方伴声影（图 12–18）。

（2）炎症性病变

1）肩峰下滑囊炎

①检查技术：线阵探头，频率 7 ～ 12MHz。患者取坐位、暴露肩关节，在肩峰周围连续扫查，观察肩峰下－三角肌下滑囊。肩峰下－三角肌下是人体最大的滑囊，内侧达喙突，前部覆盖肱骨结节间沟，下缘可达肱骨大结节下方约 3cm。

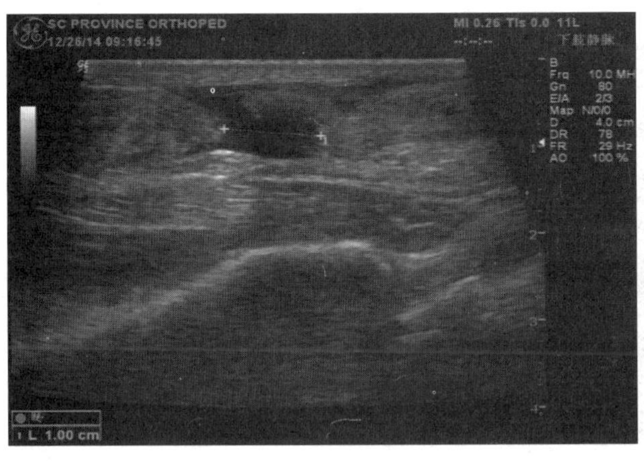

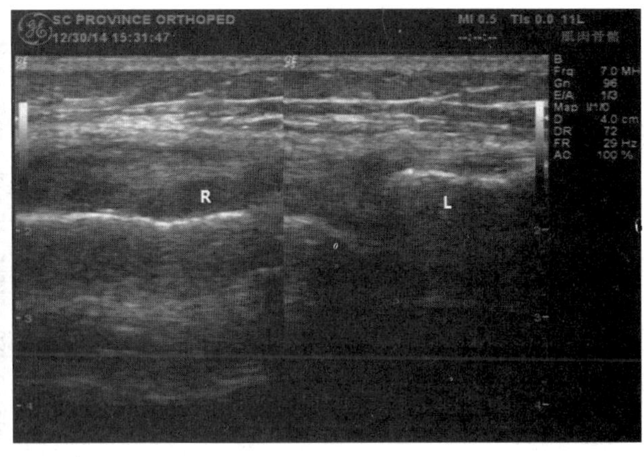

（1）　　　　　　　　　　（2）

图 12–18 膝胫侧副韧带损伤声像图

（1）跟腱断裂处边界不规则，常由突发暴力而致；（2）右侧胫侧副韧带损伤，较正常侧明显增厚，纹理不清晰，周围可见低回声积液

②声像图表现：正常时，滑囊内薄层积液及周围高回声的滑囊外脂肪组织厚度不超过 2mm，呈稍高回声带状结构。当积液出现时，可见滑囊扩张，液体呈无回声或低回声，急性期囊壁增厚不明显，周围软组织可有水肿增厚，慢性期滑囊壁可有不同程度的增厚，伴钙化时可见强回声钙化灶。

2）尺骨鹰嘴滑囊炎

①检查技术：线阵探头，频率 7 ～ 12MHz，患者坐位，手掌内后旋撑于床面，使肘关节屈曲 90°面向检查者。

②声像图表现：肘后部尺骨鹰嘴处滑囊增厚，局部皮下可形成一囊性包块，内部积液可呈无回声，或含有沉淀物回声。急性期回声较高，囊壁及周围组织内可见丰富血流信号；慢性期囊液多呈无回声，囊壁可有不同程度增厚，血流不如急性期丰富。

3）手腕及手指肌腱、腱鞘炎

①检查技术：线阵探头，频率 9 ～ 18MHz。患者坐位，手掌平伸，暴露所需检查部位皮肤，手腕及手指肌腱繁多，但肌腱、腱鞘炎的表现大同小异，以“桡骨茎突腱鞘炎”为例说明。

②声像图表现：在桡骨茎突部位观察拇长展肌腱及拇短伸肌腱，发生腱鞘炎时，可见此肌腱增粗，腱鞘增厚，回声局部减低，部分可出现腱鞘内积液，急性期腱鞘内可显示血流信号。对于没有积液出现的病变，肌腱增厚不明显时常需双侧对比来观察。

4）髋关节滑膜炎

①检查技术：线阵探头，频率 7 ～ 9MHz，对于组织较厚的患者可采用凸阵探头。患者仰卧位，髋关节及膝关节伸直，将探头平行于股骨颈，可清晰显示股骨头、股骨颈的强回声骨皮质结构，以及覆盖其上的关节囊回声。正常关节囊厚度一般不超过 5mm。

②声像图表现：该病在儿童及成人均有可能发生，通过测量股骨颈骨表面与关节囊外缘之间的最大距离，超过 6mm 或较正常侧差异值超过 2mm 时可考虑为髋关节滑膜炎，当伴有积液时可在关节囊中出现不同厚度的无回声区，CDFI 可观察到部分患者关节滑膜上有血流信号。通过超声随访股骨颈与关节囊宽度及积液的变化，可帮助判断患者治疗的效果（图 12–19）。

5）坐骨结节滑囊炎

①检查技术：线阵或凸阵探头，频率 5 ～ 7MHz。患者俯卧位，腿和膝伸直，将探头置于臀部坐骨结节处，可观察到坐骨结节的骨皮质及其上的臀大肌。

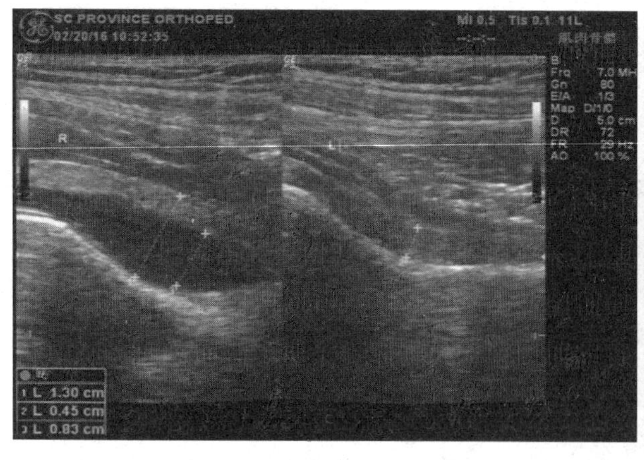
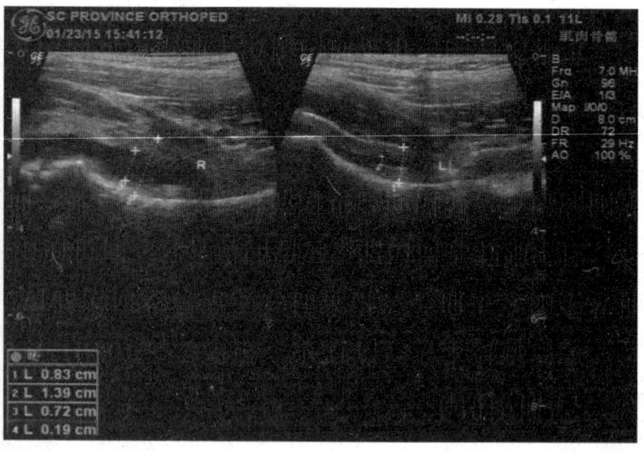

（1）　　（2）

图 12-19　髋关节滑膜炎声像图表现

（1）成人右侧髋关节滑膜炎；（2）儿童双侧髋关节滑膜炎，左侧积液 8.3mm，右侧积液 7.2mm

②声像图表现：坐骨结节与臀大肌之间可见积液，或呈囊性包块，内为无回声或可见低回声沉积物，部分可随体位改变而移动；慢性者可见囊壁增厚，囊内回声不均匀，或有分隔。

6）膝关节周围滑囊炎

①检查技术：线阵探头，频率 9 ～ 12MHz。检查膝关节周围滑囊，包括髌前滑囊、髌下滑囊、鹅足囊、胫侧副韧带囊等。

②声像图表现：在相应部位可见滑囊不同程度扩张，伴有多少不一的无回声积液区，慢性期可见囊壁增厚，或伴有滑膜不同程度增生，呈结节状。

7）色素沉着绒毛结节样滑膜炎

①检查技术：线阵探头，频率 7 ～ 12MHz。主要检查髌上囊。患者坐位，膝关节弯曲 30°～ 45°，探头置于髌骨上方。纵切可见股四头肌腱髌骨附着处，其深面即为髌上囊。

②声像图表现：80%患者累及膝关节，出现膝关节肿胀，以髌上囊最明显。超声检查发现髌上囊有不同程度积液，关节滑膜增厚，呈大小不等的绒毛状突起，有的呈团块状，CDFI 可见增厚的滑膜内有丰富的血流信号。

8）跟腱末端病

①检查技术：线阵探头，频率 7 ～ 12MHz。患者俯卧位，双足悬于检查床外，使跟腱呈水平位置，探头垂直置于跟腱上方，沿跟骨附着处依次向上检查至肌－腱移行处。跟腱下滑囊位于跟腱及跟骨上端之间。

②声像图表现：正常跟腱呈条形等回声结构，内部可见多条平行排列的细线状回声，远端附着在跟骨，附着处骨皮质光滑。跟腱下滑囊大部分不显示，部分可见少量积液，一般不超过 3mm。病变时，跟腱末端增厚，回声减低，常伴有跟腱止点处的钙化灶。伴滑囊积液时，可见滑囊不同程度扩张，内有无回声区。

（3）占位性病变

①检查技术：线阵探头，频率 7 ～ 12MHz。多方位扫查病变部位，观察肿块大小、形态、内部回声、边界、与周围组织关系等。

②声像图表现

腱鞘囊肿：多见于腕部、足部及膝部关节或腱鞘附近，表现为肌腱旁大小不等，形态不一的无回

声或低回声结节，边界多清晰，囊壁稍厚，偶可见分隔，内部没有血流信号。

腘窝囊肿：是来源于腓肠肌内侧头－半膜肌腱滑囊的囊肿，又称 Baker 囊肿。多位于膝腘窝内侧面，表现为囊壁光滑的类圆形无回声团块，可见一颈部与关节腔相通，囊内偶可见游离体。类风湿引起的 Baker 囊肿，囊壁不规则增厚，内部透声差。Baker 囊肿破裂时，囊液可向下流入小腿皮下或肌间。

半月板囊肿：通常外侧较内侧多见，因 80% 的半月板囊肿合并有半月板撕裂，所以超声检查半月板囊肿可表现为无回声或低回声，可有分隔，与其内部积液的黏稠度有关，有时因混有半月板碎片而回声不均匀（图 12–20）。

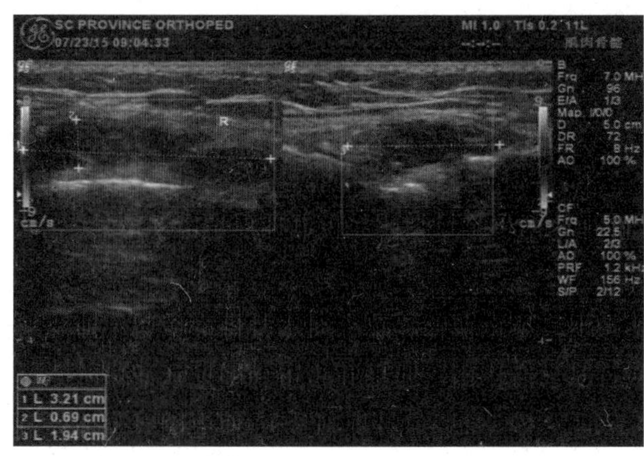

（1）膝关节外侧半月板囊肿

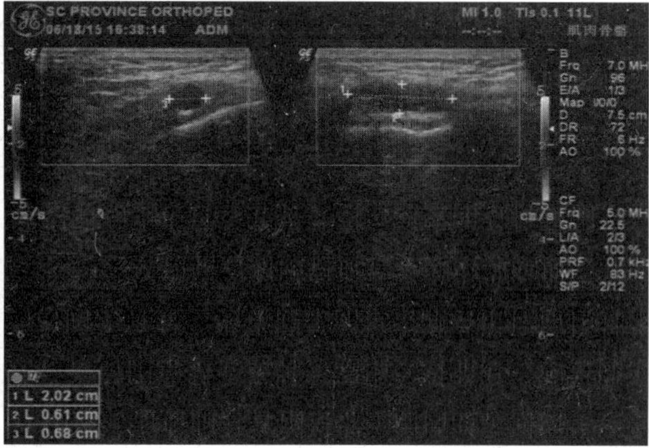

（2）膝关节内侧半月板囊肿

图 12–20　半月板囊肿声像图

指端血管球瘤：起源于神经肌性动脉球的软组织良性肿瘤。超声检查于甲下探及低回声结节，边界清楚，内部有丰富的血流信号，呈动脉频谱。部分肿瘤可见其对深面指骨的压迫而形成局部凹陷。

2. 血管彩超检查

（1）四肢深静脉血栓筛查

①检查技术：四肢深静脉多为两条，伴行于同名动脉两侧，上肢深静脉包括腋静脉、肱静脉、桡静脉、尺静脉，下肢深静脉包括髂静脉、股静脉、腘静脉、胫前静脉、胫后静脉及小腿肌间静脉丛。根据各深静脉解剖走行，由近及远依次检查，探头频率采用 5 ～ 10MHz，根据患者体型进行调整。患者取仰卧位，检查上肢时上臂外展与身体呈 90°，从腋窝腋静脉开始到手腕部尺桡静脉结束。下肢检查时，仰卧位双腿外旋检查髂静脉及股静脉，俯卧位探查腘静脉、胫后静脉、小腿肌间静脉丛。

②正常声像图：正常二维图像，静脉管壁薄，呈中等回声，连续性好，内膜光滑，管腔内血流呈无回声。彩色多普勒静脉管腔内显示向心性血流，呈单一色彩，填充整个管腔。呼吸运动、Valsalva 动作及人工挤压会对静脉血流信号产生影响。频谱曲线上呈向心性连续频谱，曲线较宽，有呼吸相、自发性、血流方向单一等特点。

③血栓声像图：深静脉血栓（DVT）以下肢多见，为血液在静脉管腔中不正常凝结，从而造成血管堵塞，血流受阻而产生一系列病理变化的现象。DVT 形成时，二维声像图上可见静脉管腔较正常增宽、扩张，腔内填充实性回声，新鲜血栓多呈低回声，漂浮于管腔中央。血栓形成后静脉内径将不随呼吸运动而变化，探头加压时也不能完全压瘪管腔。彩色多普勒可见静脉管腔内血流信号充盈缺损，完全阻塞时，血栓远端无法探及血流信号（图 12–21）。

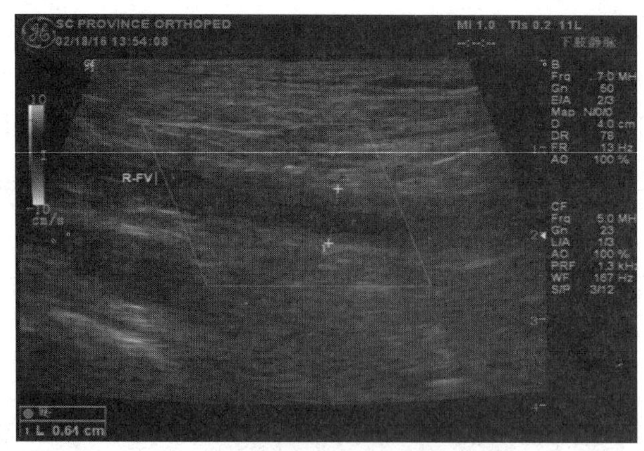

（管腔内血流束变细，未完全填充满管腔）

图 12–21　股总静脉附壁血栓声像图

（2）颈部血管检查

1）颈部血管彩色多普勒检查

①检查技术：常规探查颈总动脉、颈内外动脉起始部、椎动脉。患者取仰卧位，头后仰暴露颈部，头略偏向对侧，可以在颈后垫一小枕维持体位。采用 5 ～ 10MHz 线阵探头，颈动脉检查时频率高于椎动脉。检查椎动脉时，探头置于颈根部胸锁乳突肌内侧，在颈总动脉外侧即可显示穿行于横突孔的椎动脉。

②二维声像图表现：正常颈动脉管腔横切面呈圆形，随心动周期有搏动，动脉管壁呈两条平行光带，内膜和外膜呈高回声，中膜呈低回声。椎动脉为走行于横突孔之间的节段性管状结构，管壁整齐，腔内呈无回声，有轻微搏动。颈动脉斑块多出现在颈内外动脉分叉处，形成时内膜面变粗糙，管壁增厚，呈低回声、等回声或高回声，局部管腔变窄。

③多普勒声像图：颈动脉及椎动脉管腔内彩色血流饱满，管壁与血流分界明显，呈“红迎蓝离”征象。收缩期血流速度快，舒张期血流速度减慢。

2）椎 – 基底动脉供血不足（VBI）的 TCD 检测

经颅多普勒超声（TCD）是通过颅骨特定检测部位获得大脑动脉环血流动力学变化的手段。常用检测声窗包括颞窗、眼窗、枕窗。采用脉冲多普勒探头频率 2MHz。椎 – 基底动脉供血不足常见 3 种类型，即颈椎病型、动脉硬化型、头臂动脉硬化 – 盗血型。

①颈椎病型：双侧 VA 及 BA 血流速度均降低，血管顺应性基本无改变，频谱形态正常。

②动脉硬化型：双侧 VA 及 BA 血流速度均降低，血管顺应性降低，频谱峰时延长、声频低钝。

③头臂动脉硬化 – 盗血型：患侧 VA 流速降低，健侧 VA 代偿性升高，双侧 BA 血流速度正常或降低，血管顺应性正常或降低，频谱形态患侧血流方向逆转。

（谈伟、侯佳、罗萍）

（二）肌电图检查

这里仅针对神经传导检测的相关内容做介绍。在神经传导检测技术中，电刺激的方法是应用得最多的，当电刺激神经时，冲动沿运动、感觉或混合神经传播。评价神经传导特征取决于对 CMAP（复合肌肉动作电位）及 SNAP（感觉神经动作电位）的分析。

1. 运动传导检测　运动传导检测中，最常运用的神经在上肢为正中神经和尺神经，下肢为胫神经和腓神经。

肩胛上神经、肌皮神经、腋神经运动传导检测时表面电极置于 Erb 点，记录电极分别置于冈上肌、肱二头肌、三角肌；正中神经运动传导检测时表面电极置于手腕远端腕皱褶线上方约 1cm 处，记录电极置于拇展短肌；尺神经运动传导检测时表面电极置于尺侧腕屈肌内或外侧，记录电极置于小指展肌；桡神经运动传导检测时表面电极置于桡神经沟，记录电极置于桡神经支配的肌肉（示指固有伸肌等）；股神经运动传导检测时表面电极置于紧邻股动脉外侧腹股沟上或下，记录电极置于股四头肌内侧头；胫神经运动传导检测时表面电极置于远端 – 内踝上后方、近端 – 腘窝（稍偏外侧），记录电极置于跗展肌或小趾展肌；腓总神经运动传导检测时表面电极置于远端 – 踝部趾长伸肌和跗长伸肌腱之间、近端 – 膝部腓骨小头后方，记录电极趾短伸肌。

2. 感觉传导检测　当刺激远端神经时，于近端部位诱发处的为顺向感觉电位；如刺激近端神经干，在远端支配区域记录到的为逆向感觉电位。

（1）桡神经：刺激和记录都使用表面皮肤电极，采取逆向法。正常参考值：传导速度 63.9 ～ 69.4m/s，波幅 24.2 ～ 61.1μV。

（2）正中神经：逆向法检测，表面电极置于腕皱褶线上方刺激，在掌长肌腱和桡侧腕屈肌腱之间，使用指环电极与示指做记录。正常参考值：传导速度 48.2 ～ 60.6m/s，波幅 25.5 ～ 69.9μV。

（3）尺神经：逆向法，表面电极置于腕部尺侧刺激，指环电极于小指记录。正常参考值：传导速度 56.3 ～ 59.2m/s，波幅 18.4 ～ 19.6μV。

（4）腓浅神经：逆向法，刺激电极置于外踝上缘上方 10 ～ 15cm，腓骨长肌前面，记录电极置于内外踝连线外 1/3 正上方，地线置于刺激和记录电极之间。正常参考值:53.4 ～ 60.9m/s，波幅 2.2 ～ 4.5μV。

（谈伟、侯佳）

（三）DXA 骨密度检查

1. 骨密度诊断金标准　DXA（双能 X 线骨密度）检测技术是目前世界上最成熟的骨密度测量方法，人体中轴骨（特别是腰椎和髋关节）的 DXA 检测结果是目前骨密度诊断的“金标准”。

世界卫生组织（WHO）于 1998 年和 2004 年发布了骨质疏松症的诊断标准。对于绝经后妇女和 50 岁以上男性以及围绝经期妇女采用 T 值进行诊断：T 值≥ –1，骨量正常；–2.5 ＜ T 值＜ –1，骨量减少；T 值≤ –2.5，骨质疏松；T 值≤ –2.5 并有脆性骨折史，严重骨质疏松。对于儿童青少年、未绝经妇女和 50 岁以下男性采用 Z 值而非 T 值进行判断：Z 值＞ –2 表明在同龄人骨密度范围内，Z 值≤ –2 表明低于同龄人骨密度范围。

2. DXA 骨密度检查在骨科临床的应用　不少医院仅仅将其用作骨质疏松症的诊断而已，其实 DXA 骨密度检查在骨科临床的应用还有很多。例如，骨质疏松症的诊断及其治疗疗效的监测、评价，骨折风险的评价，某些慢性疾病长期用药可能影响钙丢失的监测，按摩整脊前的骨质状况评估，骨科手术前后内固定周围骨质状况评估，体质成分分析，实验动物模型骨密度测定等。

ISCD（国际临床骨密度测量学会）关于骨密度测量必须注意以下几个问题。

（1）中轴骨 DXA 骨密度测量是目前诊断骨质疏松症的金标准，而 QUS（定量超声波骨强度仪）测量的不是骨密度，是所测部位的骨强度，其 T 值与 QXA 的 T 值相关性较低。

（2）DXA 检查一般要同时选取两个中轴骨部位——腰椎和髋关节，若其中一个部位受限时，可以选取非优势侧前臂 1/3 作为补充。

（3）诊断结论：绝经后妇女和 50 岁以上男性以及围绝经期妇女应用 T 值诊断，未绝经妇女、50 岁以下男性和儿童青少年应用 Z 值诊断。以所测部位值最低者作为最后诊断依据。因此，不能出现

"腰椎骨质疏松、髋关节骨量正常"等矛盾诊断结论。前述情况就只能诊断为"骨质疏松"。没有"轻度骨质疏松、中度骨质疏松、重度骨质疏松"的诊断结论，只有"骨质疏松"和"严重骨质疏松"之别。骨质疏松合并脆性骨折就是"严重骨质疏松"。

（4）关于骨质疏松复查：必须是同一部位、同一台设备的测量结果，主要看前后两次的 BMD 值（g/cm^2）而非 T 值变化。

（谈伟、侯佳）

（四）远红外热成像检查

1. 远红外热成像检查概述

（1）技术原理：远红外热成像仪通过感知测量从患者身体散发出的红外线量，将获取的影像温度差（即患者体表细微的体温变化）用适当的颜色展示于画面上，从而分析判断患者的疾病状态。具有无痛、无创、无辐射等优点。

（2）检查注意事项

①检查室始终保持 25℃恒温，无风，湿度 50%。

②检查前 24 小时禁止使用化妆品、软膏、膏药，中止物理治疗及神经调节类药物等。拍摄前去除眼镜、戒指、手表等装饰品及衣物进入检查室，适应环境温度 15 分钟左右开始拍摄。拍摄中禁止皮肤摩擦，禁止暴露强光。

2. 远红外热成像检查在骨科临床的应用（图 12–22）

（1）麻醉疼痛科：复杂性区域疼痛综合征（CPRS），直观显示疼痛点位，寻找封闭最佳注射区域。

（2）神经系统：显示脊椎椎间盘突出压迫神经情况，脊髓损伤、神经损伤等情况。

（3）骨骼肌肉疾病：肌筋膜疼痛综合征、关节炎、扭伤拉伤、急慢性骨髓炎等。

（4）循环系统、周围血管病，如脉管炎、静脉曲张、雷诺病、布卡综合征、严重血栓等。

（5）局部封闭、椎间盘切除等术前术后评估。

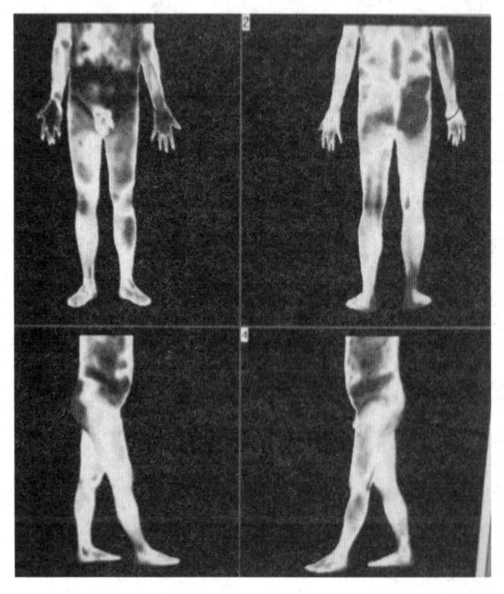

（1）L4 ～ S1 右侧神经根卡压

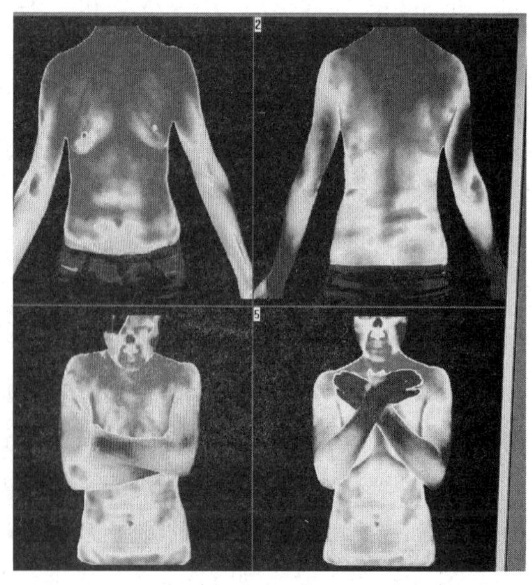

（2）右侧网球肘急性热疼

图 12–22 远红外热成像

（谈伟、侯佳）

三、学科展望

随着科技的飞速发展，各种先进设备日新月异，新技术层出不穷。比如超声造影和介入技术在心脏大血管手术的应用，弹性成像技术的应用，神经－肌电图在术中监测的应用，骨密度检查获取的全身脂肪和骨矿含量分布在运动体质评估及整形美容方面的应用，红外线体层扫描在深部脏器方面的应用等已经非常热门而且日趋成熟。同时将多种检查技术联合融合应用也成为一种新趋势，比如CT/MRI/US的图像融合诊断已经实现。因此，各项功能检查项目必将迎来蓬勃发展的春天；将各种检查技融会贯通并应用于临床、服务于患者是我们追求的终极目标。

（谈伟）

第三节　骨科相关检验技术

一、学科概述

检验医学在骨科应用极为广泛，通过检测体液中相关生化指标，了解骨代谢或骨转化的情况，对各种代谢性骨病、骨质疏松症等的诊断、鉴别诊断和病情判定具有重要的意义；检测血清中抗核抗体、类风湿因子、抗环瓜氨酸肽抗体等自身抗体指标，对类风湿关节炎、混合结缔组织病等自身免疫性疾病诊断、治疗效果的监测有重要价值；检测相关的炎性指标，如红细胞沉降率、C反应蛋白、降钙素原、抗链球菌溶血素“O”、尿酸等，对各种感染性疾病、痛风等的诊断有重要的临床意义；肌红蛋白、肌酸激酶等主要存在于心肌、骨骼肌，血液中浓度改变对骨骼肌损伤的诊断起重要作用；血液乳酸、尿素、血红蛋白、睾酮等，可作为运动训练与疲劳恢复的重要指标；检测凝血和纤溶指标，可以反映影像学不能观察到的微血管血栓和血液所处的高凝的血栓前状态，且在抗栓、溶栓的治疗监控方面，实验室指标更能显现出其独特的优势。

二、学科主要伤病诊疗技术

（一）骨代谢相关疾病的实验室检测

1. 骨矿物质相关指标

（1）常用指标：骨矿物质是构成骨基质的基本成分，可占成熟骨骼重量的60%，主要由钙、磷、镁等无机盐构成。

①血钙：体内骨可直接参与钙平衡，对高钙血症有诊断意义，但对体内钙缺乏和非甲状旁腺骨代谢性疾病的诊断价值有限。血钙浓度升高可见于多发性骨髓瘤和恶性肿瘤骨转移、骨形成期和骨折愈合期、骨结核、Paget’s骨病等；降低见于佝偻病、骨软化症、成骨性骨转移癌等。

②血磷：血磷和血钙二者关系密切，血磷稳定是骨生长、矿化的必要条件。高磷血症见于甲状旁腺功能减退、维生素D中毒、多发性骨髓瘤及某些骨病、骨折愈合期、骨转移癌等；低磷血症见于维生素D缺乏、甲状旁腺功能亢进、骨软化症、佝偻病等。

③血清镁：镁是骨骼中重要的阳离子，镁缺乏可明显干扰骨矿代谢，影响钙平衡，引起骨的生长发育障碍和骨质疏松症。镁升高可见于多发性骨髓瘤、佝偻病等；镁降低可见于甲状旁腺功能亢进、

骨质疏松、过量使用维生素 D 等。

（2）检测方法

①血清总钙：可在自动生化分析仪上用甲烷基二甲苯酚蓝（MXB）分光光度法测定。血清样本中的钙在碱性条件下，与 MXB 结合并呈现蓝色，570nm 测定吸光度可求得样本中的钙浓度。该法稳定性好，采样后需立即测定；柠檬酸、草酸盐、EDTA 抗凝剂会产生负误差；肝素及糖酵解阻止剂对测定值无影响。

②离子钙：可用离子选择性电极法，直接测定全血中的游离钙，同时分析 37℃时实际游离钙和 pH 值，计算 pH7.4 时的游离钙。此法简便、快速、重复性好，准确性和敏感性高。

③血清磷：测定的是血清中的无机磷酸根，在自动生化分析仪上常用磷钼酸还原法，血清样品中的无机磷和钼酸盐结合，在酸性介质中生成蓝色磷钼酸，在 340nm 处比色测定。

④血清镁：可在自动生化分析仪上用二甲苯胺蓝 I（XB–I）分光光度法测定，血清样本中镁和 XB–I 结合，生成红紫色水溶性螯合物，在 520nm 处有最大吸收峰，而在 620nm 处的吸光度减少来测得样本中镁的浓度。血清镁和磷测定均要求样品收集后即刻检验，若用 EDTA 抗凝剂可产生负干扰，抗坏血酸、胆红素、血红蛋白对测定基本没有影响。

2. 骨形成的生化指标

（1）常用指标：成骨细胞是骨形成过程中的重要功能细胞，在骨形成过程中被激活，其分泌的酶、骨形成的代谢产物等均可作为评估骨形成的标志物。常用碱性磷酸酶（ALP）、骨碱性磷酸酶（BALP）、骨钙素（OC）、I 型前胶原 C 末端和 N 末端前肽等指标来判断骨代谢状态，评价骨形成，观察治疗效果等。

①碱性磷酸酶（ALP）：能分解有机磷酸化合物，产生无机磷酸性离子与钙离子结合形成羟磷灰石沉积于骨组织内。由于骨的损伤或疾病使成骨细胞内所含高浓度的 ALP 释放入血中，引起血清 ALP 活力增高，如纤维性骨炎、成骨不全症、佝偻病、骨质软化症、骨转移癌和骨折修复愈合期等。

②骨碱性磷酸酶（BALP）：是碱性磷酸酶的一种同工酶，为成骨细胞的一种细胞外酶，具有较高的骨组织特异性，是反映成骨细胞活性和骨形成的特异及敏感的指标，为早期诊断、治疗效果的监测、愈后判断等提供依据；增高常见于 Paget's 病、修复活跃的骨质疏松、骨质软化症、骨营养障碍、骨质溶解转移等。

③骨钙素（OC）：又称为骨谷氨酰基骨蛋白（BGP），是维生素 K 依赖性钙结合蛋白，为构成骨基质非胶原蛋白的主要成分，可被水解成 3 个片段，即 N 末端、中段和 C 末端。当骨形成与骨吸收耦联时，BGP 为反映骨转换指标；当骨形成与骨吸收解耦联时，BGP 为反映骨形成的特异性指标，直接反映骨形成速率。血中 BGP 的浓度，直接反映成骨细胞活性和骨形成情况；动态变化对观察药物治疗有价值；在绝经妇女中 BGP 的浓度越高，骨密度丢失越快，具有高水平 BGP 妇女其骨折的危险性增加。但需注意 BGP 浓度会受年龄、昼夜节律变化、妊娠、甲亢、糖皮质激素、糖尿病等的影响。

（2）检测方法

①碱性磷酸酶（ALP）：可在自动生化分析仪上用速率法测定，血清样本中的 ALP 作用于底物后在碱性条件下呈黄色，405nm 处连续监测吸光度可得样本中 ALP 含量。

②骨碱性磷酸酶（BALP）：酶联免疫吸附法（ELISA）是将抗 BALP 抗体包被在微孔板上，加入被检血清孵育，经洗涤除去其他 ALP 同工酶，与抗体结合的 BALP 催化对硝基酚磷酸二钠显色，用酶标仪于 405nm 波长比色测得 BALP 的活性。

 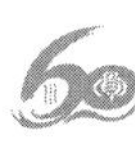

③骨钙素（OC）：电化学发光免疫分析法（ECL）测定骨钙素 N 端中分子（N–MID）片段，样本与生物素化和钌标记的抗 N–MID 抗体混合孵育形成夹心复合物，再与链霉亲和素包被的微粒反应而结合到微粒上，微粒被吸附到电极上，未结合的物质被清洗液洗去，电极加电压后产生化学发光而测定其含量。

3. 骨吸收的生化指标

（1）常用指标：骨吸收标志物是在骨吸收过程中由破骨细胞分泌或代谢的骨组织产物。一个好的骨吸收标志物，能识别出快速骨量丢失者，常用 β 胶原降解特殊序列（β – CTX）、吡啶酚与脱氧吡啶酚（PYD/DPD）、血清 I 型胶原分子 C– 末端吡啶交联端肽（ICTP）等标志物早期诊断各种代谢性骨病，预测骨质疏松的发生及治疗监控等。

① β 胶原降解特殊序列（β – CTX）：由 I 型胶原降解而来。重要的 I 型胶原分解片段是 C 端肽（CTx），在骨成熟过程中，C 端肽的 α – 天冬氨酸转变成 β 型（β –CTx），此 C 端肽的同分异构体是 I 型胶原降解所特异的，其水平在破骨细胞活性显著增强的代谢性骨病中明显升高。检测血清 C 端肽可了解骨转换的程度，监测骨质疏松症或其他骨疾病的抗吸收治疗，疗效可在几周后反应出来。

②I 型胶原分子 C– 末端吡啶交联端肽（ICTP）：位于成熟 I 型胶原 C– 末端的吡啶诺林交联，它是基质金属蛋白酶作用于 I 型胶原后生成的，血清 ICTP 含有 3 种氨基酸序列的交联，不再进一步降解，主要经肾脏排泄，在代谢性骨病中，反映骨质代谢非常特异。

③吡啶酚与脱氧吡啶酚（PYD/DPD）：是在成熟的 I 型胶原中发现的，不被还原的羟基吡啶酚交联，在纤维生成的后期形成，是成熟胶原降解的指征。骨是两种吡啶酚主要来源，脱氧吡啶酚有更高的骨吸收特异性和灵敏度，用于骨质疏松、Paget’s 病、其他代谢性骨病等有骨吸收增加的疾病的诊断或病情评估。

（2）检测方法

① β 胶原降解特殊序列（β – CTX）：电化学发光免疫分析法测定，血清样本与两种单克隆抗体孵育，再经链霉亲和素结合到微粒上，微粒通过磁铁吸附到电极上，未结合的物质被清洗液洗去，电极加电压后产生化学发光而测定其含量。

②I 型胶原分子 C– 末端吡啶交联端肽（ICTP）：常用酶联免疫吸附法（ELISA），将样本加入包被有 ICTP 抗体的包被板中孵育，洗涤未结合的成分后加入酶结合物孵育，再洗涤后加入底物、终止液，450nm 波长下测定吸光度（OD）值得 ICTP 含量。

③吡啶酚与脱氧吡啶酚（PYD/DPD）：使用酶联免疫吸附法，标本与包被抗体在微孔板中孵育，经彻底洗涤后用 3, 3’5, 5’– 四甲基联苯胺（TMB）底物显色后，用酶标仪在 450nm 波长下测定 OD 值得到样品含量。

4. 内分泌激素与骨质疏松相关指标

（1）常用指标：骨质疏松症是一种常见的骨骼代谢疾病，内分泌紊乱是病因之一，实验检测主要涉及雌激素、维生素 D、甲状旁腺激素、降钙素等。雌激素（E）包括雌酮、雌二醇（E2）等，其通过成骨细胞和破骨细胞的雌激素受体来限制骨转换，含量降低时，限制开始丧失，骨转换增加致骨丢失增加，最终引发骨质疏松。

①甲状旁腺激素（PTH）：是维持机体钙磷代谢平衡的一种调钙激素，骨骼是主要的靶器官之一。PTH 在骨代谢中可使破骨细胞释放水解酶，分解骨的有机质致骨溶化，同时释放 Ca^{2+} 及磷酸盐，使成骨细胞骨质的合成代谢受阻，数量减少。因而老年期血 PTH 含量的升高是导致骨量丢失的重要因素。

②降钙素（PCT）：主要抑制破骨细胞的活性和数量，同时也调节成骨细胞的活性而促进骨生成作用，PCT 水平下降使得拮抗 PTH 的作用减弱，骨吸收增加致骨量丢失。

③维生素 D：主要活性形式是 1, 25-（OH）$_2$D$_3$，能促进小肠对钙、磷的吸收；动员钙从骨中游离出来，使骨质不断更新又维持血钙平衡；增加肾小管对磷的吸收，减少尿磷排泄，利于骨质矿化和骨形成；能促进破骨细胞活动并增强 PTH 动员骨钙。

（2）检测方法

①雌激素、甲状旁腺激素、25 羟基维生素 D：均可使用电化学发光法测定。雌激素（E）测定的是体内雌二醇（E$_2$）含量，25 羟基维生素 D 是人体中维生素 D 的主要储存形式，可通过检测它测定总体维生素 D 的情况。检测方法为血清样本与添加生物素标记的抗体形成免疫复合物，再经链霉亲和素结合于磁珠微粒，利用电磁作用将磁珠吸附在电极表面，加电压使复合物产生化学发光而测定其含量。

②降钙素（CT）：酶联免疫吸附法测定，采用双抗体夹心法，样本与生物素标记抗体和酶结合抗体一起在链霉亲和素包被的微孔内孵育，经洗涤除去孔内未结合的抗体及其他组分，再加入底物液（TMB）孵育后在酶标仪上测定吸光度得其含量。

（邹明）

（二）骨关节与肌肉疾病相关实验室检查

骨关节疾病多始于滑膜病变和软骨损伤，表现为关节疼痛、肿胀、僵硬、变形等。肌肉疾病原发于骨骼肌或神经肌肉接头处，主要表现为肌收缩力减退、消失以及肌肉萎缩等。骨关节与肌肉疾病多由感染、创伤、遗传、免疫、代谢紊乱等因素引起。通过检测血液及关节液中某些物质的变化，可帮助判断疾病种类及引起疾病的原因，同时用于疗效观察。

1. 常用指标

（1）血沉：即红细胞沉降率，升高受多种因素影响，多数为各种急慢性感染及炎症，其余如女性经期、妊娠期、各种高球蛋白血症、高纤维蛋白原、高脂血症、恶性肿瘤、贫血等均可引起血沉增快。血沉减慢可见于红细胞增多症、球形细胞增多症、纤维蛋白原缺乏等。

（2）C 反应蛋白：在机体受到感染、炎症或组织损伤时急剧上升，属于急性时相反应蛋白，可用于抗生素疗效监测、细菌感染的随访和术后感染监控等。

（3）抗链球菌溶血素“O”（ASO）：是机体感染 A 组溶血性链球菌后产生的抗体。风湿性关节炎患者血中 ASO 明显升高，某些结缔组织病、结核病及多发性骨髓瘤等患者血中 ASO 也可增高。若无任何关节症状，只表示机体有过链球菌感染，如猩红热、急性扁桃体炎、急性肾小球肾炎、肝炎、结节性红斑等。

（4）类风湿因子：可分为 IgM、IgA、IgG、IgD、IgE 五型，是类风湿关节炎血清中针对 IgG FC 片段上抗原表位的一类自身抗体，阳性主要见于类风湿关节炎患者。

（5）肌红蛋白：主要分布于心肌和骨骼肌组织，增高可见于急性心肌梗死、急性肌损伤、肌营养不良、重症肌无力、肌萎缩、多发性肌炎、急性或慢性肾衰竭、严重充血性心力衰竭和长期休克等。

（6）肌酸激酶（CK）：是由 M 和 B 两种亚单位组成的二聚体，有 3 种同工酶，即 CK-MM、CK-MB 和 CK-BB，其分别存在于肌肉细胞、心肌细胞和脑细胞中。增高见于各种肌肉病变，包括肌肉萎缩和心肌梗死。

（7）结核分枝杆菌：是结核病的病原菌，可侵犯全身各组织器官，以肺部感染最为多见。骨结核好发于脊柱，在关节疾病中则常引起关节炎症并发结节性红斑，出现膝、踝、肩、腕等关节红、肿、

 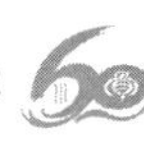

热、痛和关节积液。

（8）尿酸：是机体嘌呤代谢终产物，升高主要见于痛风。尿酸升高分原发性和继发性。原发性多为遗传性，继发性包含饮食因素（高嘌呤食物摄入过多及饮酒）、骨髓增生性疾病、肾脏疾病、恶性肿瘤放化疗后以及某些药物对肾小管排泌功能的抑制等。尿酸降低可见于恶性贫血，急重型肝炎，范可尼综合征，长期大量使用糖皮质激素等。

（9）关节液常规及生化项目检查：正常关节腔内有 0.1 ～ 2mL 淡黄色清晰透明液体，黏稠度高，不凝固，无结晶，有核细胞数＜（0.2 ～ 0.7）$\times 10^9$/L，以单核细胞为主，葡萄糖浓度比血清低 3.33 ～ 5.55mmol/L，总蛋白为 10 ～ 30g/L。当各种关节炎时，可出现量增加、黏度减低、变浑浊、凝块、糖降低、总蛋白增高等，可作为关节炎鉴别诊断的参考。

（10）HLA–B27：是人体白细胞抗原，属于 HLA–B 位点之一。阳性主要见于强直性脊椎炎（AS）。有少部分 AS 患者 HLA–B27 呈阴性，提示除遗传因素外，还有其他因素影响本病。

（11）抗核抗体（ANA）：ANA 在广义上是一组有不同临床意义的自身抗体。是一组对细胞核内的 DNA、RNA、蛋白或这些物质的分子复合物的自身抗体的总称。常见指标有以下几种。

①抗 DNA 抗体：其中抗双链 DNA 抗体（dsDNA）是可识别双螺旋的脱氧核糖核酸骨架中的主要表位，阳性仅见于系统性红斑狼疮（SLE）中，抗体滴度高低与 SLE 的活动程度相关，可用于治疗监测和预后评价。如果健康人血清中检测到此抗体，其中 85% 的人 5 年内可能会发展成 SLE，但抗体阴性也不能排除 SLE。

②抗组蛋白抗体：是针对 DNA 一组蛋白复合物的一类抗体，阳性主要见于药物与非药物诱导的 SLE、类风湿关节炎患者。

③抗非组蛋白抗体：包括抗 Sm 抗体、抗 RNP（核糖体蛋白）抗体、抗 SS–A 抗体、Ro–52 抗体、抗 SS–B 抗体、抗 Scl–70 抗体、抗 Jo–1 抗体等。其中的抗 RNP（核糖体蛋白）抗体阳性见于混合性结缔组织病（MCTD）和多种风湿性疾病，不具备对某个病的特异性；抗 Jo–1 抗体阳性主要见于多发性肌炎（PM）、皮肌炎（DM）、合并肺间质病变的 PM/DM；Ro–52 抗体可出现在肌炎、系统性硬化症、其他胶原病中。

④抗核仁抗体：其中的抗 PM–Scl 抗体是一个由多肽组成的复合体，主要位于核仁，阳性常见多发性肌炎（PM）、皮肌炎（DM）或进行性全身性硬化症或多发性肌炎（PSS/PM）重叠综合征的患者。

⑤抗其他细胞成分抗体：其中抗线粒体抗体（AMA）是一种无器官特异性也无种属特异性的自身抗体，其 M_2 亚型主要见于原发性胆汁性肝硬化、其他慢性肝脏疾病和进行性系统性硬化症。

（12）抗器官特异性抗体：包括抗角蛋白（AKA）抗体、抗环瓜氨酸肽（CCP）抗体等。抗角蛋白（AKA）抗体是一种能与鼠食管角质层反应的抗体，并对类风湿关节炎（RA）具有特异性。主要见于 RA 患者，可先于临床表现，高滴度抗体可能预示着疾病较为严重。抗环瓜氨酸肽（CCP）抗体对 RA 有高特异性，尤其在早期患者，是鉴别侵蚀性、非侵蚀性 RA 的灵敏指标。抗环瓜氨酸肽（CCP）抗体升高患者通常出现或易发展成较抗体阴性者更严重的关节骨质破坏。

2. 检测方法

（1）血沉：常采用魏氏法，将静脉血与枸橼酸钠抗凝剂按 4：1 比例混匀后吸入特制刻度血沉管内，垂直放于魏氏血沉架上，记录 1 小时后红细胞下降高度，即血浆凹液面处至红细胞柱顶部之间的距离。

（2）C 反应蛋白、抗链球菌溶血素“O”、类风湿因子、肌红蛋白：测定均可在自动生化分析仪上用透射比浊法测定。

（3）肌酸激酶：可用速率法于自动生化分析仪上进行测定。注意抗凝剂枸橼酸、氟化物等可抑制CK活性，且血清CK相对不稳定，需尽快测定。

（4）结核分枝杆菌检查：有涂片、培养、DNA测定等方法。涂片需用抗酸染色且菌数达5×10^3～5×10^4/mL，否则不易获得阳性结果。培养阳性率50%左右，常用罗氏固体培养基，耗时长，2～4周方见菌落生长。DNA测定是通过PCR扩增技术测定结核分枝杆菌DNA，每毫升中只需几个细菌即可获得阳性，1～2天可得结果。

（5）尿酸：可在自动生化分析仪上用尿酸酶－过氧化物酶耦联法测定。

（6）关节液检查：有常规检查、化学检查、细菌涂片、细菌培养等。常规检查及涂片培养均为手工操作，注意吸样量及计数的准确，同时注意避免污染。化学检查可于自动生化分析仪上进行。

（7）HLA–B27：流式细胞法。

（8）抗核抗体：最常用的方法是间接免疫荧光法和免疫印迹法。间接免疫荧光法多用HEp–2细胞/猴肝作为细胞核基质，结果比较稳定可靠，在荧光显微镜下见到的细胞核有荧光着色为阳性反应。可以将ANA阳性的荧光现象分成4种主要的荧光核型：周边型、均质型、斑点（颗粒）型和核仁型。免疫印迹法先将混合抗原做凝胶电泳，分离开不同的区带，然后将这些带转印到硝酸纤维素膜上，最后用酸标抗体或放射性同位素标记抗体进行检测和分析。该试验可在同一固相上做多项分析检测，灵敏度高，特异性强。

（9）抗器官特异性抗体

①抗角蛋白（AKA）抗体：间接免疫荧光法。

②抗环瓜氨酸肽抗体（抗CCP抗体）：可采用电化学发光法。该法将血清标本与生物素化CCP以及钌复合物标记的单克隆抗人IgG抗体一起孵育，形成抗原－抗体复合物，再经链霉亲和素结合于磁珠微粒，利用电磁作用将磁珠吸附在电极表面，加电压使复合物化学发光而测定其浓度。

（池继敏、张静）

（三）血栓性疾病的相关实验室检测

大型骨科手术或术后患者长时间卧床，血液处于一种高凝状态，如果进一步发展可形成血管内凝血和血栓。通过反应内外源凝血系统和纤溶系统的相关指标以及分子标志物的检测，可即时反应血液高凝状态和血栓形成的可能，协助临床做到早发现、早干预、早治疗，降低血栓的发生率，减少围手术期的突然死亡。在抗栓和溶栓治疗中，通过这些指标的变化，调节用药剂量，可取得良好的预后，也可用于疗效评估等。

1. 常用指标

（1）血浆凝血酶原时间（PT）：常用于外源凝血途径凝血因子筛查。先天性Ⅱ、Ⅴ、Ⅶ、Ⅹ因子的缺乏或活性下降，低或无纤维蛋白原血症，DIC出血期，原发性纤溶症，血循环中抗凝物质增多，维生素K缺乏等均可引起PT延长。PT缩短见于先天性Ⅴ因子增多，血栓前状态，高凝状态（DIC早期、急性心肌梗死等），血栓性疾病（脑血栓形成、急性血栓型静脉炎等），多发性骨髓瘤，洋地黄中毒，乙醚麻醉后，口服避孕药等。PT及INR也是口服抗凝药物如华法林、双香豆素等用药剂量的调整和监测的首选指标，国人的INR值以控制在2～3为宜。

（2）活化部分凝血活酶时间（APTT）：常用于内源凝血途径凝血因子筛查。APTT延长见于因子Ⅷ、Ⅸ、Ⅺ、Ⅻ、Ⅴ、Ⅹ缺乏症，DIC出血期，原发性纤溶症，维生素K缺乏症，严重肝脏疾病，急性传染病，抗凝物质增多等。APTT 缩短见于先天性因子Ⅴ、Ⅷ增多症，血栓前状态，DIC 高凝期，深静脉血栓形成，口服避孕药等。使用肝素治疗时，可作为监测指标，一般以维持结果为基础值的 1.5 ～ 2.5 倍为宜。

（3）凝血酶时间（TT）：凝血酶时间延长见于肝素增多或类肝素抗凝物质存在的疾病（如 SLE、肝病等），低或无纤维蛋白原血症，纤维蛋白（原）降解产物增多，DIC 出血期等。TT 缩短常见于某些异常蛋白血症或巨球蛋白血症，也见于标本有微小凝块或钙离子存在时。

（4）纤维蛋白原（FIB）：纤维蛋白原是一种急性时相蛋白，其增高常见于急性传染病、休克、大手术后、恶性肿瘤、毒血症、肺结核、各种炎症等。一些高凝状态，如糖尿病、急性心肌梗死、心脑血管病变、高脂血症等也可引起 FIB 增加。FIB 减少则发生于 DIC 消耗性低凝血期及纤溶期、原发性纤维蛋白溶解症、重症肝炎、肝硬化、低或无纤维蛋白原血症等。

（5）D– 二聚体（D–D）：是交联纤维蛋白降解中的一个特征性产物。D– 二聚体阳性或增高见于继发性纤维蛋白溶解功能亢进、弥漫性血管内凝血（DIC）、深静脉血栓、肺栓塞等。凡有血块形成的出血，本实验均可阳性，故其特异性不高。此外，老年人以及住院患者因患菌血症等疾病也可引起凝血异常而导致 D– 二聚体增高。D– 二聚体阴性或不增高除正常人外，常见于原发性纤溶或陈旧性血栓患者。在溶栓治疗中 D– 二聚体也可作为有效的观察指标之一。

（6）FDP：是纤维蛋白（原）在纤溶酶作用下的降解产物，主要反映纤维蛋白溶解功能，可作为纤溶活性的筛查指标之一。原发性纤溶功能亢进、弥漫性血管内凝血（DIC）、深静脉血栓、溶栓治疗、肺梗死、急性早幼粒细胞白血病和一些恶性肿瘤时引起 FDP 升高。

（7）纤维蛋白单体（FM）：FM 反映凝血酶活性，是凝血功能增强的早期分子标志物，提示机体的高凝状态，比 D– 二聚体更能在早期预测血栓形成。其增高主要见于弥漫性血管内凝血（DIC）、深静脉血栓、急性心肌梗死、恶性肿瘤等。

2. 检测方法

（1）PT：在待检血浆中加入过量的组织凝血活酶浸出液和钙离子，使凝血酶原转变为凝血酶，后者能使纤维蛋白原转变为纤维蛋白而使血浆凝固。该试验为外源性凝血系统筛选试验。

（2）APTT：在 37℃下以激活剂激活因子Ⅻ和Ⅺ，以脑磷脂（部分凝血活酶）代替血小板提供凝血的催化表面，在钙离子共同参与下，观察乏血小板血浆凝固所需时间，凝固时间的长短主要反映内源性凝血因子Ⅷ、Ⅸ、Ⅺ、Ⅻ的水平，也可反映Ⅴ、Ⅹ和纤维蛋白原在血浆中的水平。该实验是内源性凝血系统较敏感和常用的筛选实验。

（3）TT：在受检血浆中加入“标准化的”凝血酶溶液，凝血酶裂解血浆中的纤维蛋白原形成纤维蛋白，血浆凝固，测定开始出现纤维蛋白丝所需的时间即为凝血酶时间。

（4）FIB：受检血浆中加入过量的凝血酶可使血浆中的纤维蛋白原变为纤维蛋白，血浆凝固，出现凝固的时间与纤维蛋白原含量呈负相关。应用标准品可制备标准曲线，通过测定血浆中加入凝血酶后凝固的时间可推算出纤维蛋白原的量。

（5）D– 二聚体、FDP、FM：采用乳胶免疫比浊法，样本中抗原与包被在乳胶颗粒上的单克隆抗体发生抗原 – 抗体反应，在一定的缓冲体系中产生凝集时浊度增大，表现为高吸光度，通过吸光度的检测，计算出血浆中 D–D、FDP 和 FM 含量，浊度的变化率与抗原浓度呈正比。

（黄玉霞）

三、学科展望

检验医学技术经过自动化、床边化、分子化、个性化的发展，随着基础理论的深入研究，现代化仪器的普及应用，为临床不同层次需求提供了有效的检测参数，对疾病诊断与治疗有着重要的临床意义。越来越多的骨代谢实验室检测应用于骨代谢相关疾病的辅助诊断中。正常人骨代谢的主要形式是骨的重建，即骨的形成与吸收构成体内骨转换的稳定，在遗传、生活方式、内分泌等因素发生改变时，这种稳定被打破。随着研究的深入，基因组学、蛋白质组学、代谢组学、生物信息学等技术的应用，骨代谢过程机制研究更加深入，新一代的骨代谢生化指标如骨保护素、瘦素、胰岛素生长因子、骨涎蛋白、骨粘连蛋白、成骨生长肽、骨形态发生蛋白等。在反映早期骨的转换水平，预测骨折发生的风险性，监测药物疗效等方面的应用研究也更为广泛。骨关节与肌肉疾病的检测中，新的仪器与技术不断更新，极大地缩短了检测周期。如血沉测定，已从标准的魏氏法 60 分钟发展到一种新型封闭式自动化血沉测定系统，应用“毛细管动态光度测定法”直接将测定时间缩短到 20 秒。同时各类关节疾病相关蛋白及炎性因子受到关注并应用，如关节液中 Wnt 诱导的分泌型蛋白、聚蛋白多糖酶、基质金属蛋白酶、骨形态发生蛋白、微小 RNA、白细胞介素、肿瘤坏死因子等均已开始应用于临床。

（刘小莉）

参考文献

［1］王月香，曲文香．肌骨超声诊断．北京：人民军医出版社，2015

［2］张平．浅表器官疾病超声诊断．成都：四川大学出版社，2005

［3］M·A·蒙塔纳，M·L·理查森．肌肉骨骼系统超声诊断．上海：上海科学普及出版社，1992

［4］傅先水，张卫光．肌骨关节系统超声检查规范．北京：人民军医出版社，2008

［5］王金锐，刘吉斌．肌肉骨骼系统超声影像学．北京：科学技术文献出版社，2007

［6］华扬．实用颈动脉与颅脑血管超声诊断学．北京：科学出版社，2002

［7］徐智章，张爱宏．外周血管超声彩色血流成像．北京：人民卫生出版社，2002

［8］汤晓芙．临床肌电图学．北京：北京医科大学 中国协和医科大学联合出版社，1995

［9］卢祖能，曾庆杏．实用肌电图学．北京：人民卫生出版社，2000

［10］李月卿．医学影像成像理论．北京：人民卫生出版社，2000

［11］姜韵梅．儿童骨骺发育过程中肘部创伤 X 射线诊断要点．中国辐射卫生，2004（13）：79

［12］Bado JI.The MOnteggia lesion.Clin Orthop Relat Res，1967（50）：71

［13］许余耕．正常人颈椎寰齿（枢椎）关节间隙 X 线测量．中华放射学杂志，1965，10（5）：402

［14］何灿熙．成人颈椎枕、寰、枢段 X 线观察．中华放射学杂志，1978，12（2）：95

［15］岳瑞杰，张建保，葛英辉．急性髌骨一过性脱位多种影像学诊断价值对比．临床放射学杂志，2014（33）：752

［16］DpodM WM.Hagland’s deformity：a review.Br J Podia，2002，5（1）：19

［17］Keen CE，Crocker PR，Brady K，et a1.Calcium pyrophosphate dihydrate deposition disease：morphological and microanalytical features.Histopathology，1991，19（6）：529

［18］蒋明，朱立平，林孝义．风湿病学．北京：科学出版社，1996

［19］Resnick D，Guerra JJ，Robinson CA，et al.Association of diffuse idiopathic skeletal hyperostosis（DISH）and ossification of posterior longitudinal ligament.Am J Roentgenol，1978，131（6）：1049

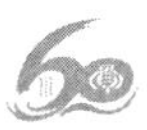

[20] 高元桂，张爱莲，程流泉 . 肌肉骨骼磁共振成像诊断 . 北京：人民军医出版社，2013

[21] 王云钊，梁碧玲 . 中华影像医学・骨肌系统卷 .2 版 . 北京：人民卫生出版社，2012

[22] 徐爱德，王世山 . 骨关节软组织疾病影像鉴别诊断 . 北京：中国协和医科大学出版社，2010

[23] 韩月东 . 软组织磁共振诊断学 . 北京：人民军医出版社，2006

[24] 张雪林 . 磁共振成像（MRI）诊断学 . 北京：人民军医出版社，2001

[25] 徐爱德，徐文坚，刘吉华 . 骨关节 CT 和 MRI 诊断学 . 济南：山东科学技术出版社，2002

[26] 于长隆，敖英芳 . 中华骨科学・运动创伤卷 . 北京：人民卫生出版社，2010

[27] 张朝晖，高振华 . 骨肌系统疾病治疗后影像学 . 北京：人民军医出版社，2014

[28] 柳澄 . 双源 CT 临床应用 . 北京：人民卫生出版社，2009

[29] 陈克敏 . 能谱 CT 的基本原理与临床应用 . 北京：科学出版社，2012

[30] 徐文坚，聂佩 . 磁共振成像在骨关节系统疾病应用及进展 . 磁共振成像，2014（5）：51

[31] 潘诗农，郭启勇 . 全面提高我国运动医学影像学研究水平 . 中华放射学杂志，2014，48（1）：2

第十三章　郑氏伤科中药制剂

第一节　概　述

一、郑氏伤科中药制剂的形成与发展

郑怀贤先生聪明过人，为学得师傅精髓，通过多种形式的探索和实践，认真揣摩和悟道，并以中医传统理论为指导，广泛汲取各家之长，融会中西医为一体，形成自己独特的伤科学术思想，并建立郑氏伤科药物制剂体系。

郑氏伤科制剂最早的使用记载在 20 世纪 30 年代，主要剂型有散剂、丸剂、酒剂和黑膏药四种。但那时的散剂、黑膏药基本上是单味药物粉碎后，以辨证配伍，无固定处方；丸剂、酒剂虽有固定的处方，但配制方法却很灵活，体现了中医的辨证特色。到了 20 世纪 50 年代末期，由于医院的建立并开始系统诊治患者，制剂处方趋于固定，在散剂、丸剂和酒剂中体现尤为突出，如新伤散（现名新伤消肿散）、五灵二香丸（现名五灵二乌丸）和舒活酒（现名郑氏舒活酊）等。郑氏伤科制剂的生产从 20 世纪 50 年代开始，一直是由郑怀贤教授的夫人刘纬俊老师带领学生制作，保证了制剂质量，为发扬郑氏伤科制剂理论体系进行了必要的补充，是郑氏伤科制剂发展的第一阶段。

到了 20 世纪 80 年代，在整理郑怀贤教授药物临床使用经验基础上，郑氏伤科学术继承人结合多年学习、教学和临床实践经验，对整个郑氏伤科方药体系进行全面总结。在药学继承人的传承与创新下，利用现代中药制剂技术，对制剂工艺不断改进，制剂水平和质量标准不断提高。在保障制剂安全、有效和价廉原则下，加快了药物制剂研究步伐，先后研制出合剂、片剂、硬胶囊、软膏剂、橡胶膏等新剂型，目前共有 11 种剂型、37 个品种，为郑氏伤科药物体系建立做出了不可磨灭的贡献。2017 年医院中药制剂生产年产值达 5000 多万元，制剂规模和制剂水平达到四川省领先水平，在患者和国家体育圈内享有较高声誉，是郑氏伤科制剂发展的第二阶段。

随着郑氏伤科药物的广泛应用，为了解决现有制剂的缺陷，医院依靠政府专项基金和医院科研专项投入，与科研院所、高校和企业搭建新剂型、新制剂研究平台，对郑氏伤科药物进行新药研究与开发。为了扩大郑氏伤科药物的生产，在成都天府新区修建现代化的一流中药制剂车间，为临床提供优质制剂、实现郑氏伤科药物的第三阶段腾飞创造条件。

二、郑氏伤科药物治疗原则

郑怀贤教授在长期的临床实践过程中，总结出伤科药物临床应用必须遵从的原则。

1. 遵循传统中医辨证论治原则。法因证立，方随法出，药以方遣。医生首先要根据患者年龄、伤情、伤势传变、节气、地域等因素辨证用药。具体说，可根据患者体强或弱、局部和整体的关系、单纯损伤或复合损伤、主症与兼症的变化等情况，在临床应用中配伍药物，临方调剂，体现传统中医药的特色。

2. 骨科用药应遵循先治标后治本的原则。

（1）在骨折复位后，应先使用活血散瘀类药物以消肿、止痛，待肿痛减退，再施以续筋接骨类药物治疗。

（2）在治疗骨折兼严重软组织伤（筋肉损伤），或者骨折后因未能及时整复而引起严重软组织肿胀者，应着重治疗软组织伤，待肿胀减轻后，再将治疗重心转向骨伤。

3. 骨伤后期应遵循先治外邪的原则。骨折愈合的后期，有胀痛、肿胀难消等情况，为患者外受邪（风、寒、湿）侵，外邪不除，则主病难愈。胀痛甚者，乃寒湿所致，宜予祛寒湿法治疗；若上下关节胀麻和酸，多为风湿所阻，宜予宣散风湿法治疗。

4. 在治疗伤病的过程中，应根据受伤部位和病情，采用内服与外用相结合、常规与特殊相结合的疗法，遵循辨证施治原则。

（1）内服与外用相结合的疗法。一般情况下，常同时给予局部治疗的外用药和整体治疗的内服药，以提高临床疗效。

（2）常规与特殊相结合的疗法。足跖侧及足跟底因角质层粗厚，药物吸收差，一般药物疗效缓慢，所以除用一般治疗软组织的药物以外，还需添加穿透力强的药物，如生南星、生川乌、生草乌、生半夏等。该类药性热，味辛苦，对于风湿痹证的风、寒、湿邪均有较强作用，因其性热，散寒止痛之力尤强，故寒邪偏盛之痛痹尤为适宜，必要时还可加穿山甲等，以引药入伤病深部。

在肌肤敏感性强的部位，如腋窝、腹股沟等处，药性不宜过强，应加刺激性小的药物，如地龙、海藻、儿茶等，对皮肤不会产生硬化作用，又能达到治疗疾病的目的。

因此，在使用药物时，要掌握药物的特性，体现中药理论的配伍关系。

5. 诊疗过程中，应关注个体化差异。因为在治疗过程中，常多用破积、活血化瘀类药物，可导致伤气伤阴，因此使用时应谨慎用药，根据患者的个体差异，如年龄、性别及体质等因素，合理配伍使用药物。

6. 诊疗过程中遵循对症下药原则。

（1）凡新伤患者，不论严重与否，在局部必有程度不同的红肿、疼痛、灼热等现象。此时，临床应使用散瘀、退热、行气类药物，如新伤者加大黄、黄芩，促使热退肿消，疼痛随之而减。

（2）凡骨折患者，为促使骨痂早日形成，可配伍含钙质或胶质的药物，如螃蟹、脆蛇、龙骨、白及、土鳖虫、鱼鳔胶、制儿茶等，但要待患部瘀散肿消之后，方可使用。

（3）凡韧带损伤患者，宜先散瘀消肿，若后期有韧带僵硬现象，可予海藻、地龙、制儿茶、昆布、生南星、白蔹、山豆根等软坚类药物；若兼有关节积液，可加木通、茯苓、蓖麻叶等利水类药物；若韧带松弛和软弱无力，可加远志、甘草、杜仲、续断、白及、五加皮、鱼鳔胶粉、紫河车等强筋类药物。

（4）凡属于软组织（肌肉、肌腱、筋膜）受伤的患者，宜加通经活血、续筋骨类药物，如续断、川木通、木香、土鳖虫、生川芎、黄芪等，而不宜与含有钙质的药物配伍。

（5）凡陈旧性损伤，往往易为风湿所侵，宜与粉萆薢、羌活、海桐皮、千年健、防风、老鹳草等祛风湿药物配伍。

（6）治疗关节部位的骨折时遵循慎用续筋接骨类药的原则。若在骨折初期，过早使用续筋接骨药类药物，会出现肌肉硬化、关节僵直现象，故脱位不宜使用续筋接骨类药物。

（7）开放性损伤或有皮疹水泡者，禁用外敷药物。

（8）孕妇、妇女月经期或某些慢性病者，要慎用伤科内服药。

（9）骨折后，许多患者出现便秘，首先采用通便治疗，可服通导丸、导益散等药物。

7. 内服药剂须严格遵守配伍禁忌，关注伤科常用毒性饮片炮制品和临床用量。

8. 用药护理

（1）在伤病显著好转之后，可用膏药代替夹板，起到治疗和固定作用。

（2）所有外敷中药散剂，每天更换一次，若外敷药粉干燥后可以添加适量蜜水（或醋水）调制再敷，调敷讲究水温及方法，与药物提取、病情性质等因素有关。敷药前，根据伤情也可用舒活酒涂摩或作按摩。

三、郑氏伤科中药常用剂型

为便于中医临床治疗，中医方药可以制备成多种制剂，但剂型的选择应根据疾病情况和药物有效部位来确定。郑怀贤教授的学术继承人在总结前人经验的基础上，利用先进的制剂技术，研制出片剂、合剂、硬胶囊剂、软膏剂和橡胶膏剂等系列剂型，继承和发扬了郑氏伤科药物。目前医院加大制药科研投入，正进行泡腾片、凝胶贴膏剂和气雾剂的研究与开发，为伤科疾病治疗提供了新剂型，丰富了临床药物运用形式。为了系统学习郑氏伤科药物体系，现将郑氏伤科药物的 15 种剂型分述于下。

（一）散剂

散剂主要有新伤消肿散、旧伤舒筋散、芪藤软坚散、温经止痛散。

散剂系指饮片或提取物经粉碎、均匀混合制成的粉末状制剂，分为内服散剂和外用散剂。其优点是制备简单，使用方便，吸收快，奏效速，常用于新伤病或急性疾病，也可用作局部外敷。

（二）丸剂

丸剂主要有消增强骨丸、五灵二乌丸、归香正骨丸、壮骨腰痛丸、双龙接骨丸、牛杞地黄丸、祛风活络丸。

丸剂系指饮片细粉或提取物加适宜黏合剂或其他辅料制成的球形或类球形制剂，分为蜜丸、水蜜丸、水丸和浓缩丸等类型。一般适用于慢性病，或用于制备含毒性大、芳香类药物，其优点是易于贮藏，便于使用。郑氏伤科药物有蜜丸、水泛丸、浓缩丸 3 种类型。

1. 蜜丸 系指饮片细粉以蜂蜜为黏合剂制成的丸剂。其中每丸重量在 0.5g（含 0.5g）以上的称大蜜丸，每丸重量在 0.5g 以下的称小蜜丸，常瓶装避潮，可长期备用，多用作补剂。

2. 水丸 系指饮片细粉以水（或根据制法用黄酒、醋、稀药汁、糖液等）为黏合剂制成的丸剂。

3. 浓缩丸 系指药物或部分药物的煎液或提取浓缩成浸膏，与适宜的辅料或药物细粉制成的丸剂。体积小，便于服用，发挥药效好；同时利于保存，不易霉变。根据所用黏合剂不同，分为浓缩水丸、浓缩蜜丸和浓缩水蜜丸。

（三）酒剂

酒剂主要为风湿木瓜酒。系指饮片颗粒用蒸馏酒提取制成的澄清液体制剂。常用于活血祛风、通经络、除痹、止痛等，可长期保存，易于服用，对乙醇过敏者慎用，特殊人群不宜使用，也可外用。

（四）煎膏剂

煎膏剂主要为四物膏。系指饮片用水煎煮，取煎煮液浓缩，加炼蜜或糖（或转化糖）制成的半流体制剂，多为补剂及用于慢性病的药剂。

（五）膏药

膏药主要为风湿活络膏（黑膏药）。系指饮片、食用植物油与红丹（铅丹）或宫粉（铅粉）炼制成膏料，摊涂于裱褙材料上制成的供皮肤贴敷的外用制剂。前者称为黑膏药，后者称为白膏药。

（六）汤剂

汤剂主要有解毒止血汤、益气续筋汤等协定方。是将诸药与水或醋或酒等药用辅料煎汤，去渣取汁服用。煎剂与汤剂一样，只是煎煮时间要长，它们的优点是内服后吸收快，疗效速，用途广。

（七）熏洗剂（煮沸散）

熏洗剂主要有活血散瘀洗药、祛风寒湿洗药、软筋化坚洗药。

熏洗剂是先将药物熬制成药液，利用热蒸气对患部进行熏蒸后，再将患部浸入药液中温浸一定时间的外用制剂。它在郑氏伤科临床治疗中使用最广泛。

（八）搽剂

搽剂主要为紫草油。搽剂系指原料药物用乙醇、食用植物油或适宜的溶剂制成的液体制剂，供无破损皮肤揉擦用。

（九）片剂

片剂主要有创伤消肿片、玄胡伤痛片、制香片、消增强骨片、强筋片。

片剂系指药物和适宜的辅料通过制剂技术制成的片状制剂。为常用剂型，由原料药与辅料组成。剂量准确，理化性质稳定，贮存期较长，使用、运输和携带方便，价格低，产量高。

（十）合剂（口服液）

合剂（口服液）主要有益尔力口服液、七味三七口服液、冷膝口服液。

合剂系中药复方的水煎浓缩液，或中药提取物以水为溶媒配制而成的内服液体制剂。合剂在汤剂基础上有所发展和改进，保持了汤剂用药特点，服用量较汤剂小，可以成批生产，省去临时配方和煎煮的缺点。

（十一）硬胶囊剂

硬胶囊剂主要有血藤当归胶囊、术桂胶囊、羚玉胶囊、补气益神胶囊、抗骨质疏松胶囊。

硬胶囊是指将一定量的药材提取物加药粉或辅料制成的均匀粉末或颗粒，充填于空心胶囊中制成，或将药材粉末直接分装于空心胶囊中制成。在现代中药制剂生产中，硬胶囊剂因工艺过程相对简单，又有服用方便、起效快，并能有效地隔离药物不良气味等优点，近二十年来得到了广泛的应用。

（十二）软膏剂

软膏剂主要有二黄新伤止痛软膏、骨折软膏、芪藻软坚软膏、旧伤活络软膏。

软膏剂系药物与适宜基质均匀混合制成的具有一定稠度的半固体外用制剂。常用基质分为油脂性、水溶性和乳剂型基质，其中用乳剂基质制成的易于涂布的软膏剂称乳膏剂。软膏剂具有释放药物较快，使用时无油腻感，易涂展，无刺激性，能吸收组织渗出物的特点。

（十三）橡胶膏剂

橡胶膏剂主要有丁桂活络膏、芷香新伤膏。

橡胶膏指药物或药材提取物与橡胶为主的基质混合后，涂布于裱褙材料上的外用剂型。具有黏着力强，不预热可直接贴于皮肤；不污染衣物，携带使用方便的特点但膏层较薄，药效维持时间较短；透气性差易发生皮肤过敏等情况。

（十四）凝胶贴膏

凝胶贴膏主要有丁桂凝胶膏、二黄新伤凝胶膏。

凝胶剂指原料药物与能形成凝胶的辅料制成的均一、混悬或乳剂型的乳胶稠厚液体或半固体制剂。凝胶剂有单相分散系统和双相分散系统之分，属双相分散系统的凝胶剂是小分子无机药物胶体微粒以网状结构存在于液体中，具有触变性，也称混悬凝胶剂。具有较强的黏着力，不污染衣物，透气性好，载药量大，保湿性好，药物释放稳定，可反复使用，患者依从性好等特点，是一种新型的剂型。

（十五）气雾剂

气雾剂主要有郑氏舒活冷喷剂。

气雾剂系指含药乳液或混悬液与适宜的抛射剂共同装封于具有特制阀门系统的耐压容器中，使用时借助抛射剂的压力将内容物呈雾状物喷出，用于肺部吸入或直接喷至腔道黏膜、皮肤及空间消毒的制剂。药物可以直接到达作用部位或吸收部位，具有十分明显的速效作用与定位作用；药物封装于密闭的容器中，可保持清洁和无菌状态，减少了药物受污染的机会，而且停后残余的药物也不易造成环境污染；由于容器不透明，避光，不与空气中的氧和水分直接接触，故有利于提高药物的稳定性；使用方便，一揿（吸）即可，老少皆宜，有助于提高患者的用药顺应性，尤其适用于OTC药物；全身用药可减少药物对胃肠道的刺激性，并可避免肝脏的首过效应。目前开发的郑氏伤科药物外用气雾剂具有制冷的功效。

（涂禾）

第二节　郑氏伤科制剂

郑氏伤科药物治疗法是以中医理论为指导，以辨证论治为原则，并根据患者体质和损伤情况，察其虚实，辨其表里，审因后得出的理、法、方、药。郑氏伤科制剂自成体系，医生在临床中通过医院制剂相互配伍，或与传统中药饮片处方、特殊调剂组合、已上市药物配伍等方式使用，体现了郑氏伤科学术思想。

任何伤科损伤从表面上看，似以血证为主，但气为血帅，气行则血行，气结则血凝，气迫则血走，故血与气是密不可分的。因此在治疗上，必须兼顾治血与理气、调阴与和阳，内治与外治。清代著名医家吴师机在其著作《理瀹骈文》中即提出："外治之理即内治之理，外治之药即内治之药，所异者法耳。医药药理无二，而法则神奇变幻。外治必如内治者，先求其本，本者何？明阴阳识脏腑也……虽治于外，无殊治在内也。"郑氏伤科药物在临床实践中即是通过外敷、熏洗、涂擦等外治手段，再结合内治气血、调补阴阳等方法以达到标本兼治的目的。

一、骨折脱位的郑氏伤科中药制剂

（一）早期用药

1. 内服药

（1）七味三七口服液：由三七、赤芍、四制香附、酒川芎、红花、醋制延胡索、甘草等组成。三七散瘀止血、消肿定痛，赤芍清热凉血、散瘀止痛，二者共为主药；四制香附理气止痛，酒川芎活血行气、祛风止痛，红花活血通经、散瘀止痛，醋制延胡索活血、行气、止痛，四药为辅药，共奏活血、行气止痛之功。用于软组织损伤初期血瘀气滞，肿胀疼痛。该药在止血、消肿方面作用强，尤其可减少长骨骨折后出现张力性水肿发生率；同时对胸胁部软组织、胸骨及肋骨骨折有较好的疗效。

（2）玄胡伤痛片：由醋制延胡索、赤芍、当归、白芷组成。方中醋制延胡索活血、行气、止痛，赤芍清热凉血、散瘀止痛，二者共为主药；辅以当归活血，白芷止痛。四药配伍共奏活血、祛瘀、止痛之功。用于一切跌打损伤，血瘀作痛。该药长于活血祛瘀止痛，常用于各类骨折的初期治疗，为了增强消肿止痛之力，常与七味三七口服液、创伤消肿片配伍使用。

（3）创伤消肿片：由三七、竹节参组成。方中三七长于散瘀止血、消肿定痛，竹节参具有消肿止痛、散瘀止血之功效，二者相须配伍，增强消肿止痛、散瘀止血之力。用于跌打损伤所致的出血、肿痛证。本药长于治疗一切骨折初期肿胀证，常与玄胡伤痛片配伍使用。

（4）制香片：由四制香附、三七、当归、甘草组成。四制香附行气止痛，三七散瘀止血、消肿定痛，是主药；辅以当归活血、止痛，甘草清热、消肿，为佐药。四药共奏活血通络、行气止痛之功效。主要用于肌肉、韧带损伤所致的疼痛，尤以肋骨及胸骨骨折、肋间肌、腰背肌损伤为宜。由于制药技术发展，该处方历经了四种剂型——散剂、酒剂、原生药片剂、浓缩片剂，目前临床使用的是最新的浓缩型片剂。

（5）五灵二乌丸：由五灵脂、制乳香、制没药、制川乌、制草乌、薄荷脑组成。五灵脂、川草乌逐风胜湿，散结止痛；制乳香、制没药主通活络，镇痛；佐以薄荷脑，行气开窍。众药合用，具通经活络、活血止痛之功。主要用于坐骨神经痛见肢体麻木、拘挛，陈旧性损伤疼痛等症，属风湿痹阻、气滞血瘀者。在损伤初期，有神经性症状者亦可使用。

骨折脱位初期患者还可使用医院协定处方伤科一号（见后）；若为骨折感染或术后预防感染，可加服协定方解毒止血汤。

对于一切由于骨折脱位引起的软组织损伤常与玄胡伤痛片、创伤消肿片配伍；对于以关节部位的骨折肿胀为主要临床症状者，常常单用七味三七口服液或加创伤消肿片，尤其多用于治疗长骨骨折后可能引起的张力性水肿症。

2. 外用药

（1）二黄新伤止痛软膏：由生黄柏、生大黄、延胡索、赤芍、白芷、大血藤、羌活、独活、川木香、芙蓉叶、血竭、薄荷脑、冰片、樟脑组成。黄柏清热燥湿、泻火除蒸为君药；大黄清热凉血、逐瘀通经，延胡索、赤芍活血散瘀、理气止痛，白芷消肿止痛，大血藤活血通络，共为臣药；羌活、独活祛风、除湿、止痛，川木香行气止痛，芙蓉叶止血、活血、消肿，血竭活血定痛、化瘀止血，为佐药；薄荷脑、冰片、樟脑凉血，兼促进透皮吸收，为使药。全方功效活血化瘀、消肿止痛。主要用于闭合性骨折损伤所致的红肿热痛，疗效确切，在消肿止痛上尤为见长。

（2）芷香新伤膏：组方同二黄新伤止痛软膏，它是新伤系列的橡胶膏剂型，临床使用证明，止痛

优于二黄新伤止痛软膏，用于不宜使用软膏的骨折部位（手指脚趾关节、尾椎骨折等），还具有对骨折部位进行简单固定的作用。

（3）新伤消肿散：由黄柏、大黄、延胡索、川木香、大血藤、白芷、羌活、独活组成。方中黄柏清热燥湿、泻火除蒸，大黄清热凉血、活血化瘀，共为君药；延胡索活血散瘀、理气止痛，大血藤活血通络，共为臣药；羌活、独活祛风、除湿、止痛，川木香、白芷消肿、行气、止痛，为佐药。全方有活血散瘀、退热止痛之功效。用于闭合性损伤的红肿热痛等。本制剂是郑老早期用于新伤的制剂，临床使用过敏性高于芷香新伤膏和二黄新伤止痛软膏。

对于一般性早期骨折脱位常使用二黄新伤止痛软膏，该药还可用于湿热型痛风。芷香新伤膏常用于不适宜使用二黄新伤止痛软膏的损伤，如手指脚趾的骨折、尾椎骨折，它便于牵拉固定，但该剂型的载药量低于软膏剂。新伤消肿散为郑氏传统制剂，它便于随症加减药味，体现了中医辨证施治特色，该药也可用于湿热型痛风。

3. 药物使用注意事项

（1）内服药

①孕妇、儿童和月经期妇女不宜使用。

②糖尿病患者禁用七味三七口服液；玄胡伤痛片、制香片和创伤消肿片为糖衣片剂型，对药物控制血糖不稳定的糖尿病患者慎用。

③七味三七口服液由于制剂中含有适量酒精，儿童、对酒精过敏患者、驾驶员、高空作业者、使用头孢菌素类患者禁用。

（2）外用药

①掌握外用药的贴敷时间。二黄新伤止痛软膏一般使用 12 ～ 15 小时 / 天，为防止药物过敏，建议首次用药时间在 6 ～ 8 小时，同时需要注意敷料引起的皮肤过敏现象。芷香新伤膏一般使用 12 ～ 15 小时 / 天；新伤消肿散一般使用 12 ～ 18 小时 / 天。

②二黄新伤止痛软膏、新伤消肿散可随症加减中药粉末，也可在使用前涂抹少许地塞米松软膏于患处，可降低药物过敏反应发生率。

③对海产品过敏、损伤发生在皮肤细嫩部位（四肢内侧、项背部）的患者和儿童患者使用二黄新伤止痛软膏发生药物过敏反应率较高，该类患者应慎用，可适当减少每天用药时间，若出现过敏反应，必须立即洗净皮肤，防止严重药物不良事件的产生，若有严重皮肤毒性事件，必须及时对症治疗。

④外伤患者局部禁用外用药。

（二）中期用药

1. 内服药

一般骨折 2 周以上为称为骨折中期，临床使用应从消肿止痛药调为活血化瘀、续骨生新。

（1）归香正骨丸：由当归、白芍、茯苓、莲子、丁香、熟大黄、木香、红花、制儿茶、牡丹皮、血竭、甘草组成。当归补血活血，白芍养血敛阴止痛，二药共为君药。大黄行瘀血，红花活血止痛，牡丹皮活血化瘀，与当归配伍加强活血化瘀的功效；制儿茶止血生肌，血竭化瘀定痛，与白芍配伍有止痛止血的功效，两组药物共为臣药。木香行气止痛，与茯苓共奏祛瘀作用，减少肿胀；丁香补肾助阳，协同木香使养血药物和顺协调，与上药配伍增强活血行气、祛瘀生新功效；茯苓健脾利水渗湿，莲子补脾益肾，甘草健脾和胃，共奏健脾和胃，以生气血之意。全方具活血生血、续筋接骨的功效。用于跌打损伤、瘀血壅滞的骨折，关节脱位、肌肉韧带损伤、半月板损伤、劳损等属血瘀血虚者。

（2）玄胡伤痛片：该药长于活血祛瘀止痛，对瘀血未完全消退的各类骨折的中期治疗，可以配伍玄胡伤痛片使用。

（3）创伤消肿片：该药长于消肿止痛，对肿痛未完全消退的各类骨折的中期治疗，可以配伍创伤消肿片使用。

（4）制香片：肋骨及胸骨骨折的中期可与制香片配伍。

骨折脱位中期患者应该根据中医理论辨证施治，善于补气血、通血脉、益肝肾、强筋骨的益尔力口服液可用于骨折愈合迟缓的患者，补益肝肾的消增强骨片（丸）、补肾壮骨的抗骨质疏松胶囊也可配伍使用。

2. 外用药

（1）二黄新伤止痛软膏：主要用于闭合性骨折损伤所致的红肿灼热疼痛等，疗效确切，以消肿止痛见长，骨折初中期肿痛未退者可以继续使用。

（2）新伤消肿散：是郑老早期用于新伤骨折的常用制剂，致敏性高于二黄新伤止痛软膏。

（3）活血散瘀洗药：由赤芍、大血藤、香通、威灵仙、合欢皮、红花、香附、松节、川芎、生川乌、生草乌、木瓜、生天南星组成。赤芍清热凉血，散瘀止痛；大血藤活血通络；香通祛风止痛，三药具有祛风清热、散瘀止痛的功效，共为君药。威灵仙祛风湿，通经络；合欢皮活血消肿；红花活血通经，散瘀止痛；香附理气止痛；松节祛风除湿，活血止痛；川芎活血行气，祛风止痛，六药合用活血通络，行气止痛，共为臣药。生川乌、生草乌祛风除湿，温经止痛；木瓜舒筋活络；生天南星散结消肿，四药共同温经活络，散结止痛，为佐药。诸药配伍，共奏活血散瘀、通络止痛之功。用于骨折，脱位，软组织损伤中、后期血瘀气滞所致的局部肿痛、酸痛、筋肉萎缩、关节功能受限等症。

3. 药物使用注意事项

（1）内服药

①孕妇、儿童和月经期妇女不宜使用。

②玄胡伤痛片、制香片和创伤消肿片为糖衣片剂型，血糖控制不稳定的糖尿病患者慎用。

③由于活血化瘀的制剂大多耗气伤阴，故血瘀血虚患者使用归香正骨丸时应该通过配伍调理，如加服益尔力口服液、牛杞地黄丸。

（2）外用药

①掌握外用药的贴敷时间。由于骨折的部位和程度不同，消肿时间有一定的差异，应注意及时停用骨折脱位初期药。

②使用活血散瘀洗剂，应注意避免烫伤，熏洗完毕后在医师指导下适当活动，罕有皮肤过敏现象患者。

（三）后期用药

1. 内服药

（1）双龙接骨丸：由脆蛇、土鳖虫、血竭、地龙、续断、煅龙骨、茯苓、熟大黄、木香、白芍、川牛膝、制乳香、制没药、合欢皮和月季花组成。脆蛇活血祛风，地龙通络，土鳖虫破瘀血、续筋骨，血竭活血定痛、化瘀止血，四药共为君药。制乳香活血行气止痛、消肿生肌，制没药散瘀定痛、消肿生肌，熟大黄逐瘀通经，木香行气、止痛、健脾，四药与脆蛇、土鳖虫配伍用于筋骨折伤，瘀血经闭，癥瘕痞块；川牛膝逐瘀通经、通利关节，续断补肝肾、续筋骨、调血脉便于续筋接骨，六药共奏散瘀、续筋接骨之功效，是本方之臣药。龙骨镇心安神，茯苓健脾、宁心，白芍柔肝止痛、养血调经，合欢

皮解郁、和血、宁心、消痈肿，起到健脾、养心安神之功效，为本方的使药。本方具有养血活血、强筋接骨的功效，可用于各种类型骨折后期疼痛不止、骨痂生长迟缓、关节软弱乏力等症。

（2）益尔力口服液：由黄芪、人参、三七、当归、丹参、淫羊藿、红毛五加皮、佛手、枸杞子、甘草组成。人参大补元气，生津养血；淫羊藿补肾阳，强筋骨；枸杞子滋补肝肾，三药共同消除疲劳，使气血流通。黄芪补气养血；三七散瘀止血，消肿定痛；当归补血活血，调经止痛；丹参活血祛瘀，通经止痛，通过清热凉血制约药物的燥热之性；红毛五加皮强筋骨，通关节；佛手疏肝理气、和胃；六药配伍益气补血，温补肝肾，强筋壮骨。甘草补脾益气，调和诸药，为佐使。全方具补益气血、补养肝肾之功效。用于跌打损伤后期气血不足，肝肾亏损所致筋骨酸软乏力，关节屈伸不利，骨折愈合迟缓，或伴有神疲倦怠等症。注意因人参畏五灵脂，不与五灵二乌丸配伍。

（3）消增强骨片（丸）：由熟地黄、鹿衔草、肉苁蓉、骨碎补、鸡血藤、狗脊、独活、海桐皮、焦山楂、焦建曲、焦麦芽组成。方中熟地黄滋补肝肾，补血滋阴为君药；鹿衔草强筋健骨，肉苁蓉滋阴补肾，骨碎补强骨补肾，鸡血藤舒筋活络、活血止痛，共为臣药；独活、海桐皮祛风除湿、痛痹活络，焦山楂、焦建曲、焦麦芽芳香健脾，减少熟地黄的滋腻之性，五药共为佐药，达到补益肝肾之功。全方共奏补肝肾、祛风湿的功效。适用于老年退变性骨质增生，属肝肾亏虚证者；或有肝肾亏虚的痿证及相关骨病症状，也可用于治疗骨关节退行性疾病、肝肾两虚型痹证和痿证的骨折患者。

（4）血藤当归胶囊：由鸡血藤、当归组成。鸡血藤活血舒筋、养血调经，性平；当归味甘而重，专能补血，其气轻而辛，又能行血，补中有动，行中有补，为血中要药，故它补血又能活血，既可通经，又能活络。故该方具有活血补血、通经止痛的功效，用于风湿麻木、不全性瘫痪、腰膝酸痛、月经不调、贫血等症。

（5）壮骨腰痛丸：由女贞子、五味子、熟地黄、制黄精、狗脊、续断、制何首乌、海桐皮、白术、牛膝、茯苓、山药、醋制延胡索组成。方中女贞子肝肾双补，延胡索行气止痛，续断补肾强骨，熟地黄滋阴补肾，四药补肾、强骨、止痛，共为君药。五味子、制何首乌、狗脊、海桐皮补肝肾、舒筋络，共为臣药。黄精、白术、茯苓、山药补气健脾、渗湿利水，共为佐药。使以牛膝，引药下行。全方共奏补肾健骨之功，具有补肾益精、壮腰健骨的功效。适用于肾虚精亏所致的腰膝酸软疼痛，或伴有头晕耳鸣、心悸、阳痿、滑精等症。在临床中可用于肝肾亏虚骨折患者。

（6）牛杞地黄丸：滋阴补肾，降虚火，健筋骨。适用于肾阴亏损，症见头晕耳鸣、腰膝酸软、骨蒸潮热、盗汗遗精等。可用于骨折损伤后期肾水不足，症见腰膝酸痛、咽干耳鸣、潮热盗汗的患者。

骨折脱位后期的患者，应该根据中医理论增补有滋阴潜阳、补肾壮骨的抗骨质疏松胶囊。本药适用于肾阴不足所致的筋骨萎弱，骨质疏松症引起的多发性骨折，以及陈旧性腰膝伤痛，活动受限。骨折伤久多生风湿，可与祛风活络丸配伍，该药祛风湿，通经络，活血止痛。用于跌打损伤后肢体麻木、拘挛，关节屈伸不利，患处萎软胀痛，以及风湿痹痛。

2. 外用药

（1）骨折软膏：由骨碎补、大血藤、制儿茶、血余炭、白及、木香、羌活、当归、制乳香、白芷、血竭组成。骨碎补活血续伤、补肾强骨，血竭祛瘀定痛、止血生肌，白及收敛止血，三药共为君药，有活血续筋止痛之功效。乳香活血行气止痛，制儿茶活血止痛、止血，大血藤活血通络，血余炭收敛止血、消肿生肌，当归补血和血，五药为臣药，具有活血通络、生血生肌止痛之功效。骨折伤久生风，用木香以行气止痛，羌活散风寒湿、止痛，白芷祛风湿，活血止痛，四药为佐药，共奏祛风、行气止痛之功效。本方活血止痛，续筋接骨。用于跌打损伤引起的瘀肿疼痛已消减，但骨痂形成不明显者。

（2）芪藻软坚软膏：该方具有化瘀消癥，软坚散结，温筋止痛功效。用于损伤后期血瘀成癥，局部软组织肿硬、关节功能受限。

（3）软筋化坚洗药：由天南星、白蔹、赤芍、王不留行、川芎、川木香、木鳖子、三棱、莪术、生川乌、生草乌、鸡血藤、红花、海桐皮、青泽兰、土茯苓、木瓜组成。天南星散结消肿，白蔹清热解毒、消痈散结，赤芍清热凉血，散瘀止痛，三药配伍，具清热消痈、散结止痛之功，共为主药。王不留行活血通经，川芎活血行气、祛风止痛，川木香行气止痛，木鳖子散节消肿，三棱、莪术破血行气，鸡血藤补血活血、舒筋止痛，红花活血通经、散瘀止痛，海桐皮通络止痛，青泽兰清热解毒，土茯苓解毒除湿、通利关节，十一味药共同活血行气，散瘀止痛，为臣药。生川乌、生草乌祛风除湿、温经止痛，木瓜舒筋活络，三药同为佐药。诸药配伍，具有祛瘀通络、软坚散结的功效。用于骨折、脱位、软组织损伤后引起的关节瘀肿、功能受限及骨化性肌炎等症。

（4）郑氏舒活酊：用于各种闭合性新旧软组织损伤，筋肉骨节疼痛，肌肉酸痛麻木。骨折后期在使用熏洗药后，可在患处涂抹并做按摩，帮助运动功能恢复。

3. 药物使用注意事项

（1）内服药

①孕妇、儿童和月经期妇女不宜使用。由于活血化瘀、续筋接骨制剂多耗气伤阴，风湿病和胃溃疡病患者在使用该类药物时要慎重，多通过配伍调理。

②该类药物续筋接骨作用很强，对骨位需要经常调整的患者要慎用，在骨痂形成中量以上时，需根据病情发展决定是否调整方案，郑老在治疗骨折后期患者时，一般使用 3 ～ 4 周后改用归香正骨丸。

③一般骨折后期，应从续筋接骨药为主转向活血化瘀、续骨生新药为主。

（2）外用药

①掌握外用药的贴敷时间。根据骨折的部位和程度不同，应注意接骨制剂停止使用的时间。

②使用活血散瘀洗剂，应注意避免烫伤，熏洗完毕后在医师指导下适当活动，罕有皮肤过敏现象。

③骨折中后期可与活血散瘀洗剂共用；若久伤生风湿，可与祛风寒湿洗剂共用。

二、软组织损伤郑氏伤科中药制剂

（一）早期用药

1. 外用药

（1）新伤消肿散：由黄柏、大黄、延胡索、大血藤、川木香、白芷、羌活、独活组成。本方乃郑氏传统伤科制剂，散剂方便根据病情随症加减。全方配伍，具活血祛瘀、清热消肿之功效。用于伤瘀壅滞的闭合性损伤，症见红肿、灼热、疼痛等症。

（2）二黄新伤止痛软膏：具有活血化瘀、消肿止痛功效。主要用于闭合性软组织损伤所致的红肿、灼热、疼痛。

（3）芷香新伤膏：方同二黄新伤止痛软膏，是其橡胶膏剂型，适用于对二黄新伤止痛软膏过敏的患者，以及使用二黄新伤止痛软膏不便的患者。

（4）郑氏舒活酊：由地黄、三七、红花、樟脑、薄荷脑、冰片、血竭、人工麝香组成。方中地黄性甘寒，清热凉血为君药。三七、红花活血止血、散瘀定痛共为臣药。血竭、人工麝香活血止痛共为佐药。薄荷脑、冰片、樟脑散热凉血，为使药。全方共奏活血化瘀、舒筋活络、消肿止痛之效。用于各种闭合性新旧软组织损伤，症见筋肉骨节疼痛，肌肉酸痛麻木。

2. 内服药

（1）七味三七口服液：用于软组织损伤初期瘀血肿痛，尤对胸胁部软组织、肋骨损伤有较好的疗效。

（2）创伤消肿片：用于跌打损伤所致的瘀血壅滞，出血肿痛等症，为骨伤科要药，可用于各部位损伤。创伤消肿片活血、散瘀、止痛作用较七味三七口服液药力平和。

（3）玄胡伤痛片：用于一切血瘀气滞所致的跌打损伤、血瘀作痛。损伤的不同阶段都可以用玄胡伤痛片，初期可与创伤消肿片联合使用。新伤初期出血还未停止最好不用，因其不含止血成分，活血散瘀作用大于行气止痛作用。

（4）制香片：主要用于气郁血滞、肌肉韧带损伤所致的疼痛，尤以肋间肌、腰背肌损伤为宜。制香片性味较浓烈，不适宜长期服用。行气止痛功效大于活血散瘀功效。

（5）归香正骨丸：具有活血散瘀、行气止痛功效。常用于跌打损伤、瘀血壅滞的骨折、关节脱位、肌肉韧带损伤、半月板损伤、劳损等属血瘀血虚者。

3. 药物使用注意事项

（1）外用药

①掌握外用药的贴敷时间。二黄新伤止痛软膏一般使用 12 ～ 15 小时 / 天，防止药物过敏，同时需要注意敷料引起的过敏；芷香新伤膏一般使用 12 ～ 15 小时 / 天；新伤消肿散一般使用 12 ～ 18 小时 / 天。

②二黄新伤止痛软膏、新伤消肿散可随症加减中药粉末，软膏也可在使用前涂抹少许地塞米松软膏，以减少过敏反应发生率。

③对海产品过敏、皮肤细嫩的患者使用二黄新伤止痛软膏易发生过敏反应，该类患者慎用，或适当减少用药时间，若出现过敏反应，立即洗净皮肤。

④有外伤的患者，局部禁用外用药。

（2）内服药

①孕妇、儿童和月经期妇女禁用、慎用。

②糖尿病患者禁用七味三七口服液，玄胡伤痛片、制香片和创伤消肿片由于是糖衣片，对药物控制血糖不稳定的糖尿病患者慎用。

③七味三七口服液由于制剂中含有少量酒精，儿童、对酒精过敏患者、驾驶员、高空作业者禁用。

（二）中后期用药

1. 外用药

（1）郑氏舒活酊：由地黄、三七、红花、樟脑、薄荷脑、冰片、血竭、人工麝香组成。方中地黄性甘寒，清热凉血为君药。三七、红花活血止血、散瘀定痛共为臣药。血竭、人工麝香活血止痛共为佐药。薄荷脑、冰片、樟脑散热凉血，为使药。全方共奏活血化瘀、舒筋活络、消肿止痛之效。用于各种闭合性新旧软组织损伤，症见筋肉骨节疼痛、肌肉酸痛麻木者。

（2）丁桂活络膏：由延胡索、羌活、独活、当归、没药、木香、丁香、肉桂、山柰、花椒、红花、川芎、白芷、续断、细辛、薄荷脑、冰片、樟脑组成。延胡索活血，行气，止痛；当归活血止痛；川芎活血止痛；红花散瘀止痛；没药散瘀定痛；续断补肝肾，强筋骨，六药共同养血活血，散瘀止痛。羌活、独活通痹止痛；白芷、肉桂、细辛三药祛风、散寒、止痛；木香行气止痛；丁香补肾助阳；山柰行气温中；花椒温中止痛，九药共同祛风散寒，消痹止痛。薄荷脑、冰片、樟脑散热凉血，增强本方功效。诸药相合，标本兼治，共奏活血散瘀、祛痹止痛之功。用于跌打损伤、运动创伤中后期伤瘀兼痹，症见关节疼痛、肌肉酸楚、麻木等。

（3）旧伤活络软膏：由萆薢、羌活、独活、白及、肉桂、续断、川木香、合欢皮、当归、川芎、土鳖虫、延胡索、川牛膝、骨碎补、海桐皮、生川乌、生草乌、鸡血藤、樟脑、冰片组成。白及收敛止血，消肿生肌；萆薢祛湿除痹；羌活、独活通痹止痛。四药相伍，生肌除痹，通痹止痛，共为君药。肉桂温经止痛；川木香行气止痛；当归补血活血；川芎活血行气；延胡索活血，行气，止痛；生川乌、生草乌温经止痛；鸡血藤活血止痛。八药共助君药行气通络，温经止痛，共为臣药。续断补肝肾，强筋骨；合欢皮活血消肿；土鳖虫破血逐瘀，续筋接骨；川牛膝逐瘀通经；骨碎补补肾强骨；海桐皮祛风通络。以上六味逐瘀消肿，强筋壮骨，共为佐药。樟脑、冰片散热凉血，为使药。诸药配伍，具有舒筋活血、温经止痛功效。用于损伤后期，肿胀基本消除，但伤处软弱乏力、负重疼痛、压痛等症。

（4）旧伤舒筋散：处方与旧伤活络软膏大致相同，为郑老传统制剂，减续断、樟脑、冰片。全方配伍，具舒筋活血、强筋健骨功效。用于损伤后期，肿胀基本消除，但伤处软弱乏力、负重疼痛、压痛等症。

（5）芪藤软坚散：由黄芪、鸡血藤、海藻、三棱、莪术、生天南星、生半夏、山豆根、白蔹、赤芍、川芎、生川乌、生草乌、苍术组成。三棱、莪术破血行气，川芎活血行气、祛风止痛，赤芍散瘀止痛，三药配伍行气活血；生天南星散结消肿，生半夏燥湿化痰、消痞散结，苍术祛风散寒，生川乌、生草乌温经止痛，山豆根清热消肿，白蔹消痈散结，海藻软坚散结。八药共奏祛痰行水之功。黄芪补气升阳，利水消肿，行滞通痹；鸡血藤活血补血，舒筋活络，二药补益气血、舒筋活络，行扶正之功。全方具化瘀消癥、软坚散结、温筋止痛功效。用于损伤后期血瘀成癥，局部软组织肿硬、关节功能受限。

（6）芪藻软坚软膏：由黄芪、鸡血藤、海藻、三棱、莪术、山豆根、川芎、生川乌、生草乌、天南星、白蔹、赤芍、苍术、樟脑、冰片组成。组方与芪藤软坚散相似，去生半夏，增加散热凉血的樟脑、冰片。

（7）活血散瘀洗药：用于骨折、脱位、软组织损伤中、后期血瘀气滞所致的局部肿痛、酸痛、筋肉萎缩、关节功能受限等症。

（8）软筋化坚洗药：具有祛瘀通络、软坚散结功效。用于骨折、脱位、软组织损伤后引起的关节瘀肿、功能受限及骨化性肌炎等症。

2. 内服药

（1）益尔力口服液：用于跌打损伤后期气血不足，肝肾亏损所致筋骨酸软乏力，关节屈伸不利，骨折愈合迟缓，或伴有神疲倦怠等症。注意因人参畏五灵脂，不与五灵二乌丸配伍。

（2）归香正骨丸：用于跌打损伤、瘀血壅滞的骨折、关节脱位、肌肉韧带损伤、半月板损伤、劳损等症属血瘀血虚者。

（3）制香片：制香片性味较浓烈，不适宜长期服用，行气止痛功效大于活血散瘀功效，有散剂、酒剂两种剂型。

（4）玄胡伤痛片：长于活血散瘀、行气止痛，用于一切血瘀气滞所致的跌打损伤、血瘀作痛。损伤的不同阶段都可以用玄胡伤痛片，初期可与创伤消肿片联合使用。

（5）创伤消肿片：用于跌打损伤所致的瘀血壅滞、出血肿痛等症，可用于各部位损伤。本药活血、散瘀、止痛作用较七味三七口服液平和。

（6）强筋片：由醋制香附、当归、土鳖虫、远志、续断、甘草、制没药、牛膝、制乳香组成。土鳖虫破血逐瘀；续断补肝肾，强筋骨；制乳香、制没药活血定痛，消肿生肌；牛膝逐瘀通经，补肝肾，强筋骨，五药配伍共奏活血祛瘀之功。醋制香附理气止痛，重用香附使气行则血行。当归补血活血，调经止痛，配伍当归使补血不伤血。远志安神益智，消肿生肌。甘草调和诸药。全方共奏活血行气、通络止痛之功。临床用药不要拘泥于“强筋”二字，一切筋骨损伤，以及陈旧性关节韧带、肌肉损伤引起的瘀血凝滞、经脉不利均可使用。

（7）术桂胶囊：由白术、肉桂、白芷、甘草、当归、白芍、川芎组成。方中当归补血活血，调经止痛；川芎活血行气，祛风止痛，二者相须为用，养血活血，祛风止痛，为主药。白术健脾益气，燥湿利水；肉桂散寒止痛，温经通脉，长于治疗腰膝冷痛，腰部软组织损伤中后期；白芷解毒散寒，温经止痛，三药燥湿消肿，散寒止痛，为臣药。白芍敛阴养血，柔肝止痛；甘草缓急止痛，调和诸药，二者共为佐使。全方相伍，共奏养血活血、祛痹止痛之功。用于腰肌损伤瘀滞兼痹和肌肉损伤中后期的寒湿性疼痛等。

3. 药物使用注意事项

（1）外用药

①掌握外用药的贴敷时间。旧伤活络软膏、芪藻软坚软膏一般使用 12 ～ 15 小时 / 天，同时需要注意药物敷料引起的过敏。丁桂活络膏一般使用 12 ～ 15 小时 / 天；旧伤舒筋散、芪藤软坚散一般使用 12 ～ 18 小时 / 天。

②旧伤活络软膏、芪藻软坚软膏、旧伤舒筋散、芪藤软坚散可随症加减中药粉末，也可在使用软膏前涂抹少许地塞米松软膏，减少过敏反应发生率。

③对海产品过敏、易敏皮肤的患者使用旧伤活络软膏、芪藻软坚软膏易发生过敏反应，该类患者应慎用，可适当减少用药时间，若出现过敏反应，立即洗净皮肤。

④外伤患者局部禁用。

（2）内服药

①孕妇、儿童和月经期妇女禁用、慎用。

②玄胡伤痛片、制香片和创伤消肿片为糖衣片，药物控制血糖不稳定的糖尿病患者慎用。

三、其他骨科专病用中药制剂

（一）内服及外用药

骨病的治疗，亦应以辨证论治为基础。即骨病应当根据其发病机制进行辨证论治，使气血调和，身体康复。骨病的损害可能主要表现在局部，但会引起机体内部气血、经络、脏腑的功能失调，只有从机体的整体观出发，才能取得良好的临床治疗效果。所以内外兼治应在其治疗过程中占主导地位。如骨痈疽多属热证，宜采用清热解毒法（热者寒之）；骨痨多属寒证，宜采用温阳解毒法（寒者热之）；痹证多因风寒湿邪三气合致，宜采用祛邪通络法（客者除之）为主；痿证表现为肌肉萎缩，遵“治痿独取阳明”法则，采用补益脾胃法（损者益之）；筋挛表现为骨关节活动不利，宜采用舒筋解痉法（急者缓之）；骨肿瘤乃因瘀血与毒邪内聚，宜采用活血解毒法（坚者削之）；骨先天畸形者，多因肝肾不足，宜采用补益肝肾法（损者益之）；脊柱退行性疾病多因慢性劳损引起，宜采用温通经络法（劳者温之）；骨软骨病者气血凝滞，宜采用行气活血法（结者散之）；代谢性骨病因营养障碍、气血不足，宜采用补益气血法（损者益之）；地方病及职业病多因摄入毒物蓄积所致，宜采用疏泄解毒法（逸者行之）。在临床医疗实践中，首先必须掌握骨疾病的本质及其发展规律，通过辨证求因、审因论治，再采用具体的治疗方法，才能达到理想的治疗效果。急性期，治疗以祛邪为主；慢性期，以虚为本，以扶正祛邪为主。

我院制剂现有的郑氏伤科中药制剂主要为骨伤科用药，经过临床验证，其中一些制剂在骨病治疗时，取得良好的临床疗效。

1. 内服药物

（1）玄胡伤痛片：可用于骨病初期红肿、疼痛甚者。常与七味三七口服液或创伤消肿片配伍，达到迅速消肿止痛之效。

（2）制香片：可与祛风活络丸、术桂胶囊、风湿木瓜酒和冷膝口服液等祛寒湿药物配伍，以助其寒湿症状减轻；亦可与五灵二乌丸、玄胡伤痛片等止痛类制剂配伍，增强行气止痛的作用。

（3）消增强骨片（丸）：本制剂适用于肝肾亏虚的痿证及相关骨病。

（4）祛风活络丸：本制剂用于跌打损伤后肢体麻木、拘挛，关节屈伸不利，患处痿软胀痛，以及风湿痹痛。可用于中风、瘫痪、痰厥、拘挛、关节疼痛、痈疽、流注等；亦可用于骨关节病后风寒之邪乘虚入络、风寒湿痹骨关节证、风寒湿痹型类风湿关节炎、寒湿痹阻型强直性脊柱炎、风寒湿型痛风等寒湿性骨病，常与外用药祛风寒湿洗药和郑氏舒活酊（需要按摩至皮肤有热感）配伍。也可与制香片、玄胡伤痛片、五灵二乌丸等配合使用，增加行气止痛作用。

（5）壮骨腰痛丸：用于肾虚阴亏所致的腰膝酸软疼痛。也可用于髓枯筋痿、肝肾阴虚型强直性脊柱炎等，可配合抗骨质疏松胶囊等使用；如有气血虚证者，可与益尔力口服液等补益气血的药物配伍。

（6）牛杞地黄丸：由熟地黄、醋制延胡索、牡丹皮、山茱萸、山药、枸杞子、牛膝、泽泻、茯苓组成。方中熟地黄滋阴补血，山茱萸补肝益肾，延胡索行气活血，三药合用活血补肾，共为主药；牡丹皮化瘀凉血，泽泻利水泄热，茯苓健脾利水，山药生津补肾，四药泄热利水，共为辅药；枸杞子滋补肝肾，牛膝肝肾双补、引血下行，共为佐使。全方共奏滋阴降火、补肾强骨之功，用于肾阴亏损所致的腰膝酸软。适用于肾阴亏损的骨病。

（7）益尔力口服液：用于先天性骨疾病、年老体弱、气血不足、肝肾虚衰，常与消增强骨片（丸）配伍；治疗风湿性关节炎，可配合外用药郑氏舒活酊、丁桂活络膏等，以及内服制剂祛风活络丸、术桂胶囊、风湿木瓜酒和冷膝口服液等；治疗元气亏损，气血虚弱，中气不足者，可配合补气益神胶囊等。

（8）冷膝口服液：由白术、盐巴戟天、茯苓、防风、四制香附、牛膝、石斛、粉萆薢组成。方中白术、茯苓健脾以运化水湿，为方中君药，配萆薢而利湿，防风、香附可治周身骨节痛，白术、巴戟天、牛膝益气壮阳，强筋骨而除腰膝酸疼，乃方中臣药，再佐以石斛补五脏虚劳而除痹，滋阴生津以平全方温燥之性。故全方可祛风湿，强筋骨。用于风湿性关节炎、骨关节炎、坐骨神经痛，也可用于肾虚性强直性脊柱炎、阳虚寒滞型骨病患者。

（9）风湿木瓜酒：由木瓜、秦艽、五加皮、桑寄生、松节、桑枝、天麻、防风、川牛膝、川芎、当归、红花、细辛、续断、佛手、香橼、玉竹、紫草组成。方中木瓜舒筋活络，秦艽祛风湿、止痛，五加皮、桑寄生祛风除湿，共为君药。松节祛风除湿、止痛，桑枝祛风湿，天麻祛风通络，防风祛风胜湿、止痛止痉，川牛膝通利关节，川芎、当归、红花活血止痛，细辛散寒止痛，续断强筋骨，佛手止痛燥湿，兼能健脾理气，可助运化水湿，共为臣药。香橼理气宽中可助除湿，玉竹润燥生津，紫草活血解毒，三药可缓解全方燥性，共为佐药。全方共奏祛风湿、舒筋活络、活血止痛之功效。可用于

风寒湿痹型骨关节病、风寒湿痹型类风湿关节炎、寒湿痹阻型强直性脊柱炎、风寒湿型痛风等寒湿性骨病。对酒精过敏者，可选用祛风活络丸，并辅以丁桂活络膏或风湿活络膏外用。

（10）补气益神胶囊：由熟地黄、淫羊藿、盐黄柏、醋龟甲、麦冬、牛膝、盐杜仲、砂仁、茯苓、人参、煅牡蛎、五味子组成。方中熟地黄滋阴补血、益精填髓，人参、茯苓益气安神、健脾宁心，三药为君药。淫羊藿、盐杜仲、牛膝可温补肝肾、强筋壮骨，醋龟甲、麦冬则滋阴潜阳，使阳气下归于阴，又复通阴气上行，五药共为方中臣药。佐以煅牡蛎、五味子以敛阴潜阳，涩精止遗，再配伍砂仁行气调中，开胃醒脾，三药为方中佐药。牛膝、黄柏同用引火下行，滋阴而消虚火，为方中使药。本药用于气血虚弱所致的筋骨痿软、食欲不振、遗精等证。常与益尔力口服液配伍。也可用于气阴两虚型风湿性关节炎、气虚痹型类风湿关节炎，配合祛风寒湿的药物，如祛风活络丸和术桂胶囊，或外用祛风寒湿洗药、郑氏舒活酊和丁桂活络膏等。

（11）抗骨质疏松胶囊：制龟甲、盐黄柏、盐知母、熟地黄、锁阳、陈皮、当归、淫羊藿、牛膝、白芍。方中制龟甲补阴并配以盐黄柏、熟地黄、盐知母壮肾水而滋阴，当归、白芍、牛膝补肝虚而养血，牛膝还可引药下行而肝肾同补以壮筋骨，锁阳、淫羊藿益精壮阳，养筋润燥，再配伍陈皮利气，使气血交通，阴阳相济。本制剂适用于肾阴不足所致的筋骨软弱、骨质疏松症，以及陈旧性腰膝伤痛，活动受限。治肾阴不足所致的筋骨萎弱、骨质疏松症等症，可与牛杞地黄丸配伍；治筋骨痿弱无力、步履艰难者，常与益尔力口服液、补气益神胶囊等补益气血的药物配伍。

（12）羚玉胶囊：羚羊角、天麻、胆南星、白附子、白芷、法半夏、防风、羌活。羚羊角平肝息风、凉血解毒；天麻平肝息风止痉；法半夏燥湿化痰；胆南星清热化痰、息风定惊；白附子祛风痰，定惊搐，解毒散结，止痛；白芷祛风湿，活血止痛；防风祛风解痉止痛；羌活祛风胜湿止痛。本制剂适用于颅脑损伤后遗头痛、昏眩、偏瘫；肌肉轻、中、重度撕裂伤、擦伤。也可用于感染或头部内伤而高热动风，表现为神昏、烦躁、手足痉挛，甚至神昏痉厥等症。

2. 外用药物

（1）二黄新伤止痛软膏：本制剂也适用于骨病所致的红肿、灼热、疼痛等。

（2）芷香新伤膏：亦可用于热邪偏盛型风湿性关节炎、风湿热型痛风等。用于风湿热型痛风者，可与祛寒湿类药如祛风活络丸配伍，或加用三妙散调敷。芷香新伤膏可用于活动幅度较大的关节处。

（3）丁桂活络膏、风湿活络膏和温经止痛散。此三种制剂可用于气血凝滞、手足拘挛、筋骨痿软、风湿痹证、痿证及骨关节退行性疾病，或寒湿痹阻型强直性脊柱炎等。均可以配伍郑氏舒活酊，使用前先用郑氏舒活酊喷于患处，用力按摩至皮肤微热，再喷一次，待药液干后，将药膏贴于患处敷盖。

（4）芪藤软坚散：可用于肿块坚硬的瘿瘤。此制剂使用时可以添加昆布、半夏等，以增强软坚散结作用。

（5）活血散瘀洗药：可用于气血凝滞之骨软骨病、骨肿瘤及其他骨病引起局部肿胀者。

（6）祛风寒湿洗药：可用于风寒湿痹骨关节证、湿热蕴蒸型风湿性关节炎、风寒湿痹型类风湿关节炎和风寒湿型痛风等。

（7）软筋化坚洗药：可用于痰瘀痹阻型类风湿关节炎、痰阻经络型强直性脊柱炎等。

以上三种洗药可单独使用，亦可配合使用。如风湿类症状明显者，可将活血散瘀洗药与祛风寒湿洗药配伍；痹阻或强直性明显者，可将活血散瘀洗药与软筋化坚洗药配伍。熏洗后，以配合郑氏舒活酊和丁桂活络膏使用为佳。具体使用方法是：在使用熏洗药后，待皮肤干燥，喷郑氏舒活酊，按摩至皮肤表面发凉、肌肉微热，贴上丁桂活络膏，盖严，至下次熏洗时揭开。

（8）郑氏舒活酊：可用于各种痹证、痿证、筋挛。此制剂常与其他外用制剂配伍，在活血通络同时，也可以促进机体加快对药物的吸收。有红肿情况时，不宜揉按；寒湿证、痹证、痿证等，辅以按摩效果更佳。

对于骨病的中医药治疗，应贯彻“同病异治，异病同治”原则。在病程初期，疼痛剧烈者，采用“活血化瘀、祛风散寒、理气止痛”为主。在病程中期，可采用“活血理气、祛邪通络、补益肝肾”的治疗方法。在病程后期，亦采用“固护气血、大补肝肾、益以通络”的治疗方法。在骨病各个发病时期，可以根据症状不同选用适宜药物内服外用。但有感染症状，应及时使用抗菌类药物对症治疗，必要时应对坏死组织进行手术清理。

（二）医院协定处方

1. 解毒止血汤 功效为清热解毒、补气血、止血。本方由党参、黄芪、黄芩、黄连、白术、牡丹皮、大黄、陈皮、栀子、甘草、蒲公英、紫花地丁、仙鹤草和三七组成。黄芩、黄连、蒲公英清热解毒；大黄泻热毒行瘀血；紫花地丁清热解毒，凉血消肿；牡丹皮清热凉血；栀子清热凉血；党参补中益气；黄芪补气退肿、托毒排脓；白术健脾益气，燥湿；仙鹤草收敛止血；三七散瘀止血，消肿定痛；陈皮理气健脾；甘草补脾益气、泻火解毒、缓急止痛、调和诸药。本方用于损伤后出血、术后创伤面渗血、创伤性感染等症。

2. 膝伤一号方 功效为清热凉血、化瘀止痛、解毒消肿。本方由黄芩、黄连、蒲公英、紫花地丁、黄芪、党参、茯苓、川木通、地龙、川牛膝、大黄、泽兰、郁金、当归尾和山药组成。黄芩、黄连、蒲公英清热解毒；紫花地丁清热解毒，凉血消肿；地龙清热通络；川牛膝逐瘀通经，通利关节，利尿通淋；黄芪利水退肿；茯苓、川木通利水渗湿；大黄泻热毒，破积滞，行瘀血；泽兰活血化瘀，行水消肿；郁金活血止痛，清心凉血；党参补中益气，健脾益肺；当归尾补血活血，调经止痛；山药滋养助消化。本方用于膝关节新近骨折、韧带损伤、创伤性骨膜炎，关节术后早期关节肿胀、剧痛、功能障碍等。

3. 膝伤三号方 功效为补气血、通筋络、强骨续筋、生肌。本方由黄芪、党参、地龙、薏苡仁、乳香、没药、桃仁、红花、牛膝、肉苁蓉、菟丝子、桑寄生、狗脊、千年健、木瓜和萆薢组成。黄芪补气固表；党参补中益气；肉苁蓉、菟丝子、桑寄生、狗脊、千年健补肝肾强筋骨，除风湿通经络；地龙清热通络；桃仁、红花活血祛瘀止痛；乳香、没药破宿血，消肿止痛；薏苡仁健脾补肺，清热利湿；萆薢利湿去浊，祛风除痹；牛膝补肝肾，强筋骨，逐瘀通经引血下行；木瓜健胃益脾。此方用于膝伤后期肌肉萎缩、关节乏力、活动不利，骨性关节炎等。

4. 益气续筋汤 功效为补益气血、补肝肾。本方由党参、黄芪、当归、川芎、茯苓、熟地黄、丹参、续断、骨碎补、盐杜仲、川木香、炙甘草、狗脊、肉桂组成。党参、黄芪补气，熟地黄、当归补血活血；丹参、川芎活血行气祛瘀止痛；续断、狗脊、骨碎补、盐杜仲补肝肾强筋骨，调血脉；肉桂补火助阳，活血通经；川木香行气止痛；茯苓利水渗湿；甘草补脾益气、调和诸药。本方用于损伤中后期兼有气血虚弱，自汗盗汗，萎黄消瘦，不思饮食，倦怠气短，溃疡不愈等症者。

（涂禾、郭宏彦、冯先富）

第三节　郑氏伤科药物发展与展望

一、药物制剂的创新研发及二次开发

郑氏伤科制剂要想获得进一步的飞跃，关键要做好对郑氏伤科特色的传承保护和弘扬创新。只有突出特色和不断创新，才能适应医院临床工作的需求。应在中药处方的收集、整理、开发和应用等环节加大研究力度。目前，除现有的 11 种剂型外，还有凝胶贴膏、气雾剂、泡腾片、涂膜剂、合剂等新剂型正在研发中。

（一）现有制剂的二次开发

二次开发应该在“精、新、效、优”四个字上做文章。

1. 在现有剂型中，有些药物存在不良反应，如橡胶膏剂含有橡胶、松香等致敏成分，软膏剂含有海藻酸钠等海产品，这些成分都容易导致过敏反应，尤其是在丁桂活络膏、二黄新伤止痛软膏等临床用量大的药物中，过敏反应经常对患者造成困扰。为此，医院将丁桂活络膏开发成丁桂凝胶贴膏，将二黄新伤止痛软膏开发成二黄凝胶贴膏。凝胶贴膏是由水溶性高分子材料作为药物的基质，生物相容性好，该剂型具有过敏率低、载药量大、药物释放充分、贴敷方便等优点。

2. 为了填补临床适应证的一些空白，利用现代科学技术改进现有药物，赋予其新的功效。如医院尚无治疗运动损伤、跌打损伤的快速镇痛药物，而此类药物最佳的剂型是气雾剂，因此在现有郑氏舒活酊的基础上，将其改进为气雾剂，在其活血化瘀、舒筋活络、消肿止痛功效基础上，赋予其快速制冷镇痛的新功效，可用于跌打损伤的快速镇痛治疗。

3. 还有些药物如活血散瘀洗药，需要患者自备器具煎煮，耗时长，患者使用不方便。活血散瘀洗药原为外用煮沸散剂，现在将其改进成外用泡腾片，使用时投入热水中，便可产生含药蒸汽熏蒸，药液也可擦洗患处，患者使用时更加方便。

（二）药物制剂的创新研发

对医院制剂来说，中药新药的研发具有独特意义，不仅能为医院带来社会效益和经济效益，有力促进医院药学和临床医学的发展，而且已有很多医院制剂进一步发展成为新药，为祖国医药事业做出了很大贡献。

长期的医疗实践证明，医院制剂做大做强能显著提高医院的核心竞争力，在满足临床医疗和科研需要、弥补市场不足、开展医疗新业务新技术、加强药学与临床学科的联系与互动、提高医院的社会与经济效益、培养医院药学人才及促进临床合理用药等方面具有积极作用。

目前，我院全新研发的医院制剂有：

1. 化瘀止痛涂膜剂　新伤药水作为医院协定处方，用于治疗软组织损伤引起的瘀血、红肿、疼痛等症状，疗效良好。将其制成化瘀止痛涂膜剂，在较短时间内可形成有韧性的药膜，紧附于皮肤，避免了包扎，使用更方便，提高了患者用药的依从性。

2. 紫蒲痛风合剂　抗痛风一号方也是医院协定处方，已在临床使用十余年，对湿热瘀阻型痛风有较好疗效，但其作为汤剂在临床使用具有服药量大、剂量不准、携带不便、保质期短、患者依从性差的缺点，已将其改进成紫蒲痛风合剂，提高了药品质量，同时也方便患者服用。

3. 膝伤口服液 同样，医院协定处方的膝伤一号方治疗膝关节镜术后早期创伤性滑膜炎效果良好，但其携带、服用也不方便，已将其该进成膝伤口服液，减小了服药剂量，也方便患者携带和服用。

（三）分析方法的现代化是保证中药新药质量的稳定支撑

目前，各种前沿分析手段在中药分析中的应用已逐渐增加，质量控制技术的不断进步为中药复杂体系的检测提供了有力支撑，其核心内容是利用质量控制的手段和指标真正反映中药的内在质量，应多借助现代科学仪器，为保证郑氏伤科药物的质量稳定提供科学理论和实验技术支撑。

二、生产专业化和管理现代化

随着医疗行业的专业化程度加深，对医院制剂室日常运行的要求也越来越高，主要包括以下两方面：

1. 生产上，随着临床医疗水平的不断提高，以及对药物需求量的增大，为了能及时向临床供应合格的制剂，要求制剂室的生产流程及设备要不断更新，体现更高的制药水平和效率，才能满足临床需求。

2. 伴随着郑氏伤科制剂从早期作坊式生产，到目前初步自动化生产，再到未来可能的智能化生产的是管理理念和方式的不断创新，质量安全控制、制度建立健全、风险预警规避等，都是新时期日益凸显、亟待重视的问题。

三、注重新制剂的转化应用

作为郑氏伤科药物，不论是新制剂的研发，还是现有制剂的二次开发，都离不开应用于临床、更好地为患者服务这个目的。因此，在新药的研发阶段，不应仅局限于科研课题的结题，而应充分考虑新药的应用前景，为其未来可能的规模化生产做好充分准备，提高科研成果转变成新药的转化率。

四、加强郑氏伤科药物的药学服务

郑氏伤科药物是郑怀贤先生在中医药理论指导下，针对骨伤患者的受伤原因、类别、程度，以及患者的性别、年龄、体质和受伤季节等差异辨证，研发出供患者使用的中药处方，并运用适宜的制药技术制成的中药制剂，医院药学人员从组方原理、配伍规律，到药物制备、生产工艺，再到临床应用及药物不良反应检测等方面，均做了大量细致深入的研究与经验总结。因此，在临床使用中，应加强药学人员在临床的药学服务质量，及时发现、总结、归纳问题，是医院制剂不断完善的永动力。

（涂禾、朱力阳）

参考文献

[1] 国家药典委员会．中华人民共和国药典．北京：中国医药科技出版社，2015

[2] 李冀．方剂学．北京：中国中医药出版社，2006

[3] 钟赣生．中药学．北京：中国中医药出版社，2012

[4] 王和鸣，黄桂成．中医骨伤科学．北京：中国中医药出版社，2012

[5] 谢强．中医骨病．2 版．北京：人民卫生出版社，2005

[6] 张俐．中医骨病学．北京：人民卫生出版社，2012

[7] 张俐，何伟．中医骨病学．上海：上海科学技术出版社，2012

[8] 张世明．中医骨伤科诊疗学．成都：四川科学技术出版社，2011

[9] 郑怀贤．伤科诊疗．北京：人民体育出版社，1962

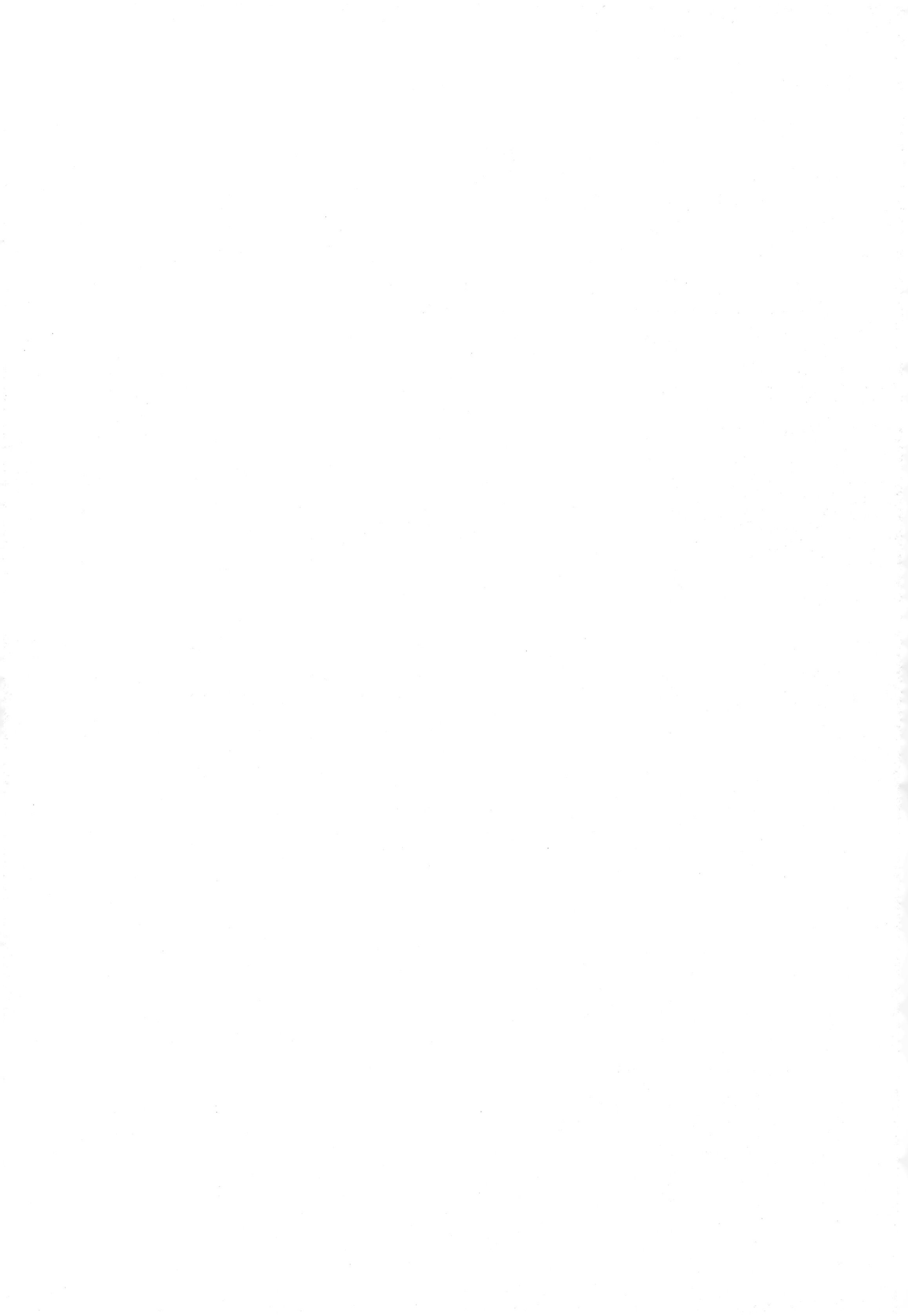